全国高职高专院校护理类专业核心教材

外科护理

（供护理、助产专业使用）

主　编　高　薇　狄树亭

副主编　杨　丽　王　亮　于丽丽　肖华鹏　郁传民

编　者　（以姓氏笔画为序）

于丽丽（山东中医药高等专科学校）

王　广（重庆市中医院）

王　亮（山东医学高等专科学校）

刘晓舒（辽宁医药职业学院）

孙丽娜（邢台医学高等专科学校）

杨　丽（楚雄医药高等专科学校）

肖华鹏（泰山护理职业学院）

狄树亭（邢台医学高等专科学校）

张　艳（长春医学高等专科学校）

张　甜（新疆维吾尔自治区伊宁卫生学校）

张兵钱（重庆医药高等专科学校）

郁传民（山东省青岛第二卫生学校）

徐　莉（江苏医药职业学院）

高　薇（江苏医药职业学院）

黄　桥（遵义医药高等专科学校）

黄小娥（重庆三峡医药高等专科学校）

葛春燕（海安市人民医院）

中国健康传媒集团
中国医药科技出版社

内容提要

本教材是“全国高职高专院校护理类专业核心教材”之一。根据全套教材的编写总体思路和原则，结合护理类专业人才培养目标及外科护理的课程标准要求编写而成。全书共18章，内容涵盖了手术室的管理和工作，水、电解质、酸碱平衡失调患者，外科营养支持患者，外科休克患者，麻醉患者，手术前后患者，外科感染患者，损伤患者，肿瘤患者，颅脑外科疾病患者，颈部外科疾病患者，乳腺外科疾病患者，胸部外科疾病患者，腹部外科疾病患者，周围血管外科疾病患者，泌尿外科疾病患者及骨与关节外科疾病患者的护理，并对接护士执业资格考试要求。本教材为书网融合教材，即纸质教材有机融合电子教材、教学配套资源（PPT、微课、图片等）、题库系统、数字化教学服务（在线教学、在线作业、在线考试），使教学资源更加多样化、立体化。

本教材供高职高专院校护理、助产类专业使用。

图书在版编目（CIP）数据

外科护理/高薇，狄树亭主编．—北京：中国医药科技出版社，2021.12

全国高职高专院校护理类专业核心教材

ISBN 978－7－5214－2923－7

Ⅰ.①外… Ⅱ.①高… ②狄… Ⅲ.①外科学－护理学－高等职业教育－教材 Ⅳ.①R473.6

中国版本图书馆CIP数据核字（2021）第253612号

美术编辑 陈君杞

版式设计 友全图文

出版 **中国健康传媒集团**｜中国医药科技出版社

地址 北京市海淀区文慧园北路甲22号

邮编 100082

电话 发行：010－62227427 邮购：010－62236938

网址 www.cmstp.com

规格 889mm×1194mm $^{1}/_{16}$

印张 30 $^{3}/_{4}$

字数 968千字

版次 2021年12月第1版

印次 2021年12月第1次印刷

印刷 三河市万龙印装有限公司

经销 全国各地新华书店

书号 ISBN 978－7－5214－2923－7

定价 79.00元

获取新书信息、投稿、为图书纠错，请扫码联系我们。

出版说明

为了贯彻党的十九大精神，落实国务院《国家职业教育改革实施方案》文件精神，将“落实立德树人根本任务，发展素质教育”的战略部署要求贯穿教材编写全过程，充分体现教材育人功能，深入推动教学教材改革，中国医药科技出版社在院校调研的基础上，于2020年启动“全国高职高专院校护理类、药学类专业核心教材”的编写工作。在教育部、国家药品监督管理局的领导和指导下，在本套教材建设指导委员会和评审委员会等专家的指导和顶层设计下，根据教育部《职业教育专业目录（2021年）》要求，中国医药科技出版社组织全国高职高专院校及其附属机构历时1年精心编撰，现该套教材即将付梓出版。

本套教材包括护理类专业教材共计32门，主要供全国高职高专院校护理、助产专业教学使用；药学类专业教材33门，主要供药学类、中药学类、药品与医疗器械类专业师生教学使用。其中，为适应教学改革需要，部分教材建设为活页式教材。本套教材定位清晰、特色鲜明，主要体现在以下几个方面。

1. 体现职业核心能力培养，落实立德树人

教材应将价值塑造、知识传授和能力培养三者融为一体，融入思想道德教育、文化知识教育、社会实践教育，落实思想政治工作贯穿教育教学全过程。通过优化模块，精选内容，着力培养学生职业核心能力，同时融入企业忠诚度、责任心、执行力、积极适应、主动学习、创新能力、沟通交流、团队合作能力等方面的理念，培养具有职业核心能力的高素质技能型人才。

2. 体现高职教育核心特点，明确教材定位

坚持“以就业为导向，以全面素质为基础，以能力为本位”的现代职业教育教学改革方向，体现高职教育的核心特点，根据《高等职业学校专业教学标准》要求，培养满足岗位需求、教学需求和社会需求的高素质技术技能型人才，同时做到有序衔接中职、高职、高职本科，对接产业体系，服务产业基础高级化、产业链现代化。

3. 体现核心课程核心内容，突出必需够用

教材编写应能促进职业教育教学的科学化、标准化、规范化，以满足经济社会发展、产业升级对职业人才培养的需求，做到科学规划教材标准体系、准确定位教材核心内容，精炼基础理论知识，内容适度；突出技术应用能力，体现岗位需求；紧密结合各类职业资格认证要求。

4. 体现数字资源核心价值，丰富教学资源

提倡校企“双元”合作开发教材，积极吸纳企业、行业人员加入编写团队，引入一些岗位微课或者视频，实现岗位情景再现；提升知识性内容数字资源的含金量，激发学生学习兴趣。免费配套的“医药大学堂”数字平台，可展现数字教材、教学课件、视频、动画及习题库等丰富多样、立体化的教学资源，帮助老师提升教学手段，促进师生互动，满足教学管理需要，为提高教育教学水平和质量提供支撑。

编写出版本套高质量教材，得到了全国知名专家的精心指导和各有关院校领导与编者的大力支持，在此一并表示衷心感谢。出版发行本套教材，希望得到广大师生的欢迎，对促进我国高等职业教育护理类和药学类相关专业教学改革和人才培养做出积极贡献。希望广大师生在教学中积极使用本套教材并提出宝贵意见，以便修订完善，共同打造精品教材。

全国高职高专院校护理类专业核心教材

建设指导委员会

全国高职高专院校护理类专业核心教材

评审委员会

数字化教材编委会

主　编　高　薇　狄树亭

副主编　杨　丽　王　亮　于丽丽　肖华鹏　郁传民

编　者　(以姓氏笔画为序)

于丽丽（山东中医药高等专科学校）
王　广（重庆市中医院）
王　亮（山东医学高等专科学校）
刘晓舒（辽宁医药职业学院）
孙丽娜（邢台医学高等专科学校）
杨　丽（楚雄医药高等专科学校）
肖华鹏（泰山护理职业学院）
狄树亭（邢台医学高等专科学校）
张　艳（长春医学高等专科学校）
张　甜（新疆维吾尔自治区伊宁卫生学校）
张兵钱（重庆医药高等专科学校）
郁传民（山东省青岛第二卫生学校）
徐　莉（江苏医药职业学院）
高　薇（江苏医药职业学院）
黄　桥（遵义医药高等专科学校）
黄小娥（重庆三峡医药高等专科学校）
葛春燕（海安市人民医院）

前言

《外科护理》是高职高专护理类专业教育的核心课程。本教材以人的健康为中心，按整体护理理念，以护理程序为框架，按护理评估、常见护理诊断/问题、护理目标、护理措施、护理评价5个方面进行编写。

本教材以护理专业和助产专业人才培养目标为依据，充分体现专业课程的核心内容，精炼基础理论知识，内容适度够用，并突出职业技能，体现岗位需求。同时紧密结合护士执业资格考试和“1+X”职业技能鉴定要求，满足学生多方面的需求。全书具有以下特点。

1. 体现职业核心能力的培养，落实立德树人 本教材的导学情景、护爱生命等模块，体现了对生命的尊重意识、对科学的追求精神、对医学的奉献精神、对患者的关怀精神，编者深入挖掘传统医药文化以及现代医疗卫生事业中先进事迹等的思政资源，丰富学生思想政治教育内容，立足立德树人根本任务。

2. 教材的框架结构，更加贴近临床工作 为了方便学生“学习任务”和“工作任务”之间的转化，让学到的知识更加贴近临床，教材将护理评估中的“病因评估”改为“健康史”，“临床表现评估”改为“身体状况”，“实验室及其他检查”改为“辅助检查”，更加有利于学生护理思维的养成。

3. 教材体现形式丰富，更加方便学生学习 本教材为书网融合教材，即纸质资源和数字化资源融合，纸质资源包括图片、想一想、练一练、重点回顾等都在二维码中体现，数字化资源包括微课、PPT、在线目标检测等，以上资源赋予了这本教材更丰富的内涵、更生动的使用体验和更有效的教学互动。

本教材的编者既有护理教育专家，也有临床专家，为保证教材内容的思想性、科学性、创新性、启发性、先进性，主编和编者进行了反复斟酌和修改。本教材在编写过程中得到了编者所在院校和医院领导的关心、大力支持和无私的帮助，在此表示诚挚的谢意！

受时间和水平所限，教材不足之处在所难免，在此恳请广大师生及读者给予批评指正。

编　者

2021年12月

目 录

第一章　绪　论

第一节　外科护理学发展简史

外科护理学是基于医学科学的整体发展而逐步形成的，包含医学基础理论、外科学基础理论及专科护理理论和技术。外科护理学是护理的一大分支，其发展与外科学的发展密不可分。

中国的古代医学理论以中医学为主。古代外科学的起源虽不十分清楚，但在旧石器时代就已有用石器治疗伤病的记载，至商周时代已有对人体解剖的描述，更有扁鹊、华佗用酒或麻沸散作为麻醉剂进行外科手术的记载；期间的发展过程漫长、曲折。由于社会生产力等因素的限制和封建迷信的制约，古代外科学以诊治伤病为主，多为浅表疮、疡和外伤，几乎未认识“护理”一词；再加上女性的社会地位低下，即使参与“护理”，也仅仅限于照料。

16 世纪，欧洲文艺复兴，随着文化、科学技术的全面发展，医学基础和临床治疗学的研究得以启动。17 世纪以后，随着人类对自然现象的揭示，使医学科学逐渐摆脱了宗教和神学的影响，人们认识到疾病是外来因素和内在因素综合作用于人体的结果；西方外科学进入初步发展阶段。在早期的外科实践中，手术疼痛、伤口感染、出血等曾是妨碍外科学发展的主要因素，直到 19 世纪中叶，相关基础学科（如人体解剖学、病理解剖学以及实验外科学等）的建立，为外科学的发展奠定了基础。无菌术、止血、输血、麻醉镇痛技术的问世，使外科学的发展得到飞跃。与之同期，弗洛伦斯·南丁格尔在军队看护伤病员的过程中，通过实践认识到观察和护理的重要性，以极有说服力的数字和惊人的业绩充分证实了护理工作在外科疾病患者治疗过程中的独立地位和意义，由此创建了护理学，并延伸出外科护理学。

尽管外科护理学在我国的发展历史较短，但早在 1958 年，首例大面积烧伤患者的抢救和 1963 年世界首例断肢再植在我国获得成功，充分体现了我国外科护理工作者对外科护理学所做出的卓越贡献。

随着社会生产力和科学技术的进步，医学科学得以快速发展，逐渐改观和发展了外科学。百余年来，除了外科技术的普及，还拓展了新的领域，如心血管外科、显微外科、器官移植、微创手术、肠内外营养治疗等。相应的医疗器械，如体外循环机、人工肾、人工呼吸机、体外膜氧合器（ECMO）、连续血液净化仪（CRRT）等不断推向临床。此外，医学影像学的迅速发展亦大大提高了外科疾病的诊治水平。在现代外科学的广度和深度得到快速发展的同时，也要求和促进了现代外科护理学和护理理念的发展。回顾护理学的临床实践和理论研究，曾经历了以疾病为中心、以患者为中心及以人的健康为中心的三个阶段。

早期，以疾病为中心的医学指导思想也成为指导临床护理实践的基本理论；此期的特点为护理对象是患者，护理场所是医院，护理方式是执行医嘱并完成护理操作。

20 世纪 50 至 70 年代，基于世界卫生组织（WHO）提出的“健康”新定义，即“健康不仅是没有身体上的疾病和缺陷，还要有完整的心理状态和良好的社会适应能力”的理念，使人们对健康的认识发生了根本性改变。由此，护理工作的重点从疾病护理转向以患者为中心的护理。医护和护患关系发生改变，护理从医疗的从属地位转为合作关系。

20 世纪 70 年代后期，基于疾病谱和健康观的改变，WHO 提出的“2000 年人人享有卫生保健”的战略目标极大地推动了护理事业的发展。以人的健康为中心的护理理念使护理对象从患者扩展到对健康者的预防保健，工作场所从医院延伸至家庭和社区，护理方式是以护理程序为框架的整体护理，护士的职能更趋多样化、全面化。

第二节　外科护理学的范畴

现代护理理念的建立、时代的进步、人类对新生事物不断加深的认识和各学科间的交叉，极大地丰富了外科护理学的内涵，对外科护理从业者的要求也越来越高，不仅要求其掌握本专业特有的知识、技术，还要求其熟悉社会伦理学、社会经济法规、护理心理、人际关系等学科的知识。要求外科护士必须在现代护理观的指导下做到“以人为本”，对外科患者进行系统的评估，提供身、心整体的护理和个体化的健康教育，真正体现“健康促进”的宗旨。

外科护理学的范畴基本依据外科学的发展现状和范畴而定，包括数类疾病和多个专科患者的护理。

1. 因外科疾病需要护理的患者类型　主要有感染患者、损伤患者、肿瘤患者、畸形患者、结石患者、器官移植患者等。

2. 所包含的专科　随外科学范畴的不断外延和内容的增加，外科护理学也发生相应的变化；而且，由于其内容在广度和深度方面的迅速发展、新技术的建立和应用，任一外科护士已难以全面掌握外科护理学的所有知识和技能；故为提高外科护理的质量和水平，随着外科学的专业细化，外科护理学也必然专业化。外科护理学的专业可按人体系统、人体部位、疾病性质、年龄特点和手术方式等划分，常见有以下分科方法。

（1）按人体各系统　可分为神经外科、血管外科、泌尿外科、内分泌外科和骨科等。

（2）按人体部位　可分为头颈外科、胸心外科和腹部外科。

（3）按疾病性质　可分为急诊外科和肿瘤外科等。

（4）按年龄特点　可分为成人外科和小儿外科。

（5）按手术方式　可分为整复外科、显微外科和移植外科。

（6）按手术大小　近年来，已有很多医院成立了微创外科。

随着专业的逐步细化，外科护理学的内容也在不断调整和重新组合，目的是为更快地促进其发展。

第三节　学习外科护理学的指导思想

随着外科领域有关生命科学新技术的不断引入、计算机的广泛应用、医学分子生物学和基因研究的不断深入，在为我国外科和外科护理学的发展提供新的施展舞台的同时，也提出了新的挑战。外科护理工作者应不断认清形势，看到自身的不足之处，吸取国内外先进的经验，承担起时代赋予的历史重任，为外科护理学的发展做出贡献。

首先，树立正确的学习目的和稳固的职业思想。学习外科护理学的基本目的是为了掌握知识、更好地为人类健康服务。作为一个护理工作者，仅有知识还远远不够，欲有效体现所学知识的价值并学以致用，关键在于树立正确的和稳固的职业思想。学习外科护理学必须把学习目的、学习动机、学习兴趣和护士的基本职责联系在一起，坚定为人类健康服务的信念，乐于献身护理事业，领悟为人民服务的真谛，舍得投入时间和精力，扎扎实实地学好这门课程，为将来走向工作岗位、履行护士职责打下良好基础。

其次，要以现代护理观念为指导。新的医学模式下，护士不仅要帮助和护理患者，还需提供健康教育和指导服务。外科患者面对手术总会存在种种顾虑，外科护士可以运用扎实的护理学知识，与之交流，消除患者的紧张情绪，增强其信心和力量，使之从被动护理转向主动参与和配合护理。手术后的护理应严格遵循无菌原则，保护患者伤口并避免感染。对即将出院的患者，外科护士则应积极对其进行健康问题的指导和宣教。概括而言，外科护士在护理实践中，应严格要求自己，始终以人为本，以现代护理理念为指导，依据以护理程序为框架的整体护理模式，收集和分析资料、评估患者现有的和潜在的护理问题、采取有效的护理措施并评价其效果。

最后，注重理论与实践相结合。医学发展本身就体现了理论与实践相结合的成果，而护理学又是一门实践性很强的、为人类健康服务的应用性学科。因此，在学习过程中，要注重理论联系实际，讲究学习方法，结合以往的学习经验，积极参加各项教学活动，学会自主学习，主动汲取营养，利用各种学习机会和手段，满足个人学习要求，避免死读书、读死书，逐渐学会发现问题，并通过查阅参考书、参加病例讨论和教学查房、利用网络资源等寻求解决问题的办法。作为护士必须具备整体观念，仔细观察、加强护理，及时评价护理效果。通过独立思考，将感性认识与理论知识紧密结合，提高发现问题、分析问题和解决问题的能力。对于不能解决的问题，重新翻阅书本；书本中没有答案的，通过动物和人体实验研究获得答案。只有这样，才能不断拓展自己的知识和提高业务水平，成为一名合格的外科护士。

第四节 外科护士应具备的素养

外科护理工作的特点是急诊多、抢救多和工作强度大。外科疾病复杂多变，麻醉与手术又有潜在风险；外科疾病的突发性或病情演变的急、危、重常使患者承受巨大的痛苦和精神压力，必须予以紧急处理。正是由于上述特点，对外科护士的综合素养提出了更高的要求。

1. 具有高尚的思想品德和崇高的职业道德 热爱护理事业，敬业爱岗，不怕苦、不怕累，具有为人类健康服务的奉献精神。具有一颗善良的心，救死扶伤，忠于职守，廉洁奉公，实行人道主义。急患者之所急，想患者之所想。

2. 具有广博的知识和扎实的专业素质 外科护士不仅要掌握丰富的理论知识、娴熟的操作技能、熟练先进仪器的使用方法，还应广泛学习内科、儿科、妇产科等各科相关知识，融会贯通，这样才能提高观察力和敏锐的判断能力。通过对患者的评估，及时发现患者现存或潜在的病理、生理和心理问题并协助医生进行有效处理。

3. 具有高度的责任感和使命感 护理工作是一项非常严谨的工作，它直接涉及人的生命和健康，护理工作者若没有一种强烈的使命感和责任心，就会给患者带来痛苦甚至威胁生命。外科患者的病情瞬息万变，故外科护士应在工作中严肃认真、一丝不苟、兢兢业业，热爱并保护患者的生命，用强烈的职业责任感完成护士的神圣使命。

4. 具有敏锐的观察力和分析判断能力 能用护理程序的工作方法去解决患者现存和潜在的健康问题。

5. 具有主动勤快、果断敏捷、严谨细微、实事求是的工作作风 严格遵守各项操作规程，严谨守规才能杜绝差错的发生，保证医护质量。

6. 具有开展护理教育与护理科研的基本能力 勇于钻研业务，不断创新。随着医学的快速发展，新诊疗技术不断引入，对护士的要求也越来越高。临床护理工作已经网络化、数字化、智能化，加之各种新型医疗仪器的引进，必须学习其正确使用方法，牢记各种仪表显示的数据和图形标识所代表的临床意义以及正常值。所以要不断学习新知识，才能适应医学护理事业的发展。

7. 具有强健的体魄和健康的心理 乐观、开朗、情绪稳定，有较强的自控能力。由于外科工作强度大，如发生工伤、交通事故等突发事件，工作人员必须加班加点，甚至无时间吃饭、休息，工作负荷加大，护士若不具有强健的体魄、良好的心态和饱满的热情就不能保证工作的顺利进行，甚至可能出差错，危及到患者的生命。

8. 具有规范的言行举止 在护理工作中，尤其在外科突如其来的创伤和手术使患者难以适应，从而出现烦躁、沮丧、消沉的思想，产生抵触情绪。护理人员应该学习语言艺术，注重语言修养，尊重患者、爱护患者、鼓励患者，运用文明、礼貌、优美的语言，给患者提供更多精神上的支持，以促进他们的治疗和康复。

9. 具有良好的人际关系和护患关系 同事间团结友爱，工作中互相协作，对待患者如同亲人，给予他们真切的关怀和照顾。

只有具备了上述这些良好的综合素质，才能更好地胜任外科的护理工作，提高医疗护理质量，减轻患者的痛苦，增进患者的健康，适应医疗护理事业的发展。

（高　薇）

第二章 水、电解质、酸碱平衡失调患者的护理

学习目标

知识目标：

1. 掌握 等渗性缺水、低渗性缺水、高渗性缺水、低钾血症、高钾血症、代谢性酸中毒、代谢性碱中毒、呼吸性酸中毒、呼吸性碱中毒的健康史、身体状况、治疗要点等；水、电解质、酸碱平衡失调患者液体疗法的护理。

2. 熟悉 正常体液平衡；等渗性缺水、低渗性缺水、高渗性缺水、低钾血症、高钾血症、代谢性酸中毒、代谢性碱中毒、呼吸性酸中毒、呼吸性碱中毒的概念、辅助检查。

3. 了解 水、电解质、酸碱平衡失调的病理生理。

技能目标：

学会运用护理程序，对水、电解质、酸碱平衡失调患者实施整体护理。

素质目标：

护理水、电解质、酸碱平衡失调患者时具有观察力和评判性思维能力。

导学情景

情景描述：患者，男，38 岁，体重 70kg。阵发性腹痛 2 日，伴有频繁呕吐，未排便，口渴，尿少，乏力，拟诊“急性肠梗阻”入院。查体：T 38℃，P 100 次/分，BP 86/60mmHg，表情淡漠，呼吸深快，眼窝下陷，口唇干燥，颜面略潮红，腹部见肠型，脐周有广泛的压痛，肠鸣音亢进，膝反射减弱。血清钠 145mmol/L，血清钾 3.5mmol/L，二氧化碳结合力（CO_2CP）13.84mmol/L。入院后又呕吐 1 次，约 500ml。

情景分析：结合患者的身体状况和实验室检查结果，初步考虑患者出现了水、电解质紊乱，医生拟为其实施液体疗法，护士应遵医嘱为患者进行补液，在护理过程中护士应具有敏锐的观察力和评判性思维的能力。

讨论：请问患者水、电解质紊乱的类型是什么？请为患者制订补液计划。

学前导语：外科手术患者因为本身的基础疾病、创伤等原因会出现急性或慢性的体液丢失；而术前准备通常需要禁饮、禁食，特殊手术准备要求反复清洁灌肠等，都会加剧体内液体的丢失及再分布，短时间内机体内环境承受剧烈的波动；麻醉过程中各种药物的作用，手术过程中创伤、失血、失液、手术野蒸发、术后持续引流等原因都会引起体内液体的大量丢失和再分布，使外科手术患者成为水、电解质紊乱的高危人群。

人体内环境的稳定是维系细胞和各器官功能正常进行的基本保证。内环境的稳定主要由体液容量、渗透压和电解质含量等所决定，由于神经 - 内分泌系统的调节作用，人体内环境保持着一定的动态平衡。一旦该平衡因创伤、手术、感染及许多外科疾病等因素遭破坏，若代谢失衡程度超越人体的代偿能力，便可影响疾病的转归，严重时甚至威胁生命。因此，正确认识和处理水、电解质、酸碱平衡失调是现代外科患者治疗和护理中的一个重要内容。

第一节　正常体液平衡及调节

PPT

一、体液组成及分布

体液的主要成分是水和电解质，体液总量因性别、年龄和胖瘦而异；一般成年男性体液量约为体重的60%，而女性因脂肪组织较多，体液量约为体重的55%；小儿的脂肪较少，故体液量所占体重的比例较高，新生儿可达体重的80%，随年龄增长，体内脂肪组织逐渐增多，体液量占体重的比例将有所下降，14岁以后与成人所占比例相似。

体液分为细胞内液和细胞外液两部分。细胞内液大部分位于骨骼肌内，由于成年男性肌肉较女性发达，故男性细胞内液可达体重的40%，而女性细胞内液约占体重的35%。细胞外液男、女性均约占体重的20%，细胞外液分为血浆和组织间液两部分，其中血浆量约占体重的5%，组织间液占体重的15%。以上各部分体液比例相对恒定，它们之间又不断进行交换，保持着动态平衡。

看一看

体液分布以三个间隙的分布表示。第一间隙容纳细胞内液，是细胞进行物质代谢的场所；第二间隙容纳细胞外液的主体部分，即血浆和组织间液，具有快速平衡水、电解质的作用，称作功能性细胞外液；第三间隙指存在于体内各腔隙中的小部分细胞外液，仅占体重的1%～2%，包括胸腔液、心包液、腹腔液、关节液、前房水等，虽然有各自功能，但对体液平衡调节作用极小且慢，属非功能性细胞外液。

二、体液平衡及调节

（一）水的平衡

机体内环境的稳定有赖于体内水分的恒定。正常人体每日水分的摄入与排出保持着动态平衡，即摄入量等于排出量，成人每日摄入和排出量为2000～2500ml（表2－1）。水主要来源于饮水和食物；体内糖、蛋白质、脂肪在氧化代谢过程也可产生少量水，即内生水。水分排出的主要途径有泌尿系统排出尿液、消化系统排出粪便、呼吸时排出水蒸气及皮肤蒸发水分和出汗。成人24小时尿量一般为1000～1500ml，但为保证体内代谢产物排出，24小时尿量至少应在500～600ml。通常每天通过呼吸和皮肤蒸发的水分约850ml，这部分水分的排出是人体感觉不到的，称不显性失水或无形失水，即使在机体缺水、不进水、不活动的情况下，无形失水也照常进行。

表2－1　正常人24小时液体出入量

排出量（ml）	摄入量（ml）
饮水1000～1500	尿1000～1500
固体食物含水700	粪便150
代谢氧化生水200	皮肤蒸发500
呼吸道蒸发350	
总量2000～2500	总量2000～2500

（二）电解质平衡

体液中的电解质包括无机电解质（无机盐）和有机电解质（蛋白质）。无机电解质的离子主要有

Na^{+}、K^{+}、Ca^{2+}、Mg^{2+}、Cl^{-}、HCO_3^{-}、HPO_4^{2-}等，在机体代谢活动中发挥着重要作用，钾、钠、氯化物是体液中的主要电解质，对维持细胞的正常代谢和功能，水、电解质和酸碱平衡以及细胞内外的渗透压起着重要的作用。测定血清中的钾、钠、氯的含量可在一定程度上反映细胞内液、细胞间液电解质的情况。血清中的电解质浓度常受血液中水、蛋白质、脂质等物质的影响，因此，测定血清钾、钠、氯化物的浓度一定要密切结合病史及身体状况来综合判断。

1. 钠离子　钠离子是细胞外液主要的阳离子，它决定细胞外液的晶体渗透压。钠离子浓度的增减决定和影响细胞外液的容量，它还能维持神经肌肉的兴奋性。血清中多以氯化钠的形式存在，绝大部分经肾脏或随消化液排出，小部分经汗腺排出。钠的平衡主要由肾脏调节，钠离子摄入多时肾排出增加，摄入少时排出减少，禁食时尿钠减至最低限度，几乎为零。钠主要来源于食物，正常成人每天需要钠盐4~6g。

2. 钾离子　钾离子是细胞内液主要的阳离子，它能增加神经肌肉的兴奋性，维持细胞的正常代谢。钾的来源全靠食物摄入。吸收后的钾不断在细胞内外互换并保持动态平衡，4小时内就可从肾脏排出，从而基本维持血钾浓度在恒定的水平。肾对钾的调节能力很低，在禁食和血钾很低的情况下，每天仍然要从尿中排出一定的钾离子，因此，患者禁食2天以上就必须从静脉补钾。正常成人每天需钾盐2~3g。

3. 氯离子和碳酸氢根离子　氯离子和碳酸氢根离子是细胞外液主要的阴离子。氯离子多以氯化钠形式存在，红细胞内则以氯化钾形式存在，与钠离子共同维持细胞外液渗透压，稳定含水量。为了保持细胞外液阴离子浓度的恒定，碳酸氢根离子常对氯离子的增减起代偿作用，即氯离子增多时碳酸氢根离子减少，氯离子减少时碳酸氢根离子则代偿性地增加。碳酸氢根离子为体内碱储备，故其增减可影响酸碱平衡。

4. 钙离子　体内钙离子99%以磷酸钙和碳酸钙的形式贮存于骨骼和牙齿中，仅不足1%存在于血液中。血清钙的50%为离子化钙，是细胞功能的重要调节物质，可降低毛细血管、细胞膜的通透性和神经-肌肉的兴奋性，并参与肌肉收缩、细胞分泌、凝血等过程，其余的50%是与血清蛋白相结合的非离子化钙，又称非扩散型钙，它不具生理效应，与钙离子即扩散型钙处于动态平衡。钙代谢主要受维生素D及甲状旁腺激素的调节。钙的吸收、调节、排泄发生障碍，均可引起血清钙的异常。血清总钙为2.25~2.75mmol/L。

毛细血管壁的半透性不允许蛋白质自由出入，而无机盐离子可自由通过，所以组织间液中蛋白质含量甚少，无机盐离子在血管内外的分布基本一致。利用临床上采血检验就可了解整个细胞外液的电解质平衡状况。细胞膜上Na^{+}，K^{+}-ATP酶（钠钾泵）的作用，使细胞内外电解质分布差异很大。细胞外液阳离子主要是Na^{+}，阴离子主要是Cl^{-}和HCO_3^{-}。细胞内液中阳离子主要是K^{+}和Mg^{2+}，阴离子主要是HPO_4^{2-}和蛋白质。细胞内外离子分布的差异正是细胞兴奋性的重要物质基础。由于电中和基本规律，不论细胞内还是细胞外，其阳离子总量和阴离子总量始终维持着电性平衡。如果一种阳离子增多，必然伴随另一种阳离子减少；一种阴离子减少，同样也会有另一种阴离子增多。

（三）体液平衡的调节

体液平衡的调节主要通过神经-内分泌系统和肾进行。当细胞外液渗透压增高时，刺激下丘脑-垂体-抗利尿激素系统，产生口渴感而增加主动饮水，同时抗利尿激素（ADH）分泌增加，作用于远曲肾小管和集合管上皮细胞，水的重吸收增多，尿量生成减少，达到降低细胞外液渗透压的效果；细胞外液渗透压降低时，ADH分泌减少，尿量排出增加以维持渗透压，因此，体液正常渗透压主要通过下丘脑-垂体-抗利尿激素系统恢复和维持。

血容量则是通过肾素-血管紧张素-醛固酮系统恢复和维持，当循环血容量减少时，肾小球滤过率相应下降，肾素分泌增加，使醛固酮分泌增多，使肾小管对水的重吸收增加、尿量减少，细胞外液有所增加；循环血容量增加和血压回升后，可反馈抑制肾素的释放，使醛固酮分泌减少，从而减少对 Na^+ 的重吸收并使细胞外液量不再增加，维持内环境稳定。

体液平衡失调时，多先通过下丘脑－垂体－抗利尿激素系统恢复和维持体液正常渗透压，再经肾素－血管紧张素－醛固酮系统恢复和维持血容量。但在血容量锐减，同时又有血浆渗透压降低时，机体将以牺牲体液渗透压为代价，优先保持和恢复血容量，使重要生命器官的灌流得到保证。

三、酸碱平衡及调节

正常血液 pH 值保持在 7.35～7.45 之间，以维持人体的正常生理活动和代谢功能，这种相对稳定状态有赖于机体一系列调节机制。

1. 血液缓冲系统 HCO_3^-/H_2CO_3 是最重要的缓冲对，二者之比值维持在 20∶1 时，血浆 pH 值维持于 7.4。缓冲系统调节的特点是作用迅速，但不持久。

2. 肺的调节 肺是排出体内挥发性酸的主要器官。主要通过增加和减少 CO_2 的排出，通过 $PaCO_2$ 的变化来调节血液中 H_2CO_3 浓度。当 $PaCO_2$ 升高，刺激呼吸中枢使呼吸加快、加深，CO_2 排出增加，以降低血中 H_2CO_3 浓度；当 $PaCO_2$ 降低时，呼吸变慢、变浅，CO_2 排出减少，血 H_2CO_3 升高。

3. 肾调节 肾是调节酸碱平衡的最重要器官，具有调节作用强大而持久的特点。通过排出 H^+ 和 NH_4^+，吸收 Na^+ 和 HCO_3^- 来调节，排出固定酸和过多的碱性物质，维持正常的血浆 HCO_3^- 浓度。

第二节 水、钠代谢失调患者的护理

PPT

一、脱水与脱钠患者的护理

（一）分类

由于体内钠离子是维持细胞外液渗透压的主要阳离子，渗透压又维持了细胞外液的容量，故水和钠在体液平衡过程中总是密切关联的，脱水与脱钠往往同时发生，水、钠代谢紊乱有以脱水为主或以脱钠为主，或二者等比例丢失，故临床上将脱水与脱钠分为高渗性脱水、低渗性脱水、等渗性脱水三种类型。

（二）病理生理

1. 高渗性脱水（hypertonic dehydration） 亦称原发性脱水。水和钠同时缺失，但脱水比例多于脱钠，血清钠高于 150mmol/L，细胞外液呈高渗状态。高渗性脱水由于脱水大于脱钠，细胞外液呈高渗状态，细胞内液向细胞外液转移，导致细胞内脱水重于细胞外。脱水严重时，脑细胞可因脱水发生功能障碍而出现严重后果。机体对高渗性脱水的代偿机制是：①高渗状态刺激视丘下部的口渴中枢，患者感到口渴而饮水，体内水分增加，降低细胞外液渗透压；②细胞外液的高渗状态刺激抗利尿激素（ADH）分泌增多，肾小管对水的重吸收增加，尿量减少、尿比重增高，细胞外液量及渗透压得以恢复。若未能及时去除病因，循环血量显著减少，刺激醛固酮分泌增加，加强对钠和水的再吸收，以维持血容量。

2. 低渗性脱水（hypotonic dehydration） 亦称慢性脱水或继发性脱水。脱钠比例多于脱水，血清钠低于 135mmol/L，细胞外液呈低渗状态。低渗性脱水由于体内脱钠多于脱水，早期由于细胞外液呈低渗状态，抗利尿激素（ADH）分泌减少，肾小管对水的重吸收减少，尿量增加，此改变的结果是更增加了细胞外液的丢失。后期因血容量降低，机体将不再顾及渗透压的维持。肾素－醛固酮系统兴奋，醛固酮分泌增多，水再吸收增加，导致尿量减少。如血容量继续减少，上述代偿功能无法维持血容量时，将出现休克。严重脱钠时，细胞外液可向渗透压相对高的细胞内转移，细胞外液更加减少。

3. 等渗性脱水（isotonic dehydration） 亦称急性脱水或混合性脱水。指水和钠成比例丢失，血清钠浓度和细胞外渗透压在正常范围，是外科临床最为常见的脱水类型。等渗性脱水可造成细胞外液量迅速减少，刺激肾脏入球小动脉壁的压力感受器及远曲肾小管致密斑的钠感受器，引起肾素－血管紧张素－醛固酮系统兴奋，醛固酮分泌增加，促进远曲小管对水和钠的再吸收，使细胞外液量得以恢复。由于液体丧失为等渗性，细胞内、外液的渗透压无明显变化，但如不及时补充适当液体，由于无形失水不可避免，会转化为高渗性脱水；如补入大量无盐液体，又可转化为低渗性脱水。

（三）护理评估

1. 健康史

（1）高渗性脱水　常见病因有：①水分摄入不足，如长期禁食、食管癌致吞咽困难或高温环境劳动而饮水不足者；②水分丢失过多，如高热大量出汗、大面积烧伤暴露疗法经创面蒸发大量水分、气管切开或大量应用渗透性利尿剂等；③高渗溶液摄取过多，如静脉输注大量高渗液体、管饲高浓度肠内营养液等。

（2）低渗性脱水　常见病因有：①消化液呈持续性丧失，致大量钠丢失，如反复呕吐、长期胃肠减压或慢性肠梗阻；②大面积创面的慢性渗液；③应用排钠利尿剂，如依他尼酸（利尿酸）、氯噻酮等时，未注意补给适量的钠盐；④治疗等渗性脱水时过多补充水分而忽略钠的补充。

（3）等渗性脱水　常见病因有：①消化液的急性丧失，如大量呕吐和肠瘘等；②体液丧失在感染区或软组织内，如腹腔内或腹膜后感染、肠梗阻、急性腹膜炎、大面积烧伤等。

2. 身体状况

（1）高渗性脱水　以口渴为特点，此症状出现最早也最明显；随后出现组织脱水征象，如唇舌干燥、皮肤弹性减退、眼窝凹陷、精神萎靡等；脱水严重时可出现高热及神经系统功能障碍，如躁狂、幻觉、抽搐、谵妄甚至昏迷等；因体液渗透压升高，ADH 分泌增加，造成尿量减少及尿比重增高。根据脱水程度不同，可将高渗性脱水分为三度（表 2－2）。

表 2－2　脱水程度的评估

程度	身体状况	失水量（占体重）
轻度脱水	除口渴外，无其他临床症状	2%～4%
中度脱水	除极度口渴外，还伴乏力、尿少和尿比重增高、皮肤弹性差、眼窝下陷，常有烦躁现象	4%～6%
重度脱水	除上述症状外，可出现躁狂、幻觉、谵妄甚至昏迷等脑功能障碍的表现	6%以上

（2）低渗性脱水　一般无口渴感，以较早出现周围循环衰竭为特点，如直立性低血压性晕厥、血压下降，甚至休克等；因体液渗透压低，乏力、头晕、表情淡漠、恶心、呕吐、腓肠肌抽痛等症状较明显。根据脱钠程度，低渗性脱水可分为三度（表 2－3）。

表 2－3　脱钠程度的评估

程度	身体状况	血钠（mmol/L）	缺 NaCl（g/kg）
轻度脱钠	疲乏、头晕、手足麻木；尿量正常或略增多	130～135	0.5
中度脱钠	除上述表现外，还伴恶心、呕吐、脉搏细速、血压不稳定或下降，脉压差变小，浅静脉瘪陷，视物模糊，站立性晕倒；尿量减少	120～129	0.5～0.75
重度脱钠	上述症状加剧，并有神志不清，肌痉挛性抽痛，腱反射减弱或消失，甚至昏迷、休克	<120	0.75～1.25

（3）等渗性脱水　患者既有脱水表现，又有脱钠表现。表现有恶心、厌食、乏力、唇舌干燥、皮肤弹性下降及少尿等，但口渴不明显。当短期内体液丧失量达体重5%时，患者可出现脉搏细速、血压不稳定或下降、肢端湿冷等血容量不足的表现，当体液继续丧失达体重的6%～7%时，休克表现明显，常伴代谢性酸中毒。若丧失的体液主要为胃液，因有H^+的大量丧失，可并发代谢性碱中毒。

3. 心理－社会状况　由于起病较急，容易引起患者焦虑、恐惧。脱水常以某些疾病的并发症出现，因此，患者常有原发疾病所致的心理和社会反应。

4. 辅助检查

（1）高渗性脱水　血清钠浓度大于150mmol/L；尿比重升高；血红蛋白量、血细胞比容轻度升高。

（2）低渗性脱水　血清钠浓度低于135mmol/L；尿比重常在1.010以下，尿Na^+和Cl^-常明显减少；红细胞计数、血红蛋白量、血细胞比容及血尿素氮值均有增高。

（3）等渗性脱水　血清钠在正常范围；尿比重增高；红细胞计数、血红蛋白量及血细胞比容均明显增高的血液浓缩现象。

5. 治疗要点

（1）高渗性脱水　尽早去除病因。鼓励患者饮水，对轻度脱水患者，口服液体即可纠正；不能饮水或中度以上脱水者，首先经静脉输注5%葡萄糖液。输液过程中，动态观察血清钠含量的变化，必要时适量补钠。估计需补充液体量的方法有2种。①根据身体状况估算失水占体重的百分比。如一位体重60kg的患者，有中度脱水，脱水量约占体重的5%，可按下式计算：60kg×5%＝3kg，即失水约3000ml。②根据血清钠浓度计算，补水量＝［测得血钠值（mmol/L）－正常血钠值（mmol/L）］×体重（kg）×4。估算出的补液量一般分2日补给，防止水中毒。

练一练

患者，男，因高热2日未能进食，自述口渴、口干、尿少色黄。查体：脱水症，尿比重1.028，血清钠浓度为156mmol/L。治疗首先应给予（　）。

A. 3%～5%氯化钠溶液　B. 5%碳酸氢钠　C. 5%葡萄糖溶液

D. 葡萄糖盐水　E. 平衡盐溶液

答案解析

（2）低渗性脱水　去除或控制原发病，静脉输注含盐溶液或高渗盐水。轻、中度脱钠患者，一般补充5%葡萄糖盐溶液；重度脱钠患者，先输晶体溶液，如复方乳酸氯化钠溶液、等渗盐水，后输胶体溶液，如羟乙基淀粉、右旋糖酐溶液和血浆等以补足血容量，再静脉滴注高渗盐水（3%～5%氯化钠溶液），以进一步恢复细胞外液的渗透压。低渗性脱水补钠量可按下列公式计算：

需补钠量（mmol）＝［正常血钠值（mmol/L）－测得值（mmol/L）］×体重（kg）×0.6（女性为0.5）

一般当日先补1/2，其余1/2量第2日酌情补给。

（3）等渗性脱水　去除或控制引起等渗性脱水的原发疾病，减少水和钠的继续丢失，并积极补充。一般可用等渗盐水或平衡盐溶液尽快补充血容量，但应注意大量补充等渗盐水时，因其氯含量高于血清氯含量，大量输入有导致高氯性酸中毒的危险。而平衡盐溶液的电解质含量和血浆相似，用来治疗比较理想。

想一想

等渗性脱水患者大量输入生理盐水为何有导致高氯性酸中毒的危险？

答案解析

（四）常见护理诊断/合作性问题

1. 体液不足　与高热、大汗、消化液丢失等有关。

2. 有皮肤完整性受损的危险　与微循环灌注不足有关。

3. 有受伤害的危险　与意识障碍、低血压有关。

（五）护理目标

（1）患者体液量恢复平衡，脱水的症状和体征得到改善。

（2）患者皮肤保持完整。

（3）患者对受伤危险的认知程度增加，未出现受伤现象。

（六）护理措施

1. 控制原发病　遵医嘱配合治疗，积极处理原发病，是防治体液失衡的根本措施。

2. 液体疗法护理　液体疗法是指通过补液来防治体液平衡失调和供给营养物质的方法。对于水、电解质紊乱的患者，应根据患者的身体状况、辅助检查，初步判断体液失衡的类型、程度，最后给予及时、正确的液体疗法。液体疗法主要包括4个方面：液体总量、液体种类、补液方法、补液效果。

（1）补液总量　即补多少，患者住院24小时的补液量是纠正体液失衡的关键，一般包括3部分。

1）生理需要量　一般成人每日生理需要量为2000～2500ml，也可用公式进行计算：体重的第1个10kg×100ml（kg·d）+体重的第2个10kg×50ml（kg·d）+其余体重×20ml（kg·d）。65岁以上的老年人或心脏病患者，实际补液量应少于计算所得量。

2）已经丧失量　又称累积损失量，指在制订补液计划前已经丢失的体液量。一般将估计量分2日补足，当日先补1/2，其余1/2量第2日酌情补给。

3）继续损失量　又称额外丧失量，是治疗过程中继续损失的体液量。如补液过程中继续发生的高热、大汗、呕吐、胃肠减压等体液丢失情况，须根据病情变化估计补液量。发热的患者，体温每升高1℃，每日将自皮肤丧失低渗性液体3～5ml/kg；成人体温达40℃需多补充600～1000ml液体；大汗湿透一套衣裤约丧失体液1000ml；气管切开患者，每日自呼吸道蒸发的水分为800～1200ml。

临床上患者入院后前三天的补液量可按以下简易公式计算：

第一天补液量=生理需要量+1/2已经丧失量

第二天补液量=生理需要量+1/2已经丧失量（酌情）+前1天继续损失量

第三天补液量=生理需要量+前1天继续损失量

当然，不可机械照搬以上公式，在补液过程中密切监测患者生理状况和各项实验室检查结果，根据病情变化边治疗、边观察、边调整。

（2）液体种类　即补什么，根据体液失衡的性质，选用电解质、非电解质、胶体和碱性溶液。

1）日需量　根据成人生理代谢情况合理补液如成人每日需要葡萄糖100～150g，钠5～9g，钾2～3g，则补等渗盐水500～1000ml，其余则补5%～10%葡萄糖及10%氯化钾20～30ml。

2）失衡量　根据脱水的性质补液。如高渗性脱水以补充5%葡萄糖溶液为主，以后再给予电解质溶液如等渗盐水，糖与盐水之比约为2∶1；低渗性脱水以等渗盐水为主，必要时给予高渗盐水；等渗性缺脱水给予等渗盐水和葡萄糖各半量。如有缺钾则补充氯化钾，有酸中毒则给予碱性溶液。等渗盐水渗透压和血浆的渗透压相同，但其Cl^-含量高于血浆，所以临床上一般以平衡盐溶液代替等渗盐水，因为平衡盐溶液的渗透压和离子数均与细胞外液相同，更符合生理需要。常用的平衡盐溶液有两种，一是碳酸氢钠等渗盐水；二是乳酸钠林格液，但休克和肝功能不全时不宜使用乳酸钠林格液，因易致乳酸在体内蓄积。胶体溶液包括血浆、全血、人体白蛋白和低分子右旋糖酐等。常用液体的组成与用途见表2-4。

表2-4　常用液体的组成与用途

液体名称	用途	渗透压	非电解质	电解质（mmol/L）						
				钠	钾	钙	镁	氯	碳酸氢根	乳酸根
5%葡萄糖	补充水分和热量	等渗	50g/L							
10%葡萄糖	补充水分和热量	高渗	100g/L							
5%葡萄糖等渗盐水	补充水分、热量和盐水	高渗	50g/L	154				154		
生理盐水	补充水及钠盐	等渗		154				154		
林格液	补充水及多种电解质	等渗		146	4.6	2.5		155		
碳酸氢钠等渗盐水	扩容	等渗		152				102	50	
乳酸钠林格液	扩容	等渗		130	4	1.8		110		27.8
10%氯化钾	防治低钾	高渗			13			13		
5%碳酸氢钠	纠正酸中毒	高渗		600					600	
10%葡萄糖酸钙	纠正低钙	高渗				2.5				
10%硫酸镁	纠正低镁	高渗					4.05			
右旋糖酐	扩容	高渗		153				153		
全血和血浆	扩容、补充营养	等渗		142	5	2.5		103	27	

3）继续损失量　根据实际丢失的液体成分补充，气管切开和发热患者则补充5%葡萄糖等渗溶液。如消化液一般补充平衡盐溶液，如果丢失大量消化液或持续时间长，应按丢失液的成分补充。

（3）补液方法　即怎么补，先计算好总量，安排好补液顺序。补液顺序一般是电解质和非电解质、碱性溶液、胶体溶液、钾溶液。注意液体和药物之间的配伍禁忌。补液原则：先盐后糖、先晶后胶、先快后慢、见尿补钾、液种交替，并根据患者的具体情况适当调整。

1）先盐后糖　一般情况下，先补电解质溶液，后补葡萄糖溶液。因为电解质溶液属于晶体溶液，能维持细胞内外液的晶体渗透压和恢复细胞外液的容量。而葡萄糖被人体细胞利用，对体液渗透压意义不大。但对于高渗性脱水患者则应先输入葡萄糖溶液，立即降低细胞外液的渗透压。对于严重酸中毒患者，也应及早使用碱性溶液。

2）先晶后胶　晶体溶液能稀释血液和扩充血容量，起到改善微循环的作用，目前首选平衡盐溶液。胶体溶液能维持胶体渗透压，也能够稳定血容量。但早期输入胶体溶液，容易造成血液黏稠，形成微血栓，对微循环不利。如果是急性大出血而造成的低血容量性休克，则应及早使用全血、血浆和右旋糖酐等胶体溶液。

3）先快后慢　对于明显脱水的患者，早期补液要快，以便迅速补充体内所缺的水和钠，脱水情况好转后应减慢补液速度，以免加重心肺负担。对于紧急抢救的休克患者应两条静脉同时输入液体，必要时静脉加压输液、静脉切开或应用静脉套管针。临床上对于心、肺、肾功能不全的患者，静脉输入特殊药物（如钾、利多卡因、普萘洛尔、血管活性药物），输入生理需要量和继续损失量时要减慢输液速度，不可过快。给手术后患者补液时要掌握速度和时间，以利于患者休息和活动。另外，输入葡萄糖溶液不应过快，要掌握量和时间的关系，因为成人每小时每千克体重利用葡萄糖最高利用率是0.5g，输入10%葡萄糖每小时不应超过250ml，约60滴/分，超过此数值则产生渗透性利尿。生理需要量的液体应在8~12小时之内均匀输入。

4）见尿补钾　尿量达到40ml/h才可补钾，以免肾功能障碍而引起高钾血症的危险。但手术后和严重创伤的患者，因组织细胞的破坏，细胞内释放大量的 K^+ 离子，一般 2~3 日内虽然尿量正常却不需要补充钾。

5）液种交替　液体种类和量多时，各类液体要交替输入，如盐类、糖类、胶体类、酸碱类等，有利于人体的代偿和调节，以免较长时间输入一种液体，人为造成体液失衡。但对于有些情况属于临床特殊需要，如高渗性脱水早期持续补充葡萄糖溶液，低渗性脱水早期补充等渗盐水。

（4）补液效果　即补液疗效观察，在补液过程中，护理人员直接管理输液工作，不但要对输入量、种类和速度心中有数，而且要严密注意不良反应和观察治疗效果，并及时报告医生，随时调整补液方案和协助处理异常情况。观察静脉补液治疗效果主要有下列指标。

1）精神状态　观察患者，如由躁动变安静、萎靡变精神、嗜睡或昏迷变清醒等情况，说明补液有效。

2）脱水征象　观察口渴、口腔黏膜干燥、眼窝内陷、皮肤弹性、小儿前囟凹陷等是否好转。

3）血容量是否恢复　血压稳定、脉搏有力、呼吸平稳、尿量增加、尿比重降低，说明血容量恢复。浅表静脉也能表示血容量的情况，如患者去枕仰卧时颈静脉应充盈，血容量不足时则不充盈；由仰卧位改为半卧位，静脉充盈不超过锁骨上 2cm，超过则说明血容量过多或心力衰竭。末梢循环如手背静脉，当手上举到肩部高度，手背静脉应在 3~5 秒内排空，如未排空则说明静脉回流受阻或血容量过多的可能；当手下垂到腰部高度，手背静脉应在 3~5 秒内充盈，如延迟充盈说明血容量不足。

（七）护理评价

通过治疗和护理，患者是否：①体液量恢复平衡，脱水的症状和体征得到改善；②皮肤保持完整；③对受伤危险的认知程度增加，未出现受伤现象。

二、水中毒患者的护理

水中毒（water intoxication）是指机体摄水量超过排水量，水潴留体内致血浆渗透压下降和循环血量增多，又称稀释性低钠血症。

（一）病理生理

因机体摄入水分过多或排出水分过少，细胞外液量骤增，导致稀释性低钠血症；由于循环血量增多而抑制醛固酮分泌，使远曲小管和集合管对 Na^+ 的重吸收减少，尿排 Na^+ 增加，血清钠浓度降低更加明显，细胞外液渗透压进一步降低，细胞外液向细胞内转移而引起细胞内水肿。

（二）护理评估

1. 健康史　常见病因：①肾功能不全，排尿功能下降；②各种原因导致 ADH 分泌过多；③机体摄水过多或静脉连续大量输入不含电解质的液体。

2. 身体状况　水中毒以脑水肿症状最为突出，其次为肺水肿。水中毒的表现可分为两类：急性水中毒和慢性水中毒。

（1）急性水中毒　发病急骤，水过多所致的脑细胞肿胀可造成颅内压增高，引起神经、精神症状，如头痛、嗜睡、躁动、精神紊乱、定向能力失常、谵妄甚至昏迷；严重者可发生脑疝，并出现相应的症状和体征。

（2）慢性水中毒　在原发病基础上逐渐呈现体重增加、软弱无力、恶心、呕吐、嗜睡等，有时唾液、泪液增多，一般无凹陷性水肿。

3. 心理 - 社会状况　水中毒以脑水肿症状最为突出，容易引起患者及家属产生紧张、恐惧感。

4. 辅助检查　实验室检查示血浆渗透压降低，血红细胞计数、血红蛋白量、血细胞比容和血浆蛋白量均降低。

5. 治疗要点 程度轻者，限制水分摄入，在机体排出多余的水分后，水中毒即可缓解。严重者，除禁水外，还应静脉输注高渗盐水或渗透性利尿剂，以促进水分排出、缓解细胞肿胀和低渗状态。

（三）常见护理诊断/合作性问题

1. 体液过多 与液体摄入过多、各种原因引起抗利尿激素分泌增加、肾功能不全有关。

2. 有受伤害的危险 与意识障碍有关。

3. 潜在并发症 颅内压增高、脑疝、肺水肿。

（四）护理措施

1. 去除病因和诱因 ①停止可能继续增加体液量的各种治疗，如应用大量低渗液或清水洗胃、灌肠等；②对易引起ADH分泌过多的高危患者，如疼痛、失血、休克、创伤、大手术或急性肾功能不全者，应严格按照治疗计划补充液体，切忌过量、过速；③肾衰竭者应严格控制入液量，应量出为入。

2. 纠正体液过多 ①严格控制水的摄入量；②对重症水中毒者，遵医嘱给予高渗溶液和利尿药等，治疗期间应动态观察病情变化和尿量；③对需行透析治疗者予以透析护理。

3. 严密观察病情变化 每日测量体重，严格记录出入量，及时评估脑水肿和肺水肿进展程度。

第三节 钾代谢失调患者的护理

PPT

体内钾约98%存在于细胞内，是细胞内主要阳离子。正常血清钾浓度为3.5～5.5mmol/L。钾代谢异常的表现有低钾血症和高钾血症，以前者为多见。

一、低钾血症 微课

血清钾浓度低于3.5mmol/L称为低钾血症（hypokalemia）。

（一）护理评估

1. 健康史 常见病因有：①钾摄入不足，如长期禁食、进食不足或静脉补充钾盐不足；②钾丢失过多，如呕吐、腹泻、胃肠道引流、急性肾衰竭多尿期、应用排钾利尿剂及肾小管性酸中毒等；③钾转入细胞内，如大量输注葡萄糖和胰岛素、合成代谢增加或代谢性碱中毒等。

2. 身体状况

（1）肌无力 为最早的症状。先是四肢软弱无力，以后可延及躯干和呼吸肌。患者抬头困难，严重者软瘫，腱反射减弱或消失。累及呼吸肌时出现呼吸困难或窒息。

（2）消化道功能障碍 胃肠蠕动缓慢，出现厌食、恶心、呕吐、腹胀和肠鸣音减弱或消失等肠麻痹症状。

（3）循环系统改变 低钾血症可引起心肌兴奋性升高，出现心动过速、心律失常、血压下降，严重时可发生心室纤颤。

（4）代谢性碱中毒 血清钾降低时，K^+从细胞内移出，与Na^+和H^+交换增加（每移出3个K^+，即有2个Na^+和1个H^+移入细胞内），使细胞外液的H^+浓度下降，故常合并碱中毒。另一方面，肾为了保存K^+，肾远曲小管K^+-Na^+交换减少，H^+-Na^+交换增加，使排H^+增多，两方面作用的结果可致低钾性碱中毒。

3. 心理-社会状况 低钾血症患者乏力甚至软瘫，易引起患者及家属的焦虑、恐惧。主要评估患者及家属对疾病的认知程度、心理反应及承受能力。

4. 辅助检查

（1）实验室检查 血清钾浓度小于3.5mmol/L。

（2）心电图检查 典型的心电图改变为早期出现T波降低、变平或倒置，随后出现ST段降低、Q-T间期延长和U波（图2-1）。

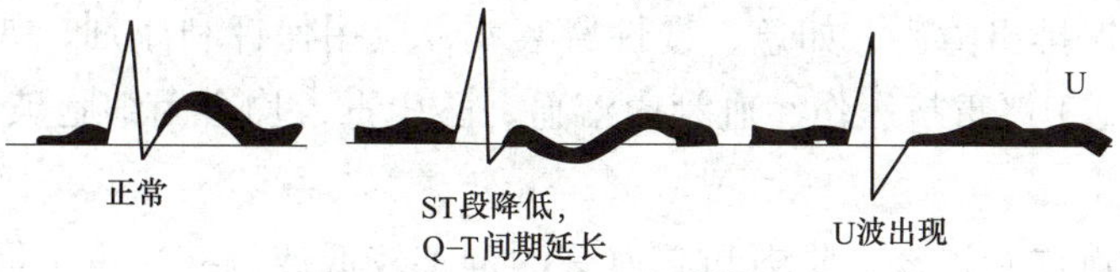

图2-1 低钾血症心电图表现

5. 治疗要点

（1）治疗原发病 去除引起低钾血症的原因，减少或终止钾的继续丧失。

（2）补充钾盐 能口服者尽量口服补钾，不能口服者可从静脉补钾。

（二）常见护理诊断/合作性问题

1. 活动无耐力 与低钾血症致肌无力有关。

2. 有受伤害的危险 与意识障碍、肌无力有关。

3. 潜在并发症 心律不齐、心室纤颤。

（三）护理措施

1. 低钾血症治疗配合

（1）积极配合 治疗原发病，如遵医嘱行止吐、止泻治疗，以减少或终止钾的继续丧失。

（2）遵医嘱补钾 制订补钾计划，在病情动态观察中修订和完善补钾计划，确保有效矫正低钾血症，防止高钾血症。

1）补钾途径 口服最为安全，常选用10%氯化钾溶液10ml，每日3次；鼓励患者多吃牛奶、橘子汁、肉类等含钾丰富的食物。不能口服者应静脉滴注，绝对禁止静脉推注，否则会导致心跳骤停。

2）静脉补钾原则 因钾离子具有高毒性及刺激性，为防止高钾血症的危险，静脉补钾应注意以下原则：①尿量不宜过少，一般每小时尿量在40ml以上时，补钾较为安全；②浓度不宜过高，静脉滴注的溶液中，钾盐浓度一般不超过0.3%（即10%葡萄糖溶液1000ml中加入10%氯化钾溶液不能超过30ml）；③速度不宜过快，成人静脉滴注速度每分钟不宜超过60滴；④总量不宜过多，补钾总量要正确估计，对一般禁食患者而无其他额外损失者，每日可补生理需要量氯化钾2~3g；严重缺钾者每日补氯化钾总量不宜超过6~8g。

（3）病情观察 严密观察生命体征和尿量，及时做血清钾测定和心电图检查，警惕循环功能衰竭或心室纤颤等并发症的发生。

2. 减少受伤的危险 根据病情实际情况，卧床休息者采取合适的体位，生命体征平稳者一般采取半卧位；注意协助乏力甚至软瘫的患者变换体位，改善舒适度，防止压疮形成；加强陪护，避免意外损伤。

3. 健康教育 向患者介绍钾的作用及钾摄入方面的有关知识，鼓励患者在病情允许的情况下，用食物来补充钾含量，教会患者选择含钾高的食物种类。

二、高钾血症

血清钾浓度超过5.5mmol/L称为高钾血症（hyperkalemia）。

（一）护理评估

1. 健康史 常见原因为：①钾摄入过多，如静脉补钾过量、速度过快或浓度过高，大量输入保存期较久的库存血等；②钾排出障碍，如急、慢性肾衰竭；应用保钾利尿剂，如螺内酯、氨苯蝶啶等；③细胞内钾的移出，常见于严重挤压伤、血管内溶血、酸中毒，均会因细胞破坏，细胞内钾大量释出引起高钾血症。

2. 身体状况 高钾血症对神经、肌肉和心血管的毒害较低钾血症严重，但症状和体征无特异性，可因神经、肌肉应激性改变，患者很快由兴奋转入抑制状态。

（1）神经肌肉功能异常 患者常有肢体感觉异常、麻木、乏力、腹胀和腹泻，严重者软瘫及呼吸困难或窒息；中枢神经系统可表现为神志淡漠、昏迷。

（2）心血管功能失常 高钾血症能抑制心肌，出现心动过缓和心律不齐，最危险的是可引起心搏骤停。

3. 心理-社会状况 高钾血症起病快，可威胁患者的生命，故很容易引起患者及家属的焦虑或恐惧等情绪反应。

4. 辅助检查

（1）实验室检查 血清钾浓度大于5.5mmol/L。

（2）心电图检查 血清钾浓度大于7mmol/L者，几乎都有异常心电图的表现。典型心电图改变为早期T波高而尖，Q-T间期延长，随后出现QRS波增宽，P-R间期延长（图2-2）。

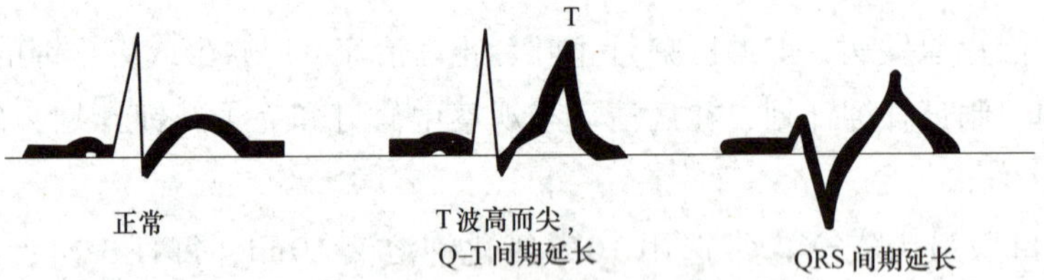

图2-2 高钾血症心电图表现

5. 治疗要点

（1）病因治疗 积极治疗原发病，去除引起高血钾的原因。

（2）禁钾 立即停用一切含钾药物和溶液；禁食含钾丰富的食物；禁输库血。

（3）降低血钾浓度 如采取转钾、排钾等有效措施。

1）促使K^+转移到细胞内 ①静脉输入高渗葡萄糖溶液及胰岛素，可使K^+随糖原合成进入细胞内；②静脉注射5%碳酸氢钠溶液，碱化细胞外液，促使K^+转移到细胞内。

2）促使K^+排出 ①口服阳离子交换树脂，促进钾从肠道排出；②静脉推注呋塞米等排钾利尿剂；③透析疗法，肾衰竭者，上述处理无效，应尽快采用血液透析或腹膜透析。

（4）对抗心律失常 发生心律失常时，遵医嘱立即用10%葡萄糖酸钙20ml或5%的氯化钙加等量5%葡萄糖溶液稀释后静脉缓慢推注，以Ca^{2+}对抗K^+对心肌的抑制作用，缓解K^+对心肌的毒性作用。

（二）常见护理诊断/合作性问题

1. 活动无耐力 与高钾血症致肌无力、软瘫有关。

2. 潜在并发症 心律失常、心搏骤停。

（三）护理措施

1. 高钾血症治疗配合

（1）指导患者停用含钾药物和溶液，禁食含钾丰富的食物。

（2）遵医嘱用药以降低血钾浓度、对抗心律失常。

（3）透析患者做好透析护理。

2. 病情观察　严密观察呼吸、脉搏、血压、尿量，及时做血清钾测定和心电图检查，尤其应注意有无呼吸困难或窒息、心律失常等呼吸和循环功能衰竭的发生。

3. 健康教育　向患者介绍导致高钾血症的危险因素及禁钾方面的有关知识，教会患者避免选择含钾高的食物种类。

第四节　酸碱平衡失调患者的护理

PPT

反映机体酸碱平衡的三大基本要素是pH值、HCO_3^-及$PaCO_2$。其中，pH值是反映血液酸碱度最基本的指标；HCO_3^-反映代谢性因素，HCO_3^-原发性减少或增加，可引起代谢性酸中毒或代谢性碱中毒。$PaCO_2$反映呼吸性因素，$PaCO_2$原发性增加或减少，则引起呼吸性酸中毒或呼吸性碱中毒。

一、代谢性酸中毒

代谢性酸中毒（metabolic acidosis）是指体内酸性物质积聚或产生过多，或HCO_3^-丢失过多。是临床最常见的酸碱失衡类型。

（一）病理生理

代谢性酸中毒时体内HCO_3^-减少，H_2CO_3相对增加，刺激呼吸中枢产生代偿反应，表现为呼吸加快、加深，加速CO_2呼出，降低动脉血二氧化碳分压，并使HCO_3^-/H_2CO_3的比值重新接近20∶1，从而保持血液pH值在正常范围。同时，肾小管上皮细胞中的碳酸酐酶和谷氨酰酶活性增加，促进H^+和NH_3的生成，二者形成NH_4^+后排出，致H^+排出增多。此外，$NaHCO_3$的再吸收亦增加，但该代偿能力有限。

（二）护理评估

1. 健康史　常见病因有：①机体产酸增多，如休克、严重感染时乳酸堆积；长时间饥饿、高热、糖尿病时酮体蓄积等；②碱性物质丢失过多，如腹泻、胆瘘、胰瘘、肠瘘、肠梗阻等使碱性消化液大量丧失；③H^+排出减少，肾功能不全或应用了肾毒性药物等导致内生性H^+不能排出体外，或HCO_3^-吸收减少，均可致酸中毒；④酸性物质摄入过多，过多输入酸性物质。

2. 身体状况

（1）呼吸代偿　表现肺的代偿调节加强，以加速体内CO_2排出，降低H_2CO_3浓度，早期最突出的表现是呼吸加深、加快（Kussmaul呼吸），呼气频率有时可高达40～50次/分。呼气中带有酮味（烂苹果气味），因体内酮体生成过多所致。

（2）心血管系统　表现酸中毒时H^+浓度增高，且常伴高钾血症，二者均可抑制心肌收缩力，而出现心率增快、心律失常、血压偏低。H^+浓度增高，刺激毛细血管扩张，患者面部潮红，口唇樱红色，但休克所致酸中毒，因缺氧而发绀。

（3）中枢神经系统　表现酸中毒抑制脑细胞代谢活动，患者可有疲乏、头痛、头晕、嗜睡、感觉迟钝等表现，严重者神志不清，甚至出现昏迷。

3. 心理－社会状况 代谢性酸中毒常随原发病产生，而且对呼吸与循环等产生明显的影响，患者更易产生恐惧、紧张心理。

4. 辅助检查 动脉血气分析：血液 pH 值和 HCO_3^- 均下降，CO_2CP（二氧化碳结合力）下降，BE（碱剩余）呈负值增大。尿 pH 值下降，呈强酸性。可伴血清钾浓度升高。

5. 治疗要点 消除引起代谢性酸中毒的病因是治疗的首要措施。在积极治疗原发疾病同时辅以补充液体，纠正脱水、休克、缺氧等。较轻的酸中毒常可自行纠正，一般不需要用碱性药物治疗，严重患者必须用碱性溶液治疗。

（三）常见护理诊断/合作性问题

1. 口腔黏膜受损 与代谢性酸中毒致呼吸深快有关。

2. 有受伤害的危险 与代谢性酸中毒致意识障碍有关。

3. 潜在并发症 高钾血症。

（四）护理措施

1. 代谢性酸中毒 治疗配合治疗原发病的同时还必须遵医嘱采取以下措施。

（1）补充液体 较轻的酸中毒常可自行纠正，一般不需要用碱性药物治疗

（2）使用碱性溶液 血浆 $HCO_3^- < 15mmol/L$ 的重症酸中毒患者补液的同时遵医嘱及时静脉补给适量碱性溶液，常用的碱性溶液为5%碳酸氢钠溶液。用药时注意以下事项：①用药量一般由医生根据血 HCO_3^- 值进行计算，首次可补给200ml左右，用后2～4小时复查动脉血气分析及血清电解质，根据监测结果再酌情补给；②碱性溶液宜单独滴入，其中不加入其他药物；③补给5%碳酸氢钠溶液时，应从患者补液总量中扣除等量生理盐水，以免补钠过多；④酸中毒时血 Ca^{2+}、K^+ 均可增多，故常掩盖低钙血症或低钾血症，补充碳酸氢钠溶液后应注意观察缺钙或缺钾症状的发生，并及时予以纠正。

2. 观察病情 加强病情的动态观察，重视患者的主观感受，观察患者意识、定时测量生命体征，及时遵医嘱做血气分析监测；酸中毒常合并高钾血症，可引起心律紊乱，如有征象，应该密切观察并报告医师，配合处理。

3. 防止意外损伤 注意神志改变，可适当应用安全措施，如使用床栏或移除障碍物，保护患者，避免发生意外损伤。

4. 做好口腔护理 指导患者养成良好的卫生习惯，经常清洁口腔，避免口腔黏膜干燥、损伤。

二、代谢性碱中毒

代谢性碱中毒（metabolic alkalosis）因体内 H^+ 丢失或 HCO_3^- 增多所致。

（一）病理生理

代谢性碱中毒时血浆 H^+ 浓度下降致呼吸中枢受抑制，呼吸变浅、变慢，CO_2 排出减少，$PaCO_2$ 升高，HCO_3^-/H_2CO_3 的比值接近 20∶1，从而保持血液 pH 值于正常。同时，肾小管上皮细胞中的碳酸酐酶和谷氨酰酶活性降低，使 H^+ 排泌和 NH_3 生成减少，HCO_3^- 再吸收亦减少，从而使血浆 HCO_3^- 减少。代谢性碱中毒时，由于氧合血红蛋白解离曲线左移，使氧不易从氧合血红蛋白中释出，尽管患者的血氧含量和氧饱和度属正常，但组织仍处于缺氧状态。

（二）护理评估

1. 健康史 常见病因有：①胃液丧失过多，是外科患者发生代谢性碱中毒最常见的原因，如幽门梗阻致严重呕吐或持续胃肠减压等，胃酸中 H^+ 和 Cl^- 大量丧失；②碱性物质摄入过多，常见于静脉输注碱性溶液过量等；③低钾血症，缺钾时细胞内 K^+ 移至细胞外，每3个 K^+ 从细胞内释出，就有2个

Na^+和1个H^+进入，造成细胞内的酸中毒和细胞外的碱中毒。

2. 身体状况 轻者一般无明显症状。较重者抑制呼吸中枢，患者呼吸浅而慢。脑细胞代谢活动障碍，会出现头昏、甚至嗜睡、谵妄或昏迷。可有低钾血症和脱水的表现。由于碱中毒导致血清钙降低，可出现手足抽搐、腱反射亢进。

3. 心理－社会状况 主要评估患者对疾病的心理反应及承受能力。

4. 辅助检查 动脉血气分析：血液pH值增高，HCO_3^-增高，BE呈正值增大；尿呈碱性，但低钾所致的代谢性碱中毒时因肾H^+－Na^+交换占优势，则出现反常性酸性尿。

5. 治疗要点 原发病应予积极治疗。对于轻症患者只需补给等渗盐水和钾盐就可纠正；重症需补给盐酸的稀释溶液或氯化铵溶液。

（三）常见护理诊断/合作性问题

1. 意识障碍 与碱中毒时脑细胞代谢活动障碍有关。

2. 潜在并发症 低钾血症。

（四）护理措施

（1）代谢碱中毒治疗配合

1）配合医疗方案，积极治疗原发疾病。

2）遵医嘱及时纠正碱中毒 ①胃液丧失所致的代谢性碱中毒，一般为低氯性碱中毒，输注0.9%氯化钠溶液或葡萄糖盐水可以纠正。代谢性碱中毒者多同时存在低钾血症，故在尿量超过40ml/h后，补充氯化钾。②治疗严重代谢性碱中毒（pH值＞7.65，血浆HCO_3^-为45～50mmol/L），可应用稀释的盐酸溶液或盐酸精氨酸溶液，以尽快排出过多的HCO_3^-，每4～6小时重复监测血气分析及电解质，根据监测结果调整治疗方案。③观察精神神经方面的异常表现，有手足抽搐者，遵医嘱给10%葡萄糖酸钙20ml，适当稀释后静脉缓慢注入。

（2）对意识障碍的患者，卧床期间应协助其变换体位，改善舒适度、防止压疮。

（3）防止意外损伤 对出现手足抽搐的患者，应密切观察并适当应用安全措施加以保护，避免发生意外损伤。

三、呼吸性酸中毒

呼吸性酸中毒（respiratory acidosis）因肺泡通气和换气功能障碍，导致CO_2在体内蓄积，动脉血$PaCO_2$升高而引起的高碳酸血症。

（一）病理生理

人体对呼吸性酸中毒的代偿，主要通过血液中的缓冲系统进行，即血液中H_2CO_3与Na_2HPO_4结合，形成$NaHCO_3$和NaH_2PO_4，后者从尿中排出，使H_2CO_3减少、HCO_3^-增多。还可以通过肾代偿，肾小管上皮细胞中的碳酸酐酶和谷氨酰酶活性增加，使H^+和NH_3生成增加；H^+除与Na^+交换外，还与NH_3形成NH_4^+排出。从而使H^+排出增多和$NaHCO_3$再吸收增加。两种代偿机制使血HCO_3^-/H_2CO_3的比值接近20∶1，从而使血液pH值保持正常。

（二）护理评估

1. 健康史 常见病因有：①呼吸中枢抑制，颅脑外伤，麻醉过深或吗啡类药物中毒所致的呼吸中枢抑制；②呼吸道梗阻，如异物或痰液阻塞气道、支气管痉挛、喉痉挛等；③胸部疾病，如严重肺炎、肺水肿等影响气体交换；④胸壁活动受限，严重胸壁损伤、气胸等因呼吸活动受限；⑤呼吸机使用不当，如呼吸机参数设置不当。

2. 身体状况 呼吸性酸中毒常存在明显的原发病症状，有明显的缺氧、呼吸困难和换气不足，表现为气促、胸闷、发绀等。严重时可出现谵妄或昏迷等。

3. 心理－社会状况 呼吸性酸中毒常存在明显的原发病症状，故主要评估患者对原发疾病的心理反应及承受能力。

4. 辅助检查 血气分析显示血液 pH 值下降，$PaCO_2$ 升高。

5. 治疗要点 应积极治疗原发病和改善通气功能，解除呼吸道阻塞及其他妨碍气体交换的因素，保持呼吸道通畅，并给予吸氧。必要时气管插管或气管切开，并使用呼吸机。

（三）常见护理诊断/合作性问题

1. 低效性呼吸型态 与呼吸道梗阻等因素有关。

2. 潜在并发症 心律不齐、低血压。

（四）护理措施

1. 呼吸性酸中毒治疗配合

（1）配合医疗方案 积极治疗原发疾病，控制致病因素。

（2）改善通气功能 协助患者吸氧，鼓励患者深呼吸，有效咳嗽，必要时雾化吸入等辅助措施促进排痰，积极做好气管插管或气管切开的准备。

2. 观察病情 密切监护呼吸状态及定时测量生命体征变化，及时遵医嘱做血气分析，了解治疗效果。

四、呼吸性碱中毒

呼吸性碱中毒（respiratory alkalosis）因肺泡通气过度，体内 CO_2 排出过多，动脉血 $PaCO_2$ 下降而引起的低碳酸血症。

（一）病理生理

$PaCO_2$ 降低起初虽可抑制呼吸中枢，使呼吸变浅、变慢，CO_2 排出量减少，血中 H_2CO_3 代偿性增高；但该代偿需时过长，可致机体缺氧。故肾发挥代偿作用，肾小管上皮细胞分泌 H^+ 和生成 NH_3 均减少，H^+ 与 Na^+ 交换、H^+ 与 NH_3 形成 NH_4^+ 及 $NaHCO_3$ 重吸收均减少；随着血 HCO_3^- 的代偿性降低，HCO_3^-/H_2CO_3 的比值及 pH 值接近或维持于正常范围。

（二）护理评估

1. 健康史 凡是引起过度通气，使体内二氧化碳丢失过多的因素均可导致呼吸性碱中毒。常见原因有高热、中枢神经系统疾病、癔病、疼痛、创伤、呼吸机辅助通气过度等。

2. 身体状况 一般多无明显症状，部分患者可有呼吸急促的表现。可有眩晕、手足麻木、肌肉震颤或抽搐。危重患者发生呼吸性碱中毒常提示预后不良，或将发生急性呼吸窘迫综合征。

3. 心理－社会状况 部分患者可有呼吸急促的表现，患者易产生恐惧、紧张心理。

4. 辅助检查 血气分析显示血液 pH 值升高、血 $PaCO_2$ 和 HCO_3^- 下降。

5. 治疗要点 积极治疗原发病，去除造成呼吸异常的原因同时对症治疗

（三）常见护理诊断/合作性问题

1. 低效性呼吸型态 与过度通气有关。

2. 有受伤害的危险 与中枢神经系统功能异常及神经－肌肉应激性增加有关。

（四）护理措施

（1）配合医疗方案，积极治疗原发疾病，控制致病因素。如呼吸机使用不当所造成的过度通气，

应及时调整呼吸机的各项参数。

（2）增加血液 $PaCO_2$，指导患者放慢呼吸速度，教会患者使用纸袋罩住口鼻呼吸，增加呼吸道死腔体积，减少 CO_2 的呼出，或吸入含 5% CO_2 的氧气。

（3）手足抽搐的患者遵医嘱给予 10% 葡萄糖酸钙 10～20ml 静脉缓慢滴注。

护爱生命

中国抗击新冠肺炎疫情的经验已经成为人类应对重大突发公共卫生事件的成功典范，最突出之处在于坚持全国一盘棋、调动各方面积极性、集中力量办大事的制度优势，打一场疫情防控的人民战争，彰显了抗击疫情的中国力量。“沧海横流，方显英雄本色。”在这场严峻斗争中，各级党组织和广大党员、干部冲锋在前、顽强拼搏，充分发挥了战斗堡垒作用和先锋模范作用。广大医务工作者义无反顾、日夜奋战，展现了救死扶伤、医者仁心的崇高精神。

目标检测

答案解析

1. 患者，男，45 岁，患十二指肠溃疡18 年，经胃镜检查诊断有幽门梗阻，近10 天来持续性呕吐。可造成（　）。
   A. 低氯高钾碱中毒　　B. 低钾性酸中毒
   C. 低氯低钾酸中毒　　D. 低氯高钠碱中毒
   E. 低氯低钾碱中毒
2. 患者，男，60 岁，由于严重恶心、呕吐导致急性消化液大量丢失，医生开以下医嘱，应首先为患者输入的是（　）。
   A. 5% $NaHCO_3$ 溶液　　B. 平衡盐溶液
   C. 3% 氯化钠溶液　　D. 5% 葡萄糖溶液
   E. 10% 葡萄糖溶液
3. 患者，男，40 岁，体重 60kg，反复呕吐 1 周，测得血钠 125mmol/L，血钾 3mmol/L。初步考虑为（　）。
   A. 低钾血症，高渗性脱水　　B. 高钾血症，重度缺钠
   C. 低钾血症，轻度缺钠　　D. 低钾血症，中度缺钠
   E. 血钾正常，等渗性脱水
4. 低钾血症患者最早的症状和体征是（　）。
   A. 肌无力　　B. 肠麻痹　　C. 心动过缓　　D. 恶心、呕吐　　E. 腱反射减退
5. 关于代谢性酸中毒的治疗，下列错误的是（　）。
   A. 必须进行病因治疗
   B. 对严重酸中毒患者，应使用碱性药物
   C. 在治疗过程，不需要补钾
   D. 不应将补碱公式计算的 HCO_3^- 需要量一次输入
   E. 在纠正酸中毒后，应适当补钙
6. 某呼吸性酸中毒患者，应最先解决的问题是（　）。
   A. 肺部感染，使用大量抗生素

B. 进行人工呼吸

C. 应用呼吸中枢兴奋剂

D. 解除呼吸道梗阻，改善肺换气功能

E. 给予碱性液体

7. 患者，女，诊断为小肠瘘，主诉口渴、尿少，厌食、恶心、软弱无力、脉细速。血红蛋白 16g/L、血钠 132mmol/L、CO_2CP 为 27mmol/L。应考虑患者出现（　）。

A. 高渗性脱水
B. 等渗性脱水
C. 低渗性脱水
D. 代谢性酸中毒
E. 代谢性碱中毒

8. 患者，男，42 岁。因肠梗阻 4 日入院，血压 62/45mmHg，血钠 122mmol/L，血钾 3mmol/L，CO_2CP 18mmol/L。处理时首先考虑（　）。

A. 纠正酸中毒　B. 补充钾盐　C. 补充血容量　D. 急诊手术　E. 给予升压药

9. 患者，女，32 岁，体重 50kg。因肠梗阻入院。血压 106/68mmHg，脉搏 96 次/分，面部潮红，呼吸深快，血浆 HCO_3^- 为 18.2mmol/L。宜先补充（　）。

A. 全血
B. 等渗盐水
C. 5%葡萄糖溶液
D. 碳酸氢钠平衡盐溶液
E. 5%碳酸氢钠

10. 患者，女，49 岁。因粘连性肠梗阻 2 日入院，测血钾为 3mmol/L。给予静脉补充钾盐，下列错误的是（　）。

A. 尿量 20ml/h 开始补钾
B. 液体中氯化钾浓度 0.3%
C. 滴速 60 滴/分
D. 当日补氯化钾 3g
E. 禁忌静脉推注

（高　薇）

书网融合……

重点回顾　微课　习题

第三章　外科营养支持患者的护理

学习目标

知识目标：

1. **掌握**　肠内营养选择和护理、肠外营养护理。

2. **熟悉**　肠内营养和肠外营养的分类、适应证和禁忌证、营养制剂的类型、给予途径和方式。

3. **了解**　外科患者代谢特点，营养状态评估；肠内和肠外营养制剂的制备。

技能目标：

学会运用护理程序，对患者实施营养筛查和整体护理。

素质目标：

具有敏锐的观察力和临床评判性思维，能正确评估患者营养状态并解决营养相关问题。

导学情景

情景描述：患者，女，46 岁，进行性吞咽困难 3 个月，加重 5 天收治入院。患者 3 个月前有吞咽不适、哽噎感，时轻时重，未引起重视。近期患者自觉症状加重，伴有明显消瘦、乏力、头晕。查体：T 37.0℃，P 90 次/分，R 24 次/分，BP 102/60mmHg，神志清楚，面色苍白，消瘦。左锁骨上触及淋巴结 1 个，约 4mm×4mm，质硬、固定。医嘱给予患者行纤维内镜检查进一步确诊。

情景分析：结合患者的症状、体征以及影像学检查，医生初步诊断为食管癌。护士应及时评估患者的病情变化，为医生的诊断提供有效的依据。同时掌握围手术期护理措施和营养支持，为患者提供优质护理，防治并发症，促进患者早日康复。

讨论：请问患者存在的主要护理诊断/合作性问题有哪些？术前应该选择何种营养支持方式？患者术后如何进行营养支持和护理？

学前导语：当患者存在营养不良状况而不能正常进食时，需要借助特殊制剂通过消化道或静脉将营养物质送入体内，这种纠正营养不良状况的方法即为营养支持。它随着现代治疗手段的不断变化也在不断发展，现在已经不仅应用于外科治疗领域，同时也应用在内科、妇产科、儿科、重症监护等领域。

第一节　概　述

PPT

营养支持（nutritional support，NS）是指在患者不能摄入或摄入营养素不足的情况下，通过肠内营养或肠外营养的途径纠正营养不良的状况、补充人体必需营养素的方法，包括肠内营养（enteral nutrition，EN）与肠外营养（parenteral nutrition，PN）。

一、外科患者机体代谢变化

手术、创伤、感染后，机体处于应激状态，此时和禁食时代谢不同，表现为高代谢和分解代谢为主。机体通过神经-内分泌系统发生一系列应激反应，表现为交感神经兴奋，胰岛素分泌减少，胰高血糖素、促肾上腺皮质激素、肾上腺素、去甲肾上腺素、肾上腺皮质激素及抗利尿激素等分泌均增加，导致体内营养素分解代谢增强、合成代谢降低的状态。

外科患者应激状态下机体代谢特点是：①高血糖伴胰岛素抵抗；②严重创伤或感染可出现水、电解质及酸碱平衡失调；③蛋白质分解加剧，尿中氮素的排出明显增加，出现负氮平衡；④脂肪分解明显增加。由于分解代谢难以被外源性营养所纠正，此时即使给予充足的外源性营养，仍然不能完全阻止机体组织的分解。但此时不进行适当的营养支持，会引起更严重的机体代谢紊乱。

二、营养风险筛查

营养风险（nutritional risk）是指现存的或潜在的、与营养因素有关的、会导致患者出现不利临床结局的风险。它不仅指营养不良的风险，还包括生存率、病死率、感染性并发症、住院成本等。

营养风险筛查是指由临床医生、营养医生、护士等进行的一种决定对患者是否需要制订和实施营养支持计划的快速、简便的筛查方法。

临床上常用的营养风险方法很多，常用量表有营养风险筛查2002（nutritional risk screening 2002, NRS 2002）和营养不良通用筛查工具（malnutrition universal screening tools，MUST）等。

1. 营养风险筛查2002（NRS 2002） 是中华医学会肠外肠内营养学会推荐使用的住院患者进行风险筛查的最常用筛查工具。适用对象为：年龄18～90岁、住院1天以上、次日8时前未行手术、神志清醒、愿意接受筛查的成年住院患者。一般在患者入院24小时内进行临床营养风险筛查（表3-1）。

表3-1 营养风险筛查NRS 2002评分方法

程度	营养不良状况	评分	疾病严重程度（营养需求增加程度）
正常	营养状况正常	0	营养需求正常
轻度	3个月内体重丢失>5%或前1周饮食正常需求的50%～70%	1	慢性疾病急性加重、慢性疾病发生骨折、肿瘤、糖尿病、肝硬化、血液透析、慢性阻塞性肺疾病（COPD）患者
中度	2个月内体重丢失>5%或体质指数（BMI）18.5～20.5，并且一般状况差或前1周饮食正常需求的25%～50%	2	比较大的腹部手术、脑卒中、严重肺炎、恶性血液肿瘤
重度	1个月内体重丢失>5%或BMI<18.5并且一般状况差或前1周饮食正常需求的0%～25%	3	脑损伤、骨髓移植、ICU患者（APACHE>10）

注：总分=营养状态评分+疾病严重程度评分+年龄评分（年龄70岁评1分）；评分≥3分，被认为有营养风险存在，低于3分者1周内再做一次营养风险筛查。

2. 营养不良通用筛查工具（MUST） 由英国肠外肠内营养学会于2000年发布，最初是为社区应用而设计的，目前已经成为不同医疗机构的营养风险筛查工具，主要用于诊断成人营养不良及其发生风险的筛查。该工具主要包括三个方面的内容：体质指数、体重下降程度和疾病所致的进食量减少情况。

看一看

主观整体评估（SGA）由加拿大多伦多大学Baker及DETSKY AS等发明，适用于已存在营养不良者，是美国肠外肠内营养学会（ASPEN）推荐的临床营养状况评估工具，也是目前临床营养评估的金标准。其主要以详细的病史和临床检查为基础（表3-2）。

表 3-2　SGA 评价内容

指标	A 级	B 级	C 级
近期（2 周）体重改变	无/升高	减少 <5%	减少 >5%
饮食改变	无	减少	不进食，低能量流质
胃肠道症状	无，食欲不减	轻微恶心、呕吐	严重恶心（持续 2 周计）、呕吐
活动能力改变	无，减退	能下床活动	卧床
应激反应	无，低度	中度	高度
肌肉消耗	无	轻度	重度
三头肌皮褶厚度	正常	轻度减少	重度减少
踝部水肿	无	轻度	重度

注：上述 8 项中，至少 5 项属于 C 或 B 级者，可分别定为重度或中度营养不良。

三、外科患者营养状态评估

营养评定（nutrition assessment）是由专业人员通过膳食调查、人体测量、临床检查、实验室检查和多项综合营养评价方法等手段，对患者的营养代谢、机体功能等进行全面检查和评估。目的是判断患者有无营养不良、营养不良的类型与程度、估计营养不良后果的危险性，同时也是评价营养支持治疗效果的客观指标。

（一）健康史

通过病史和膳食调查，了解患者的情况，包括有无手术、创伤、感染、慢性消耗性疾病等应激状态，注意饮食、体重的变化，评估是否有呕吐、腹泻等消化道症状，体格检查及时发现水肿、毛发脱落、皮肤损害等营养素缺乏的体征。

（二）人体测量

1. 体重　体重的变化可初步了解患者的能量营养状况，综合反映蛋白质、能量的摄入、利用和储备情况，是评价营养状况的最简单和重要的指标，可根据病前 3~6 个月的体重变化判断。测量时应注意时间、姿势、衣着等方面的一致性，体重可受机体内水分多少的影响。若短时间内体重减少超过 10%，可视为体重显著下降，即存在营养不良。

2. 体质指数（body mass index，BMI）公式　BMI = 体重（kg）/身高（m）^{2}，2001 年国际生命科学学会中国肥胖问题工作组提出了适合 18 岁以上中国成人的 BMI 标准：正常参考值为 18.5kg/m^2 ≤ BMI < 24kg/m^2，< 18.5kg/m^2 为消瘦、营养不良，≥24kg/m^2 为超重。但此标准不适用于儿童、发育中的青少年、孕妇、乳母、老人及身形健硕的运动员。

3. 皮褶厚度　可以反映人体皮下脂肪的含量，估计脂肪消耗情况，并作为评价能量缺乏与肥胖程度的指标。常用皮褶厚度的测量单位有三头肌皮褶、肩胛下皮褶、髂骨上皮褶和腹部皮褶。

4. 上臂围和上臂肌围　用于判断肌蛋白量变化的良好指标，间接反映出体内蛋白质储存的情况。

5. 腰围和腰臀比　一定程度上反映腹部脂肪厚度和体脂分布情况。

（三）实验室检查

1. 血浆蛋白　反映机体蛋白质营养状况。包括血清清蛋白（白蛋白）、转铁蛋白及前清蛋白，半衰期分别为 14~20 天、8 天和 2 天，是营养评定的重要指标。不同的半衰期导致其血清水平的改变呈现时间先后及程度差异。清蛋白浓度降低是营养不良最明显的生化特征，但其半衰期较长，而后两者半衰期均较短，常能反映短期营养状态变化，是营养不良早期诊断和评价营养支持效果的敏感指标。

2. 氮平衡 动态反映体内蛋白质的平衡情况。若氮的摄入量大于排出量为正氮平衡，反之为负氮平衡，如慢性消耗性疾病、创伤等。

3. 免疫指标 ①周围血液总淋巴细胞计数：低于 1.5×10^9 g/L 常提示营养不良。②皮肤迟发型超敏反应：接种 5 种抗原，观察皮肤迟发超敏反应以了解免疫功能。但因其影响因素较多，特异性较差。

四、营养不良的分类

营养不良（malnutrition）是因能量、蛋白质及其他营养素缺乏或过度，导致营养不足或肥胖，影响机体功能乃至临床结局。目前通常指能量、蛋白质摄入不足或吸收障碍造成的特异性营养缺乏症状，即蛋白质－能量营养不良（protein－energy malnutrition，PEM），可分为三种类型。

1. 消瘦型营养不良 此型为能量缺乏型，蛋白质和能量摄入不足，肌肉组织和皮下脂肪被消耗。临床表现为体重下降、消瘦，人体测量指标值下降，但血浆蛋白指标基本正常。

2. 低蛋白型营养不良 此型为蛋白质缺乏型，主要表现为血浆蛋白质水平降低和或组织水肿，故又称水肿型，体重下降不明显。常因人体测量指标值基本正常而易被忽视。

3. 混合型营养不良 又称蛋白质－能量缺乏型，是长期慢性营养不良发展的结果，兼有上述 2 种类型的表现，可致器官功能损害、感染等并发症。

练一练

营养不良的病因不包括（　）。

A. 长期摄入不足　　B. 户外活动少　　C. 需要量增多
D. 消耗量过大　　E. 消化吸收障碍

答案解析

五、营养物质需要量

能量需要量可选择以下方法估算。

（1）基础能量消耗（basal energy expenditure，BEE）　可以按照体表面积与该年龄的基础代谢率来计算，体表面积可以根据身高和体重计算。Harris 和 Benedict 提出了 24 小时基础能量消耗的公式：

男性：BEE（kcal）＝66.47＋13.7×体重（kg）＋5.0×身高（cm）－6.76×年龄（岁）

女性：BEE（kcal）＝655.1＋9.56×体重（kg）＋1.85×身高（cm）－4.68×年龄（岁）

（2）实际能量消耗（actual energy expenditure，AEE）　AEE＝BEE×AF×IF×TF，其中 AF 为活动因素（完全卧床 1.1；卧床加活动 1.2；正常活动 1.3），IF 为手术、损伤因素（中等手术 1.1；脓毒血症 1.3；腹膜炎 1.4），TF 为发热因素（正常体温 1.0；每升高 1℃，系数增加 0.1）。

（3）静息能量消耗（resting energy expenditure，REE）　用代谢仪测得。

（4）简易估算　根据患者性别、体重、应激情况估算（表 3－3）。对高度应激、肥胖、多发性创伤患者，采用代谢仪测定可提供更为准确的信息。

表 3－3　按患者体重及应激估计每日基本能量需要

机体状态	非应激状态（kcal/kg）	应激状态（kcal/kg）
男性	25～30	30～35
女性	20～25	25～30

供能营养素物质包括蛋白质、脂肪和碳水化合物，其供能各占总能量的一定比例。正常状态下，脂肪和碳水化合物提供非蛋白质热量，蛋白质作为人体合成代谢原料，热氮比为 125～150kcal：1g。严

重应激状态下，营养素供给中应增加氮量、减少热量，降低热氮比，即给予代谢支持，以防止过多热量引起的并发症。

第二节　肠外营养支持 微课

肠外营养（parenteral nutrition，PN）是指经外周静脉或中心静脉途径供给患者每日所需全部营养素的方法。因患者所需的营养素不从胃肠道供给，完全由肠外途径供给，亦称全胃肠外营养（total parenteral nutrition，TPN）。

一、肠外营养的适应证和禁忌证

1. 适应证　凡不能或不宜经口摄食超过5～7日的患者，可考虑进行肠外营养支持。①消化系统疾病：如短肠综合征、胃肠道梗阻、急性坏死性胰腺炎等。②需要改善营养状况者：如放、化疗期间胃肠道反应重者、肝肾衰竭者。③高分解代谢状态：如严重感染、大面积烧伤、腹部大手术后等。④消化道需要休息或消化不良者：如肠道炎性疾病、长期腹泻等。

2. 禁忌证　心血管功能紊乱、严重代谢紊乱、肠外营养并发症危险性大等。

二、肠外营养的实施

（一）肠外营养制剂

1. 葡萄糖　是肠外营养的主要能源物质，机体所有器官、组织都能利用葡萄糖补充能量，可节省蛋白质。供给机体总能量需要的50%～60%。成人常用量为3～3.5g/(kg·d)，常用浓度为5%、10%、25%、50%。

2. 脂肪乳剂　是肠外营养的另一重要能源物质，还可提供必需脂肪酸维持细胞膜结构。供给量占总能量的20%～30%。成人常用量为0.7～1.3g/(kg·d)，常用浓度为10%、20%、30%。

3. 复方氨基酸　是肠外营养唯一氮源，用于合成机体蛋白质及其他生物活性物质。正常机体氨基酸需要量为1.2～1.5g/(kg·d)，应激、创伤时需要量增加，按1.5～2.0g/(kg·d)供给。复方氨基酸有2类：①平衡型氨基酸溶液所含必需氨基酸和非必需氨基酸的比例符合正常机体代谢需要，适用于多数营养不良患者；②特殊氨基酸配方是针对某一疾病代谢特点设计的，兼有营养和治疗双重作用，如用于肝病的制剂中支链氨基酸含量较多，而芳香氨基酸含量较少；用于肾病的制剂中8种必需氨基酸含量较多，非必需氨基酸含量较少。

4. 其他　营养素制剂富含电解质、维生素、微量元素等，包括复方维生素制剂、复方微量元素制剂、10%氯化钾、10%氯化钠、10%葡萄糖酸钙、25%硫酸镁等。

将以上肠外营养制剂在体外按照一定程序混合置于一个容器内，配制成“全营养混合液（total nutrient admixture，TNA）”进行静脉输注是较为合理的方法。TNA又称“全合一”营养液（all in one，AIO），该输注方式有很多优点：①以较佳的热氮比和多种营养成分同时进入体内，增加节氮效果，降低代谢性并发症发生率；②混合后液体渗透压降低，使经外周静脉输注成为可能；③避免或减轻了单独输入葡萄糖或脂肪乳剂所引起的不良反应；④全封闭的输注系统减少了污染和空气栓塞的机会；⑤使用过程中无需更换输液瓶，大大简化了输注步骤。

想一想

“全合一”营养液如何配制？

答案解析

（二）肠外营养液的输注途径

临床上选择肠外营养途径时，须考虑营养液渗透压、预计输注时间、既往静脉置管史、拟定穿刺部位的血管条件、患者疾病及凝血功能等。

1. 经周围静脉肠外营养支持（peripheral parenteral nutrition，PPN） 适用于肠外营养时间＜2周、部分补充营养素的患者，此法操作较简单、并发症较少。

2. 经中心静脉肠外营养支持（central parenteral nutrition，CPN） 适用于肠外营养时间＞10天、营养素需要量较多及营养液的渗透压较高（超过900mOsm/L）的患者，CPN包括经锁骨下静脉或颈内静脉穿刺置管入上腔静脉途径，以及近年来发展的经外周置管入中心静脉导管途径。CPN需有严格的技术与物质条件。

看一看

经中心静脉肠外营养途径种类有很多，包括经锁骨下静脉置管、经颈内静脉置管、经颈外静脉置管、经股静脉置管、经周围静脉插入中心导管（PICC）等。尤其是PICC，因为其自身特点，使用广泛。如选择贵要静脉，较头静脉宽、易置入，可避免气胸等置管并发症，但增加了血栓性静脉炎和插管错位发生率及操作难度。

三、常见护理诊断/合作性问题

潜在并发症 与置管有关，导致气胸、血管或胸导管损伤、导管移位、空气栓塞、感染、血栓性浅静脉炎、代谢紊乱。

四、护理目标

患者未发生与肠外营养支持相关的静脉炎、气胸、感染等并发症，或并发症得到及时发现并处理。

五、护理措施

（一）合理输注

合理安排输液种类、顺序，控制输注速度：①对已有缺水者，先补充部分平衡盐溶液；已有电解质紊乱者，先予以纠正；②应慢速输注，TNA输注不超过200ml/h，并保持连续性，不可突然大幅度改变输液速度；③根据患者24小时液体出入量，合理补液，维持水、电解质和酸碱平衡。

（二）严密监测和评价

记录每日液体出入量、摄入热量及各种营养成分含量。起初每天监测电解质、血糖水平，3日后视稳定情况每周测1～2次。同时每1～2周测定肝、肾功能，每周称体重，有条件时进行氮平衡测定，以评价营养支持效果和安全性。

（三）并发症的护理

1. 静脉穿刺置管相关并发症

（1）原因 与静脉插管或留置有关。

（2）表现 患者出现气胸、血管损伤、胸导管损伤、导管移位、空气栓塞等。

（3）护理 置管时、置管后应密切观察患者，出现异常及时妥善处理或及时通知医生协同处理。置管相关并发症重在预防：①熟练掌握静脉导管留置技术，遵循静脉治疗临床实践指南规范；②妥善固定导管，每日查看，同时确保输注装置、接头处连接紧密；③严格遵守操作流程，防止空气进去引发空气栓塞；④在应用不相溶的药物或者液体前后都要冲管，确保管道畅通。如果发生堵塞，不可强行推注，应予以拔除或更换导管。

2. 感染性并发症

（1）原因 主要包括导管性脓毒症、肠源性感染，与营养液污染、长期留置导管、无菌操作不严、患者本身存在感染灶、长期 TPN 等有关。

（2）表现 患者寒战、发热，局部穿刺部位红肿热痛、渗出等。

（3）护理 ①规范配制和使用 TNA：专人在层流环境按无菌操作技术配制；营养液现配现用，TNA 在 24 小时内用完，暂不用时置于 4℃冰箱保存。②导管护理：穿刺 24 小时后消毒置管口皮肤，更换透明敷贴并注明时间，以后每周更换 2 次，局部有异常时及时消毒和更换敷贴；每天更换输液管道，严格执行无菌操作原则。③防止管道堵塞：中心静脉导管严禁输入血制品、抽血及测压；保持通畅，采用正压封管技术。④观察与处理：观察患者有无寒战、发热，局部穿刺部位有无红肿、渗出等；出现导管性感染者应做营养液细菌培养及血培养，更换输液袋及输液管。观察 8 小时后仍不退热，拔出中心静脉导管，导管端送培养。24 小时后仍不退热者，遵医嘱用抗生素。⑤肠源性感染与长期 TPN 时肠道缺少食物刺激而影响胃肠道激素分泌、体内谷氨酰胺缺乏等引起胃肠黏膜萎缩、肠屏障功能减退、肠道内细菌和内毒素移位有关。因此，患者胃肠功能恢复，应尽早开始肠内营养。

3. 血栓性浅静脉炎 多发生于经周围静脉肠外营养支持时。

（1）原因 ①化学性损伤：静脉管径细小，血流缓慢，输入的营养液渗透压高，不能得到有效稀释，导致血管内皮受损。②机械性损伤：穿刺针或留置的导管对血管壁的碰触刺激引起损伤。

（2）护理 一般经局部湿热敷、更换输液部位或外涂经皮吸收的抗凝消炎软膏后可逐步消退。

4. 代谢性并发症

（1）原因 补充不足可致血清电解质紊乱、微量元素缺乏；营养液输注速度、浓度不当，或突然停输等因素，可致糖代谢紊乱，易发生低血糖或高血糖，甚至导致高渗性非酮症性昏迷。

（2）护理 发现异常立即报告医生并协助处理。预防代谢性并发症的重点是控制输注速度和浓度，尤其是葡萄糖的输入速度应小于 5mg/(kg·min)。

（四）健康教育

1. 相关知识 告知患者及家属合理输注营养液及控制输注速度的重要性，不能自行调节速度。指导保护静脉导管的方法，避免翻身、更衣、活动时导管脱出。

2. 尽早恢复经口摄食或肠内营养 当患者胃肠功能恢复或允许进食时，鼓励患者经口进食或行肠内营养，减少肠外营养相关并发症的发生。

3. 出院指导 制订饮食计划，指导均衡营养，定期到医院复诊。

六、护理评价

通过治疗与护理，患者是否与肠外营养支持相关的静脉炎、气胸、感染等并发症得以预防，或得到及时发现和处理。

第三节　肠内营养支持

PPT

肠内营养（enteral nutrition，EN）是指经消化道提供营养素的营养支持方式。其优点有：①营养物质经肠道吸收，能很好地被机体利用，过程符合生理；②维持肠黏膜细胞的正常结构，保护肠道黏膜的屏障功能；③刺激了消化液和胃肠道激素的分泌，能促进胆囊收缩，增加内脏血流，使代谢更符合生理过程。临床上使用中对技术和设备要求较低，安全、经济，更具有可行性。因此，凡胃肠道功能正常，或存在部分功能者，应首选肠内营养。

一、肠内营养的适应证和禁忌证

1. 适应证　凡是有营养支持指征、胃肠道有功能且可以利用的患者都有指征接受肠内营养支持。

2. 禁忌证　肠梗阻、消化道活动性出血、腹腔或肠道感染、严重腹泻或吸收不良、休克等消化道功能障碍患者。

二、肠内营养的实施

（一）肠内营养制剂

肠内营养制剂是经过加工后，更易消化吸收或无需消化即能吸收。肠内营养制剂按营养素预消化程度，可分为非要素型制剂、要素膳、组件型制剂和疾病专用型制剂4类。选择时应考虑患者的年龄、疾病种类、消化吸收功能、喂养途径及耐受力，必要时调整配方。

1. 非要素型制剂　以整蛋白为主的制剂，其所含蛋白质系从酪蛋白、乳清蛋白或大豆蛋白等水解，分离而来溶液的渗透压接近等渗（320mmol/L），适用于胃肠道功能正常或基本正常者。

2. 要素膳　特点是化学成分明确、无渣、无需消化，可直接被胃肠道吸收、利用。要素膳中的氮多由结晶氨基酸构成，部分可由短肽构成；糖类为部分水解的淀粉；脂肪源为大豆油及中链甘油三酯；含多种电解质、维生素及微量元素。不含膳食纤维及乳糖。渗透压较高（470～850mmol/L），适用于胃肠道消化、吸收功能不良者。

3. 组件型制剂　以某种营养素为主，对完全型肠内营养制剂进行补充或强化，如糖类组件、脂肪组件等，以适应患者的特殊需要。

4. 疾病专用型制剂　根据不同疾病特征设计的，如肝衰竭用制剂、肾病专用制剂等，以满足个性化营养支持的需要。

（二）肠内营养输注途径

包括口服和管饲2种，可依据营养制剂的类型、患者的耐受程度加以选择。

1. 经鼻胃管或鼻肠管　简单易行，是临床上使用最多的方法。鼻胃管一般用于短期（1个月内）肠内营养支持者，有反流和误吸的危险性。

2. 经胃及空肠造瘘　适用于胃功能不良、误吸危险性较大者。可用于较长时期营养支持者。

（三）肠内营养输注方式

1. 按时分次给予　适用于喂养管端在胃内和胃肠功能良好者。将配好的肠内营养液用注射器分次缓慢注入，每次100～300ml，在10～20分钟内完成，每次间隔2～3小时。此方式易引起胃肠道反应。

2. 间隙重力滴注　将营养液置于吊瓶内，经输注管与喂养管相连，借助重力缓慢滴注，每次入量在2～3小时内完成，间隔2～3小时，多数患者可耐受。

3. 连续输注　适用于胃肠道功能和耐受力较差、喂养管端在十二指肠或空肠内的患者。装置与间隙重力滴注相同，在12～24小时内持续滴注。采用肠内营养输注泵可保持恒定滴速，便于监控管理。

三、常见护理诊断/合作性问题

1. 有误吸的危险　与喂养管位置、患者意识和体位、胃排空障碍有关。

2. 有胃肠动力失调的危险　与患者不耐受、喂养管的位置、营养液的浓度、温度等有关。

3. 有皮肤完整性受损的危险　与留置喂养管有关。

4. 潜在并发症　感染等。

四、护理目标

（1）患者未发生误吸或误吸的发生危险性降低。

（2）患者实施肠内营养期间能维持正常的排便，未出现腹胀或腹泻等。

（3）患者未发生感染等并发症，或并发症得到及时发现并处理。

（4）患者未发生皮肤或黏膜损伤。

五、护理措施

（一）预防误吸

1. 体位　经鼻胃管或胃造瘘途径肠内营养时，取30°～45°半卧位，可防止营养液反流和误吸；经鼻肠管或空肠造瘘者可取随意卧位。

2. 管道护理　妥善固定喂养管，防止压迫、扭曲、拉脱。输注前确定导管的位置是否恰当，必要时可借助X线透视、摄片以确定导管位置。

3. 及时估计胃内残留量　每次输注营养液前或连续输注过程中（每隔4小时）抽吸并评估胃内残留量，若超过100～150ml，应减慢或暂停输注，必要时遵医嘱用胃动力药，以防胃潴留引起反流和误吸。

4. 加强观察　若患者突然出现呛咳、呼吸急促或咳出类似营养液的痰液时，疑有误吸可能。应鼓励并刺激患者咳嗽，排出吸入物和分泌物，必要时经鼻导管或气管镜清除误吸物。

（二）提高胃肠道耐受力

1. 防止营养液污染　配制营养液时遵守无菌操作原则；现配现用；暂不用时置于4℃冰箱保存，24小时内用完。每天更换输注管或专用泵管。

2. 控制营养液的浓度、输注速度及温度　①经胃管给予：开始即可用全浓度，滴速约50ml/h，每日给予500～1000ml，3～4天内逐渐增加滴速至100ml/h 、1日用量达2000ml。②经空肠管给予：先用1/4～1/2全浓度（即等渗液），滴速宜慢（25～50ml/h），从500～1000ml/d开始，逐渐增加滴速、浓度，5～7天达到患者能耐受和需要的最大输入量。用肠内营养专用输注泵控制输注速度为佳。③输注时营养液温度合适，一般以37℃为宜。

3. 加强观察　倾听患者主诉，若出现恶心、呕吐、腹痛、腹胀等胃肠道症状，应查明原因，采取针对性措施，如减慢滴速、降低浓度或暂停滴注等；若对乳糖不耐受，可改为无乳糖配方营养制剂。

4. 支持治疗　伴有低蛋白血症者，遵医嘱给予血浆或清蛋白等，以减轻肠黏膜组织水肿导致的腹泻。

（三）避免黏膜和皮肤损伤

可选用细软材质的喂养管，以减少患者鼻咽部不适；每日用油膏涂拭鼻腔黏膜，防止长期置管鼻咽部黏膜受压而产生溃疡；胃、空肠造瘘者，保持造瘘口周围皮肤干燥、清洁。

（四）观察与预防感染性并发症

1. 吸入性肺炎 多见于经鼻胃管行肠内营养发生误吸者。护理措施参见本节预防误吸相关内容。

2. 急性腹膜炎 多见于经空肠造瘘置管行肠内营养时发生喂养管移位致营养液进入游离腹腔者。①加强观察：若患者突然出现腹痛、造瘘口周围渗出或腹腔引流管引出类似营养液的液体时，应立即停输营养液并报告医师，尽可能清除或引流出渗漏的营养液。②遵医嘱合理应用抗生素，避免继发感染或腹腔脓肿。

（五）其他

1. 保持导管通畅 每次输注前后、连续输注过程中每间隔4小时、特殊用药前后，均用温开水30ml冲洗管道，防止营养液残留堵塞管腔。喂养管一般只用于输注营养液，如需管饲药物，务必参考药物说明书，将药物研碎溶解后注入喂养管，避免与营养液混合而凝结成黏块附于管壁或堵塞管腔。

2. 监测代谢情况 注意有发生高血糖和高渗性非酮症性昏迷可能，要监测血糖或尿糖；记录液体出入量，监测电解质变化；定期监测肝肾功能、血浆蛋白、测定氮平衡，进行人体测量，以评价肠内营养效果。

（六）健康教育

1. 相关知识 告知患者肠内营养的重要性和必要性，降低自行拔管的风险；术后恢复经口进食是循序渐进的过程，康复过程中，指导均衡饮食。

2. 出院指导 携带喂养管出院的患者指导其及家属掌握居家喂养和自我护理方法。

六、护理评价

通过治疗与护理，患者是否：①误吸得以预防，或得到及时发现和处理；②实施肠内营养期间能维持正常的排便，腹胀或腹泻等得以预防，或得到及时发现和处理；③肠内营养支持感染等并发症得以预防，或得到及时发现和处理；④皮肤或黏膜损伤得以预防。

护爱生命

营养学是人类在长期实践中逐步形成并发展起来的一门重要学科。在7000多年前，古老的中国就有营养学的相关记载，最初是神农尝百草判断食物是否有毒。3000年前，《黄帝内经》中记载了食物的核心：五谷为养，五果为助，五畜为益，五菜为充，气味和而服之，以补精益气。到明代李时珍的《本草纲目》将食物分为温、热、寒分类。

伴随着生命科学各领域如化学、物理学、微生物学、生理学、医学等取得的突破性发展，现代营养学的研究内容不断扩展，逐步应用到外科疾病中。外科营养支持给予患者合理的营养治疗，改善其营养状况，减轻营养不良程度，帮助营养不良者安全度过各种应激反应，维持机体有效代谢和组织、器官功能，是外科疾病治疗的重要组成部分，也是促进机体健康和康复的关键。

目标检测

答案解析

1. 外科患者最常见的营养不良是（ ）。

A. 蛋白质 – 能量营养不良　B. 钙营养不良
C. 铁营养不良　D. 维生素 A 营养不良
E. 维生素 C 营养不良

2. 在胃大部切除术后，为预防倾倒综合征的发生，应采用（ ）。

A. 低蛋白饮食　B. 低脂饮食
C. 低碳水化合物饮食　D. 低碘饮食
E. 低膳食纤维饮食

3. 胆囊切除术后患者的饮食流程为（ ）。

A. 禁食—清流质—低脂半流质—低脂普食
B. 禁食—低脂普食—低脂半流质—清流质
C. 低脂半流质—清流质—禁食—低脂普食
D. 禁食—低脂普食—清流质—低脂半流质
E. 清流质—低脂半流质—禁食—低脂普食

4. 以下情况不宜应用肠外营养支持的是（ ）。

A. 禁食 5 天　B. 消化道瘘　C. 大面积烧伤　D. 休克　E. 急性胰腺炎

5. 对于不能经口摄食但胃肠道功能允许的外科患者，首选的营养方式是（ ）。

A. 外周静脉营养　B. 中心静脉营养
C. 肠内营养　D. 肠外营养
E. PICC

6. 肠外营养的禁忌证有（ ）。

A. 休克　B. 急性坏死性胰腺炎
C. 严重感染　D. 大面积烧伤
E. 肝、肾衰竭

7. 完全胃肠外营养液中，提供热能的最主要来源是（ ）。

A. 葡萄糖　B. 脂肪　C. 氨基酸　D. 维生素　E. 微量元素

8. 对要素膳描述不正确的是（ ）。

A. 是一种营养素齐全的胃肠内营养　B. 以氨基酸混合物为氮源
C. 以易消化的糖类为能源　D. 可根据需要增加某种营养素的量
E. 常用于消化道瘘、炎性肠病等患者

9. 对肠外营养描述不正确的是（ ）。

A. 直接由静脉输入各种营养素
B. 可通过周围静脉和中心静脉输入
C. 营养素安全，不引起并发症
D. 常用于无法吞咽、肠道梗阻的患者
E. 糖类是静脉营养中主要的热能来源

10. 肠外营养的氮源是（　）。

A. 复方氨基酸溶液

B. 机体蛋白质的分解

C. 内分泌调节减少消耗

D. 葡萄糖

E. 其他

（徐　莉）

书网融合……

重点回顾　　微课　　习题

第四章　外科休克患者的护理

学习目标

知识目标：

1. 掌握　休克的概念，不同程度休克的身体状况、治疗原则和护理措施；低血容量性休克的定义、身体状况、护理措施；感染性休克的身体状况和护理措施。

2. 熟悉　休克常用的监测指标及临床意义；低血容量性休克的病因、治疗要点；感染性休克的病因与分类、治疗要点。

3. 了解　休克的病因与分类，病理生理；低血容量性休克的发生机制；感染性休克的病理生理。

技能目标：

学会运用护理程序，对患者实施整体护理。

素质目标：

具有急救意识和临床评判性思维，能具备遇事急而不乱、迅速解决问题的能力。

导学情景

情景描述：患者，男，28岁，因车祸腹部受到撞击，急诊收治入院。查体：T 36.0℃，P 110次/分，R 24次/分，BP 80/60mmHg，神志尚清楚，呼吸浅快，面色苍白，表情淡漠。实验室检查：血常规RBC 3.4×10^{12}/L，Hb 80g/L，血细胞比容30%，CVP 3cmH_2O；腹腔穿刺抽出血液30ml。

情景分析：结合患者的症状、体征以及化验室检查结果，医生的初步诊断为“脾破裂，出血性休克”。护士应及时评估休克患者的病情变化，为医生的诊断提供有效的依据。同时掌握休克患者的病情观察要点和急救措施，防止病情变化。

讨论：请问患者存在的主要护理诊断/合作性问题有哪些？

学前导语：休克起病急、进展快，病情凶险，常导致死亡，本章主要阐述各种类型休克的病因与分类、病理生理、护理评估、治疗要点和护理措施等。在临床工作中，护理人员要及时评估并发现病情变化，为医生的诊断提供依据。

第一节　概　述

微课

PPT

休克（shock）是指机体受到强烈的致病因素侵袭后、导致有效循环血容量锐减、组织灌流不足而引起的以微循环障碍、细胞代谢紊乱和器官组织功能受损为主要特征的病理综合征。休克的发病急、进展快，若不能及时发现和治疗，最终会发展成为不可逆性休克而引起死亡。

看一看

有效循环血容量是指在单位时间内通过心血管系统进行全身循环的血量，它不包括贮存于肝、脾等血窦或停滞于毛细血管中的血量。维持有效循环血容量有三个要素：充足的血容量、足够的心搏出量和适当的外周血管张力。

一、病因与分类

休克的分类方法很多。临床上根据病因不同可将休克分为低血容量性休克、感染性休克、心源性休克、神经源性休克和过敏性休克五大类，其中低血容量性休克和感染性休克是外科中最常见的两种类型。

二、病理生理

有效循环血容量锐减、组织灌流不足及由此引起的微循环变化、细胞代谢变化、炎性介质释放及内脏器官的继发性损害等是各类休克的共同病理生理基础。

（一）微循环变化

1. 微循环收缩期 休克早期，有效循环血容量锐减时血压下降，刺激主动脉弓和颈动脉窦压力感受器引起血管舒缩中枢加压反射，交感神经-肾上腺轴兴奋引起大量儿茶酚胺释放，同时肾素-血管紧张素-醛固酮系统兴奋，使心率加快、心排血量增加，并选择性地收缩外周（如骨骼肌、皮肤）和内脏（如肝、脾、胃肠）的小血管、微血管平滑肌，毛细血管前括约肌收缩更为明显，大量毛细血管网关闭，动静脉短路和直接通路开放，使循环血量重新分布，以保证心、脑等重要器官的有效灌注；真毛细血管网内血流减少，毛细血管内压力降低，组织液回吸收入毛细血管网，也一定程度上补充了回心血量。此期微循环内出现“少灌少流、灌少于流”的状态，故又称为休克代偿期。如在此期积极采取措施、去除病因，休克较容易纠正。

2. 微循环扩张期 若休克得不到及时纠正、病情继续发展下去，流经毛细血管的血流进一步减少，组织严重缺血、缺氧而处于无氧代谢状态，此时大量酸性代谢产物堆积，组胺、缓激肽等血管活性介质释放，使毛细血管前括约肌松弛，毛细血管扩张，但后括约肌对酸耐受力较大仍处于相对收缩状态，故而大量血液淤滞于毛细血管，使毛细血管内静水压升高、通透性增加，血浆外渗至第三间隙。最终导致血液浓缩、血液黏滞度增加；且回心血量进一步减少，血压下降，心、脑等重要脏器也灌注不足。此期微循环内出现“多灌少流、灌大于流”的状态，进入休克抑制期。

3. 微循环衰竭期 随着病程发展，休克进入不可逆阶段。由于血液浓缩、黏滞度增加，加之酸性环境中血液处于高凝状态，红细胞与血小板易发生凝集而在血管内形成大量微血栓，甚至发生弥散性血管内凝血（disseminated intravascular coagulation，DIC）。随着各种凝血因子的消耗，纤维蛋白溶解系统被激活，患者可出现全身多处严重的出血倾向。由于组织缺少血流灌注、细胞缺氧更加严重；加上酸性代谢产物和内毒素的作用，使细胞溶酶体膜破裂、释放多种水解酶，造成组织细胞发生自溶、死亡，最终导致广泛的组织损害甚至发生多器官功能障碍综合征（multiple organ dysfunction syndrome，MODS），患者发生死亡。此期微循环内“不灌不流”，亦称为休克失代偿期。

想一想

休克患者微循环有何变化？

答案解析

（二）代谢变化

1. 能量代谢障碍　由于组织灌注不足和细胞缺氧，体内无氧代谢加重，产生能量较少，因此造成机体能量极度缺乏。此外，休克时儿茶酚胺和肾上腺皮质激素等大量释放，促进胰高血糖素生成，抑制胰岛素分泌，加速糖异生（肝糖原和肌糖原分解），导致血糖水平升高；还会抑制蛋白合成、促进蛋白分解。

休克时因能量不足和代谢性酸中毒，影响细胞各种膜的屏障功能。细胞膜的钠钾泵功能失调，出现细胞外钾离子无法进入细胞内，而细胞外液随钠离子进入到细胞内，造成细胞外液量减少及细胞肿胀、变性甚至死亡。另外，细胞膜、线粒体膜和溶酶体膜等细胞器受损破坏后可释放出大量水解酶，其中最重要的是组织蛋白酶，引起细胞自溶和组织损伤，可使组织蛋白分解而生成多种活性肽，进一步加重休克。

2. 代谢性酸中毒　由于组织灌注不足、细胞缺氧，体内的葡萄糖进行糖酵解使乳酸不断增加；同时，肝脏灌流量减少，清除乳酸能力减弱，使乳酸清除率降低，导致高乳酸血症及代谢性酸中毒。

（三）内脏器官的继发性损害

休克时超过 10 小时以上，内脏器官由于持续处于缺血、缺氧状态，常引起变性、出血、坏死，导致同时或短时间内相继出现 2 个或 2 个以上器官功能障碍或衰竭，称为多器官功能障碍综合征，是休克患者死亡的主要原因。

1. 肺　低灌注和缺氧会损伤肺毛细血管的内皮细胞和肺泡上皮细胞。内皮细胞损伤可致血管壁的通透性增加而造成肺间质水肿；肺泡上皮细胞受损可导致肺表面活性物质的生成减少，使肺泡表面张力升高，继而出现肺泡萎陷和局限性肺不张。进一步，休克患者出现氧弥散障碍，通气/血流比例失调，肺内分流和无效通气增加，表现为进行性呼吸困难和严重缺氧，称为急性呼吸窘迫综合征（acute respiratory distress syndrome，ARDS），一旦发生，死亡率高达 40%。

2. 肾　休克时儿茶酚胺、血管升压素、抗利尿激素、醛固酮分泌增加，肾血管收缩、肾血流量减少，使肾小球滤过率降低，水钠潴留，尿量减少。此时，肾内血流重新分布并主要转向髓质，致肾皮质血流锐减，肾小管上皮细胞大量坏死，引起急性肾衰竭（acute renal failure，ARF）。

3. 心　除心源性休克外，其他类型的休克早期一般无心功能异常。休克发生后，心率过快可使舒张期过短或舒张压降低，冠状动脉灌流 80% 来自于舒张期，因此冠状动脉灌流量减少，心肌因缺血、缺氧而受损。一旦心肌微循环内形成血栓，可引起局灶性心肌坏死和心力衰竭。此外，休克时发生的酸中毒、高钾血症等都加重心肌功能的损害。

4. 脑　休克晚期，血压持续性下降，使脑灌注压和血流量也随之下降，出现脑缺氧症状。患者发生脑缺氧和酸中毒会引起毛细血管周围胶质细胞肿胀、血管壁通透性升高，血浆外渗，可能继发脑水肿，甚至导致颅内压升高。

5. 肝　由于肝细胞缺血、缺氧，肝血窦及中央静脉内微血栓形成，肝小叶中心区坏死而引起肝功能障碍。肝灌流障碍使肝脏的解毒功能不全和代谢能力减弱，可发生内毒素血症，临床上可出现黄疸、转氨酶升高等表现，严重情况下出现肝性脑病。

6. 胃肠道　胃肠道黏膜因持续性缺血、缺氧而发生急性胃肠黏膜糜烂、出血或应激性溃疡；患者肠黏膜缺血，可致肠道的屏障结构和功能被破坏，肠道内大量的细菌及毒素进入血液循环，引起肠源性感染或毒血症。

三、护理评估

（一）健康史

了解可能引起休克的各种原因，如有无大量失血、严重损伤、感染、过敏等。

（二）身体状况

根据休克的发病过程，其临床表现分为休克代偿期和休克抑制期（表4－1）。

1. 休克代偿期 亦称休克早期。此期由于机体的代偿作用，中枢神经系统兴奋性增高、交感－肾上腺轴兴奋，患者表现为精神紧张、兴奋或烦躁不安、口渴、面色苍白、手足湿冷、心率和呼吸增快。动脉血压变化不大，但舒张压可升高，脉压缩小。尿量正常或略减少。若及时处理，休克可很快得到纠正。否则，病情继续发展，患者很快进入休克抑制期。

2. 休克抑制期 亦称休克期。患者意识改变明显，此期表现为表情淡漠、反应迟钝，甚至出现意识模糊或昏迷。皮肤黏膜发绀、四肢厥冷、脉搏细速、呼吸加快、血压进行性下降，脉压减小。严重者脉搏微弱、血压测不出，尿量减少甚至无尿。若皮肤、黏膜出现花斑，或出现鼻腔、牙龈、消化道出血，则提示并发DIC；若出现进行性呼吸困难、烦躁、发绀，给予吸氧仍不能改善时，则提示并发ARDS。临床上患者常因继发MODS而死亡。

表4－1 休克不同时期的临床表现要点

分期	程度	神志	口渴	皮肤黏膜		脉搏	血压	体表血管	尿量	估计失血
				色泽	温度					
休克代偿期	轻度	神志清楚、伴痛苦表情精神紧张	口渴	开始苍白	正常	<100次/分，尚有力	收缩压↑ 舒张压↑ 脉压↓	正常	正常	<20%（800ml以内）
	中度	神志尚清、表情淡漠	很口渴	苍白	发冷	100～120次/分	收缩压70～90mmHg，脉压小	塌陷，毛细血管充盈延迟	尿少	20～40%（800～1600ml）
休克抑制期	重度	意识模糊甚至昏迷	极度口渴	显著苍白、肢端青紫	厥冷	速而细弱或摸不到	收缩压<70mmHg或测不出	塌陷，毛细血管充盈很迟	尿少无尿	>40%（1600ml以上）

（三）心理－社会状况

观察患者和家属的情绪反应，评估患者及家属的心理承受能力以及对疾病治疗和预后的知晓程度。休克患者起病急、病情进展快，加之在抢救过程中使用的监护治疗仪器较多，易使患者及家属有病情危重及面临死亡的感受，导致不同程度的紧张、焦虑、恐惧等。

（四）辅助检查

1. 实验室检查

（1）血常规检查 红细胞计数、血红蛋白含量检查了解失血情况。血细胞比容增高，反映血浆丢失情况。白细胞计数和中性粒细胞比例增加，常提示有感染存在。

（2）动脉血气分析 有助于了解体内酸碱平衡失调的情况。二氧化碳分压（$PaCO_2$）正常值为36～44mmHg。休克时患者呼吸加快导致过度换气，$PaCO_2$等于或低于正常值；若$PaCO_2$超过45～50mmHg且通气良好，则提示严重肺功能不全。动脉血氧分压（PaO_2）反映血液携氧状态，正常值为80～100mmHg。PaO_2低于8kPa（60mmHg），吸入纯氧后仍不改善，则提示ARDS。

（3）血生化检查 反映细胞的缺氧程度，包括肝功能检查、肾功能检查、动脉血乳酸盐测定、血糖、电解质等。

（4）凝血功能检查　包括血小板、出凝血时间、纤维蛋白含量、凝血酶原时间及其他凝血因子的测定。若血小板低于 80×10^9/L、纤维蛋白原少于 1.5g/L，凝血酶原时间较正常延迟 3 秒以上、血涂片中破碎红细胞超过 2% 时，提示 DIC。

2. 影像学检查　若休克是由创伤引起的患者应做相应部位的影像学检查；感染患者也可通过 B 超及早发现深部感染病灶。

3. 血流动力学监测

（1）中心静脉压（central venous pressure，CVP）　代表右心房或胸腔内上、下腔静脉内的压力，正常值在 0.49～1.18kPa（5～12cmH_2O），其变化可反映血容量和右心功能。当 CVP 低于 0.49kPa（5cmH_2O），则提示血容量不足；当 CVP 高于 1.47kPa（15cmH_2O），则提示心功能不全；当 CVP 高于 1.96kPa（20cmH_2O），提示存在充血性心力衰竭。

（2）肺毛细血管楔压（pulmonary capillary wedge pressure，PCWP）　正常值为 6～15mmHg，是应用 Swan－Ganz 漂浮导管测量肺毛细血管内的压力，反映肺静脉、左心房及左心室功能状态。低于正常值提示血容量不足；反之，则提示肺循环阻力增加，如肺水肿等。此外，还可以获得混合静脉血标本进行血气分析，判断预后情况。

（3）心排血量（caridac output，CO）和心脏指数（cardiac index，CI）　正常成人 CO 为 4～6L/min，CO＝心率×每搏心排血量；单位体表面积上的 CO 为 CI，正常值为 2.5～3.5L/（min·m^2）。休克时两者多降低，但感染性休克可增高。

4. 诊断性穿刺　怀疑有内脏损伤者，可进行诊断性腹腔穿刺术。针对育龄妇女有月经过期史者可做后穹窿穿刺，若抽出不凝固血，应怀疑为异位妊娠破裂出血。

（五）治疗要点

治疗休克的关键在于尽早去除病因，迅速恢复有效循环血量，纠正微循环障碍，恢复正常代谢。

1. 急救措施　主要包括以下几个方面。

（1）控制出血　对大出血的患者，立即采取措施控制大出血，如加压包扎、扎止血带等，必要时可使用抗休克裤。

（2）保持呼吸道通畅清除呼吸道内异物或分泌物，保持气道通畅。早期以鼻导管及面罩间歇性给氧，增加动脉血氧含量，减轻组织缺氧状态。呼吸困难严重者，行气管插管或气管切开。

（3）休克体位　取平卧位或中凹卧位，头和躯干抬高 20°～30°，下肢抬高 15°～20°，以增加回心血量及减轻呼吸困难。

（4）其他　注意做好患者的保暖。骨折处临时固定，必要时可遵医嘱给予镇静、止痛剂。

看一看

抗休克裤（militaryantishock trousers，MAST）是一种膨胀的完全包绕肢体末端和腹部的装置，是专为紧急抢救各种原因所致的休克患者而设计，适用于低血容量性休克、感染性休克、神经源性休克等，对心肺复苏有重要意义。现场穿抗休克裤，只需 1～2 分钟，可使自身输血达 750～1500ml，迅速纠正休克。它不仅可起到止血作用，而且可以压迫下肢，增加回心血量，改善重要脏器的血流灌注。

2. 补充血容量　是纠正组织低灌注和缺氧的关键。应尽快建立静脉通道，恢复有效循环血容量是抗休克的根本措施。根据监测指标，估算输液量及判断补液效果。输液种类主要有两种为晶体溶液和胶体溶液。一般先快速输入晶体溶液，降低血液黏滞度、疏通微循环，达到迅速扩容作用。平衡盐溶液因具有与细胞外液相似的电解质成分及渗透压，常作为首选的晶体溶液。输入一定量的晶体溶液后，再输入扩容作用持久的胶体溶液，可选用右旋糖酐、血浆和全血等。

3. 积极处理原发病 恢复有效循环血量后，应及时处理引起休克的原发病，抢救患者生命。若是活动性出血，需在抗休克的同时施行手术止血。

4. 纠正酸碱平衡失调 由于过度换气，休克早期患者出现低碳酸血症及呼吸性碱中毒。轻症酸中毒在积极扩容、微循环障碍改善后即可缓解；而碱中毒时，血红蛋白氧离曲线左移，使氧不易从血红蛋白释出，加重组织缺氧。故应遵循“宁酸勿碱”，休克早期发生轻度酸中毒者一般不应用碱性药物。若严重休克、酸中毒明显、扩容治疗效果不佳时，需应用碱性药物纠正，常用碱性药物有5%碳酸氢钠溶液。

5. 应用血管活性药物 根据病情可应用血管活性药物，缓解周围血管舒缩功能的紊乱，以维持脏器的血液灌注。主要包括血管收缩药、血管扩张药及强心药。

（1）血管收缩药 临床常用的血管收缩药有去甲肾上腺素、间羟胺和多巴胺等。该类药物使小动脉处于收缩状态而可暂时升高血压，但会加重组织缺氧，应慎重选用。很多人认为，去甲肾上腺素具有兴奋心肌、增加肾的灌流和尿量、提高肌酐清除率等优点，是治疗感染性休克最为可靠的升压药物，一般与酚妥拉明合用。多巴胺是最常用的血管活性药物，兼有兴奋α、β和多巴胺受体的作用。大剂量使用时会使血管收缩，外周阻力增加，故多采用小剂量维持起到增强心肌收缩力和增加心排血量等。

（2）血管扩张药 可以解除小动脉痉挛，关闭动静脉短路，改善微循环，但会使血管容量扩大、血容量相对不足而导致血压下降。故使用前提是当血容量已基本补足但患者发绀、四肢厥冷、毛细血管充盈延迟等休克表现未见明显好转时，才考虑使用。常用的血管扩张药有两类：α受体阻滞剂（如酚妥拉明、酚苄明）和抗胆碱能药（如阿托品、山莨菪碱、东莨菪碱等）。

（3）强心药 伴有不同程度的心肌损害，可应用强心药增强心肌收缩力和减慢心率。最常用的是强心苷，如毛花苷C。

6. 治疗DIC，改善微循环 DIC早期及早应用肝素等进行抗凝治疗，用量为1.0mg/kg，每6小时1次；DIC晚期，纤维蛋白溶解系统亢进，可使用抗纤维蛋白溶解药，如氨甲苯酸、氨基己酸等，以及抗血小板黏附和聚集的药物，如阿司匹林、双嘧达莫（潘生丁）和低分子右旋糖酐等。

7. 皮质类固醇和其他药物的应用 严重休克及感染性休克患者可使用皮质激素进行治疗。作用机制是：①扩张血管，改善微循环障碍；②增强心肌收缩力，增加心排血量；③防止细胞内溶酶体的破裂；④促进糖异生，减轻酸中毒等。一般主张早期、大剂量静脉滴注，一次滴注完，一般只用1～2次，以防产生不良反应。其他药物还包括三磷酸腺苷－氯化镁（ATP－$MgCl_2$）、纳洛酮、超氧化物歧化酶（SOD）、前列环素（PGI_2）等也对休克的治疗有帮助。

四、常见护理诊断/合作性问题

1. 体液不足 与循环血量锐减、体液大量丢失有关。

2. 气体交换受损 与微循环障碍、缺氧和呼吸型态改变等有关。

3. 体温异常 与感染引起组织灌注不良有关。

4. 有感染的危险 与免疫力下降、治疗手段等有关。

5. 有受伤的危险 与微循环障碍引起烦躁不安、意识不清等有关。

五、护理目标

（1）患者能维持体液平衡，表现为意识清楚、生命体征平稳。

（2）患者保持呼吸道通畅，呼吸平稳。

（3）患者体温维持正常。

（4）患者未发生感染，或感染被及时发现并处理。

（5）患者未发生意外损伤等情况。

六、护理措施

（一）恢复有效循环血容量

1. 体位　取平卧位或中凹卧位，将患者头和躯干抬高20°～30°，下肢抬高15°～20°，增加回心血量，改善重要器官血液供应；还使膈肌下降，促进肺膨胀，有利于呼吸。

2. 建立静脉通道　应迅速建立两条静脉（最好是留置静脉）输液通路。如周围血管塌陷或肥胖患者等静脉穿刺困难时，应立即行中心静脉插管，同时监测CVP的变化。

3. 合理补液　休克患者一般先快速输入晶体溶液，如平衡盐溶液、生理盐水，一般不首选葡萄糖溶液；后输入胶体溶液，如低分子右旋糖酐、全血、血浆等，以减少晶体溶液渗入到第三间隙。根据血压及血流动力学监测情况调整输液速度（表4－2）。若血压及中心静脉压均低，提示血容量不足，应快速大量补液；若血压低而中心静脉压升高，提示心功能不全或容量超负荷，应减慢补液速度，限制补液量，以防肺水肿及心力衰竭的发生。

表4－2　CVP与补液的关系

中心静脉压	血压	原因	处理原则
低	低	血容量严重不足	快速充分补液
低	正常	血容量不足	适当补液
高	低	心功能不全或血容量相对过多	给强心药、纠正酸中毒、舒张血管
高	正常	容量血管过度收缩	舒张血管
正常	低	心功能不全或血容量不足	＊补液试验

＊补液试验：取等渗盐水250ml，于5～10分钟内经静脉快速滴入，如血压升高，而CVP不变，提示血容量不足；若血压不变而CVP升高0.29～0.49kPa（3～5cmH_2O）则提示心功能不全。

练一练

某休克患者进行扩容疗法快速输液时，检测到中心静脉压15cmH_2O，血压80/60mmHg，应采取的措施是（　）。

A. 大量输液，加快速度　　B. 控制速度，减慢输液

C. 减慢输液，加用强心药　　D. 暂停输液

E. 用升压药

答案解析

4. 抗休克裤的使用　抗休克裤充气后在腹部与腿部加压，使血液回流到心脏而改善组织灌流，同时还可以控制腹部及下肢出血。当纠正休克后，由腹部开始缓慢放气，每15分钟测量血压1次。若发现患者血压下降超过5mmHg，应停止放气，并重新注入气体。

5. 记录出入量　抢救过程中，输液情况应有专人准确记录，包括输入液体的种类、数量、时间、速度等，并详细记录24小时出入量作为下一步治疗的依据。

6. 严密观察病情变化　定时监测血压、呼吸、脉搏、体温及CVP变化。观察患者意识状态，口唇色泽、皮肤肢端温度，注意瞳孔的大小及尿量的变化。若患者从烦躁不安转为清醒，能准确回答问题，血压升高、口唇红润、肢体转暖，尿量＞30ml/h等，均提示休克好转。

（二）改善组织灌注

遵医嘱应用血管活性药物，使用时应遵循小剂量、低浓度、慢速度开始的原则，心电监护仪每5～10分钟测1次血压。血压平稳后每15～30分钟测1次，并按药物浓度严格控制滴数。还要严防药物外渗，若注射部位出现红肿、疼痛等，应立即更换部位，患处可用普鲁卡因等进行封闭，以免发生皮下组织坏死。血压平稳后，降低药物浓度、减慢速度后逐渐撤药，以防突然停药引起不良反应。

（三）呼吸道管理

1. 保持呼吸道通畅 给予患者鼻导管吸氧，氧浓度为40%～50%，氧流量为6～8L/min，以提高血氧浓度；严重呼吸困难者，协助医师行气管插管或气管切开，并尽早使用呼吸机辅助呼吸。昏迷患者头偏向一侧，清除气道内分泌物，或置入通气管，以免发生舌后坠或窒息。

2. 监测呼吸功能 密切观察患者的呼吸频率、节律及口唇色泽的变化，动态监测动脉血气分析、缺氧程度及呼吸功能。

（四）预防感染

严格遵循无菌操作，遵医嘱全身应用有效抗生素；保持床单清洁、干燥；病情允许的情况下，每2～3小时翻身和拍背1次，同时可按摩局部受压部位皮肤，以防压疮。

（五）维持体温正常

1. 保暖 当患者体温降低时，可采用加盖棉被、毛毯和调节室内温度等措施来进行保暖，切忌用热水袋、电热毯等进行局部体表加温，以防烫伤或导致皮肤血管扩张，增加局部组织耗氧而加重局部缺氧。低血容量性休克患者在抢救时，若需要输注大量库存血，也会使患者体温降低。故输血前应注意将库存血置于常温下一段时间，复温后再输入到患者体内。

2. 降温 高热患者予以物理降温，必要时遵医嘱用药物降温。及时更换被汗液浸湿的衣、被等。

（六）预防意外损伤

对躁动或神志不清的患者，应加床栏以防坠床的危险发生；输液肢体可用夹板进行固定。必要时用约束带约束患者的四肢，防止意外损伤发生。

（七）心理护理

因患者病情危重，患者及家属容易产生焦虑、恐惧心理，护士应及时做好心理安慰和解释工作。

（八）健康指导

向患者及家属讲解治疗、护理的必要性及疾病的转归过程；讲解意外损伤后的初步处理和自救知识，做好疾病预防；指导患者康复期应加强营养补充。若发生感染或高热表现时应及时就诊。

七、护理评价

通过治疗和护理，患者是否：①体液维持稳定，生命体征平稳、尿量正常；②微循环障碍改善，呼吸、血气分析值等监测指标维持在正常范围；③体温维持正常范围内；④患者未发生感染，或感染被及时发现并处理；⑤未发生压疮和意外损伤等。

第二节　低血容量性休克患者的护理

PPT

各种原因引起短时间内急性大出血、使有效循环血量锐减称为低血容量性休克（hypovolemic shock）。该休克类型在外科休克中很常见，包括失血性休克（hemorrhagic shock）和创伤性休克（traumatic shock）。

一、病因与发病机制

失血性休克多见于大血管破裂，腹部损伤引起的肝、脾破裂，消化性溃疡出血，肝硬化、门静脉高压致食管－胃底静脉曲张破裂出血，异位妊娠出血，手术创面广泛渗血、手术所致大血管或脏器损伤，动脉瘤等瘤体自发破裂出血等。通常快速失血超过总血容量的20%即可发生休克。

创伤性休克多由严重外伤引起，如大面积撕脱伤、严重烧伤、挤压伤、多发性骨折等。

二、护理评估

健康史、身体状况、心理－社会状况、辅助检查等参见本章第一节。

三、治疗要点

尽早去除病因，补充血容量，同时做好止血措施，尽快恢复有效血容量，纠正微循环障碍，促进内脏器官功能的恢复。在迅速补充血容量的基础上，积极处理原发病以控制出血。

1. 补充血容量　根据血压和脉率变化评估患者的失血量，从而进行快速补充扩容。先经静脉快速滴注平衡盐溶液或等渗盐水，观察患者表现是否好转。再根据血压、脉率、CVP和血细胞比容等监测指标情况，遵医嘱适当补充新鲜血或浓缩红细胞。

2. 止血　在补充血容量的同时，对怀疑有活动性出血的患者，迅速控制出血。可先采用非手术止血方法，如止血带止血、加压包扎、三腔双囊管压迫、纤维内镜止血等。若出血速度快、量大时，应积极进行手术前准备，尽早实施手术止血措施。

四、常见护理诊断/合作性问题

参见本章第一节。

五、护理措施

输液扩容是纠正低血容量性休克的首要措施。患者及时补充血容量，一般可较快恢复。护士应迅速建立两条以上的静脉通路，遵医嘱快速补充平衡盐溶液，改善组织灌注；准确记录24小时出入量以及输液的种类、量、速度、时间等作为补液量计算的依据；做好病情观察。当患者出现意识清醒，口唇红润、肢端温暖，动脉血压接近正常，脉压增大（大于30mmHg）；尿量大于30ml/h和CVP正常等；提示血容量补足。

其余护理措施参见本章第一节。

第三节　感染性休克患者的护理

PPT

感染性休克（septic shock）是指由感染灶的病原微生物及其释放的毒素进入人体内引起的一种微循环障碍、组织缺氧、代谢紊乱和细胞损害。常见致病菌为革兰阴性菌，释放内毒素导致休克的发生，故又称之为内毒素性休克。内毒素促使体内多种炎性介质的释放，可引起全身炎症反应综合征（systemic inflammatory response syndrome，SIRS），具体可表现为：①体温突然上升达到＞38℃或下降＜36℃；②心率加快，＞90次/分；③呼吸急促，＞20次/分或过度通气，$PaCO_2$＜4.3kPa；④白细胞计数＞12×10^9/L或＜4×10^9/L，或未成熟白细胞百分比＞10%。SIRS继续发展会导致MODS的发生，病死率可超过50%。

一、病理生理与分类

感染性休克患者的血流动力学变化复杂，微循环障碍常缺乏典型的三期表现，可一开始就出现微循环衰竭期，DIC 出现较早。临床上常根据血流动力学分为低排高阻型和高排低阻型（表4－3）。

1. 低排高阻型 又称低动力型休克（hypodynamic shock），是感染性休克最常见的类型。其病理生理主要表现为外周血管收缩、阻力增高，微循环淤滞，毛细血管通透性增高，渗出增加，以致心排血量和血容量减少。

2. 高排低阻型 又称为高动力型休克（hyperdynamic shock），临床较少见，仅见于部分革兰阳性菌感染引起的休克早期。其病理生理主要表现为外周血管扩张、阻力降低，心排血量正常或增高，血流分布异常，动静脉短路开放增多，存在细胞代谢障碍和 ATP 合成不足。

表4－3 感染性休克的分类

	低排高阻型（冷休克）	高排低阻型（暖休克）
致病菌	革兰阴性菌	革兰阳性菌
神志	烦躁不安或淡漠、嗜睡	清醒
心输出量	↓	↑
外周阻力	↑	↓
皮肤	苍白、冷湿	温暖、潮红
脉搏	细速	慢而有力
尿量（ml/h）	<25	>30
临床发生	多见	感染性休克早期可见

二、护理评估

（一）健康史

常见于急性化脓性腹膜炎、胆道化脓性感染、绞窄性肠梗阻、泌尿系感染及败血症等。另外，可能还有诱因，如老年人或婴幼儿使用免疫抑制剂、皮质激素等药物及免疫系统的慢性疾病等。

（二）身体状况

暖休克患者表现为意识清楚；面色潮红、肢端皮肤温暖等。冷休克表现为烦躁不安、甚至淡漠、昏迷；体温下降、皮肤湿冷；面色苍白、发绀或花斑样改变；毛细血管充盈时间长；脉细速，血压下降，脉压缩小；尿量减少（小于25ml/h），甚至无尿。

（三）心理－社会状况

感染性休克病情严重，发展变化快，患者及家属易产生紧张、恐惧、濒危感等心理反应。

（四）辅助检查

参见本章第一节。

（五）治疗要点

纠正休克与控制感染并重。在休克未纠正之前，先抗休克，同时进行抗感染治疗；休克纠正以后，重点为控制感染。

1. 补充血容量　首先快速输入平衡盐溶液或等渗盐水，再适当补充胶体溶液，如血浆、全血等。补液期间应严密监测 CVP，调整输液种类、量和速度。

2. 控制感染　尽早处理原发病灶。对未明确病原菌的患者，可根据临床判断选用抗生素或应用广谱抗生素，再做药物敏感试验，根据试验结果调整为窄谱抗生素。

3. 纠正酸碱平衡失调　感染性休克患者常有不同程度的酸中毒，应给予纠正。轻度酸中毒，一般在补充血容量后即可自行纠正；严重酸中毒者，需补充碱性药物，可经静脉适当输入5%碳酸氢钠，复查血气分析等指标再调整用量。

4. 应用血管活性药物　经补充血容量和纠正酸中毒后休克未见好转，可考虑使用血管扩张剂。联合使用 α 受体和 β 受体兴奋剂，增加心肌收缩力、改善组织灌流。若患者心功能受损，表现为心功能不全时，可给予毛花苷丙、多巴酚丁胺等。

5. 应用皮质类固醇　早期、大剂量、短时间应用皮质类固醇能抑制体内多种炎性介质的释放、稳定细胞内溶酶体、减轻细胞损害、缓解 SIRS。一般不超过 48 小时，否则有发生应激性溃疡、免疫抑制等并发症的可能。临床常用地塞米松、氢化可的松或甲泼尼龙静脉注射。

6. 其他　包括营养支持、DIC 治疗和重要器官功能不全的治疗等。

三、常见护理诊断/合作性问题

参见本章第一节。

四、护理措施

感染性休克护理措施基本与低血容量性休克相同，此外需要注意以下几点。

1. 病情观察　护士要严密观察患者的病情变化，若出现神志、面色、脉搏、血压、尿量等改变时警惕感染性休克的发生。外科感染患者若体温骤然升至40℃以上或突然下降，则提示病情危重。

2. 控制感染　早期遵医嘱使用有效抗生素，必要时采集标本行细菌培养。可采集局部分泌物或穿刺抽脓作为标本，也可抽取血液作为标本。在患者寒战、高热发作时采集血培养标本阳性率高。

3. 吸氧　氧疗是感染性休克患者的重要措施，可减轻酸中毒、改善组织缺氧。应注意监测患者的血氧饱和度、末梢循环情况等。

4. 对症护理　感染性休克的患者常有高热，应给予物理降温，可将冰帽或冰袋置于头部、腋下、腹股沟等血流丰富的血管处降温；也可用4℃生理盐水灌肠；必要时采用药物降温的措施。

其余护理措施参见本章第一节。

护爱生命

休克综合征是外科常见的危急重症，是由于多种原因引起的。休克发病急，进展快，如未能及时发现和治疗，则可发展成为不可逆阶段而引起死亡。护理人员在临床工作中应充分认识休克不同阶段的病理生理特点，要密切观察患者变化，精心护理，早期发现并早期干预，配合医生进行积极救治。

目标检测

答案解析

1. 所谓有效循环血量是指（　）。

A. 每分钟心脏输出的血量　　B. 回流至心脏的血量

C. 单位时间内通过毛细血管的血量　　D. 单位时间内心血管系统内循环血量

E. 循环系统内血量加储存脾脏的血量

2. 患者，男，36岁。左上腹外伤致脾破裂，神志淡漠，面色苍白，四肢湿冷，血压80/60mmHg，脉搏120次/分，患者的诊断是（　）。

A. 失血性休克　B. 过敏性休克　C. 感染性休克　D. 神经源性休克　E. 心源性休克

3. 患者，女，30岁，因急性梗阻性化脓性胆管炎收入院，3小时后出现休克。该患者休克类型属于（　）。

A. 低血容量性休克　　B. 创伤性休克

C. 感染性休克　　D. 心源性休克

E. 过敏性休克

4. 休克代偿期的表现是（　）。

A. 血压稍升高，脉搏，脉压正常　　B. 血压稍降低，脉搏，脉压正常

C. 血压稍升高，脉搏快，脉压无变化　　D. 血压稍升高，脉搏快，脉压缩小

E. 血压稍降低，脉搏快，脉压缩小

5. 患者，45岁，失血性休克，正在进行扩容疗法，中心静脉压监测为5cmH_2O，血压70/50mmHg，应（　）。

A. 加快输液速度　　B. 维持原速输液

C. 减慢滴速　　D. 停止输液

E. 加用强心剂

6. 患者，男，45岁。因车祸致伤急诊入院。初步检查拟诊断为骨盆骨折合并腹腔内脏损伤，有休克征象。护士应首先给予（　）。

A. 建立静脉通道　　B. 准备骨盆兜，行悬吊牵引

C. 准备腹腔手术止血　　D. 准备髋部石膏固定

E. 准备骨牵引器材

7. 休克患者使用血管扩张剂必须具备的条件是（　）。

A. 纠正酸中毒　　B. 心功能正常

C. 补足血容量　　D. 先用血管收缩药

E. 与皮质激素合用

8. 患者，男，28岁，因外伤导致脾破裂，除立即手术外需输入大量血液。给予大量库存血时应防止（　）。

A. 低钾血症，酸中毒　　B. 低钾血症，碱中毒

C. 高钠血症，酸中毒　　D. 高钾血症，碱中毒

E. 高钾血症，酸中毒

9. 休克早期血压及脉搏的变化是（　）。

A. 收缩压下降，舒张压下降，脉搏细速

B. 收缩压正常，舒张压下降，脉搏细速

C. 收缩压正常，舒张压升高，脉搏徐缓

D. 收缩压正常，舒张压升高，脉搏细速

E. 收缩压升高，舒张压升高，脉搏细速

10. 关于休克护理不妥的是（　）。

A. 平卧位　　B. 常规吸氧

C. 保暖，给热水袋　　D. 观察每小时尿量

E. 每15分钟测量血压、脉搏一次

（徐　莉）

书网融合……

重点回顾　　微课　　习题

第五章　手术室的管理和工作

学习目标

知识目标：

1. 掌握　手术室的布局设置和环境要求；手术室护理人员职责及手术室管理制度、手术人员无菌技术；常用手术体位及适用范围。

2. 熟悉　洁净手术室空气净化标准、洁净手术室的分级使用。

3. 了解　手术室物品。

技能目标：

学会外科手消毒、穿脱无菌手术衣、戴脱手套；传递常用手术器械；摆放手术体位；严格执行无菌操作原则；清洁消毒灭菌的方法。

素质目标：

具有人文关怀的意识，做事谨慎认真负责，具有慎独精神。

导学情景

情景描述：患者，男，56 岁。因咳嗽 2 个月，加重伴咯血 2 周入院。胸部 CT 示右上肺 8mm × 5mm 大小阴影，经进一步检查，诊断为肺癌。拟行手术治疗。

情景分析：患者手术常见的有紧张、恐惧等情绪，对手术及预后也有顾虑，所以作为手术室护士，及时进行术前访视，介绍手术相关知识，术中做好手术配合。作为手术护士需要有人文关怀意识、严格的制度执行力，严防差错事故的发生。

讨论：请问应安排患者于何种级别的手术室进行手术？手术前后如何落实各项规章制度？

学前导语：护士应及时进行术前访视，了解患者病情及需求，准备手术器械和敷料。做好充分的术前准备，严格执行查对制度和无菌技术操作规程。严格执行手术室各项管理制度，做好恰当的手术配合，保证患者安全，确保麻醉及手术得以顺利完成。

第一节　手术室概况

PPT

手术室是外科诊治及抢救患者的重要场所，要求布局合理，分区明确，环境符合院内感染防控要求，并配备先进仪器设备。有严密的组织、健全的制度和严格的无菌技术，以保证手术患者的安全。手术室的护理工作范畴越来越广泛，包括临床、教学、科研、管理等方面。因此手术室护士不仅具有业务面广、技术性强、无菌操作严格的专业素质，更要有主动、果断、敏捷、灵活、稳重、谦和的心理素质和健康的身体，还要具有团队合作、人文关怀和科学管理能力。

一、手术室的布局和环境

（一）手术室位置要求

手术室应设在医院中较安静、大气含尘浓度较低的地方，避免空气严重污染、噪音大、交通频繁、人流量密集的地方。低层建筑一般选择在中上层，高层建筑位置不宜设在顶层和首层，可设在设备层的下一层，应靠近手术科室、监护病房、输血科、影像科、检验科、病理科、中心消毒供应部等，便于手术室工作联系和患者的转运。手术间应尽量避免阳光直接照射。手术室的朝向应避开风口，以减少室内尘埃密度和空气污染。建筑布局应具有流行病学特点，符合院内感染防控要求。

（二）手术室的布局与分区

手术室的建筑布局应当遵循医院感染预防与控制的原则，做到布局合理、分区明确、标志清楚，符合功能流程合理和洁污区域分开的基本原则。

手术室应设有工作人员出入通道、患者出入通道，无菌物品出入口和污物出口。物流做到洁污分开，流向合理。走廊分为洁净走廊和清洁走廊。洁净走廊供医护人员、患者、无菌物品供应使用；清洁走廊供术后手术器械、敷料等污染物品的运送。

手术室须严格区分为洁净区、准洁净区和非洁净区。

1. 洁净区　包括手术间、洗（刷）手间、手术间内走廊（洁净走廊）、无菌物品间、药品室和麻醉准备室等，洁净区要求严格，应设在内侧，非手术人员或非在岗人员禁止入内。

2. 准洁净区　包括通向限制区的走廊、手术间外走廊（清洁走廊）、器械室、敷料室、洗涤室、消毒室、麻醉恢复室和石膏室、外走廊等，设在中间，为过渡性区域。凡已行手臂消毒或已穿无菌手术衣者，不可进入此区域。

3. 非洁净区　包括办公室、会议室、实验室、标本室、污物室、资料室、电视教学室、值班室、更衣室、更鞋室、医护人员休息室和手术患者家属等候室，一般设在最外侧。交接患者处应保持安静，患者在此换乘手术室内平车进入手术间。

（三）手术室建筑要求

（1）洁净手术部的建筑及装饰需遵循不产尘、不易积尘、耐碰撞、耐腐蚀、不开裂、防霉防潮、环保节能、容易清洁以及符合防火要求的总原则。

（2）洁净手术部内的地面可选用以浅色为宜的实用经济的材料。

（3）洁净手术部内门的竖向侧边的阳角和墙体的转角宜为圆角，转角处墙上及通道两侧应设防撞板。

（4）洁净手术部内与室内空气直接接触的外露材料不得使用石膏和木材。

（5）洁净手术部进出手术车的门，净宽不宜<1.4m，当采用电动悬挂式自动门时，应具有防撞击功能和自动延时关闭功能，并且应有手动功能。除洁净区通向非洁净区的安全门和平开门为向外开之外，其他洁净区的门应向静压高的方向开。

（6）Ⅰ、Ⅱ级洁净手术室墙面、顶棚可用工厂生产的标准化、系列化的一体化装配方式，Ⅱ级以下洁净用房可用大块瓷砖或涂料，不宜有凹凸。洁净手术部和洁净辅助用房内应设置的开关、插座、观片灯、各种柜体等不得突出墙体，均应嵌入墙内。

（7）洁净手术部和洁净辅助用房内不应有管线明露，地面不应设地漏。

（8）手术间数量与外科床位数的比例一般为1∶20～1∶25，手术间面积根据手术室功能而定，一般大手术间为40～50m^2；特殊手术间约60m^2，主要用于体外循环手术、器官移植手术等；中小手术间面积在20～40m^2。手术室内净高2.8～3.0m，走廊宽度2.2～2.5m。

（四）手术室内设置要求

（1）手术间内布置要力求简洁，应有必需的仪器、设备。如手术床、无影灯、观片灯或终端显示屏、电刀、麻醉机、监护仪、吸引、吸氧装置、器械桌、托盘、操作台、升降圆凳、脚踏凳、敷料桶、计时器、温湿度计等，有条件的可安装传呼系统。物品位置应固定放置，各手术间统一规范。

（2）手术间应有冷暖气调节设备，空调机应设在上层屋顶内，室温保持在21～25℃，相对湿度以40%～60%左右为宜。手术间应配备双电源，以防止手术中发生意外停电，手术间内有足够的电插座，插座应有防火花装置，电插座应加盖密封，防止进水，避免电路发生故障影响手术。

（3）手术室还设有辅助用房，包括洗手间、无菌敷料间、消毒间、供应间、器械室、药品间、更衣间、麻醉间、复苏间、清创室、石膏间、标本间、洗涤间、手术观察台、闭路电视示教室、医护办公室、医护值班室等。

（五）洁净手术室

洁净手术室是采用空气净化技术，把手术环境空气中的微生物粒子及微粒总量降到允许水平的手术室，通过控制室内的温湿度和尘埃含量，实现理想的手术环境，适于各类手术的要求。

1. 洁净手术室空气净化标准 空气洁净程度是以含尘微粒的浓度来衡量，浓度高则洁净度低，反之则高。

（1）洁净度5级（cleanliness class 5） 环境空气中大于等于0.5μm的微粒数大于350粒/m^3（0.35粒/L）到小于等于3500粒/m^3（3.5粒/L）；大于等于5μm的微粒数为0粒/L的空气洁净程度。相当于原100级。

（2）洁净度6级（cleanliness class 6） 环境空气中大于等于0.5μm的微粒数大于3500粒/m^3（3.5粒/L）到小于等于35200粒/m^3（35.2粒/L）；大于等于5μm的微粒数小于等于293粒/m^3（0.3粒/L）的空气洁净程度。相当于原1000级。

（3）洁净度7级（cleanliness class 7） 环境空气中大于等于0.5μm的微粒数大于35200粒/m^3（35.2粒/L）到小于等于352000粒/m^3（352粒/L）；大于等于5μm的微粒数大于293粒/m^3（0.3粒/L）到小于等于2930粒/m^3（3粒/L）的空气洁净程度。相当于原10000级。

（4）洁净度8级（cleanliness class 8） 环境空气中大于等于0.5μm的微粒数大于352000粒/m^3（352粒/L）到小于等于3520000粒/m^3（3520粒/L）；大于等于5μm的微粒数大于2930粒/m^3（3粒/L）到小于等于29300粒/m^3（29粒/L）的空气洁净程度。相当于原100000级。

（5）洁净度8.5级（cleanliness class 8.5） 环境空气中大于等于0.5μm的微粒数大于3520000粒/m^3（3520粒/L）到小于等于11120000粒/m^3（11120粒/L）；大于等于5μm的微粒数大于29300粒/m^3（29粒/L）到小于等于92500粒/m^3（93粒/L）的空气洁净程度。相当于原30万级。

2. 洁净手术室用房的分级标准（表5－1）

表5－1 洁净手术室用房的分级标准

洁净用房等级	沉降法（浮游法）细菌最大平均浓度		空气洁净度级别		参考手术
	手术区	周边区	手术区	周边区	
Ⅰ	0.2cfu/30min·Φ90皿（5cfu/m^3）	0.4cfu/30min·Φ90皿（10cfu/m^3）	5	6	假体植入、某些大型器官移植、手术部位感染可直接危及生命及生活质量等手术
Ⅱ	0.75cfu/30min·Φ90皿（25cfu/m^3）	1.5cfu/30min·Φ90皿（50cfu/m^3）	6	7	涉及深部组织及生命主要器官的大型手术

续表

洁净用房等级	沉降法（浮游法）细菌最大平均浓度		空气洁净度级别		参考手术
	手术区	周边区	手术区	周边区	
Ⅲ	2cfu /30min·Φ90 皿（75cfu/m^3）	4cfu /30min·Φ90 皿（150cfu/m^3）	7	8	其他外科手术
Ⅳ	6cfu/30min·Φ90 皿		8.5		感染和重度污染手术

3. 洁净手术室的净化技术　手术室的净化技术是选用不同的气流方式和换气次数，过滤进入手术室的空气以控制尘埃含量，使空气达到净化的一定级别。按净化空气的气流组织形式分为乱流型和层流型。①乱流型：流线不平行，流速不均匀，方向不单一且时有交叉回旋的气流过工作区整个截面。除尘率较差，适用于污染手术间和急诊手术间。乱流手术间又称非单向流洁净室。②层流型：流线平行、流速均匀、方向单一的气流过房间工作区整个截面的洁净室，又分为垂直层流和水平层流。垂直层流是将高效过滤器装在手术室的顶棚内，垂直向下送风，两侧墙下部回风；水平层流是在一个墙上布满过滤器，空气经高效过滤水平流经室内。垂直层流和水平层流手术室又称单向流洁净室。

想一想5-1

手术室的布局与分区、洁净手术室的分级使用原则是什么？分别适用于哪些疾病？

答案解析

二、手术人员职责

在整个手术过程中，医护人员必须紧密配合、共同努力，才能确保手术的成功。一台完整的手术必须由器械护士和巡回护士共同协作完成。手术室护士在各种手术中的配合能力直接影响到手术的成败。

（一）器械护士的配合

（1）术前一天访视患者，了解患者情况（如病情、心理情况、各种辅助检查、皮试结果等）及所施手术，根据患者情况给予介绍和安慰，以减少患者的恐惧和紧张。了解患者手术步骤、配合要点。对较重大的手术，应参加术前讨论，了解术中可能出现的意外情况，以便做好充分准备。

（2）术前检查用物是否齐全、正确、性能是否良好。若发现遗漏，需及时补充。

（3）严格执行查对制度和无菌技术操作规程，认真核对无菌器械、敷料包的消毒日期、灭菌效果，消毒指示卡保留至手术结束，以便随时复查。

（4）提前15～20分钟洗手，穿无菌手术衣、无接触式戴手套，铺好无菌器械桌，检查整理手术所需的器械物品，物品定位放置。检查器械零件是否齐全，性能是否良好。术前与巡回护士共同认真清点器械、纱布、纱垫、缝针等。

（5）协助医生铺无菌手术布单。

（6）术中严密注意手术的进展及需要，主动、迅速、正确地传递所需要的器械物品。手术刀采用弯盘进行无触式传递方法，水平传递给术者，防止职业暴露。弯剪、弯钳将弯曲部朝上，弯针应以持针器夹在中、后1/3交界处。传递针线时，应事先将线头拉出6～9cm，防止线脱出。器械用毕，迅速取回擦拭，归回原处。随时清理缝线残端，防止带入伤口。

（7）严格遵守术中无菌技术操作原则，并监督他人执行。随时保持无菌器械台及手术区整洁、干燥。

（8）妥善保管切下的标本组织，不可遗失。保管好术中留取的标本。术毕，督促医师填写申请单送检。术中取样快速冰冻或培养，应及时交巡回护士送检。

（9）术前、术中关闭体腔前后及缝合皮肤后，应与巡回护士详细核对器械、敷料、缝针等，严防异物遗留。

（10）手术完毕，协助手术医师包扎切口。按照要求分类处理手术器械及各种用物、敷料等。特殊、贵重仪器严格交班。术中损坏的器械认真交班，及时维修或更换。

（二）巡回护士的配合

（1）根据手术及患者情况，准备手术用品（器械、布类、药品、输液及敷料等），检查手术间各种设备、仪器是否齐全，性能是否良好。

（2）核对患者　核对床号、姓名、性别、年龄、诊断、住院号、手术名称、手术部位、术前用药情况，检查患者全身皮肤完整性、肢体活动情况及手术区皮肤的准备情况，检查术前皮试结果并询问患者有无过敏史，核对患者血型、交叉配血试验结果，做好输血准备。注意保暖和保护患者隐私。

（3）严格执行手术安全核查制度，分别在麻醉实施前、切皮前、患者离室前认真与麻醉师、手术医生三方共同做好各项查对工作。

（4）做好患者的心理护理、安定情绪，对意识模糊的儿童，应适当约束或专人看护，确保安全。

（5）建立静脉通路，并保持通畅。协助麻醉医师做好各项操作。与手术医生、麻醉医生共同安置患者体位，充分暴露手术野，注意保证患者肢体处于安全、舒适、保暖状态，防止挤压、过度外展和电灼伤。

（6）分别于手术开始前和关闭体腔前后及缝合皮肤后，与器械护士共同核对器械、纱布、缝针等，详细记录护理记录单。

（7）协助手术人员穿好手术衣，供应台上器械护士需要的一切物品，保持手术间的整洁、安静、适时调节手术野的灯光和室温，保持吸引通畅。

（8）坚守岗位，密切观察病情，观察患者肢体是否受压，注意输液速度，防止液体外漏，需交接班时，务必详细交代清楚方可离开。

（9）及时配合抢救，准确执行手术中医嘱，在操作前要重复一遍口头医嘱，并做到“三对”（对药名、剂量及用法），输血前务必与麻醉医生共同仔细核对姓名、血型、配型结果、血液有效期等。

（10）随时督促手术人员严格执行无菌操作，对违反者应立刻予以纠正。注意参观人员不可直接接触手术者或手术台，以防污染。保持手术间内安静、整齐、清洁。严格遵守保护性医疗制度。

（11）术毕，协助擦净手术野周围的血迹，妥善包扎伤口，为患者穿好衣服，向护送人员交代患者携带物品。

（12）清洁整理手术间，室内一切用物归还原处。

三、手术室管理制度 微课

（1）工作人员进入手术室前必须更换手术衣、裤（仅留短的内衣裤）、鞋，戴好口罩、帽子，外出时应更换外出鞋、着外出衣。手术完毕，衣裤、口罩、帽、鞋须放到指定地点。除手术室工作人员、手术者、进修及实习、仪器设备维护及修理人员外，其他人员不得入内。参观、见习者，需经医务科、科教科、护理部批准后方可进入手术室，进入手术室必须服从手术室护士长的工作安排，不得任意走动或随意进入其他手术间。

（2）患上呼吸道感染者，原则上不得参加手术及参观，如必须参加手术的相关人员，进入手术室时应戴双层口罩；上肢患皮肤病以及有外伤感染伤口者，不得参加手术。面部、颈部、手部有感染的病员，进入手术室时，伤口应进行规范化处理。

（3）患者及工作人员必须按规定通道出入手术室。手术患者须穿清洁病员服，戴一次性手术帽方可进入手术室。非手术所需物品不得带入手术间内。

（4）手术室内保持整洁、肃静，严禁吸烟。术中手术人员必须注意力集中，不接听手机、不议论与手术无关话题、不大声谈笑。

（5）严格遵守无菌操作原则，术中无菌物品疑有污染或已有污染都必须立即更换。

（6）严格执行《手术安全核查制度》和《手术物品清点制度》，并准确、及时记录。

（7）择期手术以电脑申请为准，于手术前一日上午10：00之前完成，乙肝五项、丙肝、梅毒、结核、艾滋病等相关指标阳性及特殊感染性患者应在手术申请时注明，以免引起手术间内交叉感染。手术室根据电脑申请做好手术安排，无菌与有菌手术应分室进行，如遇特殊情况应先做无菌手术、后做有菌手术。两台手术之间应留自净时间。

（8）急诊手术由值班医生电话通知手术室，同时在电脑上申请手术。手术室接到通知后应做好术前各项准备工作，如急诊手术与择期手术安排有冲突时，优先安排急诊手术。

（9）手术申请时间即为切皮时间，手术时间经排定后，参加手术人员均应在预定时间前20～30分钟到达手术室，做好准备工作。因故必须更改、增添或停止手术，应事先与手术室护士长或值班护士联系。

（10）手术室的药品、器械、敷料应专人负责保管，定期检查、消毒灭菌，及时维修、补充，用毕放在固定位置。毒、麻药品应有明显标识，独立存放。手术室器械、物品一般不外借，如遇特殊情况需要外借时，须经麻醉科、手术室负责人同意，并报医务科、护理部备案。

（11）每台手术结束后，应及时做好清洁卫生工作，每周彻底清扫一次，每月做环境卫生学监测并做好登记。手术后器械、物品应及时做好清洁或消毒处理。特殊感染性手术器材、物品均应按规范处置。

（12）手术结束后由有资质的医院工作人员护送手术患者回病房，手术科室责任护士与病房接班护士做好手术患者的床边交接工作。

（13）手术室医护人员实行24小时值班制，值班人员必须坚守岗位，随时准备接待急诊手术患者。

（14）做好手术患者详细登记，按日统计上报。

（15）严格执行《手术室标本管理制度》，及时做好手术标本的保存、登记及送检工作。

? 想一想5-2

如何做好手术室内安全核查？

答案解析

第二节　常用手术室物品

PPT

一、布单类物品

目前手术室常用手术单及手术衣（无纺布）质量与性能要求应达到YY0506－2016、YY0469标准，屏障能力包括抵抗微生物能力、抗微生物渗透能力、抵抗液体渗透能力，抗拉伸、耐磨性、低落絮、阻燃性及舒适度规范要求。

颜色宜选用深蓝或深绿色为宜。各种布单类采用压力蒸汽灭菌。高压灭菌的双层布类敷料包保存有效期为7～14天。经环氧乙烷低温灭菌的无菌包，有效期可保持到半年到1年。过期包需重新清洗后灭菌。

二、敷料类物品

手术中各种敷料主要用于手术中拭血、止血引流、包扎、敷贴伤口、皮肤消毒等。一般选择吸水强的脱脂纱布类和脱脂棉花类。前者包括不同大小、尺寸的纱布块、纱布垫、纱布球、纱布条；后者包括棉垫、棉球、棉签、带线棉片。纱布、棉球类采用压力蒸汽灭菌。

特殊敷料如消毒止血用的碘伏纱条等采取一次性灭菌产品。非一次性灭菌产品根据各材质选择合适的消毒灭菌方法。

三、器械类物品

手术器械是外科手术操作必备的物品，它的更新与发展为手术的质量和速度提高起了很大的作用。手术器械的管理一律由手术室负责申领、保管及统一提供使用。手术器械按专科分类放置，专人保管，造册建账，定期清点。锐利、精细、显微器械与普通器械分开放置，使用前后均应认真检查各部件是否齐全、连接处是否松动、性能是否良好。使用中轻拿轻放，避免丢失、碰撞、挤压。每次用后认真清洗、保养及检查。一般手术器械一用一灭菌，根据器械的不同材质要求选择不同的灭菌方法。原则上能用压力蒸汽灭菌法的首选压力蒸汽灭菌法；不耐热不耐湿的器械物品采用环氧乙烷灭菌或低温等离子灭菌；采用2%的戊二醛浸泡需要10小时才能达到灭菌。特异性感染患者使用的器械，擦净血迹后直接放入带盖防渗漏硬质容器中，单独送中心消毒供应部处置。

手术器械按其用途分为基本器械、特殊器械（图5－1）。

1. 基本器械 ①切割及解剖器械：有手术刀、手术剪、骨刀、剥离器、骨剪等用于手术切割及分离组织。②夹持及钳制器械：有不同型号的直、弯血管钳，不同型号的持针器，不同大小和形状的钳子、镊子。用于手术中夹持组织、缝线、针。达到术中止血、分离组织、缝合组织等作用。③牵拉用器械：有不同形状和大小的拉钩、胸、腹腔牵开器等用于扩张脏器和组织，充分暴露手术视野，便于手术操作。④探查和扩张器：有胆道探条、男女尿道扩张器、各种探针等用于空腔、扩大腔隙、窦道探查等。⑤取拿异物钳：有胆道异物钳、膀胱、尿道异物钳、宫腔取异物钳、气管异物钳、活体组织钳等用于取拿各部位异物组织。

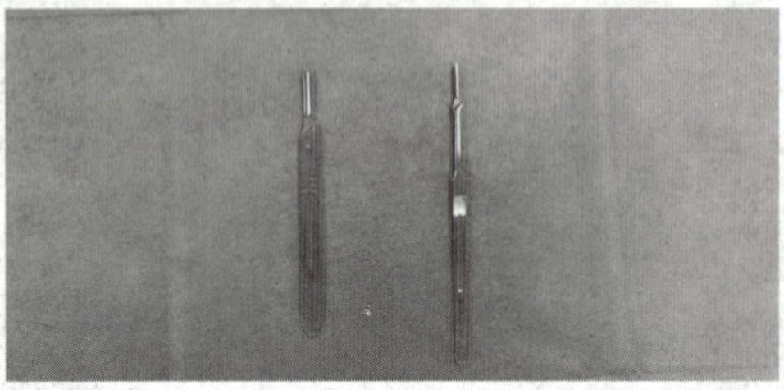

手术刀柄

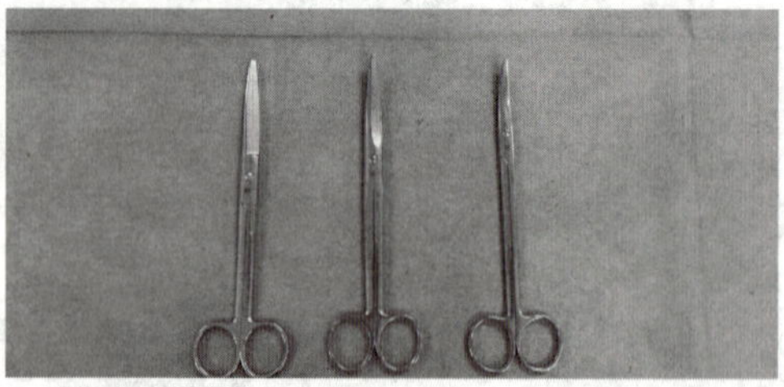

手术剪刀

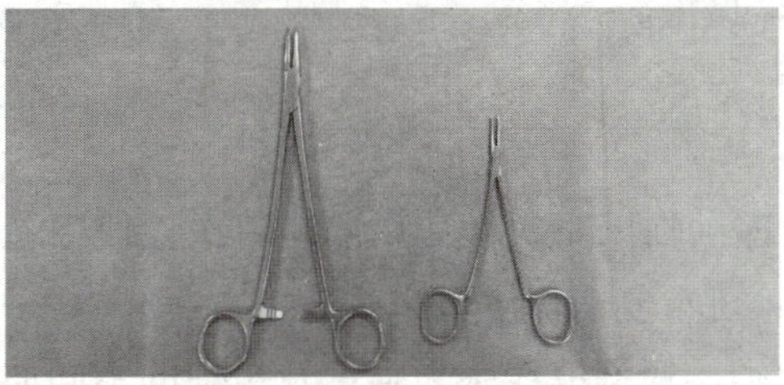

持针器

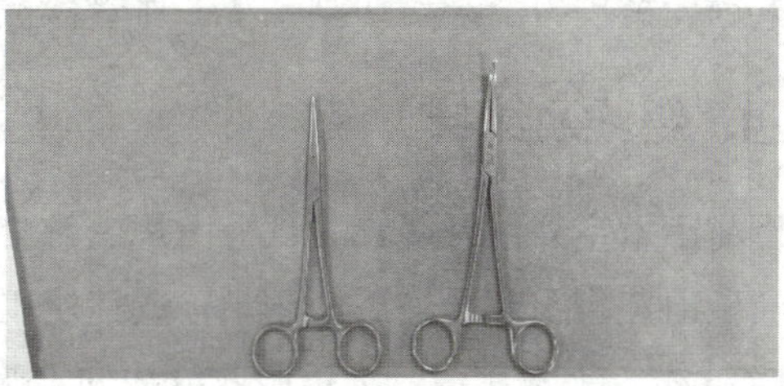

直、弯血管钳

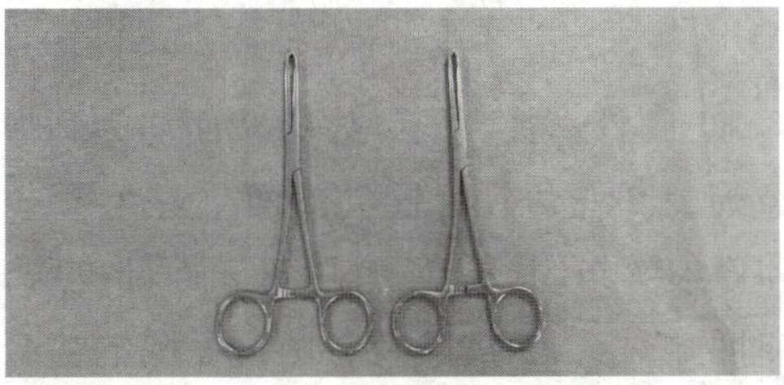

艾力斯钳

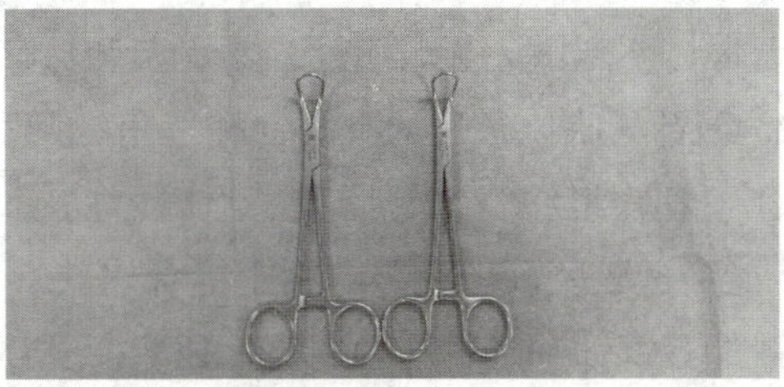

毛巾钳

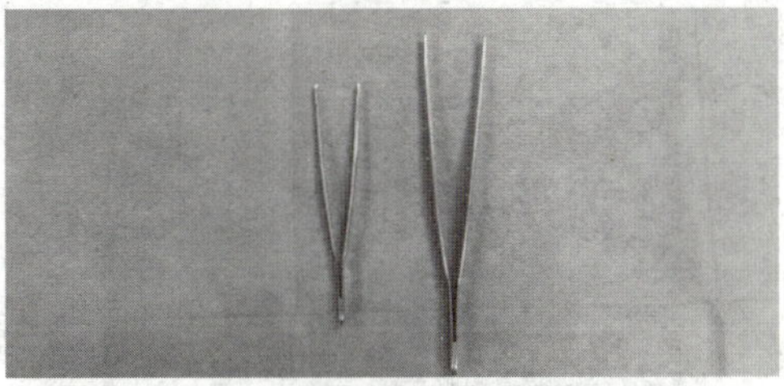

镊子

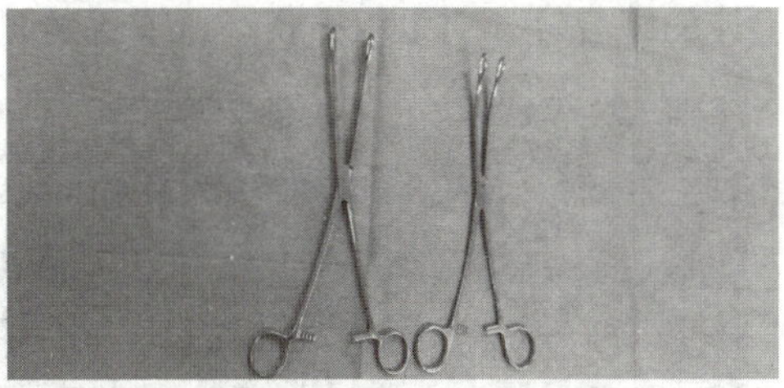

卵圆钳

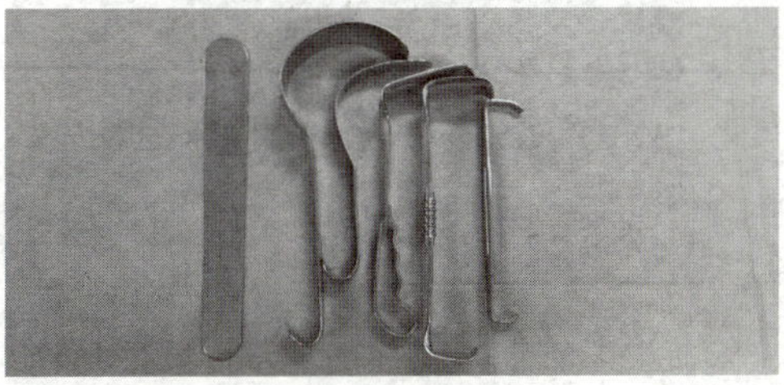

拉钩

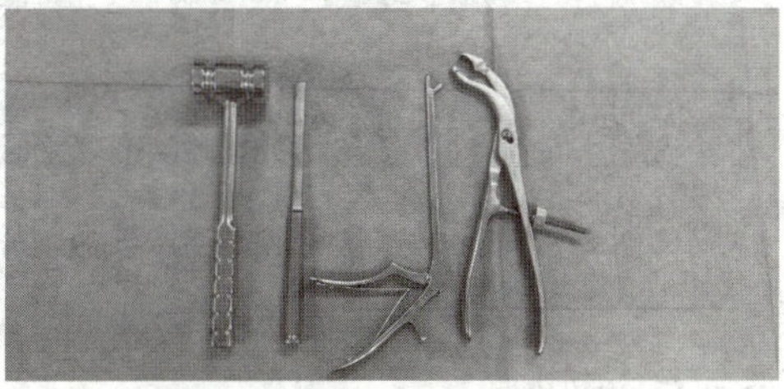

骨科器械

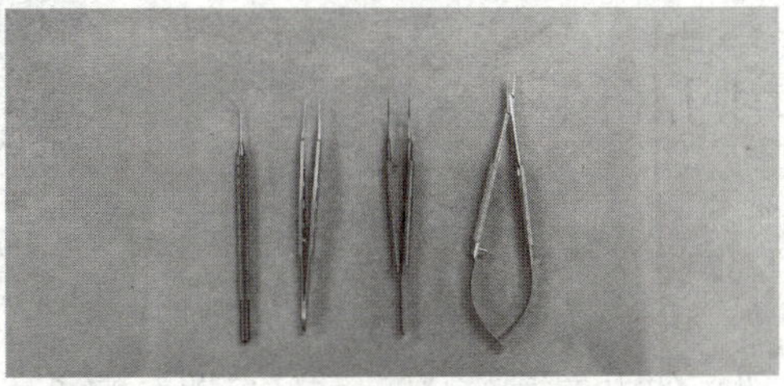

眼科显微器械

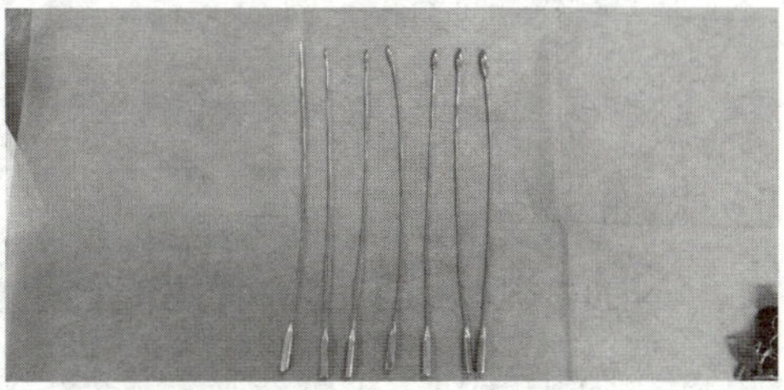

胆道器械

图 5－1　手术室常用手术器械

2. 特殊器械　①内镜类：有腹腔镜、胸腔镜、膀胱镜、关节镜和纤维支气管镜等（图 5－2）。②吻合器类：有食管、胃、直肠和血管等吻合器。③其他精密仪器：包括高频电刀、双极电凝镊、电钻、电锯、植皮刀、超声切割系统、血管器械、手术显微器械等。

四、缝线及缝针

目前手术室缝线及缝针大部分由厂家统一进行灭菌处理供临床一次性使用。非一次性使用缝线及缝针经压力蒸汽灭菌合格后使用。一次性使用缝线及缝针不可重复消毒使用。

1. 缝线 手术用线分为可吸收缝线和不吸收缝线两大类。根据缝线张力强度及粗细的不同亦分为不同型号。以号码标明，常用有 1～10 号线，号码越大表示缝线越粗，张力强度越大。“0”数越多的线越细，临床上以3/0、0、4 和7 号较常用。选择缝线原则：选用具有一定的张力、易打结、组织反应小、无毒、不致敏、无致癌性、易灭菌和保存的缝线使用。

2. 缝针 临床常用的有圆针和三角针两类（图 5－3）。①圆针：针尖及针体的截面均为圆形，用于缝合一般软组织，如胃肠壁、血管、筋膜、腹膜和神经等。②三角针：针尖前面呈三角形（三菱形），能穿透较坚硬的组织，用于缝合皮肤、韧带、软骨和瘢痕等组织，但不宜用于颜面部皮肤缝合。两类针都有直针和弯针 2 种。直针适合于宽敞或浅部操作时的缝合，如皮肤及胃肠道黏膜的缝合，有时也用于肝脏的缝合；弯针临床应用最广，适于狭小或深部组织的缝合。根据弧度的不同分为 1/2、1/4、3/8、5/8 弧等。几乎所有组织和器官均可选用不同大小、弧度的弯针进行缝合。临床上大都采用针线一体的缝合针，对组织损伤小、节省时间。

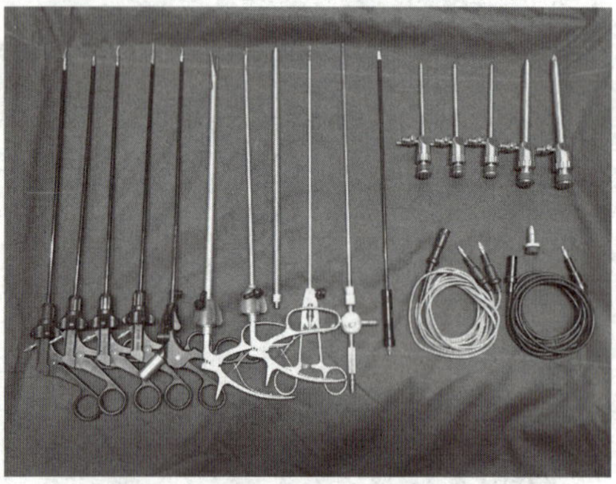

图 5－2　手术室常用腔镜手术器械

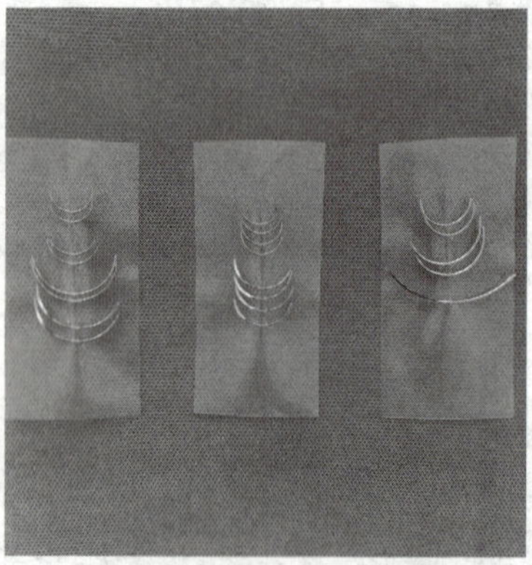

图 5－3　手术室常用手术缝针

五、引流物

常用的引流物有：橡皮引流条、橡皮胶管、乳胶管、T 型管、橡胶气囊导尿管等。

第三节　手术人员的准备

PPT

一、术前一般准备

（1）手术人员进入手术室前必须更换手术衣、裤（仅留短的内衣裤）、鞋，戴好口罩、帽子。

（2）患上呼吸道感染者，原则上不得参加手术，如必须参加手术的相关人员，进入手术室时应戴双层口罩。手臂皮肤有化脓性感染或破损者，不能参加手术。

（3）术前修剪指甲，不涂指甲油。取下戒指、手链、手表等饰品。

二、外科手消毒

1. 手及手臂皮肤的准备　即外科手消毒，指手术人员用流动水和洗手液揉搓冲洗双手、前臂至上臂下1/3，再用手消毒剂清除或者杀灭手部、前臂至上臂下1/3暂居菌和减少常居菌的过程。

外科手消毒的设施包括以下内容。

（1）洗手池　设在手术间附近，配非手触摸式感应水龙头。洗手用水水质符合GB5749《生活饮用水卫生标准》要求，水温宜在32~38℃，不宜使用储箱水。

（2）洗手液（肥皂）　盛放洗手液的容器宜为一次性使用。重复使用的洗手液容器应定期清洁、消毒。洗手液有混浊、变色时及时更换，并清洁、消毒容器。使用的肥皂应保持清洁与干燥。

（3）干手物品　常用无菌巾，一人一用。

（4）消毒剂　要符合国家管理要求，在效期内使用。用于手外科消毒的消毒剂主用有氯己定醇复合消毒液、碘伏和2%~4%氯己定消毒液等。消毒剂应具有广谱抗菌、快速、持久活性、无刺激性等特点。消毒剂出液器采用非手触摸式一次性使用包装产品，如非一次性使用，每周对容器清洁、消毒后再使用。手外科消毒剂开启应标明开启日期与时间，失效时间查看产品说明书要求。

（5）计时装置　方便医务人员观察洗手与手消毒时间。

（6）镜子　位于洗手池正前方，便于洗手前整理着装。

（7）外科手消毒流程图　便于医务人员规范洗手（图5-4）。

第一步　卫生洗手

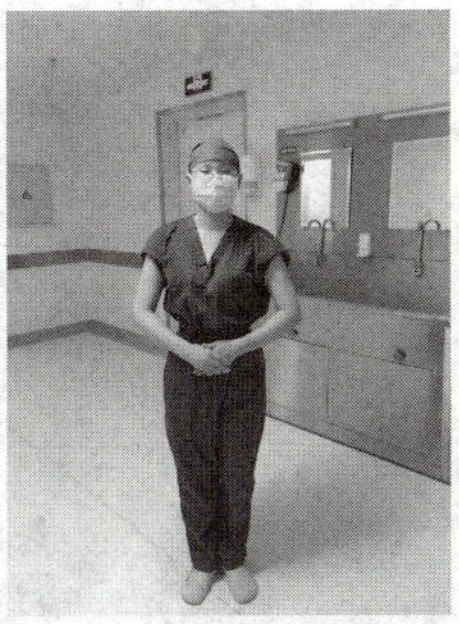

穿戴整齐

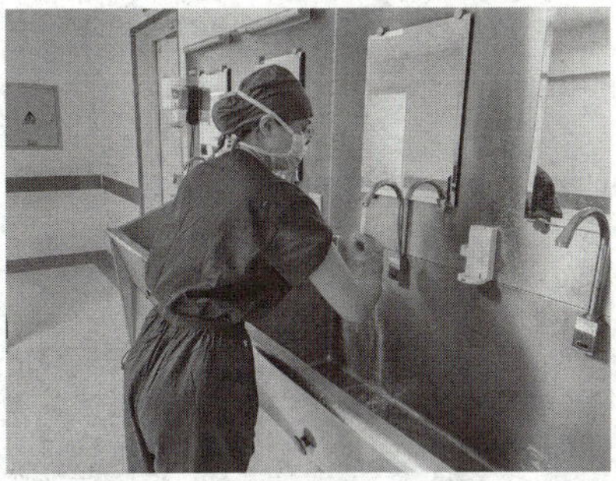

视情况刷手或洗手

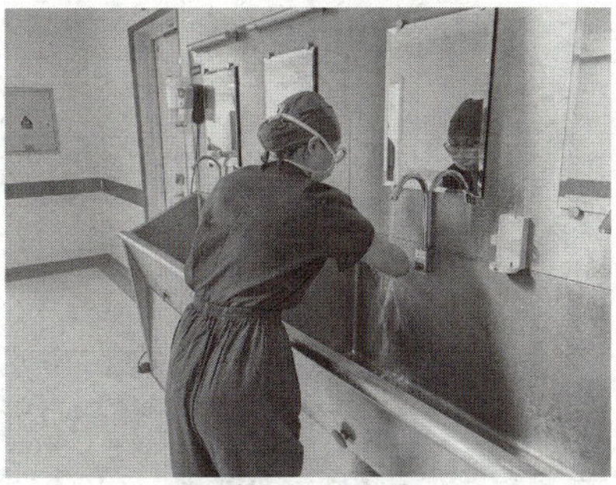

淋湿双手臂

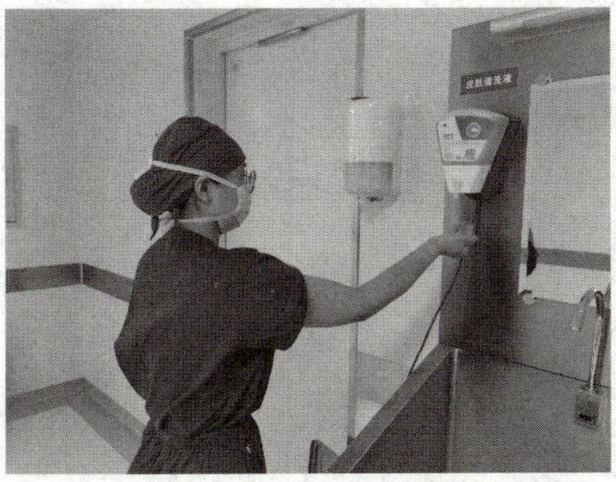

取洗手液

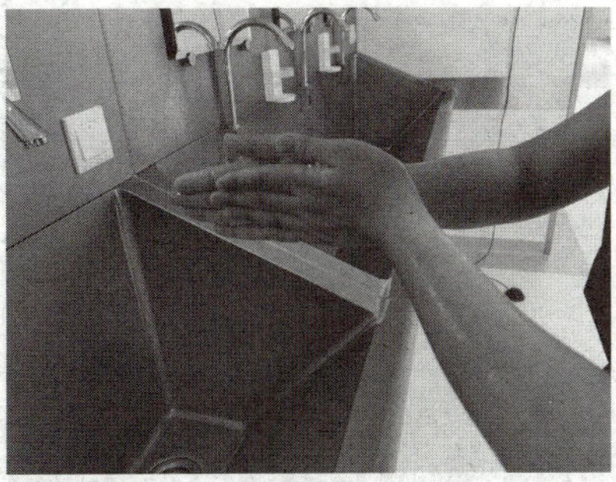

内

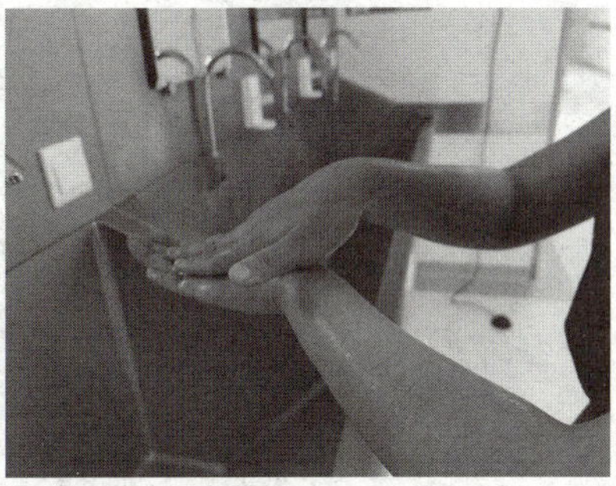

外

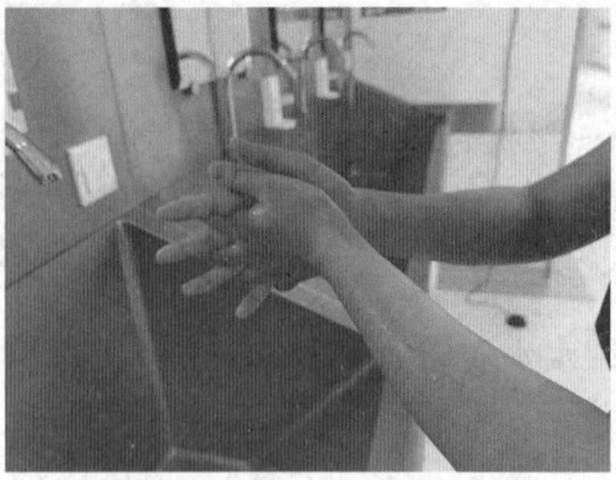

夹

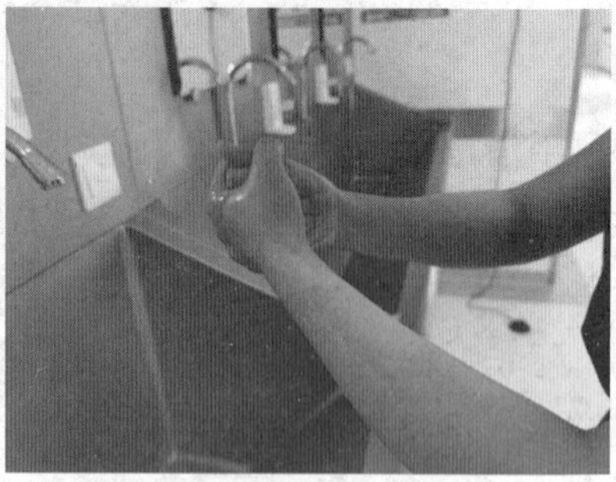

弓

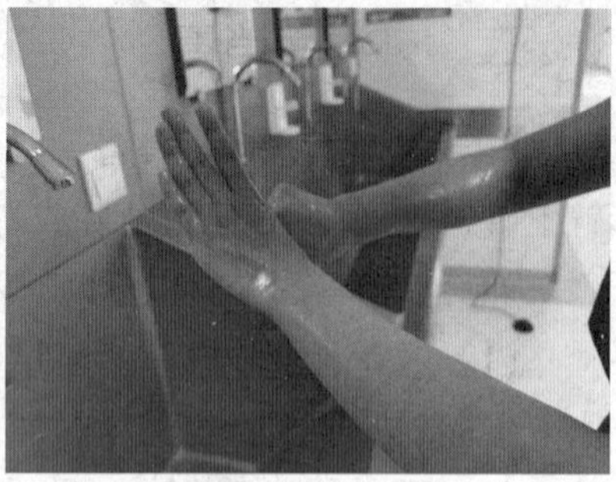

大

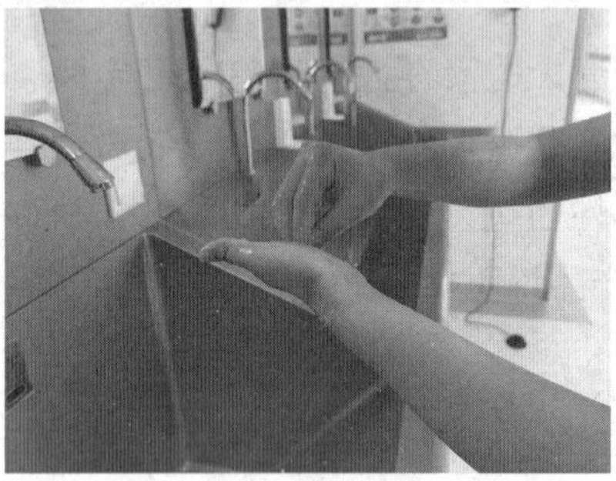

立

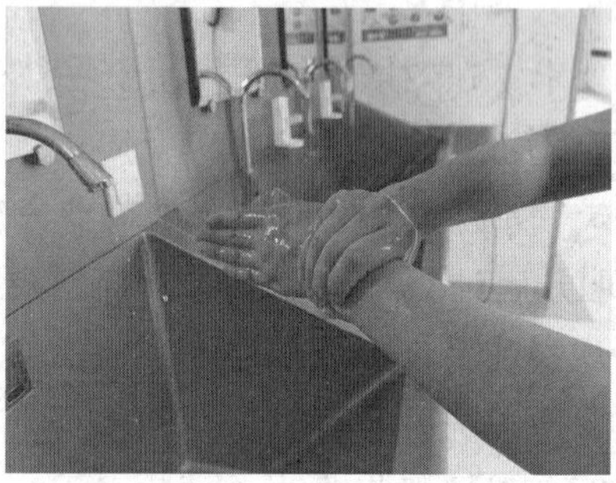

腕

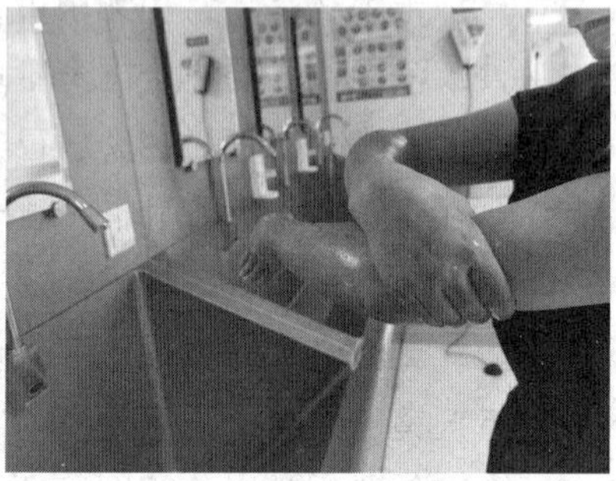

前臂

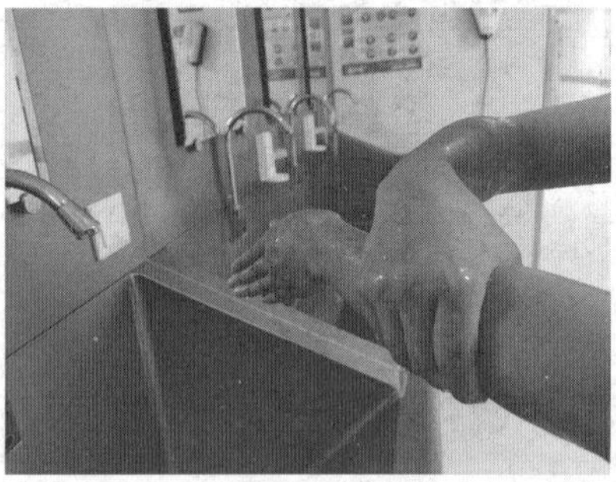

上臂下 1/3

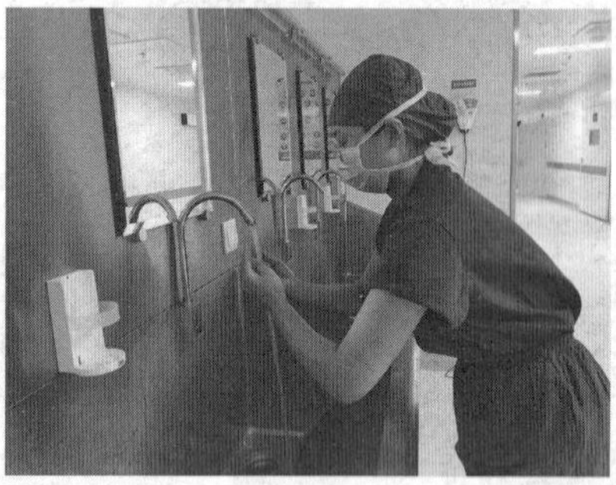

冲洗手臂

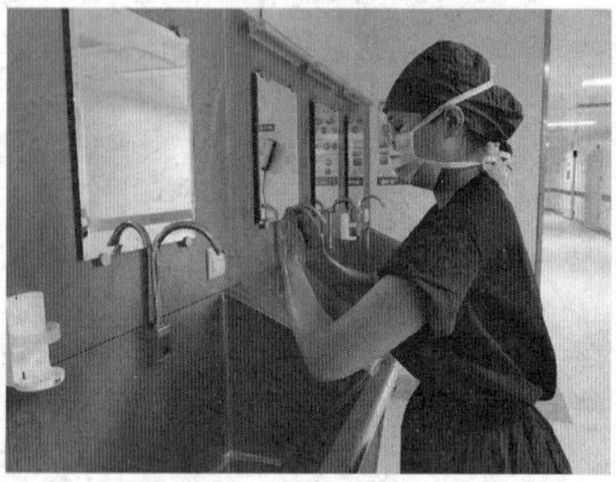

沥干数秒

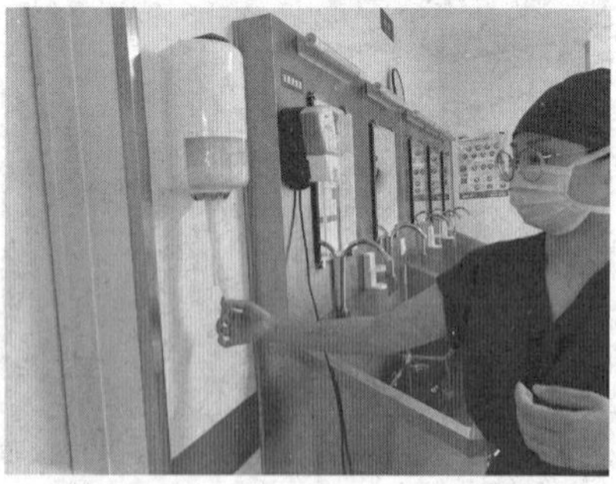

取干手毛巾

第二步　干手

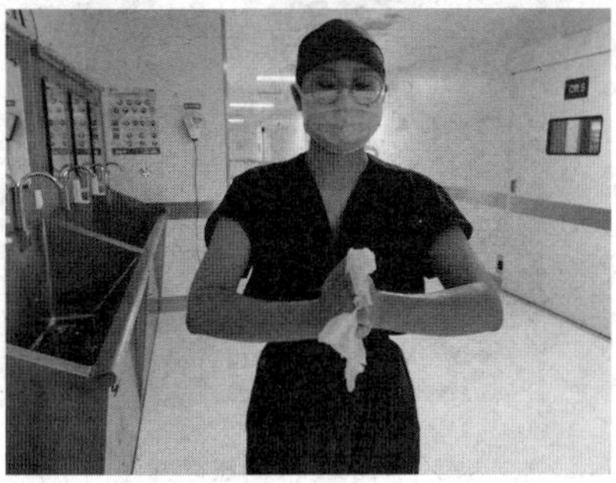

干手 1

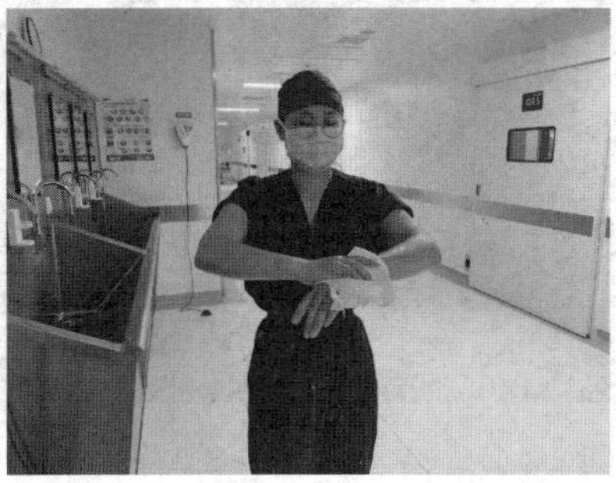

干手 2

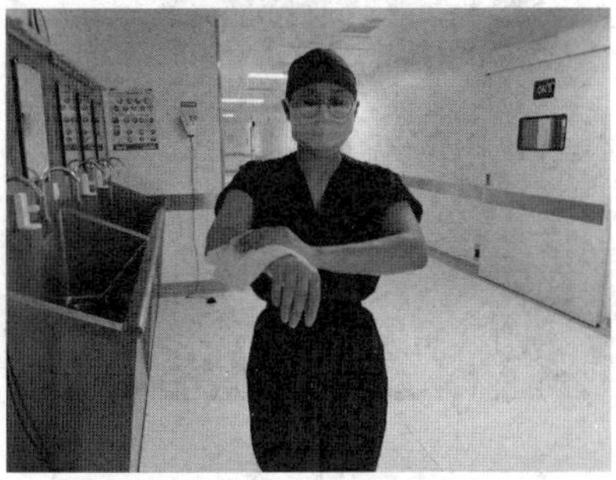

干手 3

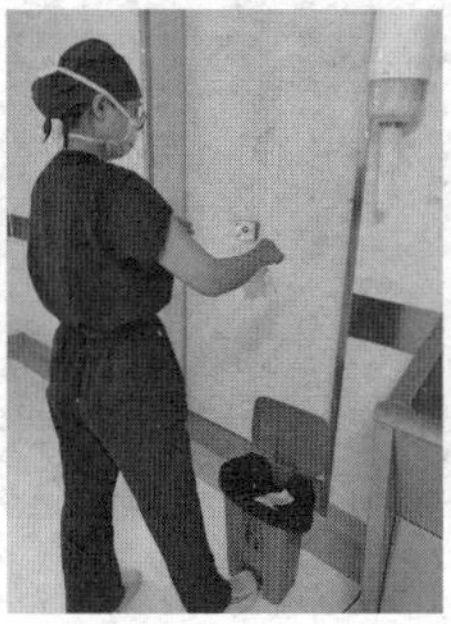

干手 4

第三步　外科手消毒

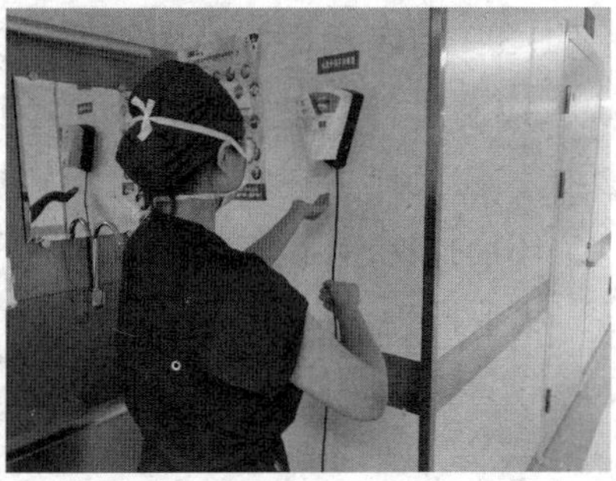

左手取消毒液

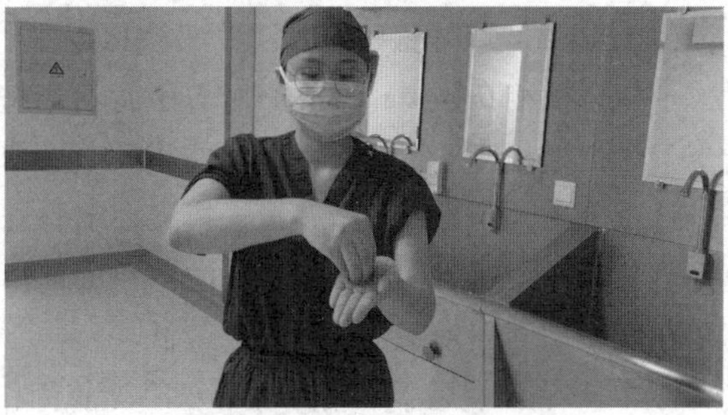

右手指尖立于左手掌心揉搓（至少 5 秒）

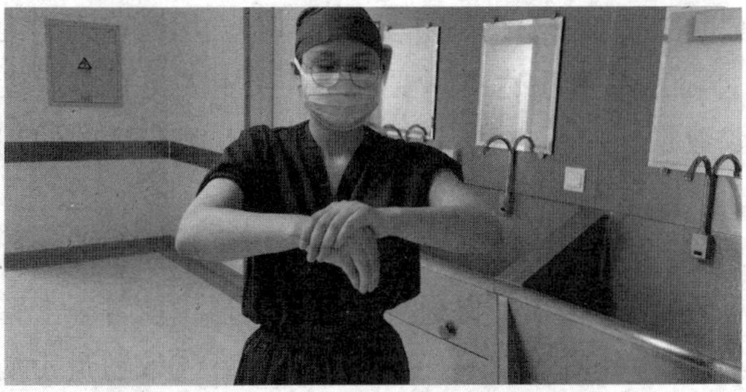

涂抹右手背、手掌

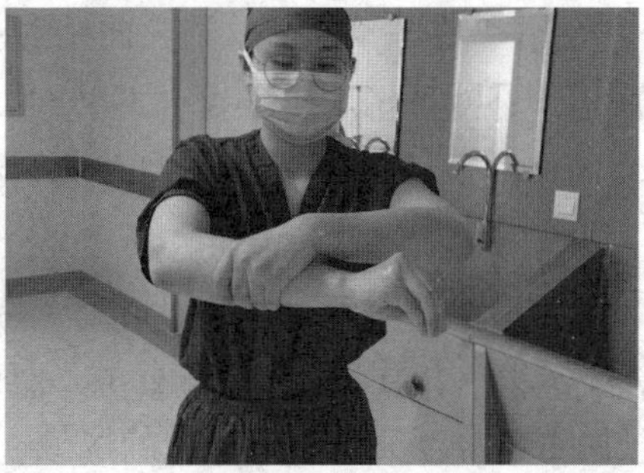

涂抹右前臂

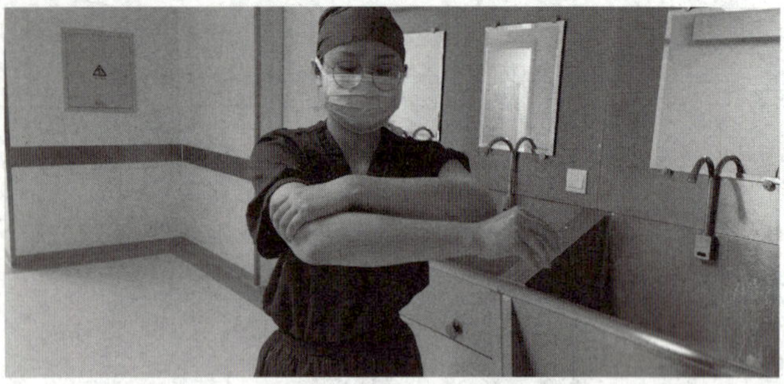

涂抹右上臂下 1/3

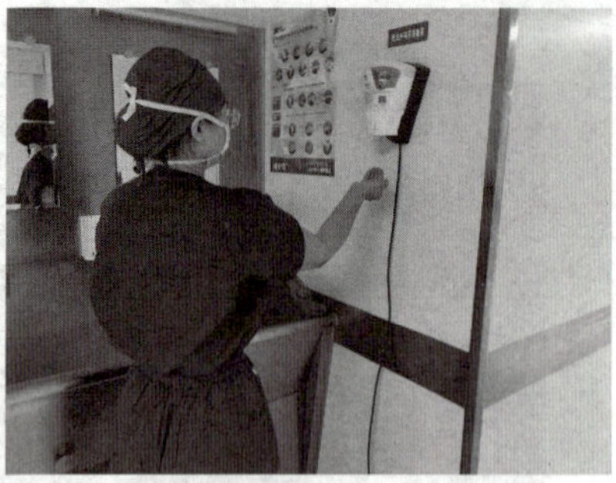

右手取消毒液同法涂抹左侧手臂

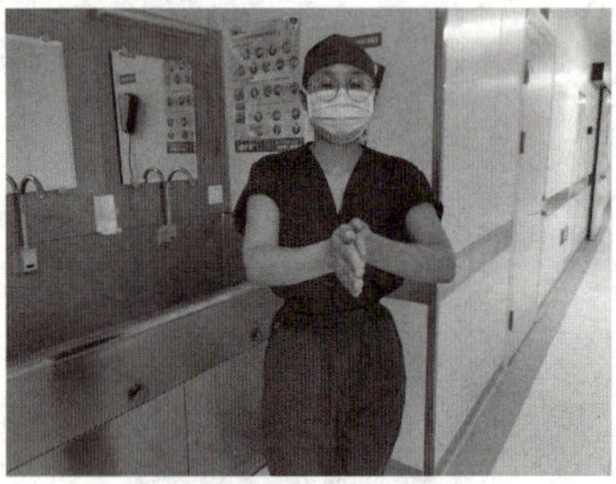

取消毒液按“内外夹弓大立腕”消毒双手至干

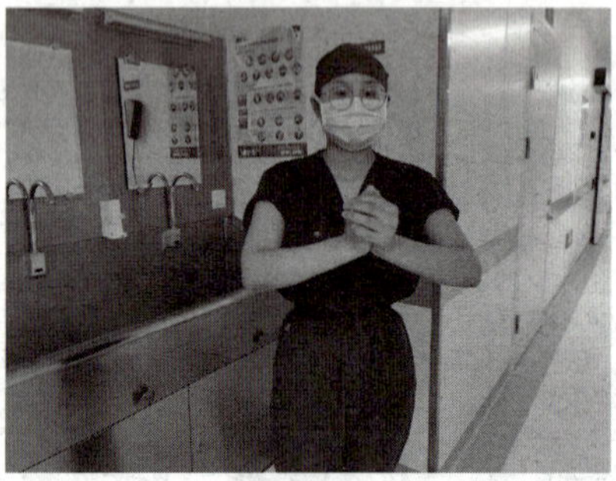

结束姿势

图 5-4　外科手消毒流程图

2. 外科手消毒的方法

（1）洗手　取适量皂液或洗手液涂抹双手、前臂和上臂下 1/3，彻底揉搓，顺序如下：①掌心相对，手指合拢相互揉搓；②手心对着手背沿指缝相互进行揉搓，换手进行重复动作；③掌心相对，手指交叉沿指缝相互进行揉搓；④弯曲指关节在掌心进行旋转揉搓；⑤大拇指在掌心进行旋转揉搓，换手进行重复的动作；⑥五指并拢，指尖在掌心进行旋转揉搓；⑦环形揉搓腕部、前臂至上臂下 1/3 处，换手重复动作。然后在流动水下冲洗双手、前臂和上臂下 1/3，从手指尖到肘部，沿着一个方向冲洗，不要在水中来回移动手臂，肘部放最低。

（2）干手　使用干手用品擦干双手、前臂和上臂下 1/3。

（3）手消毒　常用方法包括外科冲洗手消毒和外科免冲洗手消毒。

外科冲洗手消毒方法：①取适量手消毒剂涂抹至双手每个部位、前臂和上臂下 1/3，并认真进行揉搓 3～5 分钟；②在流动水下从指尖向手肘单一的方向地冲净双手、前臂和上臂下 1/3，用经过灭菌的布巾彻底擦干；③冲洗水应该符合 GB5749 的规定。冲洗水的水质达不到要求时，手术人员在戴手套前，应使用速干手消毒剂消毒双手；④手消毒剂的取液量、使用方法及揉搓时间应遵循产品的使用说明。

外科免冲洗手消毒方法：①取适量手消毒剂放置于左手掌上；②将右手的手指尖浸泡在手消毒剂中（≥5s）；③将手消毒剂涂抹在右手、前臂直至上臂下 1/3，必须确保通过环形运动环绕前臂至上臂下 1/3，使手消毒剂完全覆盖皮肤的区域，持续进行揉搓 10～15 秒，直至消毒剂干燥；④取适量手消毒剂放置在右手掌上；⑤在左手上重复②、③的过程；⑥取适量手消毒剂放置在手掌上；⑦进行揉搓双手直至手腕，揉搓方法按照洗手方法中的①至⑤揉搓步骤进行，揉至手部完全干燥；⑧手消毒剂取液量、使用方法及揉搓时间遵循产品的使用说明。

3. 注意保持双手无菌　双手悬空在胸前（上不能过肩，下不能过脐，左右不能过腋中线）。保持双手无菌进入手术间。

三、穿脱无菌手术衣

根据《手术室护理实践指南》要求为全包式手术衣。

1. 穿无菌手术衣的目的　预防和避免手术过程中医护人员衣物上的细菌污染手术切口，同时保障手术人员安全，预防职业暴露。

2. 穿无菌手术衣的方法（图5－5）

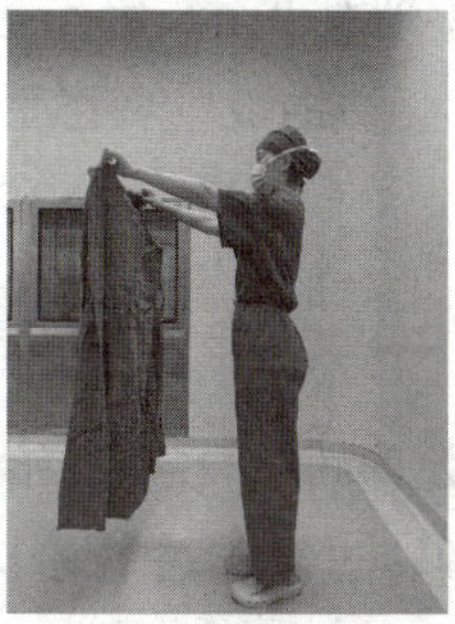
第一步

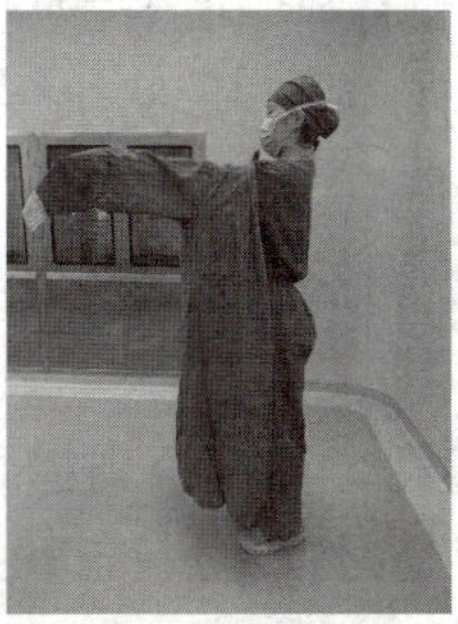
第二步

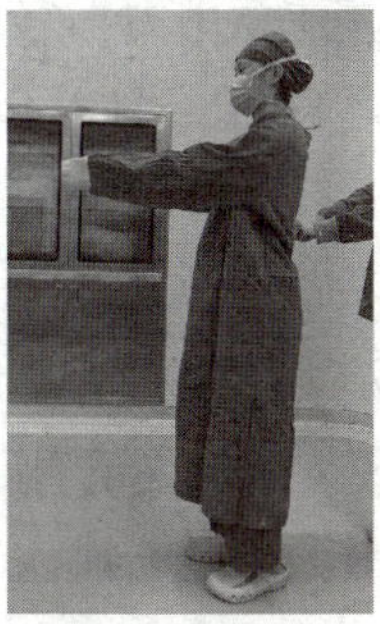
第三步

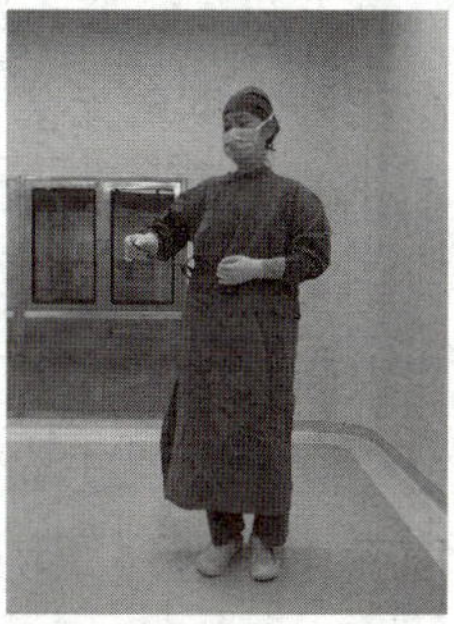
第四步

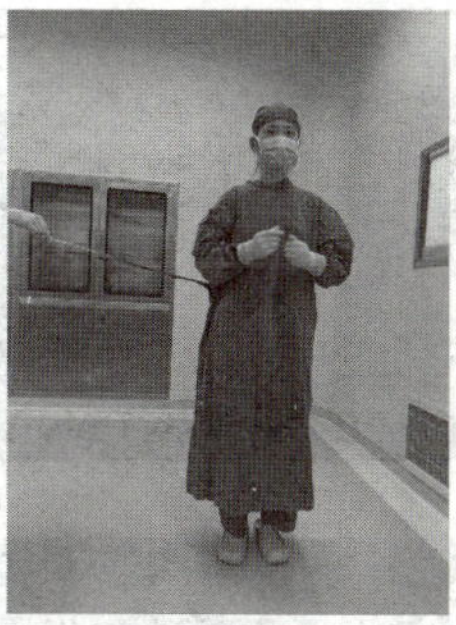
第五步

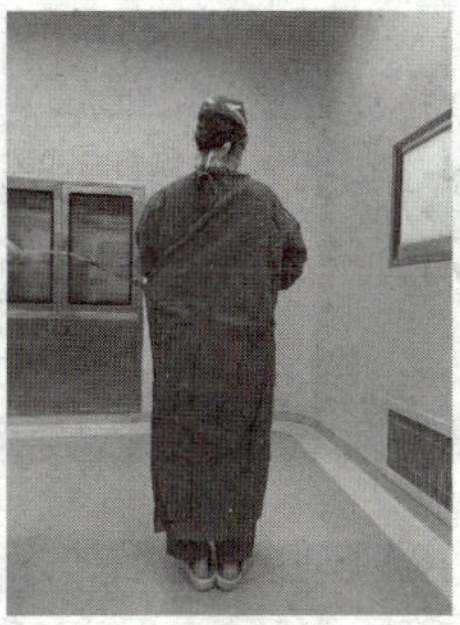
第六步

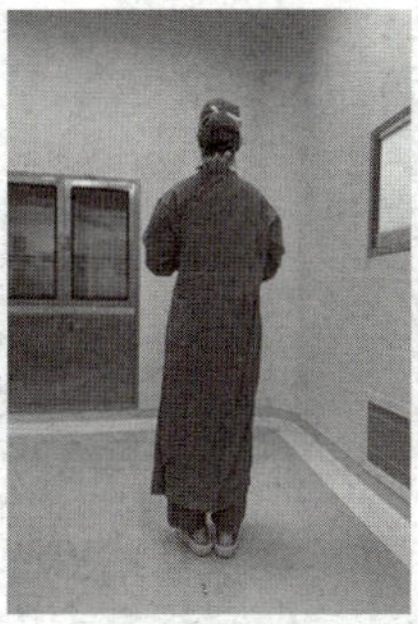
第七步

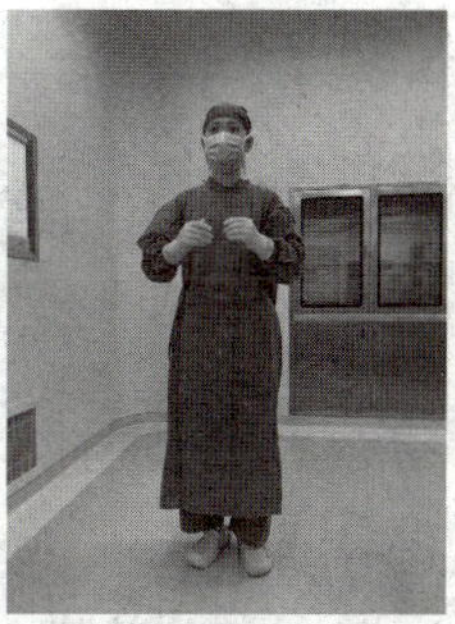
第八步

图5－5　穿无菌手术衣

（1）拿取无菌手术衣，选择宽敞处，面向无菌台，手提衣领，抖开，无菌手术衣另一端下垂。

（2）两手提衣领两角，衣袖向前，将手术衣张开，与肩平齐，使手术衣内侧面面对自己，顺势将双手和前臂伸入衣袖，向前平行伸展。

（3）巡回护士在穿衣者后面抓住衣领内面，将袖口后拉，分别系好领口和左叶背部与右侧腋下的两对系带。穿无菌手术衣时双手不露出袖口。

（4）取无菌手套（退后一步），采用无接触式戴无菌手套方法。手套完全包裹手术衣袖口。

（5）解开胸前腰带，将右叶腰带交于台上其他手术人员或交由巡回护士用无菌持物钳夹取，原地旋转360°，将左右两端系于腰前。使手术衣右叶遮盖左叶。

3. 脱无菌手术衣的方法　原则上由巡回护士协助解开衣领系带，先脱手术衣，再脱手套，确保不污染刷手衣裤。

4. 穿无菌手术衣的注意事项　①穿无菌手术衣必须在相应手术间进行；②手术衣大小长短合适，要求无污染、潮湿、破损；③无菌手术衣不可触及非无菌区域，如有质疑立即更换；④巡回护士向后拉衣领时，不可接触手术衣外面；⑤穿无菌手术衣人员必须戴好手套，方可解开或接取腰带，未戴手套的手不可触及衣袖及其他部位；⑥无菌手术衣的无菌范围为肩以下、腰以上及两侧腋前线之间；

⑦手术衣如有破损或可疑污染，应及时更换。

四、戴脱无菌手套

1. 戴手套方法 《手术室护理实践指南》要求戴无菌手套应采用无接触式戴无菌手套方法（图5－6），有自戴无菌手套方法和协助戴无菌手套方法两种。

（1）自戴无菌手套方法 穿无菌手术衣时双手不露出袖口。隔衣袖取手套一只置于同侧的掌侧面，指端朝向前臂，拇指相对，反折边与袖口平齐，隔衣袖抓住手套边缘并将之翻转包裹及袖口。同法戴另一只手套，向近心端拉衣袖，注意用力不宜过猛，袖口拉到拇指关节处即可。整理双手至舒适。

（2）协助戴无菌手套方法 撑开一只手套，拇指对准被戴者，手指自然下垂，协助被戴者将手伸入手套内，并包裹袖口。

2. 脱手套方法 用戴手套的手抓取另一只手的手套外面翻转摘除。用已摘除手套的手伸入另一只手套内侧面翻转摘除。注意清洁手不被手套外侧面所污染。

注意事项：①向近心端拉衣袖，注意用力不宜过猛，袖口拉到拇指关节处即可；②双手始终不能露于衣袖外，所有操作双手均在衣袖内；③戴手套时，将反折边的手套翻转过来包裹着袖口，不可将腕部裸露；④感染、骨科等手术时手术人员应戴双层手套（穿孔指示系统），有条件内层为彩色手套。

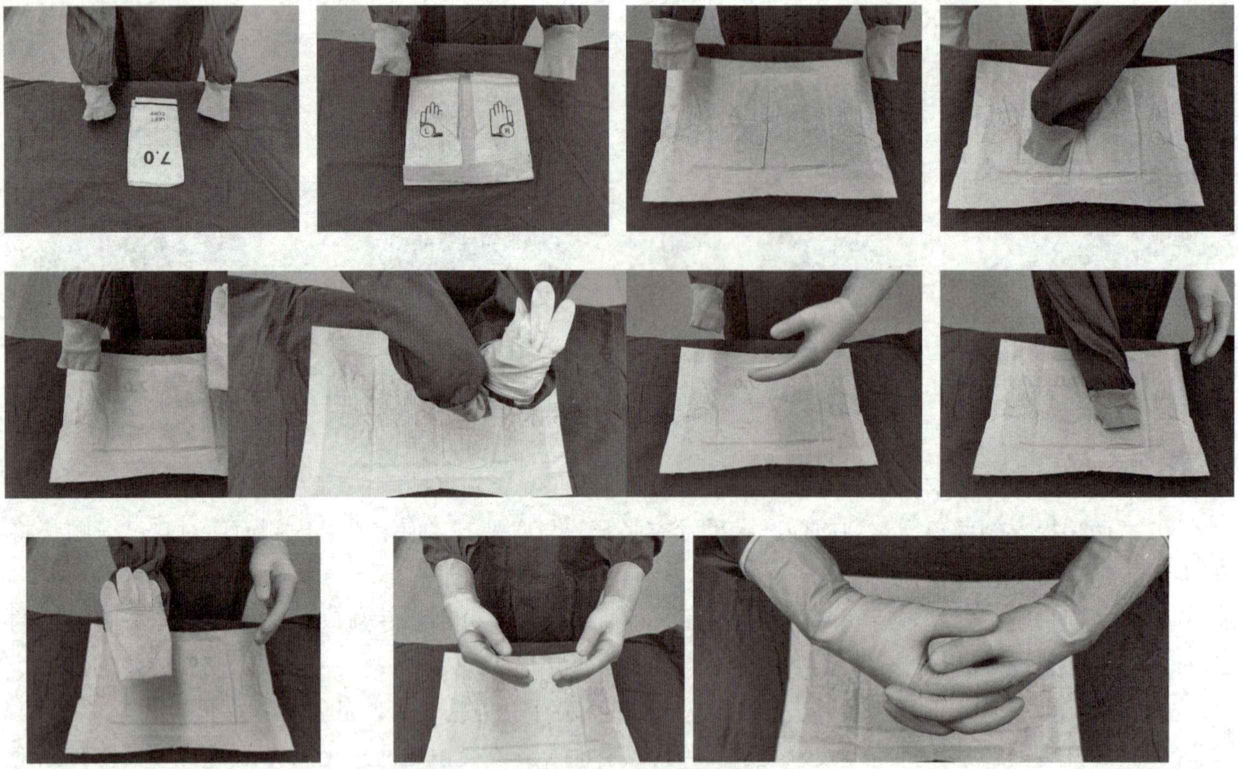

图5－6 无接触式戴无菌手套方法

第四节　手术患者的准备

PPT

一、一般准备

护士需对手术患者进行术前访视，与患者沟通，了解患者一般情况。手术患者须提前送达手术室，做好术前准备。进手术室后，严格执行手术安全核查，必须再次核对患者身份（姓名、性别、年龄、病案号）、手术方式、麻醉方式、知情同意情况、手术部位与标识、皮肤是否完整及术野皮肤准备情况、患者过敏史、抗菌药物皮试结果、术前备血情况、有无假体及其他体内植入物、影像学资料等。核对无误方可准备以下工作。

二、手术体位

手术体位的安置原则：根据手术需要，选择合适的体位，充分暴露手术野，保护患者隐私。具体要求：①保证患者舒适与安全，保持身体各肢体处于功能位，防止受牵拉、扭曲、压迫致神经、血管损伤；②保持呼吸道通畅，避免压迫胸部及颈部；③正确约束患者，保护皮肤不长期受压，防止压力性损伤等并发症；④肢体固定时要避免影响动脉供血及静脉回流，维持循环功能稳定；⑤充分暴露手术野，维持体位稳定，防止术中移位、坠床。常用手法体位见图5－7。

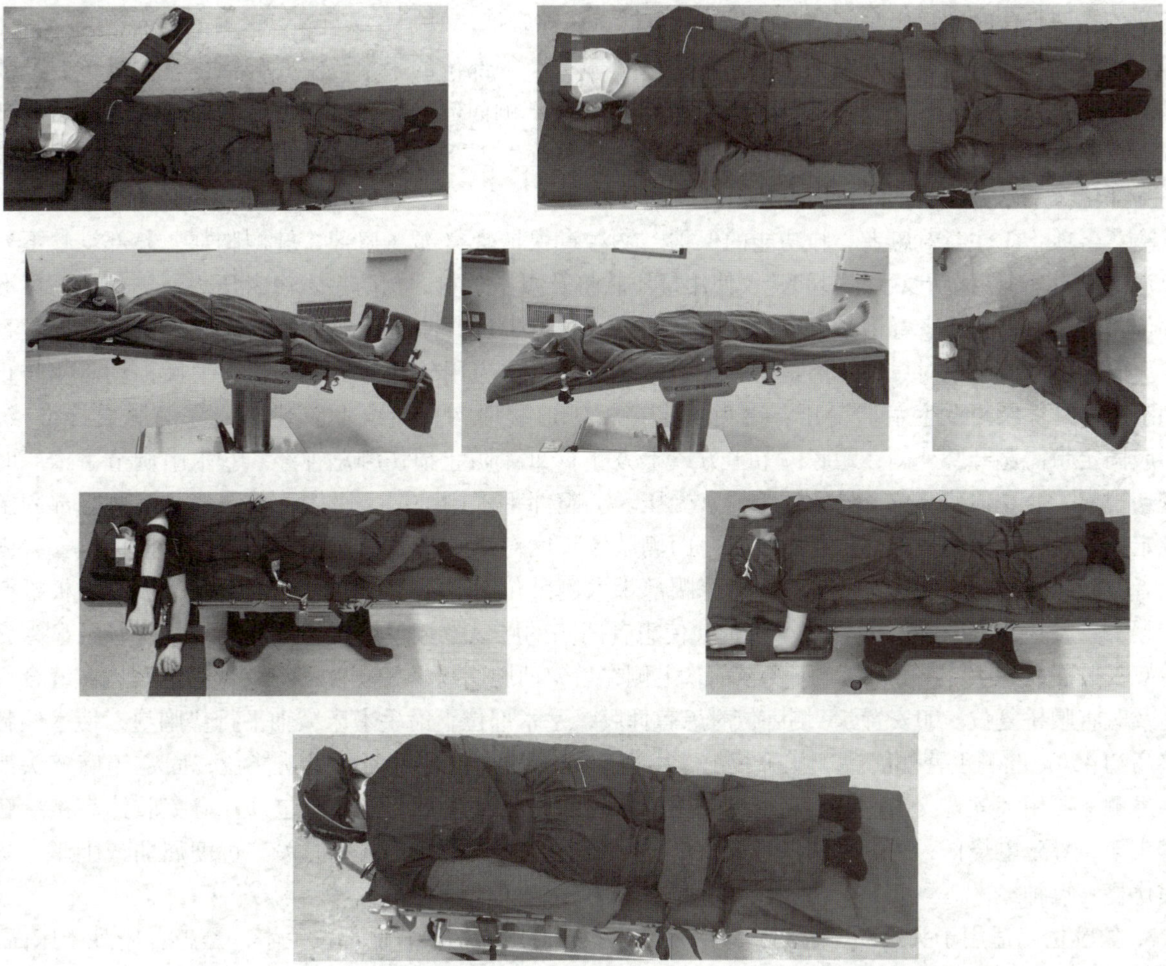

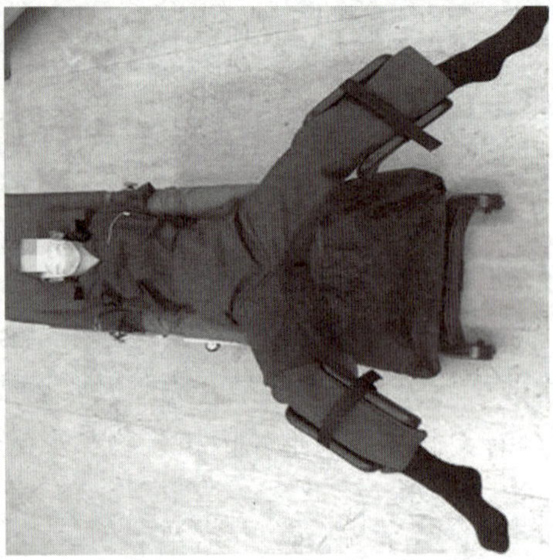

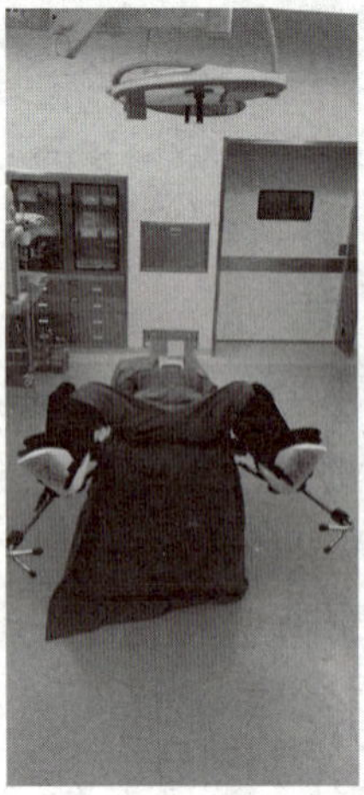

图 5-7　常用手术体位

1. 仰卧位　适用于头颈部、颜面部、胸腹部、四肢等手术，是将患者头部放于枕上，两臂置于身体两侧或自然伸开，两腿自然伸直的一种体位。根据手术部位及手术方式的不同摆放各种特殊的仰卧位，包括头（颈）后仰卧位、头高脚低仰卧位、头低脚高仰卧位、人字分腿仰卧位等。

注意事项：①根据需要在骨突处（枕后、肩胛、骶尾部、肘部、足跟等）垫保护垫，防止局部组织受压；②上肢固定不宜过紧，预防骨筋膜室综合征；③防止颈部过度扭曲，牵拉臂丛神经；④妊娠晚期孕妇在仰卧位时需适当左侧位，预防仰卧位低血压综合征。

2. 侧卧位　适用于颞部、肺、食管、侧胸壁、髋关节等部位的手术。主要包括标准侧卧位、腰部手术侧卧位、45°侧卧位，是将患者向一侧自然卧位，头部侧向健侧方向，双下肢自然屈曲，前后分开放置。双臂自然向前伸展，患者脊柱处于水平线上，保持生理弯曲的一种手术体位。在此基础上，根据手术部位及手术方式的不同，摆放各种特殊侧卧位。

注意事项：①注意对患者心肺功能的保护。②注意保护骨突部（肩部、健侧胸部、髋部、膝下外侧及踝部等），根据病情及手术时间建议使用抗压软垫及减压敷料，预防手术患者压力性损伤。③标准侧卧位安置后，评估患者脊椎是否在一条水平线上，脊柱生理弯曲是否变形，下侧肢体及腋窝处是否悬空。颅脑手术侧卧位时肩部肌肉是否牵拉过紧。肩带部位应用软垫保护，防止压力性损伤。④防止健侧眼睛、耳郭及男性生殖器受压。避免固定挡板压迫腹股沟，导致下肢缺血或深静脉血栓形成。⑤下肢固定带需避开膝外侧，距膝关节上方或下方 5cm 处，防止损伤腓总神经。⑥术中调节手术床时需密切观察，防止体位移位，导致重要器官受压。⑦髋部手术侧卧位，评估患者胸部及下侧髋部固定的稳定性，避免手术中体位移位，影响术后两侧肢体长度对比。⑧体位安置完毕及拆除档板时妥善固定患者，防止坠床。⑨安置肾脏、输尿管等腰部手术侧卧位时，手术部位对准手术床背板与腿板折叠处，腰下置腰垫，调节手术床呈“∧”形，使患者凹陷的腰区逐渐变平，腰部肌肉拉伸，肾区显露充分，双下肢屈曲约 45°错开放置，下侧在前，上侧在后，两腿间垫一大软枕，约束带固定肢体。缝合切口前及时将腰桥复位。⑩安置 45°侧卧位时患者仰卧，手术部位下沿手术床纵轴平行垫胸垫，使术侧胸部垫高约 45°；健侧手臂外展置于托手板上，术侧手臂用棉垫保护后曲肘呈功能位，固定于麻醉头架上；患侧下肢用大软枕支撑，健侧大腿上端用挡板固定，注意患侧上肢必须包好，避免肢体直接接触麻醉头架，导致电烧伤；手指外露以观察血运；保持前臂稍微抬高，避免肘关节过度屈曲或上举，防止损伤桡、尺神经。

3. 俯卧位　适用于头颈部、背部、脊柱后路、盆腔后路、四肢背侧部位手术，是患者俯卧于床面、面部朝下、保证胸腹部最大范围不受压、双下肢自然屈曲的手术体位。

注意事项：①轴线翻身时需要至少四名医护人员配合完成，步调一致，麻醉医生位于患者头部，负责保护头颈部及气管导管，一名手术医生位于患者转运床一侧，负责翻转患者，还有一名手术医生位于患者手术床一侧，翻转接住被翻转患者，巡回护士位于患者足部，负责翻转患者双下肢。②眼部保护时应确保双眼眼睑闭合，避免角膜损伤，受压部位避开眼眶、眼球。③患者头部摆放合适后，应处于中立位，避免颈部过伸或过屈，下颌部支撑应避开口唇部，并防止舌外伸后造成舌损伤，头面部支撑应避开两侧颧骨。④摆放双上肢时，应遵守远端关节低于近端关节的原则，约束腿部时应避开腘窝部。⑤妥善固定各类管道，粘贴心电监护电极片的位置应避开俯卧位时受压部位。⑥摆放体位后，应逐一检查各受压部位及各重要器官，尽量分散各部位承受的压力，并妥善固定。⑦术中应定时检查患者眼睛、面部等受压部位情况，检查气管插管的位置，各管道是否通畅。⑧若术中唤醒或体位发生变化时，应检查体位有无改变，支撑物有无移动，并按上述要求重新检查患者体位保护及受压情况。⑨肛门、直肠手术时，双腿分别置于左右腿板上，腿下垫体位垫，双腿分开，中间可站一人为宜，角度小于90°。⑩枕部入路手术、后颅凹手术可选用专用头架固定头部，各关节固定牢固，避免松动。

4. 截石位　适用于会阴部及腹会阴联合手术，患者仰卧，双腿放置于腿架上，臀部移至床边，最大限度的暴露会阴部，多用于肛肠手术和妇科手术。

注意事项：①腿架托住小腿及膝部，必要时腘窝处垫体位垫，防止损伤腘窝血管、神经及腓肠肌；②手术中防止重力压迫膝部；③手术结束复位时，双下肢应单独、慢慢放下，并通知麻醉师，防止因回心血量减少，引起低血压。

5. 膝胸卧位　适用于肛门、直肠、乙状结肠镜检查及治疗，也常用于妇产科矫正胎位不正或子宫后倾及促进产后子宫复原。是患者两腿稍分开，胸部、膝部和小腿面贴于床，大腿垂直于床，腹部与床面间自然形成空间的一种体位。

注意事项：因膝胸卧位重心高、稳定性差，注意保护，防止坠床。

三、手术区皮肤消毒

手术区皮肤消毒是清除手术切口处及其周围皮肤上的暂居菌，抑制常居菌的移动，最大限度减少手术部位相关感染的措施之一。在消毒前要评估手术区域皮肤的清洁度、有无破损及感染。如腹部手术特别注意肚脐孔的清洁，若发现皮肤切口处有皮疹、毛囊炎、疖肿等感染灶，考虑延期手术。

1. 皮肤消毒方法　①环形或螺旋形消毒：用于小手术野的消毒。②平行性或叠瓦形消毒：用于大手术野的消毒。③离心形消毒：清洁切口皮肤消毒应从手术野中心开始向周围涂擦。④向心形消毒：污染手术、感染伤口或肛门、会阴部消毒，应从手术区外周清洁部向感染伤口或肛门、会阴部涂擦。以原切口为中心，自上而下，自外而内进行消毒。

2. 常见皮肤消毒　用2%～3%碘酊涂擦手术区，待其干燥后以75%乙醇涂擦2～3遍；或使用0.5%～1%碘伏直接涂擦手术区至少2遍。

3. 皮肤消毒的注意事项　①手术医生必须经外科洗手后方可实施皮肤消毒的操作，消毒时注意手不要触及患者皮肤。②倾倒消毒溶液不可过多或过少。过多浪费，过少达不到消毒效果，以浸没消毒纱布为宜。③消毒必须遵循以切口为中心向四周消毒的顺序，消毒范围应超过手术切口周围15cm，但感染切口、会阴及肛门手术消毒顺序则应由手术区外周向感染部或肛门区涂擦。已经接触感染部位的消毒液纱布，不应再返擦清洁处。消毒完后消毒钳及器皿不可放回无菌台。④术中需延长切口时，手术切口周围皮肤应重新消毒。

练一练

俯卧位适用的手术部位有（　）。

A. 头颈部　　B. 背部　　C. 脊柱后路

D. 盆腔后路　　E. 四肢背侧

答案解析

第五节　手术人员无菌技术

PPT

一、手术人员无菌操作

手术中的无菌操作是预防切口感染，保证患者安全的关键，也是影响手术成功的重要因素。所有参加手术的人员必须充分认识其重要性，严格执行无菌操作原则，并且贯穿手术的全过程。

1. 认真进行外科手消毒　应遵循先洗手，后消毒的原则。不同患者手术之间、手套破损或手被污染时，应重新进行外科手消毒。

2. 明确无菌概念、建立无菌区域　手术人员一经“洗手”，手臂即不准接触未经消毒的物品。穿无菌手术衣及戴好无菌手套后，背部、腰部以下和肩部以上都应视为有菌区，不能再用手触摸。手术人员的双手应肘部内收，靠近身体，既不可高举过肩也不可下垂过腰或交叉于腋下。手术台边缘以下的布单不可接触，无菌桌仅桌缘平面以上属无菌，手术护士、巡回护士都不应接触无菌桌缘平面以下的桌布。无菌范围：肩以下、腰以上、双手、双臂、腋中线以前的区域。

3. 保持无菌物品的无菌状态　无菌区内所有物品都必须是灭菌的，如稍有怀疑或无菌包破损或潮湿应立即更换；凡坠落于手术台边或无菌桌缘平面以下的物品应视为有菌。已坠落下去的皮管、电线、缝线不应再向上提拉或再用。无菌布单被水或血浸湿时，应加盖或更换新的无菌单。巡回护士应与无菌物、无菌区保持一定的距离（约30cm），避免衣袖、衣服接触无菌物及跨越无菌区，倾倒溶液时只许瓶口进入无菌区的边缘。

4. 保护皮肤切口　患者的皮肤和工作人员手臂经过消毒以后只能达到相对灭菌，残存在毛孔内的细菌对开放的切口有一定的威胁，故应注意预防污染。在进行皮肤切开前，应用无菌纱布垫遮住切口两旁或用无菌薄膜盖于手术野皮肤上，经薄膜切开皮肤，以保护切口不被污染。切开皮肤和皮下脂肪层后，边缘应以大纱布垫或手术巾遮盖并固定，仅显露手术切口5%。凡与皮肤接触的刀片和器械不应再用。在延长切口或进行缝合前应再用消毒液消毒皮肤一次。

5. 正确传递物品和调换位置　手术时不可在手术人员背后或头顶方向传递器械及手术用品。手术者或助手需要器械时应由洗手护士从器械升降台侧正面方向递给。如因手术需要移动，应面向无菌区。与另一手术人员换位时，应先退后一步，转过身，背对背地转到另一位置上。在经过未穿手术衣人员面前时，应互相让开，以免碰撞污染。

6. 污染手术的隔离技术　进行胃肠道、呼吸道、宫颈等污染手术时，在切开空腔前应用纱布垫保护周围组织，并随时吸除外流的内容物。被污染的器械和其他物品应放在专用污染盘内，避免与其他器械接触。污染的缝针和持针器应在等渗盐水中涮洗。全部污染步骤完成后，手术人员应用无菌水冲洗或更换手套，以尽量减少细菌的污染。

7. 减少空气污染、保持空气净化效果　手术时门窗应关闭，尽量减少在手术间内走动。手术过程中应保持肃静，避免不必要的谈话。咳嗽、打喷嚏时应将头转离无菌区，避免飞沫污染。请他人擦汗时，头应转向一侧，不使纱布纤维落入无菌区。口罩若潮湿应更换。参观手术者不可过于靠近手术人员或站得过高，也不可在室内频繁走动。

8. 连台手术间的处理　上一台手术结束，手术人员应重新外科洗手、更换无菌手术衣、戴无菌手套；上一台手术物品不可用于下一台手术；两台手术之间应留自净时间；手术间地面及物品应清洁，手术间有血液、分泌物污染用消毒液擦拭。

二、无菌器械台的准备

1. 铺置无菌器械台目的　使用无菌单建立无菌区域、建立无菌屏障，防止无菌手术器械及敷料再污染，最大限度地减少微生物由非无菌区域转移至无菌区域；同时可以加强手术器械管理。

2. 铺置无菌器械台方法

（1）方法一　打开无菌包外层包布后，洗手护士进行外科手消毒，由巡回护士用无菌持物钳打开内层无菌单：顺序为先打开近侧，检查包内灭菌化学物合格后再走到对侧打开对侧，无菌器械台的铺巾保证4～6层，四周无菌单垂于车缘下30cm以上，并保证无菌单下缘在回风口以上。协助洗手护士穿无菌手术衣、戴无菌手套。再由巡回护士与洗手护士一对一打开无菌敷料、无菌物品。

（2）方法二　打开无菌包外层包布后，洗手护士用无菌持物钳打开内层无菌单（同方法一巡回护士打开方法），并自行使用无菌持物钳将无菌物品打至无菌器械台内，再将无菌器械台置于无人走动的位置后进行外科手消毒，巡回护士协助洗手护士穿无菌手术衣，无接触式戴无菌手套。

3. 铺置无菌器械台注意事项

（1）洗手护士穿无菌手术衣、戴无菌手套后，方可进行器械台整理。未穿无菌手术衣及未戴无菌手套者，手不得跨越菌区及接触无菌台内的一切物品。

（2）铺置好的无菌器械台原则上不应进行覆盖。

（3）无菌器械台的台面为无菌区，无菌单应下垂台下30cm以上，手术器械、物品不可超出台缘。

（4）保持无菌器械台及手术区整洁、干燥。无菌巾如果浸湿，应及时更换或重新加盖无菌单。

（5）移动无菌器械台时，洗手护士不能接触台缘平面以下区域。巡回护士不可触及下垂的手术布单。

（6）洁净手术室建议使用一次性无菌敷料，防止污染洁净系统。

三、手术区铺单法

1. 铺盖手术单的目的　是建立一个无菌区，显露手术切口所必须的皮肤区，遮盖住其他部位，以避免和尽量减少手术中的污染。也可在切口皮肤上加用一次性无菌手术薄膜（有的含有碘伏）的方法，切开皮肤后薄膜仍黏附于伤口边缘，可防止皮肤上尚存的细菌在术中进入伤口。保护患者隐私，避免不必要的暴露。

2. 铺盖手术单的原则

（1）铺单一般由器械护士和台上手术医生完成。铺单时操作者手臂及无菌单不可与有菌物品接触。无菌单不能接触工作人员腰以下的无菌衣或其他部位，一经污染必须立即更换。铺大孔单展开时，应把手卷在无菌单内，以免手被污染。

（2）严格遵循铺单顺序和方法。通常第一层手术单是按照从相对清洁到清洁、由远至近的方向铺盖的。先铺四块治疗巾：通常先铺操作者的对面，或铺相对不洁区（如会阴部、下腹部和头部），最后铺靠近操作者的一侧（如腹部手术，铺盖顺序先下方、对侧、后上方、本侧或先下方、上方、后对侧、本侧）。再在上方、下方各铺一中单，最后铺盖大无菌单。

（3）按切口位置准确铺单，无菌手术单一般距离切口中心2～3cm，无菌单铺盖后则不宜移动，如果必须移动，只能由手术区向外移，而不能向内移。

（4）铺单时，既要避免手术切口暴露太小，又要尽量少使切口周围皮肤显露在外。手术区周围一般应有4～6层无菌巾遮盖，其外周至少有两层，大单垂至手术台缘下至少30cm。

（5）铺单范围头端要铺盖过患者头部和麻醉架，两侧及足端应下垂超过手术台边缘30cm。

（6）可以用巾钳或皮肤保护膜固定无菌手术单，以免无菌单移动造成污染。

（7）术中手术单如被水或血浸湿，应加盖另一无菌单以隔离无菌区。

3. 铺盖手术单的方法（以腹部铺单法为例，图5-8）

（1）第一步铺无菌巾　①器械护士把四块无菌单反折边1/3，第1、2、4块无菌巾的折边1/3朝向自己，第3块无菌巾的折边朝向第一助手，按顺序传递给第一助手。②第一助手接过折边的无菌巾，分别铺于切口下方、上方及对侧，最后铺自身侧。每块巾的内侧缘距切口线3cm以内，位置要准确，如需少许调适，只能由手术区向外移，而不应向内移动。用巾钳固定手术巾的四个交角处。也可用无菌贴膜固定。③若铺巾的医师已穿好无菌的手术衣，则铺巾顺序则改为：先下后上，再近侧后对侧。

（2）第二步铺手术中单　将两块无菌中单分别铺于切口的上、下方。头侧应盖过麻醉架，足侧盖过手术器械托盘及床尾。铺巾者需注意避免自己的手触及未消毒物品。

（3）第三步铺手术洞单　将有孔洞的剖腹大单正对切口，短端向头部，长端向足部（一般有红箭头做方向标志），由上而下分别展开，展开时手卷在剖腹单里面，以免污染。要求上方盖住麻醉架。下方盖住器械托盘，两侧和足端应超过手术台的边缘30cm。

无菌手术单也有一次性制品，质地好，使用简单方便，但由于价格较高，目前还未广泛使用。

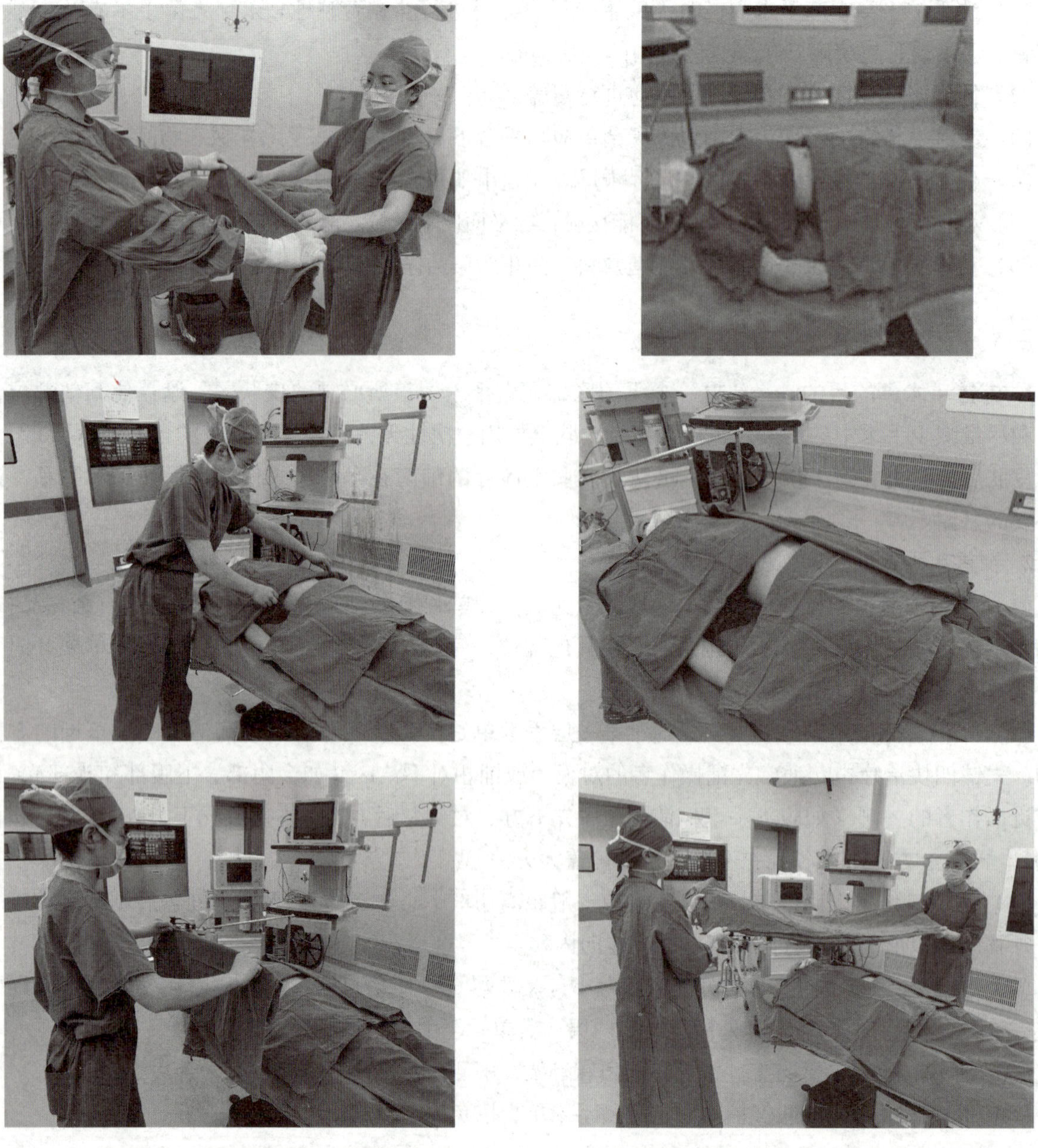

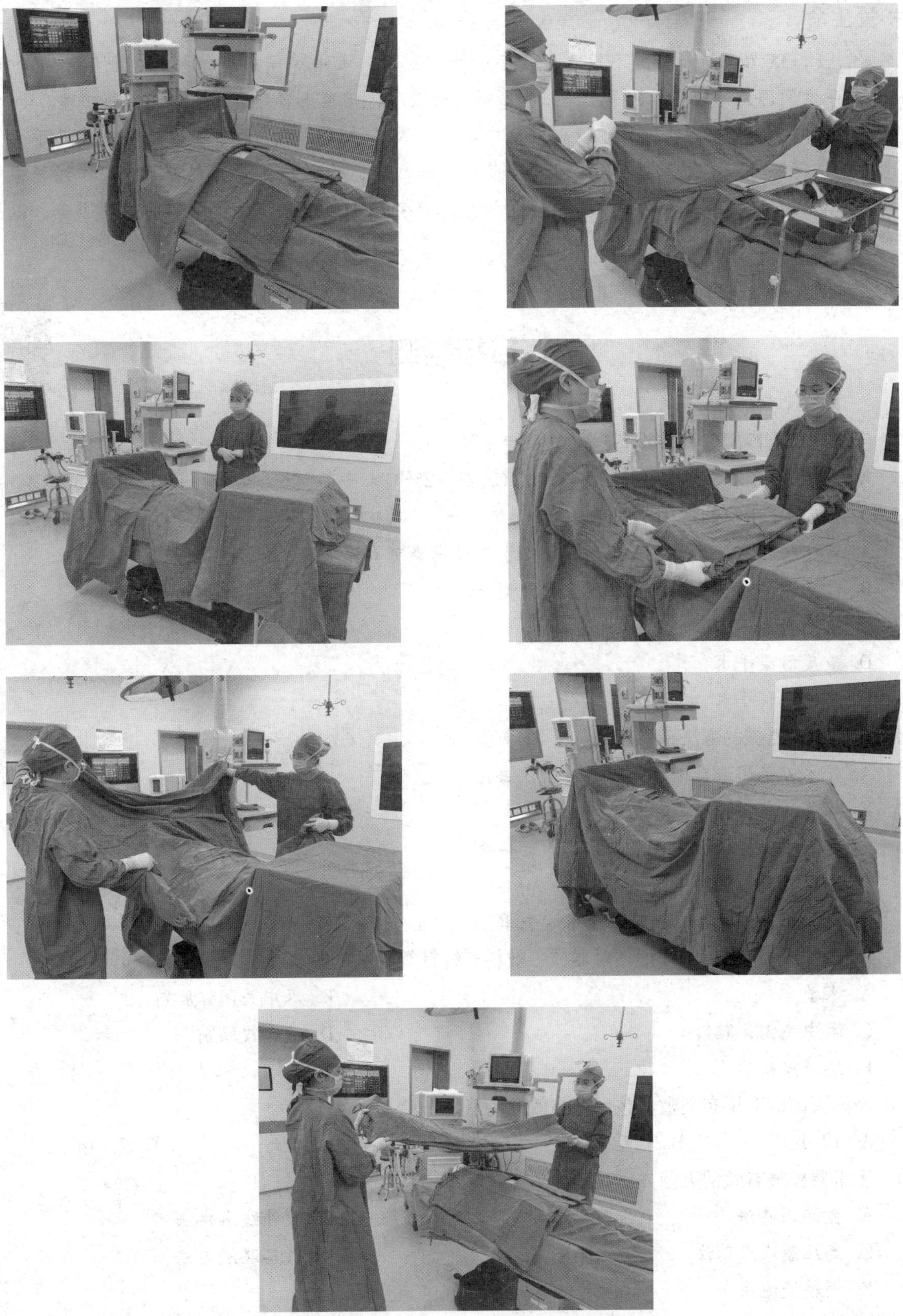

图 5-8　腹部手术铺单法

护爱生命

患者，女，35岁，局部麻醉下行右侧乳房肿物切除术，术中等候病理结果时，血压上升至160/90mmHg，手术间回荡起轻音乐，手术室护士紧握患者双手，陪在患者身边，实施无缝隙护理。

人文关怀的核心是重视人的价值，以人为中心，对人性予以关怀。为了能够进一步提升手术室护理管理效果，需要将人文关怀纳入手术室护理管理工作之中，确保护理人员在实际的工作过程中能够保持积极乐观的心理情绪，为在手术室中接受治疗的患者提供全程、连续及高效的护理服务，以提升临床护理工作水平。

目标检测

答案解析

1. 手术间应有冷暖气调节设备，室温保持在（　）。

A. 16～18 ℃　B. 18～20 ℃　C. 21～25 ℃　D. 26～28 ℃　E. 28～30 ℃

2. Ⅰ级洁净手术室的适用范围是（　）。

A. 假体植入、某些大型器官移植、手术部位感染可直接危及生命及生活质量等手术
B. 涉及深部组织及生命主要器官的大型手术
C. 感染手术
D. 重度污染手术
E. 其他外科手术

3. 传递手术器械的方法错误的是（　）。

A. 手术刀采用弯盘进行无触式传递方法
B. 弯剪、弯钳将弯曲部朝上
C. 弯针应以持针器夹在中、后1/3交界处
D. 手术刀要刀锋向下传递
E. 血管钳传递时要以柄轻击手术者手掌

4. 器械护士与巡回护士详细核对器械、敷料、缝针等物品的时机，错误的是（　）。

A. 术前　B. 术中关闭体腔前
C. 术中关闭体腔后　D. 缝合皮肤前
E. 缝合皮肤后

5. 高压灭菌的双层布类敷料包保存有效期为（　）。

A. 12小时　B. 1天　C. 3天　D. 5天　E. 7～14天

6. 手术器械最有效的灭菌方法是（　）。

A. 煮沸消毒法　B. 紫外线消毒法
C. 高压蒸汽灭菌法　D. 戊二醛浸泡法
E. 酒精浸泡法

7. 皮肤缝合时，除颜面部的皮肤缝合常用的针是（　）。

A. 大圆针　B. 小圆针　C. 三角针　D. 粗直针　E. 矮胖针

8. 外科洗手的范围包括双手、前臂至上臂下（　）。

A. 1/3　B. 1/4　C. 1/5　D. 1/6　E. 1/7

9. 下列叙述错误的是（　）。

A. 穿无菌手术衣必须在相应手术间进行

B. 无菌手术衣不可触及非无菌区域，如有质疑立即更换

C. 巡回护士向后拉衣领时，不可接触手术衣外面

D. 手术衣如有破损或可疑污染，应及时更换。

E. 无菌手术衣的无菌范围：肩以上、腰以上及两侧腋前线之间。

10. 上腹部手术皮肤消毒范围错误的是（　）。

A. 左侧至腋后线

B. 右侧至腋后线

C. 上至乳头连线

D. 下至耻骨联合平面

E. 下至脐水平

（葛春燕）

书网融合……

重点回顾　　微课　　习题

第六章　麻醉患者的护理

学习目标

知识目标：

1. 掌握　各类麻醉的概念、各类麻醉的主要并发症及护理、主要监测指标及临床意义。

2. 熟悉　各类麻醉方法。

3. 了解　各类麻醉前常用药物种类及使用目的。

技能目标：

学会运用护理程序，做好麻醉前护理评估，制订麻醉前后护理方案。

素质目标：

具有良好的团队精神和应对突发事件的能力。

导学情景

情景描述：患者，女，69 岁。因“发现右乳肿物 1 周”，行右乳肿物切除术，该患者既往无药物过敏史。在常规消毒下予以 2% 利多卡因 10ml 行局部浸润麻醉，约 5 分钟后，患者出现眩晕、寒战、四肢抽搐、惊厥，继而出现呼吸困难、血压下降、心率减慢。查体：T 38.8℃，P 46 次/分，R 8 次/分，SPO_2 75%，BP 65/40mmHg。医生诊断为急性局麻药中毒。

情景分析：结合患者的症状、体征，医生的诊断为急性局麻药中毒。护士应密切观察患者的生命体征，及时评估患者的病情变化，为医生的诊断提供有效的依据。同时掌握麻醉药物使用副反应的急救护理措施，为患者提供优质护理，防治并发症，促进患者早日康复。

讨论：请问患者存在的主要护理诊断/合作性问题有哪些？麻醉药物使用时易发生哪些并发症？如何观察病情？如何处理？

学前导语：做好麻醉前患者病情评估和准备工作、麻醉中和麻醉后患者生命体征的观察，有利于保障手术患者在围术期的安全，增强患者对手术和麻醉的耐受能力，避免或减少围术期的并发症。若未能及时发现病情变化，则引起严重并发症，导致死亡，所以作为临床护士需要有敏锐的观察力及解决问题的能力。

麻醉（anesthesia）是指用药物或其他方法使患者的整体或局部暂时失去感觉，以达到无痛的目的，为手术治疗或其他医疗检查治疗提供条件。临床上分为局部麻醉（local anesthesia）、椎管内麻醉（intrathecal anesthesia）和全身麻醉（general anesthesia）。

PPT

第一节　麻醉前准备工作

做好麻醉前病情评估和准备工作，有利于保障患者在麻醉期间的安全，增强患者对手术和麻醉的耐受能力，避免麻醉意外，减少麻醉的并发症。

一、麻醉前病情评估

麻醉医师应在麻醉前1～3天访视患者，了解患者的病情，解答患者对麻醉的疑问，使患者对麻醉过程有较全面的了解，消除患者对麻醉和手术的恐惧心理。详细了解患者的临床诊断、病史记录及与麻醉有关的检查结果，询问患者的手术与麻醉史、吸烟史、药物过敏史及目前的药物治疗情况，了解患者平时的体力活动能力及目前的变化。重点检查项目包括生命体征、心肺功能及呼吸道、脊柱与神经系统，同时对并存疾病的严重程度进行评估。与手术医师沟通，了解手术的范围、危险性、大约出血量、是否需要特殊的麻醉处理等。根据访视和检查结果，对患者病情和患者对麻醉及手术的耐受能力作出全面的评估，以制订最佳的麻醉方案。

临床常用美国麻醉医师协会（American Society of Anesthesiologists，ASA）的病情分级，将手术前的患者情况分为6级，对患者手术及麻醉的耐受性有重要参考价值（表6－1）。一般认为，Ⅰ～Ⅱ级患者对麻醉和手术的耐受性良好，风险较小；Ⅲ级患者的器官功能虽在代偿范围内，但对麻醉和手术的耐受能力减弱，风险较大，如术前准备充分，尚能耐受麻醉；Ⅳ级患者因器官功能代偿不全，麻醉和手术的风险很大，即使术前准备充分，围术期的死亡率仍很高；Ⅴ级为濒死患者，麻醉和手术都异常危险，不宜行择期手术；Ⅵ级患者确认为脑死亡。围术期的死亡率与ASA分级的关系密切。

表6－1　ASA病情分级

病情分级	标准
Ⅰ	体格健康的患者
Ⅱ	除外科疾病外，合并轻度系统性疾病的患者
Ⅲ	并存严重系统性疾病的患者
Ⅳ	并存严重威胁生命的系统性疾病的患者
Ⅴ	无论手术与否，生命难以维持24小时的濒死患者
Ⅵ	确认为脑死亡，其器官拟用于器官移植手术供体

注：急症病例在相应ASA分级后加注“急”或“E”，表示风险较择期手术增加。

二、麻醉前准备

（一）患者准备

1. 身体准备　麻醉前应尽量改善患者的全身情况，纠正紊乱的生理功能，治疗合并的系统性疾病，使患者各脏器功能处于较好状态，增强对麻醉和手术的耐受力。特别要注意做好胃肠道准备，严格执行麻醉前禁食、禁饮的要求，择期手术前常规排空胃，以免麻醉手术期间发生胃内容物反流、呕吐或误吸而致窒息或吸入性肺炎。近年来，术前需禁食12小时的传统观念已经改变。目前推荐成人麻醉前至少6小时禁食易消化固体食物及脂肪含量较低的食物；至少8小时禁食油煎制品、肉类等脂肪含量较高的食物。若以上食物摄入量较多，需适当延长禁食时间。新生儿、婴幼儿禁食母乳至少4小时，禁食易消化固体食物及配方奶、牛奶等非人乳至少6小时。术前2小时所有年龄的患者可饮清液，包括饮用水、果汁（无果肉）、苏打饮料、糖水、清茶等。但对于特殊患者，如做胃肠道手术和有活动性胃食管反流病的患者，有必要给予更严格的限制。

2. 心理准备　对于麻醉和手术，患者常感到紧张、焦虑，甚至恐惧。这些心理反应对其生理功能有不同程度的干扰，并可能对整个围术期产生不良影响。术前应有针对性地消除其思想顾虑和焦虑心理，耐心听取并解答其疑问。过度紧张者，可给予药物辅助治疗；有心理障碍者，应请心理专家协助处理。

（二）麻醉物品的准备

为确保麻醉和手术能安全顺利地进行，防止发生意外事件，麻醉前必须准备好麻醉所需物品。①药品准备：包括麻醉药和抢救药。②器械准备：包括吸引器、面罩、喉镜、气管导管、供氧设备、麻醉机、监测设备等，并保证仪器设备的功能正常。

（三）知情同意

术前应向患者和（或）家属说明麻醉方式、可能发生的意外情况，可能发生的并发症，手术前后的注意事项等，告知后签署麻醉知情同意书。

（四）麻醉前用药

麻醉前用药（表6-2）的目的主要如下。

（1）镇静　避免或减少患者情绪紧张和焦虑，使患者情绪安定，配合手术，产生必要的遗忘。

（2）镇痛　提高痛阈，增强麻醉效果，减少麻醉药用量，缓解术前和麻醉前操作引起的疼痛。

（3）预防和减少　某些麻醉药的不良反应。

（4）降低　基础代谢，抑制神经反射的应激性。

（5）其他　如预防或对抗过敏反应，减少胃液容量和酸度，镇吐。

临床工作中，常根据患者的年龄、病情、手术方案、拟用麻醉药及麻醉方法等确定麻醉前用药的种类、剂量、用药途径和用药时间。一般根据医嘱，多在术前30~60分钟肌内注射，精神紧张者手术日前一晚遵医嘱口服催眠药或安定镇静药物，以消除其紧张情绪。

表6-2　麻醉前用药

药物类型	药名	作用	用法	用量（成人）
安定镇静药	地西泮	抗焦虑、抗惊厥、安定镇静、催眠	口服	0.1~0.15mg/kg
	咪达唑仑		肌内注射	0.05~0.1mg/kg
催眠药	苯巴比妥	镇静催眠、抗焦虑	肌内注射	1~2mg/kg
麻醉性镇痛药	吗啡	镇痛、镇静	肌内注射	0.1mg/kg（心脏瓣膜患者建议0.05~0.07mg/kg）
	哌替啶		肌内注射	1mg/kg
抗胆碱药	阿托品	解除平滑肌痉挛和迷走神经兴奋，抑制腺体分泌，		0.01~0.02mg/kg
	东莨菪碱			0.2~0.4mg

想一想6-1

麻醉前胃肠道准备及麻醉前用药的目的是什么？

答案解析

第二节　局部麻醉患者的护理

PPT

局部麻醉简称局麻，是指应用局部麻醉药暂时阻断身体某一区域的神经（丛）传导功能，使该神经（丛）支配的相应区域产生麻醉作用。狭义的局部麻醉包括表面麻醉、局部浸润麻醉、静脉局部麻醉和周围神经阻滞麻醉。广义的局部麻醉还包括椎管内麻醉。狭义的局麻是一种简便易行、安全有效、且并发症较少的麻醉方法，适用于部位较表浅局限的手术。本节仅讨论狭义的局部麻醉。

一、局麻药物的分类

1. 根据化学结构的不同　可分为酯类和酰胺类。临床常用的酯类局麻药有普鲁卡因、氯普鲁卡因、丁卡因等。酰胺类局麻药有利多卡因、甲哌卡因、罗哌卡因、丁哌卡因等。酯类局麻药的酯键可被血浆胆碱酯酶裂解，代谢产物为对氨基苯甲酸。酰胺类局麻药主要在肝脏内代谢，酰胺键通过水解和脱羧基的过程得以裂解。严重肝病患者如使用酰胺类局麻药易发生不良反应。

2. 根据局麻药作用维持时间　可分为短效局麻药、中效局麻药和长效局麻药。短效局麻药常用普鲁卡因和氯普鲁卡因；中效局麻药常用利多卡因；长效局麻药常用罗哌卡因和丁哌卡因。

二、常用的局部麻醉方法

1. 表面麻醉　将渗透作用强的局麻药与局部黏膜接触，使其透过黏膜而阻滞浅表神经末梢所产生的无痛状态，称为表面麻醉。表面麻醉一般适用于角膜、鼻腔、咽喉、气管、尿道等部位的表浅手术以及内镜检查术。临床上常用的表面麻醉药有丁卡因。表面麻醉有多种给药方式，一般眼部的表面麻醉多采用滴入法，鼻腔内黏膜常采用棉片浸药涂敷法，咽及气管内黏膜用喷雾法，尿道和膀胱内黏膜表面麻醉用灌入法等。

2. 局部浸润麻醉　将局麻药沿手术切口分层注射于手术区的组织内，阻滞组织中的神经末梢而产生麻醉作用，称为局部浸润麻醉。局部浸润麻醉主要适用于体表的短小手术、有创性的检查和治疗。根据不同的手术时间选择短效、中效或长效局麻药，每次注射药物前应常规回抽注射器，以防局麻药误注入血管内。

3. 静脉局部麻醉　肢体近端扎上止血带，从远端静脉注射入局麻药物以阻滞止血带以下部位肢体的麻醉方法。由于静脉局部麻醉可导致周围神经损伤、局麻药全身性中毒反应、血栓性静脉炎等并发症，目前该技术在临床上已被逐渐淘汰。

4. 周围神经阻滞麻醉　将局部麻醉药物注射至躯干或四肢的神经干、丛、节的周围，暂时阻滞相应区域的神经冲动传递而产生麻醉作用，称为周围神经阻滞麻醉。常用的局麻药与局部浸润麻醉相同。临床常用臂丛神经阻滞、颈神经丛神经阻滞、下肢神经阻滞等。

三、常见护理诊断/合作性问题

潜在并发症：如局麻药的毒性反应及变态反应。

四、护理措施

1. 毒性反应的护理

（1）常见原因　①麻醉用量超过限量；②药物误入血管内；③注射部位血液供应丰富，局麻药吸收进入血管过快；④个体差异导致患者对局麻药耐受性降低等。

（2）临床表现　①中枢神经系统毒性反应：头晕、耳鸣、口舌麻木、视物模糊等，进一步发展为肌肉抽搐、意识丧失、惊厥、昏迷甚至呼吸停止。②心血管系统毒性反应：心律失常、心肌收缩力减弱、血压下降等，最终导致循环衰竭。

（3）处理原则　立即停止给药，给予氧气吸入，保持呼吸道通畅，使用咪达唑仑、硫喷妥钠或丙泊酚等抗惊厥处理，给予血管活性药物应用以维持血流动力学的稳定，采用电复律、胺碘酮等治疗室性心律失常等。一旦呼吸、心跳停止，立即进行心肺复苏。

（4）预防措施　①实施麻醉前必须开放静脉通路，常规进行心率、血压、心电图等指标监测。②局麻药用量不超过限量。③注射药物前回抽，避免注入血管。④如无禁忌，在局麻药溶液中加用肾上腺素，以减慢吸收。⑤可使用小剂量分次注射方法来完成阻滞。

2. 变态反应的护理　酯类局麻药的代谢产物为对氨基苯甲酸可能产生变态反应，酰胺类罕见。如应用小剂量或远低于常用量的麻醉药即发生毒性反应者，应考虑为变态反应。

（1）临床表现　红斑、荨麻疹、皮炎、支气管痉挛、低血压、血管神经性水肿等。

（2）处理原则　立即停药，快速鉴别诊断，给予对症支持治疗。

（3）预防措施　患者有过敏史，注意药物选择，可使用酰胺类局麻药。

第三节　椎管内麻醉患者的护理 微课

PPT

椎管内有两个可用于麻醉的腔隙，即蛛网膜下腔和硬脊膜外间隙，将局麻药注入上述腔隙中即能产生下半身或部位麻醉。根据局麻药注入的腔隙不同，分为蛛网膜下腔神经阻滞、硬膜外隙神经阻滞及腰-硬联合阻滞，统称椎管内麻醉。椎管内麻醉时，患者神志清醒，镇痛效果确切，肌松弛良好，但对生理功能有一定的扰乱，也不能完全消除内脏牵拉反应。

一、蛛网膜下腔阻滞

蛛网膜下腔阻滞是将局部麻醉药注入蛛网膜下腔，直接作用于脊神经前根、后根及脊髓，阻断部分脊神经的传导功能而引起相应支配区域痛觉的暂时消失的麻醉方法。

1. 适应证　适用于下腹部、盆腔、下肢、肛门会阴部手术以及分娩止痛，如阑尾切除术、疝修补术、痔切除术、肛瘘切除术及截肢术等。

2. 禁忌证　①中枢神经系统疾病，如脊髓或脊神经根病变、颅内高压等；②全身性严重感染；③休克、脊柱外伤、严重腰背痛病史、脊柱严重畸形、高血压并存冠状动脉病变等；④凝血功能障碍者；⑤精神疾病及不合作者等。

3. 常用局麻药　包括普鲁卡因、丁卡因、利多卡因、布比卡因、罗哌卡因等，加入5%～10%的葡萄糖液混合后可配置成重比重液，加入注射用水可配制成轻比重液。如将丁卡因10mg溶于10ml注射用水中，即配成0.1%轻比重液；将1%丁卡因、3%麻黄碱、10%葡萄糖溶液各1ml混合成3ml溶液，即配成丁卡因重比重液，俗称1∶1∶1液。

4. 麻醉方法

（1）蛛网膜下腔穿刺术　患者取侧卧位，低头、弓腰、抱膝姿势。穿刺常选用$L_{3\sim4}$或$L_{2\sim3}$棘突间隙。消毒皮肤，铺无菌孔巾。穿刺点用0.5%～1%普鲁卡因或利多卡因作皮内、皮下、棘间韧带逐层浸润。常用的蛛网膜下腔穿刺术有两种方法：直入穿刺法或侧入穿刺法，当穿破黄韧带和硬脊膜时有“落空”感，针尖进入蛛网膜下腔后，拔出针芯即有脑脊液流出，说明穿刺成功。

（2）阻滞平面的调节　阻滞平面是指皮肤感觉消失的界限。临床上常用针刺皮肤试痛的方法来判断或用浸过冷盐水的棉签棒测试冷温觉来判断阻滞平面。不同的外科手术所需要的阻滞平面不同，影响阻滞平面的因素有很多，局麻药的剂量是决定蛛网膜下腔阻滞平面的主要因素。此外，穿刺部位、患者体位、注药速度等也是影响麻醉平面的重要因素。

5. 常见护理诊断/合作性问题　潜在并发症：如低血压、心率缓慢、呼吸抑制、恶心、呕吐（术中并发症）；头痛、尿潴留、神经损伤等。

6. 护理措施

（1）一般护理　麻醉期间严密观察病情变化，及时给予对症处理。蛛网膜下腔阻滞麻醉术后常规去枕平卧6～8小时。遵医嘱每15～30分钟测量血压、呼吸、脉搏（心率）、血氧饱和度1次，并做好记录。病情稳定后可以根据医嘱延长间隔时间。同时还要观察体温、尿量、肢体运动和感觉情况、引流液的颜色、性状、量等。有异常及时汇报医生。

（2）术中并发症的护理

1）低血压和心率减慢　蛛网膜下腔阻滞平面超过T_4后常出现血压下降，同时伴有心率缓慢等症状，主要因交感神经阻滞，迷走神经相对亢进所致。处理措施：血压下降者加快输液速度，增加血容量；必要时静脉注射适量麻黄碱。心动过缓者可静脉注射阿托品。

2）呼吸抑制　常见于胸段脊神经阻滞，表现为肋间肌麻痹，胸式呼吸减弱，腹式呼吸增强，潮气量减少，咳嗽无力、胸闷气促、甚至发绀。全脊椎麻醉患者可出现呼吸停止，血压骤降、甚至心脏停搏。处理措施：吸氧，维持循环，紧急时行气管插管、人工呼吸、胸壁外心脏按压等措施。

3）恶心、呕吐　因低血压、迷走神经功能亢进、手术牵拉内脏等因素所致。处理措施：吸氧、升压、暂停手术以减少迷走刺激，必要时昂丹司琼等药物预防和治疗。

（3）术后并发症的护理

1）头痛　头痛是蛛网膜下腔阻滞麻醉后最常见的并发症之一。

①常见原因：主要因腰椎穿刺时穿破硬脊膜和蛛网膜，致使脑脊液流失，颅内压下降，颅内血管扩张所致。

②临床表现：典型的头痛可发生在穿刺后6～12小时、多数发生在穿刺后1～3天。疼痛常位于枕部、顶部或颞部，呈搏动性，抬头或坐起时加重。约75%患者在4天后症状消失，多数不超过1周，但个别患者的病程可长达半年以上。

③预防措施：麻醉前访视患者时，切忌暗示蛛网膜下腔阻滞后有头痛的可能；麻醉时采用细针穿刺，避免反复穿刺，提高穿刺技术，缩小针刺裂孔；保证围术期输入足量液体防止脱水；术后常规去枕平卧6～8小时。

④处理原则：卧床休息，平卧或者头低位，每日输液或饮水2500～4000ml；遵医嘱给予镇痛或安定类药物；用腹带固定腹部；严重者给予硬脊膜外隙注入无菌自体血10～20ml或右旋糖酐15～30ml。

2）尿潴留

①主要因支配膀胱的第2、3、4骶神经被阻滞后恢复较迟，下腹部、肛门或会阴部手术后切口疼痛，下腹部手术时膀胱的直接刺激以及患者不习惯床上排尿体位等所致。

②临床表现：膀胱内充满尿液无法排出，或尿频、排尿不畅、尿不尽，伴有下腹部疼痛。

③预防措施：术前练习床上排尿，术后及时排尿。

④处理原则：发生尿潴留一般经针刺足三里、三阴交等穴位，或热敷、按摩下腹部、膀胱区，有助于解除尿潴留；遵医嘱用药，必要时留置尿管。

二、硬脊膜外阻滞

硬脊膜外阻滞也称硬膜外阻滞，是指将局麻药注入硬膜外间隙，阻滞脊神经根部，使其支配区域产生暂时性麻痹的麻醉方法，按给药方式分单次法和连续法两种。目前临床上主要采用连续硬膜外阻滞。根据脊神经阻滞部位不同，可分为高位硬膜外阻滞、中位硬膜外阻滞、低位硬膜外阻滞、骶管阻滞。

1. 适应证　最常用腹部手术。颈部、上肢及胸部手术也可应用，但在管理上稍复杂。

2. 禁忌证 高血压、心脏代偿功能不良、严重贫血等患者慎用。严重休克、进针部位有炎症或感染、凝血功能障碍、抗凝治疗期间等患者禁用。

3. 常用麻醉药 硬膜外阻滞常用局麻药有：利多卡因、丁卡因 、罗哌卡因、丁哌卡因及左布比卡因。

4. 麻醉方法

（1）硬膜外隙穿刺法 患者取侧卧位，低头、弓腰、抱膝姿势。如需留置导管则用勺形头穿刺。穿刺点根据手术部位选定。常用的硬膜外隙穿刺术有两种方法：直入穿刺法或侧入穿刺法，穿刺针到达黄韧带后，根据阻力的突然消失、负压的出现以及无脑脊液流出等现象，可以判断穿刺针进入硬膜外隙。

（2）阻滞平面的调节 影响硬膜外阻滞麻醉平面的最重要因素是穿刺部位，穿刺部位选择不当，会导致阻滞范围不能满足手术要求。此外，局麻药的容量、注药速度、患者体位、导管的位置与方向、患者全身情况等对麻醉平面也有影响。

5. 常见护理诊断/合作性问题 潜在并发症：全脊髓麻醉、局麻药毒性反应、低血压、呼吸抑制、恶心、呕吐、脊神经根或脊髓损伤、硬膜外血肿、感染、导管折断等。

6. 护理措施

（1）一般护理 麻醉期间严密观察病情变化，及时给予对症处理。硬脊膜外阻滞麻醉术后平卧（可不去枕）4~6小时。遵医嘱每15~30分钟测量血压、呼吸、脉搏（心率）、血氧饱和度1次，并做好记录。病情稳定后可以根据医嘱延长间隔时间。同时还要观察体温、尿量、肢体运动和感觉情况、引流液的颜色、性状、量等。有异常及时汇报医生。

（2）并发症的护理

1）全脊髓麻醉 是硬膜外麻醉最危险的并发症。

①常见原因：系硬膜外阻滞时穿刺针或导管误入蛛网膜下腔而未及时发现，致超量局麻药注入蛛网膜下腔而产生异常广泛的阻滞。

②临床表现：患者注射药物后迅速发生意识模糊或丧失、呼吸困难、血压下降，若如未及时发现和正确处理，可发生心跳呼吸骤停。

③预防措施：麻醉前常规准备麻醉机与气管插管器械；严格遵守操作规程；穿刺操作时细致认真，注药前先回抽，观察有无脑脊液；注射麻醉药时先用试验剂量（3~5ml）并观察5~10分钟；改变体位后需再次注射试验剂量，以重新检验；有效防止患者术中躁动。

④处理原则：一旦疑有全脊麻，应立即停药，行面罩正压通气，必要时行气管插管维持呼吸、加快输液速度，给予升压药，维持循环功能。

想一想6-2

如何预防全脊髓麻醉？若发生全脊髓麻醉，如何处置？

答案解析

2）局麻药毒性反应 多因穿刺针或导管误入血管或局麻药吸收过快所致，因此注局麻药前应轻轻回抽，检查硬膜外导管有无回血。一旦局麻药直接注入血管将发生局麻药毒性反应，出现抽搐或心血管症状。局麻药毒性反应护理详见本章第二节。

3）血压下降 因内脏大小神经被阻滞，腹腔内血管扩张，回心血量减少所致。多发生在胸段硬膜外阻滞，同时可出现脉缓。一旦发生低血压，应立即加快补液，必要时静注麻黄碱或去氧肾上腺素。

4）呼吸抑制　因肋间肌和膈肌被麻痹，可出现呼吸抑制。术中严密观察患者的呼吸，可采用小剂量低浓度的局麻药，减轻对运动神经的阻滞，预防呼吸抑制。

5）恶心、呕吐　原因、表现、处理详见蛛网膜下腔阻滞麻醉患者的护理。

6）脊神经根损伤　多因穿刺针直接损伤或者因导管质硬而损伤脊神经根或脊髓。脊神经根损伤患者有触电样异样感觉或痛感，并向肢体放射，出现局部感觉和（或）运动障碍，与神经分布有关。立即调整进针方向，严重者放弃阻滞麻醉。给予对症治疗。

7）硬膜外间隙血肿　若硬膜外穿刺和置管时损伤血管，可引起出血，患者出现剧烈的背痛，进行性脊髓压迫症状，伴肌无力及括约肌障碍，血肿压迫脊髓可并发截瘫。CT 或 MRI、椎管造影可明确诊断并定位。应尽早行硬膜外穿刺抽出血液，必要时切开椎板，清除血肿。

8）感染　硬膜外隙感染和蛛网膜下腔感染是最严重的并发症。病原菌以葡萄球菌多见。可出现脑脊膜炎症状，一旦出现，应根据细菌类型，给予抗菌药物应用，对症治疗。

练一练

硬膜外阻滞麻醉最严重的并发症是（　）。

A. 血压下降　　B. 尿潴留　　C. 脊神经根损伤

D. 局麻药毒性反应　　E. 全脊髓麻醉

答案解析

第四节　全身麻醉患者的护理

PPT

全身麻醉是麻醉药作用于中枢神经系统并抑制其功能，以使患者意识消失、全身痛觉消失、遗忘、反射抑制和一定程度的肌肉松弛的麻醉方法。全身麻醉是临床最常使用的麻醉方法，按给药途径的不同，全身麻醉可分为吸入全身麻醉和静脉全身麻醉。

一、全身麻醉的分类

1. 吸入全身麻醉　系挥发性的麻醉药经呼吸道吸入，抑制中枢神经系统，使患者意识消失、疼痛消失，产生全身麻醉的方法。吸入麻醉容易调节，安全、有效，一般用于全身麻醉的维持，有时也用于麻醉的诱导。

2. 静脉全身麻醉　系将麻醉药物注入静脉，通过血液循环作用于中枢神经系统而产生全身麻醉的方法。静脉麻醉起效快、效能强、患者依从性好、麻醉实施相对简单、不污染手术室、麻醉效应可以逆转。缺点是可控性差。

二、常用全身麻醉药

1. 常用吸入麻醉药　如氧化亚氮 、恩氟烷、异氟烷、七氟烷 、地氟烷等。

2. 常用静脉麻醉药　硫喷妥钠、氯胺酮、依托咪酯、丙泊酚、咪达唑仑等。

3. 肌肉松弛药　根据作用机制的不同主要分为两类：去极化肌松药和非去极化肌松药。去极化肌松药以琥珀胆碱为代表，起效快，肌松完全且短暂，主要用于全麻时的气管插管；非去极化肌松药主要用于诱导插管及麻醉中维持肌松，常用的药物有维库溴铵、阿曲库铵、泮库溴铵等。

4. 辅助性麻醉镇痛药　如芬太尼患者、吗啡、哌替啶。

三、全身麻醉的实施

1. 全身麻醉诱导 是患者从清醒转入可以进行手术操作的麻醉状态的过程，此时机体各器官功能受麻醉药影响出现亢进或抑制，是麻醉过程中的危险阶段。全身麻醉诱导分为吸入麻醉诱导、静脉快速诱导及其他诱导方法。其中静脉快速诱导平稳、迅速，是临床常用的方法。

（1）吸入诱导法 实施吸入麻醉诱导前，应监测心电图、血压和血氧饱和度，并记录麻醉前的基础值，常用面罩吸入诱导法。吸入麻醉诱导分为浓度递增慢诱导法和高浓度快诱导法。吸入麻醉诱导适用于不宜用静脉麻醉及不易保持静脉开放的小儿等，嗜酒者以及体格强壮者不宜应用。

（2）静脉诱导法 是目前最常用的诱导方法。静脉注入麻醉药物，使患者由清醒进入麻醉状态，然后实施气管插管或外科手术。

2. 全身麻醉的维持

（1）吸入麻醉药的维持 指经呼吸道吸入一定浓度的吸入麻醉药，以维持稳定的麻醉深度。临床上常把 N_2O 与挥发性麻醉药合用。需要时可以加入肌肉松弛药。

（2）静脉麻醉药的维持 指在手术过程中，经静脉给予全麻药物，使患者维持稳定的麻醉深度。根据给药的方法分为单次给药法、分次注入法和连续给药法。

（3）复合全身麻醉 指在麻醉过程中同时或先后使用两种或两种以上麻醉药物，或者在麻醉过程中同时或先后采用两种或两种以上的麻醉技术，以达到最佳的临床麻醉效果。

①静吸复合麻醉：静脉全身麻醉和吸入麻醉同时或先后应用于同一次麻醉过程。

②全静脉麻醉：完全采用静脉麻醉药及静脉麻醉辅助药的一种麻醉方法。临床上常采用多种静脉麻醉药或镇静安定药、麻醉性镇痛药和肌松药复合使用。

3. 全身麻醉深度的判断 目前，临床上通常将麻醉分为浅麻醉期、手术麻醉期、深麻醉期（表6－3）

表6－3 临床麻醉深度的判断标准及分期

麻醉分期	呼吸	循环	眼征	其他
浅麻醉期	不规则，有呛咳，气道阻力高，喉痉挛	血压升高，脉搏增快	瞬目反射消失，眼睑反射存在，眼球运动存在	吞咽反射存在，出汗，分泌物多，刺激时有体动
手术麻醉期	规律，气道阻力小	血压稍低	眼睑反射消失，眼球固定	刺激时无体动，黏膜分泌物消失
深麻醉期	膈肌呼吸，呼吸浅快，呼吸停止	血压下降	瞳孔散大，对光反射消失	各种反射均消失

四、常见护理诊断/合作性问题

1. 潜在并发症 恶心、呕吐、窒息、高热、抽搐和惊厥、麻醉药过敏、麻醉意外、呼吸道梗阻、低氧血症、低血压或高血压、心律失常、心搏骤停、坠积性肺炎等。

2. 有受伤的危险 与患者麻醉后未完全清醒或感觉未完全恢复有关。

五、护理措施

（一）并发症的观察、预防和处理

1. 恶心、呕吐 向患者及家属解释麻醉、手术后出现恶心和呕吐的原因，嘱患者放松情绪、深呼吸，以减轻紧张感，对呕吐频繁者，除保持胃肠减压通畅、及时吸除胃内潴留物外，必要时按医嘱予以甲氧氯普胺10mg经静脉或肌内注射，多能缓解。

2. 窒息　全身麻醉时，患者意识消失、吞咽和咳嗽反射丧失、贲门松弛，若胃内容物较多且未及时吸除时易发生胃内容物反流而引起窒息。预防措施：①完善术前胃肠道准备；②术后麻醉未清醒时取平卧位，头偏向一侧；麻醉清醒后，若无禁忌，可取斜坡卧位；③清理口腔，一旦患者发生呕吐，立即清理口腔等处的呕吐物，以免因口腔内残存物造成误吸。

3. 高热、抽搐和惊厥　常见于小儿麻醉。因婴幼儿的体温调节中枢尚未发育完善，易受到环境温度的影响。一旦发生应积极进行物理降温。恶性高热表现为持续肌肉收缩、$PaCO_2$迅速升高伴体温急剧升高。

4. 麻醉意外　麻醉过程中，因各种因素可致麻醉意外的发生。护士应根据手术方式、麻醉类型和患者病情等准备麻醉物品、麻醉药品、抢救器械及药物等，以保证一旦患者出现麻醉意外时抢救所需。

5. 上呼吸道梗阻　主要原因为舌后坠、口腔分泌物或异物阻塞、喉头水肿等引起的机械性梗阻。喉头水肿因气管插管、手术牵拉或刺激喉头所致。患者主要表现为呼吸困难。不全梗阻者表现为呼吸困难及鼾声，完全梗阻者则有鼻翼扇动和三凹征。护理措施：①密切观察患者有无舌后坠、口腔内分泌物积聚、发绀或呼吸困难征象；②对舌后坠者应托起其下颌、将其头后仰，置入口咽或鼻咽通气管；③清除咽喉部分泌物和异物，解除梗阻。遵医嘱用药，必要时气管插管或气管切开。

6. 下呼吸道梗阻　主要原因为气管导管扭折、导管斜面过长致其紧贴于气管壁、分泌物或呕吐物误吸入后阻塞气管及支气管、支气管痉挛等。轻者无明显症状，仅能在肺部听到啰音。重者可表现为呼吸困难、潮气量降低、气道阻力增高、缺氧发绀、心率增快和血压降低，处理不及时可危及患者生命。护理措施：①及时清除呼吸道分泌物和吸入物；②注意观察患者有无呼吸困难、发绀，若发现异常应及时报告医生并配合治疗；③注意避免患者因变换体位而引起气管导管扭折。

7. 低氧血症　当患者吸入空气时，其 $SpO_2<90\%$、$PaO_2<60mmHg$ 或吸入纯氧时 $PaO_2<90mmHg$ 即可诊断为低氧血症。主要原因包括麻醉机故障、氧气供应不足；气管导管插入一侧支气管或脱出气管外；呼吸道梗阻；吸入性麻醉药导致弥散性缺氧；误吸、肺不张、肺水肿等。护理措施：①密切观察：观察患者的意识、生命体征和面色等，注意有无呼吸急促、发绀、烦躁不安、心动过速、心律不齐、心律失常、血压升高等低氧血症征象。监测血气分析结果，加强监测SpO_2和PaO_2的变化。②供氧和通气护理：若患者出现低氧血症，应予以有效吸氧；必要时配合医师行机械通气治疗和护理。

8. 低血压　当麻醉患者的收缩压下降超过基础值30%或绝对值<80mmHg时，即为低血压。主要原因有麻醉过深、失血过多、过敏反应、肾上腺皮质功能低下、术中牵拉内脏等。长时间低血压可致心、脑及其他重要脏器的低灌注，导致患者出现少尿或代谢性酸中毒，严重者可出现心肌缺血、中枢神经功能障碍等。护理措施：①加强观察：密切观察患者的意识、血压、尿量、心电图及血气分析等变化；注意患者有无皮肤弹性差、少尿、代谢性酸中毒、心肌缺血及中枢神经功能障碍等表现。②调整麻醉深度，补充血容量一旦发现患者低血压，应根据手术刺激的强度，调整麻醉深度，并根据失血量，快速补充血容量。③用药护理：患者血压骤降，经快速输血、输液仍不能纠正时，应及时按医嘱应用血管收缩药，以维持血压。因术中牵拉反射引起低血压者，应及时解除刺激，必要时静脉注射阿托品。

9. 高血压　当麻醉患者的收缩压高于基础值的30%或收缩压高于160mmHg时，即为高血压。主要原因：并发原发病变，如原发性高血压等；手术、麻醉操作；麻醉浅、镇痛药用量不足；麻醉药物作用等。护理措施：①完善高血压患者的术前护理：对术前已存在高血压的患者，应完善其术前准备并有效控制高血压。②密切观察血压变化：随时观察患者的血压变化，一旦发现患者高血压，即应根据原因进行针对性处理。注意避免发生高血压危象。③用药护理：对因麻醉过浅或镇痛剂用量不足所致高血压者，可根据手术刺激程度调整麻醉深度和镇痛剂的用量；若为合并顽固性高血压，应按医嘱应用降压药和其他心血管药物；有高血压病史者，全麻诱导前可静脉注射芬太尼，以减轻气管插管引起的心血管反应。

10. 心律失常和心搏骤停 主要原因：①麻醉过浅可致窦性心动过速；②低血容量、贫血及缺氧可引起心率增快；③手术牵拉内脏或心眼反射可刺激迷走神经反射引起心动过缓，严重者可出现心搏期前收缩有发生心房颤动的可能。护理措施：①密切监测患者心律变化：注意患者有无心动过速、心率增快、心动过缓、心搏骤停及房性期前收缩等心律失常表现。一旦发现异常，应及时报告医师，并配合救治。②去除诱因：因麻醉过浅引起的窦性心动过速可通过适当加深麻醉得以缓解。由低血容量、贫血及缺氧引起的心率增快，应针对病因，按医嘱补充血容量、输血和吸氧等。对心，肺并发症引起的频发房性期前收缩患者，应按医嘱予以毛花苷丙治疗。对因手术牵拉内脏或心眼反射引起的心动过缓、甚至心搏骤停，应立即停止手术，静脉注射阿托品，并迅速施行心肺复苏术。

11. 坠积性肺炎 主要原因：①呕吐物反流及误吸导致肺损伤、肺水肿及肺不张等；②呼吸道梗阻使分泌物积聚；③气管插管刺激呼吸道分泌物增加；④血容量不足使分泌物较黏稠；⑤患者术后长期卧床或因伤口疼痛惧怕咳嗽，或因身体虚弱无力咳嗽等致气道分泌物积聚。主要表现为发热、脉搏和呼吸增快，甚至出现气急、呼吸困难等。肺部听诊可闻及湿啰音。血常规检查可见白细胞计数和中性粒细胞比例增加等。护理措施：保持呼吸道通畅，定时雾化吸入，稀释痰液，促进排痰。密切观察，定期监测血常规，一旦发生应立即按医嘱及时、合理应用抗生素控制感染，同时予以吸氧、全身支持治疗等。

（二）防止意外伤害

患者清醒过程中常可出现躁动不安或幻觉等，容易发生意外伤害。应注意苏醒前专人护理，监测病情，适当加以防护，必要时予以约束，防止患者发生坠床、碰撞及不自觉地拔出输液或引流管等意外伤害，安全转运患者。

护爱生命

患者，女，18岁，6个月前无意中发现左侧颈前有一约鸡蛋大小肿块，查甲状腺彩超：甲状腺左侧叶结节样病灶，需进行左侧甲状腺切除术。医护人员考虑到常规手术切口既影响美观度，而且全麻下术中又不易检测到对神经的影响。作为手术室护士，手术前与手术医生、床位护士共同讨论适合患者手术方式，经多学科会诊，决定在电生理监测下经腋窝入路行腔镜左侧甲状腺瘤切除术，既达到切口美观，又保证安全。

广大医务工作者要恪守医德医风医道，修医德、行仁术，树立“以患者为中心”的理念，尊重患者，以人为本。护理因为融入了人文关怀，其内涵才丰富而深刻，我们要换位思考，积极分担患者的焦虑与痛苦，做一个有“温度”的护士。

目标检测

答案解析

1. 手术麻醉的目的是（　）。

A. 保持循环稳定

B. 保持呼吸道通畅

C. 预防术后感染

D. 使肌肉松弛，消除疼痛，保证术中安全

E. 预防术后并发症

2. 有减少呼吸道分泌作用的麻醉前用药是（　）。

A. 阿托品　B. 地西泮　C. 布桂嗪　D. 咪达唑仑　E. 吗啡

3. 麻醉前评估患者的主要目的是（　）。

A. 获得患者的信任

B. 了解病情

C. 核对患者，防止发生差错事故

D. 确定手术方式、麻醉方案

E. 了解患者对手术的耐受力

4. 为预防局麻药中毒，可以在局麻药中加入（　）。

A. 阿托品　B. 苯妥英钠　C. 肾上腺素　D. 去甲肾上腺　E. 哌替啶

5. 蛛网膜下腔穿刺常用的穿刺部位是（　）。

A. $L_{1\sim2}$　B. $L_{3\sim4}$　C. $T_{12}\sim L_1$　D. $L_5\sim S_1$　E. $T_{12}\sim L_2$

6. 脊椎麻醉6小时内应取的体位是（　）。

A. 半卧位　B. 低半卧位　C. 去枕平卧位　D. 头高卧位　E. 仰卧位

7. 全麻术后，患者麻醉完全清醒的指标是（　）。

A. 呻吟、躁动

B. 眼球活动

C. 睫毛反射恢复

D. 能正确回答问题

E. 呼吸加快

8. 患者，女，42岁，全麻下行食管癌切除术，术后已清醒，应采取的体位是（　）。

A. 平卧位

B. 半卧位

C. 头高卧位

D. 侧卧位

E. 平卧位，头偏向一侧

9. 全麻清醒前，最重要的护理措施是（　）。

A. 保持输液通畅

B. 吸氧

C. 测量生命体征

D. 观察伤口

E. 去枕平卧，头偏向一侧，防呕吐物误吸

10. 患者，男，60岁，全麻术后未清醒，突然出现鼾声，可能的原因是（　）。

A. 痰液阻塞　B. 喉痉挛　C. 舌后坠　D. 即将醒来　E. 以上都不是

（葛春燕）

书网融合……

重点回顾　微课　习题

第七章　手术前后患者的护理

学习目标

知识目标：

1. **掌握**　手术前常规准备；术后不适和常见并发症的观察和护理措施。
2. **熟悉**　手术后护理评估、常见的护理诊断/合作性问题。
3. **了解**　围术期护理的概念和术后常见并发症的原因。

技能目标：

学会对患者进行手术前准备的各项技能。

素质目标：

在对手术患者护理时，具有爱心和责任心，尊重患者，保护患者的隐私。

导学情景

情景描述：患者，女，37岁，诉右下腹剧烈疼痛，腹痛开始于脐周，然后转移到右下腹。查体：T 38.9℃，P 108次/分，R 18次/分，BP 110/85mmHg，右下腹压痛，反跳痛，肌紧张。实验室检查：白细胞 12×10^{9}/L。B超检查阑尾肿大。临床诊断为急性阑尾炎，准备急症手术。患者表现为恐惧、焦虑不安。

情景分析：结合患者的症状、体征以及实验室检查结果，临床初步诊断为急性阑尾炎。护士应及时评估患者的病情变化，同时掌握患者围手术期护理措施，为患者提供优质护理，防治并发症，促进患者早日康复。

讨论：请问针对患者应做好哪些术前准备？患者会有哪些术后不适？

学前导语：外科疾病病情变化多端，若延误诊断和治疗，则引起严重并发症，导致死亡。手术是治疗外科疾病的主要手段。接受手术，要经历麻醉和手术创伤的刺激，机体处于应激状态。有效的围术期护理，能提高手术的安全性，减少并发症。作为临床护士要做好围手术期的护理，需要有敏锐的观察力及解决问题的能力。

围术期（perioperative period）是指从确定手术治疗时起，到与这次手术有关的治疗基本结束为止的一段时间，包括手术前期、手术期和手术后期。①手术前期：从患者确定手术到将患者送至手术台。②手术期：从患者被送上手术台到患者手术后被送入复苏室或外科病房。③手术后期：从患者被送到复苏室或外科病房至患者出院或继续追踪。

手术是外科治疗的重要手段。按照手术的时限性可分为三类。

1. **急症手术**　病情危急，需在最短时间内进行必要的准备后迅速实施手术，以抢救患者的生命。例如肝脾破裂、胸腹腔大血管破裂等。

2. **限期手术**　手术的时间虽然可以选择，但有一定限度，不宜过久以免延误手术时机，应在较短的时间尽可能做到充分的手术前准备。例如各种恶性肿瘤根治术等。

3. **择期手术**　施行手术的时间没有期限的限制，做好充分的手术前准备后进行手术。例如腹股沟疝修补术或一般良性肿瘤切除。

想一想

根据手术时限不同可以分为哪几种手术?

答案解析

第一节 手术前患者的护理

PPT

手术前护理的重点是在全面评估患者的基础上，从身心两方面做好术前准备，纠正患者存在及潜在的生理、心理问题，加强健康指导，提高患者对麻醉和手术的耐受力。

一、护理评估

（一）健康史

1. 一般情况 了解患者的年龄、性别、民族、职业、文化程度、宗教信仰等。

2. 现病史 评估本次疾病的发病原因、诱因、入院时间、临床表现和诊断、疾病对各系统功能的影响及应对过程。

3. 既往史 了解患者有无高血压、心脏病、糖尿病、慢性支气管炎、肺心病、贫血等可能影响手术的伴随疾病及对既往疾病的治疗、用药。注意是否有药物过敏史、手术史、家族史等。

4. 月经、婚育史 如女性患者的月经情况，包括初潮年龄、月经周期和绝经年龄。婚育史主要包括初婚年龄、婚次、妊娠次数、流产次数和生产次数等情况。

5. 用药史 如抗凝药、抗生素、镇静药、降压药、皮质激素、利尿药等的使用情况及不良反应。

（二）身体状况

1. 年龄及性别 儿童、中青年人对手术耐受力较好。老年人因全身各系统退行性病变、营养不良、慢性病等原因，对手术耐受力差。另外，还应考虑有一些疾病的发病存在着性别上的差异，女性患者还应了解月经情况，询问有无月经来潮。

2. 营养状况 患者的营养状况与其手术的耐受性直接相关。注意观察患者有无贫血、水肿等症状，可对患者进行身高、体重、三头肌皮褶厚度、上臂肌围、血浆蛋白含量及氮平衡等检测综合分析，判断患者否存在营养不良或肥胖，以及这些情况对手术的影响。

3. 重要器官功能状况 手术前进行全面体格检查，了解患者的呼吸系统功能、心血管系统功能、泌尿系统功能、神经系统功能、消化系统功能、血液系统功能和内分泌系统功能。

4. 手术耐受力 评估患者对手术的耐受力是决定能否手术的重要指标。

（1）耐受良好 全身情况良好，无重要内脏器官功能损害，疾病对全身影响较小，只需一般性的准备即可实施手术。

（2）耐受不良 全身情况不良，重要器官功能损害较重，疾病对全身影响明显。手术损害大者，需要经过积极的基础治疗，全面而细致的术前特殊准备方可进行手术。

（三）心理－社会状况

了解患者的心理问题及其产生原因，同时还要了解家属对患者的关心和支持程度，以及家庭经济状况等。

（四）辅助检查

了解实验室检查结果，如血、尿、粪便常规和血生化检查结果，了解 X 线、B 超、CT 及 MRI 等影像学检查的结果，以及心电图、内镜检查报告和其他特殊检查结果。

练一练7-1

手术前护士收集的患者资料中，属于客观资料的是（　）。

A. 头痛　　B. 恶心　　C. 眩晕

D. 血压　　E. 焦虑

答案解析

二、常见护理诊断/合作性问题

1. 焦虑/恐惧　与缺乏手术和麻醉相关知识以及担心预后、医院环境陌生有关。

2. 营养失调：低于机体需要量　与疾病消耗、营养摄入不足或与机体分解代谢增强有关。

3. 睡眠型态紊乱　与焦虑、恐惧、身体不适、陌生环境等有关。

4. 知识缺乏　缺乏疾病有关知识和手术前后配合知识。

5. 潜在并发症　水、电解质紊乱，感染等。

三、护理目标

（1）患者焦虑减轻或消失。

（2）患者营养素摄入充分、营养状态改善。

（3）患者安静入睡，休息充分。

（4）患者和家属能够了解有关疾病、治疗及护理、术前配合的相关知识。

（5）患者对手术的耐受性提高，发生并发症的危险降低。

四、护理措施

（一）心理护理

1. 建立良好的护患关系　加强与患者沟通，鼓励患者说出其害怕和担心的问题，及时向患者解释，取得患者的信任。

2. 心理支持和疏导　向患者解释有关手术治疗的重要性和必要性，介绍医院技术水平，增强患者的治疗信心。

3. 指导患者了解手术的相关知识　解释术前准备、术中配合和术后注意事项，安排麻醉师和手术护士看望患者，讲解手术室环境及手术大致过程，对患者关心的问题给予耐心的解释，缓解患者紧张情绪，积极配合治疗和护理。

（二）一般准备与护理

1. 饮食和休息　了解患者的饮食习惯鼓励患者摄入营养素丰富、易消化的饮食。消除引起不良睡眠的诱因，创造安静舒适的睡眠环境，促进患者睡眠，必要时遵医嘱给予镇静安眠药。

2. 呼吸道准备　术后患者常因伤口疼痛，不愿做深呼吸或有效咳嗽排痰，同时因麻醉的影响，容易发生肺不张、肺炎。因此，术前应积极做好呼吸道的准备，胸部手术者应训练腹式呼吸，腹部手术者应训练胸式呼吸。吸烟者，术前 1 ~ 2 周开始戒烟；痰液黏稠者，给予超声雾化吸入；已有肺部感染的患者，术前 3 ~ 5 日使用抗生素。

3. 胃肠道准备　①饮食：成人择期手术前 8～12 小时开始禁食，4～6 小时禁饮，以防因麻醉或手术过程中的呕吐而引起窒息或吸入性肺炎。消化道手术患者术前 1～2 日开始进流质饮食。②留置胃管或洗胃：消化道手术患者术前应放置胃管，幽门梗阻患者术前 3 日每晚以温生理盐水洗胃，以减轻胃黏膜充血水肿。③灌肠：一般性手术在术前 1 日酌情做肥皂水灌肠，肠道手术术前 3 日开始做肠道准备。

4. 手术区皮肤准备

（1）洗浴　术前一日下午或晚上，清洗皮肤。细菌栖居密度较高的部位（如手、足）或不能接受强刺激消毒液的部位（如面部、会阴部），术前可用氯己定反复清洗。腹部手术的患者应注意脐部清洁。若皮肤上有油脂或胶布粘贴的残迹，用松节油或 75% 乙醇擦净。

（2）备皮　手术区域若毛发细小，可不必剃毛。备皮范围包括切口周围至少 15cm 的区域，不同手术部位的皮肤准备范围可见表 7－1。

表 7－1　常见手术皮肤准备的范围

手术部位	备皮范围
颅脑手术	剃去全部头发以及颈项毛发，保留眉毛（图 7－1）
颈部手术	上自唇下，下至乳头水平连线，两侧至斜方肌前缘（图 7－2）
胸部手术	上自锁骨上及肩上，下平脐水平，包括患侧上臂和腋下，胸背均超中线 5cm 以上（图 7－3）
上腹部手术	上自乳头水平，下至耻骨联合，两侧至腋后线（图 7－4）
下腹部手术	上自剑突，下至大腿上 1/3 前内侧以及会阴部，两侧至腋后线，剃除阴毛（图 7－5）
会阴部及肛门手术	上自髂前上棘，下至大腿上 1/3，包括会阴部及臀部（图 7－6）
肾区手术	上起乳头水平线，下至耻骨联合，前后均过正中线（图 7－7）
腹股沟手术	上自脐平线，下至大腿上 1/3 内侧，两侧至腋后线，包括会阴部，剃除阴毛（图 7－8）
四肢手术	以切口为中心包括上、下方各 20cm 以上，一般超过远、近端关节或为整个肢体（图 7－9）

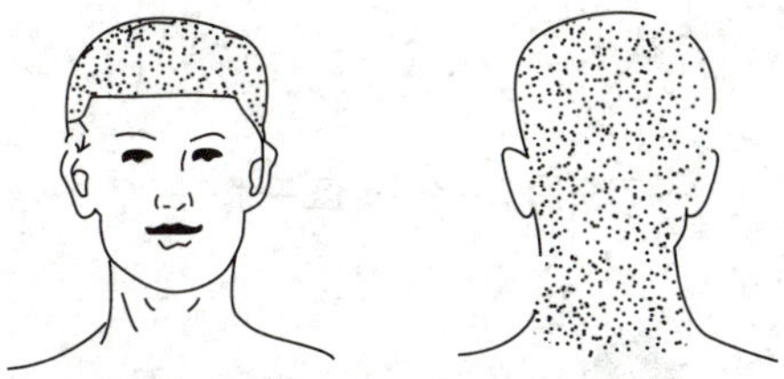
图 7－1　颅脑手术

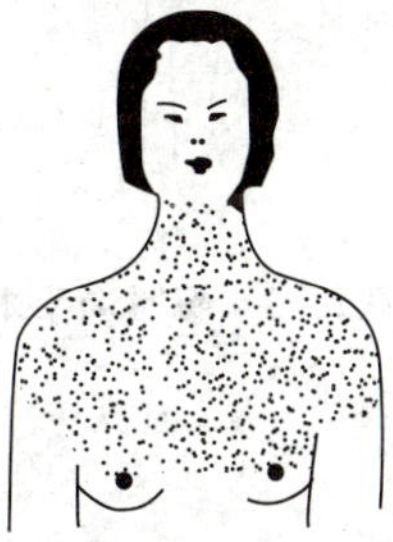
图 7－2　颈部手术

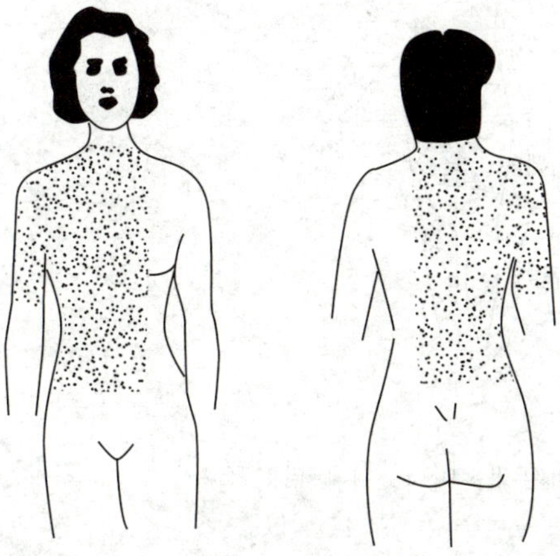
图 7－3　胸部手术

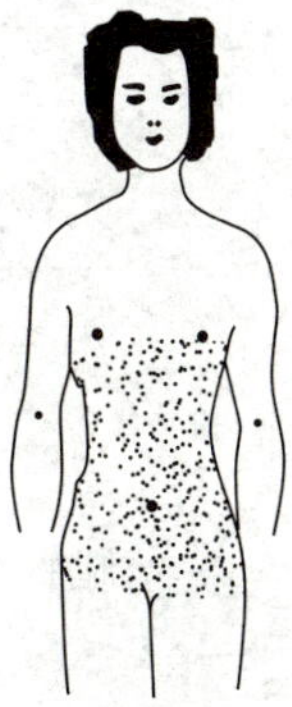
图 7－4　上腹部手术

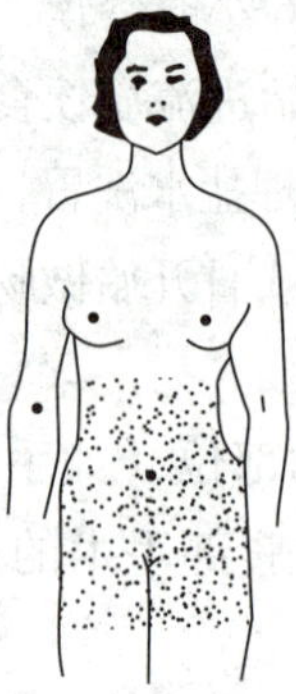

图 7－5　下腹部手术

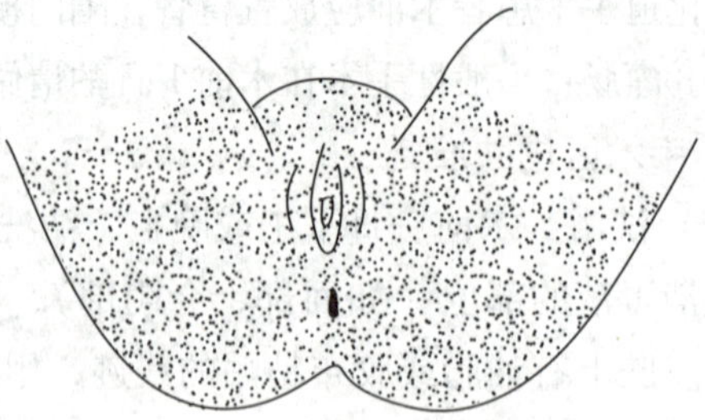

图 7－6　会阴部及肛门手术

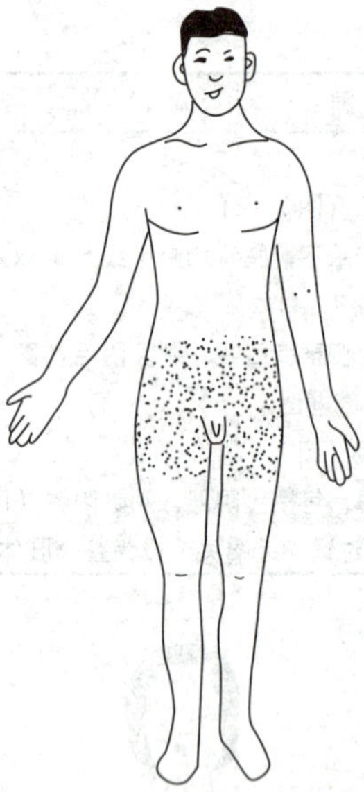

图 7－7　腹股沟手术

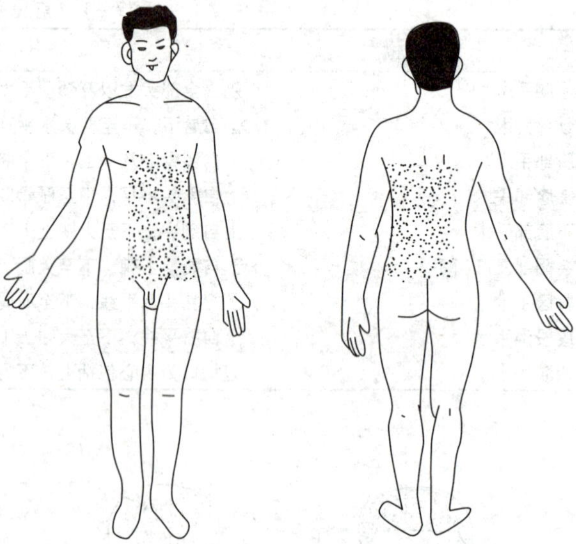

图 7－8　肾区手术

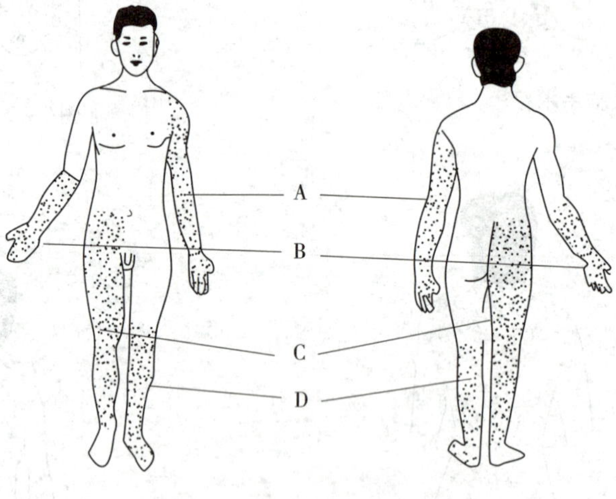

图 7－9　四肢手术

A. 肘部、前臂手术；B. 手部手术；C. 膝、股部手术；D. 足、小腿手术

看一看

近年来的研究表明，传统的术前1日剃毛备皮是外科领域的一个误区，因为剃毛后细菌会在表皮创面上定植，增加手术部位感染的机会。近来研究认为毛发稀疏部位可采用先乙醇后碘酊再乙醇消毒的方法进行皮肤准备。在毛发稠密区可以先剪毛或用电动剃刀去毛。必须用剃刀剃毛时，应在手术室内术前即时剃毛。与传统剃毛相比，不剃毛或术前即时剃毛有利于减少细菌繁殖的机会，预防手术部位的感染。

（3）特殊手术部位的皮肤准备　①颅脑手术：术前3日剪短头发，每日洗头（急症除外），手术前2小时剃尽头发，剃后洗头，并戴清洁帽子。②颜面手术：以清洁为主，尽量保留眉毛。③口腔手术：手术前3日用复方硼酸溶液漱口。④骨、关节、肌腱手术：手术前3日开始皮肤准备。第1、2日用肥皂水洗净并用75%乙醇消毒，再用无菌巾包裹；第3日剃毛，用75%乙醇消毒后，再用无菌巾包裹手术区；手术日晨重新消毒后，用无菌巾包裹。⑤阴囊、阴茎手术：患者入院后手术区用温水浸泡，用皂液或含氯己定沐浴液洗净，于术前1日备皮，范围同会阴部手术。⑥小儿皮肤准备：一般不剃毛，只做清洁处理。

5. 适应性训练　术前指导患者练习在床上使用便盆的方法，以适应术后床上排尿和排便；教会患者正确深呼吸、咳嗽、咳痰的方法并练习；教会患者自行调整卧位和床上翻身的方法，以适应术后体位的变化；指导患者练习术中特殊体位，如颈部过伸位、气管推移等。

6. 输血和补液　拟行大、中手术前，遵医嘱做好血型鉴定和交叉配血试验。凡有水、电解质及酸碱平衡失调和贫血者，在术前予以纠正。根据病情需要，进行药敏试验，预防性应用抗生素。

（三）手术日晨护理

（1）测量生命体征，检查手术野皮肤是否符合要求。如有体温升高、血压升高或女性患者月经来潮，及时报告医师，必要时延期手术。

（2）进入手术室前，指导患者排尽尿液。预计手术4小时以上及下腹部或盆腔手术者，留置导尿管。

（3）胃肠道手术及上腹部手术者，留置胃管。

（4）遵医嘱予以术前用药。

（5）擦去患者的指甲油、口红等化妆品；取下患者的活动性义齿、眼镜、发夹、手表和首饰等，将贵重物品及钱物交给家属或护士长妥善保管。

（6）按手术需要将病历、X线片、CT片、MRI片、药品、引流瓶、胸腹带等随患者一起带入手术室。

（7）与手术室接诊人员仔细核对患者、手术部位及名称等，做好交接。

（8）患者去手术室后，按手术大小、麻醉方式准备好麻醉床，备好床旁用物，如输液架、供氧装置、心电监护装置、抢救车、负压吸引装置等。

（四）急症患者术前护理

做好心理护理。密切观察病情变化，有休克者尽快建立静脉通道。争取时间，做好手术前必要的检查。嘱患者禁食、禁饮，按常规备皮、配血，做药物过敏试验及麻醉前准备等。急诊手术前禁灌肠，不用缓泻药。在可能的情况下向患者家属简要介绍病情和治疗方案，使其配合治疗的实施，同时要稳定患者和家属的情绪。

（五）特殊疾病患者术前准备

1. 心脏病患者　急性心肌梗死患者6个月内不施行择期手术，6个月以上若没有心绞痛发作，可在监护条件下施行手术；心力衰竭患者，心力衰竭控制 3 ~4 周后才能施行手术；严重心律失常患者，用药物治疗尽可能使心律恢复正常后方能手术。

2. 糖尿病患者 应适当控制血糖、尿糖，纠正水、电解质代谢失调及酸中毒，改善全身情况。平时使用胰岛素者，术前应以葡萄糖和胰岛素维持正常糖代谢，在手术日晨停用。糖尿病患者在术中应根据血糖监测结果，静脉滴注胰岛素控制血糖。凡是施行有感染可能的手术，术前应使用抗生素。

3. 高血压患者 血压过高可因诱导麻醉和手术应激而并发脑血管意外或充血性心力衰竭等危险，因此在手术前应适当用降血压药物，使血压控制于一定程度，但并不要求降至正常后才手术。患者血压在 160/100mmHg 以下者，可不必做特殊准备。

五、健康指导

向患者及家属介绍疾病及手术的相关知识，如术前用药、术前准备、麻醉及术后恢复的相关知识；指导患者术前练习相关适应性训练，包括呼吸功能锻炼、床上活动、床上使用便盆等，以减少术后并发症的发生，促进机体尽快恢复。

六、护理评价

通过治疗和护理，患者是否：①疼痛减轻或消失；②营养状态改善，体重得以维持或增加；③睡眠充足，休息充分；④患者和家属能够了解有关疾病、治疗、手术配合的有关知识；⑤未发生并发症，或并发症被及时发现并处理。

PPT

第二节　手术后患者的护理

手术损伤可导致患者防御能力降低，术后切口疼痛、禁食及应激反应等均可加重患者的生理、心理负担。手术后护理的重点是密切观察病情变化，防止并发症发生，帮助患者减少痛苦与不适，促进患者全面恢复。

一、护理评估

（一）术中情况

了解麻醉类型和手术过程是否顺利，术中出血、输血、输液的情况以及留置的引流管情况等。

（二）身体状况

1. 生命体征 手术后要监测体温、脉搏、呼吸、血压是否正常，同时应注意观察意识、瞳孔的变化等，并做好记录。

2. 切口情况 应注意观察切口有无出血、渗血、渗液，敷料包扎情况。

3. 引流情况 观察并记录引流液的性状、量、颜色；注意引流管是否通畅，有无扭曲、折叠、脱落等。

4. 营养状况 评估术后患者每日营养素的种类、量和途径，了解术后体重变化。

5. 体液平衡 评估术后患者尿量、各种引流的丢失量、失血量及术后补液量及种类。

6. 常见不适 注意观察患者是否出现切口疼痛、发热、恶心、呕吐、呃逆、腹胀、尿潴留等术后常见不适，评估不适的种类和程度。

7. 并发症 注意评估有无术后出血、切口感染、切口裂开、肺部感染、尿路感染、深静脉血栓形成等术后并发症。

（三）心理－社会状况

评估术后患者及家属对手术的认识和看法，了解患者术后的心理感受，进一步评估有无引起心理变化的原因，突出表现在：①担心手术效果，对手术效果预期较高；②手术致正常生理结构和功能改变，担忧手术对今后生活、工作及社交带来不利影响，如结肠造口；③术后出现切口疼痛等不适或并发症的发生；④担忧住院费用昂贵，经济能力难以维持后续治疗。

二、常见护理诊断/合作性问题

1. 疼痛　与手术创伤等有关。

2. 有体液不足的危险　与手术导致失血、体液丢失、禁食、禁饮、液体量补充不足有关。

3. 低效性呼吸型态　与术后特殊体位、活动量少、切口疼痛、呼吸运动受限有关。

4. 营养失调：低于机体需要量　与术后禁食、创伤后机体代谢率增高有关。

5. 活动无耐力　与手术创伤、机体负氮平衡有关。

6. 潜在并发症　术后出血、感染、切口感染或裂开、肺部感染、深静脉血栓形成等。

三、护理目标

（1）患者主诉疼痛减轻或缓解。

（2）患者体液平衡得以维持，循环系统功能稳定。

（3）患者术后呼吸功能改善，血氧饱和度维持在正常范围。

（4）患者术后营养状况得以维持或改善。

（5）患者活动耐力增加，逐步增加活动量。

（6）患者术后未发生并发症，或并发症被及时发现并处理，术后恢复顺利。

四、护理措施

（一）一般护理 微课

1. 安置患者　患者术后返回病房后，应妥善安置：①与手术室人员做好床旁交接；②移动患者至病床时动作平稳，注意保护头部、手术部位及各种引流管和输液管道；③正确连接各引流装置；④检查输液是否通畅，滴速是否适合；⑤遵医嘱给氧；⑥注意保暖。

2. 体位　根据麻醉类型及手术方式安置患者体位：①全麻未清醒者采取去枕平卧位，头偏向一侧，防止口腔分泌物或呕吐物误吸；②蛛网膜下腔麻醉者应去枕平卧6～8小时，以防止脑脊液外渗而致头痛；③硬膜外阻滞麻醉者应平卧4～6小时，以防血压波动；④麻醉反应过后，患者血压平稳，可根据手术部位及病情需要调整体位；颅脑手术后如无休克或昏迷，可取15°～30°头高足低斜坡卧位，以利于血液循环，预防脑水肿；颈、胸部手术后多取高半坐卧位，有利于呼吸及引流；腹部手术后多取低半坐卧位或斜坡卧位，以利于引流，使腹腔渗血、渗液流入盆腔，避免膈下脓肿，并能降低腹壁张力；脊柱或臀部手术后可取俯卧或仰卧位；四肢手术多需要抬高患肢。

3. 病情观察

（1）生命体征　全麻、大手术及危重患者术后每15～30分钟测量1次脉搏、呼吸、血压及瞳孔、神志，病情平稳后可改为每小时1次或遵医嘱定时测量，并做好记录；中、小型手术后每小时测量并记录1次血压、脉搏、呼吸，至生命体征平稳。有条件者可使用床旁心电监护仪连续监测。

（2）体液平衡　中等及较大手术，术后还需根据病情或医嘱详细记录24小时出入量；对于病情复杂的危重患者，留置尿管，观察并准确记录每小时尿量。

4. 饮食护理

（1）非消化系统　手术视手术大小、麻醉的方法及患者的全身反应而定。局部麻醉者，若无任何不适，术后即可进食；椎管内麻醉者若无恶心、呕吐，术后3～6小时可进食；全身麻醉者应待患者麻醉清醒，无恶心、呕吐后可进食。一般先给予流质饮食，以后逐渐给予半流质或普食。

（2）消化系统　手术消化道手术后，一般须术后禁饮食24～48小时，待肠道蠕动功能恢复、肛门排气后开始进食少量流质饮食，逐步递增至全量流质饮食，第5～6日进食半流质饮食，第7～9日可进软食，第10～12日开始普食。术后留置空肠营养管者，可在术后第2日自营养管滴入营养液。开始进食早期应避免食用牛奶、豆类等胀气性食物。

5. 休息与活动

（1）休息　保持室内安静，减少对患者的干扰，保证其休息及充足的睡眠。

（2）活动　术后早期活动可增加肺活量，有利于肺的扩张和分泌物的排出，预防肺部并发症；可促进血液循环，利于伤口愈合，预防压疮和下肢静脉血栓形成；可促进胃肠道蠕动，防止腹胀及肠粘连；可促进膀胱功能恢复，防止尿潴留。病情稳定后鼓励并协助患者在床上翻身、拍背、深呼吸、咳嗽排痰及肢体活动等，争取在短期内起床活动，除非有特殊制动要求的患者，应根据病情安排活动时间。活动时，固定好各导管，防跌倒并给予协助。

练一练7-2

早期下床活动的好处是（　）。

A. 促进伤口愈合，防止心衰
B. 防止肺部并发症，促进胃肠功能恢复
C. 促进血液循环，防止伤口裂开
D. 防止伤口出血、感染
E. 防止急性肾功能衰竭

答案解析

6. 切口护理

（1）切口护理　观察切口有无出血、渗血、渗液、敷料脱落及局部红、肿、热、痛等征象。若切口有渗血、渗液或敷料被大小便污染，应及时更换，以防切口感染。

（2）切口的分类和愈合等级

1）根据外科手术切口微生物污染情况进行切口分类　①清洁切口（Ⅰ类切口）：手术未进入感染炎症区，未进入消化道、呼吸道、泌尿生殖道及口咽部位。②可能污染切口（Ⅱ类切口）：手术进入消化道、呼吸道、泌尿生殖道及口咽部位，有污染可能，如胃大部切除术等。③污染切口（Ⅲ类切口）：指邻近感染区或组织直接暴露于污染或污染物的切口，如急性阑尾穿孔的阑尾切除术、肠梗阻坏死肠管切除手术等。

2）切口的愈合等级　①甲级愈合：切口愈合良好，无不良反应。②乙级愈合：愈合处有炎症反应，如红肿、硬结、血肿、积液等，但未化脓。③丙级愈合：切口化脓需切开引流处理。

按照上述分类、分级的方法记录切口的愈合情况。如“Ⅰ/甲”表示清洁切口甲级愈合，“Ⅲ/甲”表示污染切口甲级愈合。

（3）缝线拆除时间　依据患者年龄、切口部位、局部血液供应情况而决定。一般头、面、颈部手术后4～5日拆线，胸部、上腹部、背部、臀部为7～9日拆线，下腹部、会阴部为6～7日拆线，四肢为10～12日拆线（近关节处可适当延长），减张缝线为14日拆线。

7. 引流管护理　有效的引流是防止术后发生感染的重要环节。引流管种类很多，术后放置引流是根据手术的部位和引流的性质而定。应注意妥善固定，防止松脱；保持引流通畅，避免引流管扭曲、受压、阻塞；观察并记录引流物的量、颜色及性质；更换引流袋或引流瓶时应注意无菌操作。熟悉各类引流管的拔管指征，并进行宣教：较浅表部位的乳胶引流片一般于术后1~2日拔除；烟卷引流一般于术后3日拔除；作为预防性引流渗血的腹腔引流管，若引流液很少，可于术后1~2日拔除；作为预防性引流渗液的腹腔引流管，多于术后5~7日拔除；胃肠减压管一般在胃肠道功能恢复、肛门排气后，即可拔除。

（二）常见术后不适的护理

1. 切口疼痛

（1）常见原因 麻醉作用消失后，可出现切口疼痛，一般在术后24小时以内最剧烈，2~3日后逐渐减轻。剧烈的疼痛可影响各器官的正常生理功能和休息，故需关心患者，并给予相应的处理和护理。

（2）护理措施 ①观察患者疼痛的时间、部位、性质和规律，明确疼痛程度；②遵医嘱给予镇静、止痛药，如地西泮、布桂嗪、哌替啶等；③大手术后1~2日内，可持续使用患者自控镇痛泵进行止痛；④指导患者运用正确的非药物止痛方法，如在翻身、深呼吸、咳嗽时用手按压伤口部位和分散注意力等。

2. 发热

（1）常见原因 是术后患者最常见的症状。由于机体对手术后组织损伤的分解产物、渗血、渗液的吸收，患者的体温略升高，一般不超过38℃，称之为外科手术热或吸收热，术后1~2日逐渐恢复正常。但若术后3~6日仍持续发热，则提示存在感染或其他不良反应。

（2）护理措施 ①监测体温及伴随症状；②手术后发热不超过38.5℃可暂不处理，若体温超过39℃则给予物理降温，必要时可应用解热镇痛药物；③及时检查切口部位有无红、肿、热、痛或波动感；④保证患者有足够的液体摄入，及时更换潮湿的床单或衣裤。

3. 恶心、呕吐

（1）常见原因 ①最常见的原因是麻醉反应，待麻醉作用消失后可自行消失；②严重腹胀；③腹部手术对胃肠道的刺激或引起幽门痉挛等；④药物影响；⑤水、电解质及酸碱平衡失调。

（2）护理措施 ①呕吐时，头偏向一侧，防止发生误吸；②遵医嘱给予止吐药物，也可针刺内关、足三里等穴位；③呕吐后及时清除呕吐物，清洁患者口腔及整理床单位。

4. 腹胀

（1）常见原因 术后腹胀多为胃肠功能受抑制，肠腔内积气过多所致。随着胃肠蠕动功能恢复、肛门排气后，症状可自行缓解。术后数日仍未排气，且伴严重腹胀，肠鸣音消失，应考虑为腹腔内炎症或其他原因所致肠麻痹；若腹胀伴阵发性绞痛，肠鸣音亢进，甚至有气过水音或金属音，应警惕机械性肠梗阻。

（2）护理措施 ①鼓励或协助患者多翻身，早期下床活动；②采用持续性胃肠减压或肛管排气；③遵医嘱使用促进肠蠕动的药物；④已确诊为机械性肠梗阻、低钾血症、肠瘘等患者，应对因处理。

5. 尿潴留

（1）常见原因 ①脊椎麻醉后或全身麻醉后，排尿反射受抑制；②切口疼痛引起后尿道括约肌和膀胱反射性痉挛，尤其是骨盆及会阴部手术后；③患者不习惯床上排尿；④镇静药物用量过大或低钾血症等。若患者术后6~8小时尚未排尿或虽有排尿但尿量少，应做耻骨上区叩诊；若叩诊呈浊音，说明有尿潴留。

（2）护理措施 ①诱导排尿，如听流水声、下腹部热敷与按摩、女性患者用温水冲洗会阴；②遵医嘱采用药物、针灸治疗；③上述措施无效时在严格无菌操作下导尿，一次放尿量不超过1000ml，尿潴留时间长或导尿时尿量超过500ml者应留置导尿管1~2日。

6. 呃逆

（1）常见原因　神经中枢或膈肌受刺激时可出现呃逆，多为暂时性的。

（2）护理措施　①术后早期发生暂时性呃逆者可压迫眶上缘、抽吸胃内积气和积液；②遵医嘱给予镇静或解痉药物；③若上腹部手术后出现顽固性呃逆，应警惕吻合口或十二指肠残端漏导致膈下感染的可能，一旦明确诊断，应配合医师处理。

（三）术后并发症的观察及护理

1. 出血　常见于术后24～48小时内。术后出血可发生于手术切口、空腔脏器及体腔内。

（1）常见原因　术中止血不彻底、创面渗血未完全控制；术后结扎线松脱；术中痉挛的小动脉断端术后舒张；凝血功能障碍等。

（2）护理措施　①严密观察患者生命体征、手术切口及敷料情况，若切口敷料被血液渗湿，可怀疑手术切口出血，应进一步检查并明确出血状况和原因。②注意观察引流液的性状、量及颜色的变化，警惕内出血的发生。③未放置引流管者，应密切观察病情变化，特别是在输入足够的液体和血液之后，若出现低血容量性休克早期表现，如烦躁、心率加快、尿量减少等，提示有术后出血。④少量出血时，更换切口敷料、加压包扎，遵医嘱给予止血药物。⑤出血量大时，应迅速建立静脉通道，加快输液速度，做好再次手术止血准备。

2. 切口感染　常发生于术后3～4日。患者主诉切口疼痛加重，伴体温升高、脉搏加速、血白细胞计数和中性粒细胞比例增高，切口有红、肿、热，痛或波动感等，可怀疑切口感染。

（1）常见原因　手术无菌操作不严；切口内留有血肿、死腔、异物或局部组织血供不良；全身营养不良或合并糖尿病、肥胖等导致切口愈合不良，增加切口感染机会等。

（2）护理措施　①严格遵守无菌技术操作原则。②手术操作中严密止血，避免切口渗血、血肿。③保持切口敷料的清洁、干燥。④加强营养支持，增强患者抗感染能力。⑤遵医嘱合理使用抗生素。⑥密切观察手术切口情况，在感染早期，应勤换敷料、局部理疗、遵医嘱使用抗生素控制感染；化脓切口需拆除部分缝线，充分敞开引流，必要时放置引流管引流脓液，定期换药。

3. 切口裂开　常发生于术后1周左右或拆除皮肤缝线后24小时内。切口裂开常发生于腹部及肢体邻近关节处。患者在突然增加腹压或切口的关节伸屈幅度较大时，自觉切口剧痛和松开感，随即有淡红色液体自切口流出。切口裂开分为部分裂开和完全裂开两种。部分裂开表现为深层裂开而皮肤缝线完整，切口常无液体流出；完全裂开表现为切口处有大量淡红色液体流出，腹部切口全层裂开可有内脏脱出。

（1）常见原因　切口缝合不当、营养不良使切口组织愈合能力差、切口感染或腹腔内压突然增高等而引起。

（2）护理措施　①年老体弱、全身营养状况差的患者术前加强营养支持。②对可能发生此并发症的患者切口用减张缝合，术后用腹带适当加压包扎，可适当延长拆线时间。③及时处理和消除腹内压增高的因素。④切口部分裂开，可用蝶形胶布固定切口，并用腹带加压包扎；切口完全裂开时，立即平卧，稳定患者情绪，用无菌生理盐水纱布覆盖切口，用腹带包扎，凡肠管脱出者切勿将其还纳腹腔，以免引起腹腔感染，通知医师，将患者送至手术室重新缝合。

4. 肺部感染　常发生于胸、腹部大手术后，尤其是老年患者、有长期吸烟史和患有急、慢性呼吸道感染者更易发生。表现为术后早期发热、呼吸和心率加快，继发感染时，体温升高明显，血液白细胞和中性粒细胞计数增加。

（1）常见原因　术后呼吸运动受限、呼吸道分泌物积聚及排出不畅是引起术后肺部感染的主要原因。

（2）护理措施　①术后取平卧位，头偏向一侧，以防止呕吐物和口腔分泌物的误吸；②鼓励患者深呼吸、有效咳嗽，协助患者翻身、拍背，促进分泌物排出；③胸腹带包扎松紧适宜；④协助患者取半卧位，病情许可尽早下床活动；⑤遵医嘱应用抗生素及祛痰药物。

5. 尿路感染　常起自膀胱，若上行感染主要为肾盂肾炎，女性患者多见，表现为畏寒、发热、肾区疼痛。下尿路感染为膀胱炎，表现为尿频、尿急、尿痛、排尿困难，一般无全身症状。

（1）常见原因　尿潴留、长期留置导尿管或反复多次导尿是术后尿路感染的常见原因。

（2）护理措施　①术前训练床上排尿；②指导患者术后自主排尿；③鼓励患者多饮水，保持尿量每日在1500ml以上；④及时处理尿潴留，留置导尿管时应严格遵守无菌原则；⑤据尿培养及药物敏感试验结果选用有效抗生素控制感染。

6. 深静脉血栓形成或血栓性静脉炎　多见于下肢。开始表现为小腿腓肠肌疼痛和紧束感，继之出现下肢凹陷性水肿；沿静脉走行有明显触痛，可扪及条索状变硬的静脉。一旦血栓脱落可引起肺动脉栓塞，导致死亡。

（1）常见原因　①多发生于术后长期卧床、活动少的老年人或肥胖患者，患者卧床过久、活动少，导致下肢血流缓慢。②外伤、手术、反复穿刺置管或反复输注刺激性较强药物造成血管壁和血管内膜损伤。③血液凝固性增加，处于高凝状态。

（2）护理措施　①鼓励患者术后早期离床活动，卧床期间进行肢体主动和被动运动，以促进血液循环，防止血栓形成。②血液高凝状态者可口服小剂量阿司匹林、复方丹参片。③一旦发生血栓应抬高患肢并制动，局部严禁按摩，以防血栓脱落导致肺栓塞，同时遵医嘱给予抗凝、溶栓治疗。

（四）心理护理

加强巡视与沟通，建立相互信任的护患关系，倾听患者感受，明确其心理状态，给予适当的解释和安慰；满足其合理需要，提供有关术后康复、疾病方面的知识，帮助患者建立疾病康复的信心；针对出现的不适及时做好解释并实施缓解措施，安慰患者及家属情绪；鼓励患者加强生活自理能力，指导患者正确面对疾病及预后。

（五）健康指导

（1）注意休息、适当活动，活动量应从小到大、循序渐进。

（2）指导患者掌握康复锻炼的方法，提高患者生活自理能力。

（3）手术后需要继续治疗者，说明治疗方法、注意事项及副作用，患者应遵医嘱按时、按量服用。

（4）指导患者定期门诊随访。

五、护理评价

通过治疗和护理，患者是否：①疼痛减轻或缓解；②体液平衡得以维持，循环系统功能稳定；③术后呼吸功能得到改善，血氧饱和度维持正常范围；④术后营养状况得以维持或改善；⑤活动耐力增加；⑥未发生并发症，或并发症被及时发现并处理。

护爱生命

中国古代中医公认最早的外科手术，为东汉至三国时期名医华佗，于三世纪在魏、蜀两国行医，发明让病患以酒服麻沸散作为麻醉，再施行“刮骨疗伤”“剖肚清肠”等多种外科手术，在《三国志》与《后汉书》中皆有记载。

答案解析

目标检测

1. 下述手术中属于限期手术的是（ ）。
A. 甲状腺瘤摘除手术　B. 大隐静脉高危结扎术　C. 胃穿孔修补术
D. 膝关节置换术　E. 食管癌根治术
2. 胃肠道手术前禁食的主要目的是（ ）。
A. 方便手术操作　B. 防止麻醉中呕吐造成窒息　C. 避免术后腹痛腹胀
D. 防止术后吻合口瘘　E. 有利肠蠕动恢复
3. 全身麻醉的非腹部手术后患者可以进食的判断标准是（ ）。
A. 术后6小时　B. 术后24～48小时　C. 术后立即
D. 完全清醒，无恶心、呕吐　E. 没有限制
4. 施行颈、胸部手术后的患者宜采取的体位是（ ）。
A. 头高脚低斜坡卧位　B. 高半坐卧位　C. 低坐卧位
D. 平卧位　E. 侧卧位
5. 全身麻醉未清醒的患者应取的卧位是（ ）。
A. 半卧位　B. 平卧位　C. 头高斜坡位
D. 休克卧位　E. 去枕平卧位，头偏向一侧
6. 术后患者早期呕吐的最常见原因是（ ）。
A. 急性胃扩张　B. 麻痹性肠梗阻　C. 水、电解质紊乱
D. 麻醉反应　E. 胃肠蠕动受抑制
7. 减张缝线的拆除时间一般是（ ）。
A. 术后7日　B. 术后10日　C. 术后14日　D. 术后20日　E. 术后30日
8. 一成年女性患者，拟行阑尾切除手术，术前常规禁饮时间不得少于（ ）。
A. 4～6小时　B. 10～12小时　C. 14～16小时　D. 7～9小时　E. 12～14小时
9. 腹部手术后开始进流质饮食的时间是（ ）。
A. 腹痛消失后　B. 患者有食欲时　C. 恶心、呕吐消失后
D. 肛门排气后　E. 体温降至37.5℃
10. 手术切口裂开的原因，错误的是（ ）。
A. 营养不良　B. 低蛋白血症　C. 切口感染
D. 胃肠功能紊乱　E. 腹压增加

（张　甜）

书网融合……

重点回顾　微课　习题

第八章 外科感染患者的护理

学习目标

知识目标：

1. 掌握 外科感染、非特异性感染、特异性感染、各类常见浅部软组织化脓性感染、各类常见手部急性化脓性感染、全身性感染、脓毒症、菌血症、破伤风和气性坏疽的定义；各类常见浅部软组织化脓性感染、各类常见手部急性化脓性感染、全身性感染、破伤风和气性坏疽患者的临床表现、护理诊断及护理措施。

2. 熟悉 各类常见浅部软组织化脓性感染、各类常见手部急性化脓性感染、全身性感染、破伤风和气性坏疽患者的辅助检查及治疗原则；外科感染常见致病菌及其特点、破伤风和气性坏疽的病因与发病机制。

3. 了解 外科感染、非特异性感染和特异性感染的特点，外科感染的分类及转归；各类常见浅部软组织化脓性感染、各类常见手部急性化脓性感染和全身性感染的病因。

技能目标：

学会运用护理程序，对患者实施整体护理。

素质目标：

培养学生尊重科学，与时俱进的意识与能力。

导学情景

情景描述：患者，男，43岁，因全身肌肉阵发性痉挛伴头痛、头晕1天入院。患者1周前在田间劳动时左脚被铁钉刺伤，在当地卫生院给予简单清创处理。现感全身乏力、头晕、头痛、咀嚼无力，背部、胸部肌肉较僵硬，患者全身肌肉强直性收缩、阵发性痉挛，呼吸急促，呼吸道分泌物多。既往身体健康，无药物过敏史，无外伤史。查体：T 38.6℃，P 95次/分，R 20次/分，BP 124/80mmHg，神志清楚，苦笑面容，颈项强直。心肺未发现异常，腹肌紧张，全腹无压痛和反跳痛，肠鸣音正常。左足底有一伤口，直径约0.5cm，局部红肿，挤压时有脓液流出。实验室检查：WBC 14×10^9/L，中性粒细胞比值82%。

情景分析：结合患者受伤的经过及症状、体征特点和辅助检查结果，医生初步判断为破伤风。护士应及时评估患者病情变化，为医生进一步专断与治疗提供有效依据。同时掌握破伤风患者的护理措施，为患者提供优质护理，防治并发症，促进早日康复。

讨论：①该患者患病的原因是什么？②受伤后采取哪些措施可使患者免于患病？③目前患者最主要的护理诊断/合作性问题是什么？应采取哪些护理措施？

学前导语：外科感染是外科常见临床病症，涉及全身各个部位和组织器官。本章内容主要包括浅表软组织的化脓性感染、手部急性化脓性感染、全身性感染及特异性感染患者的护理，器官与组织的局限性感染、深部体腔感染患者的护理将在相关章节中介绍。外科感染的特点及外科感染患者的护理是本章学习的重点。

第一节 概 述

PPT

感染（infection）是病原体入侵机体引起的局部和（或）全身性炎症反应，外科感染（surgical infection）是指需要外科治疗的感染，包括组织损伤、空腔脏器梗阻、手术、器械检查、留置导管等并发的感染。外科感染具有以下特点：①感染多与损伤、手术有关，常为多种细菌引起的混合感染；②多数患者局部症状明显，严重时可有全身表现；③大多不能自愈或单靠抗菌药物治愈，需外科处理。

想一想

外科感染的特点以及内科感染的研究范畴是什么？

答案解析

一、病因与发病机制

外科感染的发生主要取决于病原菌的致病因素和机体的防御功能。

（一）病原菌的致病因素

1. 黏附因子 病原菌侵入人体后产生的黏附因子有利于其附着于组织细胞并入侵，有些病原菌有荚膜或微荚膜，能够抗拒吞噬细胞的吞噬或杀菌作用。

2. 病菌毒素 多种病原菌可释放胞外酶、外毒素和内毒素等病菌毒素，可导致感染扩散、组织结构破坏、细胞能够损害和代谢障碍等，是引起临床症状和体征的重要因素。

3. 病菌数量与增殖速率 侵入人体组织的病原菌数量越多，增殖速度越快，导致感染的概率越高。

（二）机体的防御功能

正常情况下，人体天然免疫和获得性免疫共同参与抗感染的防御机制，当某些因素导致这些防御机制受损时，就可能引起感染。如皮肤或黏膜破损、管腔阻塞、局部组织缺血或血流障碍、体腔内异物与坏死组织的存在等因素导致局部屏障受损；以及严重损伤或休克、糖尿病、尿毒症、长期使用免疫抑制剂、严重营养不良等因素导致全身抗感染能力降低。

（三）环境及其他因素影响

潮湿的环境、炎热的气候，狭小空间内污浊的空气等都会促进化脓性感染的发生。医院的重症监护室和烧伤病房是感染的高发区，医务人员的“带菌手”是接触传播的重要因素。

二、病理生理

（一）感染后的炎症反应

致病菌侵入组织并繁殖，可引起局部炎症反应和全身性炎症反应。局部炎症反应使入侵的微生物局限化，最终被清除；同时局部出现红、肿、热、痛等炎症的特征性表现。部分炎症介质、细胞因子和病菌毒素等还可进入血液循环，引起全身血管扩张、血流增加和全身水肿等全身性炎症反应。

（二）感染的转归

病程演变受致病菌、人体抵抗力及治疗措施等诸多因素影响，感染后可出现炎症消退、炎症局限、炎症扩散或转为慢性炎症等四种不同转归。

三、分类

（一）按致病菌种类和病变性质分类

1. 非特异性感染　又称化脓性或一般性感染，占外科感染的大多数。其特点是：①一种致病菌可以引起不同的化脓性感染，不同的致病菌也可引起同一种感染；②各种疾病具有共同的病理变化、临床表现和防治原则。常见疾病有痈、丹毒、急性淋巴结炎、急性乳腺炎、急性阑尾炎、急性腹膜炎等，手术后感染亦多属此类。常见致病菌有金黄色葡萄球菌、大肠埃希菌、乙型溶血性链球菌、拟杆菌和铜绿假单胞菌等。

2. 特异性感染　是指由一些特殊的致病菌等引起的感染。其特点是：①一种致病菌只能引起特定的感染；②感染的病程演变和防治措施各有特点。可引起特异性感染的致病菌包括结核分枝杆菌、破伤风梭菌、产气荚膜梭菌、炭疽杆菌、白念珠菌、新型隐球菌等。

（二）按病变进程分类

（1）急性感染　病变以急性炎症为主，病程多在 3 周以内。

（2）慢性感染　病程持续超过 2 个月的感染。

（3）亚急性感染　病程介于急性与慢性感染之间。

（三）按病原微生物的来源分类

（1）外源性感染　病原菌来自环境或他人。

（2）内源性感染　病原菌来自人体本身，通过破损的皮肤或黏膜侵人人体。

（四）按感染发生的条件分类

可分为机会性感染、二重感染和医院内感染等。

四、护理评估

（一）健康史

了解患者有无皮肤破损、足癣、口腔溃疡、鼻窦炎、糖尿病等相关疾病及就诊前的处理情况。

（二）身体状况

1. 局部表现　急性炎症局部一般有红、肿、热、痛和功能障碍的典型表现，体表或较表浅化脓性感染表现明显，还可出现肿块、硬结或脓肿。浅表脓肿形成后触诊可有波动感，深部脓肿穿刺可抽出脓液。慢性感染、病变位置深者，则局部症状不明显。

2. 全身表现　随感染轻重而表现不一。感染轻者可无全身症状，感染重者常有发热、呼吸和心跳加快、头痛乏力、全身不适、食欲减退等表现。严重感染导致脓毒症时可出现神志改变等。

3. 器官系统功能障碍　感染侵及某一器官时，该器官或系统出现功能异常，可出现相应表现。如胆道感染或肝脓肿时，出现腹痛和黄疸；尿路感染时有尿频、尿急、尿痛等。

4. 特异性表现　特异性感染者可出现特殊的临床表现，如破伤风有肌强直性痉挛，气性坏疽和其他产气菌感染局部出现皮下捻发音等。

（三）心理 – 社会状况

局部肿痛、发热等症状可影响患者的生活和工作，应评估患者有无焦虑和恐惧等心理反应，以及患者及其家属对外科感染有无防治知识及了解程度。

（四）辅助检查

1. 实验室检查 常用检查如白细胞计数及分类测定，白细胞计数 $>12\times10^9/L$ 或 $<4\times10^9/L$、或出现未成熟的白细胞，常提示感染严重；病程较长的重症患者可有红细胞计数和血红蛋白减少。血、尿、痰、分泌物、渗出物、脓液或穿刺液做涂片、细菌培养及药物敏感试验，可明确致病菌种类。

2. 影像学检查 ①超声检查：用于探测肝、胆、胰、肾、阑尾、乳腺等的病变及胸腔、腹腔、关节腔内有无积液。②X 线检查：适用于检测胸腹部或骨关节病变，如肺部感染、胸腔积液或积脓等。③CT 和 MRI 检查：有助于诊断实质性器官的病变，如肝脓肿等。

（五）治疗要点

局部与全身治疗并重，消除感染因素和毒性物质（脓液和坏死组织等），控制病菌生长，增强机体抗感染能力和组织修复能力。

（1）局部治疗 ①保护感染部位：如局部制动、避免受压、抬高患处，适当限制活动或加以固定等。②物理治疗：如局部热敷、超短波或红外线照射。③局部用药：如浅表急性感染未形成脓肿阶段可用药物外敷或 50% 硫酸镁溶液湿敷；已感染伤口、创面需换药处理。④手术治疗：如脓肿切开引流、切除感染组织。

（2）全身治疗 ①应用抗生素；②支持疗法；③对症治疗。

五、常见护理诊断/合作性问题

1. 疼痛 与炎症刺激、渗液或脓肿形成后压迫组织有关。

2. 体温过高 与感染引起全身性反应有关。

3. 焦虑 与身体不适及担心预后有关。

4. 潜在并发症 水、电解质和酸碱平衡紊乱，感染性休克等。

六、护理目标

（1）患者主诉疼痛程度减轻或缓解。

（2）患者体温逐渐降至正常范围。

（3）患者情绪平稳，焦虑程度减轻或缓解。

（4）患者未发生并发症，或并发症被及时发现并处理。

七、护理措施

1. 疼痛护理 ①保护感染部位：局部制动，避免受压，肢体感染者，抬高患肢。②药物镇痛：疼痛严重者，遵医嘱给予镇痛剂。

2. 控制感染 ①创面护理：早期局部热敷、超短波或红外线照射；对切开引流者，每日更换敷料，保持创口清洁。对厌氧菌感染者，予以 3% 过氧化氢溶液冲洗创面和湿敷。②合理应用抗菌药：遵医嘱合理应用抗菌药，协助行细菌培养及药物敏感试验，注意观察药物的不良反应。

3. 高热护理 当体温超过 38.5℃时应采取物理或药物降温，鼓励患者多饮水，必要时可静脉输液，补充机体所需的液体量和热量，纠正水、电解质和酸碱失衡，并监测 24 小时出入量。

4. 心理护理 向患者及家属耐心解释外科感染的治疗方法、护理措施，争取患者及家属积极配合治疗；理解、关心、体贴患者，消除患者的焦虑情绪。

5. 健康指导 ①预防：注意个人卫生，保持皮肤清洁，暑天或炎热环境中生活、工作，要勤洗澡，及时更换衣服，婴幼儿、糖尿病患者尤应注意。②疾病知识：向患者及家属讲解外科感染的病因、临床特点、治疗方法及护理措施，减轻患者的焦虑；有感染病灶存在时应及时就医，防止感染进一步发展。

八、护理评价

通过治疗与护理，患者是否：①疼痛减轻或缓解；②体温下降或恢复正常；③焦虑程度缓解，情绪平稳；④未发生并发症，或并发症被及时发现并处理。

第二节　软组织化脓性感染患者的护理

PPT

一、浅部软组织化脓性感染

浅部软组织化脓性感染是指发生于皮肤、皮下组织、淋巴管、淋巴结、肌间隙及周围疏松结缔组织处，由化脓性致病菌引起的各种感染。常见的有疖、痈、急性蜂窝织炎、丹毒、急性淋巴管炎。

（一）护理评估

1. 健康史　患者因糖尿病、皮肤或黏膜损伤、放化疗等原因导致身体抵抗力下降，更容易发生感染。

2. 身体状况

（1）疖　是单个毛囊及其周围组织的急性化脓性感染，致病菌多为金黄色葡萄球菌。好发于毛囊和皮脂腺丰富的部位，如头面、颈项和背部。初始局部皮肤有红、肿、痛的小硬结（直径 <2cm 左右），数日后肿痛范围扩大，小硬结中央组织坏死、软化，出现黄白色的脓栓，触之稍有波动。继而大多脓栓可自行脱落、破溃，待脓液流尽后炎症逐步消退愈合。有的疖无脓栓称为无头疖，其炎症则需经抗炎处理后消退。不同部位同时发生几处疖，或者在一段时间内反复发生疖，称为疖病，与患者的抗感染能力较低（如有糖尿病）或皮肤不洁等有关。

（2）痈　是多个相邻毛囊及其周围组织的急性化脓性感染，或由多个相邻疖融合而成，致病菌以金黄色葡萄球菌为主。好发于皮肤较厚的项部和背部，俗称“对口疗”和“搭背”。痈发病以中、老年居多，大部分患者合并有糖尿病。初期表现为局部小片皮肤硬肿、热痛，肤色暗红，其中可有数个凸出点或脓点，有畏寒、发热、食欲减退和全身不适，但一般疼痛较轻。随着局部皮肤硬肿范围增大，周围呈现浸润性水肿，引流区域淋巴结肿大，局部疼痛加剧，全身症状加重。继而病变部位脓点增大、增多，中心处可坏死脱落、破溃流脓，使疮口呈蜂窝状。周围皮肤可因组织坏死呈紫褐色，但疮口肉芽增生比较少见，难以自行愈合。延误治疗病变继续扩大加重，出现严重的全身反应。

颌面部疖、痈十分危险，位于鼻、上唇及周围“危险三角区”，称为面疖和唇痈，临床症状明显、病情严重。特别是由于处理不当，如被挤碰时，病菌可经内眦静脉、眼静脉进入颅内海绵状静脉窦，引起颅内化脓性海绵状静脉窦炎，出现颜面部进行性肿胀，寒战、高热、头痛、呕吐、昏迷甚至死亡。

（3）急性蜂窝织炎　是指皮下、筋膜下、肌间隙或深部疏松结缔组织的一种急性弥漫性化脓性感染，致病菌多为溶血性链球菌，其次为金黄色葡萄球菌、大肠埃希菌或其他类型链球菌。常因皮肤或软组织损伤而引起，亦可由局部化脓性感染灶直接扩散或经淋巴、血液传播而发生。感染灶近侧的淋巴结亦常被累及，引起脓毒血症或菌血症。通常分表浅和深部。表浅者初起时患处红、肿，热、痛，继之炎症迅速沿皮下向四周扩散，肿胀明显，疼痛剧烈。此时局部皮肤发红、指压后可稍褪色，红肿边缘界限不清楚，可出现不同大小的水疱，病变部位的引流淋巴结常有肿痛。病变加重时，皮肤水疱溃破出水样液，部分肤色变褐。深部的急性蜂窝织炎皮肤病状不明显，常因病变深在而影响诊治，多有寒战、高热、头痛、乏力等全身症状；严重时体温极高或过低，甚至有意识改变等严重中毒表现。

由于细菌种类与毒性、患者状况和感染部位的不同，可有产气性皮下蜂窝织炎、新生儿蜂窝织炎（亦称新生儿皮下坏疽）和口底、颌下蜂窝织炎几种特殊类型。其中，口底、颌下蜂窝织炎以小儿多见，感染多起源于口腔或面部，可致喉头水肿而压迫气管，引起呼吸困难甚至窒息。

（4）丹毒　是皮肤及其网状淋巴管的急性炎症，致病菌多为乙型溶血性链球菌。丹毒好发于下肢与面部，大多常先有病变远端皮肤或黏膜的某种病损，如足趾皮肤损伤、足癣、口腔溃疡、鼻窦炎等。起病急，全身炎症反应明显，开始即可有畏寒、发热、头痛、全身不适等，易治愈但常有复发。病变多见于下肢，表现为片状微隆起的皮肤红疹、色鲜红、中间稍淡、边界清楚，有的可起水疱，局部有烧灼样疼痛。病变范围向外周扩展时，中央红肿消退而转变为棕黄。附近淋巴结常肿大、有触痛，但皮肤和淋巴结少见化脓破溃。病情加重时可出现全身性脓毒症。此外，丹毒经治疗好转后，可因病变复发而导致淋巴管阻塞、淋巴液淤滞，最终形成淋巴水肿、肢体肿胀、局部皮肤粗厚，甚至发展成“象皮肿”。

（5）急性淋巴管炎和淋巴结炎　是指致病菌从皮肤、黏膜破损处或其他感染病灶侵入淋巴系统，导致淋巴管和淋巴结的急性炎症。致病菌常为乙型溶血性链球菌、金黄色葡萄球菌等。皮下淋巴管分深、浅两层，急性淋巴管炎在浅层可在皮下结缔组织层内沿淋巴管蔓延，表现为丹毒（网状淋巴管炎）与浅层管状淋巴管炎，而深层淋巴管炎病变深在隐匿、体表无明显变化。浅部的急性淋巴结炎好发部位多在颌下、颈部、腋窝、肘内侧、腹股沟或腘窝，感染源于口咽炎症、足癣、皮损，各种皮肤、皮下化脓性感染和引流区域的淋巴管炎。

管状淋巴管炎多见于四肢，下肢更常见。浅部病变表皮下可见红色条线，有触痛，扩展时红线向近心端延伸，中医称“红丝疔”。皮下深层的淋巴管炎不出现红线，可有条形触痛带。病情取决于病菌的毒性和感染程度，常与原发感染有密切关系，全身症状与丹毒相似。

急性淋巴结炎主要表现为淋巴结肿大、疼痛，与周围组织界线清楚，感染严重时多个淋巴结融合成肿块，局部红、肿、热、痛明显，形成脓肿后有波动感并可破溃，伴有全身感染症状。

3. 辅助检查　参见本章第一节。

4. 治疗要点

（1）疖和痈　①局部处理：疖在红肿阶段可选用热敷、超短波、红外线等理疗，也可敷贴中药金黄散、玉露散或鱼石脂软膏。疖顶见脓点或有波动感时，可用碘伏点涂脓点，也可用针尖或小刀头将脓栓剔出，但禁忌挤压！出脓后敷以碘伏湿纱条或化腐生肌中药膏直至病变消退。痈在初期仅有红肿时，可用50%硫酸镁湿敷或外敷上述中药和理疗，争取病变范围缩小。已出现多个脓点、表面紫褐色或已破溃流脓时，需要及时切开引流。在静脉麻醉下做“+”或“++”形切口切开引流，切口线应达到病变边沿健康组织，深度须达到痈的基底部（深筋膜层），清除已化脓和尚未成脓、但已失活的组织，在脓腔内填塞生理盐水、碘伏或凡士林纱条，外加干纱布绷带包扎（图8-1）。术后注意创面渗血，渗出液过多时应及时更换敷料。术后应每天更换敷料一次，注意创面抗感染，待炎症控制后可使用生肌散促使肉芽组织生长，促进创面收缩愈合。②药物治疗：痈和出现发热、头痛、全身不适等症状的疖，特别是面部疖和唇痈，并发急性淋巴管炎、淋巴结炎时，可选用青霉素类或头孢菌素类抗菌药物，应用清热解毒中药方剂。有糖尿病病史者应给予胰岛素或降血糖类药物。

（2）急性蜂窝织炎　①局部处理：早期急性蜂窝织炎，可用50%硫酸镁湿敷，或外敷金黄散、鱼石脂膏等，若形成脓肿应及时切开引流。口底及颌下急性蜂窝织炎则应尽早切开减压，以防喉头水肿、压迫气管；产气性皮下蜂窝织炎必须及时隔离，伤口可用3%过氧化氢液冲洗、碘附湿敷等处理；其他各型皮下蜂窝织炎，为缓解皮下炎症扩展和减少皮肤坏死，也可在病变处做多个小的切口减压。②药

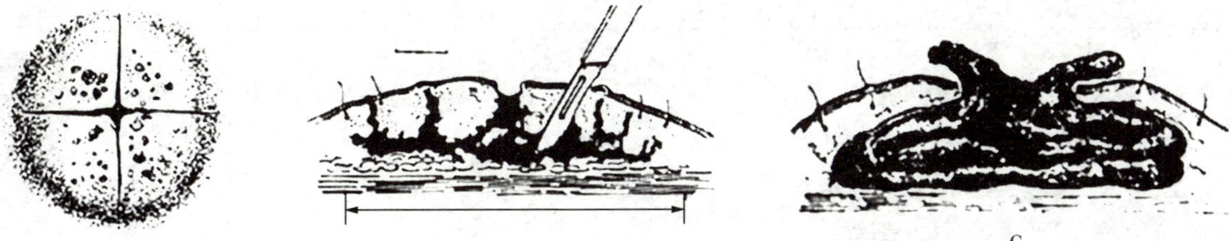

图 8－1　痈的切开引流

A. 十字切口；B. 切口长度要略超过炎症范围，深达筋膜；C. 伤口内填塞纱布条止血

物治疗：可用青霉素类或头孢菌素类抗生素，疑有厌氧菌感染时加用甲硝唑。根据临床治疗效果或细菌培养与药物敏感试验结果调整用药。

（3）丹毒　治疗时注意卧床休息，抬高患肢。局部可用 50% 硫酸镁湿敷；全身应用抗菌药物如静脉滴注青霉素类或头孢菌素类等敏感抗生素。在接触丹毒患者或换药前后，应洗手消毒，防止交叉感染。

（4）急性淋巴管炎和淋巴结炎　主要是对原发病灶的处理，应用抗生素、休息和抬高患肢等均有利于早期愈合。急性淋巴管炎发现皮肤有红线条时，可用 50% 硫酸镁等湿敷；急性淋巴结炎形成脓肿时，应做切开引流。

（二）常见护理诊断/合作性问题

1. 疼痛　与炎症刺激有关。

2. 体温过高　与感染有关。

3. 潜在并发症　颅内化脓性海绵状静脉窦炎、脓毒症、窒息。

（三）护理目标

（1）患者主诉疼痛程度减轻或缓解。

（2）患者体温逐渐降至正常范围。

（3）患者未发生并发症，或并发症被及时发现并处理。

（四）护理措施

1. 颅内感染　①避免对“危险三角区”的疖进行挤压。②观察有无寒战、高热、头晕、头痛等症状。

2. 窒息　①特殊部位如口底、颌下、颈部等的蜂窝织炎患者应严密观察有无呼吸费力、呼吸困难、窒息等症状。②突发喉头水肿或痉挛时行气管插管或气管切开。

3. 脓毒症　监测生命体征，观察有无突发寒战、高热、意识障碍等症状。

4. 脓肿　切开引流者保持引流通畅，及时更换敷料。

5. 心理护理　参见本章第一节。

6. 健康指导　①注意个人清洁卫生。②避免皮肤、组织创伤发生。③经常锻炼，增强机体抵抗力。④避免对“危险三角区”的疖进行挤压。⑤患丹毒后应予以接触隔离，接触患者前后洗手，积极治疗与丹毒相关的足癣、溃疡等。

练一练

患者，女，20岁，上唇疖，因用力挤压后出现眼部及其周围组织的进行性红肿，寒战、发热、头痛、呕吐。应考虑为（ ）。

A. 脑脓肿　B. 全身感染　C. 急性蜂窝织炎

D. 颅内感染　E. 脓毒症

答案解析

（五）护理评价

通过治疗与护理，患者是否：①疼痛程度减轻或缓解；②体温降至正常范围；③未发生并发症，或并发症被及时发现并处理。

二、手部急性化脓性感染

临床常见的手部急性化脓性感染包括甲沟炎、脓性指头炎、腱鞘炎、滑囊炎和掌深间隙感染。常由手部微小擦伤、针刺和切伤等引起。手部感染的临床表现与其解剖生理功能密切相关。

甲沟炎是指甲沟及其周围组织的化脓性感染，常因微小刺伤、挫伤、逆剥或剪指甲过深等引起。脓性指头炎为手指末节掌面皮下化脓性感染，多因甲沟炎加重或指尖、手指末节皮肤受伤后引起。致病菌多为金黄色葡萄球菌。

化脓性腱鞘炎、滑囊炎和手掌深部间隙感染均为手掌深部化脓性感染，致病菌多为金黄色葡萄球菌。急性化脓性腱鞘炎主要指屈指肌腱鞘炎，常因手掌部的刺伤或邻近组织的感染蔓延所致。手背部的伸指肌腱鞘炎少见。滑囊炎可由腱鞘炎蔓延而来，也可因手掌面刺伤引起。急性手掌深部间隙感染可以由腱鞘炎蔓延或直接刺伤所致（图8-2）。

（一）护理评估

1. 健康史　了解患者有无受伤史，如刺伤、擦伤、小的切割伤、剪指甲过深、逆剥倒刺等，伤后的病情变化和就诊前的处理情况。

2. 身体状况

（1）甲沟炎　常常先发生在一侧甲沟皮下，先为局部红、肿、热、痛，发生化脓后甲沟皮下出现白色脓点，有波动感，但不易破溃，可蔓延至甲根或另一侧甲沟，形成半环形脓肿；向下蔓延形成甲下脓肿，继续向深层蔓延则会导致指头炎或慢性甲沟炎（图8-3）。

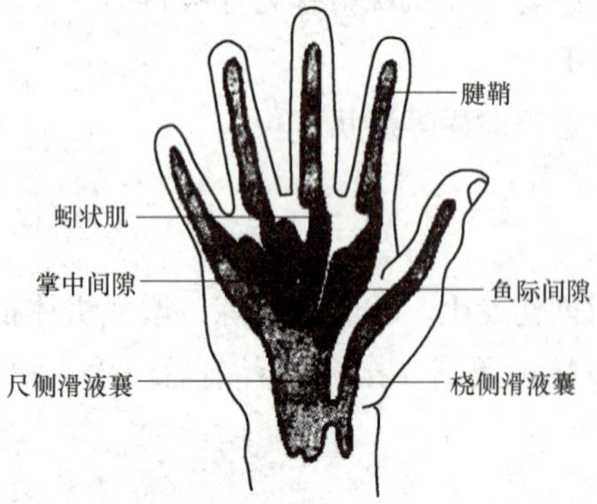

图8-2　手掌侧的腱鞘、滑液囊和深间隙

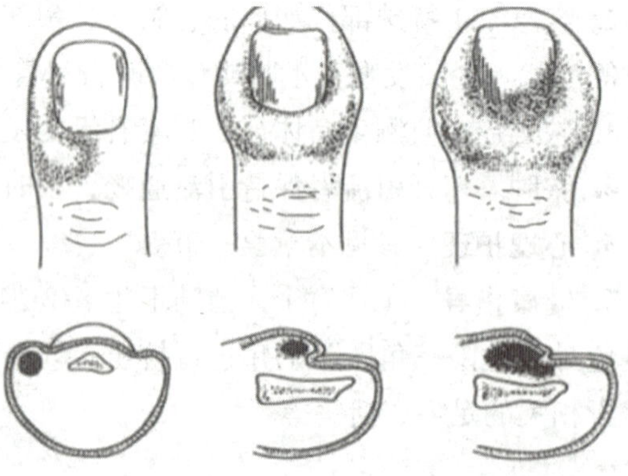

图8-3　指甲下脓肿

（2）指头炎　初始指头发红、轻度肿胀、有针刺样疼痛，继而肿胀加重、疼痛剧烈。当肿胀压迫指动脉时，疼痛转为搏动性跳痛，患指下垂时加重；此时多伴有发热、全身不适、白细胞计数升高等。感染进一步加重时，可因神经末梢受压麻痹而疼痛缓解，皮肤由红转白，若处理不及时，常可发生末节指骨缺血性坏死，形成慢性骨髓炎，伤口经久不愈。

（3）腱鞘炎　患指中、近节均匀肿胀，皮肤极度紧张；患指各个关节轻度弯曲，腱鞘有压痛，被动伸指运动疼痛加剧；如腱鞘感染不及时切开引流减压，可致肌腱缺血坏死；感染可蔓延至手掌深部间隙，甚至经滑囊到腕部和前臂。

（4）滑囊炎　桡侧和尺侧滑囊感染，分别由拇指和小指的腱鞘炎引起。桡侧滑囊感染时，拇指肿胀微屈、不能外展及伸直，拇指及大鱼际处压痛。尺侧滑囊感染时，小指及环指半屈、被动伸直剧痛，小指及小鱼际处压痛。

腱鞘炎和滑囊炎病情进展迅速，24 小时即可出现明显的局部与全身症状，患指疼痛剧烈，伴有发热、头痛等不适，白细胞计数升高等急性炎症表现。

（5）掌深间隙感染　掌中间隙感染可见掌心隆起，正常凹陷消失，皮肤明显紧张、发白、压痛，手背水肿；中指、环指及小指处于半屈位，被动伸指引起剧痛。鱼际间隙感染时掌深凹陷存在，而鱼际和拇指指蹼肿胀、压痛，示指半屈，拇指外展略屈，活动受限不能对掌。掌深间隙感染均有发热、头痛、脉快、白细胞计数升高等全身症状。还可继发肘内或腋窝淋巴结肿痛。

3. 辅助检查

（1）实验室检查　参见本章第一节。

（2）影像学检查　①超声检查可显示肿胀的腱鞘和积存的液体；②患指 X 线摄片检查可明确有无指骨指坏死和骨髓炎。

4. 治疗要点

（1）甲沟炎与指头炎　甲沟炎尚未化脓时，局部可给予鱼石脂软膏、金黄散糊等敷贴或超短波、红外线等理疗，并口服敏感抗菌药物。脓肿形成者应行手术，沿甲沟旁纵行切开引流。甲根脓肿则需要分离拔出部分甚至全部指甲，术中需注意避免损伤甲床，以利于指甲再生（图 8－4）。不可在病变邻近处采用指神经阻滞麻醉，以免感染扩散。指头炎初发时应悬吊前臂、平放患手，给予敏感抗生素，以金黄散糊剂敷贴患指。如患指剧痛、肿胀明显、伴有全身症状，应及时切开引流，以免发生指骨坏死及骨髓炎。通常用指神经阻滞麻醉，在末节指侧面做纵行切口，远端不超过甲沟 1/2，近端不超过指节横纹，分离切断皮下纤维条索，通畅引流；脓腔较大者宜做对口引流，剪去多余脂肪，有死骨片应当除去；避免做鱼口状切口，以免术后瘢痕影响手指功能（图 8－5）。

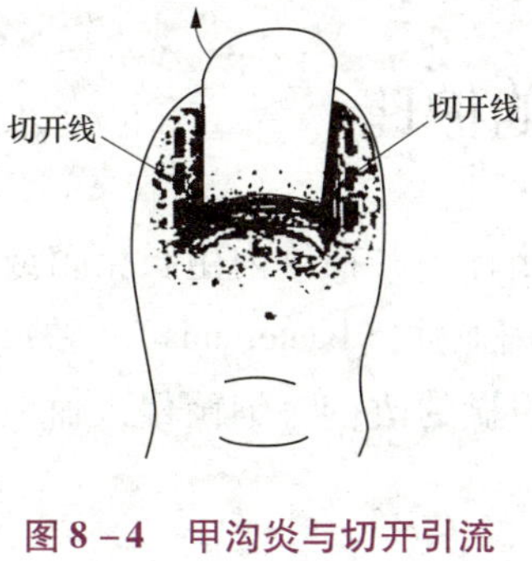

图 8－4　甲沟炎与切开引流

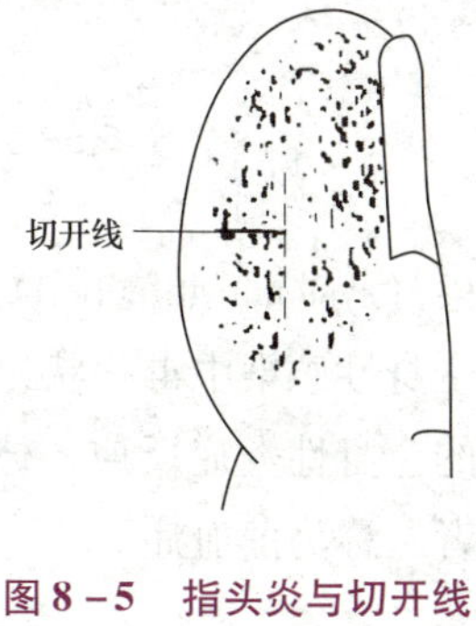

图 8－5　指头炎与切开线

（2）腱鞘炎与滑囊炎　早期治疗与脓性指头炎相同，治疗后无好转或局部肿痛明显时，需尽早切开引流减压，防止患指肌腱受压坏死。化脓性腱鞘炎可在肿胀腱鞘之一侧切开引流，也可双侧切开对口引流，注意避免损伤神经和血管。切口应避开手指及手掌的横纹以免损及肌腱影响患指伸屈。桡侧与尺侧滑囊炎分别在大鱼际与小鱼际掌面做小切口引流或对口引流，注意切口近端距离腕横纹不少于1.5cm，以免损伤正中神经。术后抬高患手并固定于功能位。

（3）掌深间隙感染　掌深间隙感染应静脉滴注大剂量敏感抗生素。局部早期处理与化脓性腱鞘炎相同，如无好转应及早切开引流。掌中间隙感染时纵行切开中指与环指间的指蹼掌面，切口不应超过手掌远侧掌纹，以免损伤掌浅动脉弓。也可以在环指相对位置的掌远侧横纹处做一小横切口，进入掌中间隙。鱼际间隙感染引流的切口可直接在鱼际最肿胀、波动最明显处，注意避免损伤神经、血管、肌腱。还可以在拇指、示指间指蹼处“虎口”做切口，或于第二掌骨桡侧做纵行切口。手掌部脓肿常表现为手背肿胀，切开引流应该在掌面而非手背进行。

（二）常见护理诊断/合作性问题

1. 疼痛　与炎症刺激、局部肿胀致神经纤维受压等有关。

2. 体温过高　与感染有关

3. 潜在并发症　指骨坏死、肌腱坏死、手功能障碍。

（三）护理目标

（1）患者主诉疼痛程度减轻或缓解。

（2）患者体温逐渐降至正常范围。

（3）患者未发生并发症，或并发症被及时发现并处理。

（四）护理措施

1. 缓解疼痛　①患指制动并抬高；②创面换药时动作轻柔；③疼痛严重者给予止痛药；④抗生素控制感染；⑤密切观察局部肿胀、疼痛及肤色情况。

2. 维持正常体温　①严密监测体温、脉搏变化，高热时给予物理或药物降温；②局部热敷、理疗、外敷药物，脓肿切开者保持引流通畅；③保证休息和睡眠，多饮水，加强营养，提高抗感染能力；④遵医嘱及时合理使用抗菌药物。

3. 健康指导　①宣传教育：日常保持手部清洁、指甲不宜过短、重视手部微小创伤处理。②康复指导：炎症开始消退时，指导患者活动患处附近关节，尽早恢复手部功能。

（五）护理评价

通过治疗与护理，患者是否：①疼痛程度减轻或缓解；②体温降至正常范围；③未发生并发症，或并发症被及时发现并处理。

第三节　全身感染患者的护理

PPT

全身性感染（systemic infection）是指致病菌侵入人体血液循环，并在体内生长繁殖或产生毒素而引起的严重的全身性感染中毒症状，通常指脓毒症（sepsis）和菌血症（bacteremia）。脓毒症是指因致病菌因素引起的全身性炎症反应，体温、循环、呼吸、神志有明显的改变。细菌侵入血液循环，血培养检出病原菌者，称为菌血症。

一、病因与发病机制

全身性外科感染常继发于严重创伤后的感染或各种化脓性感染，如大面积烧伤创面感染、开放性骨折合并感染、急性弥漫性腹膜炎、急性梗阻性化脓性胆管炎、绞窄性肠梗阻等。

导致全身性感染的主要原因是致病菌数量多、毒力强、机体的抗感染能力低下。常见致病菌包括革兰阴性杆菌（多见，如大肠埃希菌、铜绿假单胞菌、变形杆菌等）、革兰阳性球菌、无芽孢厌氧菌和真菌。

引发脓毒症的危险因素有：①人体抵抗力的削弱：如营养不良、代谢疾病、恶性肿瘤、艾滋病以及婴幼儿、老年人等。②免疫力低下：长期使用糖皮质激素、免疫抑制剂、抗癌药等可导致机体免疫功能低下。③局部病灶处理不当：脓肿未及时引流，清创不彻底、伤口存有异物、无效腔、引流不畅等。④体腔内异物：长期留置静脉导管等。⑤使用广谱抗菌药：改变了原有共生菌状态，非致病菌或条件致病菌得以大量繁殖，转为致病菌引发感染。

看一看

外科患者的真菌感染：真菌通常存在于正常人的口腔、呼吸道、肠道及阴道，是典型的条件致病菌。致病的因素或条件可以归纳为以下几点：①抗菌药持续、大量应用导致菌群失调；②基础疾病重，加上免疫抑制药、激素的应用；③长期留置静脉导管，特别是应用静脉营养者。危重的外科患者常具备上述几种条件，如不加警惕、感染的发生率高、病死率也高。从而可以看出许多外科疾病不能过分依赖抗菌药控制感染。

二、护理评估

（一）健康史

了解患者是否有严重创伤、局部感染，感染发生的时间、经过及发病后的治疗情况等；有无静脉内留置导管、留置的时间等；有无免疫缺陷、营养不良、糖尿病等全身性疾病；有无长期应用广谱抗菌药、免疫抑制剂、糖皮质激素或抗肿瘤药等。

（二）身体状况

脓毒症常见表现包括：①发热，可伴寒战；②心率加快、脉搏细速，呼吸急促或困难；③神志改变，如淡漠、烦躁、谵妄、昏迷；④肝脾可肿大，可出现皮疹。

不同病原菌引发的脓毒症有不同的临床特点。革兰阴性菌所致的脓毒症常继发于腹膜炎、腹腔感染、大面积烧伤感染等，一般比较严重，可出现三低现象（低温、低白细胞、低血压），发生脓毒症休克者也较多。革兰阳性菌所致的脓毒症常继发于严重的痈、蜂窝织炎、骨关节化脓性感染等，多数为金黄色葡萄球菌所致，常伴高热、皮疹和转移性脓肿。厌氧菌常与需氧菌掺杂形成混合感染，其所致的脓毒症常继发于各类脓肿、会阴部感染、口腔颌面部坏死性感染等，感染灶组织坏死明显，有特殊腐臭味。真菌所致的脓毒症常继发于长期使用广谱抗生素或免疫抑制剂，或长期留置静脉导管，可出现结膜瘀斑、视网膜灶性絮样斑等栓塞表现。

（三）心理－社会状况

多数全身性感染患者起病急、病情重、发展快，患者和家属常有焦虑和恐惧等情绪。应评估患者和家属的心理状态，以及对疾病、拟采取治疗方案和预后的认知程度。

（四）辅助检查

1. 实验室检查　①血常规：白细胞计数明显升高或降低，中性粒细胞核左移、幼稚型粒细胞增多，出现中毒颗粒。多数患者有贫血征象，且进行性加重。②尿常规：可见蛋白、血细胞、酮体和管型等。③血生化：可有不同程度的酸中毒、代谢失衡和肝、肾功能受损征象。④细菌学检查：患者寒战、发热时采血进行细菌培养，较易发现致病菌。

2. 影像学检查　X线、超声、CT等有助于对原发感染灶的情况作出判断。

（五）治疗要点

采用综合治疗措施，重点是处理原发感染灶。

（1）处理原发感染灶　及时彻底清除坏死组织和异物、消灭死腔、充分引流脓肿。对暂时不明确原发感染灶者，应全面检查。

（2）应用抗生素　在未获得细菌培养结果之前，可先根据原发感染灶的性质，尽早、足量、联合应用抗生素，以后再根据细菌培养及药物敏感试验结果予以调整。对真菌性脓毒症，应停用广谱抗生素，改用必需的窄谱抗生素，并全身应用抗真菌药物。

（3）支持疗法补充血容量、纠正低蛋白血症；控制高热，纠正水、电解质紊乱和酸碱平衡失调；治疗原有的全身性疾病，如糖尿病等。

（六）常见护理诊断/合作性问题

1. 体温过高　与全身性感染有关。

2. 营养失调：低于机体需要量　与机体分解代谢升高有关。

3. 焦虑　与发病突然、病情严重有关。

4. 潜在并发症　感染性休克，器官功能衰竭，水、电解质紊乱。

（七）护理目标

（1）患者体温下降或恢复正常。

（2）解除病因，增进食欲，提高进食总热量。

（3）情绪平稳，焦虑缓解。

（4）患者未发生并发症，或并发症被及时发现并处理。

（八）护理措施

1. 控制感染，维持正常体温　①观察体温、脉搏变化及原发感染灶的处理效果等。寒战、高热发作时，正确采集血标本做细菌培养。②遵医嘱及时、准确应用抗生素，观察药物疗效及不良反应。③高热患者给予物理或药物降温，及时补充液体和电解质。④加强静脉留置导管的护理：严格无菌操作，每日常规消毒静脉留置导管入口部位，及时更换敷料，以免并发导管性感染。

2. 营养支持　给予高热量、高蛋白、富含维生素、易消化饮食；鼓励患者多饮水。进食不足者，遵医嘱给予肠内或肠外营养支持，必要时输白蛋白、血浆等。对严重感染者，可多次少量输注新鲜血液、免疫球蛋白等。

3. 心理护理　关心、体贴患者，减轻患者焦虑和恐惧，给患者及家属心理安慰和支持。

4. 并发症的护理

（1）感染性休克　密切观察病情，若发现意识障碍、体温降低或升高、脉搏及心率加快、血压下降、呼吸急促、面色苍白或发绀、尿量减少、白细胞计数明显升高等感染性休克表现，及时报告医师，配合抢救，如置患者于合适体位、建立输液通道、吸氧等。

（2）水、电解质紊乱　注意观察患者有无皮肤弹性降低、尿量减少或血细胞比容增高等脱水表现，定时监测血清电解质变化，发现异常及时报告医师，配合处理。高热和大量出汗患者，若病情许可，鼓励其多饮水；遵医嘱及时补充液体和电解质。

5. 健康教育　①注意劳动保护，避免损伤；②注意饮食卫生，避免肠源性感染；③加强营养、体育锻炼，提高机体抵抗力；④有感染病灶存在时应及时就医，防止感染进一步发展。应尽早查明并适当处理隐匿的病灶。

（九）护理评价

通过治疗与护理，患者是否：①体温恢复正常；②病因解除，进食正常，营养均衡；③情绪平稳；

④未发生并发症，或并发症被及时发现并处理。

第四节　特异性感染患者的护理

PPT

一、破伤风

破伤风（tetanus）是指由破伤风梭菌经皮肤或黏膜伤口侵入人体，在缺氧环境下生长繁殖、产生毒素而引起的一种以肌肉强直性收缩和阵发性痉挛为特征的急性特异性感染。常继发于各种创伤后，也可发生于不洁条件下分娩的产妇和新生儿。

破伤风梭菌的特点：①为革兰染色阳性的专性厌氧菌；②平时存在于人畜的肠道，随粪便排出体外，以芽孢状态广泛分布于土壤及环境中；③对环境适应性很强，耐煮沸。

（一）病因

1. 破伤风梭菌直接侵入开放性伤口　破伤风梭菌不能侵入正常皮肤和黏膜，当发生开放性损伤时，可通过伤口直接侵入。

2. 伤口内具有缺氧环境　伤口深而外口较小，伤口内有坏死组织、血块充塞或填塞过紧、局部缺血等；或同时存在需氧菌感染，消耗了伤口内残留的氧气，形成了一个适合该菌生长繁殖的缺氧环境。

3. 机体抵抗力低下　当机体抵抗力弱时，更有利于破伤风的发生。

看一看

区分破伤风易感伤口及破伤风非易感伤口是急诊预防中的关键问题，但在临床上区别两者并不容易，一般认为除了清洁的小伤口外都是破伤风易感伤口，如穿刺伤、撕脱伤、枪弹伤、挤压伤、烧伤、冻伤、处理延迟超过6小时的伤口、伤口内有异物、药物滥用者静脉穿刺点等，尤其被土壤、粪便或唾沫污染的创面需注意伤口大小不能作为区分特征，研究发现破伤风患者中30%由轻微外伤引起。

（二）病理生理

在缺氧环境中，破伤风梭菌的芽孢发育为增殖体，迅速繁殖并产生大量外毒素，主要是痉挛毒素。菌体及其外毒素，在局部并不引起明显的病理改变，伤口甚至无明显急性炎症或可能愈合。但痉挛毒素吸收至脊髓、脑干等处，与联络神经细胞的突触相结合，抑制突触释放抑制性传递介质。运动神经元因失去中枢抑制而兴奋性增强，致使随意肌紧张与痉挛。破伤风毒素还可阻断脊髓对交感神经的抑制，致使交感神经过度兴奋，引起血压升高、心率增快、体温升高、自汗等。

（三）护理评估

1. 健康史

（1）开放性外伤史及伤口情况　①有无火器伤、开发性骨折、生锈铁钉刺伤等病史。②伤口污染程度、损伤深度、伤口开口大小、是否及时彻底清创引流。

（2）产妇和新生儿分娩环境及用物有无不洁，分娩过程中有无裂伤、侧剪。

2. 身体状况

（1）潜伏期　破伤风潜伏期一般为7～8天，可短至24小时或长达数月、数年。潜伏期越短者，预后越差。约90%的患者在受伤后2周内发病。

（2）前驱期　表现为头晕、头痛、全身乏力、咀嚼无力、局部肌肉发紧、扯痛、反射亢进等，以张口不便为主要特征。

（3）发作期　典型症状是在肌肉紧张性收缩（肌强直、发硬）的基础上，发生阵发性强烈痉挛。通常最先受影响的肌群是咀嚼肌，随后顺序为面部表情肌、颈、背、腹、四肢肌，最后为膈肌。相应出现的征象为：张口困难（牙关紧闭）；蹙眉、口角下缩、咧嘴“苦笑”；颈部强直、头后仰；当背、腹肌同时收缩，因背部肌群较为有力，躯干因而扭曲成弓，结合颈、四肢的屈膝、弯肘、半握拳等痉挛姿态，形成“角弓反张”或“侧弓反张”；膈肌受影响后，发作时面唇青紫，通气困难，可出现呼吸暂停。

上述发作可因轻微的刺激，如光、声、接触、饮水等而诱发。间隙期长短不一，发作频繁者，常示病情严重。发作时神志清楚，表情痛苦，每次发作时间由数秒至数分钟不等。强烈的肌痉挛，可使肌断裂，甚至发生骨折。膀胱括约肌痉挛可引起尿潴留。持续的呼吸肌和膈肌痉挛，可造成呼吸骤停。患者死亡原因多为窒息、心力衰竭或肺部并发症。

病程一般为3～4周，如积极治疗、不发生特殊并发症，发作的程度可逐步减轻，缓解期平均约1周。但肌紧张与反射亢进可继续一段时间；恢复期间还可出现一些精神症状，如幻觉，言语、行动错乱等，但多能自行恢复。

少数患者仅表现为受伤部位肌持续性强直，可持续数周或数月，预后较好。新生儿患此病时，因肌肉纤弱而症状不典型，表现为不能啼哭和吸乳，少活动，呼吸弱或困难。

3. 心理－社会状况　破伤风患者因痉挛的反复发作和隔离治疗，常会产生紧张、焦虑、恐惧和孤独的感觉，应了解患者紧张、焦虑、恐惧和孤独的程度；了解患者及家属对本病的认识程度和心理承受能力，患者对医院环境的适应情况。

4. 辅助检查　可做伤口渗液涂片，但很难发现破伤风梭菌。诊断主要靠临床表现和外伤史，且没有检测到破伤风梭菌也不能排除诊断。

5. 治疗要点　采取积极的综合治疗措施，包括清除毒素来源、中和游离毒素、控制和解除痉挛、防治并发症等。

（1）清除毒素来源　在良好麻醉、控制痉挛的基础上，进行彻底的清创术。清除坏死组织和异物后，敞开伤口，充分引流，局部可用3%过氧化氢溶液冲洗。使用青霉素、甲硝唑等抗生素抑制破伤风梭菌；如伤口有混合感染，则相应选用抗菌药物。

（2）中和游离毒素　破伤风抗毒素（TAT）与破伤风免疫球蛋白（TIG）可中和血中的游离毒素，而不中和已与神经组织结合的毒素，故应早期使用。TAT一般用量是10000～60000IU，分别由肌内注射与静脉滴注；静脉滴注应稀释于5%葡萄糖溶液中，缓慢滴入；用药前应做皮内过敏试验；连续应用或加大剂量并无意义，且易致过敏反应和血清病。TIG用法为3000～6000IU肌内注射，一般只用一次。

（3）控制和解除痉挛　是治疗的重要环节。根据病情可交替使用镇静及解痉药物，以减少患者的痉挛和痛苦。病情轻者可使用地西泮肌内注射或静脉注射，苯巴比妥钠肌内注射，也可用10%水合氯醛口服或灌肠。病情较重，可用冬眠1号合剂（氯丙嗪、异丙嗪各50mg，哌替啶100mg）加入5%葡萄糖溶液250ml中缓慢静脉滴注，但低血容量时忌用。痉挛发作频繁不易控制者，在气管切开及控制呼吸的情况下，遵医嘱使用硫喷妥钠和肌松药。

（4）防治并发症　重点防治呼吸道并发症，保持呼吸道通畅，预防窒息、肺不张及肺部感染等。

（四）常见护理诊断/合作性问题

1. 有窒息的危险　与持续性喉头和呼吸肌痉挛、误吸、痰液堵塞气道等有关。

2. 有受伤的危险　与强烈肌痉挛有关。

3. 有体液不足的危险　与反复肌痉挛消耗、大量出汗有关。

4. 营养失调：低于机体需要量　与消耗增加、咀嚼吞咽障碍有关。

5. 潜在并发症　肺不张、肺部感染、尿潴留、心力衰竭等。

（五）护理目标

（1）患者呼吸道通畅，呼吸平稳。

（2）患者未发生坠床、舌咬伤及骨折等意外伤害。

（3）患者体液得以维持平衡，生命体征及尿量正常。

（4）患者能正常进食，营养状态良好。

（5）患者未发生并发症，或并发症被及时发现并处理。

（六）护理措施

1. 保持呼吸道通畅　备气管切开包及氧气吸入装置，急救药品和物品准备齐全。患者如频繁抽搐药物不易控制，无法咳痰或有窒息危险，应尽早行气管切开，以便改善通气，清除呼吸道分泌物，必要时进行人工辅助呼吸。气管切开患者应注意做好呼吸道管理，包括气道雾化、湿化、冲洗等。协助患者定时翻身、叩背，以利于排痰。患者进食时注意避免呛咳、误吸；频繁抽搐者，禁止经口进食。

2. 防止患者受伤　使用带护栏的病床，必要时加用约束带固定患者，防止痉挛发作时患者坠床和自我伤害；关节部位放置软垫保护，防止肌腱断裂和骨折；抽搐时，应用合适的牙垫，防止舌咬伤；剧烈抽搐时勿强行按压肢体。

3. 维持体液平衡　遵医嘱补液，保持静脉输液通路通畅，在每次抽搐发作后检查静脉通路，防止因抽搐致静脉通路堵塞、脱落而影响治疗。

4. 加强营养　协助患者进食高能量、高蛋白、高维生素的饮食，进食应少量多次，以免引起呛咳、误吸；病情严重不能经口进食者，予以鼻饲或静脉输液，必要时予以全肠外营养，以维持人体正常需要。

5. 病情观察　设专人护理，密切监测体温、脉搏、呼吸，根据需要测血压。患者抽搐发作时，观察、记录抽搐的次数、时间、症状。注意患者意识、尿量的变化，加强心肺功能的监护，密切观察有无并发症发生。

6. 人工冬眠的护理　应用人工冬眠过程中，应密切观察病情变化，做好各项监测，随时调整冬眠药物剂量，使患者处于浅睡状态，具体护措施参见第十一章第二节 颅脑损伤患者的护理。

7. 一般护理

（1）安置休养环境　将患者安置于单人隔离病室，温湿度适宜，保持安静，遮光。避免各类干扰，减少探视，医护人员说话、走路要低声、轻巧；使用器具时避免发出噪音。治疗、护理等各项操作尽量集中，可在使用镇静剂30分钟内进行，以免刺激打扰患者而引起抽搐。

（2）用药护理　遵医嘱及时、准确使用TAT、破伤风免疫球蛋白、镇静解痉药物、抗生素、降温药等，并观察记录用药后的效果。

（3）隔离消毒　破伤风梭菌具有传染性，应严格执行接触隔离制度。护士接触患者应穿隔离衣、戴帽子、口罩、手套等，身体有伤口者不能参与护理。所有器械、敷料专用，使用后予以灭菌处理，用后的敷料须焚烧。患者用过的碗、筷、药杯等采用消毒液浸泡、煮沸消毒等。患者换下的被服包好送环氧乙烷室灭菌后，再送洗衣房清洗、消毒。患者排泄物需经消毒后再处理。病室内空气、地面、用物等需定时消毒。尽可能使用一次性物品，室内物品未经处理不得带出。

8. 健康教育

（1）疾病预防　加强自我保护意识，避免皮肤受伤。避免不洁接产，以防止发生新生儿及产妇破伤风等。儿童应定期注射破伤风类毒素或百白破混合疫苗，以获得主动免疫。

（2）就诊指导　出现下列情况应及时到医院就诊，注射破伤风抗毒素：①任何较深而窄的外伤切口，如木刺、锈钉刺伤；②伤口虽浅，但沾染人畜粪便；③医院外未经消毒处理的急产或流产；④陈旧性异物摘除术前。

（3）家属指导　治疗期间避免各种刺激，协助完成消毒隔离工作。

（七）护理评价

通过治疗与护理，患者是否：①呼吸道通畅，呼吸平稳；②舌咬伤、坠床及骨折等意外伤害得以预防；③体液维持平衡；④能正常进食，营养状态良好；⑤未发生并发症，或并发症被及时发现并处理。

护爱生命

古代士兵在战斗中受伤后，致命的伤口感染主要有3种：破伤风、气性坏疽和脓毒症，其中最常见的是破伤风。

2000～2001年实施的“降低孕产妇死亡率和消除新生儿破伤风”（以下简称“降消”）项目，在各级党政领导的重视与支持下，各相关部门密切配合，广大基层医疗保健人员、妇女儿童工作者付出了极大的努力，“降消”项目提出的目标和支持性目标基本得到实现，孕产妇死亡率和新生儿破伤风发病率明显降低，378个项目县的孕产妇死亡率平均下降了28.79%，新生儿破伤风发病率下降了55%。项目的实施使553名孕产妇摆脱了死亡的威胁，我国西部地区妇女儿童的健康水平得到提高，并带动全国孕产妇死亡率和新生儿破伤风发病率的下降，为实现《中国儿童发展纲要（2001－2010年）》和《中国妇女发展纲要（2001－2010年）》目标，奠定了良好的基础。

我国已于2012年消除了新生儿破伤风，但非新生儿破伤风仍是一个严重的公共卫生问题。在这方面，破伤风疫苗的接种和被动免疫制剂的使用起到了很重要的作用。

二、气性坏疽

气性坏疽（gas gangrene）是厌氧菌感染的一种，即梭状芽孢杆菌所致的肌坏死或肌炎。此类感染因其发展急剧，预后差。

（一）病因

已知的梭状芽孢杆菌有多种，引起本病主要的有产气荚膜梭菌、水肿杆菌、腐败杆菌、溶组织杆菌等。感染发生时，往往不是单一细菌，而是几种细菌的混合。各种细菌又有其生物学的特性，根据细菌组合的主次，临床表现有所差别，有的以产气显著，有的以水肿为主。这类细菌在人畜粪便与周围环境中（特别是泥土中）广泛存在。故伤后污染此菌的机会很多，但发生感染者不多。因为这类细菌在人体内生长繁殖需具备缺氧环境。如开放性骨折伴有血管损伤，挤压伤伴有深部肌肉损伤，绑扎止血带时间过长或石膏包扎过紧，邻近肛周、会阴部位的严重创伤，继发此类感染的概率较高。

（二）病理生理

这类细菌可产生多种有害于人体的外毒素与酶。有的酶是通过脱氮、脱氨、发酵的作用而产生大量不溶性气体如硫化氢、氮等，积聚在组织间；有的酶能溶组织蛋白，使组织细胞坏死、渗出，产生严重水肿。由于气、水夹杂，急剧膨胀，局部张力迅速增加，皮肤表面可变得如木板样坚硬。筋膜下张力急剧增加，从而压迫微血管，进一步加重组织的缺血、缺氧与失活，更有利于细菌繁殖生长，形成恶性循环。这类细菌还可产生卵磷脂酶、透明质酸酶等，使细菌易于穿透组织间隙，快速扩散。病变一旦开始，可沿肌束或肌群向上下扩展，肌肉转为砖红色，外观如熟肉，失去弹性。如侵犯皮下组织，气肿、水肿与组织坏死可迅速沿筋膜扩散。活体组织检查可发现肌纤维间有大量气泡和大量革兰阳性粗大杆菌。

（三）护理评估

1. 健康史 了解患者有无开放性损伤史，伤口处有无大片组织坏死、深部肌肉损伤或开放性骨折伴有血管损伤等缺氧情况；受伤时间、伤后处理经过等。

2. 身体状况 通常在伤后1～4日发病，最快者可在伤后8～10小时，最迟为5～6日。临床特点是病情急剧恶化，烦躁不安，夹杂有恐惧或欣快感；皮肤、口唇变白，大量出汗、脉搏频速、体温逐步上升。随着病情的发展，可发生溶血性贫血、黄疸、血红蛋白尿、酸中毒，全身情况可在12～24小时内迅速恶化。

患者常诉伤肢沉重或疼痛，持续加重，犹如胀裂感，程度常超过创伤伤口所能引起者，止痛剂不能奏效；局部肿胀与创伤所能引起的程度不成比例，并迅速向上下蔓延，每小时都可见到加重。伤口中有大量浆液性或浆液血性渗出物，可渗湿厚层敷料，当移除敷料时有时可见气泡从伤口中冒出。皮下如有积气，可触及捻发音。由于局部张力，皮肤受压而发白，浅部静脉回流发生障碍，故皮肤表面可出现如大理石样斑纹。因组织分解、液化、腐败和大量产气（硫化氢等），伤口可有恶臭。局部探查时，如属筋膜上型，可发现皮下脂肪变性、肿胀；如为筋膜下型，筋膜张力增高，肌肉切面不出血。

3. 辅助检查 因病情发展急剧，重在早期诊断。早期诊断的重要依据是局部表现。伤口内分泌物涂片检查有革兰阳性染色粗大杆菌和X线检查显示伤处软组织间积气，有助于确诊。

4. 心理－社会状况 气性坏疽多在严重创伤的基础上发病，且病情严重、疼痛剧烈、发展迅速，且要面临广泛切开和组织切除或截肢等致残性治疗，患者和家属常有焦虑、恐惧等心理反应。应了解患者和家属对疾病的认识、对治疗和预后的知晓程度、家庭经济状况及其对患者的支持能力等。

5. 治疗要点 一经诊断，需立即开始积极治疗。越早越好，可以挽救患者的生命，减少组织的坏死或截肢率。

（1）急诊清创 深部病变往往超过表面显示的范围，故病变区应广泛、多处切开，包括伤口周围水肿或皮下气肿区，术中应充分显露探查，彻底清除变色、不收缩、不出血的肌肉。因细菌扩散的范围常超过肉眼病变的范围，所以应整块切除肌肉，包括肌肉的起止点。如感染限于某一筋膜腔，应切除该筋膜腔的肌群。如整个肢体已广泛感染，应果断进行截肢以挽救生命。如感染已部分超过关节截肢平面，其上的筋膜腔应充分敞开，术后用氧化剂冲洗、湿敷，经常更换敷料，必要时还要再次清创。

（2）应用抗生素 对这类感染，首选青霉素，常见产气荚膜梭菌中对青霉素大多敏感，但剂量需大，每天应在1000万U以上。大环内酯类药物（如琥乙红霉素、麦迪霉素等）和硝唑类药物（如甲硝唑、替硝唑）也有一定疗效。

（3）高压氧治疗 提高组织间的含氧量，造成不适合厌氧菌生长繁殖的环境，可提高治愈率，减轻伤残率。

（4）全身支持治疗 包括输血、纠正水与电解质失调、营养支持与对症处理等。

（四）常见护理诊断/合作性问题

1. 疼痛 与创伤、感染及局部肿胀有关。

2. 组织完整性受损 与组织感染坏死有关。

3. 自我形象紊乱 与失去部分组织和肢体而致形体改变有关。

（五）护理目标

（1）患者疼痛缓解。

（2）患者创伤等得到及时有效救治，未发生气性坏疽感染。

（3）患者情绪稳定，能配合治疗及护理，敢于面对伤后的自我形象。

（六）护理措施

1. 疼痛护理 疼痛剧烈者，遵医嘱给予麻醉镇痛剂或采用自控镇痛泵。观察局部疼痛的性质、程度和特点。对截肢后出现幻觉疼痛者，应给予耐心解释，解除患者忧虑和恐惧。

2. 控制感染 维持正常体温动态观察和记录体温、脉搏等变化；高热者予以物理降温或药物降温；遵医嘱及时、准确、合理应用抗生素。给予营养支持，提高患者抗感染能力。

3. 伤口护理 观察伤口周围皮肤的色泽、局部肿胀程度和伤口分泌物性质；对切开或截肢后的敞开伤口，应用3%过氧化氢溶液冲洗、湿敷，及时更换伤口敷料。对接受高压氧治疗者，注意观察氧疗后的伤口变化，做好记录。

4. 病情观察 对高热、烦躁、昏迷患者应密切观察其病情变化，若发现患者出现意识障碍、体温降低或升高、脉搏和心率加快、呼吸急促、面色苍白或发绀、尿量减少、血白细胞计数明显升高等感染性休克表现时，及时报告医师，并积极配合治疗和护理。

5. 心理护理 解释手术的必要性和重要性，帮助其正确理解并接受截肢术，鼓励患者正确看待肢体残障，加强社会支持，增强其逐渐适应自身形体和日常生活变化的信心。

6. 消毒隔离 严格按照接触隔离的制度执行，具体参见本章“破伤风”的护理。

7. 健康指导 ①加强预防气性坏疽的知识普及和宣教，加强劳动保护，避免损伤；②伤后及时到医院正确处理伤口；③指导截肢患者安装和使用假肢，进行截肢后的适应性训练，教会患者自我护理的技巧，使其逐渐达到生活自理。

（七）护理评价

通过治疗和护理，患者是否：①疼痛缓解；②未发生气性坏疽感染；③能面对伤后自我形象的改变，逐渐适应外界环境与生活。

目标检测

答案解析

1. 明确浅表脓肿的主要依据是（　）。

A. 局部明显压痛　　B. 局部明显红肿

C. 局部有热感　　D. 局部有波动感

E. 功能障碍

2. 下列有关痈的说法，错误的是（　）。

A. 是多个相邻毛囊及其所属皮脂腺的急性化脓性感染

B. 多见于成年人

C. 常发生在毛囊和皮脂腺丰富的头面部

D. 痈的发生与皮肤不洁、擦伤及人体抵抗力低下有关

E. 致病菌以金黄色葡萄球菌为主

3. 患者诊断为痈时，最可能出现的血常规结果是（　）。

A. 淋巴细胞明显增多　　B. 嗜酸性粒细胞增多

C. 嗜碱性粒细胞增多　　D. 中性粒细胞明显增多

E. 白细胞减少

4. 口底、颌下的急性蜂窝织炎应尽早切开减压，其主要目的是防止（　）。

A. 喉头水肿　　B. 吞咽困难

C. 菌血症　　D. 颅内感染

E. 脓毒血症

5. 急性蜂窝织炎患者应用抗生素治疗，选择抗生素最理想的依据是（　）。

A. 感染发生的部位　　B. 感染的严重程度

C. 患者的抵抗力　　D. 药物敏感试验结果

E. 病菌的种类

6. 下列软组织脓性感染需要接触隔离的是（　）。

A. 丹毒　　B. 疖

C. 痈　　D. 急性淋巴管炎

E. 急性蜂窝织炎

7. 急性淋巴管炎患者首选的抗生素是（　）。

A. 庆大霉素　　B. 头孢菌素　　C. 卡那霉素　　D. 青霉素　　E. 氨苄西林

（8～11 题共用题干）

患者，女，28 岁，4 天前不慎刺伤手指，当时有少量流血，2 天后患指出现肿胀，呈搏动样跳痛，患肢下垂时加重。

8. 应首先考虑为（　）。

A. 甲沟炎　　B. 甲下脓肿

C. 急性化脓性腱鞘炎　　D. 化脓性滑囊炎

E. 脓性指头炎

9. 针对上述情况，应采取的措施是（　）。

A. 热敷　　B. 应用广谱抗生素

C. 超短波理疗　　D. 切开减压引流

E. 外敷金黄散糊剂

10. 针对该患者采取的护理措施，不妥的是（　）。

A. 患肢制动并抬高

B. 观察手部局部症状

C. 炎症开始消退时，不宜活动患处附近的关节

D. 敷料湿透后及时更换

E. 必要时换药前适当应用止痛剂

11. 关于脓性指头炎切开引流的叙述，正确的是（　）。

A. 在波动最明显处切开
B. 在患指侧面横行切开
C. 在患指侧面纵行切开
D. 在患指背侧切开
E. 在患指掌侧切开

（黄　桥）

书网融合……

重点回顾　微课　习题

第九章 损伤患者的护理

PPT

学习目标

知识目标：

1. 掌握 损伤、创伤及烧伤的定义；创伤、烧伤、毒蛇咬伤患者的临床表现、护理诊断及护理措施。

2. 熟悉 创伤、烧伤、毒蛇咬伤患者的辅助检查及治疗原则；清创与换药患者的护理。

3. 了解 损伤分类、创伤病理生理和创伤分类；烧伤病理生理、临床分期。毒蛇咬伤病因与病理。

技能目标：

学会运用护理程序，对患者实施整体护理。

素质目标：

培养学生具有爱伤意识和救死扶伤的人道主义精神。

导学情景

情景描述：患者，女，38岁，因开水烫伤致创面疼痛、口渴、胸闷1小时急诊入院。查体：T 37℃，P 110次/分，R 22次/分，BP 106/94mmHg，体重65kg；患者烦躁不安，呻吟，表情痛苦，面部、胸部、腹部、两前臂、双手、两小腿、双足部烫伤，背部散在烫伤面积约3手掌大小，均有水疱。

情景分析：结合患者的受伤经过及症状、体征特点，医生判断为热水烫伤。护士应及时评估患者病情变化，为医生进一步治疗提供有效依据。同时掌握烫伤患者的护理措施，为患者提供优质护理，防治并发症，促进早日康复。

讨论：作为现场目击者，应采取哪些救护措施？该患者烫伤面积、深度及严重程度如何？目前患者存在哪些主要护理诊断/合作性问题？伤后第1个24小时补液总量是多少，如何安排补液种类和速度？

学前导语：损伤（injury）是指各种致伤因素作用于人体所造成的组织结构完整性破坏或功能障碍及其所引起的局部和全身反应。引起损伤的原因主要有：①机械性因素，如锐器切割、钝器撞击、重物挤压、火器等；②物理性因素，如高温、寒冷、电流、放射线、激光、声波等；③化学性因素，如强酸、强碱、毒气等；④生物性因素，如毒蛇、犬、猫、昆虫等咬、抓、蜇伤。本章主要介绍机械性因素导致的创伤、物理性的烧伤和生物性的蛇咬伤等患者的护理，以及损伤后清创与换药患者的护理。

第一节 创伤患者的护理

创伤（trauma）是指机械性致伤因素作用于人体造成的组织结构完整性的破坏或功能障碍，是临床最常见的一种损伤。

一、分类

1. 按致伤机制分类 可分为挫伤、擦伤、刺伤、切割伤、挤压伤、撞击伤、火器伤等。

2. 按受伤部位分类 一般分为头部伤、颌面部伤、颈部伤、胸（背）部伤、腹（腰）部伤、骨盆伤、脊柱脊髓伤、四肢伤和多发伤等。

3. 按伤后皮肤或黏膜完整性分类 皮肤或黏膜完整无伤口者称闭合伤，如挫伤、挤压伤、扭伤、震荡伤、关节脱位和半脱位、闭合性骨折和闭合性内脏伤等。有皮肤或黏膜破损者称开放伤，如擦伤、撕裂伤、切割伤、砍伤和刺伤等。在开放伤中，又可根据伤道类型分为贯通伤（既有入口又有出口者）和盲管伤（只有入口没有出口者）等。

4. 按伤情轻重分类 一般分为轻度、中度和重度伤。组织器官结构轻度损害或部分功能障碍，无生命危险，预后良好者为轻度伤；组织器官结构损害较重或有较严重的功能障碍，有一定生命危险，预后对健康有一定伤害者为中度伤；组织器官结构严重损伤和功能障碍，通常危及生命，预后对健康有较大伤害者为重度伤。

创伤评分是一种相对量化的分类方法，是以计分的形式估计创伤的严重程度。一般用量化和权重处理的方法，选择生命体征、解剖部位的损伤严重度和其他指标（如年龄、既往疾病、生化指标等）作为参数，经数学计算而得，并以分值大小反映伤员伤情的轻重。创伤评分的方法较多，可分为院前评分和院内评分两类，分别用于自受伤到医院确定性诊断前和医院内伤员伤情严重程度的判断。常用的主要有院前指数、创伤指数、简明损伤定级和损伤严重度评分等。

二、病理生理

创伤可导致机体出现一系列局部和全身性防御性反应，目的是维持机体内环境的稳定。

（一）局部反应

主要表现为创伤性炎症反应，与一般急性炎症反应基本相同。创伤后组织破坏释放各种炎性介质，引起毛细血管壁通透性增高，血浆成分外渗；白细胞等趋化因子迅速聚集于伤处吞噬和清除病原微生物或异物，并出现疼痛、发热等炎症表现。一般3～5日后趋于消退。局部反应的轻重与致伤因素的种类、作用时间、组织损害程度/性质、污染程度以及是否有异物存留等有关。

（二）全身反应

全身反应即全身性应激反应，是致伤因素作用于机体后引起的一系列神经内分泌活动增强并引发各种功能和代谢改变的过程，是一种非特异性应激反应。

1. 神经－内分泌系统反应 在疼痛、精神紧张、有效血容量不足等因素综合作用下，下丘脑－垂体－肾上腺皮质轴和交感神经－肾上腺髓质轴分泌大量儿茶酚胺、肾上腺皮质激素、抗利尿激素、生长激素和胰高血糖素；同时，肾素－血管紧张素－醛固酮系统也被激活。上述3个系统相互协调，共同调节全身各器官功能和代谢，动员机体的代偿能力，对抗致伤因素的损害作用，保证重要脏器的灌注。

2. 体温变化 创伤后大量释放的炎症介质如肿瘤坏死因子、白细胞介素等作用于下丘脑体温调节中枢引起机体发热。

3. 代谢变化 创伤后，由于神经内分泌系统的作用，机体分解代谢增强，主要表现为基础代谢率增高，能量消耗增加，糖、蛋白质、脂肪分解加速，糖异生增加，水、电解质代谢紊乱。

4. 免疫反应 严重创伤后，中性粒细胞、单核巨噬细胞吞噬和杀菌能力减弱；淋巴细胞数量减少，功能下降；免疫球蛋白含量降低；补体系统过度耗竭等因素综合作用导致机体免疫防御能力下降，对感染的易感性增加。

（三）组织修复和创伤愈合

1. 组织修复的基本方式　是由伤后增生的细胞和细胞间质再生增殖、充填、连接或替代损伤后的缺损组织。理想的修复是组织缺损完全由原来性质的细胞来修复，恢复原有的结构和功能，称为完全修复。但由于人体各种组织细胞固有的再生增殖能力不同，使各种组织创伤后修复情况差别较大。因此，创伤后多见的组织修复方式是不完全修复，即组织损伤不能由原来性质的细胞修复，而是由其他性质的细胞（常是成纤维细胞）增生替代来完成。

2. 组织修复的基本过程　大致可分为三个既相互区分又相互联系的阶段。①局部炎症反应阶段：在创伤后立即发生，常可持续3～5天。主要是血管和细胞反应、免疫应答、血液凝固和纤维蛋白的溶解，目的在于清除损伤或坏死的组织，为组织再生和修复奠定基础。②细胞增殖分化和肉芽组织生成阶段：局部炎症开始不久，即可有新生细胞出现。成纤维细胞、内皮细胞等增殖、分化、迁移，分别合成、分泌组织基质（主要为胶原）和形成新生毛细血管，并共同构成肉芽组织。浅表的损伤一般通过上皮细胞的增殖、迁移，可覆盖创面而修复。但大多数软组织损伤则需要通过肉芽组织生成的形式来完成。③组织塑形阶段：经过细胞增殖和基质沉积，伤处组织可达到初步修复，但新生组织如纤维组织，在数量和质量方面并不一定能达到结构和功能的要求，故需进一步改构和重建。主要包括胶原纤维交联增加、强度增加；多余的胶原纤维被胶原蛋白酶降解；过度丰富的毛细血管网消退和伤口的黏蛋白及水分减少等。

3. 创伤愈合的类型　①一期愈合：组织修复以原来的细胞为主，仅含少量纤维组织，局部无感染、血肿或坏死组织，再生修复过程迅速，结构和功能修复良好。多见于损伤程度轻、范围小、无感染的伤口或创面。②二期愈合：以纤维组织修复为主，不同程度地影响结构和功能恢复，多见于损伤程度重、范围大、坏死组织多，且常伴有感染而未经合理的早期外科处理的伤口。因此，在创伤治疗时，应采取合理的措施，创造条件，争取达到一期愈合。

4. 影响创伤愈合的因素　主要有局部和全身两个方面。①局部因素：伤口感染是最常见的原因。细菌感染可损害细胞和基质，导致局部炎症持久不易消退，甚至形成化脓性病灶等，均不利于组织修复及创伤愈合。损伤范围大、坏死组织多，或有异物存留的伤口，伤缘往往不能直接对合，且被新生细胞和基质连接阻隔，必然影响修复。局部血液循环障碍使组织缺血、缺氧，或由于采取的措施不当（如局部制动不足、包扎或缝合过紧等）造成组织继发性损伤，也不利于愈合。②全身因素：主要有营养不良（如蛋白质、维生素、铁、铜、锌等微量元素缺乏或代谢异常）、大量使用细胞增生抑制剂（如皮质激素等）、免疫功能低下及全身性严重并发症（如多器官功能不全）等。因此，在创伤处理时，应重视影响创伤愈合的因素，并积极采取相应的措施予以纠正。

三、护理评估

（一）健康史

重点了解患者外伤史，如受伤原因、时间、地点、部位，伤后表现、有无危及生命的损伤、现场救治及转运途中伤情变化等；以及既往疾病和药物过敏史等。

（二）身体状况

创伤的原因、部位、程度不同，其临床表现各异。本节仅介绍常见创伤的共性表现，内脏损伤表现在相关章节介绍。

1. 局部表现

（1）疼痛　疼痛的程度与创伤程度、部位、性质、范围、炎症反应强弱及个人耐受力等有关。疼痛于活动时加剧，制动后减轻，常在受伤2~3日后逐渐缓解。

（2）肿胀　由局部出血及液体渗出所致，常伴有皮肤青紫、瘀斑、血肿，伤后2~3日达到高峰。严重肿胀可致局部或远端肢体血供障碍。

（3）功能障碍　由局部组织结构破坏、疼痛、肿胀或神经系统损伤等原因所致。

（4）伤口和出血　开放性创伤多有伤口和出血。因创伤原因不同，其伤口特点不同，如擦伤的伤口多较浅；刺伤的伤口小而深；切割伤的伤口较整齐；撕裂伤的伤口多不规则。受伤程度和部位不同，其出血量不同。若有小动脉破裂，可出现喷射性出血。

2. 全身表现

（1）体温增高　中、重度创伤患者常有发热，体温一般不超过38.5℃，并发感染时可有高热，颅脑损伤致中枢性高热体温可高达40℃。

（2）全身炎症反应综合征　创伤后释放的炎性介质、疼痛、精神紧张和血容量减少等因素引起体温、心血管、呼吸和血细胞等方面的异常。主要表现为体温增高或过低，意识障碍，呼吸急促或困难，脉搏微弱，脉率过快或心律不齐，收缩压或脉压过低，面色苍白或口唇、肢端发绀。

（3）全身并发症　创伤后大量失血、失液、强烈的神经刺激和并发严重感染等均可引起全身性并发症。常见有化脓性感染和创伤性休克。

（三）心理－社会状况

评估患者及家属对突受创伤打击的心理承受程度以及心理变化，有无紧张、恐惧或焦虑等。同时了解患者对创伤的认知程度及对治疗的信心。

（四）辅助检查

1. 实验室检查　血常规可判断失血、血液浓缩或感染等情况；尿常规有助于判断有无泌尿系统损伤和糖尿病。血清电解质和血气分析有助于了解有无水、电解质、酸碱平衡失调。对疑有肾损伤者，可进行肾功能检查。血、尿淀粉酶有助于判断是否有胰腺损伤等。

2. 影像学检查　X线检查可了解有无骨折、脱位，胸腹腔有无积液、积气，伤处异物情况等。超声、CT和MRI有助于实质性器官损伤及脊髓、颅底、骨盆底部等处损伤的诊断。

3. 诊断性穿刺和导管检查　胸腔穿刺可明确血胸或气胸；腹腔穿刺或灌洗可明确内脏破裂、出血；心包穿刺可证实心包积液或积血。放置导尿管或膀胱灌洗可诊断尿道或膀胱的损伤，留置中心静脉导管可监测中心静脉压，辅助判断血容量和心功能。

（五）治疗要点

创伤常发生于生活和工作的场所，院前急救和院内救治是否及时和正确直接关系到伤员的生命安全和功能恢复。本节重点介绍创伤处理的一般原则，各部位伤的具体治疗方法详见相关章节。

1. 急救　目的是挽救生命和稳定伤情。处理复杂伤情时，应优先解除危及伤员生命的情况，然后再进行后续处理以稳定伤情，为转送和后续确定性治疗创造条件。必须优先抢救的急症主要包括心跳呼吸骤停、窒息、大出血、张力性气胸和休克等。常用的急救技术主要有复苏、通气、止血、包扎、固定和搬运等。

2. 进一步救治　伤员经现场急救被送到医院后，应立即对病情进行再次评估、判断和分类，采取针对性措施进行救治。

（1）局部处理　①闭合性损伤：单纯软组织损伤者，予以局部制动，患肢抬高，局部冷敷，12小时后改用热敷或红外线治疗、服用云南白药等。局部如有血肿形成时可加压包扎。闭合性骨折和脱位者，需进行复位、固定；合并重要脏器、组织损伤者，应手术探查和修复处理。②开放性损伤：擦伤、表浅的小刺伤和小切割伤，可用非手术治疗；其他的开放性损伤需要手术处理，以修复断裂的组织。

（2）全身处理　①维持呼吸和循环功能。②镇静镇痛。③防治感染：开放性创伤在伤后12小时内注射破伤风抗毒素，并合理使用抗生素。④支持治疗。

四、常见护理诊断/合作性问题

1. 体液不足　与伤后失血、失液有关。

2. 疼痛　与创伤、局部炎症反应或伤口感染有关。

3. 组织完整性受损　与组织器官受损伤、结构破坏有关。

4. 焦虑　与创伤刺激或伤口的视觉刺激、忧虑伤残等有关。

5. 潜在并发症　休克、感染、挤压综合征等。

五、护理目标

（1）患者有效循环血量恢复，生命体征平稳。

（2）患者疼痛得到缓解或消失。

（3）患者的伤口得以妥善处理，受损组织逐渐修复。

（4）患者能正确面对创伤事件，焦虑/恐惧感减轻或消失，情绪稳定，能配合治疗。

（5）患者未发生并发症，或并发症被及时发现并处理。

六、护理措施

（一）急救护理

1. 抢救生命　在现场经简单的评估，找出危及生命的紧迫问题，立即就地救护。必须优先抢救的急症主要包括心跳和（或）呼吸骤停、窒息、大出血、开放性或张力性气胸、休克等，其措施主要如下。①心肺复苏：一经确诊为心跳呼吸骤停，应立即采取胸外心脏按压及人工呼吸。②保持呼吸道通畅：立即解开患者衣领，清理口鼻腔，置通气导管、给氧等。③止血：采用手指压迫、加压包扎、扎止血带等迅速控制伤口大出血。④纠正呼吸紊乱：如封闭胸部开放性伤口、胸腔穿刺排气等。⑤恢复循环血量：有条件时，现场开放静脉通路，快速补液。⑥监测生命体征：现场救护中，应时刻注意生命体征、意识的变化。

2. 包扎　目的是保护伤口、减少污染、压迫止血、固定骨折和减轻疼痛。一般用无菌敷料或清洁布料包扎，如有腹腔内脏脱出，应先用干净器皿保护后再包扎，勿轻易还纳，以防污染。

3. 固定肢体　骨折或脱位可使用夹板、就地取材或利用自身肢体、躯干进行固定，以减轻疼痛、防止再损伤，方便搬运。较重的软组织损伤也应局部固定制动。

4. 搬运　正确的搬运可减少伤员痛苦，避免继发损伤。经过现场初步处理后迅速、安全、平稳地转送伤员。多用担架或徒手搬运。搬运脊柱损伤者应保持伤处稳定，勿弯曲或扭动，以免加重损伤；搬运昏迷患者应将头偏向一侧，或采取半卧位/侧卧位，以保持呼吸道通畅。

（二）维持有效循环血量

有效止血后，迅速建立2～3条静脉输液通道，给予输液、输血或应用血管活性药物等，以尽快恢复有效循环血量并维持循环的稳定。髂静脉或下肢静脉损伤及腹膜后血肿者，禁止经下肢静脉输液、输血，以免加重出血。

（三）病情观察

密切监测意识、呼吸、血压、脉搏、中心静脉压和尿量等，并认真做好记录。闭合性损伤患者，重点注意生命体征是否平稳，血压有无波动；开放性损伤患者，重点观察伤口有无出血、渗出、感染征象，伤口引流是否通畅等。胸部损伤者有呼吸急促时，应警惕是否发生气胸等；腹部损伤者出现腹部胀痛时，应警惕是否发生腹内脏器破裂或出血；肢体损伤严重者，定时测量肢体周径，注意末梢循环、肤色和温度。

（四）缓解疼痛

肢体受伤时应可用绷带、夹板、石膏、支架等维持有效固定和制动姿势，避免因活动而加重疼痛。疼痛严重者遵医嘱使用镇静、镇痛药物。

（五）妥善护理创面

1. 开放性损伤 根据伤口情况选择不同的处理方法。

（1）清洁伤口 消毒后可以直接缝合。

（2）污染伤口 指有细菌污染而尚未构成感染的伤口。开放性创伤早期为污染伤口，采用清创术，对伤口进行清洗、扩创、缝合等处理，目的是将污染伤口变为清洁伤口，为组织愈合创造良好条件。清创时间越早越好，伤后6～8小时是最佳时间，此时清创一般可达到一期缝合。若伤口污染较重或超过8～12小时后方处理，清创后伤口放置引流条并行延期缝合。清创术后伤肢抬高制动，注意观察伤口有无出血、感染征象、引流是否通畅，肢端循环情况；定时更换口敷料。遵医嘱应用破伤风抗毒素及抗生素。

（3）感染伤口 开放性伤口污染严重或较长时间未得到处理，已发生感染，此时要先引流，再行更换敷料，又称换药，是处理感染伤口的基本措施。其目的是清除伤口的分泌物、坏死组织和脓液，保持引流通畅，控制感染；改善肉芽组织状态，减少瘢痕形成。

2. 闭合性损伤 软组织损伤，抬高或平放受伤肢体；12小时内予以局部冷敷和加压包扎，以减少局部组织的出血和肿胀。伤后12小时起改用热敷、理疗、药物外敷等，以促进血肿和炎症的吸收。注意观察皮下出血及血肿的变化情况。伤情稳定后鼓励患者早期活动，指导患者进行功能锻炼。

练一练

患者，男，18岁，踢球时不慎扭伤踝关节，2小时后来医院就诊。可采取的处理措施是（ ）。

A. 局部按摩　　B. 热水泡脚　　C. 局部用冰袋

D. 局部理疗　　E. 局部使用热水袋

答案解析

（六）并发症的护理

观察受伤部位的出血、疼痛、伤口修复等情况，肢体损伤严重者，应定时测量肢体周径，注意末梢循环、肤色和温度。尤其是闭合性内脏损伤，需要严密观察有无休克及创伤后各种并发症的发生。

1. 伤口感染 多见于开放性损伤患者。若伤口出现红、肿、热、痛或已减轻的疼病加重，体温升高、脉速，白细胞计数增高等，表明伤口已发生感染。遵医嘱使用抗生素，加强换药。

2. 挤压综合征 凡四肢或躯干肌肉丰富的部位受到重物长时间挤压致肌肉组织缺血性坏死，继而引起以肌红蛋白血症、肌红蛋白尿、高钾血症和急性肾衰竭为特点的全身性改变，称为挤压综合征。当局部压力解除后，出现肢体肿胀、压痛、肢体主动活动及被动牵拉活动引起疼痛、皮肤温度下降、感觉异常、弹性减弱，在24小时内出现茶褐色尿或血尿等改变时，提示可能发生挤压综合征，应及时报告医师并配合处理：①早期患肢禁止抬高、按摩及热敷；②协助医师切开减压，清除坏死组织；③遵医嘱应用碳酸氢钠及利尿药，防止肌红蛋白阻塞肾小管而致急性坏死；④对行腹膜透析或血液透析治疗的肾衰竭患者做好相应护理。

想一想

为何在地震等原因受伤后四肢和躯干长时间被建筑物压住还能存活较长时间，但获救后却在短时间内导致死亡？

答案解析

（七）心理护理

创伤往往突发，不仅对患者造成身体上的伤害，同时也对其心理造成一定的创伤，尤其是一些严重创伤会影响患者的外观和功能，使伤者出现焦虑和恐惧心理。为患者提供细致的生活照顾和社会支持，有助于减轻焦虑和恐惧，帮助患者树立信心。

（八）健康指导

1. 安全防护　加强安全防护意识，避免受伤。一旦受伤，无论是开放性或闭合性创伤，都要及时到医院就诊，接受正确的处理，以免延误抢救时机。

2. 加强锻炼　伤后恢复期加强功能锻炼，促进机体功能恢复，防止肌肉萎缩和关节僵硬等并发症的发生。

七、护理评价

通过治疗和护理，患者是否：①生命体征平稳；②疼痛减轻或控制；③伤口处理妥当，愈合良好；④未发生并发症，或并发症被及时发现并处理；⑤能正确面对创伤事件，焦虑/恐惧感减轻或消失，情绪稳定，配合治疗。

第二节　烧伤患者的护理

烧伤（burn）是由热力（火焰、热水、蒸汽及高温金属）、电流、放射线以及某些化学物质作用于人体所引起的局部或全身损害，其中以热力烧伤最为常见。通常所称的或狭义的烧伤，一般指热力所造成的烧伤。

一、烧伤病理生理和临床分期

根据烧伤病理生理特点，一般将烧伤临床发展过程分为四期，各期之间相互交错，烧伤越重，其相互关系越密切。

（一）体液渗出期

伤后迅速发生的变化为体液渗出。体液渗出的速度一般以伤后6～12小时内最快，持续24～36小时，严重烧伤可延至48小时以上。在较小面积的浅度烧伤，体液渗出主要表现为局部组织水肿，一般对有效循环血量无明显影响。当烧伤面积较大（一般指Ⅱ度、Ⅲ度烧伤面积成人在15%，小儿在5%以上者），尤其是抢救不及时或不当，人体不足以代偿迅速发生的体液丧失时，循环血量明显下降，导致血流动力学与流变学改变，进而发生休克；因此在较大面积烧伤，此期又称为休克期。

烧伤休克的发生和发展，主要系体液渗出所致，有一渐进累积过程，一般需6～12小时达高潮，持续36～48小时，血流动力指标才趋于平稳。体液渗出主要因毛细血管通透性增加所致。烧伤后立即释放的多种血管活性物质，如组胺、5－HT、激肽、前列腺素类、儿茶酚胺、氧自由基、内皮素、肿瘤坏死因子、血小板活化因子、白三烯、溶酶体酶，p38/MAPK激活使微管相关蛋白4磷酸化、色素上皮衍生因子（PEDF）、缓激肽B、受体等都可引起烧伤后微循环变化和毛细血管通透性增加。此外，近年来发现，严重烧伤早期可迅即发生心肌损害，也是休克发生和发展的重要因素之一。在较大面积烧伤，防治休克是此期的关键。

（二）急性感染期

继休克后或休克的同时，感染是对烧伤患者的另一严重威胁。严重烧伤易发生全身性感染的原因主要有：①皮肤、黏膜屏障功能受损，为细菌入侵打开了门户；②机体免疫功能受抑制，烧伤后，尤其是早期，体内与抗感染有关的免疫系统各组分均受不同程度损害，免疫球蛋白和补体丢失或被消耗；③机体抵抗力降低。烧伤后3～10天，正值水肿回吸收期，患者在遭受休克打击后，内脏及各系统功能尚未调整和恢复，局部肉芽屏障未形成，伤后渗出使大量营养物质丢失，以及回收过程中带入的“毒素”（细菌、内毒素或其他）等，使人体抵抗力处于低潮；④易感性增加，早期缺血、缺氧损害是机体易发生全身性感染的重要因素。烧伤感染可来自创面、肠道、呼吸道或静脉导管等。防治感染是此期的关键。

（三）创面修复期

创面修复过程在伤后不久即开始。创面自然修复所需时间与烧伤深度等多种因素有关，无严重感染的浅Ⅱ度和部分深Ⅱ度烧伤，可自愈。但Ⅲ度和发生严重感染的深Ⅱ度烧伤，由于无残存上皮或上皮被毁，创面只能由创缘的上皮扩展覆盖。如果创面较大（>3cm×3cm），不经植皮多难自愈或需时较长，或愈合后瘢痕较多，易发生挛缩，影响功能和外观。Ⅲ度烧伤和发生严重感染的深Ⅱ度烧伤溶痂时，大量坏死组织液化，适于细菌繁殖，感染机会增多。且脱痂后大片创面裸露，成为开放门户，不仅利于细菌入侵，而且体液营养物质大量丧失，使机体抵抗力和创面修复能力显著降低，成为发生全身性感染的又一高峰时机。此期的关键是加强营养，扶持机体修复功能和抵抗力，积极消灭创面和防治感染。

（四）康复期

深度创面愈合后形成的瘢痕，严重者影响外观和功能，需要康复锻炼、体疗、工疗和整形以期恢复；某些器官功能损害及心理异常也需要恢复过程；深Ⅱ度和Ⅲ度创面愈合后，常有瘙痒或疼痛、反复出现水疱，甚至破溃，并发感染，形成“残余创面”，这种现象的终止往往需要较长时间；严重大面积深度烧伤愈合后，由于大部分汗腺被毁，机体散热调节体温能力下降，在盛暑季节，这类伤员多感全身不适，常需2～3年调整适应过程。

二、护理评估

（一）健康史

除了解患者的一般情况和既往健康状况外，重点询问受伤史。了解患者烧伤原因和性质、受伤时间、现场情况、有无吸入性损伤；迅速评估有无合并危及生命的损伤；现场采取的急救措施、效果如何，途中运送情况等。

（二）身体状况

根据烧伤面积、深度和部位而定。通过对烧伤程度、烧伤病程的估计，全面了解患者的身体状况、并发症发生的可能性和危险性、病情严重性和预后。

1. 烧伤面积的估算　是指皮肤烧伤区域占全身体表面积的百分数。为便于记忆，将体表面积划分为11个9%的等份，另加1%，构成100%的总体表面积，即头颈部 = 1 × 9%；躯干 = 3 × 9%；双上肢 = 2 × 9%；双下肢 = 5 × 9% + 1%，共为11 × 9% + 1%（会阴部）（表9－1，图9－1）。

估算面积时，女性和儿童有所差别。一般成年女性的臀部和双足各占6%；儿童头大，下肢小，可按下法计算：头颈部面积 = [9 + (12 － 年龄)]%，双下肢面积 = [46 － (12 － 年龄)]%（表9－1）。

此外，不论性别、年龄，患者并指的掌面约占体表面积的1%，如医者的手掌大小与患者相近，可用医者手掌估算，此法可辅助九分法，测算小面积烧伤较便捷（图9－2）。

表9－1　中国新九分法

部位		占成人体表面积（%）			占成人体表面积（%）
头颈	发部	3	9 × 1	(9%)	9 + (12 － 年龄)
	面部	3			
	颈部	3			
双上肢	双上臂	7	9 × 2	(18%)	9 ×
	双前臂	6			
	双手	5			
躯干	躯干前	13	9 × 3	(27%)	9 × 3
	躯干后	13			
	会阴	1			
双下肢	双臀	5	9 × 5 + 1	(46%)	9 × 5 + 1 － (12 － 年龄)
	双大腿	21			
	双小腿	13			
	足	7			

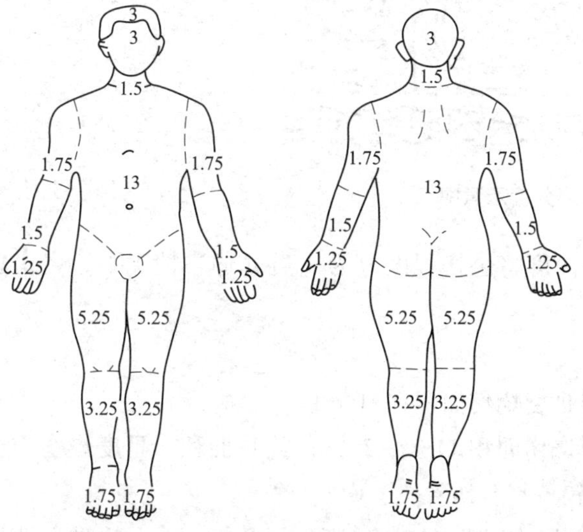

图9－1　体表面积百分数

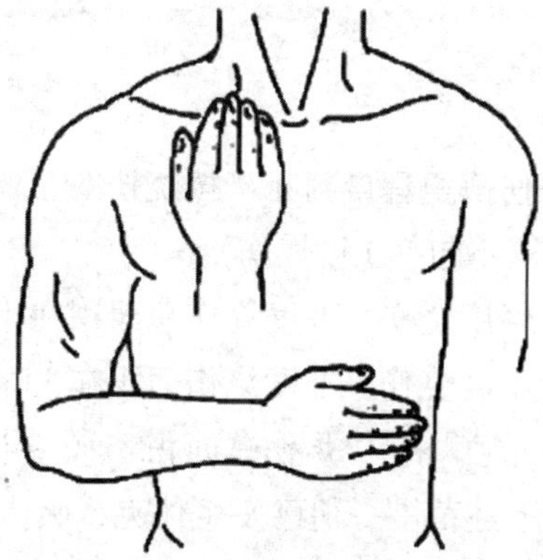

图9－2　手掌法

2. 烧伤深度的判断　一般采用三度四分法，即将烧伤深度分为Ⅰ度、浅Ⅱ度、深Ⅱ度、Ⅲ度。一般将Ⅰ度和浅Ⅱ度烧伤称浅度烧伤，深Ⅱ度和Ⅲ度烧伤称深度烧伤。组织损害层次见图9－3。

（1）Ⅰ度烧伤　仅伤及表皮浅层，生发层健在。表面红斑状、干燥，烧灼感。再生能力强，3～7天脱屑痊愈，短期内可有色素沉着。

（2）浅Ⅱ度烧伤　伤及表皮的生发层和真皮乳头层。局部红肿明显，有大小不一的水疱形成，内含淡黄色澄清液体，水疱皮如剥脱，创面红润、潮湿、疼痛明显。创面靠残存的表皮生发层和皮肤附件（汗腺、毛囊）的上皮再生修复，如无感染，创面可于1~2周内愈合，一般不留瘢痕，但可有色素沉着。

（3）深Ⅱ度烧伤　伤及真皮乳头层以下，但仍残留部分网状层，深浅不尽一致，也可有水疱，但去疱皮后，创面微湿，红白相间，痛觉较迟钝。由于真皮层内有残存的皮肤附件，创面修复可依赖其上皮增殖形成上皮小岛，如无感染，可通过上皮小岛扩展融合修复，需3~4周，但常有瘢痕增生。

（4）Ⅲ度烧伤　又称为焦痂型烧伤。全层皮肤烧伤，可深达肌肉甚至骨骼、内脏器官等。创面蜡白或焦黄，甚至炭化。硬如皮革，干燥，无渗液，发凉，针刺和拔毛无痛觉。可见粗大栓塞的树枝状血管网（真皮下血管丛栓塞）。由于皮肤及其附件全部被毁，3~4周后焦痂脱落形成肉芽创面，创面修复有赖于植皮，较小创面也可由创缘健康皮肤上皮生长修复。愈合后多形成瘢痕，且常造成畸形。

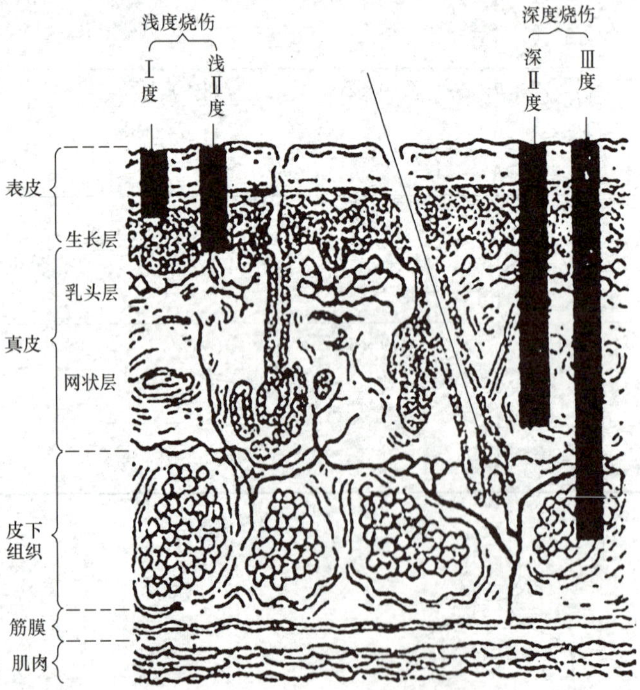

图9-3　热烧伤深度分度示意图

3. 烧伤严重程度判断　按烧伤的总面积和烧伤的深度将烧伤程度分为4类（通常情况下，烧伤总面积的计算不包括Ⅰ度烧伤）。

（1）轻度烧伤　Ⅱ度烧伤总面积在10%以下。

（2）中度烧伤　Ⅱ度烧伤面积在11%~30%，或Ⅲ度烧伤面积在10%以下。

（3）重度烧伤　烧伤总面积31%~49%，或Ⅲ度烧伤面积11%~20%；或总面积、Ⅲ度烧伤面积虽未达到上述范围，但已发生休克、吸入性损伤或有较重复合伤者。

（4）特重烧伤　烧伤总面积在50%以上，或Ⅲ度烧伤面积在20%以上，或存在较重的吸入性损伤、复合伤等。

4. 吸入性损伤　又称呼吸道烧伤，是指吸入火焰、蒸汽或化学性烟尘、气体等所引起的呼吸系统损伤。其致伤因素为热力或燃烧时烟雾中的化学物质，如一氧化碳、氧化物等，这些化学物质能引起局部腐蚀和全身中毒。多见于头面部烧伤患者，面、颈、口鼻周围常有深度烧伤创面，鼻毛烧毁，口鼻有黑色分泌物；有呼吸道刺激症状，咳炭末样痰，呼吸困难，声音嘶哑，肺部可闻及哮鸣音；多死于吸入性窒息。

5. 全身表现　小面积、浅度烧伤无全身症状，大面积、重度烧伤患者伤后48小时内易发生低血容量性休克，主要表现为口渴、脉搏细速、血压下降、皮肤湿冷、尿量减少、烦躁不安等。感染发生后可出现体温骤升或骤降，呼吸急促、心率加快、创面骤变，白细胞计数骤升或骤降；其他如尿素氮、肌酐清除率、血糖、血气分析都可能变化。

（三）心理－社会状况

耐心倾听患者对烧伤的不良感受，给予真诚的安慰和关怀，了解患者对伤情、治疗配合及康复知识的掌握程度；了解患者对治疗和植皮手术可能出现的并发症，对毁容和残肢的心理承受状况以及出院后对功能康复训练方法的掌握情况；判断患者及家属对预后的认知程度；评估患者预后适应工作和生活自理能力；利用社会支持系统的力量，鼓励患者面对现实，树立战胜疾病的信心。

（四）辅助检查

1. 实验室检查　较严重的烧伤可发生血管内凝血、红细胞破坏，故患者有红细胞、血红蛋白减少及血红蛋白尿；感染时白细胞、中性粒细胞百分率明显升高；分解代谢增强，以及肾功能的损害，可引起尿素氮变化。

2. 影像学检查　胸部X线检查有助于了解肺部有无损伤及感染的情况。

3. 其他　尿量可了解全身血容量及肾功能状况。检查血中电解质、血气分析，了解有无水、电解质和酸碱平衡失调。

（五）治疗要点

小面积浅度烧伤按外科原则，及时给予清创、保护创面，大多能自行愈合。大面积深度烧伤的全身反应重、并发症多、死亡率和伤残率高，治疗原则是：①早期及时补液，迅速纠正休克，维持呼吸道通畅；②使用有效抗生素，及时、有效地防治全身性感染；③尽早切除深度烧伤组织，用自、异体皮移植覆盖，促进创面修复，减少感染来源；④积极治疗严重吸入性损伤，采取有效措施防治脏器功能障碍；⑤实施早期救治与功能恢复重建一体化理念，早期重视心理、外观和功能的康复。

三、常见护理诊断/合作性问题

1. 有窒息的危险　与头面部、呼吸道或胸部等部位烧伤有关。

2. 体液不足　与烧伤创面渗出液过多、血容量减少有关。

3. 皮肤完整性受损　与烧伤导致组织破坏有关。

4. 有感染的危险　与皮肤完整性受损、抵抗力降低等有关。

5. 悲伤　与烧伤后毁容、肢残及躯体活动障碍有关。

四、护理目标

（1）患者呼吸道通畅，呼吸平稳。

（2）患者生命体征平稳，平稳度过休克期。

（3）患者烧伤创面逐渐愈合。

（4）患者未发生感染。

（5）患者情绪稳定，能配合治疗及护理，敢于面对伤后的自我形象。

五、护理措施

（一）维持有效呼吸

1. 保持呼吸道通畅 及时清除呼吸道分泌物，鼓励患者深呼吸、用力咳嗽、咳痰；对气道分泌物多者，定时帮助其翻身、叩背、改变体位，以利于气道分泌物排出；必要时吸痰。密切观察呼吸情况，若患者出现刺激性咳嗽、咳炭末样痰、呼吸困难、呼吸频率增快，血氧饱和度下降、血氧分压下降等表现时，应积极做好气管插管或气管切开术的准备，并加强术后护理。

2. 给氧 吸入性损伤患者多有不同程度缺氧，一般用鼻导管或面罩给氧，氧浓度40%左右，氧流量4～5L/min。合并一氧化碳中毒者可经鼻导管给高浓度氧或纯氧吸入，有条件者应积极采用高压氧治疗。

（二）维持有效循环血量

严重烧伤特别是大面积烧伤2日内，因创面大量渗出而致体液不足，可引起低血容量性休克，建立和保持通畅的静脉输液通道和正确的静脉补液是防治烧伤患者发生低血容量性休克的重要措施。

1. 早期补液 补液总量的计算主要根据患者烧伤早期创面液体渗出的规律估计补液总量，我国常用的烧伤补液是按患者烧伤面积和体重计算补液量。

（1）伤后第一个24小时　补液量按患者每公斤体重每1%烧伤面积（Ⅱ～Ⅲ度）补充胶体溶液和电解质液共1.5ml（儿童为1.8ml，婴儿为2ml）计算，另加每日生理需要量2000ml（儿童为60～80ml/kg，婴儿为100ml/kg）。即补液总量计算公式：伤后第一个24小时补液量＝体重(kg)×烧伤面积×1.5ml(儿童为1.8ml，婴儿为2ml)＋2000ml(儿童为60～80ml/kg，婴儿为100ml/kg)。

（2）伤后第二个24小时　补液量（胶体溶液和电解质液）为第一个24小时补液量的一半，每日生理需要量不变。

（3）伤后第三个24小时　补液量根据病情变化决定。

2. 补液的种类 胶体溶液和电解质液的比例一般为1∶2，特重烧伤和小儿烧伤可为1∶1。胶体溶液首选血浆，以补充渗出丢失的血浆蛋白，紧急抢救时可用低分子量的血浆代用品，但总量不宜超过1000ml，Ⅲ度烧伤可适量输注新鲜全血。有下列情况者可考虑输全血：补液后休克无明显好转，血细胞比容低于40%；大面积深度烧伤或深度烧伤，红细胞破坏严重者，合并出血者；血浆来源困难时。电解质液首选平衡盐液，其次选用生理盐水等。生理需要量常用5%～10%葡萄糖注射液。

举例：一位烧伤面积45%、体重60kg的患者，伤后第一个24小时补液总量为45×60×1.5＋2000＝6050ml（电解质液及胶体溶液共4050ml，生理需要量2000ml），其中胶体溶液为45×60×0.5＝1350ml，电解质液为45×60×1＝2700ml。伤后第二个24小时，胶体溶液减半为675ml，电解质液减半为1350ml，生理需要的水分仍为2000ml。

3. 补液的速度 因为烧伤后第一个8小时内创面渗液最快，故应在第一个8小时内输入总量的1/2，其余分别在第二、第三个8小时内输入。

4. 补液原则 一般是先晶（电解质）后胶、先盐后糖、先快后慢、胶体和电解质液体交替输入，尤其注意不能集中在一段时间内输入大量不含电解质的液体，以免加重低钠血症。

5. 观察指标 ①尿量：如肾功能正常，尿量是判断血容量是否充足的简便而可靠的指标，所以大面积烧伤患者补液时应常规留置导尿进行观察。成人尿量30～50ml/h，有血红蛋白尿时要维持在50ml以上。②其他指标：患者安静，成人脉搏在120次/分（小儿140次/分）以下，心音强而有力；肢端温暖；血压收缩压在90mmHg以上；中心静脉压5～12cmH_2O；呼吸平稳。

（三）创面护理

创面处理原则：保护创面、减轻损害和疼痛、防止感染、促进创面愈合、最大限度恢复功能。

1. 创面的早期处理　患者休克控制后，尽早进行创面的清创，包括清洗、消毒、清理创面。清创顺序一般自头部、四肢、胸腹部、背部和会阴部顺序进行。剃净创面部位及附近的毛发、剪短指（趾）甲，擦净创面周围皮肤。用灭菌水冲洗创面，轻拭去表面黏附物，使创面清洁。Ⅰ度烧伤创面不需要特殊处理，能自行消退。浅Ⅰ度创面的完整水疱予以保留，已脱落及深度创面上的疱皮予以去除或用无菌油性敷料包扎。深度创面坏死表皮应去除。根据烧伤情况和医疗条件选择采用暴露疗法或包扎疗法。清创术后应注射破伤风抗毒素，必要时及时使用抗生素。

2. 包扎疗法的护理　适用于小面积和四肢Ⅰ度、Ⅱ度烧伤。采用敷料对烧伤创面包扎固定的方法，其目的是保护创面，减轻创面疼痛、减少创面污染、及时引流渗液，同时一定的压力可部分减少创面渗出、减轻创面水肿。方法是在清创后的创面先放一层油质纱布覆盖，外面覆盖数层纱布、棉垫，其厚度为2～3cm，包扎的范围以不被渗液浸透为度，再予以适当压力包扎。创面包扎后，每日检查有无松脱、臭味或疼痛，注意肢端末梢循环情况，敷料浸湿后及时更换，以防感染。肢体包扎后应注意抬高患肢，保持关节各部位尤其手部的功能位和髋关节外展位。一般可在伤后5日更换敷料。如创面渗出多、有恶臭，且伴有高热、创面跳痛，需及时换药检查创面。

3. 暴露疗法的护理　适用于Ⅱ度烧伤、特殊部位（如头面部、颈部或会阴部）及特殊感染（如铜绿假单胞菌、真菌）的创面、大面积创面。暴露疗法的病房应具备以下条件：严格消毒隔离制度，室内清洁，室温控制在28～32℃，湿度适宜，每日空气消毒2次，使创面暴露在温暖、干燥、清洁的空气中；床单、被套等床上用品均使用高压蒸汽灭菌处理，病室内其他物品应每日使用消毒液擦拭，便器用消毒液浸泡消毒；保持创面干燥，随时用灭菌敷料吸净创面渗液；保护创面，适当约束肢体，防止无意抓伤；用翻身床或定时翻身，防止创面因受压而影响愈合；注意创面不宜用甲紫或中药粉末，以免妨碍创面观察；接触创面时应戴无菌手套，接触不同患者时要更换手套及洗手，避免发生院内交叉感染。

翻身床是烧伤病房治疗大面积烧伤的设备，使用前向患者说明使用翻身床的意义、方法和安全性，消除患者的恐惧和疑虑。认真检查各部件，确保操作安全。一般在休克期度过后开始翻身俯卧，首次俯卧者，应注意防止窒息并严密观察，一旦发现呼吸困难，立即翻身仰卧。翻身时两人共同配合，旋紧螺丝，上好安全带，严防患者滑出；骨突出处垫好棉垫，防止压疮形成。昏迷、休克、心肺功能不全及应用冬眠药物者忌用翻身床。

4. 去痂、植皮护理　深度烧伤创面愈合慢或难以愈合，且瘢痕增生可造成畸形并引起功能障碍。因此Ⅲ度烧伤创面应早期采取切痂、削痂和植皮，做好植皮手术前后的护理。

5. 感染创面的处理　加强烧伤创面的护理，及时清除脓液及坏死组织。局部根据感染特征或细菌培养和药敏试验结果选择外用药物，已成痂的保持干燥，或采用湿敷、半暴露（薄层药液纱布覆盖）、浸浴疗法清洁创面。待感染基本控制，肉芽组织生长良好，及时植皮促使创面愈合。

看一看

生物敷料的应用：烧伤创面的早期覆盖物，最理想的是同种异体皮肤。寻找最理想且具有活力等功能的皮肤替代物，是烧伤医学不断追求的目标。而理想的烧伤创面敷料必须具备以下特点：具有良好的组织相容性；属于半闭合或闭合性质；可以在创面上形成良好的透水、透气的功能；能为创面创造一个微湿、微酸、低氧的环境。近年来有以下新型生物敷料运用于临床：胶原生物敷料、水凝胶敷料、纳米烧烫伤敷料、羊膜敷料、羊皮生物敷料等。生物敷料的发展非常迅速，但目前没有一种敷料能够达到理想敷料的要求，各种类型的敷料均有其不能克服的缺点。

6. 特殊部位烧伤护理

（1）吸入性损伤　呼吸道烧伤可引起气管、支气管黏膜充血水肿，严重者影响通气，甚至发生窒息，要做好以下急救准备：①床旁备急救物品，如气管切开包、吸痰器、气管镜等；②保持呼吸道通畅，如气管切开者，做好气管造口护理；③及时吸氧；④密切观察，并积极预防肺部感染。

（2）头颈部烧伤　多采用暴露疗法，安置患者取半卧位，观察有无呼吸道烧伤，必要时给予相应处理。做好五官护理，如及时用棉签拭去眼、鼻、耳分泌物，保持其清洁干燥；双眼使用抗生素眼药水或眼膏，避免角膜干燥而发生溃疡；及时清理鼻腔分泌物及痂皮，鼻黏膜表面涂烧伤膏以保持局部湿润，防止出血；耳郭创面应防止受压；口腔创面用湿纱布覆盖，加强口腔护理，防止口腔黏膜溃疡及感染。

（3）会阴部烧伤　保持局部干燥，将大腿外展，使创面暴露；留置导尿管，每日行会阴部抹洗 2～3 次；避免粪便污染，便后使用生理盐水清洗肛门、会阴部；注意保持创面周围的清洁，防止尿路及会阴部感染。

（四）防治感染的护理

烧伤感染途径是多渠道的，包括外源性、内源性及静脉导管感染等。

1. 一般护理　发热患者做好降温处理，保持呼吸道通畅及其他基础护理工作，为患者制订护理计划。加强皮肤护理，保护骨隆突处，暴露的创面尽可能避免受压，使用烧伤专用翻身床或气垫床，同时确保操作安全。并做好疼痛患者的对症处理。

2. 密切观察病情变化　护理中要密切观察生命体征、意识变化、胃肠道反应，注意是否存在脓毒症的表现，意识改变常是其早期出现的症状。同时注意创面局部情况，如果有创面水肿、渗出液增多、肉芽颜色转暗、创缘出现水肿等炎症表现，或上皮停止生长，原来干燥的焦痂变得潮湿、腐烂，创面有出血点等都是感染的现象。应及时报告医生，并协助医生正确处理创面，做好创面护理。

3. 合理应用抗生素　做好创面细菌培养和抗生素敏感试验，遵医嘱及早应用抗生素，须同时注意不良反应及二重感染的发生。

4. 营养支持　烧伤后患者丢失蛋白质较多，消耗增加患者呈高代谢状态，应加强营养，补充高蛋白、高热量以及多种维生素、清淡易消化的饮食，少量多餐，提高免疫力。营养支持可依据患者具体病情给予口服、鼻饲或经肠内或肠外营养，促使肠黏膜屏障的修复及身体功能的康复。大面积烧伤者，可遵医嘱适时输入适量血浆、全血或人体血清蛋白，以增强抵抗力，防治休克。

5. 做好消毒隔离工作　病房用具应专用；工作人员出入病室要更换隔离衣、口罩、鞋、帽；接触患者前后要洗手，做好病房的终末消毒工作。采取保护性隔离措施，防止交叉感染。

6. 严格无菌操作原则　加强各种治疗性导管的护理。

（五）康复护理

纠正不良的体位，维持并固定肢体功能位。如颈部烧伤应取后伸位，四肢烧伤取伸直位，手部固定在半握拳的姿势且指间垫油纱以防粘连；鼓励患者尽早下床活动；调动患者积极性，与患者及家属共同制订康复计划，指导患者坚持常规的肢体和关节功能锻炼，必要时行体疗或理疗，以恢复功能。必要时，按医嘱涂布瘢痕软化剂或采用紧身衣和固定板予以矫正。防止紫外线和红外线过多照射，防止加重瘢痕增殖，避免瘢痕创面机械性刺激。此外，烧伤后患者丢失蛋白质多、消耗增加，应与营养师、患者及家属共同制订营养食谱，保证营养素摄入，以加速组织和皮肤创面的修复及身体功能的康复。

（六）心理护理

导致患者心理失衡的原因包括：有挫折感，顾虑容貌和形体丑陋，担心永久性残疾；害怕疼痛或疼痛性反应；担忧可能发生或已存在的生活改变；惧怕死亡；伤后强迫性体位，使其独立性减少。护理过程中应以真诚的态度加强与患者的沟通与交流，耐心解释病情，说明各项治疗的必要性和安全性。帮助患者面对烧伤的事实，鼓励其树立信心，配合治疗。鼓励患者参与力所能及的自理活动，积极参加社交活动，增强其自信心与独立能力，促进其尽早回归社会。

（七）健康指导

对患者进行相关健康指导，使患者掌握健康防护知识，提高自我管理的能力，向患者说明：①普及烧伤预防和急救知识；②预防感染的方法，包括伤口保护、环境清洁等；③与患者及家属共同制订早期康复计划，指导患者进行正确的康复训练和功能锻炼；④指导生活自理能力训练，鼓励参与一定的家庭和社会活动；⑤指导其保护皮肤，防止紫外线、红外线的过多照射，避免对瘢痕组织的机械性刺激等；⑥调整和适应容貌、生活状态改变的策略，重新适应生活和环境，树立重返工作岗位、回归社会的信心。

六、护理评价

通过治疗与护理，患者是否：①呼吸道通畅，呼吸平稳；②血容量恢复，生命体征稳定；③创面愈合；④感染得以预防或被及时发现与控制；⑤正确面对伤后自我形象的改变，逐渐适应外界环境及生活。

第三节　咬伤患者的护理

蛇咬伤（snake bite）以南方为多，多发生于夏、秋两季。蛇分为无毒蛇和毒蛇两类。无毒蛇咬伤只在局部皮肤留下两排对称的细小齿痕，轻度刺痛，无生命危险。毒蛇咬伤后伤口局部常有一对大而深的牙痕，蛇毒注入体内，引起严重的全身中毒症状，甚至危及生命。本节仅介绍毒蛇咬伤。

一、病因病理

蛇毒含有多种毒性蛋白质、多肽以及酶类。按蛇毒的性质及其对机体的作用可分为 3 类。①神经毒素：主要作用于神经系统，对中枢神经和神经肌肉节点有选择性毒性作用，引起肌肉麻痹和呼吸麻痹，常见于金环蛇、银环蛇咬伤。②血液毒素：主要影响血液及循环系统，对血细胞、血管内皮细胞及组织有破坏作用，可引起出血、溶血、休克或心力衰竭等，见于竹叶青、五步蛇咬伤。③混合毒素：兼有神经毒素和血液毒素的作用，如腹蛇、眼镜蛇的毒素。

二、临床表现

1. 局部表现　局部伤处疼痛，肿胀蔓延迅速，淋巴结肿大，皮肤出现血疱、瘀斑，甚至局部组织坏死。

2. 全身表现　全身虚弱、口周感觉异常、肌肉震颤，或发热、恶寒、烦躁不安、头晕目眩、言语不清，恶心、呕吐，吞咽困难、肢体软弱、腱反射消失、呼吸抑制，最后导致循环呼吸衰竭，部分患者伤后可因广泛的毛细血管渗漏引起肺水肿、低血压、心律失常，皮肤黏膜及伤口出血，血尿、尿少，出现肾功能不全以及多器官衰竭。

三、护理措施

1. 急救护理

（1）伤肢绑扎　蛇咬伤后忌奔跑，伤肢制动、放置低位，立即用布带或止血带等在伤肢的近心端伤口上方绑扎，以阻断淋巴、静脉回流为度。每15～30分钟要松开1～2分钟，以免发生肢体循环障碍。

（2）伤口排毒　现场用大量清水或肥皂水冲洗伤口及其周围皮肤；挤出毒液。入院后用0.05%锰酸钾溶液或3%过氧化氢溶液反复冲洗伤口，清除残留的毒牙及污物。伤口较深者，可切开或以三棱针扎刺伤口周围皮肤（若伤口流血不止，则不宜切开），再以拔火罐、吸乳器等抽吸促使毒液流出，并将肢体放在低位，以利于伤口渗液引流。

（3）局部冷敷　可以减轻疼痛，减慢毒素吸收，降低毒素中酶的活性。将伤肢浸入4～7℃冷水中，3～4小时后改用冰袋冷敷，持续24～36小时。

（4）破坏毒素　根据伤口局部反应大小，用胰蛋白酶2000～5000U加入0.05%普鲁卡因或注射用水20ml做局部环形封闭，能够降解蛇毒。也可给予抗蛇毒药物外敷。

2. 伤口护理　将伤肢置于低垂位并制动，保持创面清洁和伤口引流通畅。注意观察伤口渗血、渗液情况，有无继续坏死或脓性分泌物等。经彻底清创后，伤口可用1∶5000高锰酸钾或高渗盐水溶液湿敷，有利于引流毒液和消肿。

3. 抗毒排毒　迅速建立静脉通道，遵医嘱尽早使用抗蛇毒血清、利尿药、快速大量输液等以中和毒素、促进毒素排出。若患者出现血红蛋白尿，遵医嘱予5%碳酸氢钠静脉输入，以碱化尿液。补液时注意观察心肺功能，以防快速、大量输液导致肺水肿。使用抗蛇毒血清时，密切观察患者有无畏寒、发热、胸闷、气促、腹痛不适、皮疹等过敏症状。

4. 营养支持　给予高能量、高蛋白、高维生素、易消化饮食，鼓励患者多饮水，忌饮酒、浓茶、咖啡等刺激性饮料，以免促进血液循环而加快毒素吸收。对于不能进食者可予营养支持并做好相应的护理。

5. 病情观察　密切监测生命体征、意识、面色、尿量及伤肢温度的变化等。

6. 心理护理　安慰患者，告知毒蛇咬伤的治疗方法及治疗效果，帮助患者树立战胜疾病的信心，以减轻恐惧，保持情绪稳定，积极配合治疗和护理。

7. 健康教育　宣传毒蛇咬伤的有关知识，强化自我防范意识。在野外作业时，做好自我防护，如戴帽子、穿长衣长裤、穿雨靴、戴橡胶手套等，随身携带解蛇毒药片，以备急用。勿轻易尝试抓蛇或玩蛇。露营时选择空旷干燥地面，晚上在营账周围点燃火焰。

护爱生命

刘家林，男，61岁，土家族，湖南省慈利县广福桥镇亮狮村卫生室乡村医生，从医45年。曾多次被评为市、县乡村医生先进个人。2008年被评为全国优秀乡村医生。

春夏季节，农村蛇伤患者多，20世纪90年代以前，农村没有抗蛇毒血清，他独创中草药偏方验方治疗蛇伤，成本低，花钱少，疗效可靠，每收治一名被毒蛇咬伤的患者仅收10～20元的药费。10余年，经刘家林医生抢救治疗的蛇伤患者就有上百例。1995年插秧季节，石门县夹山乡村民田乐道被银环蛇咬伤，呼吸困难，神志不清，情况十分危急，刘家林闻讯连夜出诊，对患者实施抢救，内服外敷中草药，日夜守护10余天，经过他的精心治疗，患者康复痊愈。后来，患者家属要送1000元现金表示酬谢，却被刘医生婉言谢绝。

第四节　清创与换药患者的护理

一、清创

清创术是处理开放性损伤最重要、基本、有效的手段。通过清创，可使污染伤口变为清洁伤口，开放性损伤变为闭合性损伤，争取伤口一期愈合，通常在局部浸润麻醉或全身麻醉下施行。清创越早效果越好，争取在伤后6~8小时内施行。在此期间，细菌仅存在于创口表面，尚未形成感染伤口，是清创的最佳时机。但时间并非绝对指标，还需考虑其他影响感染形成的因素。若伤口污染极其严重，4~6小时即可变为感染伤口，清创有可能促进感染扩散；若伤口污染轻，位于头面部的伤口，早期已应用了有效抗生素等情况，清创缝合时间可延长至伤后12小时甚至24小时或更迟；特殊部位伤口如面部、关节附近及有神经、大血管、内脏等重要组织或器官暴露的伤口，如果无明显感染现象，尽管时间延长，原则上也应清创并缝合伤口。

清创术一般分5个步骤进行。①清创前准备：根据损伤部位和程度选择麻醉方式。②清洗消毒伤口：无菌纱布覆盖伤口，剃除创口周围毛发，清除油污等。用肥皂水清洗伤口周围皮肤，再以生理盐水洗净皮肤。去除伤口内敷料，分别用生理盐水、3%过氧化氢溶液反复交替冲洗伤口，用无菌纱布擦干伤口周围皮肤。术者更换无菌手套后常规消毒，铺无菌巾。③清创：仔细检查伤口，去除凝血块及异物，去除失去活力和已游离的组织，修剪出较整齐的健康组织创面和边缘，随时冲洗干净伤口各层，术中注意严格止血。④缝合与引流并修复组织：更换全部已用过的手术物品，重新消毒铺单实施手术。对清创彻底的新鲜伤口，可按组织层次及时将伤口缝合，此为一期缝合；对伤口污染重、清创不彻底、感染危险大者，也可观察1~2日后考虑延期缝合。施行较大清创术的同时，可能还需行骨折内固定、关节复位、血管和神经吻合、肌腱缝合、器官切除等修复和功能重建性手术。清创后的伤口内还应酌情放置各种引流物，如引流条、引流管等，以促使渗出物排出、减少毒素吸收、控制感染、促进肉芽生长。⑤包扎：目的是保护伤口、减少污染、固定敷料和有助于止血。包扎时应注意引流物的固定并记录其数量，松紧适宜，便于观察局部或肢体末梢循环。包扎后酌情使用外固定。

二、换药

换药又称更换敷料，是对经过初期治疗的伤口（包括手术切口）做进一步处理的总称。其目的是动态观察伤口变化，保持引流通畅，控制局部感染，使肉芽组织健康生长，以利于伤口愈合或为植皮做好准备。换药是外科的一项基本技术操作，合理的换药方法、伤口的用药、引流物的放置、科学的敷料更换间隔时间，是保证伤口愈合的重要条件。正确更换敷料是提高外科治疗效果的关键措施之一，操作中要求严格遵守无菌原则，防止交叉感染。

（一）换药原则

1. 严格遵守无菌操作原则　防止发生医院内交叉感染。

2. 换药环境和时间　换药时要求室内空气清洁，光线明亮，温度适宜。一般下列情况不安排换药：①晨间护理时；②患者进餐时；③患者睡眠时；④家属探视时；⑤手术人员上手术台前。

3. 换药顺序　先换清洁伤口，再换污染伤口，最后换感染伤口。特异性感染伤口应专人换药。

4. 换药次数　按伤口情况和分泌物多少而定。清洁伤口一般在缝合后第3日换药1次，至伤口愈合或拆线时再度换药；肉芽组织生长健康、分泌物少的伤口，每日或隔日更换1次；放置引流的伤口，渗出较多时应及时更换；脓肿切开引流次日可不换药，以免出血；感染重而脓液多时，及时更换敷料，保持外层敷料不被分泌物浸湿。

（二）换药步骤

1. 换药前准备

（1）患者准备　向患者做好解释工作，取得配合。帮助患者取舒适体位，充分暴露创面、便于操作，同时注意保暖。严重损伤或大面积烧伤患者，必要时在换药前应用镇静剂或止痛剂。

（2）换药者准备　按无菌操作原则戴口罩、帽子，穿工作服，操作前需清洁双手。先了解患者伤口情况，然后准备换药用品。

（3）物品准备　无菌换药碗（盘）、器械、消毒棉球、敷料（有乙醇或碘伏棉球和盐水棉球，分置于治疗碗两侧，勿混在一起，干纱布）、绷带、引流物及污物盘等；无菌镊 2～3 把，一把用于传递无菌物品，一把用于操作，接触伤口和敷料。必要时备探针、刮匙和剪刀等。将另一空治疗碗覆盖在盛有敷料的治疗碗上。特殊伤口需备上述所需溶液及药品。

2. 操作

（1）去除伤口敷料　外层敷料用手揭去，内层用无菌镊除去。揭去胶布时方向与伤口纵轴方向平行，动作轻柔，胶布痕迹可用松节油棉签浸湿后除去；最内层敷料干燥，与创面粘贴紧密时，用生理盐水浸湿软化敷料后再揭除。防止用力揭开，引起疼痛、渗血及新生肉芽组织损伤。

（2）处理伤面　用双手执镊操作。处理时先用乙醇或碘伏棉球由内向外（感染伤口由外向内）擦拭消毒伤口周围皮肤，消毒范围稍大于敷料范围，避免拭入伤口内。再以生理盐水棉球蘸吸除去创口内的分泌物及脓液，拭净分泌物、脓液和纤维素膜等，坏死组织、痂皮等予以剪除，酌情取标本送细菌培养。视伤口深度和创面情况置入适宜的引流物。一般浅部伤口常用凡上林纱布或藻酸盐敷料；分泌物多时可用盐水纱布或脂质水胶体敷料，外加多层干纱布。

（3）包扎固定伤口　用乙醇或碘伏再次消毒周围皮肤一遍，以无菌敷料覆盖创面及伤口，用胶布或绷带固定。敷料覆盖的大小以不暴露伤口并达伤口外 3cm 左右为宜，数量视渗出情况而定。最后用胶布固定，如创面广泛、渗液多，可加用棉垫及绷带包扎。

3. 换药后整理　换药完毕，协助患者卧于舒适体位，整理床单位。整理用物，更换下来的各种敷料集中于弯盘，倾倒入感染垃圾污物桶内；可重复使用的器械送中心消毒供应部消毒灭菌。特殊感染的敷料如破伤风、铜绿假单胞菌敷料应随即单独特殊处理，器械、器皿做特殊灭菌处理。

（三）不同伤口的处理

1. 缝合伤口的处理　无引流物的缝合伤口，如无感染现象，可至拆线时更换伤口敷料。对于手术中渗血较多或有污染的伤口，伤口内常放置橡皮片或橡皮管引流，如渗血、渗液湿透外层纱布，应随时更换敷料，引流物一般术后 24～48 小时取出。局部以乙醇或碘伏消毒后，更换敷料。术后 3～4 日若患者自觉伤口疼痛或有发热，应及时检查伤口，是否有感染发生。如出现缝线反应，针眼周围发红，可用乙醇湿敷或红外线照射，使炎症吸收。出现线眼处小脓疱时，即刻拆去此针缝线并去除伤处脓液，再涂以碘酊。伤口感染初期给予物理疗法，化脓时应拆除部分缝线，进行引流。

2. 肉芽创面的处理　①生长健康的肉芽为鲜红色，较坚实，呈颗粒组织、分泌物少，触之易出血，处理时先以生理盐水棉球蘸吸除去分泌物，外敷生理盐水纱布或凡士林纱布即可，较窄的伤口可用蝶形胶布拉拢创缘，以利尽早愈合，减少瘢痕形成。面积较大的新鲜肉芽面，应尽早植皮覆盖，缩短愈合时间，增强伤口表层强度。②肉芽生长过度，高于创缘者，阻碍周围上皮生长，可将其剪平，以棉球压迫止血，或用硝酸银烧灼后生理盐水湿敷，数小时后肉芽可复原，再拉拢创缘或植皮。③肉芽水肿者，创面淡红、表面光滑，质地松软，触之不易出血，宜用 3%～5% 高渗氯化钠液湿敷，并注意患者全身营养状况。④伤面脓液量多而稀薄时多用抗菌溶液的纱布湿敷，促进水肿消退。⑤伤面脓液稠厚、坏死组织多，且有臭味者，应用含氯石硼酸溶液等湿敷。

3. 脓肿伤口的处理　伤口深而脓液多者，换药时必须保持引流通畅，必要时冲洗脓腔。可向脓腔插入导尿管，选用生理盐水、碘伏溶液等进行有效的脓腔冲洗。根据创面、伤口情况选用引流物，浅部伤口常用凡士林或液状石蜡纱布；伤口较小而深时，应将凡士林纱条送达创口底部，但不可堵塞外口，个别小的引流口需再切开扩大。由于肉芽组织有一定的抗感染能力，一般无需在局部使用抗生素。

（四）拆线

一期愈合的伤口或切口，按预期愈合的时间及缝合方法按清洁伤口操作和拆除皮肤缝线。消毒皮肤和缝线后，以手术镊夹起缝合线结，用线剪在线结下紧贴皮肤处剪断缝线，随即将其向切口方向抽出。再消毒切口，用无菌敷料覆盖，胶布固定。

目标检测

答案解析

1. 患者，男，19岁。车祸致伤，即来院就诊。朦胧状态、咯血、口鼻均有泥土夹血外溢，呼吸困难、烦躁不安。左胸侧严重擦伤，肿胀，心率98次/分，血压120/90mmHg，左大腿中下段中度肿胀，有瘀斑和严重擦伤。此时最紧迫的抢救措施是（　）。

A. 请胸外科医师会诊处理　B. 开放静脉通道，输血
C. 鼻导管低流量吸氧　D. 左下肢夹板固定
E. 清除上呼吸道异物，保持呼吸道通畅

2. 使用止血带止血时放松间隔时间为（　）。

A. 15分钟　B. 20分钟　C. 60分钟　D. 30分钟　E. 120分钟

3. 下列关于损伤患者的转送方法，错误的是（　）。

A. 转运途中患者头部朝前
B. 四肢骨折的患者，搬运前妥善固定
C. 疑有脊柱骨折，应三人平托法将患者轻放于硬板床上
D. 重型胸部损伤者，应卧于患侧
E. 保证有效输液，预防休克

4. 容易引起高钾血症和急性肾衰竭的创伤是（　）。

A. 挫伤　B. 扭伤　C. 裂伤　D. 挤压伤　E. 火器伤

（5～8题共用题干）

患者，男，40岁，体重70kg，锅炉房工人，在烧锅炉时不慎被开水烫伤，双下肢出现水疱、红肿，疼痛剧烈。

5. 该患者的烧伤面积是（　）。

A. 9%　B. 18%　C. 27%　D. 50%　E. 46%

6. 该患者的烧伤深度是（　）。

A. Ⅰ度烧伤　B. 深Ⅱ度烧伤　C. 浅Ⅱ度烧伤　D. Ⅲ度烧伤　E. 红斑烧伤

7. 患者第一个24小时补液总量是（　）。

A. 6830ml　B. 5830ml　C. 4830ml　D. 5000ml　E. 6000ml

8. 患者第一个24小时补充的胶体溶液约为（　）。

A. 5000ml　B. 4600ml　C. 4000ml　D. 2300ml　E. 1610ml

（9～10 题共用题干）

患者，女，35 岁。在田间作业时被蛇咬伤，局部皮肤出现一对大而深的齿痕，伤口出血不止，周围皮肤迅速出现瘀斑、血疱。

9. 应首先采取的急救措施是（　）。

A. 立即呼救　　B. 冲洗伤口

C. 反复挤压伤口　　D. 行走去医院急救

E. 早期绑扎伤处近心端的肢体

10. 为减慢毒素吸收，伤肢应（　）。

A. 抬高　　B. 与心脏处于同一水平

C. 制动并下垂　　D. 局部按摩

E. 局部热敷

（黄　桥）

书网融合……

重点回顾　　微课　　习题

第十章 肿瘤患者的护理

PPT

学习目标

知识目标：

1. **掌握** 肿瘤的定义，肿瘤患者的临床表现、护理诊断及护理措施。
2. **熟悉** 肿瘤患者的辅助检查及治疗原则；肿瘤的分类与命名。
3. **了解** 了解肿瘤的病因和病理生理。

技能目标：

学会运用护理程序，对患者实施整体护理。

素质目标：

培养学生具有共情能力及珍爱健康的意识。

导学情景

情景描述：患者，男，54岁，因腹痛6个月，加重伴呕血、黑便2周入院。患者6个月前无明显诱因出现上腹隐痛、不适，口服抗酸药复方氢氧化铝、去痛片等后稍缓解。近2周自觉腹痛加重，餐后尤明显，伴呕吐、黑便和呕血。发病以来，精神萎靡，食欲不振，体重较前减轻约6kg。既往体健，无药物过敏史，喜食盐腌食品。查体：T 36.0℃，P 80次/分，R 18次/分，BP 115/80mmHg，左锁骨上窝触及3个肿大淋巴结，质硬，固定。心肺腹检查无异常。辅助检查：胃镜示胃小弯近幽门局部隆起，黏膜皱襞消失，中央有一4cm×3cm溃疡，边缘不规则隆起，切面呈灰白色，质硬，底部凸凹不平，有出血坏死。

情景分析：结合患者的病史、临床表现及辅助检查结果，医生初步判断有胃溃疡癌变可能。护士应及时评估患者病情变化，为医生进一步治疗提供有效依据。同时掌握烫伤患者的护理措施，为患者提供优质护理，防治并发症，促进早日康复。

讨论：①目前存在哪些护理诊断/合作性问题？②该患者拟采取手术治疗，术后应采取哪些护理措施？③术后2周，患者开始第1疗程化学治疗，治疗后应采取哪些护理措施以减少并发症的发生？

学前导语：肿瘤分为良性肿瘤、恶性肿瘤以及交界性肿瘤3种类型。恶性肿瘤具有浸润和转移能力，瘤细胞分化不成熟，生长速度快，对机体危害大。多采取局部与整体相结合的综合治疗方法，在去除或控制原发病灶后进行转移灶的治疗。肿瘤患者的术前评估、术后护理及放射治疗、化学治疗的护理是本章学习的重点。

肿瘤（tumor）是机体细胞在不同始动与促进因素长期作用下，产生增殖与异常分化所形成的新生物。新生物一旦形成后，不因病因消除而停止增殖。它不受生理正常调节，具有自主和相对自主的生长能力，破坏正常组织与器官。

恶性肿瘤对人类的健康威胁日益严重，已成为目前最常见的三大死亡原因之一，位居我国男性死因的第二位、女性死因的第三位。WHO指出，如果不采取有效措施，预计到2030年，全球每年将出现2126万新增病例，死亡人数将达到1308万，中低收入国家将成为癌症肆虐的“重灾区”。

一、病因与发病机制

恶性肿瘤的病因迄今尚未明确。大量流行病学调查、实验研究及临床观察发现约 80% 以上的恶性肿瘤与环境因素有关，外在因素的环境是主要因素，但环境因素的单一作用不足以产生肿瘤，必须通过与多种因素的相互作用才能最终导致恶性肿瘤发生，其中机体的内在因素是一个重要因素。恶性肿瘤的发病率存在着地区、人群、性别及种族差异，也说明肿瘤发病因素存在多样性和复杂性。致癌过程是人体在内、外因素的共同作用下导致的机体细胞基因改变并累积的结果。

1. 环境因素

（1）物理因素　电离辐射可致皮肤癌、白血病，紫外线也可致皮肤癌，石棉纤维可致肺癌，滑石粉与胃癌有关等。

（2）化学因素　是最常见的因素，化学致癌物根据其性质可分为直接致癌物和间接致癌物。直接致癌物是指不需要经过生物转化就能造成细胞大分子损伤的化合物，而间接致癌物则指母体化合物需要通过生物转化激活后才有损伤细胞大分子能力的化合物。与化学致癌物长期接触可导致癌症发生，如亚硝酸胺类与食管癌和胃癌有关；黄曲霉毒素污染的粮食易导致肝癌、肾癌；有机农药、硫芥等环烷化剂可致肺癌及造血器官肿瘤等。

（3）生物因素　最主要的因素为病毒，也包括一些细菌及寄生虫。EB 病毒与鼻咽癌、伯基特淋巴瘤有关。细菌、寄生虫与癌症的发生有关，如幽门螺杆菌与胃癌的发生有关；黄曲霉及其毒素与肝癌的发生有关；华支睾吸虫与肝癌的发生有关；日本血吸虫与结肠癌的发生有关。

（4）不良生活习惯　不良饮食习惯、吸烟、饮酒、肥胖等。例如饮酒与消化系统肿瘤有关；吸烟与肺癌有关。

2. 机体因素

（1）遗传因素　越来越多的证据表明肿瘤与遗传有密切关系，肿瘤具有遗传倾向性，即遗传易感性。相当数量的乳腺癌、食管癌、胃癌、肺癌患者具有家族史。

（2）内分泌因素　某些激素与肿瘤的发生有关，较明确的是雌激素和催乳素与乳腺癌的发生有关，长期服用雌激素可能引起子宫内膜癌，生长激素可以刺激癌的发展。

（3）免疫因素　先天或后天免疫缺陷易发生恶性肿瘤，比如获得性免疫缺陷综合征患者由于免疫力低下，容易患恶性肿瘤；器官移植后长期使用免疫抑制药的患者肿瘤的发生率也比正常人高。

（4）心理社会因素　人的性格、情绪、工作压力及环境的变化等，可以通过影响人体内分泌、免疫功能等诱发肿瘤的发生。经历重大精神刺激、剧烈情绪波动或者抑郁者较其他人群易患肿瘤。

二、病理生理

1. 分类　根据肿瘤的形态及肿瘤对机体的影响，可分为良性肿瘤、恶性肿瘤以及介于良性和恶性之间的交界性肿瘤。

（1）良性肿瘤（benign tumor）　一般称为“瘤”，无浸润和转移能力。良性肿瘤通常有包膜或边界清楚，呈膨胀性生长，生长速度缓慢，色泽和质地接近相应的正常组织。瘤细胞分化成熟，组织和细胞形态变异较小，少有核分裂象。彻底切除后少有复发。对机体危害小。

（2）恶性肿瘤（malignant tumor）　来自上皮组织者称为“癌”（carcinoma），来源于间叶组织者称为“肉瘤”（sarcoma），胚胎性肿瘤常称母细胞瘤，如神经母细胞瘤、肾母细胞瘤等。但某些恶性肿瘤仍沿用传统名称“瘤”或“病”，如恶性淋巴瘤、精原细胞瘤、白血病 、霍奇金病等。恶性肿瘤具有浸润和转移能力，通常无包膜，边界不清，向周围组织浸润生长，生长速度快。瘤细胞分化不成熟，有不同程度的异型性，对机体危害大；患者常因肿瘤复发、转移而死亡。

（3）交界性肿瘤（borderline tumor） 少数肿瘤形态上属良性，但常浸润性生长，切除后易复发，甚至出现转移，在生物学行为上介于良性与恶性之间，故称交界性或临界性肿瘤，如包膜不完整的纤维瘤、黏膜乳头状瘤、唾液腺多形性腺瘤等。有的肿瘤虽为良性，但由于生长部位与器官特性所致的恶性后果，而显示为恶性生物行为，如颅内良性肿瘤伴颅内高压、肾上腺髓质肿瘤伴恶性高血压及胰岛素瘤伴低血糖等。

想一想

肿瘤是如何分类与命名的？

答案解析

2. 恶性肿瘤的发生、发展 可分为癌前期、原位癌及浸润癌 3 个阶段。癌前期表现为上皮增生明显，伴有不典型增生；原位癌通常指癌变细胞局限于上皮层、未突破基底膜的早期癌；浸润癌指原位癌突破基底膜向周围组织浸润、发展，破坏周围组织的正常结构。

3. 细胞分化 肿瘤细胞的分化程度不同，其恶性程度和预后亦不同。恶性肿瘤细胞可分为高分化、中分和低分化（或未分化）3 类，或称Ⅰ、Ⅱ、Ⅲ级。高分化（Ⅰ级）细胞形态接近正常，恶性程度低；低分化或未分化（Ⅲ级）细胞核分裂较多，高度恶性，预后不良；中分化（Ⅱ级）的恶性程度介于两者之间。

4. 生长方式 恶性肿瘤主要呈浸润性生长，肿瘤沿组织间隙、神经纤维间隙或毛细血管扩展，边界不清，实际扩展范围远较肉眼所见大，局部切除后极易复发。良性肿瘤主要呈膨胀性生长，常有包膜形成，与周围组织一般分界清楚。

5. 生长速度 恶性肿瘤生长快、发展迅速，病程较短。良性肿瘤恶变时亦可逐渐增大，合并出血、感染时短期内明显增大。

6. 转移方式 恶性肿瘤易发生转移，转移方式有 4 种。

（1）直接蔓延 肿瘤细胞向与原发灶相连的组织扩散生长，如直肠癌、宫颈癌侵及骨盆壁。

（2）淋巴转移 多数先转移至邻近区域淋巴结，也可出现“跳跃式”越级转移。皮肤真皮层淋巴管转移可出现皮肤水肿，如乳腺癌可呈橘皮样改变。毛细淋巴管内的癌栓致相邻毛细血管扩张充血，可呈炎症表现如炎性乳腺癌。皮肤淋巴管转移还可使局部星卫星结节。

（3）血行转移 肿瘤细胞随血流转移至远处，如腹内肿瘤可经门脉系统转移到肝；四肢肉瘤可经体循环静脉系统转移到肺。

（4）种植性转移 肿瘤细胞脱落后在体腔或空腔脏器内的转移，如胃癌种植到盆腔。

7. 恶性肿瘤的分期 临床分期有助于合理制订治疗方案，正确评价治疗效果，判断预后。目前广泛使用的是国际抗癌联盟提出的 TNM 分期法。T 指原发肿瘤（tumor）、N 为淋巴结（lymph node）、M 为远处转移（metastasis）。再根据肿块大小、浸润深度等在字母后标以 0 至 4 的数字，表示肿瘤发展程度。0 代表无，1 至 4 数字越大，程度越高；有远处转移为 M_1，无为 M_0。根据 TNM 的不同组合，诊断为不同的期别。临床无法判断肿瘤体积时则以 T_x 表示。

三、护理评估

（一）健康史

重点了解有无吸烟、长期饮酒；有无不良的饮食习惯或与职业因素有关的接触与暴露史；家族中有无肿瘤患者；有无经历重大精神刺激、剧烈情绪波动或抑郁等病因和诱因。

（二）身体状况

1. 局部表现

（1）肿块　常是体表或浅表肿瘤的首要症状，相应的可见扩张或增大、增粗的静脉。肿瘤性质不同，其硬度、移动度及边界可不同。位于深部或内脏的肿块不易触及，但可出现脏器受压或空腔器官梗阻等症状。

（2）疼痛　肿块膨胀性生长、破溃或感染等使神经末梢或神经干受刺激或压迫，出现局部刺痛、跳痛、烧灼痛、隐痛或放射痛，常难以忍受，尤以夜间更明显。空腔脏器肿瘤可致痉挛而产生绞痛，如肿瘤致肠梗阻后发生的肠绞痛。

（3）溃疡　体表或空腔器官的肿瘤若生长迅速，可因血液供应不足继发坏死，或因继发感染而发生溃烂，可有恶臭及血性分泌物。

（4）出血　体表及与体外相交通的肿瘤，发生破溃、血管破裂可致出血。发生在上消化道者可有呕血或黑便；在下消化道者可有血便或黏液血便；在胆道与泌尿道者，除血便和血尿外，常伴局部绞痛；肺癌可发生咯血或血痰；肝癌破裂可致腹腔内出血。

（5）梗阻　肿瘤可堵塞或压迫空腔器官导致梗阻，出现不同的临床表现，如胃癌伴幽门梗阻可致呕吐，肠肿瘤可致肠梗阻；胰头癌和胆管癌可压迫胆总管而出现黄疸。

（6）浸润与转移症状　可出现区域淋巴结肿大，局部静脉曲张、肢体水肿，若发生骨转移可有疼痛、硬结或病理性骨折等表现

2. 全身表现　早期患者多无明显的全身症状，或仅有非特异性表现，如消瘦、乏力、体重下降、低热、贫血等；晚期出现全身衰竭，呈现恶病质。不同部位肿瘤，恶病质出现迟早不一，消化道肿瘤患者出现较早。某些部位的肿瘤可呈现相应器官的功能亢进或低下，继发全身性改变，如颅内肿瘤引起颅内压增高和定位症状等。

（三）心理－社会状况

1. 认知程度　评估患者对疾病诱因、常见症状、拟采取的手术方式、手术过程、手术可能导致的并发症、化疗、放疗、介入治疗、疾病预后及康复知识的认知及配合程度。

2. 心理反应　评估患者的心理状况，包括疾病诊断的心理承受能力，对治疗效果、预后等心理反应。

3. 经济和社会支持状况　评估家庭对患者手术、化疗、放疗的经济承受能力；家属对本病及其治疗方法、预后的认知程度及心理承受能力；家属与患者的关系和态度；患者的社会支持系统等。

（四）辅助检查

1. 实验室检查

（1）常规检查　包括血、尿及大便常规检查。其阳性检查结果并非恶性肿瘤的特异性标志，但常可提供诊断线索。如恶性肿瘤患者常可伴红细胞沉降率加快；白血病者血常规明显改变；泌尿系统肿瘤可见血尿；胃肠道肿瘤患者可伴贫血及大便隐血试验阳性等。

（2）血清学检查　用生化方法可测定人体内肿瘤细胞产生的分布在血液、分泌物、排泄物中的肿瘤标志物，可以是酶、激素、糖蛋白、胚胎性抗原或肿瘤代谢产物。大多数肿瘤标志物在恶性肿瘤和正常组织之间并无质的差异，故特异性较差，但肿瘤标志物的检测和动态观察有助于肿瘤的诊断和鉴别、判断疗效和预后、提示治疗后复发和转移。常用的血清酶学检查有碱性磷酸酶（AKP）、酸性磷酸酶（ALP）、乳酸脱氧酶（LDH）。

（3）肿瘤相关抗原 常用的肿瘤免疫学标志物癌胚抗原（CEA）在结肠癌、胃癌、肺癌、乳腺癌均可增高，对预测大肠癌复发有较好的作用。甲胎蛋白（AFP）对肝癌、前列腺特异抗原（PSA）对前列腺癌、抗EB病毒抗原的IgA抗体（VCA－IgA抗体）对鼻咽癌、人绒毛膜促性腺激素（hCG）对滋养层肿瘤的诊断均有较高的特异性及敏感性，但仍存在一定的假阳性。

2. 影像学检查 X线、超声、各种造影、放射性核素、电子计算机断层扫描（CT）、磁共振成像（MRI）和正电子发射断层成像（PET）等各种检查方法可明确有无肿块及肿块的部位、形态、大小等，有助于肿瘤的诊断及其性质的判断。

3. 腔镜或内镜检查 应用腔镜或内镜技术直接观察空腔器官、胸腔、腹腔、纵隔等部位的病变，同时可取细胞或组织行病理学检查，并能对小的病变如息肉做摘除治疗；还可向输尿管、胆总管或胰管插入导管做X线造影检查。

4. 病理学检查 是目前确定肿瘤的直接而可靠的依据。

（1）临床细胞学检查 取材方便、易被接受，被临床广泛应用。①体液自然脱落细胞：肿瘤细胞易于脱落，可取胸腔积液、腹水、尿液沉渣、痰液等进行涂片。②黏膜细胞：食管拉网、胃黏膜洗脱液、宫颈刮片及内镜下肿瘤表面刷脱细胞。③细针吸取或超声引导穿刺吸取肿瘤细胞涂片进行染色检查。

（2）病理组织学检查 皮下软组织或某些内脏实性肿块采用穿刺活检，体表或腔道黏膜的表浅肿瘤采用钳取活检。对于深部或体表较大而完整的肿瘤，可穿刺活检，或于手术中切取组织行快速（冷冻）切片诊断。病理组织学检查理论上有可能促使恶性肿瘤扩散，因此应在术前短期内或术中施行。

（3）免疫组织化学检查 有助于提高肿瘤诊断的准确率，判断组织来源，发现微小癌灶，正确分期及判断恶性程度。

（五）治疗要点

实体良性肿瘤及临界性肿瘤以手术切除为主。临界性肿瘤必须彻底切除，否则极易复发或恶变。恶性肿瘤主要有外科治疗、化学治疗、放射治疗三种手段，近年生物治疗及中医药在恶性肿瘤中的应用报道也日渐增多。具体治疗方案应经多科医师参与的多学科协作诊疗模式（MDT）讨论，结合肿瘤性质、分期和患者全身状态而选择决定。一般认为，恶性实体瘤Ⅰ期者以手术治疗为主。Ⅱ期以局部治疗为主，原发肿瘤切除或放疗，包括可能存在的转移灶的治疗，辅以有效的全身化疗。Ⅲ期者采取综合治疗，手术前、后及术中放疗或化疗。Ⅳ期以全身治疗为主，辅以局部对症治疗。

1. 手术治疗 目前早期手术切除实体肿瘤仍为最有效的治疗方法。视情况不同，可有以下几种手术。①预防性手术：通过手术早期切除癌前病变，以预防其发展成恶性肿瘤，如家族性结肠息肉病等。②诊断性手术：正确的诊断是肿瘤治疗的基础，包括切取活检术和剖腹探查术，能为正确诊断、精确分期，进而制订合理的治疗方案提供可靠依据。③根治性手术：指手术切除全部肿瘤组织及肿瘤可能累及的周围组织和区域淋巴结，以达到彻底治愈的目的。④扩大根治术：在根治性手术范围基础上进一步扩大手术范围，适当切除附近器官及区域淋巴结。⑤姑息性手术：目的是消除或减轻症状，改善患者生活质量，如晚期大肠癌伴肠梗阻时行肠造口术，以减轻患者的痛苦，延长生命。

2. 化学药物治疗 简称化疗，以细胞毒药物为代表的化疗，化疗配合手术及放疗可防止肿瘤复发和转移，是一种应用特殊化学药物杀灭恶性肿瘤细胞或组织的治疗方法。对中、晚期肿瘤患者往往是综合治疗中的重要手段，某些肿瘤可因此获得长期缓解。其副作用有骨髓抑制、胃肠道反应、肝与肾损害、免疫力下降及毛发脱落。

3. 放射治疗 简称放疗，是利用放射线，如α、β、λ射线和X线、电子线、中子束、质子束及其他粒子束等抑制或杀灭肿瘤细胞，同时对正常组织和器官产生同样的破坏作用，从而达到治疗目的的一种方法，是治疗恶性肿瘤的主要手段之一，目前约有 70% 的恶性肿瘤患者需要使用放疗。放疗是一种无选择性的损伤，即治疗过程中对肿瘤和正常组织及器官产生同样的破坏作用。其副作用有骨髓抑制、皮肤及黏膜改变、胃肠道反应。

看一看

适形放射治疗是一种新的放射治疗技术，它使照射高剂量分布区的三维形态与病变形状一致，最大限度地将剂量集中到病灶内，而使其周围正常组织器官少受或免受不必要的照射。适形放射治疗的应用有助于减轻放射治疗反应，增加病变区的剂量，不仅能提高疗效，同时扩展了放射治疗的适应证。例如，常规放射治疗较少应用于腹部肿瘤的治疗，主要是由于胃肠道及肝等对放射线敏感，限制了肿瘤剂量的提高，适形放射治疗则克服了这一困难。它是肿瘤放射治疗技术发展的一个方向。

4. 内分泌治疗 又称激素治疗，某些肿瘤的发生和发展与机体内激素水平密切相关，可进行内分泌治疗，如增添激素或内分泌去势治疗等。

5. 生物治疗 是应用生物学方法改善个体对肿瘤的应答反应及直接效应的治疗，包括免疫治疗与基因治疗。免疫疗法是通过刺激宿主的免疫机制，促使肿瘤消散，如接种卡介苗、注射干扰素、接种自体或异体瘤苗等。基因疗法是通过改变基因结构和功能等方法赋予靶细胞新的功能特性来治疗疾病，目前大部分仍处于临床及实验研究阶段。

6. 中医药治疗 应用中医扶正祛邪、化瘀散结、清热解毒、通经活络等原理，补益气血、调理脏腑，提高机体抗病能力，促进肿瘤患者康复。中医及中药治疗方法有膏药疗法、针灸等外治的方法，也有中药、食疗等内治的方法，主要发挥缓解症状的作用。

四、常见护理诊断/合作性问题

1. 焦虑/恐惧 与担忧疾病预后和手术、化疗、放疗，在家庭和社会的地位及经济状况改变有关。

2. 营养失调：低于机体需要量 与肿瘤所致高代谢状态、摄入减少、吸收障碍、化疗、放疗所致味觉改变、食欲下降、进食困难、恶心、呕吐等有关。

3. 疼痛 与肿瘤生长侵及神经、压迫周围组织及神经、手术创伤及化疗和放疗致组织损伤有关。

4. 知识缺乏 缺乏肿瘤预防、术后康复、放疗化疗反应等知识。

5. 潜在并发症 感染、出血、皮肤和黏膜受损、静脉炎及静脉渗漏性损伤、脏器功能障碍。

五、护理目标

（1）患者的焦虑、恐惧程度减轻。

（2）营养状况得以维持或改善。

（3）疼痛得到有效控制，患者自述舒适感增加。

（4）患者掌握肿瘤预防及自我照顾的有关知识和方法。

（5）皮肤未发生感染、出血、皮肤和黏膜受损、静脉炎、器官功能障碍等并发症，或并发症被及时发现并处理。

六、护理措施

（一）心理护理

“谈癌色变”是不少人的反应。因文化背景、心理特征、病情及对疾病的认知程度不同，患者会产生不同的心理反应，应有针对性地进行心理疏导，消除负性情绪的影响，增强战胜疾病的信心。

1. 震惊否认期　患者初悉病情后，眼神呆滞，不言不语，知觉淡漠甚至晕厥，继之极力否认，甚至辗转多家医院反复就诊、咨询。对此期患者，应鼓励家属给予其情感上的支持和生活上的关心，使之有安全感。

2. 愤怒期　当患者接受疾病现实后，会产生恐慌、哭泣，继而愤怒、烦躁、不满，甚至出现冲动性行为。对此期患者，应通过交谈和沟通尽量引导患者表达自身的感受和想法，纠正其认知错误，教导患者正视现实。

3. 协议期　亦称磋商期。患者步入“讨价还价”阶段，常心存幻想，祈求生命的延长。此期患者易接受他人的劝慰，有良好的遵医行为。因此，应维护患者的自尊，兼顾身心需要，提供心理护理。

4. 抑郁期　当治疗效果不理想时，患者往往感到绝望无助，对治疗失去信心，表现为悲伤抑郁、沉默寡言、黯然泣下，甚至有自杀倾向，应予重视。对抑郁期患者，应给予更多关爱和抚慰，尽量满足其各种需求。

5. 接受期　患者经过激烈的内心挣扎，接受事实，心境变得平和，不再自暴自弃，能积极配合治疗和护理。晚期患者常处于消极被动的应付状态，处于平静、无望的心理状态。对进入接受期患者，应加强交流，了解并满足其需求，尽可能提高其生活质量。

以上心理变化可同时或反复发生，且不同心理特征者在心理变化分期方面存在很大差异，各期持续时间、出现顺序也不尽相同。

练一练

肿瘤患者常见的第一期心理反应是（　）。

A. 愤怒期　　B. 磋商期　　C. 接受期

D. 否认期　　E. 抑郁期

答案解析

（二）营养支持

充分的营养是保证患者细胞代谢、促进康复的重要条件。由于恶性肿瘤对营养的消耗以及患者进食量的减少或消化吸收障碍，患者常存在营养不良，影响机体组织的修复。因此，应积极采取措施改善营养状况，鼓励患者进食高蛋白、高碳水化合物、高维生素的清淡、易消化饮食，注意食物的色、香、味及温度，避免粗糙、辛辣食物。化疗、放疗期间患者常有食欲减退、恶心、呕吐等消化道反应，可在餐前适当应用药物控制症状。严重呕吐、腹泻者，给予静脉补液，防止脱水，必要时遵医嘱给予肠内、外营养支持。恶性肿瘤晚期患者因营养障碍而出现恶病质，应为患者营造舒适的就餐环境，鼓励进食，必要时允许进食一些微辛、微辣的食品以刺激患者食欲。指导术后康复期患者少量多餐、循序渐进恢复饮食，做好饮食指导。

（三）疼痛护理

肿瘤迅速生长、浸润神经或压迫邻近脏器可引起患者疼痛，是恶性肿瘤晚期患者常见的症状之一。护理人员除观察疼痛的位置、性质、特点、持续时间和掌握疼痛评分外，还应注意提供增进患者舒适感的方法，保持病室安静，减少环境中对患者造成压力的因素。鼓励患者适当参与娱乐活动以分散注意力，并指导患者使用不同的方法控制疼痛，如松弛疗法、音乐疗法等。在护理过程中，应鼓励家属关心、参与止痛计划的实施。恶性肿瘤晚期难以控制的疼痛对患者的治疗和生存质量造成极其严重的影响。可按世界卫生组织（WHO）提出的三阶梯止痛原则遵医嘱进行处理。WHO三阶梯止痛原则包括五方面内容。

（1）给药途径　应尽量选择无创、简便、安全的途径给药，患者能口服药物时应首选口服止痛药；

除非急性疼痛，需要尽快采用其他起效更快的给药途径或患者出现口服不能耐受的副作用时，才考虑其他给药途径；不能吞咽或存在口服吸收障碍的患者可采用非口服途径，如透皮贴剂、栓剂塞肛止痛，也可持续静脉或皮下输注止痛药。

（2）按阶梯给药　根据疼痛程度按阶梯选择止痛药物。轻度疼痛选择非甾体类抗炎止痛药；中度疼痛选择弱阿片类药物，如可待因、曲马多；重度疼痛选择强阿片类药物，如吗啡、羟考酮、芬太尼等。低剂量强阿片类药物也可用于中度疼痛的治疗。

（3）按时给药　疼痛多表现为持续性慢性过程，按时给药时止痛药物可在体内达到稳态血药浓度，有效缓解基础性疼痛，常选择持续镇痛时间长的控缓释型药物。

（4）个体化治疗　制订止痛方案前应全面评估患者的基本情况，如肝肾功能、基础疾病、全身状况等，有针对性地开展个体化的止痛治疗。

（5）注意具体细节　止痛治疗时的具体细节是指可能影响止痛效果的所有潜在因素，既包括疼痛的全面评估、准确的药物治疗、动态随访等，又包括患者的心理、精神、宗教信仰、经济状况、家庭及社会支持等诸多方面。

（四）手术治疗患者的护理

根治性手术范围广、创伤大，且多数肿瘤患者年龄较大，全身营养状况较差，故手术耐受性差、风险大，患者术后易并发呼吸道、泌尿系统、切口或腹腔内感染等。为促进患者康复，减少并发症发生。

（五）化疗患者的护理

1. 恶心、呕吐的护理　患者出现恶心、呕吐较为普遍，严重呕吐会导致营养不良，严重影响治疗进程及效果。为了减少恶心、呕吐发生，化学治疗前 1 小时禁食并给予镇吐药。护士应严密观察患者呕吐情况，根据呕吐轻重，遵医嘱给予相应的镇吐药。治疗期间鼓励患者少食多餐，食物多样化，注意食物的色、香、味，进食营养、清淡易消化的流质或半流质食物，并多进食蔬菜水果等绿色食品。

2. 腹泻的护理　腹泻是化学治疗常见的不良反应，会导致营养流失，严重时易导致肠出血及穿孔，影响治疗效果。护士应密切观察患者腹痛及排便情况，及时发现肠出血及穿孔等不良反应，遵医嘱用药并给予相应护理措施。饮食以易消化、低纤维食物为主，鼓励多饮水。

3. 保护皮肤黏膜　指导患者保持皮肤清洁、干燥，不用刺激性物质如肥皂等，治疗时要重视患者对疼痛的主诉，鉴别疼痛的原因，若怀疑药物外渗即停止输液，并针对外渗药液的性质给予相应的处理。对刺激性强、作用时间长的药物，若患者的外周血管条件差，可行深静脉置管。

4. 防止静脉炎、静脉栓塞的发生　化学治疗最常见的给药途径为静脉给药，通常经深静脉或中心静脉置管给药。根据药性选用适宜的溶媒稀释；合理安排给药顺序，掌握正确的给药方法，减少对血管壁的刺激；有计划地由远端开始选择静脉并注意保护，妥善固定针头以防滑脱、药物外漏。一旦发生药物外渗，及时停止药物输注，使用注射器回抽外渗药液，根据药物特性，相应选择冰袋冷敷、热敷、局部封闭治疗等措施。

5. 脏器功能障碍的预防和处理　了解化学治疗方案，熟悉化学治疗药物剂量、作用途径、给药方法及不良反应，做到按时、准确用药。化学治疗药物要现配现用，不可久置。推注过程中注意控制速度，并严密观察患者的反应。化学治疗过程中密切观察病情变化、监测肝肾功能、了解患者的不适、准确记录 24 小时出入水量，鼓励多饮水、采用水化疗法、碱化尿液等以减少或减轻化学治疗所致的不良反应。

6. 感染的预防　每周查 1 次血常规，白细胞计数低于 3.5×10^9/L 者应遵医嘱停药或减量。血小板计数低于 80×10^9/L、白细胞计数低于 1.0×10^9/L 时，应做好保护性隔离，预防交叉感染；给予必要的支持治疗，如中药调理、成分输血，必要时遵医嘱应用升血细胞类药，加强病室空气消毒，减少探视；预防医源性感染；对大剂量强化化学治疗者实施严密的保护性隔离或置于层流室。

7. 出血的护理　观察患者血常规变化，骨髓严重抑制者，注意有无皮肤瘀斑、牙龈出血、血尿、血便等全身出血倾向；监测血小板计数，低于 $50\times10^9/L$ 时避免外出，低于 $20\times10^9/L$ 时要绝对卧床休息，限制活动。协助做好生活护理，注意安全、避免受伤，同时监测患者的生命体征和神志的变化。尽量避免肌内注射及用硬毛牙刷刷牙。

8. 其他　注意休息，协助患者逐渐增加日常活动；保持病室整洁，创造舒适的休养环境，减少不良刺激。协助脱发患者选购合适的发套，避免因外观改变所致的负性情绪。

（六）放疗患者的护理

1. 防止皮肤、黏膜损伤患者　放射治疗期间应注意：①照射野皮肤忌摩擦、理化刺激，忌搔抓；保持清洁干燥，洗澡禁用肥皂、粗毛巾搓擦，局部用软毛巾吸干；②穿着柔软的棉质衣服，及时更换；③局部皮肤出现红斑瘙痒时禁搔抓，禁用乙醇、碘酊等涂擦；④照射野皮肤有脱皮现象时，禁用手撕脱，应让其自然脱落，一旦撕破难以愈合；⑤外出时戴帽，避免阳光直接暴晒，减少阳光对照射野皮肤的刺激。

2. 感染的预防　①监测患者有无感染症状和体征，每周查 1 次血常规。发现白细胞低于 $3\times10^9/L$，血小板低于 $80\times10^9/L$ 时需暂停治疗。②严格执行无菌操作，防止交叉感染。③指导并督促患者注意个人卫生，如口腔清洁等。④外出时注意保暖，防止感冒诱发肺部感染。⑤鼓励患者多进食，增加营养，提高免疫力。

3. 照射器官功能障碍的预防和处理　肿瘤所在器官或照射野内的正常组织受射线影响可发生一系列反应，如膀胱照射后可出现血尿，胸部照射后形成放射性肺纤维变，胃肠道受损后出血、溃疡和形成放射性肠炎等。放射治疗期间加强对照射器官功能状态的观察，对症护理，有严重不良反应时报告医师，暂停放射治疗。

（七）预防

恶性肿瘤是由环境、遗传、病毒感染和生活方式（包括饮食、运动）等多种因素相互用而引起的，所以目前尚无可利用的单一预防措施。国际抗癌联盟认为 1/3 恶性肿瘤是可以预防的，1/3 恶性肿瘤若能早期诊断是可以治愈的，1/3 恶性肿瘤可以减轻痛苦，延长寿命。并据此提出了恶性肿瘤的三级预防概念。

1. 一级预防　为病因预防，是指消除或减少可能致癌的因素，降低发病率。约 80% 以上的人类恶性肿瘤与环境因素有关，因此实现一级预防的措施在于保护环境，控制空气、水源、土壤等污染；改变不良的饮食习惯、生活方式，如戒烟、酒，多食新鲜蔬菜水果，忌食高盐、霉变食物；减少职业性暴露于致癌物，如石棉、苯、甲醛等；接种疫苗等。

2. 二级预防　是指早期发现、早期诊断、早期治疗，以提高生率，降低死亡率。一般以某种肿瘤的高发区及高危人群为对象进行选择性筛查，可改善检出肿瘤患者的预后。

3. 三级预防　是指治疗后的康复，包括姑息治疗和对症治疗，以提高生存质量、减轻痛苦、延长生命。

近年来开展的化学预防和免疫预防为癌症预防开拓了新领域。

（八）健康教育

1. 保持心情舒畅　肿瘤患者应保持良好的心态，避免情绪刺激和波动，否则可促进肿瘤的发生和发展。

2. 动员社会支持 鼓励患者亲属给予患者更多的关心和照顾，增强患者自尊感和被爱感，提高其生活质量。

3. 加强营养 均衡饮食，摄入高热量、高蛋白、富含膳食纤维的各类营养素，多食新鲜水果，饮食宜清淡，易消化。

4. 适量运动 适量、适时运动，以改善精神面貌，调整机体内在功能，增强抵抗力，减少各类并发症。

5. 功能锻炼 对于因术后器官、肢体残缺而引起生活不便者，应早期协助和鼓励其进行功能锻炼，如截肢术后的义肢锻炼、全喉切除术后的食管发音训练等，使其具备基本的自理能力和必要的劳动能力，减少对他人的依赖。

6. 继续治疗 肿瘤治疗以手术为主，辅以放射治疗、化学治疗等综合手段。鼓励患者积极配合治疗，勇敢面对现实，克服治疗带来的身体不适，坚持接受治疗。根据患者和家属的理解能力，有针对性地提供化学治疗、放射治疗等方面的信息资料，提高其对各种治疗反应的识别和自我照顾能力。督促患者按时用药和接受各项后续治疗，以利缓解临床症状、减少并发症、降低复发率。

7. 复诊指导 肿瘤患者应终身随访，在手术治疗后最初 2 年内至少每 3 个月复查 1 次，之后每半年复查 1 次，5 年后每年复查 1 次。随访可早期发现复发或转移征象。复查的内容根据不同肿瘤而有所不同，主要如下。

（1）肿瘤切除后复发情况　有无局部和区域淋巴结肿大，如乳腺癌术后检查胸壁、腋窝淋巴结和锁骨上淋巴结情况。

（2）肿瘤有无全身转移情况　了解肺部转移情况可摄胸部 X 线；观察肝转移可用超声或 CT 检查；腹部恶性肿瘤术后复查应注意直肠指检，以早期发现盆腔种植性转移；怀疑骨转移可做 ECT 全身骨扫描。

（3）与肿瘤相关的肿瘤标志物、激素和生化指标检查　如白血病复查血常规、肝癌复查甲胎蛋白、大肠癌复查癌胚抗原、绒毛膜癌和睾丸癌检查促性腺激素、垂体催乳素瘤术后检查血清催乳素变化情况。尤其是术前上述指标增高，术后恢复正常，而在随访中又出现逐渐升高的往往提示肿瘤复发。

（4）机体免疫功能测定　以了解患者的免疫状况。

七、护理评价

通过治疗和护理，患者是否：①焦虑/恐惧程度减轻，学会有效的应对方法，情绪平稳；②摄入足够的营养素，体重得到维持；③舒适状态得以改善，疼痛减轻或消失；④掌握肿瘤的预防知识和自我照顾的方法；⑤未发生感染、出血、皮肤和黏膜受损、静脉炎、静脉栓塞及脏器功能障碍等并发症，或并发症被及时发现并处理。

护爱生命

2021 年 4 月 15～4 月 21 日是第 27 个“全国肿瘤防治宣传周”，今年宣传周的主题是“健康中国健康家——关注生命 科学抗癌”，旨在广泛倡导发挥家庭在防癌抗癌中的重要作用，宣传家庭关爱的理念，推动以家庭为单位，成员间相互支持，共同践行健康文明的生活方式，定期防癌体检，关爱陪伴患癌家人，促进家庭健康和谐，切实降低癌症带来的家庭负担和社会危害。

世卫组织（WHO）此前提出，根据现在已经获得的科学知识，有近 50% 的癌症是可以预防的。而这些可预防的癌症中，80% 都与生活方式有关。要降低癌症风险，关键在于改变生活方式，避免和减少癌症危险因素的暴露。尽早改变不健康生活方式，如戒烟限酒、平衡膳食、适量运动、保持心情舒畅等，可以降低癌症发病风险，有助于预防癌症发生。

答案解析

目标检测

1. 下列肿瘤中属于恶性肿瘤的是（　）。

A. 霍奇金病　　B. 黏膜乳头状瘤

C. 脂肪瘤　　D. 子宫肌瘤

E. 唾液腺多形性腺瘤

2. 下列关于肿瘤病因及其发病机制的描述错误的是（　）。

A. 电离辐射等物理因素是导致肿瘤发病的原因之一

B. 与化学致癌物长期接触可导致癌症发生，如亚硝酸胺类与食管癌和胃癌有关

C. 幽门螺杆菌与胃癌的发生有关

D. 不良饮食习惯、吸烟、饮酒、肥胖等与肿瘤发病无关

E. 肿瘤具有遗传倾向性，即遗传易感性，相当数量的乳腺癌、食管癌患者具有家族史

3. 恶性肿瘤的 TNM 分期法中 N 表示（　）。

A. 预后情况　　B. 淋巴结　　C. 恶性程度　　D. 原发肿瘤　　E. 远处转移

4. 下列选项不属于 WHO 三阶梯止痛原则的是（　）。

A. 给药途径　　B. 按阶梯给药

C. 按需给药　　D. 个体化治疗

E. 注意具体细节

5. 肿瘤的三级预防中二级预防的目的是（　）。

A. 控制病因　　B. 减轻痛苦

C. 提高生活质量　　D. 降低死亡率

E. 延长生命

6. 当白细胞计数降至（　）时应暂停化疗。

A. $1.0\times10^9/L$　　B. $2.0\times10^9/L$　　C. $3.0\times10^9/L$　　D. $4.0\times10^9/L$　　E. $5.0\times10^9/L$

7. 患者，女，白血病，化疗过程中出现注射部位疼痛、肿胀。此时考虑可能出现了（　）。

A. 中毒反应　　B. 过敏反应

C. 化疗药物外渗到血管外　　D. 血栓性静脉炎

E. 输液速度过快

8. 患者，男，因患癌症行体外放射治疗，护士应教育患者注意保护皮肤，以下措施不妥的是（　）。

A. 穿宽松棉质衣物　　B. 照射部位保持干燥

C. 照射部位一般不涂药膏　　D. 有脱屑时，立即撕去

E. 照射部位不用肥皂水清洗

（9～10 题共用题干）

患者，女，60 岁，1 年前因左乳腺癌行根治性手术，近 1 个月出现双侧胸前及腰背痛，渐加重，难以忍受，核素骨扫描提示肿瘤骨转移。患者出现愤怒、烦躁、不满，迁怒于亲属和医务人员。

9. 患者目前处在心理反应的（　）。

A. 震惊否认期　　B. 愤怒期　　C. 磋商期　　D. 抑郁期　　E. 接受期

10. 对于心理反应这一期的患者我们应该采取的护理措施为（　）。

A. 应给予情感上的支持，逐渐使患者了解病情真相

B. 加强沟通，纠正其感知错误，教育和引导患者正视现实

C. 维护患者自尊，给予患者身心护理

D. 多关爱和抚慰患者，鼓励家人陪伴于身旁

E. 满足其需求，尽可能提高其生活质量

（黄　桥）

书网融合……

重点回顾　　微课　　习题

第十一章 颅脑外科疾病患者的护理

第一节 颅内压增高及脑疝患者的护理 微课

PPT

学习目标

知识目标：

1. **掌握** 颅内压增高及脑疝患者的身体状况、常见护理诊断/合作性问题、护理措施。

2. **熟悉** 颅内压增高及脑疝患者的治疗要点。

3. **了解** 颅内压增高及脑疝的健康史、辅助检查。

技能目标：

能够规范实施脑室外引流管的护理。能够配合医生对脑疝患者进行急救护理。能够为颅内压增高患者实施整体护理。

素质目标：

具有敏锐的观察能力及团队协作精神。

导学情景

情景描述： 患者，男，43岁，因头痛8个月，伴恶心、呕吐入院。该患者头痛多出现于清晨及晚上，伴有恶心、呕吐。头颅CT示颅内占位性病变。入院后第3天，因用力排便时突然出现剧烈头痛、呕吐，随即意识丧失。查体：P 56次/分，R 16次/分，BP 150/88mmHg，左侧瞳孔散大，对光反射消失，右侧肢体瘫痪，病理征阳性。

情景分析： 结合病史、体格检查以及辅助检查等，诊断为颅内占位性病变，因颅内占位性病变导致颅内压增高，引起脑疝。

讨论： 请问患者目前存在哪些主要护理问题？应采取哪些针对性的护理措施？

学前导语： 颅内压增高是神经外科常见的临床综合征。颅脑损伤、肿瘤、血管疾病、脑积水或炎症等病理损害发展到一定阶段，都可使颅腔内容物体积增加，在一定范围内，人体可通过调节维持颅内压的平衡，若颅内压持续超过正常上限，则会出现相应的临床症状，甚至导致脑疝的发生，危及患者生命。首先处理引起颅内压增高的病因，有效降低颅内压是治疗和护理的关键。护理工作者需要知晓颅内压增高的主要护理问题，以及相应的护理措施，做好脑室引流的护理和脑疝的急救护理。如何为患者做好脑室引流的护理和脑疝的急救护理呢？

颅内压（intracranial pressure，ICP）是指颅腔内容物对颅腔壁所产生的压力。颅腔是由颅骨形成的半封闭腔，成人的颅腔容积固定不变，为1400～1500ml。颅腔内容物（脑组织、脑脊液、血液）的体积与颅腔容积相适应，使颅内保持稳定的压力。一般以脑脊液静水压代表颅内压，可通过腰椎穿刺或直接穿刺脑室测定。成人正常颅内压为70～200mmH_2O（0.7～2.0kPa），儿童正常颅内压为50～100mmH_2O（0.5～1.0kPa）。

颅内压受血压和呼吸的影响，可有小范围的波动。心脏收缩期略增高，舒张期稍下降；呼气时压力略增高，吸气时压力稍下降。颅内压调节除部分依靠颅内的静脉血被排挤到颅外血液循环外，主要是通过脑脊液量的增减来调节。当颅内压高于 70mmH_2O 时，脑脊液的分泌减少而吸收增多，使颅内脑脊液量保持在正常范围，以代偿增加的颅内压。当颅内压低于 70mmH_2O 时，脑脊液的分泌增加而吸收减少，使颅内脑脊液量增多，以维持正常颅内压不变。颅内增加的临界容积约为 5%，超过此范围，颅内压开始增高（图 11－1）。当颅腔内容物体积增加或颅腔容积缩小超过颅腔可代偿的容量，使颅内压持续高于 200mmH_2O（2.0kPa）时，称为颅内压增高。当颅内压增高到一定程度时，尤其是局部占位性病变使颅内各分腔之间的压力不平衡，使一部分脑组织通过生理性孔隙，从高压区向低压区移位，产生相应的临床症状和体征称为脑疝。脑疝是颅内压增高的危象和引起死亡的主要原因，常见的有小脑幕切迹疝和枕骨大孔疝。

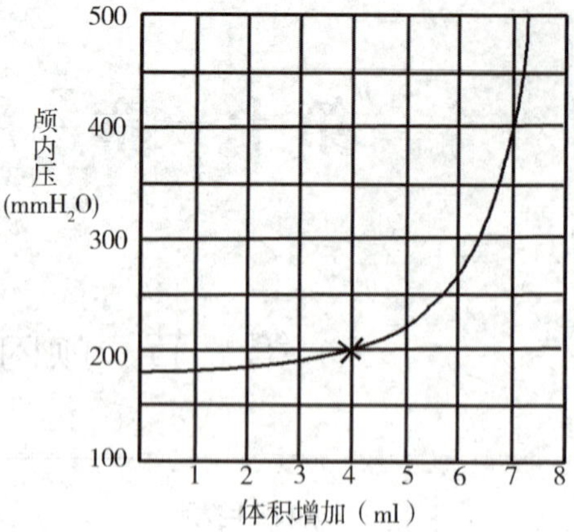

图 11－1　颅内体积/压力关系曲线

（一）分类

1. 根据颅内压增高的范围分类

（1）弥漫性颅内压增高　颅腔内各部位及各分腔之间压力均匀升高，不存在明显的压力差，因此脑组织无明显移位。多见于弥漫性脑膜脑炎、弥漫性脑水肿、交通性脑积水等。

（2）局灶性颅内压升高　颅内有局限的病变，病变部位压力首先增高，使附近的脑组织受到挤压而发生移位，并把压力传向远处，造成颅内各腔隙间的压力差，这种压力差导致脑室、脑干及中线结构移位。多见于颅内血肿、脑肿瘤等。

2. 根据病情进展速度分类

（1）急性颅内压增高　病情发展快，颅内压增高所引起的症状和体征严重，生命体征（血压、呼吸、脉搏、体温）变化剧烈。多见于急性颅脑损伤引起的颅内血肿、高血压性脑出血等。

（2）亚急性颅内压增高　病情发展较快，但没有急性颅内压增高那么紧急，颅内压增高的反应较轻或不明显。多见于发展较快的颅内恶性肿瘤、转移瘤及各种颅内炎症等。

（3）慢性颅内压增高　病情发展较慢，可长期无颅内压增高的症状和体征，病情发展时好时坏。多见于生长缓慢的颅内良性肿瘤、慢性硬脑膜下血肿等。

（二）病理生理

颅内压增高可引起一系列中枢神经系统功能紊乱和病理变化。

1. 脑脊液量减少　颅内压增高早期，为保持一定的血流量以维持脑组织正常功能，病理生理变化以减少脑脊液量为主。通过以下途径完成：①颅内脑室和蛛网膜下腔的脑脊液被挤入椎管；②脑脊液吸收加快；③脉络丛血管收缩，脑脊液分泌减少。当颅内压增加到一定程度时，上述生理调节能力逐渐丧失，导致严重的颅内压增高。

2. 脑血流量减少　正常成人每分钟约有 1200ml 血液进入颅内，通过脑血管的自动调节功能进行调节。脑血流量＝脑灌注压/脑血管阻力，其中，脑灌注压＝平均动脉压－颅内压，正常的脑灌注压为 9.3～12kPa（70～90mmHg），脑血管阻力为 0.16～0.33kPa（1.2～2.5mmHg）。颅内压增高时，脑灌注压下降，机体通过脑血管扩张来降低脑血管阻力，维持脑血流量稳定。但当颅内压急剧增高，使脑灌注压低于 5.3kPa（40mmHg）时，脑血管自动调节功能丧失，脑血流量急剧下降，造成脑组织缺血和代谢紊乱，加重脑水肿，使颅内压进一步增高。当颅内压增高接近平均动脉压时，脑灌注基本停止，脑血流量几乎为零，脑组织处于严重缺血、缺氧状态，最终导致脑死亡。

3. 脑水肿　颅内压增高可直接影响脑组织的代谢和血流量，从而产生脑水肿，使脑的体积增大，进而加重颅内压增高。

4. 脑组织移位和脑疝　当颅内压增高到一定程度时，尤其是局部占位性病变使颅内各分腔之间的压力不平衡，脑组织从高压力区向低压力区移位，导致脑组织、血管及脑神经等重要结构受压和移位，被挤入小脑幕裂孔、枕骨大孔、大脑镰下间隙等生理性或病理性间隙或孔道中，从而出现一系列严重的临床症状，称为脑疝（brain hernia）。脑疝是颅内压增高的严重后果，移位的脑组织压迫脑的重要结构或生命中枢，如不及时救治常危及患者生命。

5. 全身血管加压反应　当脑血管的自动调节功能丧失后，为了保持需要的脑血流量，机体通过自主神经系统的反射作用，使全身周围血管收缩，血压升高，心搏出量增加，以提高脑灌注压，同时伴有呼吸节律减慢，呼吸深度增加。这种以升高动脉压，并伴有心率减慢、心搏出量增加和呼吸节律减慢加深的三联反应，即称为全身性血管加压反应或库欣（Cushing）反应。

（三）护理评估

1. 健康史　导致颅内压增高的病因很多，大致可分为两类。

（1）颅腔内容物体积或量增加　①脑体积增加：脑组织损伤、炎症、缺血、缺氧、中毒导致的脑水肿。②脑脊液增多：脑脊液分泌过多、吸收障碍导致的脑积水。③脑血流量增加：高碳酸血症时血液中的二氧化碳分压增高、脑血管扩张致脑血流增多。

（2）颅内空间或颅腔容积的缩小　①先天性因素：如狭颅症、颅底凹陷等先天性畸形。②后天性因素：颅内占位性病变，如颅内血肿、脑肿瘤、大片凹陷性骨折等，使颅内容积相对缩小。

2. 身体状况

（1）颅内压增高　①颅内压增高“三主征”：是颅内压增高最常见的症状，常在晨起或夜间时出现，咳嗽、低头、用力时加重，头痛部位常在前额、两侧颞部。呕吐常在头痛剧烈时出现，呈喷射状，可伴有恶心，与进食无直接关系。视神经盘水肿是颅内压增高的重要客观体征，常为双侧性。早期多不影响视力，存在时间较久者有视力减退，严重者失明。②生命体征改变：早期代偿性出现血压升高，脉压增大，脉搏慢而有力，呼吸深而慢（“二慢一高”），称为 Cushing 反应。病情严重者出现血压下降、脉搏快而弱、呼吸浅促或潮式呼吸，最终因呼吸、循环衰竭而死亡。③意识障碍：急性颅内压增高时，常有进行性意识障碍。慢性颅内压增高患者，表现为神志淡漠、反应迟钝和呆滞，症状时轻时重。④其他症状与体征：颅内压增高还可以引起外展神经麻痹或复视、头晕、猝倒等。婴幼儿颅内压增高可见囟门饱满、颅缝增宽、头颅增大、头皮静脉扩张等。

（2）脑疝　是颅内压增高的最严重的并发症（图 11－2）。①小脑幕切迹疝：是小脑幕上方的颞叶海马回、钩回通过小脑幕切迹向幕下移位，故又称颞叶钩回疝。典型的临床表现是在颅内压增高的基础上，出现进行性意识障碍，患侧瞳孔最初有短暂的缩小，以后逐渐散大，直接或间接对光反射消失。病变对侧肢体瘫痪、肌张力增加、腱反射亢进、病理征阳性。严重者双眼球固定及瞳孔散大、对光反射消

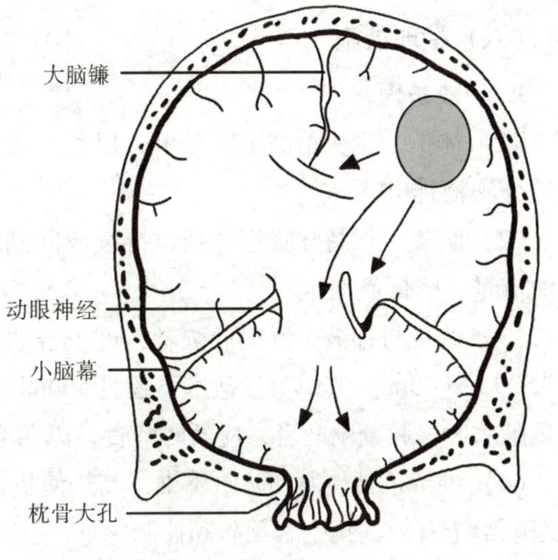

图 11－2　脑疝示意图

失，四肢全瘫，去大脑强直，生命体征严重紊乱，最后心跳呼吸停止而死亡。②枕骨大孔疝：是由小脑幕下的小脑扁桃体经枕骨大孔向椎管内移位，故又称小脑扁桃体疝。常因幕下占位性病变，或腰椎穿刺放出脑脊液过快过多引起。临床上缺乏特征性表现，容易被误诊。患者常有剧烈头痛，以枕后部疼痛为甚，反复呕吐，颈项强直，生命体征改变出现较早，意识障碍出现较晚。当延髓呼吸中枢受压时，患者可突发呼吸骤停而死亡。

3. 心理-社会状况 头痛、呕吐等可使患者产生紧张、焦虑等不良情绪。了解患者和家属对疾病的认知和适应程度。

4. 辅助检查

（1）影像学检查 ①头颅X线：对诊断颅骨骨折有重要意义。②CT和MRI：有助于明确病因及病变部位。③脑血管造影或数字减影脑血管造影（DSA）：主要用于疑有脑血管畸形或动脉瘤等疾病。

（2）腰椎穿刺 可以测定颅内压，同时取脑脊液做检查。但有明显颅内压增高的患者应禁忌，以防引发枕骨大孔疝。

5. 治疗要点 首先处理原发病，颅内压增高造成急性脑疝时，应紧急手术处理。

（1）非手术治疗 适用于颅内压增高原因不明，或已查明原因但仍需非手术治疗者，或作为手术前准备。可采取脱水治疗、激素治疗、冬眠低温治疗、辅助过度换气等，减轻脑水肿，降低颅内压。

（2）手术治疗 手术去除病因是最根本和最有效的治疗方法。如手术切除颅内肿瘤、清除颅内血肿、处理大片凹陷性骨折等；脑积水者，可行脑脊液分流术或侧脑室体外引流术等。

（四）常见护理诊断/合作性问题

1. 疼痛 与颅内压增高有关。

2. 脑组织灌流不足的危险 与颅内压增高、脑疝有关。

3. 有体液不足的危险 与频繁呕吐和应用脱水剂治疗有关。

4. 潜在并发症 脑疝、心搏骤停。

（五）护理目标

（1）患者疼痛减轻或消失。

（2）患者脑组织灌注正常，未因颅内压增高造成脑组织的进一步损伤。

（3）患者体液恢复平衡，无脱水症状和体征。

（4）患者未发生并发症，或并发症被及时发现并处理。

（六）护理措施

1. 一般护理

（1）体位 床头抬高15°~30°，以利于颅内静脉回流，减轻脑水肿。昏迷患者取侧卧位，便于呼吸道分泌物排出。

（2）给氧 保持呼吸道通畅，持续或间断吸氧，改善脑缺氧，降低 $PaCO_2$，使脑血管收缩，减少脑血流量，降低颅内压。

（3）饮食与补液 意识清醒者，可予普通饮食，限制钠盐摄入量。不能进食者，每日补液量控制在1500~2000ml，其中等渗盐水不超过500ml，保持每日尿量不少于600ml，并应控制输液速度，防止加重脑水肿。频繁呕吐者，应暂时禁食，以防吸入性肺炎。

（4）维持正常体温和防治感染 高热使机体代谢率增高，加重脑缺氧，故应给予有效的降温措施。遵医嘱给予有效的抗生素预防和控制感染。

（5）加强生活护理 适当保护患者，避免意外损伤。

（6）心理护理　护理人员应加强与患者及家属的沟通与交流，及时发现患者心理和行为的异常，帮助其消除焦虑和恐惧，改善其心理状态。

2. 病情观察　注意观察患者的意识状态、生命体征、瞳孔和肢体的变化，警惕颅高压危象的发生。

（1）意识状态　意识反映大脑皮质和脑干的功能状态。评估意识障碍的程度、持续时间和演变过程，是分析病情进展的重要指标。意识障碍程度的分级常用有两种。①传统方法：分为清楚、模糊、浅昏迷（半昏迷）、昏迷和深昏迷5级（表11－1）。②格拉斯哥（Glasgow）昏迷评分法：主要评定睁眼、语言及运动反应，三者得分相加表示意识障碍程度。最高15分，表示意识清醒；8分以下为昏迷，最低3分；分数越低，表明意识障碍越严重（表11－2）。

表11－1　意识状态的分级

意识状态	语言刺激反应	疼痛刺激反应	生理反应	大小便能否自理	配合检查
清醒	灵敏	灵敏	正常	能	能
模糊	迟钝	不灵敏	正常	有时不能	尚能
浅昏迷	无	迟钝	正常	不能	不能
昏迷	无	无防御	减弱	不能	不能
深昏迷	无	无	无	不能	不能

表11－2　Glasgow昏迷评分法

睁眼反应	分值	语言反应	分值	运动反应	分值
自动睁眼	4	回答正确	5	按吩咐动作	6
呼唤睁眼	3	回答错误	4	*刺痛能定位	5
痛时睁眼	2	吐词不清	3	*刺痛时回缩	4
不能睁眼	1	有音无语	2	*刺痛时屈曲	3
		不能发音	1	*刺痛时过伸	2
				* 无动作	1

注：*指痛刺激时的肢体运动反应。

（2）瞳孔　观察对比双侧瞳孔是否等大、等圆及直接、间接对光反射的灵敏度。正常瞳孔等大、圆形，在自然光线下直径3~4mm，直接、间接对光反射灵敏。颅内压增高继发脑疝时可出现异常。

（3）生命体征　注意呼吸节律和深度、脉搏快慢和强度、血压和脉压的变化。若血压升高、脉搏缓慢有力、呼吸深而慢，同时有进行性意识障碍，是颅内压增高所致代偿性生命体征改变。

（4）颅内压监护　将导管或微型压力感受器探头置于颅腔内，另一端与ICP监护仪连接，将ICP压力变化动态转变为电信号，显示于示波屏或数字仪上，并用记录器连接以描记压力曲线，动态反映ICP变化，以便随时了解ICP情况。临床上这种方法主要用于重症患者的监护。患者平卧或床头抬高10°~15°，保持呼吸道通畅，躁动患者适当使用镇静剂，避免外来因素影响监护。监护过程严格无菌操作，预防感染，防止管道扭曲、阻塞、打折及传感器脱出，监护时间不宜超过1周。

3. 预防颅内压增高

（1）卧床休息　保持病室安静，清醒患者不要用力坐起或提重物。

（2）稳定情绪　避免患者情绪剧烈波动，以免血压骤升而加重颅内压增高。

（3）保持呼吸道通畅　当呼吸道梗阻时，患者用力呼吸，致胸腔内压力增高，由于颅内静脉无静脉瓣，胸腔内压力能直接逆行传导到颅内静脉，加重颅内压增高；同时，呼吸道梗阻使$PaCO_2$增高，致脑血管扩张，脑血容量增多，也加重颅内压增高。应预防呕吐物误吸入气道，及时清除呼吸道分泌物；

有舌后坠影响呼吸者，应及时安置口咽通气管；昏迷或排痰困难者，应配合医师及早行气管切开术。

（4）避免剧烈咳嗽和用力排便　剧烈咳嗽和用力排便可加重颅内压增高。应预防和及时治疗呼吸道感染，避免咳嗽；能进食者鼓励其多吃蔬菜和水果等粗纤维素类食物，预防因限制水分摄入及脱水治疗而出现大便干结、便秘；已发生便秘者嘱其勿用力屏气排便，可用轻泻药或低压小量灌肠通便，避免高压大量灌肠，必要时用手指掏出粪块。

（5）处理躁动和控制癫痫发作　躁动可使患者颅内压进一步增高，应及时妥善处理。了解引起躁动的原因并予以解除，适当使用镇静剂，避免强制约束导致患者剧烈挣扎而加重病情。做好安全护理，防止坠床等。癫痫发作可加重脑缺氧和脑水肿，应遵医嘱按时给予抗癫痫药物，并注意观察有无癫痫发作。

4. 用药护理

（1）脱水治疗　遵医嘱常用高渗性或利尿性脱水剂，使脑组织间的水分通过渗透作用进入血液循环再由肾脏排出，减轻脑水肿和降低颅内压。常用的高渗性脱水剂如20%甘露醇250ml，15～30分钟内滴完，每日2～4次，滴注后10～20分钟颅内压开始下降，维持4～6小时，可重复使用。同时使用利尿剂呋塞米20～40mg，静脉或肌内注射，每日2～4次，降低颅内压的效果更好。脱水治疗期间，观察治疗效果，注意输液的速度。高渗性脱水剂快速输注时，因血容量突然增加，易导致心力衰竭和肺水肿，尤其是老人、儿童和心功能不良者应慎用。使用脱水剂可使钠、钾等排出过多，引起电解质紊乱，应准确记录24小时出入液量，遵医嘱合理补液。

练一练11-1

患者，男，40岁。因脑外伤住院，住院后患者出现脑疝征兆，立即输入20%甘露醇200ml治疗，其目的是（　）。

A. 降低血压　　B. 升高血压　　C. 降低颅内压

D. 升高颅内压　　E. 增加血容量

答案解析

（2）激素治疗　肾上腺皮质激素可稳定血脑屏障，改善毛细血管通透性，减少脑脊液的产生，预防和减少脑水肿，降低颅内压。常用地塞米松5～10mg，每日1～2次，静脉或肌内注射；氢化可的松100mg，每日1～2次，静脉注射。注意观察有无应用激素诱发的应激性溃疡、感染等不良反应。

（3）巴比妥类　常用苯巴比妥，此类药物应用剂量过大可引起严重的呼吸抑制和呼吸道引流不畅，使用时严密监测患者的呼吸情况、意识、脑电图及血药浓度。

5. 脑疝的急救护理　一旦确诊脑疝，立即紧急降低颅内压。遵医嘱立即使用20%甘露醇200～500ml，并快速静脉滴注地塞米松10mg，静脉推注呋塞米40mg，以暂时降低颅内压，同时做好手术前准备。保持呼吸道通畅，给予氧气吸入，枕骨大孔疝发生呼吸骤停者，立即进行气管插管和辅助呼吸。密切观察意识、生命体征、瞳孔变化和肢体活动。

想一想11-1

如何为患者做好脑室外引流的护理？

答案解析

6. 脑室外引流的护理　脑室外引流是经颅骨钻孔或椎孔穿刺侧脑室放置引流管将脑脊液引流至体外，从而降低颅内压的一种治疗措施。其护理要点如下。

（1）引流管的位置　患者手术返回病房后，立即在严格无菌操作下连接引流瓶（袋）并妥善固定。引流管开口需高于侧脑室水平 10～15cm，以维持正常的颅内压。需要搬动患者时，应将引流管暂时夹闭，防止脑脊液反流引起颅内感染。

（2）引流速度和量　术后早期要注意控制引流速度，引流过快、过多，使颅内压骤然降低，导致脑移位。故术后适当抬高引流瓶（袋）的位置，以减低流速，以每日引流量以不超过 500ml 为宜。颅内感染患者脑脊液分泌增多，引流量可适当增加，但同时应注意补液，以免水、电解质失衡。

（3）保持引流通畅　引流管不可受压、扭曲、成角及折叠。适当限制患者头部活动范围，活动及翻身时应避免牵拉引流管。注意观察引流管是否通畅：引流管内不断有脑脊液流出、管内液面随患者的呼吸、脉搏上下波动，表明引流管通畅；引流管无脑脊液流出，应查明原因。可挤压引流管，或在严格无菌操作下用注射器轻轻向外抽吸，切不可注入生理盐水冲洗，以免脑室阻塞物被冲入脑室系统狭窄处，引起脑脊液循环受阻。经上述处理后仍无脑脊液流出，应及时更换引流管。

（4）观察并记录脑脊液的颜色、量及性状　正常脑脊液无色透明，无沉淀。术后 1～2 日脑脊液可略呈血性，以后转为橙黄色。若脑脊液中有大量血液或血色逐渐加深，常提示脑室内出血，需紧急手术止血；脑脊液混浊呈毛玻璃状或有絮状物，提示颅内感染。

（5）严格遵守无菌操作原则　每日更换引流瓶（袋）时，应先夹闭引流管，以免管内空气和脑脊液逆流入脑室，注意保持整个装置无菌，必要时做脑脊液常规检查或细菌培养。

（6）拔管　开颅手术后，脑室引流管一般放置 3～4 日，此时脑水肿已消退，颅内压逐渐降低。脑室引流时间一般不超过 5～7 日，时间过长有可能发生颅内感染。拔管前行头颅 CT 检查，并试行夹闭引流管 24 小时，以了解脑脊液循环是否通畅，有否颅内压再次升高的表现。若患者出现头痛、呕吐等症状时，要及时通知医生并降低引流瓶（袋）或开放夹闭的引流管。若无颅内压增高的症状可拔管，拔管时应先夹闭引流管，以免管内液体逆流引起感染。拔管后若伤口处有脑脊液流出，应告知医生处理，以免引起颅内感染。

看一看11-1

脑疝的姑息性手术包括：①侧脑室外引流术：经额、枕部快速钻颅或锥颅，穿刺侧脑室并安置引流管，行脑脊液体外引流，以迅速降低颅内压，缓解病情。特别适于严重脑积水患者。②脑脊液分流术：脑积水的病例可施行侧脑室－腹腔分流术，但现已较少应用。导水管梗阻或狭窄者，可选用神经内镜下第三脑室底造瘘术。③减压术：小脑幕切迹疝时可采用颞肌下减压术；枕骨大孔疝时可采用枕肌下减压术。大面积脑梗死、重度颅脑损伤致严重脑水肿而颅内压增高时，可采用去骨瓣减压术。以上方法称为外减压术。在开颅手术中可能会遇到脑组织肿胀膨出，此时可将部分非功能区脑叶切除，以达到减压目的，称为内减压术。

7. 亚低温冬眠疗法的护理　应用药物和物理方法降低患者体温，以降低脑耗氧量和脑代谢率，减少脑血流量，增加脑对缺血、缺氧的耐受力，防止脑水肿的发生和发展，同时有一定的降低颅内压的作用。体温每下降 1℃，脑血流量平均减少 6.7%，脑脊液压力平均下降 5.5%。儿童和老年人慎用，休克、全身衰竭或有房室传导阻滞者禁用。

（1）环境和物品准备　将患者安置在单人病房，光线宜暗，室温 18～20℃。室内备好氧气、吸引器、血压计、听诊器、冰袋或冰毯、导尿包、集尿袋、冬眠药物、急救药物及器械和护理记录单等，由专人护理。

（2）降温方法　遵医嘱给与静脉滴注冬眠药物，通过滴速来控制冬眠的深度，待自主神经被充分阻滞，患者的御寒反应消失，进入昏睡状态后，方可加用物理降温措施。物理降温方法可采用头戴冰帽或在颈动脉、腋动脉、肱动脉、股动脉等主干动脉表浅部放置冰袋。降温速度以每小时下降1℃为宜，体温降至肛温32～34℃、腋温31～33℃较为理想。体温过低易诱发心律失常、低血压、凝血障碍等并发症。

（3）病情观察 治疗期间严密观察并记录生命体征、意识状态、瞳孔变化和神经系统病症。如患者脉搏超过100次/分，收缩压低于100mmHg（13.3kPa），呼吸减慢或不规则时，应及时通知医生，停止冬眠疗法或更换冬眠药物。

（4）饮食和输液 冬眠期间机体代谢率降低，对能量及水分的需求减少。液体输入量每日不宜超过1500ml。鼻饲饮食温度应与当时体温相同。低温时患者肠蠕动减弱，观察有无胃潴留、腹胀、便秘等，防止反流或误吸。

（5）预防并发症 冬眠患者肌肉松弛，易出现舌后坠、吞咽咳嗽反射减弱，应保持呼吸道通畅，防止肺部并发症；搬动患者或为其翻身时，动作要缓慢、轻稳，防止发生体位性低血压；加强皮肤护理，防止发生压疮和冻伤。

（6）缓慢复温 冬眠低温治疗时间一般为3～5日。停止冬眠低温治疗时，应先停止物理降温，再逐步减少冬眠药物剂量直至停用。为患者加盖被毯，待其自然复温。

8. 对症护理

（1）高热 给予充分有效的降温措施，必要时遵医嘱采用冬眠低温疗法。

（2）头痛 可遵医嘱使用镇痛剂，但禁用吗啡、哌替啶。避免咳嗽、打喷嚏、弯腰、低头等使头痛加重的因素。

（3）呕吐 及时清理呼吸道，防止误吸，观察并记录呕吐物的量和性状。

（4）躁动 不可强行约束，查找引起躁动的原因做相应的处理，必要时给予镇静剂。

9. 健康教育

（1）生活指导 指导颅内压增高的患者要避免剧烈咳嗽、用力排便、提重物等，防止颅内压骤然升高而诱发脑疝。

（2）康复训练 对有神经系统后遗症者，要鼓励他们积极参与各项治疗和功能训练，如肌力训练、步态平衡训练、膀胱功能训练等，最大限度地恢复其生活自理能力。

（3）复诊指导 头痛进行性加重，经一般治疗无效，并伴呕吐，应及时到医院做检查以明确诊断。

（七）护理评价

通过治疗和护理，患者是否：①疼痛减轻或消失；②脑组织灌注正常，未因颅内压增高造成脑组织的进一步损伤；③体液恢复平衡，无脱水症状和体征；④未发生并发症，或并发症被及时发现并处理。

护爱生命11-1

颅内压增高是神经外科常见临床病理综合征，是颅脑损伤、脑肿瘤、脑出血、脑积水和颅内炎症等所共有征象，严重时会引发脑疝危象，可使患者因呼吸循环衰竭而死亡。护理颅内压增高及脑疝患者，一定要仔细观察病情，科学、规范护理患者。要有“健康所系，生命相托”的责任感和使命感。强调护理要凝聚“五心”即爱心、细心、耐心、责任心、同理心，真正待患者如亲人，为患者的生命健康保驾护航。

目标检测11-1

答案解析

1. 颅内压增高患者的体位宜采取（　）。
A. 床头抬高15°～30°
B. 床尾抬高15°～30°
C. 平卧位
D. 床头、床尾均抬高15°
E. 俯卧位
2. 颅内压增高的“三主征”是（　）。
A. 偏瘫、偏盲、偏身感觉缺损
B. 头痛、呕吐、偏瘫
C. 头痛、抽搐、偏瘫
D. 头痛、呕吐、血压增高
E. 头痛、呕吐、视神经乳头水肿
3. 急性颅内压增高患者典型的生命体征表现是（　）。
A. 脉快、呼吸急促
B. 脉快、血压降低
C. 脉快、血压高
D. 脉慢、呼吸慢、血压高
E. 脉慢、血压低
4. 防止颅内压骤升的护理措施错误的是（　）。
A. 稳定患者情绪．避免情绪激烈波动
B. 保持呼吸道通畅
C. 昏迷患者及早行气管切开术
D. 便秘者行大量不保留灌肠
E. 预防和及时治疗感冒
5. 小脑幕切迹疝瞳孔变化和肢体瘫痪的特点是（　）。
A. 患侧瞳孔逐渐散大伴同侧肢体瘫痪
B. 患侧瞳孔逐渐散大伴对肢体瘫痪
C. 健测瞳孔逐渐散大伴同侧肢体瘫痪
D. 健侧瞳孔逐渐散大伴对侧肢体瘫痪
E. 双侧瞳孔逐渐散大伴双侧肢体瘫痪
6. 颅内压增高患者Cushing反应表现错误的是（　）。
A. 血压升高
B. 脉压增大
C. 脉搏慢而有力
D. 呼吸深而慢
E. 反应迟钝和呆滞
7. 降低颅压治疗最常用的药物是（　）。
A. 肾上腺皮质激素
B. 呋塞米
C. 抗生素
D. 浓缩血浆
E. 20%甘露醇
8. 颅脑损伤行冬眠低温疗法的患者，护士应注意使其肛温保持在（　）。
A. 33～37℃　B. 32～34℃　C. 20～30℃　D. 10～20℃　E. 0～4℃
9. 脑疝患者禁做（　）。
A. 头颅CT　B. 腰椎穿刺　C. 脑室穿刺　D. 气管切开　E. 脑电图
10. 以下关于脑室外引流的护理措施错误的是（　）。
A. 引流管开口需高于侧脑室水平10～15cm
B. 以每日引流量以不超过500ml为宜

C. 保持引流通畅
D. 观察并记录脑脊液的颜色、量及性状
E. 脑室引流管一般放置6～8日

（狄树亭）

书网融合……

重点回顾　　微课

第二节　颅脑损伤患者的护理

PPT

学习目标

知识目标：

1. **掌握**　颅脑损伤患者的身体状况、常见护理诊断/合作性问题、护理措施。
2. **熟悉**　颅脑损伤患者的治疗要点。
3. **了解**　颅脑损伤的健康史、辅助检查。

技能目标：

学会运用护理程序，对颅脑损伤患者实施整体护理。

素质目标：

关心、爱护患者，具有敏锐的观察能力及分析、解决问题的能力。

导学情景

情景描述：患者，男，48岁。因额部外伤伴视力下降3小时入院。患者既往身体状况良好，3小时前不慎自高处坠落，额部着地。查体：T 36.8℃，P 76次/分，R 18次/分，BP 135/82mmHg，两侧瞳孔直径均4mm，对光反应灵敏。患者一般情况较好，神志清楚，额部有伤口，眼眶周围青紫淤血，鼻腔有血性液体流出，头部X线检查无异常。医生初步诊断为颅前窝骨折、脑脊液鼻漏。

情景分析：结合患者的症状、体征，医生的初步诊断为颅前窝骨折伴脑脊液鼻漏。护士应及时评估患者的病情变化，为医生的诊断提供有效的依据。同时掌握颅脑损伤的护理措施，为患者提供优质护理，防治并发症，促进患者早日康复。

讨论：请问患者存在的主要护理诊断/合作性问题有哪些？

学前导语：颅脑损伤往往伤情复杂，致残率和死亡率高。大部分患者虽能幸存下来，但常遗留不同程度的神经功能障碍，影响患者的工作和生活，给患者和家庭带来痛苦，所以作为临床护士需要有敏锐的观察力及解决问题的能力。

颅脑损伤（craniocerebral trauma）占全身损伤的15%～20%，仅次于四肢损伤，居第2位，但致残率和死亡率均居首位。战争时期多以爆炸、火器伤多见，平时多见于交通、工矿事故、自然灾害、坠落、跌倒以及各种锐器、钝器对头部的伤害。颅脑损伤按组织损伤层次可分为头皮损伤、颅骨损伤与脑损伤，三者单独发生，也可合并存在。

一、头皮损伤患者的护理 微课

（一）分类和病理生理

头皮损伤按其损伤的原因和部位的不同可分为头皮血肿、头皮撕脱伤和头皮裂伤。

1. 头皮血肿　多因钝器作用于头部所致，按血肿的部位可分为皮下血肿、帽状腱膜下血肿和骨膜下血肿三种类型。

（1）皮下血肿　血肿位于皮肤层和帽状腱膜之间，因皮肤借纤维隔与帽状腱膜紧密连接，血肿不易扩散，范围局限，体积较小。

（2）帽状腱膜下血肿　位于帽状腱膜和骨膜之间，常因头皮遭受斜向暴力而发生剧烈滑动，引起层间血管破裂、出血。因该处组织疏松，血液易向各个方向扩散，严重时可扩散至整个头部，失血量多。

（3）骨膜下血肿　位于骨膜和颅骨外板之间，常因新生儿产伤和颅骨骨折等引起。因骨膜在骨缝处紧密连接，血肿局限在某一颅骨范围内，多以骨缝为界。

2. 头皮裂伤　是常见的开放性损伤，多为锐器切割、刺伤或钝器打击引起。锐器切割引起者，切缘整齐，切口深浅不一；钝器打击引起者创缘不规则，常同时引起皮肤、皮下和帽状腱膜损伤。头皮血管丰富，出血较多，且不易自止，易引起失血性休克。

3. 头皮撕脱伤　是一种严重的头皮损伤，多因发辫受机械力牵扯，使大块头皮自帽状腱膜下层或连同颅骨骨膜被撕脱所致，有时合并颈椎损伤。可因急性失血、剧烈疼痛引起休克。

想一想11-2

头皮的解剖结构有哪些？

答案解析

（二）护理评估

1. 健康史　头皮损伤是最常见的颅脑损伤。多因钝器或锐器所致，钝器常引起头皮挫伤、不规则的裂伤和血肿；锐器常引起整齐的裂伤；切线方向的暴力或发辫卷入机器可引起头皮撕脱伤。

2. 身体状况

（1）头皮血肿

1）皮下血肿　血肿体积小、张力高、疼痛十分明显，无波动感，有时周围组织肿胀隆起，中央反而凹陷，易误认为凹陷性颅骨骨折。

2）帽状腱膜下血肿　出血较易扩散，严重者血肿可覆盖整个头部，似戴一顶有波动的帽子。因出血量大，可致失血性休克。

3）骨膜下血肿　多局限于某一颅骨范围内，以骨缝为界，张力较高。

（2）头皮裂伤　伤口大小、深度不一，出血量大，可伴有休克。

（3）头皮撕脱伤　头皮缺失，颅骨外露，剧烈疼痛，大量出血，常伴有休克。

3. 心理－社会状况　因头部损伤，大量的出血，使患者处于紧张、烦躁、恐惧的心理状态。了解患者和家属对疾病的认知和适应程度。

4. 辅助检查

（1）头颅X线　可了解有无合并颅骨骨折。

（2）头颅CT　有助于脑损伤的诊断。

5. 治疗要点

（1）头皮血肿　较小的头皮血肿无需特殊处理，1～2周可自行吸收；巨大血肿可在无菌操作下穿刺抽血，然后加压包扎。伤后给予冷敷以减少出血和疼痛，24～48小时后改为热敷，以促进血肿吸收，切忌用力揉搓。经上述治疗无效且继续增大的帽状腱膜下血肿，可切开头皮止血并清除血肿。对合并颅骨骨折的骨膜下血肿，应警惕颅内血肿的可能。继发感染者，需切开引流换药处理。

（2）头皮裂伤　现场急救可局部压迫止血，争取24小时内清创缝合。常规应用抗生素和破伤风抗毒素（TAT）。注意观察有无合并颅骨和脑损伤。

（3）头皮撕脱伤　急救时用无菌敷料覆盖创面，再加压包扎，防治休克，并将撕脱的头皮用无菌敷料或干净的衣物包好，避免污染，隔水放置于有冰块的容器内，随患者送至医院，尽可能在伤后6～8小时内清创做头皮瓣复位再植或自体皮移植。

（三）常见护理诊断/合作性问题

1. 焦虑　与头皮损伤有关。

2. 疼痛　与头皮损伤有关。

3. 组织完整性受损　与头皮损伤有关。

4. 潜在并发症　失血性休克、感染等。

（四）护理目标

（1）患者住院期间情绪稳定，能采取有效方法应对或缓解焦虑。

（2）患者疼痛发作次数减少或程度减轻。

（3）患者皮肤清洁、舒适，皮肤无破损或损伤逐渐减小或愈合。

（4）患者未发生并发症，或并发症被及时发现并处理。

（五）护理措施

1. 病情观察　密切监测血压、脉搏、呼吸、尿量和神志变化，注意有无休克和脑损伤的发生。有休克者，应立即建立两条静脉通路，快速输液，补充血容量。

2. 伤口护理　观察创面敷料有无脱落、渗血，有无皮瓣坏死和感染，注意保持敷料清洁和干燥。

3. 预防感染　严格无菌操作，观察有无全身和局部感染表现，常规应用抗生素和破伤风抗毒素（TAT）。

4. 心理护理　给予精神和心理的支持，使患者了解疾病的严重程度，消除紧张情绪，积极配合治疗。情绪烦躁或疼痛严重者，可以在明确无脑损伤的前提下，应用镇静剂和镇痛剂。

5. 健康教育

（1）注意休息，避免过度劳累。

（2）原有症状加重，头痛剧烈、频繁呕吐，警惕是否合并颅骨骨折及脑损伤。

（3）头皮撕脱伤已植皮者，注意观察头皮是否成活。

（六）护理目标

通过治疗和护理，患者是否：①住院期间情绪稳定，能采取有效方法应对或缓解焦虑；②疼痛发作次数减少或程度减轻；③皮肤清洁、舒适，皮肤无破损或损伤逐渐减小或愈合；④未发生并发症，或并发症被及时发现并处理。

二、颅骨骨折患者的护理

（一）概述

颅骨骨折（skull fracture）指颅骨受直接和间接暴力作用所致颅骨骨质结构和形状改变。轻者只引起颅骨单纯的暂时变形，重者在颅骨骨折的同时，还合并硬脑膜撕裂或脑组织损伤。

1. 分类　颅骨骨折按骨折部位分为颅盖骨折和颅底骨折；按骨折是否与外界相通分为开放性骨折和闭合性骨折；按骨折形态分为线性骨折和凹陷性骨折。

2. 骨折机制　颅骨骨折的形成因素取决于外力性质和颅骨结构两方面，外力性质包括大小、形状、速度、作用于头部时的方向和角度。颅腔近似球体，颅骨有一定弹性，外力作用于头部瞬间，颅骨产生弯曲变形，超过其弹性限度时，即发生骨折。当颅骨受外界暴力作用时，着力点局部下陷变形，并使整个颅腔也随之变形，先是颅骨内板折断，外力持续作用，外板也随之折裂，形成凹陷性或粉碎性骨折。当外力引起颅骨整体变形，常在较薄弱的颞骨鳞部或颅底发生线形骨折，骨折线沿暴力作用方向或颅骨脆弱部分延伸，造成脑血管或脑组织损伤，颅底硬脑膜撕裂，引起脑脊液鼻漏或耳漏。所以颅骨骨折提示受伤者受暴力较重，其严重性不在于骨折本身，而在于可能合并脑组织、脑膜、血管和神经损伤。

（二）护理评估

1. 健康史　询问患者受伤过程，了解暴力性质、大小、方向和作用部位；受伤当时有无意识障碍及口鼻流血和流液等情况；评估患者有无脑损伤及其他合并症。

2. 身体状况

（1）颅盖骨折

1）线形骨折　发生率最高，局部表现有疼痛、肿胀、可伴有头皮血肿、头皮裂伤等。若骨折线跨越脑膜中动脉或静脉窦时，应警惕硬膜外血肿的发生。骨折线通过气窦者可导致颅内积气。

2）凹陷性骨折　好发于额、顶部，着力点往往有擦伤、挫伤或挫裂伤，局部可扪及颅骨凹陷。成人多为粉碎性骨折、婴幼儿可呈乒乓球样凹陷骨折。陷入的骨片有时刺破静脉窦，造成致命性出血。有时可压迫或刺伤脑组织，如位于功能区可发生局限性癫痫、肢体瘫痪、失语等神经定位体征。

（2）颅底骨折　多因颅盖骨折延伸到颅底，或由强烈暴力作用于颅底所致，常为线性骨折。颅底部的硬脑膜与颅骨贴附紧密，故骨折时易撕裂硬脑膜，产生脑脊液外漏而成为开放性骨折。颅底骨折常因出现脑脊液漏而确诊。根据骨折部位不同，分为颅前窝骨折、颅中窝骨折、颅后窝骨折。

1）颅前窝骨折　累及眶顶和筛骨，可有眶周广泛淤血斑（“熊猫眼”征）和球结膜下出血（“兔眼”征）等表现。若脑膜、骨膜均破裂，则因脑脊液经额窦或筛窦由鼻孔流出而出现脑脊液鼻漏。若筛板或视神经管骨折，可合并嗅神经或视神经损伤。

2）颅中窝骨折　若累及蝶骨，可有鼻出血或合并脑脊液鼻漏，脑脊液经蝶窦由鼻孔流出；若累及颞骨岩部，脑膜、骨膜及鼓膜均破裂，可伴有脑脊液耳漏；若鼓膜完好，脑脊液则经咽鼓管流往鼻咽部。颅中窝骨折患者常合并面神经或听神经损伤。

3）颅后窝骨折　累及颞骨岩部后外侧时，多在伤后1～2日有乳突部皮下淤血斑；若累及枕骨基底部，可在伤后数小时出现枕下部肿胀及皮下淤血斑。枕骨大孔或岩尖后缘附近的骨折，可合并第Ⅸ～Ⅻ对脑神经损伤。

3. 心理－社会状况　颅脑损伤导致的创伤、神经损害使患者处于焦虑、恐惧状态，对伤后的恢复缺乏信心。了解患者和家属对疾病的认知和适应程度。

4. 辅助检查

（1）颅骨X线　平片为颅盖骨折主要诊断方法。对于凹陷性骨折，X线摄片示骨折片陷入颅内的深度。颅底骨折可显示颅内积气，但仅30%～50%能显示骨折线，对颅底骨折的意义不大。

（2）CT检查　可进一步了解骨折类型、有无合并脑损伤。颅底骨折患者临床诊断不明确时，也可考虑进行CT检查。

（3）脑脊液化验　对脑脊液漏有疑问时，可收集流出液做葡萄糖定量检测进行确诊。

5. 治疗要点

（1）颅盖骨折　单纯线形骨折或凹陷性骨折凹陷不深、范围不大者，一般无需特殊处理。如合并脑损伤，或大面积的骨折片陷入颅腔，有颅内压增高导致脑疝可能者，应行急诊手术；若骨折位于脑重要功能区表面、有脑受压引起神经功能障碍者，开放性粉碎性骨折者，应手术复位或全部摘除碎骨片；若位于大静脉窦处的凹陷性骨折，如未引起神经症状或颅内压增高，即使陷入较深，也不宜手术。

（2）颅底骨折　本身无需特殊治疗，注意观察有无脑损伤，重点预防颅内感染。出现脑脊液漏时即属开放性骨折，须给予抗生素和破伤风抗毒素（TAT），预防感染。大部分脑脊液漏多在1～2周自行愈合，超过4周仍有漏液者，可考虑行硬脑膜修补手术，以封闭漏口。对伤后视力减退，疑为碎骨片挫伤或血肿压迫视神经者，应争取在12小时内行视神经探查减压术。

（三）常见护理诊断/合作性问题

1. 焦虑　与颅骨骨折有关。

2. 疼痛　与颅骨骨折有关。

3. 有感染的危险　与脑脊液外漏有关。

4. 潜在并发症　颅内出血、颅内压增高、颅内低压综合征等。

（四）护理目标

（1）患者住院期间情绪稳定，能采取有效方法应对或缓解焦虑。

（2）患者疼痛发作次数减少或程度减轻。

（3）患者能描述可能导致感染的原因并积极采取应对措施，不发生感染。

（4）患者未发生并发症，或并发症被及时发现并处理。

（五）护理措施

1. 一般护理

（1）疼痛护理　遵医嘱使用镇静、镇痛药物，减轻患者的疼痛和不适。

（2）饮食护理　加强营养支持和维持水、电解质、酸碱平衡，给予高蛋白质和维生素饮食。饮食不足者，遵医嘱合理补液。

（3）心理护理　指导患者正确面对疾病，讲解颅骨骨折有关知识，消除顾虑，积极配合相关治疗。

2. 病情观察　密切观察患者意识、瞳孔、生命体征、颅内压增高症状和肢体活动等情况，发现异常情况及时报告医师并进行相应处理。

3. 脑脊液外漏的护理

（1）体位　患者取半坐卧位，头偏向患侧，借重力作用使脑组织移至颅底，促使脑膜形成粘连而封闭漏口，待脑脊液漏停止3～5日后可改为平卧位。

（2）保持局部清洁　外耳道、鼻腔和口腔清洁，每日清洁、消毒2次，注意消毒棉球不可过湿，以免液体逆流颅内。劝告患者勿挖鼻、抠耳。

（3）预防颅内感染　禁忌鼻腔、耳道的堵塞、冲洗和滴药；严禁经鼻腔置胃管、吸痰及鼻导管给氧；禁忌腰椎穿刺。遵医嘱应用抗生素预防感染，并注射破伤风抗毒素预防破伤风，注意观察用药疗效。

（4）避免颅内压骤升　嘱患者避免用力咳嗽、打喷嚏、擤鼻涕及屏气排便等，以免颅内压骤然升降导致气颅或脑脊液逆流。

（5）观察和记录脑脊液流出量　在外耳道口或鼻前庭疏松放置干棉球，棉球浸湿及时更换，并记录24小时浸湿的棉球数，以此估计漏出液量。

练一练11-2

下列关于脑脊液漏的护理措施，正确的是（　）。

A. 可行腰椎穿刺降低颅内压
B. 每天2次清洁、消毒鼻前庭或外耳道口
C. 经外耳道滴入抗生素以防感染
D. 鼻腔有液体流出时，可以用力擤出
E. 颅前窝骨折患者取平卧位

答案解析

4. 预防并发症

（1）颅内继发损伤　颅骨骨折合并脑挫裂伤、颅内出血、继发性脑水肿时，易导致颅内压增高。脑脊液外漏可推迟颅内压增高症状的出现，但一旦出现颅内压增高的症状，救治更加困难。因此，应严密观察患者的意识状态、生命体征、瞳孔及肢体活动等情况，及时发现颅内压增高和脑疝的早期征象，报告医师处理。

（2）颅内低压综合征　因脑脊液外漏多，使颅内压下降过低而导致颅内血管扩张，患者出现剧烈头痛、眩晕、呕吐、厌食、反应迟钝、脉搏细弱、血压偏低等。头痛在立位时加重，卧位时缓解。处理：遵医嘱补充大量液体以缓解症状，必要时手术修补脑脊液漏口。

5. 健康教育

（1）普及医学知识，预防颅内（逆行性）感染。加强安全生产教育，减少意外损伤。

（2）告知颅骨缺损患者如何保护头部，防止出现外伤性癫痫，半年后应施行颅骨成形术。

（六）护理目标

通过治疗和护理，患者是否：①住院期间情绪稳定，能采取有效方法应对或缓解焦虑；②疼痛发作次数减少或程度减轻；③能描述可能导致感染的原因并积极采取应对措施，未发生感染；④未发生并发症，或并发症被及时发现并处理。

三、脑损伤患者的护理

（一）概述

脑损伤（brain injury）是指脑膜、脑组织、脑血管及脑神经的损伤。

1. 分类

（1）根据脑损伤发生的时间和机制　分为原发性脑损伤和继发性脑损伤。原发性脑损伤是指暴力作用于头部后立即出现的脑损伤，主要有脑震荡和脑挫裂伤等。继发性脑损伤是指头部受伤一段时间后出现的脑受损病变，主要有脑水肿和颅内血肿等。

（2）根据伤后脑组织是否与外界相通　分为开放性脑损伤和闭合性脑损伤。开放性脑损伤多由锐器或火器直接造成，常伴有头皮裂伤、颅骨骨折和硬脑膜破裂，出现脑脊液漏。闭合性脑损伤多为头部接触钝性物体或间接暴力所致，头皮、颅骨和硬脑膜完整；或仅有头皮开放性损伤，而颅骨和硬脑膜或只有硬脑膜仍保持完整，无脑脊液漏，脑组织与外界不相通。

2. 损伤机制 脑损伤机制甚为复杂，常为多种应力的共同结果。通常将受力侧的脑损伤称为冲击伤，其对侧损伤称为对冲伤。脑损伤依据暴力作用于头部的方式不同分为直接损伤、间接损伤和旋转损伤。

（1）直接损伤 外力导致颅骨变形，并使头颅产生加速或减速运动，亦可使头颅产生直线性或旋转性运动，使脑组织受到压迫、牵拉、滑动及负压吸附等多种应力产生的损伤。

1）加速性损伤 即运动着的物体撞击于静止状态的头部，使头部呈加速运动时而发生的脑损伤。撞击点有颅骨变形、骨折和脑挫裂伤，如棍棒或石块的击伤。

2）减速性损伤 即运动着的头部碰撞到静止的物体，使头部运动突然停止时而发生的脑损伤。这种损伤较广泛，除着力部位产生冲击伤外，常在着力部位的对侧形成对冲伤，如坠落和跌伤（图 11－3）。

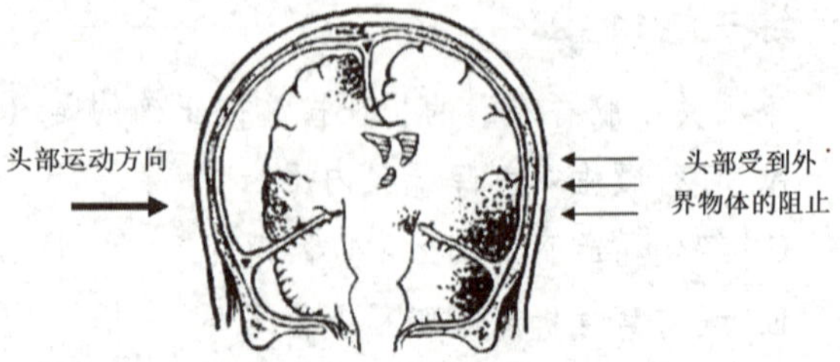

图 11－3 头部做减速运动时的脑损伤机制

3）挤压性损伤 即两个不同方向的外力同时作用于头部，使颅骨变形致伤，如婴儿的产伤。

（2）间接损伤 外力作用于身体其他部位，然后传导至头部造成的脑损伤。

1）传递性损伤 如坠落时以臀部或双足着地，外力通过双下肢、骨盆，沿脊柱传递到颅底发生损伤。

2）挥鞭样损伤 当外力作用于躯干某部使之急骤加速运动而头部尚处于相对静止状态，运动落后于躯干，使头颈过伸如甩鞭样动作发生脑损伤，这种损伤常发生在颅颈交界处。

3）胸部挤压伤 因胸部受到猛烈的挤压时，使胸内压急剧上升，上腔静脉压力升高，引起脑、头面部毛细血管破裂，表现为弥漫性点状出血。

4）旋转损伤 是外力作用方向没有通过头部轴心，使头颅沿其他轴线做旋转运动，高低不平的颅底，具有锐利游离缘的大脑镰和小脑幕，对脑组织在颅腔内做旋转运动时起阻碍作用并产生应切力，使脑的部分组织受磨擦、牵扯、扭曲、碰撞、切割等缘故而损伤。

绝大多数颅脑损伤不是单一的损伤机理造成的，而常常是由几种机理和许多因素共同作用的结果。

（二）护理评估

1. 健康史 详细了解受伤过程，如暴力的性质、大小、方向、速度等；评估患者伤后有无意识障碍及程度和持续时间，有无中间清醒期、逆行性遗忘；有无恶心、呕吐、头痛等症状，有无口鼻耳流血和脑脊液外漏；了解现场急救情况。

2. 身体状况

（1）脑震荡 是指头部受伤后出现的一过性的脑功能障碍，无肉眼可见的神经病理改变，但在显微镜下可见神经组织结构紊乱。表现为受伤后立即出现短暂的意识障碍，程度不一，可持续数秒、数分钟，一般不超过 30 分钟。清醒后大多不能回忆受伤当时乃至伤前一段时间内的情况，而对往事记忆清楚，称为逆行性遗忘。常伴有头痛、头晕、恶心、呕吐等症状及自主神经功能紊乱征象，如心悸、气短、面色苍白、多汗、情绪不稳定，注意力不集中、记忆力下降等。神经系统检查无阳性体征，脑脊液中无红细胞，CT 检查颅内无异常发现。

（2）脑挫裂伤 是常见的原发性脑损伤，包括脑挫伤及脑裂伤，前者指脑组织损伤较轻，软脑膜完整。后者指软脑膜、血管和脑组织同时有破裂，伴有蛛网膜下腔出血。两者常同时并存，合称脑挫裂伤。

脑挫裂伤指主要发生于大脑皮层的损伤，好发于额极、颞极及其基底。脑挫裂伤易继发形成脑水肿和血肿，早期的脑水肿多属于血管源性，一般伤后 3～7 日内发展到高峰，期间易发生颅内压增高甚至脑疝。伤情较轻者，脑水肿可逐渐消退，病灶日后可形成瘢痕、囊肿或与硬脑膜粘连，成为外伤性癫痫的原因之一。若蛛网膜与软脑膜粘连影响脑脊液循环，可形成外伤性脑积水。广泛的脑挫裂伤在数周后可形成外伤性脑萎缩。

1）意识障碍　脑挫裂伤最突出的症状之一。受伤后立即出现昏迷，严重程度和持续时间与脑挫裂伤的程度、范围直接相关，绝大多数持续超过30分钟，重症者可长期持续昏迷。

2）局灶症状与体征　受伤时立即出现与伤灶区功能相应的神经功能障碍或体征，如运动区损伤出现锥体束征、肢体抽搐或偏瘫，语言中枢损伤出现失语等。但发生在额、颞叶前端"哑区"的损伤，可无神经系统受损的症状和体征。

3）颅内压增高与脑疝　表现为继发脑水肿或颅内血肿所致。使早期的意识障碍或瘫痪程度有所加重，或意识障碍好转后又加重，同时有血压升高、心率减慢、瞳孔不等大以及锥体束征等表现。合并蛛网膜下腔出血，可出现脑膜刺激征，脑脊液检查有红细胞。

原发性脑干损伤是脑挫裂伤中最严重的特殊类型，常与弥散性脑损伤并存。伤后立即出现持久昏迷，严重的生命体征紊乱，表现为呼吸节律紊乱、心率及血压波动明显；双侧瞳孔时大时小，对光反应无常，眼球位置歪斜或同向凝视；四肢肌张力增高，伴单侧或双侧锥体束征，严重者可呈"去大脑强直"。

(3）颅内血肿　是颅脑损伤中最多见、最严重、可逆性的继发性病变。由于血肿直接压迫脑组织，引起局部脑功能障碍及颅内压增高，若未及时处理，可导致脑疝而危及生命。早期发现并及时处理可在很大程度上改善预后。按照血肿在颅内的解剖部位分为硬脑膜外血肿、硬脑膜下血肿和脑内血肿（图11－4）。按照发病时间分为急性（＜3天）、亚急性（3天～3周）和慢性（＞3周）。

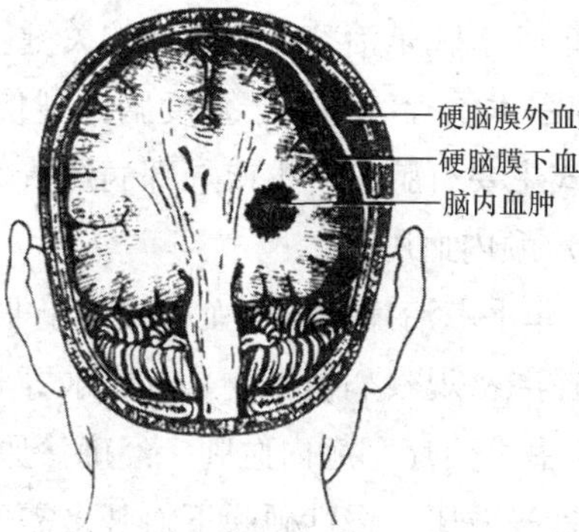

图11－4　颅内血肿

1）硬脑膜外血肿　发生在颅骨内板和硬脑膜之间，是因颅骨骨折或颅骨局部暂时变形导致血管破裂，出血多来自硬脑膜中动脉、静脉窦、板障血管，出血急剧。血肿导致颅内压增高和脑疝可出现意识障碍。典型表现为原发性意识障碍后，经过短暂的"中间清醒期"后再度出现意识障碍并逐渐加重。颅内压增高及脑疝表现包括头痛、呕吐、视乳头水肿，患侧瞳孔先缩小后扩大，对光反射迟钝或消失以及生命体征紊乱等。

2）硬脑膜下血肿　血肿位于硬脑膜与蛛网膜之间，是颅内血肿中最为常见的类型，分为急性、亚急性和慢性。急性和亚急性硬脑膜下血肿多见于额颞部，常继发于对冲性脑挫裂伤，出血多来自挫裂的脑实质血管。症状类似于硬脑膜外血肿，因脑挫裂伤和脑水肿同时存在，伤后出现持续、进行性加重的意识障碍，少有"中间清醒期"，颅内压增高和脑疝症状多在1～3日内进行性加重。慢性硬脑膜下血肿好发于老年人，有轻微或无明显外伤史，病程较长。由于致伤外力小，出血缓慢，表现为慢性颅内压增高症状；血肿压迫所致局灶症状和体征：偏瘫、失语和局限性癫痫等；脑供血不足和脑萎缩症状：智力下降、记忆力减退和精神失常等。

3）脑内血肿　浅部血肿多因脑挫裂伤致脑实质内血管破裂引起，常伴有颅骨凹陷性骨折，与硬脑膜下血肿同时存在。深部血肿多见于老年人，由脑受力变形或剪力作用使深部血管撕裂导致，血肿位于白质深处，脑表面可无明显挫伤。表现以进行性加重的意识障碍为主，若血肿累及重要脑功能区，可出现偏瘫、失语、癫痫等症状。

3. 心理－社会状况　脑组织损伤后，患者常表现出精神紧张，对治疗、愈后等表示焦虑和担忧；

合并重要脏器损伤或肢体残疾者，还可出现悲哀情绪。了解家属对患者的关心程度和支持能力。

4. 辅助检查

（1）颅骨X线　了解有无颅骨骨折。

（2）CT检查　不仅明确血肿的存在，还能明确血肿的位置、大小、数量、脑室受压及中线移位情况，以及是否伴有脑挫裂伤、脑水肿等。

（3）脑脊液检查　脑挫裂伤患者合并蛛网膜下腔出血时，脑脊液检查可查到红细胞。

（4）脑血管造影　对颅内血肿有定位意义，典型征象为无血管区。

5. 治疗要点

（1）脑震荡　一般不需要特殊处理，卧床休息1～2周，可完全恢复。少数患者可在较长时间内存在头晕、头痛等症状，可适当给予镇静、止痛、营养支持等处理，同时加强心理护理。严密观察病情变化，及时发现和处理颅内压增高和脑疝等并发症。

（2）脑挫裂伤

1）非手术治疗　适用于脑组织损伤较轻、临床症状不典型的患者。主要措施包括：禁食、卧床、休息等一般处理；保持呼吸道通畅；加强营养支持；应用抗生素预防感染；严密观察病情变化；防止脑水肿；应用营养神经药物和高压氧舱治疗，促进脑功能恢复；镇静、止痛、抗癫痫等对症治疗。其中，防止脑水肿是治疗脑挫裂伤的关键。

2）手术治疗　适用于重度脑挫裂伤、经非手术治疗无效、颅内压增高明显甚至出现脑疝迹象者。手术方式主要有脑减压术或局部病灶清除术。

（3）颅内血肿

1）非手术治疗　较小血肿或位于非功能区时，无意识障碍和颅内压增高症状，或症状已明显好转者，可在严密观察病情下，采取脱水等非手术治疗。

2）手术治疗　颅内血肿一经确诊原则上立即手术治疗，行开颅血肿清除术并彻底止血，合并脑疝时应去骨瓣减压。慢性硬膜下血肿多需要颅骨钻孔引流术。

护爱生命11-2

颅脑损伤患者常突然受伤，病情危重且变化快，病程长，多伴有不同程度的意识障碍，常有肢体瘫痪、感觉障碍、失音及偏盲等，患者各项生理功能严重衰退，自主活动能力及全身抵抗力差，并发症多。这就要求护理人员必须掌握扎实的理论知识和娴熟的操作技术，严密患者生命体征及意识、瞳孔、肢体活动情况等，采取正确有效的护理措施，积极配合医生治疗，从而减少并发症，降低致残率和死亡率，提高患者的生活质量。

（三）常见护理诊断/合作性问题

1. 焦虑　缺乏脑损伤的相关知识、担心预后有关。

2. 意识障碍　与脑损伤有关。

3. 清理呼吸道无效　与脑损伤后意识障碍有关。

4. 潜在的并发症　颅内压增高、脑疝、感染、癫痫等。

（四）护理目标

（1）患者情绪稳定，焦虑缓解。

（2）患者意识障碍程度逐渐减轻或意识清楚。

（3）患者保持呼吸道通畅。

（4）患者未发生并发症，或并发症被及时发现并处理。

（五）护理措施

1. 急救护理　应争分夺秒地抢救心跳骤停、窒息、大出血等危及患者生命的伤情。

（1）保持呼吸道通畅　颅脑损伤患者有意识障碍，丧失正常咳嗽反射和吞咽功能，呼吸道分泌物不能有效排出，易引起误吸，舌后坠可引起窒息。深昏迷患者取侧卧位，及时清理呼吸道分泌物、呕吐物，对有呼吸功能障碍者应抬起下颌放置口咽气道管，必要时行气管插管或气管切开，给予持续吸氧。

（2）处理原发病　迅速包扎头部和其他部位伤口，减少出血。开放性颅脑损伤有脑组织膨出时，用敷料绕其周围，保护脑组织避免受压，局部伤口避免清洗用药。遵医嘱给予抗生素和 TAT 预防感染。

（3）防治休克　脑损伤伴休克者，立即查找休克发生的原因，迅速建立静脉通道给予输血、补液等抗休克治疗。

（4）做好护理记录　准确记录受伤经过、急救处理经过及生命体征、意识、瞳孔、肢体活动等情况。

2. 非手术治疗及术前护理

（1）病情观察　动态病情观察是鉴别原发性与继发性脑损伤的重要手段，一般每 15～30 分钟观察记录 1 次，病情稳定后可适当延长间隔时间。

1）意识状态　意识障碍的程度可反映脑损伤的轻重。出现的迟早和有无加重，可作为区分原发性和继发性脑损伤的重要依据。观察时采用相同程度的语言和痛刺激，对患者的反应做动态的分析，判断意识状态的变化。伤后立即昏迷是原发性脑损伤；伤后清醒转为昏迷或意识障碍不断加深，是颅内压增高或形成脑疝的表现；躁动患者突然昏睡应怀疑病情恶化。

2）生命体征　颅脑损伤后常出现生命体征紊乱，应先测量呼吸，再测量脉搏，最后测量血压。伤后出现脉搏慢、呼吸慢、血压升高，同时有进行性意识障碍，是颅内压增高的表现，警惕颅内血肿或脑疝的发生。因组织创伤反应可出现中度发热；如患者出现体温不升或中枢性高热，应警惕脑干损伤的可能；伤后数日体温升高，常提示有感染存在。

3）瞳孔变化　密切观察瞳孔的大小、形状、对光反射、眼裂大小、眼球位置及活动情况，注意两侧对比。瞳孔变化可因动眼神经、视神经及脑干损伤引起。在伤后出现患侧瞳孔缩小，对光反射迟钝；随着动眼神经和中枢受压，该侧瞳孔旋即出现进行性扩大，对光反应消失、睑下垂以及对侧瞳孔亦随之扩大，提示脑组织受压或脑疝；若两侧瞳孔进行性散大，眼球固定，对光反应消失，为濒死征象。双侧瞳孔缩小，对光反应迟钝，可能为脑桥损伤或蛛网膜下腔出血。单侧瞳孔散大者应区别单纯颅前窝骨折所致原发性动眼神经损伤，其瞳孔散大在受伤当时已经出现，无进行性恶化表现；视神经受损的瞳孔散大，有间接对光反射存在。某些药物、惊厥、剧痛可影响瞳孔变化，吗啡、氯丙嗪使瞳孔缩小，阿托品、麻黄碱使瞳孔散大。

4）神经系统体征　原发性脑损伤引起的局灶症状，伤后即出现，不再继续加重。继发性脑损伤的症状，在伤后陆续出现，多呈进行性加重。

5）其他　观察有无脑脊液漏，有无呕吐物及呕吐物性质，有无剧烈头痛等颅内压增高或脑疝症状。

（2）保持正确体位　清醒患者宜取头高半卧位，以利颅内静脉血液回流，减轻脑组织肿胀。意识不清或昏迷患者应取侧卧位或侧俯卧位，以利口腔内分泌物排出。

（3）降低颅内压　避免呼吸道梗阻、高热、咳嗽、癫痫发作等颅内压增高因素，应用 20% 甘露醇、呋塞米、激素，低温冬眠疗法等控制脑水肿和降低颅内压，必要时手术引流减压或清除血肿。

（4）维持水、电解质和酸碱平衡　每日入量控制在1500～2000ml内，输液速度不宜过快，注意维持水、电解质和酸碱平衡。

（5）加强营养支持　创伤后因应激反应，机体处于高代谢状态，血糖增高、乳酸堆积，加重脑水肿程度。因此，应指导患者有效补充能量和蛋白质，早期可用胃肠外营养，待肠蠕动恢复后，即可进行肠内营养。但昏迷患者早期应禁食，以防呕吐引起误吸。

（6）对症处理

1）躁动　寻找并解除引起躁动的因素，如呼吸不畅、膀胱充盈、冷热刺激或便秘等，慎用镇静剂，不可强行约束，防止坠床等意外伤害。

2）中枢性高热　常用物理降温，必要时应用冬眠低温疗法。

3）耳、鼻、口腔及皮肤护理　去除口、鼻腔分泌物和血痂，用消毒棉球清洁；定期清除眼分泌物，并滴抗生素眼药水，防止发生角膜炎和角膜溃疡。定时翻身，保持皮肤清洁干燥，防止压疮发生。

4）应激性溃疡　严重颅脑损伤及激素应用可诱发急性胃肠黏膜病变，停用激素和应用质子泵抑制剂如西咪替丁。

5）排尿异常　有尿潴留的患者应在无菌条件下导尿及留置导尿管，导尿管一般留置3～5日。需长期导尿的，可做膀胱造瘘术，并做好会阴部清洁，冲洗膀胱，减少尿路感染。

6）保持大便通畅　有便秘的患者应用润滑剂排出大便。避免用力排便诱发脑疝。

7）外伤性癫痫　脑外伤后癫痫反复发作的患者，可先用地西泮静脉注射和口服苯妥英钠，3日后，停用地西泮，继续服用苯妥英钠1～2年，逐渐减药，突然减药可使癫痫再发。

8）关节痉挛、肌萎缩　保持肢体功能位，防止足下垂，每日做2～3次四肢关节被动活动和肌肉按摩。

9）肺部感染　加强呼吸道的管理，定期翻身拍背，保持呼吸道通畅，防止误吸。对于使用呼吸机的患者，严格执行呼吸机操作规程。

（7）术前准备　危及生命的颅内血肿，并做好急诊手术前的准备。尽快协助完成术前各项必需的特殊检查；争取在手术前2小时内剃净头发，洗净头皮，涂擦70%乙醇并用无菌巾包扎。

3. 术后护理

（1）一般护理　手术后返回病房，搬运患者时动作轻稳，防止头部转动或受震荡，搬运患者前后应观察呼吸、脉搏和血压的变化。小脑幕上开颅手术后，取健侧或仰卧位，避免切口受压；小脑幕下开颅手术后，应取侧卧或侧俯卧位。

（2）引流管护理　手术中常规放置引流管，如脑室引流管、创腔引流管、硬脑膜下引流管等，护理时注意严格无菌操作，预防颅内感染；妥善固定，防止脱落；保持引流通畅；观察并记录引流液的量、颜色、性状等。

（3）病情观察　严密观察意识、生命体征、瞳孔、肢体活动等情况，以便及时发现和处理意外情况。

（4）预防并发症

1）颅内出血　是术后最危险的并发症，多发生在术后24～48小时。主要原因是术中止血不彻底或电凝止血血痂脱落；患者因呼吸道不通畅、躁动不安等引起颅内压增高也可造成术后出血。患者先有意识改变，表现为意识清楚又逐渐嗜睡、反应迟钝甚至昏迷，继有颅内压增高的表现。一旦发现有颅内出血，应及时报告医师，并做好再次手术止血的准备。

2）颅内压增高、脑疝　颅脑损伤术后均有脑水肿反应，使颅内压增高。应适当控制输液量和输液速度；遵医嘱按时使用脱水剂和激素；维持水、电解质的平衡；观察生命体征、意识状态、瞳孔、肢体活动状况；监测颅内压变化；及时处理咳嗽、便秘、躁动等使颅内压升高的因素，避免诱发脑疝。

3）感染　常见的感染有切口感染、肺部感染及脑膜脑炎。严重的切开感染可波及骨膜，甚至发生颅骨骨髓炎和脑膜脑炎。表现为术后3～4日外科热消退后再次出现高热，或术后体温持续高热，伴头痛、呕吐、意识障碍，甚至出现谵妄和抽搐，脑膜刺激征阳性。腰椎穿刺见脑脊液混浊、脓性，白细胞计数升高。预防手术后感染的主要护理措施是常规使用抗生素，严格无菌操作，加强营养及基础护理。

4）癫痫　发作多发生在术后2～4日脑水肿高峰期。癫痫发作时，应及时给予抗癫痫药物控制；患者卧床休息，给氧，保证睡眠，避免情绪激动；注意保护患者，避免意外受伤，观察发作时表现并详细记录。

看一看11-2

康复及延续性康复治疗是降低颅脑损伤致残率及并发症的有效手段，但由于术后康复时间长、住院费用高，很多患者无法得到专业、系统的康复治疗和指导。

家庭远程康复可依托网络及移动设备，通过电话、视频会议对脑损伤患者进行远程情绪调节并提供心理支持，借助公众号进行随访管理、健康宣教、咨询答疑，通过虚拟现实技术锻炼肢体协调、平衡能力，基于虚拟现实的一对多远程康复训练机器人可同时监测多位患者的功能训练，并根据患者的反馈远程调整训练参数。家庭远程康复将康复治疗与远程通信技术结合，在患者日常生活中融入康复训练，实现了从医院护理延续到家庭护理，保证了患者康复的持续进行。

4. 健康教育

(1) 轻型脑损伤患者应尽早自理，对恢复过程中出现的头痛、耳鸣、记忆力减退的患者应给予解释和安慰，使其树立信心，配合治疗。

(2) 外伤性癫痫患者，应指导按时服药，不可单独外出，防止意外发生。

(3) 脑损伤遗留的语言、运动和智力障碍，在伤后1～2年内有部分恢复可能。帮助患者制订康复计划，指导患者进行康复训练，尽可能恢复生活自理能力和社会适应能力。

（六）护理评价

通过治疗和护理，患者是否：①情绪稳定，焦虑缓解；②意识障碍程度逐渐减轻或意识清楚；③保持呼吸道通畅；④未发生并发症，或并发症被及时发现并处理。

目标检测11-2

答案解析

1. 下列头皮损伤最严重的的是（　）。
   A. 头皮血肿　　B. 皮下血肿
   C. 头皮撕脱伤　　D. 头皮挫伤
   E. 帽状腱膜下脓肿
2. 颅脑损伤后出现熊猫眼的是（　）。
   A. 颅中窝骨折　　B. 颅前窝骨折
   C. 颅后窝骨折　　D. 硬膜下血肿
   E. 颅盖骨折
3. 诊断颅底骨折最可靠的征象是（　）。
   A. 皮下血肿　　B. 脑脊液漏

C. 意识障碍　　D. 颅底骨质凹陷

E. 血性脑脊液

4. 颅脑损伤患者出现中间清醒期，提示有（　）。

A. 脑挫裂伤　　B. 脑震荡

C. 硬脑膜外血肿　　D. 颅底骨折

E. 脑内血肿

5. 患者，女，50 岁，突然摔倒后昏迷约 10 分钟，随即清醒，出现头痛、恶心、呕吐，并伴有逆行性健忘，检查无异常，考虑是（　）。

A. 脑震荡　　B. 颅内血肿

C. 脑挫裂伤　　D. 脑内血肿

E. 脑疝

6. 对于昏迷患者，最重要的处理措施是（　）。

A. 促苏醒　　B. 保持呼吸道通畅

C. 解除尿潴留　　D. 给予充足的营养

E. 头部抬高 15°

7. 颅底骨折的治疗重点是（　）。

A. 手术整复　　B. 预防颅内感染

C. 硬脑膜修复　　D. 颅内血肿清除

E. 降颅内压

8. 关于头皮撕脱伤，下列叙述错误的是（　）。

A. 常发生于女性　　B. 出血多

C. 大片头皮自骨膜脱下　　D. 易导致休克

E. 常合并颈椎骨折

9. 患者，男，50 岁。头部外伤，昏迷不醒，压迫眶上神经有皱眉反应。该患者意识障碍程度为（　）。

A. 嗜睡　　B. 意识模糊　　C. 谵妄　　D. 浅昏迷　　E. 深昏迷

10. 脑脊液漏超过一定期限不愈者，可考虑手术修补硬脑膜，一般要求超过（　）。

A. 15 天　　B. 30 天　　C. 45 天　　D. 60 天　　E. 70 天

（孙丽娜）

书网融合……

重点回顾　　微课

第三节　脑血管疾病患者的护理 微课

PPT

学习目标

知识目标：

1. **掌握**　脑血管性疾病患者的身体状况、常见护理诊断/合作性问题、护理措施。
2. **熟悉**　脑血管性疾病患者的治疗要点。
3. **了解**　脑血管性疾病的健康史、辅助检查。

技能目标：

学会运用护理程序，对脑血管性疾病患者实施整体护理。

素质目标：

具有敏锐的观察能力及爱伤意识、团队协作精神。

导学情景

情景描述：患者，女，61岁，因突发头痛、呕吐、左侧肢体无力2小时，意识模糊1小时入院。患者于2小时前用力排便时突然出现头痛，表现为持续性胀痛，随后出现喷射状呕吐，呕吐物为胃内容物，并伴左侧肢体无力，意识模糊，出现小便失禁。既往有高血压病史8年，收缩压最高达175mmHg，未规律服药控制，无糖尿病病史。无药物过敏史，无肝炎、肺结核史，无外伤及手术史。查体：浅昏迷状态，BP 180/100mmHg，双侧瞳孔等大等圆，对光反射灵敏。双侧额纹对称，左侧鼻唇沟变浅。颈软，无抵抗。左侧肢体疼痛刺激无自主运动，右侧肢体疼痛刺激可屈曲。左侧肢体肌张力减低。左侧肱二、三头肌肌腱、膝腱反射未引出，左侧病理反射阳性。辅助检查：头颅CT检查示右侧基底节区局灶性高密度影。

情景分析：结合病史、体格检查以及辅助检查等，诊断右侧基底节区脑出血，因血肿导致颅内压增高、神经功能障碍。

讨论：请问患者目前存在哪些主要护理问题？应采取哪些针对性的护理措施？

学前导语：脑血管疾病是各种颅内和椎管内血管病变引起脑功能障碍的一组疾病的总称。其发病率和死亡率都很高，与心血管疾病和恶性肿瘤共同构成严重威胁人类健康的三大疾病。部分脑血管疾病，如脑卒中、颅内动脉瘤、血管畸形等需要外科手术治疗。加强病情动态的评估与监测、提供完善的围术期护理，有助于预防术后并发症的发生，促进患者康复。常见脑血管疾病患者的处理原则以及围术期护理是本章学习的重点。

脑血管疾病的发病率和死亡率都较高，与冠心病、恶性肿瘤构成人类死亡的三大疾病。需要接受外科治疗的脑血管疾病主要有颅内动脉瘤、颅内动静脉畸形出血、脑卒中等。

一、护理评估

（一）健康史

1. 颅内动脉瘤　是由于颅内局部血管壁异常产生的囊性膨出。其破裂出血仅次于脑血栓形成和高血压性脑出血，居第三位。高发年龄为40～60岁。80%发生在大脑动脉环的前部及其邻近的动脉主干上。

2. 颅内动静脉畸形出血 是一团发育异常的病态脑血管，由一支或几支动脉供血，不经毛细血管床，直接向静脉引流。发病年龄多在20~30岁，男性稍多于女性。

3. 脑卒中 是指由各种原因引起的脑血管疾病急性发作，造成脑的供血动脉狭窄或闭塞以及非外伤性的脑实质性出血，并引起相应的症状和体征。临床上分为缺血性脑卒中和出血性脑卒中两大类，前者发病率高于后者。

（二）身体状况

1. 颅内动脉瘤 小型动脉瘤可无症状，较大的动脉瘤可压迫邻近结构而出现相应的局灶症状，如颈内动脉后交通支动脉瘤可出现病侧的动眼神经麻痹、偏瘫、海绵窦综合征等。动脉瘤破裂多突然发生，部分患者有运动、情绪激动、用力排便等诱因，表现为突发剧烈头痛、呕吐、意识障碍、全身冷汗、脑膜刺激征等；严重者可因急性颅内压增高而引发枕骨大孔疝，甚至呼吸骤停。蛛网膜下腔内的血液可诱发脑动脉痉挛，可导致脑梗死、昏迷、偏瘫，甚至死亡。

2. 颅内动静脉畸形出血 畸形血管破裂可致脑内、脑室内和蛛网膜下腔出血，是最常见的首发症状。患者出现头痛、呕吐，意识障碍等症状；癫痫可在颅内出血时发生，也可单独出现，与脑缺血，病变周围胶质样变以及出血后的含铁血黄素刺激大脑皮质有关；神经功能障碍，可出现智力障碍及语言功能障碍；婴儿和儿童可因颅内血管短路而出现心力衰竭等。

3. 脑卒中

（1）缺血性脑卒中 根据脑动脉狭窄和闭塞后神经功能障碍的轻重和症状的持续时间，分为以下三种类型。①短暂性脑缺血发作：神经功能障碍持续时间不超过24小时，表现为突然发作的单侧肢体无力，感觉麻木、一过性黑矇、失语等，多无意识障碍。症状可反复发作，自行缓解，大多不留后遗症。②可逆性缺血性神经功能障碍：临床表现类似短暂性脑缺血发作，但神经功能障碍持续时间超过24小时，可达数天，也可完全恢复。③完全性脑卒中：症状较上述两种类型严重，常伴有不同程度的昏速，神经功能障碍长时间不能恢复。

（2）出血性脑卒中 多见于50岁以上，有多年高血压病及动脉粥样硬化的患者，男性多于女性。表现为突然出现的意识障碍，偏瘫，重症者可出现昏迷，完全性瘫痪。

（三）心理-社会状况

脑血管疾病患者常因不能继续劳动、工作，不能照顾家庭而焦虑不安，治愈心急切，合并肢体瘫痪、失语者，还可出现悲哀情绪。了解家属对患者的关心程度和支持能力。

（四）辅助检查

脑血管造影或数字减影脑血管造影是确诊脑血管疾病所必需的检查，可发现病变的部位、性质、范围及程度，可判断动脉瘤的位置、大小、形态、数目等。头部CT及MRI检查也有助于诊断。

（五）治疗要点

1. 颅内动脉瘤 主要是防止出血或再出血。发现病变应及时手术或介入治疗，开颅夹闭动脉瘤蒂是首选的方法。介入治疗是将可脱卸的弹簧圈置于动脉瘤内，闭塞动脉瘤，并保持载瘤动脉通畅，其创伤小，不用开颅，但疗效不肯定，适用于不宜手术者。还应对症处理，绝对卧床休息，避免情绪激动，防止颅内压增高和脑动脉痉挛。

2. 颅内动静脉畸形出血 手术切除是最彻底的方法，对位于脑深部或重要功能区直径<3cm的颅内动静脉畸形可采用伽玛刀治疗，对血流丰富及体积较大者可行血管内栓塞。各种治疗后都应择期复查脑血管造影，了解畸形血管是否消失。对残存的畸形血管团辅以其他治疗，避免再出血。

3. 脑卒中 绝对卧床休息，保持安静。对缺血性脑卒中，应扩张血管、抗凝或血液稀释治疗；脑动脉完全闭塞者可采取颈动脉内膜切除术，切除粥样硬化斑块以解除动脉狭窄和阻塞；对出血性脑卒中，应止血、脱水、降低全身血压和颅内压，病情仍继续加重者应尽早手术治疗，从而清除血肿、控制活动性出血，解除脑组织受压。

看一看11-3

20 世纪 90 年代至今，内镜辅助显微神经外科手术正不断开展。1960 年以来，Hopkins 等将内镜的光学系统和照明系统不断加以改进，使神经外科医生重新挖掘内镜手术的应用价值。1986 年，Griffith 总结了各种内镜手术，提出“内镜神经外科学”的概念。1994 年，随着微侵袭神经外科的发展，Bauer 和 Hellwig 提出“微侵袭神经内镜手术”的概念。20 世纪 90 年代以来，许多术者将神经内镜与手术显微镜结合运用，认为这种技术不但能提供范围更大、更清晰的手术视野，而且能减少脑组织的牵拉，避免手术操作所致的脑功能损害。1998 年，Perneczky 将这种技术命名为“内镜辅助显微神经外科”，并不遗余力地提倡和发展之。近几十年来，神经内镜与其他微侵袭神经外科技术结合运用，预示着神经内镜技术无穷的发展潜力。

二、常见护理诊断/合作性问题

1. 躯体活动障碍　与脑出血或脑缺血以及开颅手术有关。

2. 清理呼吸道无效　与意识障碍有关。

3. 急性/慢性意识障碍　与颅内出血或血肿压迫有关。

4. 潜在并发症　颅内压增高、脑疝、颅内动脉瘤或动静脉畸形破裂、脑缺血、颅内出血、感染、癫痫、尿崩症等。

三、护理目标

（1）患者躯体活动障碍程度逐渐减轻。

（2）患者保持呼吸道通畅。

（3）患者意识障碍程度逐渐减轻或意识清楚。

（4）患者未发生并发症，或并发症被及时发现并处理。

四、护理措施

（一）非手术治疗及术前护理

1. 心理护理　耐心倾听患者诉说，告知疾病性质和拟采用的治疗计划，介绍治疗方法的新进展，帮助患者及其家属面对现实，接受疾病的挑战，树立战胜疾病的信心等。

2. 手术前常规准备　经口鼻蝶窦入路手术的患者，术前需剃胡须、剪鼻毛，并加强口腔及鼻腔护理；预防性使用抗生素防止感染；术后每天 2 次口腔和鼻腔护理。

3. 昏迷患者护理　应加强口腔和鼻腔的护理。

（二）术后护理

1. 体位　全麻未清醒时，术后取侧卧位防止窒息，神志清醒后抬高床头 15°～30°。手术后的体位应避免压迫减压窗，以避免颅内压增高。搬动患者或为患者翻身时，应有人扶持头部使头颈部呈一直线，防止头颈部过度扭曲或震动。

2. 饮食　手术 24 小时后，患者意识清醒，吞咽功能、咳嗽反射恢复后可进流食，第 2～3 日给予半流食，以后逐步过渡到普食。颅后窝手术或听神经瘤手术后因舌咽、迷走神经功能障碍而发生吞咽困难、饮水呛咳者，应严格禁食、禁饮，采用鼻饲供给营养，待吞咽功能恢复后逐渐练习进食。

3. 病情观察 观察生命体征、意识状态、瞳孔形状等，使血压尽量维持在一个稳定水平；动态观察意识变化；注意有无颅内压增高症状，避免一切可以引起颅内压增高的因素，如精神紧张、情绪激动、用力排便等。

想一想11-3

如何做好脑血管疾病患者术后并发症的观察、预防和护理？

答案解析

4. 术后并发症的观察、预防和护理 ①出血：多发生在手术后24～48小时。患者表现为意识清醒后又逐渐嗜睡甚至昏迷或意识障碍进行性加重，伴有颅内压增高或脑疝症状。②脑梗死：因术后血栓形成或血栓栓塞引起。若患者术后处于高凝状态，用肝素预防。已发生脑梗死者应取平卧位，绝对卧床休息，遵医嘱给予扩容、扩血管、溶栓治疗。③注意动脉瘤栓塞治疗后有无脑缺血并发症，有无颅内压增高、脑疝、脑脊液漏等并发症。

练一练11-3

患者，女，56岁，因突发头痛、呕吐、左侧肢体无力2小时，意识模糊1小时入院。经过头颅CT检查，诊断脑出血，进行手术治疗，术后容易出现的并发症不包括（ ）。

A. 出血 B. 脑梗死 C. 颅内压增高 D. 脑疝 E. 血压下降

答案解析

（三）健康指导

（1）加强康复训练，在病情稳定后早期进行，如肢体的被动及主动练习，教会患者及其家属自我护理方法，加强练习，尽早最大程度地恢复功能。

（2）告知患者避免导致再出血的诱发因素，规律生活，避免用力、暴饮暴食和酗酒、情绪激动，以防蛛网膜下腔出血或脑出血。对高血压患者，遵医嘱按时服用降压药。纠正不良生活习惯，戒烟、戒酒。保持心态平和、乐观，避免情绪激动、慢性咳嗽、便秘等易引起脑卒中的危险因素。

五、护理评价

通过治疗和护理，患者是否：①躯体活动障碍程度逐渐减轻；②保持呼吸道通畅；③意识障碍程度逐渐减轻或意识清楚；④未发生并发症，或并发症被及时发现并处理。

护爱生命11-3

脑血管疾病是各种颅内和椎管内血管病变引起脑功能障碍的一组疾病的总称。其发病率和死亡率都很高，部分脑血管疾病，如脑卒中、颅内动脉瘤、血管畸形等需要外科手术治疗。加强病情动态的评估与监测、提供完善的围术期护理纠正不良生活习惯，戒烟、戒酒。保持心态平和、乐观，避免情绪激动、慢性咳嗽、便秘等易引起脑卒中的危险因素。

目标检测11-3

答案解析

1. 脑血管性疾病患者术后神志清醒后的体位宜采取（ ）。
   A. 床头抬高15°~30°
   B. 床尾抬高15°~30°
   C. 平卧位
   D. 床头、床尾均抬高15°
   E. 俯卧位
2. 颅内动脉瘤首选的方法是（ ）。
   A. 介入治疗切除动脉瘤
   B. 手术切除动脉瘤
   C. 开颅夹闭动脉瘤蒂
   D. 介入治疗夹闭动脉瘤蒂
   E. 以上治疗方法均可
3. 确诊脑血管疾病所必需的检查是（ ）。
   A. 脑电图
   B. 头部CT
   C. 头部MRI
   D. 头部X线片
   E. 脑血管造影或数字减影脑血管造影
4. 患者，女，58岁，因脑动脉瘤行手术治疗，患者术后神志清醒后的体位宜采取（ ）。
   A. 床头抬高15°~30°
   B. 床头抬高20°~40°
   C. 床头抬高30°~60°
   D. 床尾抬高15°~30°
   E. 床尾抬高20°~40°
5. 患者，女，65岁，因突发剧烈头痛、呕吐就诊，经检查诊断为颅内动脉瘤，首选的治疗方法是（ ）。
   A. 介入治疗切除动脉瘤
   B. 手术切除动脉瘤
   C. 开颅夹闭动脉瘤蒂
   D. 介入治疗夹闭动脉瘤蒂
   E. 以上治疗方法均可
6. 患者，女，65岁，因突发剧烈头痛、呕吐就诊，经检查诊断为颅内动脉瘤，确诊脑血管疾病所必需的检查是（ ）。
   A. 脑电图
   B. 头部CT
   C. 头部MRI
   D. 头部X线片
   E. 脑血管造影或数字减影脑血管造影
7. 颅内动脉瘤破裂出血后再出血常发生在前次出血的（ ）。
   A. 3天内　B. 1周内　C. 2周内　D. 3周内　E. 4周内
8. 脑卒中后的功能障碍通常会累及（ ）。
   A. 运动功能障碍
   B. 感觉、运动功能障碍
   C. 言语、感觉、运动功能障碍
   D. 认知、言语、感觉、运动功能障碍
   E. 认知、言语、感觉、运动、内脏功能障碍
9. 短暂性脑缺血发作，神经功能障碍持续时间不超过（ ）。
   A. 6小时　B. 12小时　C. 24小时　D. 36小时　E. 48小时
10. 可逆性缺血性神经功能障碍，临床表现类似短暂性脑缺血发作，但神经功能障碍持续时间

超过（ ）。

A. 6 小时 B. 12 小时 C. 24 小时 D. 36 小时 E. 48 小时

（狄树亭）

书网融合……

重点回顾 微课

第四节 颅内肿瘤患者的护理 微课

PPT

学习目标

知识目标：

1. **掌握** 颅内肿瘤患者的身体状况、常见护理诊断/合作性问题、护理措施。
2. **熟悉** 颅内肿瘤患者的治疗要点。
3. **了解** 颅内肿瘤的健康史、发病机制、辅助检查。

技能目标：

学会运用护理程序，对患者实施整体护理。

素质目标：

培养学生敏锐的临床观察能力、增强为患者服务的意识。

导学情景

情景描述：患者，男，55 岁。因头痛 6 个月，加重伴恶心、呕吐 1 个月入院。患者既往体健，否认发热、高血压、糖尿病、风湿性心脏病等疾病病史。查体：T 36.6℃，P 77 次/分，R 18 次/分，BP 140/78mmHg；患者头痛剧烈，影响夜间睡眠，神志清楚，精神稍差，双侧瞳孔等大等圆，直径约 2.5mm，光反应灵敏，肢体肌力、肌张力未见明显异常，生理反射存在，病理反射未引出。急诊头颅 CT 提示：右侧颞叶占位病灶，考虑肿瘤可能性大，侧脑室受压。医生初步诊断为颅内肿瘤。

情景分析：结合该患者的症状、体征以及影像学检查结果，医生的初步诊断为颅内肿瘤。护士应及时评估患者的病情变化，可能存在的病情变化及风险，为医生的诊断提供有效的依据。同时掌握颅内肿瘤患者的围手术期护理措施，为患者提供优质护理，防治并发症，促进患者早日康复。

讨论：请问该患者存在的主要护理诊断、关注的护理风险有哪些？医生准备为患者进一步诊治，如何做好护理计划？如何对患者施行心理护理？

学前导语：颅内肿瘤是神经外科常见疾病，若能正确诊断和治疗，大多数患者预后较好，但是颅内肿瘤若伴慢性脑疝形成，病情变化多端，若延误诊断和治疗，则引起严重并发症，导致死亡，所以作为临床护士需要有敏锐的观察力及解决问题的能力。

颅内肿瘤（intracranial tumor）包括原发性和继发性肿瘤两类。原发性颅内肿瘤可发生于脑组织、脑膜、颅神经、垂体、颅内血管、脉络丛以及残余胚胎组织等。继发性肿瘤是身体其他部位恶性肿瘤转移到或直接侵入颅内的肿瘤。颅内肿瘤可发生于任何年龄，以 20~50 岁多见，发病部位以大脑半球居多。

一、分类

颅内肿瘤分类方法多样，按照原发性和继发性颅内肿瘤进行分类如下。

（一）原发性肿瘤

1. 脑胶质瘤（glioma） 是指起源于脑神经胶质细胞的肿瘤，是最常见的原发性颅内肿瘤。我国脑胶质瘤年发病率为（5~8）/10 万。世界卫生组织（WHO）2016 版中枢神经系统肿瘤分类将脑胶质瘤分为Ⅰ~Ⅳ级，Ⅰ、Ⅱ级为低级别脑胶质瘤，Ⅲ、Ⅳ级为高级别脑胶质瘤。主要涉及星形细胞、少突胶质细胞和室管膜细胞来源的高、低级别脑胶质瘤。其中星形细胞瘤（astrocytoma）是胶质瘤中最常见的，囊性者常分界清楚，若切除彻底有望根治；呈实质性者与周围组织分界不清，常不能彻底切除，术后易复发。胶质母细胞瘤（glioblastoma，GBM）属恶性上皮性肿瘤，恶性程度最高，好发于 30~50 岁，肿瘤起源于白质，浸润性生长迅速，病情进展快，对放、化疗均不敏感，即使经手术、放疗及化疗，其生存时间也仅为 1 年左右。少突胶质细胞瘤（oligodendroglioma）占胶质瘤 3%~12%，肿瘤生长较慢，与正常脑组织分界较清，常伴钙化，少数发生囊变。可手术切除，但术后易复发，需术后放疗及化疗，治疗效果较理想。室管膜瘤（ependymoma）占胶质瘤的 5%~6%，占儿童颅内肿瘤的 9%，恶性度较髓母细胞瘤低，预后差，肿瘤与周围脑组织分界尚清楚，有种植性转移倾向，通过脑脊液“种植播散”，术后需放射治疗。髓母细胞瘤（medulloblastoma）为高度恶性，占儿童颅内肿瘤的15%~20%，好发于 2~10 岁儿童，多位于后颅窝中线部位，因阻塞第四脑室及导水管而引发梗阻性脑积水，手术尽量切除肿瘤，术后需放射治疗和化疗，1/2 患者可生存 5 年左右。

2. 脑膜瘤（meningioma） 约占颅内肿瘤的 20%，良性居多，肿瘤边界清，生长缓慢，60%~70% 位于矢状窦旁、大脑凸面、蝶骨和鞍结节（图 11-5）。邻近的颅骨有增生或被侵蚀的迹象。脑膜瘤有完整的包膜，彻底切除可预防复发。恶性脑膜瘤较少见，呈浸润性生长，与脑组织界限不清，脑水肿严重，可转移至肺。

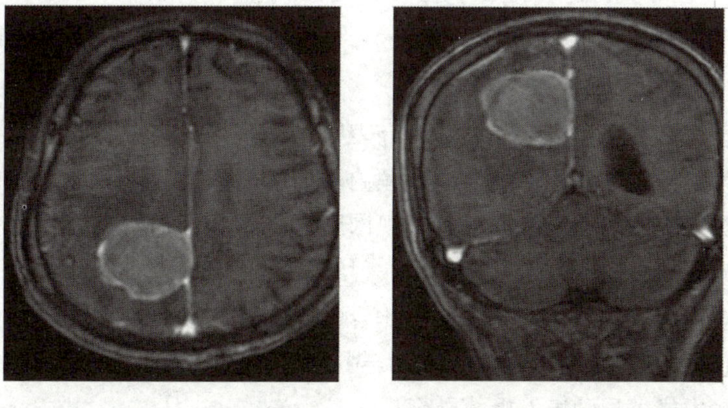

图 11-5　脑膜瘤 MRI 增强

3. 垂体腺瘤（pituitary adenoma） 来源于腺垂体的良性肿瘤，约占颅内肿瘤的 10%。如肿瘤直径 <1cm，限于鞍内生长称微腺瘤；肿瘤直径 >1cm，突破鞍膈为大腺瘤；>3cm 为巨腺瘤（图 11-6）。按细胞的分泌功能可分为催乳素瘤（PRL 瘤）、生长激素腺瘤（GH 瘤）、促肾上腺皮质激素腺瘤（ACTH 瘤）及混合性腺瘤。PRL 瘤主要表现为女性闭经、泌乳、不孕等；男性性功能减退、阳萎、不育、毛发稀少、体重增加等。GH 瘤在成年前发病者表现为巨人症，成年后发病者表现为肢端肥大症。

ACTH瘤主要表现为皮质醇增多症，如满月脸、水牛背、向心性肥胖、高血压及性功能减退、腹壁及大腿皮肤紫纹等。手术切除是首选的治疗方法。若瘤体较小可经蝶在显微镜下手术切除，瘤体较大需开颅手术，术后放疗。

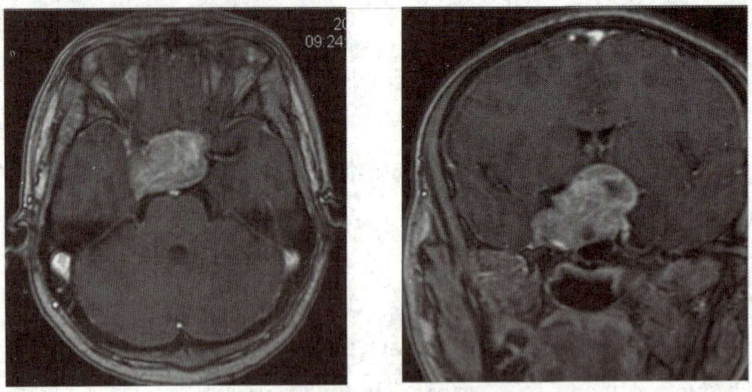

图11-6　垂体腺瘤MRI增强

4. 听神经瘤（acoustic neuroma）　为良性肿瘤，发生于第Ⅷ脑神经前庭支，占颅内肿瘤8%～10%。位于小脑桥脑角内，由于肿瘤直接压迫引起局部症状，进行性听力丧失，耳鸣、眩晕、步态不稳、共济失调等症状，以及后组脑神经受累症状，声音嘶哑、吞咽困难等。治疗以手术切除为主，彻底切除可根治，术后常有面瘫。直径小于3cm者可用伽马刀治疗。

5. 颅咽管瘤（craniopharyngioma）　为先天性的良性肿瘤，约占颅内肿瘤的5%，大多位于鞍上，肿瘤多为囊性，多见于儿童及青少年，男性多于女性。要表现为视力障碍、视野缺损，尿崩、侏儒症、肥胖和发育迟缓等内分泌功能障碍。治疗以手术切除为主，放疗可抑制残余肿瘤生长。

（二）脑转移瘤

脑转移瘤（metastatic tumor）可单发或多发，肺、乳腺和消化道的恶性肿瘤易造成脑转移，肉瘤脑转移少见。其中，约有15%原发灶没有被发现，反而以脑转移灶为首发症状。一旦确定为脑转移瘤，要积极寻找原发病灶。

二、护理评估

（一）健康史

颅内肿瘤的病因至今尚不完全清楚，大量研究表明，细胞染色体上存在癌基因和抑癌基因，加上各种后天诱因可使其发生颅内肿瘤。可能会诱发颅内肿瘤的因素有遗传因素、物理因素、化学因素和生物因素。某些肿瘤具有明显的家族倾向性，如视网膜母细胞瘤、血管网织细胞瘤、多发性神经纤维瘤等；物理因素中被确认的具有致肿瘤可能的是放射线，已有许多关于头颅放疗后引起颅内肿瘤的报道；在化学因素中，多环芳香碳氢化合物和硝酸化合物，在一些动物实验中都可诱发颅内肿瘤；实验研究表明，一些病毒包括DNA病毒和RNA病毒，若接种于动物脑内可诱发颅内肿瘤；器官移植免疫抑制药的应用，会增加颅内或外周肿瘤发生的风险。

（二）身体状况

1. 颅内压增高　约90%以上的患者可出现颅内压增高症状和体征，通常呈慢性，进行性加重过程。若未得到及时治疗，约80%患者引发视力减退，重者可引起脑疝。

2. 局灶症状与体征　是脑瘤直接刺激、压迫和破坏组织而出现的局部神经功能紊乱表现，因肿瘤部位而异，如意识障碍、癫痫发作、进行性感觉障碍、视力或视野障碍、语言障碍及共济运动失调等。位于脑干等重要部位的肿瘤，早期即出现局部症状，而颅内压增高症状出现较晚。

想一想11-4

颅内肿瘤的临床表现有哪些？

答案解析

（三）心理-社会状况

了解患者及家属对疾病及其手术治疗的认知程度，了解患者心理变化情况，特别注意评估有无自杀动机和行为，了解家属对患者的关心程度和支持能力。

（四）辅助检查

CT或MRI是诊断颅内肿瘤的首选方法，不仅能明确诊断，而且能确定肿瘤的位置、大小及瘤周围组织情况。CT或MRI发现垂体腺瘤，尚需做血清内分泌激素测定以明确诊断。结合其他重要脏器影像学及检查检验情况进行全身情况综合评估。

（五）治疗要点

1. 对症治疗　头痛患者给予降颅压治疗，常用治疗方法有脱水、激素治疗、冬眠低温和脑脊液外引流等，以缓解症状，为手术治疗争取时间；有癫痫发作的要给予抗癫痫治疗等。

2. 手术治疗　是最直接、最有效的方法，包括肿瘤切除术、内减压术、外减压术、显微手术和脑脊液分流术等。

3. 放疗　适用于肿瘤位于重要功能区、肿瘤部位深不宜手术者、患者全身情况差不允许手术、对放疗较敏感的恶性肿瘤及恶性肿瘤部分切除后的辅助治疗。分为内照射和外照射法。

4. 化疗　颅内胶质细胞瘤可采用替莫唑胺、卡莫司汀或洛莫司汀以及新型化疗药物进行规范化疗。但在化疗过程中需防颅内压升高、肿瘤坏死出血及抑制骨髓造血功能等不良反应。如患者体质好，能耐受，可与放疗同时进行。

5. 其他治疗　针对颅内胶质细胞瘤、转移瘤等恶性颅内肿瘤，可选择免疫治疗、基因治疗、中医药治疗、光疗以及生物电场等新型治疗方法，但疗效仍不确切，需要进一步研究探索。

看一看11-4

胶质瘤是中枢神经系统最常见的恶性肿瘤。据WHO神经系统肿瘤分类，胶质瘤可分为Ⅰ-Ⅳ级，Ⅰ、Ⅱ级为低级别胶质瘤，Ⅲ、Ⅳ级为高级别胶质瘤。其中胶质母细胞瘤（glioblastoma，GBM）是发病率最高的原发性恶性中枢神经系统肿瘤，其突出特点为高侵袭性和易复发性。胶质瘤的发病机制尚不明了，胶质瘤的临床表现主要包括颅内压增高、神经功能及认知功能障碍和癫痫发作三大类。胶质瘤确诊需要通过肿瘤切除或活检获取标本，进行组织和分子病理学检查，确定病理分级和分子亚型。胶质瘤治疗以手术切除为主，结合放疗、化疗等综合治疗方法。手术可以缓解临床症状，延长生存期，并获得足够肿瘤标本用以明确病理学诊断和进行分子遗传学检测。手术治疗原则是最大范围安全切除肿瘤，而常规神经导航、功能神经导航、术中神经电生理监测和术中MRI实时影像等新技术有助于实现最大范围地安全切除肿瘤。放疗可杀灭或抑制肿瘤细胞，延长患者的生存期，常规分割外照射是胶质瘤放疗的标准治疗方式。GBM术后放疗联合替莫唑胺（TMZ）同步并辅助化疗，已成为成人新诊断GBM的标准治疗方案。替莫唑胺是胶质瘤患者的一线化疗药物，临床上部分患者对TMZ治疗不敏感，存在药物抵抗现象。近年来针对胶质母细胞瘤的治疗策略进行了很多研究和改进，包括手术、化疗、放疗以及靶向治疗等，患者的总体的中位生存期约14个月，存活超过2年的不足10%。

三、常见护理诊断/合作性问题

1. 焦虑/恐惧 与颅内肿瘤确诊，担心手术效果及预后有关。

2. 有受伤的危险 与功能障碍有关。

3. 知识缺乏 缺乏所患疾病相关的知识。

4. 有感染的危险 与引流管的护理有关。

5. 潜在并发症 颅内压增高、脑疝、颅内出血、尿崩、癫痫等。

四、护理目标

（1）患者焦虑、恐惧感减轻。

（2）患者未发生受伤的情况。

（3）患者对所患疾病相关知识有一定的了解。

（4）患者未发生感染，或发生的感染得到及时控制和治疗。

（5）患者未发生并发症，或并发症被及时发现并处理。

五、护理措施

（一）非手术治疗患者及术前护理

1. 心理护理 患者在得知所患疾病之后，往往不能正确对待，出现否认、焦虑、恐惧等心理反应，因此，要给予心理疏导和精神上的安慰，同时耐心讲解疾病的有关知识，稳定患者的情绪，消除患者对手术的紧张、恐惧心理，树立战胜疾病的信心，使之积极配合治疗。

2. 饮食护理 多进食高蛋白、易消化的清淡饮食，以提高机体抵抗力和术后组织修复能力。

3. 病情观察 密切观察患者的意识状态、瞳孔、生命体征及肢体活动情况，尤其注意有无颅内压增高的症状。

4. 术前准备 协助患者做好各项检查，做好术前常规准备。经鼻蝶窦入路手术的患者，术前需剃胡须、剪鼻毛。

（二）术后护理

1. 一般护理

（1）体位 全麻未清醒的患者，取平卧位，头转向健侧，以利于呼吸道护理，且避免切口受压；全麻清醒后血压平稳者可抬高床头15°～30°，以利于颅内静脉回流，减轻脑水肿，降低颅内压；幕上开颅术后患者应卧向健侧，避免切口受压；体积较大的肿瘤切除后，由于颅腔内留有较大空隙，24～48小时手术部位应保持高位，以免因突然翻动时脑和脑干移位，而引起大脑上静脉撕裂、硬脑膜下出血或脑干功能衰竭。后组脑神经受损、吞咽功能障碍者取侧卧位，以免口咽部分泌物误入气管。搬运患者或为患者翻身时，应有人扶住头部使头颈部在一条直线上，防止头颈部过度扭曲。

（2）饮食 术后次日可酌情给予流食，以后逐渐改为半流食到普食。颅后窝手术或听神经瘤手术后，因舌咽神经、迷走神经损伤常伴有声音嘶哑、吞咽困难、饮水呛咳，所以应严格禁饮食，防止因呛咳引起误吸，予以鼻饲饮食或静脉供给营养，待吞咽功能恢复后逐渐练习进食。

（3）病情观察 密切观察患者的意识状态、瞳孔、生命体征及肢体活动情况等。保持口腔清洁，经鼻蝶窦入路手术的患者，术后应加强口腔护理。

2. 有效缓解疼痛 了解术后患者头痛的原因、性质和程度，针对其原因，给予相应的治疗和护理。

（1）切口疼痛 多发生于术后24小时内，患者疼痛严重时可遵医嘱给予一般镇痛药。但不可轻易应用吗啡或哌替啶，因为这类药物容易出现抑制呼吸、瞳孔缩小等不良反应，影响病情的观察。

（2）颅内压增高所引起的头痛　多发生在术后3~7日脑水肿高峰期，常为搏动性头痛，严重时伴有呕吐、烦躁不安、意识障碍、生命体征变化、进行性瘫痪等。需抬高床头，遵医嘱应用脱水药物、激素等降低颅内压的方法治疗，大多能缓解头痛。

（3）术后血性脑脊液刺激脑膜引起的头痛　需在术后早期行腰椎穿刺引流出血性脑脊液，不仅可以缓解头痛症状，还可降低颅内压，同时减轻血性脑脊液刺激减轻头痛，减少红细胞代谢产物吸收清除过程中诱发脑积水等并发症的可能。但有明显腰椎穿刺禁忌证的患者应禁止腰椎穿刺操作。

3. 引流管的护理　颅内肿瘤切除术后，为引流手术残腔内的血性液体和气体，使残腔逐步闭合，减少局部积液或形成假性囊肿的机会，在创腔内放置引流管。护理引流管时应注意观察引流瓶（袋）的位置、引流的速度、引流液的颜色及量。

（1）引流管位置　妥善放置引流瓶（袋）。术后早期，为保证创腔内一定的液体压力，避免脑组织移位，创腔引流瓶（袋）置于床头，高度与头部创腔保持一致。尤其是位于顶后枕部的创腔，术后48小时内，不可随意放低引流瓶（袋），以免创腔内液体被引出致脑组织迅速移位，撕破大脑上静脉，引起颅内血肿。

（2）引流速度、引流量　若术后早期引流速度过快、引流量多，应适当抬高引流瓶（袋）。手术48小时后，可将引流瓶（袋）略放低，以期较快引流出创腔内的液体，使脑组织膨出，减少局部残腔。避免局部积液导致颅内压增高。

（3）拔管　引流管一般放置2~3日，血性脑脊液逐渐转清，即可拔除引流管，以免形成脑脊液漏。

4. 切口护理　注意观察切口敷料有无渗血、渗液等情况，发现异常及时通知医生处理。

5. 活动与功能锻炼　鼓励患者尽早活动，尤其有神经功能缺损或肢体活动障碍者，要尽早进行肢体的功能锻炼。肢体瘫痪者应保持功能位，防止足下垂，瘫痪肢体各关节被动屈伸运动，练习行走，防止肌萎缩。

6. 并发症的预防与护理

（1）颅内出血　是术后最危险的并发症，多发生在术后24~48小时。患者若先有意识改变，表现为意识清楚后又逐渐嗜睡、反应迟钝甚至昏迷，出血侧瞳孔散大、对光反射消失，对侧肢体肌力下降及生命体征的变化，多为大脑半球术后出血的表现；若出现呼吸抑制甚至枕骨大孔疝表现，多为颅后窝术后出血的表现。脑室内出血可有高热、抽搐、昏迷及生命体征紊乱。一旦发现患者有颅内出血征象，应立即报告医师，并做好再次手术的准备。

（2）脑脊液漏　注意观察伤口、鼻、耳等处有无脑脊液漏。经蝶窦术后避免剧烈咳嗽，以防脑脊液鼻漏。若出现脑脊液漏，及时通知医师，并让患者取半卧位、抬高头部以减少漏液，头部枕无菌治疗巾，污染后及时更换，并估计脑脊液的漏出量，避免出现低颅压综合征。

（3）尿崩症　主要发生于鞍上手术后，损伤到下丘脑影响血管升压素分泌所致。患者出现多饮、多尿、口渴，每日尿量大于4000ml，尿比重低于1.005。术后准确记录每小时尿量及24小时出入量，一旦出现尿崩，立即通知医生，根据患者的具体情况遵医嘱给予口服或静脉滴注抗利尿激素治疗，根据尿量的增减和血清电解质的水平调节用药剂量。同时注意水、电解质的平衡。

（4）应激性溃疡　丘脑下部及脑干受损后可引起胃黏膜糜烂、溃疡及出血等。患者呕吐或自胃管引流出大量咖啡色液，并伴有呃逆、黑粪等症状，出血量多时可引起休克。一旦发生，立即给予胃肠减压，并自胃管注入冰盐水及止血药物，同时遵医嘱给予奥美拉唑等药物，出现休克的影积极抗休克治疗，必要时需要失输血纠正休克。

（5）颅内压增高、脑疝、中枢性高热及癫痫发作　严密监测及观察意识、瞳孔、生命体征变化，加强颅内压控制、降温及预防控制癫痫等治疗措施的实施，同时积极预防并发症。

（三）健康教育

1. 心理指导 鼓励患者保持积极、乐观的心态，积极自理个人生活。

2. 休息与活动 适当休息，坚持锻炼（如散步、太极拳等），劳逸结合。

3. 合理饮食 多食高热量、高蛋白、富含纤维素和维生素、低脂肪、低胆固醇饮食，少食动物脂肪、腌制品；限制烟酒、浓茶、咖啡、辛辣等刺激性食物。

4. 康复训练 神经功能缺损或肢体活动障碍者，进行辅助治疗（高压氧、针灸、理疗、按摩等），加强肢体功能锻炼与看护，避免意外伤害。

5. 用药指导 遵医嘱按时、按量服药，不可突然停药、改药及增减药量，尤其是抗癫痫药物等，以免加重病情；癫痫患者不宜单独外出、游泳、登高、驾驶车辆及高空作业，建议癫痫患者随身携带疾病卡。

6. 出院指导 如发现原有症状加重，如头痛、头晕、恶心、呕吐、抽搐、不明原因持续高热、肢体乏力、麻木、视力下降等应及时就医；术后3～6个月后门诊复查CT或MRI。

六、护理评价

通过治疗和护理，患者是否：①焦虑、恐惧感减轻；②发生受伤的情况；③对所患疾病相关知识有一定的了解；④发生感染，或发生的感染得到及时控制和治疗；⑤未发生并发症，或并发症被及时发现并处理。

练一练11-4

患者，男，45岁。近1年来逐渐出现头痛、恶心、呕吐，反应迟钝、肢体乏力，间断出现肢体抽搐，可自行缓解。头颅CT提示颅内占位性病变，侧脑室受压，为进一步治疗入院。医疗诊断：颅内肿瘤、颅内压增高、慢性脑疝形成、继发性癫痫。治疗：完善术前检查及评估，拟行手术治疗。

答案解析

请根据上述病例资料分析回答以下问题。

1. 颅内压增高的临床表现有哪些？引起颅内压增高的原因有哪些？
2. 颅内压增高最严重的并发症是什么？如何进行急救？
3. 该患者围手术期及术后护理的重点及难点分别是什么？

护爱生命11-4

颅内肿瘤患者对于疾病恢复的预期与实际治疗效果可能存在较大差距。护理行为面对的是病情复杂、年龄不一、文化背景不同的各种人群，护理服务具有高风险性，护士的风险意识与日俱增。例如：疾病给患者和家属带来突如其来的打击给家庭带来沉重的负担，家属对医护是否尽力表示怀疑；医患双方所拥有的医学知识的不对称性导致患者及家属不能理解手术后出现的并发症；医护之间工作默契情况带给护士更重的精神压力；一句不恰当的解释可能成为医疗纠纷的导火索；躁动不安的患者有坠床的危险等。

全面掌握病情、及时准确的病情观察是防范可能出现风险的重要措施。如有自杀倾向的患者，交代家属24小时陪伴；重症患者做仪器检查或转科必须有医生或护士陪同；对烦躁不安的患者拘束适度，使用镇静剂要密切观察药效并加强呼吸道管理；专科监护室护士的准入制度；住监护室患者及家属的告知制度；急诊患者贵重物品登记等。

因此，护士工作中应该严格遵守“一切以患者为中心”的工作准则，以守护患者生命健康为己任，全心全意为患者服务，促进患者病情恢复。

目标检测11-4

答案解析

1. 下列哪项是常见的颅内恶性肿瘤（　）。
   A. 神经胶质瘤　B. 垂体腺瘤　C. 颅咽管瘤　D. 脑膜瘤　E. 听神经瘤
2. 下列哪项不是颅内鞍区肿瘤（　）。
   A. 催乳素腺瘤　B. 生长激素腺瘤　C. 颅咽管瘤　D. 鞍区脑膜瘤　E. 听神经瘤
3. 颅内压增高的主要临床表现是（　）。
   A. 头痛，恶心、呕吐，视神经乳头水肿　B. 头痛，头晕，恶心、呕吐
   C. 头痛，恶心、呕吐，听力下降　D. 头痛，耳鸣，视力下降
   E. 头晕，耳鸣，恶心、呕吐
4. 枕骨大孔疝与小脑幕切迹疝的主要鉴别点是（　）。
   A. 枕骨大孔疝可先出现意识、瞳孔变化，后出现生命体征变化
   B. 枕骨大孔疝可先出现生命体征变化，后出现意识、瞳孔变化
   C. 小脑幕切迹疝可先出现生命体征变化，后出现意识、瞳孔变化
   D. 小脑幕切迹疝可同时出现意识、瞳孔以及生命体征变化
   E. 枕骨大孔疝可同时出现生命体征以及意识瞳孔变化
5. 下列颅内肿瘤中不能经蝶窦手术切除的是（　）。
   A. 催乳素瘤　B. 生长激素腺瘤
   C. 颅咽管瘤　D. 鞍区脑膜瘤
   E. 听神经瘤
6. 颅内肿瘤术后的可能并发症不包括（　）。
   A. 术区血肿形成　B. 脑脊液漏
   C. 颅内感染　D. 应激性消化道溃疡
   E. 高血压
7. 以下关于尿崩症的临床表现及护理措施，不正确的是（　）。
   A. 主要发生于鞍上手术后，下丘脑损伤影响血管升压素分泌所致
   B. 表现为多饮、多尿、口渴，尿量大于4000ml/24小时，尿比重明显降低
   C. 术后准确记录每小时尿量及24小时出入量有助于尿崩症的识别和发现
   D. 给予口服或静脉滴注抗利尿激素治疗有效
   E. 水、电解质失衡不常见
8. 术后脑脊液鼻漏患者体位应选择（　）。
   A. 平卧位　B. 半卧位　C. 直立位　D. 头低位　E. 侧卧位
9. 关于颅内肿瘤术后疼痛的原因，错误的是（　）。
   A. 颅内压增高　B. 血性脑脊液
   C. 头部切口疼痛　D. 颅内压降低
   E. 幻觉

10. 颅内肿瘤的辅助检查手段不包括（　）。

A. 头颅 CT　　B. 头颅 MRI

C. 脑电图　　D. 肿瘤标志物及激素检测

E. 肺功能及心脏彩超

（张兵钱　王广）

书网融合……

重点回顾　　微课　　习题

第十二章　颈部外科疾病患者的护理

学习目标

知识目标：

1. 掌握　甲状腺功能亢进、甲状腺肿瘤患者的身体状况、常见护理诊断/合作性问题、护理措施。

2. 熟悉　甲状腺功能亢进患者的治疗要点。

3. 了解　甲状腺功能亢进、甲状腺肿瘤患者的健康史、辅助检查。

技能目标：

学会运用护理程序，对患者实施整体护理。

素质目标：

具有严谨的工作作风、敏锐的观察力及解决问题的能力。

导学情景

情景描述：患者，女，46岁。自述近年来脾气越来越大，经常与家人、朋友发生口角，饭量增大身体却逐渐消瘦。同时自感心慌气短、怕热多汗。医生诊断为："甲状腺功能亢进"，拟行甲状腺大部切除术。查体：T 37.1℃，P 115次/分，R 20次/分，BP 140/89mmHg。颈软，气管居中，双侧甲状腺对称性、弥漫性肿大，可闻及血管杂音，周围淋巴结无肿大。医嘱：复方碘化钾溶液，口服，每日3次，每次3滴，逐日每次增加一滴，至16滴/次。

情景分析：根据医生的医嘱，结合患者的身体状况。护士应为患者手术做好充足的术前准备，术前准备要有预见性，如避开月经期，怎样降低碘剂的刺激性，随时关注患者的病情变化。

讨论：请问患者存在的主要护理诊断/合作性问题有哪些？怎样指导患者服用碘剂？术后如何护理？

学前导语：甲状腺功能亢进的术前准备是手术成功的关键。手术后的并发症多而且严重，若延误诊断和治疗，甚至导致死亡，所以作为临床护士需要严谨的工作作风，同时有敏锐的观察力及解决问题的能力。

第一节　甲状腺功能亢进患者的护理

PPT

甲状腺功能亢进（hyperthyroidism）简称甲亢，是由各种原因所致正常甲状腺素分泌的反馈控制机制丧失，引起循环中甲状腺素异常增多、以全身代谢亢进为主要特征的疾病总称。甲亢可分为三类。①原发性甲亢：最常见，占甲亢的85%～90%。患者多见于20～40岁。主要指毒性弥漫性甲状腺肿（Graves disease，GD），在甲状腺肿大的同时，出现功能亢进症状。腺体呈弥漫性肿大、两侧对称，常伴有眼球突出，故又称"突眼性甲状腺肿"。②继发性甲亢：较少见，年龄多在40岁以上，腺体呈结节状肿大，两侧多不对称，无眼球突出，多伴有心肌损害。③高功能腺瘤：少见，甲状腺萎缩，内有单发的自主性高功能结节，无眼球突出。

一、护理评估

（一）健康史

迄今尚未完全明了。目前认为原发性甲亢是一种自身免疫性疾病，在患者血中有两类刺激甲状腺的自身抗体，即长效甲状腺激素和甲状腺刺激免疫球蛋白，都属于G类免疫球蛋白，来源于患者的淋巴细胞，都能抑制腺垂体分泌促甲状腺激素（TSH），与甲状腺滤泡壁细胞膜上的TSH受体结合，使甲状腺细胞分泌大量甲状腺素（T_4）、三碘甲状原氨酸（T_3）。

（二）身体状况

1. 全身表现 患者主要表现为性情急躁、易激惹、失眠、双手颤动、怕热、多汗、皮肤潮湿、无力、易疲劳等；食欲亢进却体重减轻、肠蠕动亢进和腹泻；心悸、脉快有力（脉搏常在100次/分以上）和脉压增大（常大于40mmHg）。

2. 局部表现 原发性甲亢患者大多数有不同程度的弥漫性、对称性甲状腺肿大，肿大程度与甲亢轻重无明显关系，多无局部压迫症状。由于腺体内血管扩张，血流加速，左、右叶上下极可扪及震颤感，听诊时可闻及血管杂音。突眼征为重要且较特异的体征之一，突眼多与甲亢同时发生。典型者双侧眼球突出、睑裂增宽。严重者上下眼睑不能闭合、瞬目减少、上眼睑挛缩、睑裂宽，向前平视时，角膜上缘外露；向上看物时，前额皮肤不能皱起；向下看物时，上睑不能下垂；看近物时，眼球辐辏不良；甚至伴眼睑肿胀肥厚、结膜充血水肿等。

（三）心理-社会状况

患者常处于精神紧张、敏感多疑、急躁易怒状态，易于他人发生争执，家庭内外人际关系紧张，在诊疗活动中可出现不协调或不依从行为，事后难免自责、神情沮丧。患者也可因甲状腺肿大、突眼等外形改变，造成社交心理障碍。

（四）辅助检查

1. 基础代谢率（BMR）测定 可根据脉压和脉率计算，常用计算公式为：BMR =（脉率 + 脉压差）- 111，以±10%为正常，+20% ~ +30%为轻度甲亢，+30% ~ +60%为中度甲亢，+60%以上为重度甲亢。测定必须在清晨、空腹和静卧时进行。影响基础代谢测定结果的因素较多，因此，近年来不少医院已停止此项测定。

练一练12-1

患者，女，45岁，自觉心慌、多汗、脾气暴躁，颈部增粗，诊断为“甲状腺功能亢进”，拟行“甲状腺次全切除术”。测得基础代谢率是+45%。其甲状腺功能为（　）。

A. 正常　　B. 轻度甲亢　　C. 中度甲亢

D. 重度甲亢　　E. 重度甲减

答案解析

2. 甲状腺摄^{131}I率测定 正常甲状腺24小时内摄取的^{131}I量为总入量的30% ~40%，若2小时内甲状腺摄^{131}I量超过25%。或24小时内超过总量的50%，且摄^{131}I高峰较早出现，都提示有甲亢，但不反映甲亢的严重程度。

3. 实验室检查 ①血清促甲状腺素（TSH）测定：国际公认的诊断甲亢的首选指标，可作为单一指标进行甲亢筛选。②血清T_3、T_4测定：甲亢患者血清T_3、T_4的升高可以不同步，两者均测定对不同患者有意义。血清游离甲状腺素（FT_4）及游离三碘原氨酸（FT_3）均可增高。游离甲状腺素能直接反映甲状腺功能，而且不受血中的甲状腺结合球蛋白（TBG）变化的影响，对甲亢诊断较 T_3、T_4 更为准确。

4. 甲状腺核素静态显像　对多结节甲状腺肿伴甲亢和高功能腺瘤诊断意义较大。

（五）治疗要点

甲状腺大部切除术仍是目前治疗中度甲亢的一种常用而有效的方法，能使 90% ~95% 的患者获得痊愈，手术死亡率低于 1%，主要缺点是有一定的并发症，4% ~5% 的患者术后甲亢复发。还有传统 ^{131}I 治疗。

手术适应证：①继发性甲亢或高功能腺瘤；②中度以上的原发性甲亢；③腺体较大，伴有压迫症状或胸骨后甲状腺肿等类型的甲亢；④抗甲状腺药物或 ^{131}I 治疗后复发或坚持长期用药有困难者；⑤妊娠早、中期的甲亢患者凡具有上述指征者。鉴于甲亢对妊娠可造成不良影响（流产和早产等），而妊娠又可能加重甲亢，因此，妊娠早、中期的甲亢患者凡具有上述指征者，仍应考虑手术治疗。

手术禁忌证：①青少年患者；②症状较轻者；③老年患者或有严重器质性疾病不能耐受手术治疗者。

看一看

传统 ^{131}I 治疗甲亢的目的在于使患者甲状腺功能恢复正常，我国 ^{131}I 治疗趋于个体化、低剂量治疗，以防止甲减发生。但由于治疗剂量不足，会延误甲亢缓解，使甲亢复发率增高。有研究显示，不管 ^{131}I 剂量如何，在治疗 10 年后有 50% 以上的患者会出现甲减。新的甲亢临床治愈理念认为 ^{131}I 治疗后出现甲减是其目的，这样甲亢才算彻底治愈。

^{131}I 治疗在成人甲亢治疗中已得到了广泛认可。在青少年中的争议主要在于其可能存在致癌性和对生育的负面影响。研究证明 ^{131}I 治疗不会增加恶性肿瘤的发病率，也不会引起生育和遗传问题。但是鉴于儿童对 ^{131}I 的敏感性更高、发生甲减的可能性更大，目前仍不主张首选 ^{131}I 治疗。

^{131}I 治疗甲亢是安全、有效的。^{131}I 治疗甲亢一次性治疗缓解率为 50% ~80%，总有效率达 95% 以上。治疗后复发率为 2% ~4%，在许多国家已成为治疗甲亢的首选方法之一。

二、常见护理诊断/合作性问题

1. 焦虑　与担心手术及预后等有关。

2. 营养失调　与甲亢时基础代谢率显著增高所致代谢需求量大于摄入量有关。

3. 自我形象紊乱　与甲状腺肿大和突眼有关。

4. 潜在并发症　甲状腺危象、呼吸困难和窒息、喉返神经损伤、喉上神经损伤或手足抽搐。

三、护理目标

（1）患者情绪稳定，焦虑减轻。

（2）患者营养状况得到改善，体重恢复正常。

（3）患者能适应自我形象的改变。

（4）患者术后生命体征平稳，未发生呼吸困难和窒息、喉返神经损伤、喉上神经损伤或手足抽搐等并发症。

四、护理措施

（一）非手术治疗患者及术前护理

1. 一般护理

（1）饮食护理　为加强营养支持，给予高热量、高蛋白质、富含维生素的食物；每日饮水 2000 ~ 3000ml 以补充出汗、腹泻、呼吸加快等所丢失的水分。但有心脏疾病的患者应避免大量摄水，以防肺水肿和心力衰竭。禁止饮用对中枢神经有兴奋作用的浓茶、咖啡等刺激性饮料。

（2）环境与休息　为患者提供安静的休息环境，通风，保证睡眠充分，患者应适当限制活动，卧床休息。尽力限制访客，减少外来不良刺激，降低基础代谢率。精神过度紧张或失眠者，适量使用小剂量镇静剂或安眠药物。

（3）加强基础护理　患者出汗较多，及时更换床单，勤洗衣服，勤洗澡。

2. 适应性训练　术前 3 日教患者练习头颈过伸位，枕放在肩胛骨下，使头后仰。手术时，头要过度后仰，以充分显示颈部，便于医生手术，还可以让患者适应手术中头过度后仰引起的不适。

3. 完善术前检查　除全面体格检查和必要的化验检查外，还应包括：①颈部透视或摄片，了解有无气管受压或移位；②详细检查心脏有无扩大、杂音或心律不齐等，并做心电图检查；③喉镜检查，确定声带功能；④测定基础代谢率，了解甲亢程度，选择手术时机。

4. 术前药物准备的护理　通过药物降低基础代谢率是甲亢患者术前准备的重要环节，护士应遵医嘱正确指导甲亢患者完成术前药物准备。术前药物准备方法通常有 4 种。

（1）开始即用碘剂，2 ~ 3 周后待甲亢症状得到基本控制（患者情绪稳定，睡眠好转，体重增加，脉率 <90 次/分以下，基础代谢率 < +20%）后，便可进行手术。碘剂的作用在于抑制蛋白水解酶，减少甲状球蛋白的分解，逐渐抑制甲状腺素的释放，有助于避免术后甲状腺危象的发生；碘剂还能使甲状腺变小、变硬，有利于进行手术。但因碘剂只能抑制甲状腺素的释放，而不能抑制甲状腺素的合成，停服后会致贮存于甲状腺滤泡内的甲状球蛋白大量分解，使原有甲亢症状再现，甚至加重。故碘剂不能单独治疗甲亢，仅用于手术前准备；凡不拟行手术治疗的甲亢患者均不宜服用碘剂。常用的碘剂是复方碘化钾溶液，每日 3 次口服，第 1 日每次 3 滴，第 2 日每次 4 滴，依此逐日递增至每次 16 滴止，然后维持此剂量。由于碘剂可刺激口腔和胃黏膜，引起恶心、呕吐、食欲不振等不良反应，因此，护士可指导患者于饭后用冷开水稀释后服用，或在用餐时将碘剂滴在馒头或饼干上一同服用。

（2）先用硫脲类药物，待甲亢症状基本控制后停药，再单独服用碘剂 1 ~ 2 周，再行手术。硫脲类药物能使甲状腺肿大充血，手术时极易发生出血，增加手术风险；碘剂能减少甲状腺的血流量，减少腺体充血，使腺体缩小、变硬，服用硫脲类药物后再服碘剂。

（3）少数患者服碘剂 2 周后症状改善不明显，可加服硫脲类药物，待甲亢症状基本控制，停用硫脲类药物后再继续单独服用碘剂 1 ~ 2 周后手术。在此期间严密观察用药的效果与不良反应。

（4）心率较快的患者，碘剂合用普萘洛尔，每 6 小时服药 1 次，每次 20 ~ 60mg，一般服用 4 ~ 7 日后脉率即降至正常水平。由于普萘洛尔的半衰期不到 8 小时，故最末一次服用须在术前 1 ~ 2 小时，术后继续口服 4 ~ 7 日。术前不用阿托品，以免引起心动过速。

5. 突眼护理　对眼睑不能闭合者必须注意保护角膜和结膜，经常点眼药水，防止干燥、外伤及感染，外出戴墨镜或使用眼罩以避免强光、风沙及灰尘的刺激。睡眠时头部抬高，以减轻眼部肿胀。睡前应涂抗生素眼膏，并覆盖纱布或使用眼罩，预防结膜炎和角膜炎。结膜发生充血水肿时，用 0.5% 醋酸可的松滴眼剂滴眼，并加用冷敷；眼睑闭合严重障碍者可行眼睑缝合术。对于严重突眼者还应加强心理护理，多关心和照顾，帮助其树立治疗的信心，同时应完善术前准备，以择期行眶内减压术。

6. 心理护理　与患者进行有效沟通，向患者介绍手术的目的和意义，术前用药及检查的重要性，解除患者心理压力，树立起战胜病魔的信心，配合医护操作治疗。

想一想

服用碘剂时，怎样才能降低碘剂对消化道的刺激？

答案解析

（二）术后护理

1. 一般护理　术后取平卧位。待全麻清醒、血压平稳后取半坐卧位。变换体位、起身活动、咳嗽时可用双手固定颈部，保持头颈部舒适，以减少震动而引起或加重切口局部疼痛。清醒患者，即可给予少量温或凉水，若无呛咳、误咽等不适，可逐步给予微温流质饮食，注意过热可使手术部位血管扩张，加重创口渗血。以后逐渐过渡到半流质及高热量、高蛋白质和富含维生素的软食，以利切口早期愈合。

2. 病情观察

（1）生命体征　心电监护仪监测生命体征，维持血压稳定，当患者脉率过快、体温升高时，应警惕甲状腺危象的发生。遵医嘱及时肌内注射苯巴比妥钠或冬眠合剂Ⅱ号，并给予有效降温。

（2）切口和引流管观察　切口渗血及肿胀情况，及时更换污染敷料，记录出血量。术后手术切口常规放置橡皮条或引流管引流 24～48 小时，利于观察切口内出血情况和及时引流切口内的积血，预防术后气管受压。引流术后 24～48 小时内护士应注意定时观察并记录引流液的颜色、性质和量。警惕再出血的危险。

（3）并发症的观察　观察患者有无呛咳或误咽，尤其是在患者饮水、进食流质饮食后。观察患者发音，与手术前对比有无音调降低或声音嘶哑。观察患者有无面部、口唇部或手足部的针刺样麻木感或强直感。

（4）确保呼吸道通畅，预防肺部并发症。

3. 药物护理　甲亢患者术后遵照医嘱继续服用复方碘化钾溶液，由每日 3 次，每次 16 滴开始，逐日每次减少 1 滴，至每次 3 滴病情稳定时停用。术前服用普萘洛尔，术后继续服用，逐渐减量停止。年轻患者术后常规口服甲状腺素，30～60mg/d，连服 6～12 个月，以抑制促甲状腺激素的分泌，预防复发。

4. 切口护理　有引流者，保持引流管通畅，防止扭转、折叠、脱管，当引流液减少时，及时拔管；橡皮片引流者，24 小时后拔除。及时更换敷料，促进伤口愈合。

5. 并发症的护理　微课

（1）甲状腺危象　甲状腺危象是甲亢术后的最严重并发症，可危及患者生命。临床表现为术后 12～36 小时内患者出现高热（>39℃）、脉快而弱（>120 次/分钟）、大汗、烦躁不安、谵妄，甚至昏迷，常伴有呕吐、水泻。若处理不及时或不当，患者常迅速死亡。其原因可能主要与术前准备不充分使甲亢症状未能很好控制有关，也与其他因素如长期甲亢所致肾上腺皮质激素的合成和分泌亢进使肾上腺皮质功能减退，以及手术创伤致甲状腺素过量释放等有关。

1）预防措施　关键在于做好充分的术前准备，使患者基础代谢率降至正常范围后再手术。①避免诱因：避免诱发甲亢患者甲状腺危象的因素，如应激状态（感染、手术、放射性碘治疗等）；严重的躯体疾病（心力衰竭、脑血管意外、急腹症、重症创伤、败血症、低血糖等）；口服过量甲状腺激素制剂；严重精神创伤及手术中过度挤压甲状腺等。②提供安静轻松的环境：保持病室安静，室温稍低，色调和谐，避免患者精神刺激或过度兴奋，使患者得到充分的休息和睡眠。必要时可给患者提供单人病室，以防患者间的互相干扰。③术前用药：术前使用抗甲状腺药物、碘剂及普萘洛尔，使临床症状减轻或恢复正常。

2）加强观察　术后早期加强巡视和观察病情，一旦出现甲状腺危象的征象，立即通知医师，并配合急救。

3）急救护理　对发生甲亢危象者，护士遵医嘱及时落实各项治疗和护理措施。①碘剂：口服复方碘化钾溶液3～5ml，紧急时将10%碘化钠5～10ml加入10%葡萄糖500ml中静脉滴注，以降低循环血液中甲状腺素水平或抑制外周T_4转化为T_3。②氢化可的松：每日200～400mg，分次静脉滴注，以拮抗应激反应。③肾上腺素能阻滞剂：利血平1～2mg，肌内注射；或普萘洛尔5mg，加入葡萄糖溶液100ml中静脉滴注，以降低周围组织对儿茶酚胺的反应。④镇静剂：常用苯巴比妥钠100mg，或冬眠合剂Ⅱ号半量肌内注射，6～8小时1次。⑤降温：使用物理降温、药物降温和冬眠治疗等综合措施，使患者体温尽量维持在37℃左右。⑥输液：静脉输入大量葡萄糖溶液。⑦吸氧：低流量持续吸氧，满足代谢需要，减轻组织缺氧。⑧强心：心力衰竭者，加用洋地黄制剂。

4）心理护理　患者在经历危象的发作和抢救后，不仅躯体备感疲乏，在心理上更对疾病充满恐惧和对预后满怀担忧。护士在完善患者各项治疗、提供各项生活护理的同时，更要做好对患者的心理安慰，鼓励其树立起战胜疾病的勇气和信心，以良好的心态积极配合各项治疗和护理措施的顺利实施。

（2）呼吸困难和窒息　术后最危急的并发症，多发生在术后48小时内。临床表现为进行性呼吸困难、烦躁、发绀、甚至窒息。常见原因：①切口内出血形成血肿压迫气管；②喉头水肿；③术后气管塌陷；④双侧喉返神经损伤致声带处于内收状态，声门关闭。急救措施包括：对因血肿压迫所致呼吸困难或窒息者，须立即配合进行床边抢救，即剪开缝线，敞开伤口，迅速除去血肿，结扎出血的血管。若患者呼吸仍无改善则需行气管切开、吸氧；待病情好转，再送手术室做进一步检查、止血和其他处理。对喉头水肿所致呼吸困难或窒息者，即刻遵医嘱应用大剂量激素，地塞米松30mg静脉滴注，若呼吸困难无好转，可行环甲膜穿刺或气管切开。

练一练12-2

患者，女，37岁，行右侧甲状腺大部切除术，术后7小时出现呼吸困难，患者颈部敷料渗血，应立即（　）。

A. 吸氧　　B. 气管切开　　C. 拆除缝线，清除血肿

D. 吸痰　　E. 冷敷

答案解析

（3）喉返神经损伤　主要是手术操作直接损伤引起，如切断、缝扎或牵拉过度等；少数由血肿压迫或瘢痕组织牵拉而引起。缝扎引起的神经损伤属永久性；钳夹、牵拉或血肿压迫所致损伤者多为暂时性，经理疗等处理后，一般在3～6个月内可逐渐恢复。一侧喉返神经损伤会引起声嘶，两侧喉返神经损伤会发生两侧声带麻痹，引起失音或呼吸困难，甚至窒息，若严重损伤所致呼吸困难和窒息者多需即刻气管切开。

（4）喉上神经损伤　多因手术时损伤引起，损伤喉上神经外支使环甲肌瘫痪，引起声带松弛，音调降低；如损伤其内支，则喉部黏膜感觉丧失，进食特别是饮水时，容易误咽，发生呛咳。一般经理疗后自行恢复。要加强对该类患者在饮食过程中的观察和护理，并鼓励其多进食固体类食物。

（5）手足抽搐　手术时误伤甲状旁腺或其血液供应受损，导致具有升高和维持血钙水平的甲状旁腺激素不能正常分泌，血钙浓度下降。多数患者症状轻而短暂，仅有面部或手足的强直感或麻木感；

重者每日多次面肌和手足疼痛性痉挛，甚至喉、膈肌痉挛而窒息。护理方法：限制肉类、乳品和蛋类等食品。若抽搐发作，立即遵医嘱静脉注射10%葡萄糖酸钙或氯化钙10～20ml。轻者可口服葡萄糖酸钙或乳酸钙2～4g，3次/日；症状重或长期不恢复者，可加服维生素D_3 5万～10万U/d，以促进钙在肠道内的吸收。

（三）健康指导

1. 自我护理知识和康复锻炼　协助患者合理安排休息与活动，鼓励患者尽可能生活自理。指导患者自我控制情绪，保持精神愉快、情绪稳定，树立战胜疾病的信心。讲解有关甲状腺术后并发症的表现和预防办法。鼓励患者早期下床活动，但应保护头颈部。拆线后教会患者练习颈部活动，促进功能恢复。对于声音嘶哑者，指导患者练习发音。

2. 饮食　高热量、高蛋白、富含维生素的饮食，以利术后机体的康复。

3. 用药指导　明确术后用药的重要性，并遵医嘱服药。

4. 随访定期　门诊随访，若有不适及时就诊。

五、护理评价

通过治疗和护理，患者是否：①情绪稳定，焦虑减轻；②营养状况得到改善，体重恢复正常；③能适应自我形象的改变；④术后生命体征平稳，未发生呼吸困难和窒息、喉返神经损伤、喉上神经损伤或手足抽搐等并发症。

第二节　甲状腺肿瘤患者的护理

PPT

甲状腺肿瘤为外科常见病，分为良性和恶性两类。良性肿瘤多为腺瘤，甲状腺腺瘤为最常见的甲状腺良性肿瘤。病理学可分为滤泡状和乳头状囊性腺瘤两种。滤泡状腺瘤多见，周围有完整的包膜。本病多见于40岁以下的中青年妇女。20%的甲状腺腺瘤能引起甲亢和10%病例有恶变的可能。恶性肿瘤中，甲状腺癌最常见，约占全身恶性肿瘤的1%，女性多于男性。肉瘤极为少见。

一、护理评估

（一）健康史

甲状腺肿瘤的发生与发展过程至今尚不完全清楚。近代肿瘤研究中有关内分泌系统新生组织发生与发展中所提出的接触因子学说较适合于解释甲状腺肿瘤的生长与发展过程。按该学说，一个或多个致癌因子，如放射线损害、缺碘或遗传基因等作用于甲状腺细胞，造成细胞内的DNA发生永久性的变化，然后在具有生长刺激作用的促甲状腺素（正常或过量）长期刺激下，病变不断发展，最终发展为恶性肿瘤。

（二）身体状况

1. 甲状腺腺瘤　身体状况早期多无自觉症状，常在他人提示下或无意中发现颈部增粗，相应部位触及单发腺瘤结节，呈圆形或卵圆形，局限于一侧腺体内，质地较周围甲状腺组织稍硬，表面光滑，边界清楚，无压痛，随吞咽上下活动。腺瘤一般生长缓慢，但乳头状囊性腺瘤有时可因囊壁血管破裂，发生囊内出血迅速增大。继发甲亢者可有相应表现。

2. 甲状腺癌　无意中发现腺体内无痛性、单发性小结节，质硬、表面高低不平、边界不清，增长较快，吞咽时肿块活动度差。晚期可压迫气管、食管、神经等出现呼吸困难、吞咽困难、声音嘶哑

(喉返神经)、Horner 综合征(颈交感神经节)等压迫症状,并可有颈部淋巴结肿大等转移症状。不同远处转移类型,其临床特点各异。

按组织学形态分为乳头状癌、滤泡状癌、未分化癌、髓样癌 4 类。

(1)乳头状癌　约占甲状腺癌的 60%,多见于 30～45 岁女性,属低度恶性,较早出现颈淋巴结转移,但预后较好。

(2)滤泡状癌　约占 20%,多见于 50 岁左右中年人,属中度恶变,主要转移途径是经血运转移到肺、肝和骨骼等处,预后不如乳头状癌。

(3)未分化癌　约占 15%,多见于 70 岁左右的老年人,属高度恶变,发病早期即可发生颈部淋巴结转移,除侵犯气管、喉返神经、食管外,还能经血运转移至肺、骨等处,预后很差。

(4)髓样癌　仅占 7%,恶性程度中等,可兼有颈部淋巴结侵犯和血运转移,预后不如乳头状癌,但较未分化癌好。

(三)心理－社会状况

由于甲状腺癌是恶性肿瘤,患者多有恐惧心理,担心预后,对治疗失去信心,表现出焦虑、恐惧,不配合治疗。

(四)辅助检查

1. 同位素检查　放射性 ^{131}I 或 ^{99m}Tc 扫描比较甲状腺结节与周围正常组织放射性密度的差异。密度较正常组织高者为热结节;相等者为温结节;较正常弱者为凉结节;缺乏密度显示者为冷结节。甲状腺癌多为冷结节且边缘模糊。

2. 细胞学检查　结节用细针穿刺、抽吸、涂片,进行病理学检查,是明确甲状腺结节性质的有效方法,诊断率可达 80%。

3. 影像学检查　①B 超:确定甲状腺大小,测定结节的位置、大小、数目及与邻近组织的关系。若结节呈实质性,并有不规则反射,则恶性可能较大。②X 线:颈部正、侧位片,以了解有无气管移位、狭窄、肿块钙化及上纵隔增宽等。若甲状腺部位有细小的絮状钙化影,恶性的可能较大。胸部及骨骼摄片以了解有无肺及骨转移。

4. 实验室检查　测定甲状腺功能和血清降钙素有助于髓样癌的诊断。

(五)治疗要点

甲状腺腺瘤提倡局部切除或剜除,力求保留正常腺体,避免全甲状腺切除,尤其是青少年患者。切除标本必须立即行冷冻切片检查,以判定有无恶变。术后易并发出血,导致呼吸困难和窒息等不良反应。

手术治疗是除未分化癌以外各型甲状腺癌的基本治疗方法,并辅以核素、甲状腺激素和外放射等治疗。手术治疗包括甲状腺本身的切除,以及颈部淋巴结清扫。放射外照射治疗主要用于未分化癌。

二、护理诊断/合作性问题

1. 焦虑　与担心预后有关。

2. 急性疼痛　与手术切口有关。

3. 潜在并发症　呼吸困难及窒息、喉返神经损伤、喉上神经损伤、甲状腺危象、手足抽搐等。

三、护理目标

(1)患者的焦虑得到减轻。

（2）患者疼痛得到缓解。

（3）患者未发生并发症，或并发症被及时发现并处理。

四、护理措施

（一）术前护理

1. 一般护理 术前指导并督促患者练习颈过伸位。

2. 常规护理 若患者行颈部淋巴结清扫术，术前一日帮助患者剃除其耳后毛发，并清洗干净。保证患者术前晚充分休息和睡眠，术前晚给予镇静安眠类药物，保证患者身心处于最佳状态。

3. 心理护理 多与患者交谈，了解其对所患疾病的感受、认识和对拟行手术治疗方案的想法，有针对性地讲解有关知识，说明手术的必要性、手术方法、术后恢复过程及预后情况，消除其顾虑和恐惧。

（二）术后护理

1. 一般护理 ①体位：患者血压平稳后给予半卧位，鼓励床上活动。②饮食：病情平稳后，可少量饮水；若无不适感，鼓励其进食或用吸管吸入流质饮食，逐步过渡为半流质饮食及软食。

2. 病情观察 以心电监护仪监测患者的生命体征，尤其是呼吸、脉搏变化。妥善固定颈部引流管，保持通畅。观察并记录引流液的颜色、性状及量；一旦出现异常者，及时通知医生处理。保持创面敷料清洁无渗出，及时更换潮湿敷料，并估计渗血量。了解患者的发音和吞咽情况，判断有无声音嘶哑或音调降低、误咽及饮水呛咳等症状。

3. 急救物品准备 床旁备好气管切开包，保持呼吸道通畅，给予有效氧气吸入。对于甲状腺全/近全切除术，尤其是施行颈淋巴结清扫术的患者，床旁必须备气管切开包。甲状腺肿块较大者长期压迫气管，术后患者可能出现气管软化而引起窒息，故术后严密观察患者的呼吸情况，一旦出现窒息，立即配合医生进行床旁抢救。若出现颈部血肿并压迫气管，立即配合医生床旁抢救，拆除切口缝线，清除血肿。

4. 并发症的护理 详见本章第一节。

5. 心理护理 根据患者术后病理检查结果，疏导患者，调整心态，积极配合后续治疗。

（三）健康教育

1. 功能锻炼 为促进颈部功能恢复，术后患者在切口愈合后可逐渐进行颈部活动。颈淋巴结清扫术者，因斜方肌不同程度受损，切口愈合后开始进行肩关节和颈部的功能锻炼，持续至出院后3个月。

2. 继续治疗 甲状腺全切者遵医嘱坚持服用甲状腺素制剂；术后需行放射治疗者遵医嘱按时治疗。

3. 随访 指导患者出院后定期随访，教会患者颈部自行体检的方法；若出现颈部肿块或淋巴结肿大等，及时就诊。

五、护理评价

通过治疗和护理，患者是否：①情绪稳定，焦虑减轻；②疼痛得到缓解。

护爱生命

甲状腺素能促进体内物质和能量代谢，主要是促进体内的糖、蛋白质和脂肪的氧化分解。因此，甲状腺素能让人饭量大增却逐渐消瘦。有人认为找到了减肥的捷径。

据报道，拳王阿里于1980年10月2日在美国的一次世界重量级拳击比赛中被击败，是和服用过量甲状腺素有关。据阿里和他的教练说，阿里体重过重，为了减轻体重，他服用了甲状腺素。结果体重是降下来了，却导致肌肉无力。

甲状腺素有很多副作用，它可刺激食欲、增加心脏负荷，对伴有心功能减退者有损害作用。20世纪60年代在日本民间滥用本药减肥，出现不少中毒者。在老年人和心脏病者可发生心绞痛和心肌梗死。长期过量可引起甲亢的临床表现，如心悸、手震颤、多汗、神经兴奋性升高和失眠。

现在市场上有一种能量消耗类减肥食品，主要成分包含甲状腺素。甲状腺素是药物，不能为了减肥而滥用，需要在医生指导下才能用药。

目标检测

答案解析

1. 患者，女，36岁，在甲状腺大部切除术后6小时，突感呼吸困难，颈部肿胀，口唇发绀，紧急处理首先应（　）。
   A. 吸氧　B. 气管切开
   C. 注射呼吸兴奋剂　D. 气管插管
   E. 立即拆开颈部缝线，去除血块
2. 甲状腺危象的原因主要由于（　）。
   A. 手术时过多挤压甲状腺　B. 术前准备未达要求
   C. 切除腺体过多　D. 切除腺体不足
   E. 手术中患者过度紧张
3. 下列哪项是甲亢患者术前必不可少的药物准备（　）。
   A. 碘剂　B. 普萘洛尔　C. 镇静剂　D. 甲亢平　E. 丙基硫氧嘧啶
4. 测得基础代谢率是+40%，其甲状腺功能为（　）。
   A. 正常　B. 轻度甲亢　C. 中度甲亢　D. 偏低　E. 重度甲亢
5. 某甲亢患者，拟行甲状腺次全切除术。术前给予碘剂口服。在进行术前健康教育时，对服用碘剂的正确解释是（　）。
   A. 减少甲状腺血流　B. 抑制甲状腺素分泌
   C. 抑制甲状腺素合成　D. 增加甲状腺球蛋白分解
   E. 防止缺碘
6. 对甲亢患者的心理护理，错误的是（　）。
   A. 限制患者参与团体活动
   B. 向患者家属解释病情
   C. 与患者交谈鼓励患者表达内心的感受
   D. 指导患者家属勿提供兴奋、刺激的消息
   E. 理解同情患者，保持情绪稳定
7. 患者，男，35岁，甲状腺癌术后第2日出现手足抽搐，有效的治疗是（　）。
   A. 给予肉类和蛋类饮食　B. 静脉输入高渗葡萄糖
   C. 吸氧　D. 静脉注射10%葡萄糖酸钙溶液
   E. 给予镇静剂
8. 患者，女，55岁，行甲状腺大部分切除术后，出现失音、呼吸困难，可能是术中损伤了（　）。
   A. 喉上神经内侧支　B. 喉上神经外侧支

C. 单侧喉返神经　　D. 双侧喉返神经

E. 甲状旁腺

9. 甲状腺手术患者术前应练习的体位是（　）。

A. 半卧位　　B. 仰卧位　　C. 头颈过伸位　　D. 侧卧位　　E. 去枕平卧位

10. 原发性和继发性甲状腺功能亢进症的主要区别是（　）。

A. 两手指震颤　　B. 眼球突出

C. 心率快　　D. 基础代谢率增高

E. 怕热多汗

11. 判断甲状腺功能亢进程度的主要依据是（　）。

A. 体温呼吸　　B. 血压脉搏　　C. 体重食欲　　D. 突眼程度　　E. 睡眠时间

（郁传民）

书网融合……

重点回顾　　微课　　习题

第十三章　乳腺外科疾病患者的护理

学习目标

知识目标：

1. **掌握**　乳腺癌的健康史及高危人群、身体状况、治疗要点和护理措施。
2. **熟悉**　急性乳腺炎的健康史、身体状况、治疗要点、护理措施和健康指导。
3. **了解**　乳房的解剖结构；乳房良性肿瘤的病因、临床表现和治疗要点。

技能目标：

学会运用护理程序，对乳腺癌患者实施整体护理。

素质目标：

护理乳腺癌患者时具有同理心。

导学情景

情景描述： 患者，女，51岁。4个月前无意中发现左侧乳房内无痛性肿块，肿块初起时较小，近1个月来生长较快。查体：两侧乳房大小对称，外形无改变，无乳头溢液，左侧乳房外上象限可扪及一2cm生长较快的质硬肿块，边界不清，表面不光滑，活动度尚可；同侧腋窝可扪及多个散在可推动的淋巴结。门诊B超显示：左侧乳腺占位性病变（Ca不能排除），左侧腋窝淋巴结肿大。医生初步考虑为乳腺癌，为进一步诊治收治入院。

情景分析： 结合患者的症状、体征和B超结果，医生初步考虑为乳腺癌，入院后嘱完善相关检查，如无禁忌，择日手术，肿块性质待术中病理快速，以确定具体手术方案。护士应具有同理心，为患者做好围手术期护理，防治并发症，促进患者早日康复。

讨论： 请问患者存在的主要护理诊断/合作性问题有哪些？医生准备为患者行择期手术，如何做好术前准备？术后如何护理？

学前导语： 乳腺癌常被称为“粉红杀手”，发病率位居女性恶性肿瘤的首位。随着医疗水平的提高，乳腺癌已成为疗效最佳的实体肿瘤之一。乳腺癌应采用精准化及综合性的治疗原则，根据肿瘤的生物学行为和患者的身体状况，联合运用多种治疗手段，兼顾局部治疗和全身治疗，以期提高疗效和改善患者的生活质量。作为临床护士除了能为乳腺癌患者提供正确的术后护理和康复指导，还应当重视患者的心理护理，通过构建良好的家庭和社会支持体系，使患者体会到家庭和社会的关爱，有效地缓解其负性情绪，以利于患者的康复和预后。

乳房（mamma，breast）是成年女性的性征器官，为半球形，位于胸前壁的浅筋膜浅、深层之间，上至第2~3肋，下至第6~7肋，内侧至胸骨旁线，外侧可达腋中线。乳房中央为乳头，乳头平第4肋间隙或第5肋，其顶端有输乳管的开口，称输乳孔。乳头周围的色素沉着区，称乳晕。

乳房由皮肤、纤维组织、脂肪组织和乳腺等构成。乳腺由15~20个腺叶构成，每个腺叶又分成很多乳腺小叶，乳腺小叶由小乳管和腺泡组成，是乳腺的基本单位。每个腺叶有其单独的导管（乳管），腺叶和乳管均以乳头为中心呈放射状排列。小乳管汇至乳管，乳管开口于乳头。乳管靠近开口的1/3段略为膨大，是乳管内乳头状瘤的好发部位。腺叶间有许多与皮肤垂直的纤维束，上连皮肤及浅筋膜浅层，下连浅筋膜深层，此纤维束称乳房悬韧带（Cooper 韧带），对乳腺起固定支持作用。乳腺癌患者因癌细胞累及 Cooper 韧带，使韧带缩短，牵拉皮肤产生凹陷，该特征有助于乳腺癌的诊断。

乳房的淋巴网丰富，其淋巴液主要沿四条途径输出：①大部分乳房淋巴液经胸大肌外缘淋巴管流至腋窝淋巴结，再流向锁骨下淋巴结，继之达锁骨上淋巴结；②部分来自乳房中央区和内侧的淋巴液，沿肋间隙流向胸骨旁淋巴结，继而至锁骨上淋巴结；③两侧乳房皮下有交通淋巴网，并与胸壁、颈部、腹壁的皮下淋巴网有广泛联系，一侧乳房淋巴液可流向对侧乳房；④乳房深部淋巴网可沿腹直肌鞘和肝镰状韧带的淋巴管流向肝脏。

乳腺是许多内分泌腺的靶器官，其生理活动受垂体前叶、卵巢和肾上腺皮质等分泌的激素影响。妊娠和哺乳期乳腺明显增生，腺管伸长、腺泡分泌乳汁，哺乳期后，乳腺处于相对静止状态。在月经周期各阶段，乳腺生理状态随激素水平呈现周期性变化。绝经后腺体逐渐萎缩，被脂肪组织代替。

第一节　急性乳腺炎患者的护理

PPT

急性乳腺炎（acute mastitis）是乳房的急性化脓性感染，多见于产后哺乳期妇女，初产妇更为多见，好发于产后 3 ~4 周。

一、护理评估

（一）健康史

除产后全身抵抗力降低以外，主要有以下两方面的原因。

1. 乳汁淤积　乳汁是细菌良好的培养基，乳汁淤积为细菌的生长繁殖提供了有利的条件。引起乳汁淤积的常见原因有：①乳头发育不良（乳头过小或内陷），妨碍正常哺乳；②乳汁分泌过多、婴儿吸乳过少或授乳经验不足，不能将乳汁充分排出，导致乳汁淤积；③乳管不通畅时可影响乳汁排出，妨碍正常哺乳。

2. 细菌入侵　乳头破损或皲裂是细菌沿淋巴管入侵感染的主要途径，细菌也可直接侵入乳管而致感染。婴儿含乳头入睡或患口腔炎，可导致细菌直接侵入乳管，上行至腺小叶导致感染。致病菌多为金黄色葡萄球菌，少数为化脓性链球菌。

（二）身体状况

1. 局部　患侧乳房胀痛，局部红肿、发热，可触及压痛性肿块或脓肿，浅部脓肿可有波动感；常伴有患侧腋窝淋巴结肿大和触痛。

2. 全身　轻度感染患者没有明显的全身症状和体征，随着炎症发展，患者可有寒战、高热、脉搏加快、食欲降低等。

（三）心理 - 社会状况

观察患者情绪变化，是否担心婴儿的喂养与发育、乳房的功能及形态改变等。注意家庭其他成员对患者生活和情绪的影响。

（四）辅助检查

1. 实验室检查　血常规可见白细胞计数及中性粒细胞比例升高。

2. 诊断性穿刺　在乳房肿块波动感最明显的部位或压痛最明显的区域穿刺，若抽出脓液可确定脓肿形成，脓液应做细菌培养及药物敏感试验。

3. B 超　可了解脓肿的数目、部位和大小。

（五）治疗要点

治疗原则包括控制感染，排空乳汁。脓肿形成前主要以抗生素等治疗为主，脓肿形成后则需要及时行脓肿切开引流。

1. 非手术治疗

（1）局部处理　①患侧乳房暂停哺乳，可用吸乳器排空乳汁。②局部热敷、药物外敷或理疗，以促使早期炎症的消散。

（2）抗感染　①抗生素：使用原则为早期、足量。如主要致病菌为金黄色葡萄球菌，首选青霉素类抗生素，对青霉素过敏者可给予红霉素；也可根据脓液的细菌培养和药物敏感试验结果选用抗生素。②中药治疗：服用清热解毒类中药，如野菊花、蒲公英等。

（3）终止哺乳　感染严重、脓肿切开引流术后或并发乳瘘者可口服己烯雌酚或肌内注射苯甲酸雌二醇，也可用中药炒麦芽水煎口服，停止乳汁分泌。

2. 手术治疗　脓肿形成后，应及时切开引流。为避免损伤乳管形成乳瘘，做放射状切口。乳晕下脓肿沿乳晕边缘做弧形切口（图 13－1）。深部脓肿或乳房后脓肿可沿乳房下缘做弧形切口，经乳房后间隙进行引流。脓肿较大时，可在脓肿的最低部位另加切口做对口引流。

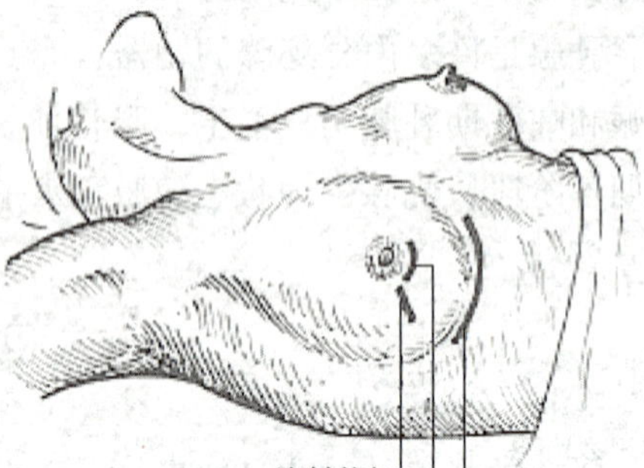

图 13－1　乳房脓肿的切口选择

二、常见护理诊断/合作性问题

1. 体温过高　与细菌或细菌毒素入血有关。

2. 疼痛　与乳汁淤积、炎症肿胀有关。

3. 知识缺乏　缺乏哺乳卫生和预防乳腺炎知识。

三、护理目标

（1）患者体温恢复正常。

（2）患者疼痛减轻或消失。

（3）患者能复述预防乳腺炎的知识。

四、护理措施

（一）非手术治疗护理

1. 缓解疼痛　①患侧暂停哺乳，教会或协助患者使用吸乳器吸净乳汁，防止乳汁淤积。健侧乳房允许哺乳时，注意保持乳头清洁，观察乳汁颜色，必要时检测乳汁内是否存在细菌，以避免婴儿患胃肠炎。②用宽松的胸罩托起乳房，可减轻疼痛和肿胀。③炎症早期进行热敷、药物外敷或理疗，以促进局部血液循环和炎症消退。

2. 控制感染　①遵医嘱早期、足量应用抗生素，必要时做血培养及药物敏感试验。②做好病情观察，定时测量患者的生命体征，注意体温、白细胞计数及分类的变化。③高热时给予物理或药物降温。

（二）手术治疗护理

脓肿切开后，保持引流通畅，注意观察脓液量、色泽及气味变化，及时更换切口敷料。

（三）健康指导

指导患者避免乳汁淤积，防止乳头皲裂，保持局部清洁，以预防急性乳腺炎的发生。

1. 纠正乳头内陷　妊娠期和哺乳期经常挤捏、提拉乳头，矫正内陷。

2. 保持乳头清洁　妊娠期经常用肥皂和温水清洗乳头，产后哺乳前后均用温水清洗乳头，保持局部清洁干燥。

3. 养成良好的哺乳习惯　产妇要了解婴儿喂养知识，养成良好的喂养习惯，做到定时哺乳。每次哺乳时尽量让婴儿吸尽乳汁，如有淤积可用吸乳器或采取按摩方法帮助乳汁排出。不让婴儿含乳头睡觉，注意婴儿口腔卫生。

4. 及时处理乳头破损　乳头破损或皲裂时，暂停哺乳，改用吸乳器吸出乳汁哺育婴儿；局部用温水清洗后涂抗生素软膏，待完全愈合后再哺乳；症状严重时应及时诊治。

5. 保持婴儿口腔卫生　及时治疗婴儿口腔炎症。

五、护理评价

通过治疗和护理，患者是否：①体温恢复正常；②疼痛减轻或消失；③能复述预防乳腺炎的知识。

第二节　常见乳房良性肿块

PPT

一、乳腺纤维腺瘤

乳腺纤维腺瘤（breast fibroadenoma）是发生于乳腺小叶内纤维组织和腺上皮的混合性瘤，是乳房良性肿瘤中最常见的一种。可发生于青春期后任何年龄的女性，但以18～25岁的青年女性多见。

1. 病因　本病的原因是小叶内纤维细胞对雌激素的敏感性异常增高，可能与纤维细胞所含雌激素受体的量或质出现异常有关。

2. 临床表现　以无痛性乳房肿块为主要症状。肿块多见于乳房外上象限，常为单发，呈圆形或卵圆形，边界清晰，表面光滑，质地韧，多无压痛，活动度大，易于推动。月经周期对肿块的大小无影响。

3. 治疗要点　乳腺纤维腺瘤有恶变的可能。因此，手术切除是唯一有效的方法。由于妊娠可使纤维腺瘤增大，所以在妊娠前或妊娠后发现的纤维腺瘤一般都应手术切除，肿块常规做病理检查。

4. 护理措施　术后配合用弹力绷带包扎切口，2日内尽量限制术侧肩部活动，以防伤口内出血。暂不手术者应密切观察肿块变化，明显增大者应及时到医院诊治。

二、乳腺导管内乳头状瘤

乳腺导管内乳头状瘤（intraductal papilloma of the breast），好发于大乳管近乳头的膨大部分，是较常见的乳房良性肿瘤。多见于经产妇，以40～50岁多见。

1. 病因　尚未确定，但较多的学者认为乳腺导管内乳头状瘤与雌激素过度刺激造成局限性乳头状生长有关。

2. 临床表现　乳头溢液是最主要的临床表现，溢液多为血性，也可为暗棕色或黄色液体。因肿瘤小，常不能触及。少数患者在乳晕区可扪到直径数毫米、质软、可被推动的肿块。挤捏乳头可排出血性液。

3. 治疗要点　乳管内乳头状瘤有一定的恶变率，因此诊断明确者应手术治疗为主。常用术式为乳房楔形切除术。

4. 护理措施 同乳房纤维腺瘤。若病理检查有恶变，应指导患者严格遵医嘱做进一步处理。

三、乳房囊性增生病

乳房囊性增生病（mastopathy）是女性乳房的常见病和多发病，多发生于25～45岁。

1. 病因 本病可能与内分泌失调，引起乳腺上皮增生、乳管囊性扩张、乳管周围纤维增生所致。

2. 临床表现 突出表现为乳房胀痛和乳房肿块。乳房胀痛可为单侧，也可为双侧，具有周期性的特点，即月经前期发生或加重，月经后减轻或消失。单侧或双侧乳房可触及肿块，多见于外上象限。肿块呈多发性，有触痛，质韧，与周围组织界限不清，可被推动。腋窝淋巴结无肿大。部分患者可出现黄绿色、棕色或血性乳头溢液。

3. 治疗要点 症状较轻者，发病后数月至1～2年后可自行缓解，无需治疗。症状较重者，除用胸罩托起乳房外，应给予小金丹、逍遥散、乳癖消、门冬酰胺、5%碘化钾等口服，以缓解症状，必要时可慎用雄性激素治疗。对怀疑恶性变者做活体组织检查，若查到癌细胞，应进行手术治疗。

4. 护理措施 指导患者每月自检乳房1次，每3个月来医院复查一次，以观察病情变化。遵医嘱服用药物治疗，以减轻症状。

第三节 乳腺癌患者的护理

PPT

乳腺癌（breast cancer）是女性发病率最高的恶性肿瘤之一。在我国占全身各种恶性肿瘤的7%～10%，仅次于子宫颈癌，发病率呈逐年上升趋势。

一、病理生理

1. 病理分型 乳腺癌多数起源于乳腺管上皮，少数发生于腺泡，可归纳为以下几种类型。

（1）非浸润性癌 非浸润性癌是指癌细胞生长局限于末梢乳管或腺泡的基底膜内，无间质浸润的癌，又称原位癌。包括导管内癌和小叶原位癌及乳头湿疹样乳腺癌（不伴发浸润生长者）。该类型属于早期，预后较好。

（2）早期浸润性癌 早期浸润性癌是指癌细胞穿破基底膜开始向间质浸润的癌，包括早期浸润性导管癌、早期浸润性小叶癌。该型仍属于早期，预后较好。

（3）浸润性特殊癌 包括乳头状癌、髓样癌（伴大量淋巴细胞浸润）、黏液腺癌、小管癌、腺样囊性癌、大汗腺癌、鳞状细胞癌等。此型分化一般较高，预后尚好。

（4）浸润性非特殊癌 包括浸润性小叶癌、浸润性导管癌、硬癌、髓样癌（无大量淋巴细胞浸润）、单纯癌、腺癌等。此型乳腺癌最常见，占80%左右，分化低，预后较上述类型差。

（5）其他罕见癌 炎性乳腺癌、男性乳腺癌。

2. 转移途径

（1）直接浸润 癌细胞沿导管或筋膜间隙蔓延，可侵及Cooper韧带、皮肤、胸肌及筋膜等周围组织。

（2）淋巴转移 是乳腺癌最常见的转移途径，60%～70%经乳房外侧淋巴管转移至同侧腋窝淋巴结、锁骨下淋巴结、锁骨上淋巴结，30%左右经乳房内侧淋巴管引流到胸骨旁淋巴结。

（3）血运转移 癌细胞除可经淋巴途径进入血液循环之外，亦可直接侵入血液循环向远处转移，有些早期乳腺癌就有远处转移，最常见远处转移部位依次为肺、骨骼、肝脏。

二、护理评估

（一）健康史

乳腺癌的发病原因尚不完全清楚。乳腺是多种内分泌激素的靶器官，如雌激素、孕激素及催乳素等，其中雌酮（E1）和雌二醇与乳腺癌的发生直接相关。20 岁前本病少见，20 岁以后发病率迅速上升，45～50 岁发病率较高，可能与体内雌酮水平增高有关。

较易发生乳腺癌的高危女性群体：①未生育、晚生育或未哺乳者；②月经初潮早于 12 岁，绝经晚于 52 岁者；③一侧乳房曾患乳腺癌者；④脂肪的摄入与乳腺癌有明显关系，尤其是绝经后肥胖的女性；⑤家族有乳腺癌倾向者，如母亲或姐妹曾患乳腺癌，发病率比一般女性高 2～3 倍；⑥患有卵巢或子宫原位癌者；⑦胸部多次、大剂量接受 X 线照射者。

（二）身体状况

1. 症状

（1）乳房肿块　单发无痛性小肿块是乳腺癌最常见的早期症状。多见于外上象限，其次是乳头、乳晕和内上象限。患者多在洗澡或更衣时发现。

（2）乳房外形改变　随着癌肿的增大，可引起乳房外形改变。①酒窝征：若肿瘤侵及 Cooper 韧带，可使其缩短而致肿瘤表面皮肤凹陷，呈“酒窝征”。②乳头内陷：邻近乳头或乳晕的癌肿可侵及乳管使乳头偏向癌肿一侧，乳头下方者则使乳头回缩、凹陷。③橘皮征：若癌肿表面皮肤因皮下淋巴管被癌细胞阻塞，引起淋巴回流障碍，出现真皮水肿，则皮肤呈“橘皮样”改变。

练一练

患者，女，47 岁，发现右侧乳房内无痛性肿块 2 个月。查体：右侧乳房外上象限可扪及直径约为 4cm 的肿块，表面不甚光滑，边界不清，质地硬；局部乳房皮肤凹陷；同侧腋窝可扪及 2 个肿大的淋巴结，可被推动。经活体组织检查证实为乳腺癌，拟行乳房改良根治术。乳腺癌患者乳房皮肤出现“酒窝征”是由于（　）。

答案解析

A. 癌细胞堵塞皮下淋巴管　B. 癌肿侵犯 Cooper 韧带　C. 癌肿与胸肌粘连
D. 癌肿与皮肤粘连　E. 癌肿侵犯乳管

（3）转移症状　癌肿侵及皮肤，可出现多个坚硬小结，形成“卫星结节”。有时癌肿侵及皮肤可破溃形成溃疡，伴有恶臭和出血。癌肿可侵及胸筋膜、胸肌，使肿块固定于胸壁。癌肿侵及胸壁可使胸壁紧缩呈“铠甲”状，使呼吸受限。若发生肺部转移可出现胸痛、气急。若发生骨转移可出现局部疼痛、病理性骨折。若发生肝转移可出现肝大、黄疸等。

（4）晚期症状　患者可出现消瘦、乏力、贫血、发热等恶病质表现。

2. 体征

（1）乳房肿块　早期的小肿块边界清楚，活动度尚好，进一步增大时，表面不光滑，质硬且与周围组织分界不清，活动度差。癌肿增长速度较快，晚期可破溃呈菜花状。

（2）淋巴结增大　最初多见于患侧腋窝淋巴结，早期为散在、肿大的淋巴结，质硬、无痛、可被推动，后期逐渐增多并融合成团、甚至与皮肤或深部组织粘连。

（3）乳头溢液　少数患者出现乳头溢液，液体以血性分泌物多见。

看一看

与一般乳腺癌临床表现不同的两种特殊乳腺癌。

1. 炎性乳腺癌　较少见，多见于年轻女性，尤其是妊娠及哺乳期的妇女。局部皮肤可呈炎症性表现，皮肤发红、水肿、增厚、粗糙、表面温度升高。触诊整个乳房肿大发硬，无明显局限性肿块。发展迅速，预后差。

2. 乳头湿疹样乳腺癌　少见，恶性程度低，发展慢，淋巴转移出现较晚。乳头有瘙痒、烧灼感，以后出现乳头和乳晕的皮肤变粗糙、糜烂如湿疹样，进而形成溃疡，有时覆盖黄褐色鳞屑样痂皮。部分患者于乳晕区可扪及肿块。

3. 临床分期

国内常根据癌肿的大小、与皮肤粘连程度以及腋窝淋巴结转移情况，将病程为四期。①一期：肿块直径<3cm，与皮肤无粘连，无腋窝淋巴结肿大。②二期：肿块直径3~5cm，与皮肤粘连，尚能推动，同侧腋窝有可活动散在肿大淋巴结。③三期：肿块直径>5cm，与皮肤广泛粘连或有溃疡，与深部筋膜、胸肌粘连固定。同侧腋窝肿大的淋巴结已融合成团，但尚能推动。④四期：癌肿广泛扩散，与皮肤或胸肌、胸壁粘连固定；同侧腋窝肿大的淋巴结已融合固定；或锁骨下淋巴结肿大；或有远处转移等。

美国癌症联合委员会建议的TNM分期法，T指原发肿瘤的大小，N指区域淋巴结转移情况，M指远处转移情况。

原发肿瘤（T）分期：

Tx：原发肿瘤无法评估（或已被切除）；

T_0：原发肿瘤未扪及；

Tis：原位癌（包括小叶原位癌及导管原位癌），乳头乳晕湿疹样癌局限于乳头，乳房内未扪及块物；

T_1：肿瘤最大径小于2cm；

T_2：肿瘤最大径2~5cm；

T_3：肿瘤最大径超过5cm；

T_4：肿瘤大小不计，但侵犯皮肤或胸壁（包括肋骨、肋间肌、前锯肌、但不包括胸肌），炎性乳腺癌也属于此类。

区域淋巴结（N）分期：

Nx：区域淋巴结情况不详（以往已切除）；

N_0：同侧腋窝淋巴结无肿大；

N_1：同侧腋窝淋巴结有肿大，尚可活动；

N_2：同侧腋窝淋巴结肿大，互相融合，或与周围组织粘连；

N_3：有同侧胸骨旁淋巴结转移，同侧锁骨上淋巴结转移。

远处转移（M）分期：

Mx：有无远处转移不详；

M_0：无远处转移；

M_1：有远处转移（包括同侧锁骨上淋巴结转移）。

根据以上情况组合，可把乳腺癌分为5期。

0期：$TisN_0M_0$

Ⅰ期：$T_1N_0M_0$

Ⅱ期：$T_{0\sim1}N_1M_0$，$T_2N_{0\sim1}M_0$，$T_3N_0M_0$

Ⅲ期：$T_{0\sim2}N_2M_0$，$T_3N_{1\sim2}M_0$，T_4任何NM_0，任何TN_3M_0

Ⅳ期：包括M_1的任何TN

以上分期以临床检查为依据，还应结合术后病理检查结果进行校正。

（三）心理－社会状况

了解患者年龄、职业、文化程度、婚姻状况、对有关疾病知识的掌握程度。患者及家属对疾病的看法、认识、反应及适应情况。患者要面对术后一侧乳房切除、躯体形象的改变，护士应注意评估患者对疾病及自身形象变化的认知和反应。

（四）辅助检查

1. X线检查　常用方法是乳房钼靶X线摄片，可作为普查方法，是早期发现乳腺癌的最有效方法，正确诊断率可达90%以上。乳腺癌肿块呈现密度增高阴影，边缘不规则，或呈毛刺状，肿块内或肿块旁出现微小钙化灶。

2. B超　可用来区别囊性或实性病灶。结合彩色多普勒超声检查可进行血液供应情况检查，通过显示肿块内部及其周围的血管数目、分布情况、血流速度等，为肿瘤的定性诊断提供依据。

3. 活体组织检查　是确定肿块性质最可靠的方法。目前常用细针穿刺肿块吸取活体组织细胞的检查方法，但取材较少，难以观察组织结构。对疑为乳腺癌者，应做肿块切除术，同时做快速病理检查。若有乳头溢液，可做溢液涂片细胞学检查寻找癌细胞，阴性者不排除乳腺癌的可能。

近年来，结合超声、钼靶X线摄片、磁共振显像等进行立体定位空心针穿刺活体组织检查在临床上应用逐渐增多，此方法具有定位准确、取材量多、阳性率高等特点。

（五）治疗要点

乳腺癌属于全身性病变，其应采取综合治疗方法。手术是治疗乳腺癌的主要手段，此外，还有化学药物、放射、内分泌、免疫等疗法。

1. 手术治疗　手术方式的选择应根据病理分型、疾病分期及辅助治疗的条件而定。近年来主张缩小手术范围，加强术后综合辅助治疗。目前常用的五种手术方式均属于治疗性手术。

（1）乳房根治术　切除范围包括整个乳房、胸大肌、胸小肌、腋窝及锁骨下淋巴结，皮肤的切除范围一般距肿瘤3cm，手术范围：上至锁骨，下至腹直肌上段，外至背阔肌前缘，内至胸骨旁或正中线。

（2）乳房扩大根治术　在上述标准根治术切除范围的基础上，同时切除胸廓内动、静脉及其周围淋巴结。

（3）乳房改良根治术　为目前Ⅰ期、Ⅱ期乳腺癌常用的手术方式。有两种术式，一是保留胸大肌，切除胸小肌；二是保留胸大、小肌，但不易清除胸小肌内侧的淋巴结。

（4）全乳房切除术　手术范围必须切除整个乳腺，包括腋尾部及胸大肌筋膜。该术式适用于原位癌、微小癌及年迈体弱不宜做根治术者。

（5）保留乳房的乳腺癌切除术　手术包括完整切除肿块及腋窝淋巴结清扫，要确保切除肿块的边缘无肿瘤细胞浸润，术后必须辅以放疗、化疗。在保证肿瘤切除及淋巴结最大限度清除的基础上，对于Ⅰ期、Ⅱ期的乳腺癌可考虑采用本术式，利于术后保持形象。

2. 化学药物治疗　术后化疗可降低复发率，主张采用早期、多疗程、联合化疗的方法。常用的药物有环磷酰胺、甲氨蝶呤、氟尿嘧啶、阿霉素等。

3. 放射治疗　通常作为乳腺癌局部辅助治疗，术前、术后均可采用。在保留乳房的乳腺癌手术后，放射治疗是综合治疗中的重要组成部分，应在肿块局部切除后适当给予较高剂量放射治疗。

4. 内分泌治疗 乳腺癌细胞中雌激素受体（ER）含量高者，称激素依赖性肿瘤，此类病例对内分泌治疗有效。ER 含量低者，称激素非依赖性肿瘤，对内分泌治疗效果差。因此，对手术切除标本除做病理检查外，还应测定 ER 和孕激素受体（PgR）。雌激素拮抗剂他莫昔芬是近年来内分泌治疗的重要进展，该药可降低乳腺癌术后复发和转移，对 ER 和 PgR 阳性的绝经后妇女效果尤为明显。

三、常见护理诊断/合作性问题

1. 恐惧或焦虑 与对癌症的恐惧，担心手术造成身体外观改变和预后有关。

2. 皮肤完整性受损 与手术和放射治疗有关。

3. 躯体活动障碍 与手术影响手臂和肩关节的活动有关。

4. 自我形象紊乱 与乳房切除及化疗致脱发等有关。

5. 潜在并发症 皮下积液、皮瓣坏死和患侧上肢水肿等。

6. 知识缺乏 缺乏术后功能锻炼、乳腺癌的自我检查、预防复发知识。

四、护理目标

（1）患者恐惧或焦虑情绪改善。

（2）患者手术创面愈合良好。

（3）患者手术后患侧手臂和肩关节等功能逐渐恢复。

（4）患者能够积极面对自我形象的变化。

（5）患者未发生皮下积液、皮瓣坏死等并发症。

（6）患者能复述患肢功能锻炼的知识、乳房自我检查等知识，并能进行正确地功能锻炼。

五、护理措施

（一）术前护理

1. 妊娠与哺乳 妊娠期及哺乳期发生乳腺癌的患者，应立即终止妊娠或停止哺乳，因激素作用活跃可加速乳腺癌生长。

2. 术前准备 做好术前常规检查和准备。手术前 1 日备皮，上至锁骨上，下至脐水平，两侧至腋后线，包括同侧上臂上 1/3 和腋窝。对切除范围大、考虑植皮的患者，需做好供皮区（如腹部或同侧大腿区）的皮肤准备。乳房皮肤溃疡者，术前换药至创面好转，乳头凹陷者应清洁局部。

3. 心理护理 对女性来讲，除癌症带来的恐惧外，切除乳房意味着将失去部分女性象征。所以应多关心患者，解除患者和家属对切除乳房后的忧虑，使患者相信术后不但不会影响工作与生活，而且切除的乳房可以重建，鼓励其树立战胜疾病的信心。对已婚患者，应同时对其丈夫进行心理辅导，取得丈夫的理解、关心和支持，并能接受妻子手术后身体形象的改变。

（二）术后护理

1. 病情观察 严密观察生命体征变化，观察切口敷料渗血、渗液情况，并及时记录。乳房扩大根治术有损伤胸膜的可能，应密切观察呼吸变化，注意有无气胸发生。

2. 伤口护理

（1）有效包扎 手术部位用弹力绷带加压包扎，使皮瓣紧贴胸壁，防止积液、积气。包扎松紧度以能容纳一手指、维持正常血运、不影响呼吸为宜。观察患侧上肢远端血液循环，若手指发麻、皮肤发绀、皮温下降、动脉搏动不能扪及，提示腋窝部血管受压，应及时调整弹力绷带的松紧度。弹力绷带加压包扎一般持续 7～10 日，包扎期间告知患者不能自行松解绷带，瘙痒时不能将手指伸入敷料下搔抓。若绷带松脱，应及时通知医生，重新加压包扎。

（2）观察皮瓣血液循环　注意皮瓣颜色及创面愈合情况，正常皮瓣的温度较健侧略低，颜色红润，并与胸壁紧贴；若皮瓣颜色暗红，提示血液循环欠佳，有坏死的可能，应报告医生及时处理。

3. 引流管护理　乳房根治术后，皮瓣下常规放置引流管并接负压引流，以便及时、有效地吸出残腔内的积血、积液，并使皮瓣紧贴胸壁，防止积液、积气，从而有利于皮瓣愈合。护理时应注意以下几点。

（1）保持有效负压吸引　负压吸引的压力要适宜。若压力过高可导致引流管瘪陷，引流不畅；压力过低则不能有效引流，易导致皮下积血、积液。

（2）妥善固定引流管　引流管的长度适宜，患者卧床时，可将引流管固定于床旁，患者起床时，可将引流管固定于上衣。

（3）保持引流通畅　防止引流管受压或扭曲。在引流过程中若发现皮瓣下有积液、皮瓣不能紧贴胸壁且有波动感，应报告医生及时处理。

（4）观察引流液的颜色和量　术后 1～2 日，每日引流血性液体 50～200ml，以后颜色逐渐变淡、量减少。

（5）拔管　术后 4～5 日，若引流液转为淡黄色，每日量少于 10～15ml，创面与皮肤紧贴，手指按压伤口周围皮肤无空虚感，即可考虑拔管。

4. 患侧上肢功能锻炼　手术切除了胸部肌肉、筋膜和皮肤，使患侧肩关节活动明显受限。为减少和避免术后残疾，鼓励和协助患者早期开始患肢的功能锻炼，功能锻炼的部位和范围应根据患者的实际情况而定。

（1）术后 24 小时内鼓励患者做腕部、肘部的屈曲和伸展运动。

（2）术后 1～3 日进行上肢肌肉的等长收缩，也可用健侧上肢或请他人协助患侧上肢进行屈肘、伸臂等锻炼。

（3）术后 4～7 日鼓励患者用患侧上肢进行自我照顾，如刷牙、进食、洗脸等，并做以患侧手触摸对侧肩部及同侧耳朵的锻炼。

（4）术后 1～2 周术后 1 周皮瓣已基本愈合，可开始做肩关节活动，以肩部为中心做前后摆臂。术后 10 日左右皮瓣与胸壁黏附已较牢固，可指导患侧上肢做手指爬墙运动、划圈运动、滑轮运动等锻炼。术后 7 日内患肢不上举，10 日内不外展肩关节，不要以患侧肢体支撑身体，以防止皮瓣移动而影响伤口愈合。

5. 并发症防治与护理

（1）皮下积液　乳腺癌术后皮下积液较为常见，发生率为 10%～20%，除手术因素外，术后要特别注意保持引流通畅，包扎胸带松紧度适宜，避免过早外展患侧肩关节。积液要早发现，及时穿刺或引流排出。

（2）皮瓣坏死　乳腺癌切除术后皮瓣坏死率为 10%～30%。皮瓣缝合张力大是坏死的主要原因。术后注意检查胸带松紧度，勿加压包扎过紧，及时处理皮瓣下积液和积血。

（3）患侧上肢肿胀　乳房根治术后，患侧腋窝淋巴结切除、头静脉被结扎以及局部积液等因素导致患侧上肢淋巴回流不畅、静脉回流障碍。护理时需要注意以下几点。①避免损伤：禁止在患侧上肢进行测血压、抽血、静脉注射或皮下注射等护理操作。避免患肢过度负重和外伤。②保护患肢：患者平卧时患肢抬高 10°～15°，肘关节轻度屈曲；半卧位时屈肘 90°放于胸腹部；下床活动时用吊带托或用健侧手将患肢抬高于胸前，如果需要他人扶持时只能扶健侧肢体，以防腋窝皮瓣滑动而影响愈合。③

促进肿胀消退：按摩患侧肢体或进行握拳、屈伸肘运动，以促进淋巴回流和静脉回流。肢体肿胀严重者，可弹力绷带包扎或戴弹力袖以促进淋巴回流和静脉回流。

想一想

乳腺癌手术后伤口皮瓣坏死的原因有哪些？如何预防？

答案解析

（三）健康指导 微课

1. 保护患侧上肢 避免患侧上肢损伤，勿用患侧上肢搬动、提拉重物，并坚持功能锻炼。

2. 避孕 术后5年内避免妊娠，防止乳腺癌复发。

3. 定期复查 遵医嘱坚持放疗、化疗，定期复查。

4. 乳房自我检查（breast self examination，BSE） 有助于及早发现乳房的病变，20岁以上的妇女，特别是高危人群应每月进行一次乳房自我检查。检查时间最好选在月经周期的第7～10日，或月经结束后2～3日，已经绝经的女性应选择每个月固定的一日进行检查。乳房自我检查方法如下（图13－2）。

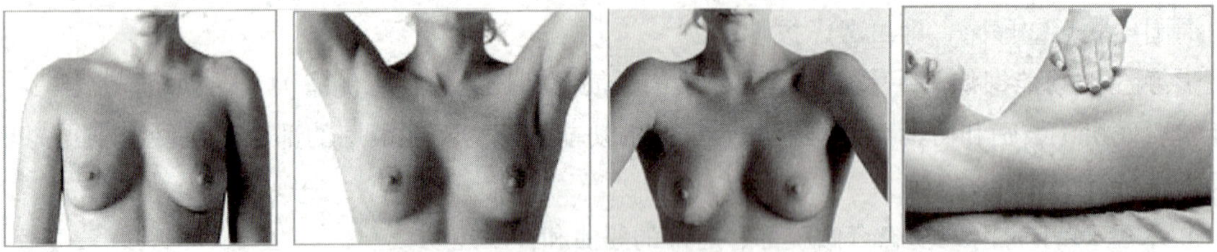

图13－2 乳房自我检查方法

（1）视诊 站在镜前取各种姿势（两臂放松下垂放在身体两侧或双手举置于头后），观察双侧乳房的大小、形状及轮廓有无改变，是否对称；有无局限性隆起、凹陷或皮肤橘皮样改变；有无乳头回缩或抬高等。

（2）触诊 乳房较小者平卧，乳房较大者侧卧，肩下垫软薄枕或将手臂置于头下进行触诊。一侧手的示指、中指和无名指并拢，用指腹在对侧乳房上用一定压力，进行环形触摸。从乳房外上象限开始检查，依次为外上、外下、内下、内上象限，然后检查乳头、乳晕，最后检查乳头有无溢液、腋窝有无肿块。若发现肿块和乳头溢液，应及时到医院做进一步检查。

六、护理评价

通过治疗和护理，患者是否：①恐惧或焦虑情绪缓解；②手术创面愈合良好；③手术后患侧手臂和肩关节等功能逐渐恢复；④能够积极面对自我形象的变化；⑤未发生皮下积液、皮瓣坏死等并发症；⑥能复述患肢功能锻炼的知识、乳房自我检查等知识，并能进行正确地进行功能锻炼。

护爱生命

乳腺癌常被称为“粉红杀手”，其发病率位居女性恶性肿瘤的首位。乳房根治术是常见的治疗乳腺癌的手段之一，采用这种方式治疗，需要切除患者整个乳房，包括胸大肌、胸小肌以及所有腋窝淋巴结组织，优点是可以能够彻底清除乳腺癌肿瘤，但这种手术对患者身体伤害过大 。

支持性心理护理是指治疗师采用劝导、启发、鼓励、支持、说服等方法，帮助患者发挥其潜在能力，提高克服困难的能力，从而促进身心康复。支持性心理治疗从患者生活挫折、环境变故等方面入手，分析这些变故和挫折对患者的影响，制订相应护理措施，减轻挫折、改变对挫折的看法、建议适应的方法、给个体以不同形式的支持，使其顺利度过难关，解除症状和痛苦。

目标检测

答案解析

1. 急性乳腺炎的主要病因是（　）。
   A. 产后首次哺乳时间推迟　B. 乳汁淤积和细菌入侵
   C. 过早终止哺乳　D. 每次哺乳时间太短
   E. 乳汁经常溢出
2. 下列哪项不属于急性乳腺炎的临床特点（　）。
   A. 局部红、肿、热、痛　B. 乳头血性溢液
   C. 局部有压痛性肿块　D. 患侧腋窝淋巴结肿大
   E. 白细胞计数增高
3. 急性乳腺炎伴脓肿形成时，最重要的处理措施是（　）。
   A. 及时用吸乳器吸净乳汁　B. 大剂量应用抗生素
   C. 局部用硫酸镁湿热敷　D. 中药治疗
   E. 脓肿切开引流
4. 关于急性乳腺炎患者的护理，下列不正确的是（　）。
   A. 停止哺乳，人工喂养　B. 用吸乳器吸净乳汁
   C. 局部用硫酸镁湿敷　D. 高热者给予物理降温
   E. 脓肿切开引流术后定时换药
5. 急性乳腺炎的预防措施中，下列不正确的是（　）。
   A. 孕妇经常擦洗乳头　B. 产前矫正乳房内陷
   C. 每次哺乳后排净乳汁　D. 哺乳期避免乳头破损
   E. 哺乳期应用抗生素
6. 乳腺癌的病因中，与下列无关的是（　）。
   A. 雌酮含量增高　B. 血型
   C. 高脂饮食　D. 生活方式
   E. 遗传
7. 乳房根治术后造成患侧上肢活动受限的原因是（　）。
   A. 腋窝瘢痕牵拉　B. 胸壁瘢痕牵拉
   C. 腋窝和胸壁瘢痕牵拉　D. 术中损伤了神经
   E. 术后神经受压
8. 乳腺癌的易患因素是（　）。
   A. 卵巢功能增强　B. 初潮早于 14 岁
   C. 乳房良性病变　D. 高脂肪饮食
   E. 乳汁淤积
9. 乳腺癌的早期体征是（　）。

A. 无痛性肿块
B. 橘皮征
C. 乳头凹陷
D. 酒窝征
E. 卫星结节

10. 乳腺癌患者乳房出现橘皮样变的原因是（　）。

A. 表皮破溃
B. 周围组织或皮肤被肿块累积
C. 乳头深部癌肿侵及乳管致乳头凹陷
D. 癌细胞阻塞皮下淋巴管
E. 癌肿侵及局部的某个部位

（高　薇）

书网融合……

重点回顾　微课　习题

第十四章　胸部外科疾病患者的护理

第一节　胸部损伤患者的护理

PPT

学习目标

知识目标：

1. **掌握**　掌握常见胸部损伤的护理评估及护理措施。
2. **熟悉**　熟悉胸部损伤的常见护理诊断/问题。
3. **了解**　了解胸部损伤的健康史、病理生理。

技能目标：

能正确进行胸腔闭式引流护理操作。

素质目标：

具有细致的观察能力及合作精神。

导学情景

情景描述：患者，男，36 岁，不慎从高处坠地后出现呼吸困难、口唇发绀，查体：P 110 次/分，BP 68/45mmHg，气管向右侧移位，左腋下胸壁有伤口，颈部广泛皮下气肿，胸部左侧叩诊鼓音、呼吸音消失。

情景分析：结合患者的症状、体征以及实验室检查结果，护士应及时评估患者的病情，采取紧急的护理措施，抢救患者的生命，防治并发症，促进患者早日康复。

讨论：请问患者存在的主要护理诊断/合作性问题有哪些？护士准备采取什么护理措施？如何进行胸腔闭式引流的护理？

学前导语：张力性气胸是危及生命的外科急重症之一，若能正确诊断和治疗，患者很快治愈，若延误诊断和治疗，则可能导致患者死亡，所以作为临床护士需要有细致的观察力。

一、肋骨骨折患者的护理 微课

肋骨骨折是最常见的胸部损伤，尤以第 4 ~7 肋骨最易发生。根据骨折程度可分为单根或多根肋骨单处骨折，多根多处肋骨骨折。

（一）病理生理

1. 单根或多根肋骨单处骨折　因骨折上、下部位仍有完整肋骨支撑胸廓，对患者呼吸功能影响不大。若骨折断端较为尖锐，可向内刺破胸膜腔和肺组织，导致气胸、血胸等；尤其是刺破肋间血管（比如动脉）时，可引起大出血，病情迅速恶化。

2. 多根多处肋骨骨折（图 14 –1）　因肋骨的支架作用丧失，胸壁局部出现软化，吸气时软化区胸壁向内凹陷，呼气时软化区胸壁向外凸出，这种现象称为反常呼吸运动，这类胸廓又称为连枷胸（图 14 –2）。反常呼吸运动可严重影响气体交换，造成机体缺氧和二氧化碳潴留。若软化区范围较大，呼吸时两侧胸膜腔内压力无法保持平衡，可造成纵隔左右扑动，进一步影响肺通气和静脉血液的回流，严重者可导致呼吸和循环衰竭。

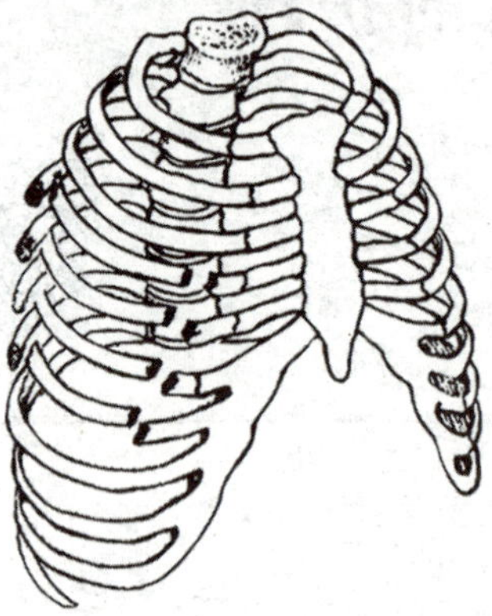

图 14－1　多根多处肋骨骨折

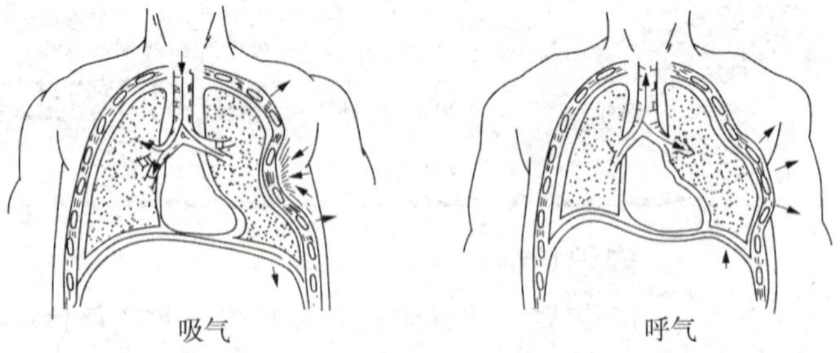

图 14－2　连枷胸

（二）护理评估

1. 健康史　患者有胸部受伤史。直接暴力作用于胸部可使该处肋骨向内弯曲而折断；胸部受挤压形成的间接暴力可使肋骨向外弯曲而折断。

2. 身体状况

（1）症状　主要表现为骨折部位疼痛，深呼吸、咳嗽或改变体位时疼痛加重；疼痛及反常呼吸可引起不同程度的胸闷、呼吸困难、发绀，甚至休克等；肺组织被骨折断端刺破后可出现咯血。

（2）体征　受伤胸壁可见青紫、肿胀、畸形，局部压痛，有时可存在骨擦感（音），部分患者可存在皮下气肿。多根多处肋骨骨折时，受伤部位可见反常呼吸运动。

3. 心理－社会状况　肋骨骨折患者一般情绪较稳定，但出现胸闷、反常呼吸，甚至呼吸困难时，患者可有紧张、烦躁及恐惧的情绪反应。

4. 辅助检查　胸部 X 线和 CT 检查可显示肋骨骨折线或断端错位情况，但对于前胸肋软骨骨折征象不易显示，如并发气胸、血胸则可显示相应的肺压缩及胸腔积气、积液情况。

5. 治疗要点　闭合性单根或多根单处肋骨骨折处理重点是镇痛、固定胸廓和防治并发症。闭合性多根多处肋骨骨折处理的重点是控制反常呼吸运动，及早采用包扎固定法或牵引固定法加以控制。开放性肋骨骨折争取尽早清创，行骨折内固定，应用抗生素防治感染。

（三）常见护理诊断/合作性问题

1. 疼痛　与组织损伤有关。

2. 气体交换受损　与疼痛及反常呼吸影响呼吸运动有关。

3. 焦虑　与意外损伤及担忧预后有关。

（四）护理目标

（1）患者疼痛减轻。

（2）患者呼吸困难改善。

（3）患者焦虑程度减轻。

（五）护理措施

1. 非手术治疗及术前患者的护理

（1）维持有效气体交换

1）现场急救　对胸壁软化范围大，出现反常呼吸且危及生命的连枷胸患者，应协助医师采取急救措施。

2）保持呼吸道通畅　协助患者有效咳嗽、排痰，清理呼吸道内的分泌物及呕吐物，保持呼吸道通畅；痰液黏稠者给予药物、超声雾化吸入；必要时行气管插管或气管切开辅助呼吸。

（2）减轻疼痛　遵医嘱妥善固定胸部、使用止痛药物，患者咳嗽时协助或指导其用双手按压、限制患侧胸壁运动等。

（3）病情观察　密切观察生命体征、神志、胸腹部活动情况、有无皮下气肿等。

（4）术前准备　做好血型及交叉配血试验、手术区备皮等术前准备工作。

2. 术后护理

（1）病情观察　密切观察生命体征、神志、胸腹部活动情况。发现异常及时通知医师并协助处理。

（2）用药护理　遵医嘱应用抗生素，以防治感染；维持水、电解质的平衡。

3. 健康指导

（1）体位与休息　麻醉作用消失且血压平稳者，可取半卧位，有利于呼吸；行胸腔闭式引流的患者，应取半卧位并经常改变体位，有利于引流。

（2）指导患者饮食　清淡富有营养的食物，多食水果蔬菜，保持大便通畅；忌食辛辣、生冷、油腻食物，多饮水。

（3）定期复查，不适随诊。

（六）护理评价

通过治疗和护理，患者是否：①疼痛得到缓解；②呼吸功能得到改善；③情绪稳定，焦虑减轻。

二、创伤性气胸患者的护理

胸膜腔内积气称为气胸。根据作用机理，气胸可分为闭合性气胸、开放性气胸和张力性气胸三类。

（一）病理生理

1. 闭合性气胸　空气通过胸壁或肺的伤口进入胸膜腔后，伤口随之闭合，气体不再继续进入胸膜腔，胸膜腔内压仍低于大气压，患侧肺组织部分受压萎陷。

2. 开放性气胸　胸壁存在开放性伤口，使胸膜腔与外界相通，空气可随呼吸自由出入胸膜腔，患侧胸膜腔内压力与外界大气压接近，负压消失，患侧肺组织萎陷。吸气时，健侧胸膜腔与患侧胸膜腔之间的压力差增加，纵隔移向健侧；呼气时，两侧胸膜腔压力差减小，纵隔移回患侧，导致纵隔位置随呼吸而左右摆动，称为纵隔扑动。同时，患者吸气时，健侧肺吸入了由患侧肺排出的含氧量低的气体；而呼气时，健侧肺排出的气体也排至患侧肺内，使含氧量低的气体在两侧肺内重复交换，造成严重缺氧（图 14－3）。

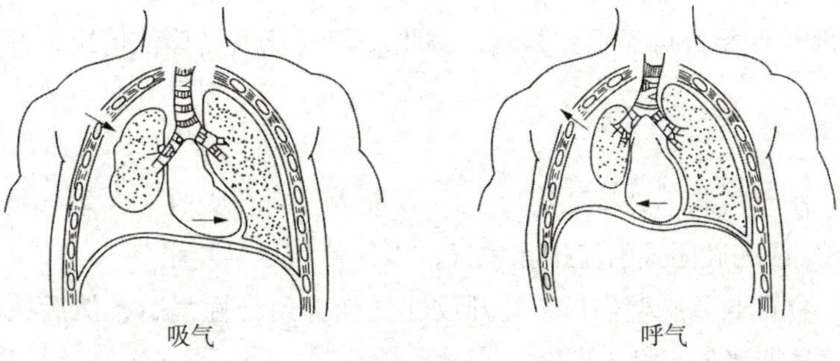

图 14－3　开放性气胸的纵隔扑动

3. 张力性气胸 多见于较大的肺泡破裂、肺裂伤或支气管破裂，其裂口形成通向胸膜腔的单向活瓣，吸气时气体通过裂口进入胸膜腔，而呼气时裂口关闭，气体不能排出胸膜腔，使胸膜腔内积气随呼吸不断增多，导致胸膜腔压力高于外界大气压。患侧胸膜腔内压力增高，使患侧肺严重萎陷，纵隔明显移向健侧，导致健侧肺受压而有不同程度的萎陷，引起严重的呼吸和循环功能障碍。同时高压气体可挤入纵隔，扩展至颈、面、胸部等处的皮下，造成纵隔气肿或皮下气肿（图 14-4）。

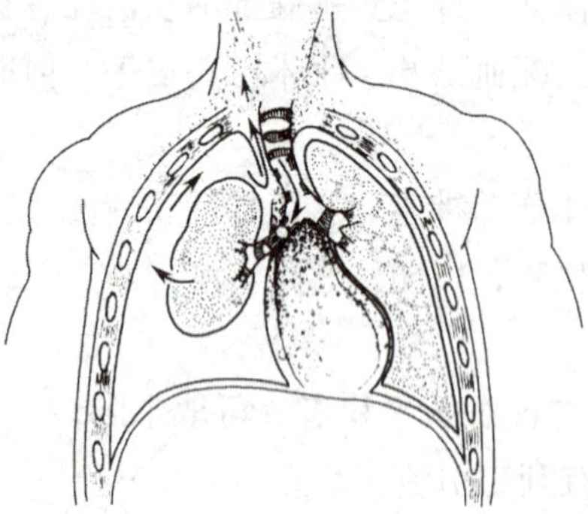

图 14-4 张力性气胸和纵隔-皮下气肿

（二）护理评估

1. 健康史 了解患者的受伤经过、受伤部位，有无发绀、呼吸困难、皮下气肿，已采用的抢救措施等；评估患者既往有无胸部手术史、服药史、过敏史等。

2. 身体状况

（1）闭合性气胸 表现与气体进入胸膜腔的量和肺萎陷的程度有关。胸膜腔内积气量少，肺萎陷在 30% 以下时为小量气胸，患者可无明显症状；肺萎陷在 30% 以上的中量、大量气胸患者可出现胸闷、气促、胸痛等症状，查体发现患侧肋间隙饱满，气管向健侧移位，叩诊呈鼓音，听诊呼吸音减弱或消失。

（2）开放性气胸 纵隔扑动影响肺通气效能和静脉血液回流，导致呼吸、循环功能严重障碍，患者可出现气促、发绀、明显呼吸困难甚至休克。胸部检查可见患侧胸壁存在伤道，呼吸时可听见空气进出伤道发出的吸吮样声音；气管和心脏向健侧移位；患侧胸部叩诊呈鼓音；听诊呼吸音减弱或消失。

（3）张力性气胸 患者极度呼吸困难、发绀、烦躁不安、昏迷、休克甚至窒息。查体可见患侧胸部饱满，肋间隙增宽，呼吸幅度减弱，气管向健侧移位，颈静脉怒张；常触及皮下气肿；叩诊呈鼓音；听诊呼吸音消失。

3. 心理-社会状况 了解患者有无焦虑、恐惧及其程度；了解患者及家属对损伤、预后的认知和心理承受能力。

4. 辅助检查 胸部 X 线检查可显示肺萎陷、胸膜腔积气及纵隔移位情况，并可反映是否合并肋骨骨折、血胸等情况。

5. 治疗要点

（1）闭合性气胸 小量气胸不必特殊治疗，1～2 周内可自行吸收。大量气胸需在伤侧锁骨中线第 2 肋间行胸膜腔穿刺抽气或胸腔闭式引流排除积气，以促使肺尽早复张。

（2）开放性气胸 立即封闭胸壁伤口，变开放性气胸为闭合性气胸，然后按闭合性气胸进一步处理。病情稳定后，争取早期清创，封闭伤口。

（3）张力性气胸 立即行胸膜腔排气减压，抢救患者的生命。可在伤侧锁骨中线第 2 肋间用粗针头穿刺入胸膜腔，穿刺针尾部连接剪口的乳胶指套（图 14-5）、小塑料袋、气球等单向活瓣装置。随后进一步处理，包括胸腔闭式引流、吸氧、防治休克、应用抗生素控制感染等。

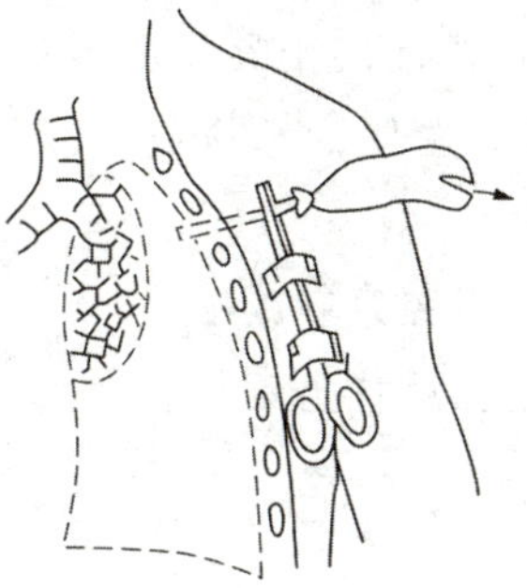

图 14－5　粗针头乳胶指套穿刺胸膜腔排气法

看一看14-1

电视胸腔镜手术是利用现代电视摄像技术和高科技器械装备的先进诊疗技术，具有创伤小、痛苦轻、疗效可靠、切口符合美容要求等优点，应用范围已涉及到胸外科的所有领域。相对于传统手术方法，电视胸腔镜手术和传统开胸手术有很大区别。它通常是在 3～4 个直径 1.5cm 的胸壁小切口下进行。医生看着监视屏幕用特殊的手术器械完成手术，这就等于将医生的眼睛“伸”到了患者的胸腔内进行手术操作，且由于胸腔镜的放大作用及高清晰成像，所以手术视野内病变显现，手术切除的范围以及安全性可媲美传统开胸术，胸内病变活检的阳性率也大大高于穿刺活检的阳性率。

（三）常见护理诊断/合作性问题

1. 气体交换障碍　与胸部损伤、胸廓运动受限、疼痛、肺萎陷有关。

2. 疼痛　与组织损伤有关。

3. 潜在并发症　胸腔或肺感染、呼吸衰竭、休克。

（四）护理目标

（1）患者呼吸功能改善。

（2）患者疼痛减轻。

（3）患者未发生并发症，或并发症被及时发现并处理。

（五）护理措施

1. 非手术护理/术前护理

（1）现场急救

1）开放性气胸　立即用敷料封闭胸壁伤口，使之成为闭合性气胸。

2）张力性气胸　应立即协助医师行胸腔穿刺抽气或胸腔闭式引流。

（2）维持呼吸功能　协助患者有效咳嗽、排痰，清理呼吸道内的分泌物及呕吐物，保持呼吸道通畅。痰液黏稠者给予超声雾化吸入祛痰药物；必要时行气管插管或气管切开辅助呼吸。

（3）减轻疼痛　遵医嘱妥善固定胸部、使用止痛药物，患者咳嗽时协助或指导其用双手按压以限制患侧胸壁运动等。

（4）预防感染　对开放性损伤者，协助医生及时进行清创处理；密切观察体温变化，如有异常，及时报告医生；遵医嘱注射破伤风抗毒素和使用抗生素。

（5）术前护理　做好血型鉴定、交叉配血试验、药物过敏试验、手术区备皮等术前准备工作。

练一练14-1

患者，男，胸外伤，右侧第6~7肋骨折，呼吸极度困难，发绀，出冷汗。查体：BP 65/40mmHg，右胸肋间隙饱满，气管移向左侧，叩诊鼓音，颈、胸部有广泛的皮下气肿，处理应首选（　）。

答案解析

A. 立即开胸手术　　B. 胸腔穿刺减压　　C. 气管插管辅助呼吸

D. 输血、输液　　E. 应用抗生素

2. 术后护理

（1）病情观察　观察生命体征；固定各种管路并保持通畅。

（2）基础护理　由于术后患者自理能力下降，根据患者病情和需要做好基础护理和生活护理；鼓励并协助患者早期下床活动。

（3）呼吸道护理

1）协助患者咳嗽，咳痰卧床期间，定时协助患者翻身、坐起、叩背、咳嗽；鼓励并指导患者做深呼吸运动，促使肺扩张，预防肺部并发症的发生。

2）人工气道的护理，实施气管插管或气管切开呼吸机协助呼吸的患者，做好气道湿化、吸痰及保持呼吸道通畅等工作。

（4）用药护理　遵医嘱应用抗生素，以防治感染；维持水、电解质的平衡。

（5）胸腔闭式引流的护理

1）原理及目的　胸腔闭式引流是根据胸膜腔生理性负压机制设计的，依靠水封瓶中的液体使胸膜腔与外界隔离。其目的是：①排出胸膜腔积气、积液、积血；②重建胸膜腔负压，促进肺复张；③平衡胸膜腔内的压力，保持纵隔于正常位置。主要用于治疗气胸、血胸、脓胸及胸腔手术后引流。

2）置管的位置和种类　①引流气体时，一般放置在患侧锁骨中线第2肋间。②引流液体时，常放置在患侧腋中线与腋后线之间的第6~8肋间。③引流脓液时，应放置在脓液积聚的最低处。

3）装置　传统的胸腔闭式引流装置有单瓶、双瓶和三瓶3种。目前临床广泛使用的是一次性的硅胶胸腔引流装置。

①单瓶水封闭式引流：由容量为2000~3000ml的广口无菌引流瓶，安装有长、短两根玻璃管的橡胶瓶塞及一长约100cm的橡皮管组成（图14-6）。引流瓶中盛有约500ml无菌生理盐水，长玻璃管下口应插至液面下3~4cm，短玻璃管下口远离液面，保证瓶内空气与外界大气相通。使用时将橡皮管一端与长玻璃管连接，另一端再与患者胸腔引流管连通，即可见长玻璃管内水柱上升至液平面上方8~10cm，并随呼吸上下波动；若水柱无波动，则提示引流管不通畅。

②双瓶水封闭式引流：在与上述相同的引流瓶旁再连接一个水封瓶（即吸引瓶），在引流胸腔的液体时水封下的密闭系统不会受到引流量的影响，便于观察引流液的量和性质。

③三瓶水封闭式引流：在双瓶的基础上增加一个负压调节瓶。调节瓶橡皮塞上安装有3根玻璃管，其中两根短管分别连接水封瓶和负压吸引，长管与大气相通，其下端插入液面下10~20cm，调节插入液面下深度即可调节抽吸的负压（图14-7）。

4）护理要点

①保持管道密闭：引流装置正确安装，衔接处密封良好。水封瓶长玻璃管应插入液面下3~4cm，并始终保持直立。胸腔引流管周围皮肤用油纱布包盖严密。搬动患者或更换引流瓶时，应用两把止血钳双重夹闭引流管。若引流管从胸腔滑脱，立即用手捏闭伤口处皮肤，消毒处理后用凡士林纱布封闭伤口。若引流管连接处脱落或引流瓶损坏，应立即用双钳夹闭胸壁引流管，并更换引流装置。

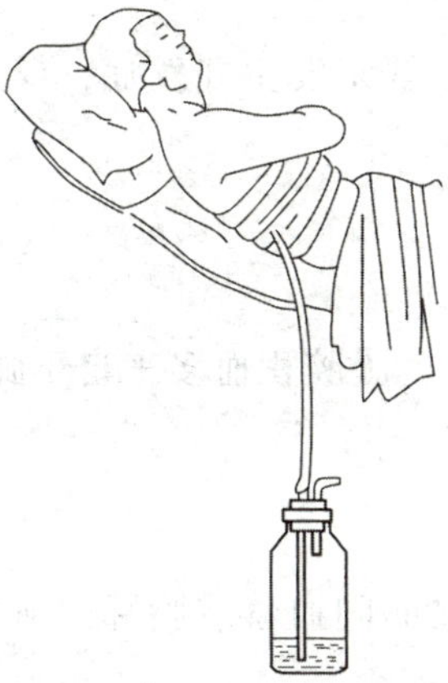

图 14－6　胸膜腔单瓶闭式引流示意图

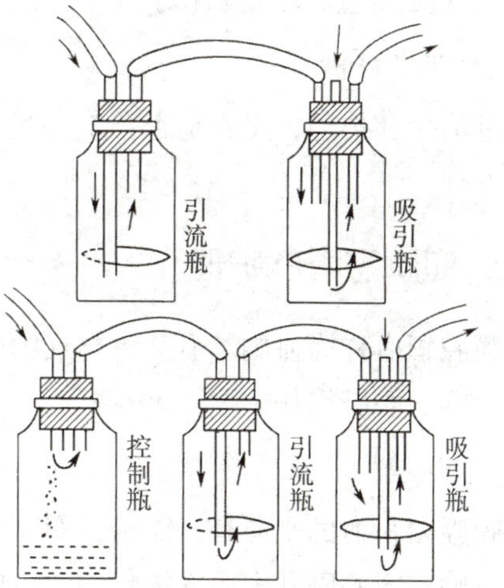

图 14－7　双瓶或三瓶水封闭式引流装置

②保持引流通畅：患者应取半卧位并经常改变体位，有利于引流。鼓励患者咳嗽、咳痰和做深呼吸运动，有利于胸膜腔内气体和液体的排出。定时挤捏引流管，防止引流管堵塞、扭曲、受压。水封瓶不可倒置或倾斜，不可高于胸部。

③严格无菌操作，防止逆行感染：引流装置应保持无菌。定时更换引流瓶和引流接管，操作过程中严格遵守无菌原则。胸壁引流口处敷料保持清洁、干燥，一旦渗湿应及时更换。引流瓶应低于胸腔引流口水平面 60～100cm，防止瓶内液体逆流入胸腔。

④观察并记录：密切观察长玻璃管内水柱波动情况，一般情况下，水柱上下波动的范围为 4～6cm，若波动幅度太大则提示可能存在肺不张；若水柱随呼吸无波动则提示肺膨胀良好或引流管不通。观察并准确记录引流液的量、颜色、性质。一般情况下，开胸术后 24 小时内血性引流液体不超过 500ml，且引流量逐渐减少、颜色逐渐变淡；若有大量气泡或血性液体持续逸出，应立即报告医生及时处理；引流量过少，应查看引流管是否通畅。

⑤拔管：a. 指征：置管 48～72 小时后，若引流瓶内无气体逸出或引流液量明显减少且颜色变淡，24 小时引流液 <50ml 或脓液 <10ml，X 线检查示肺膨胀良好，患者无呼吸困难，即可拔除引流管。b. 方法：嘱患者深吸气，于吸气末屏住呼吸，迅速拔除引流管，并立即用凡士林纱布和敷料覆盖引流处伤口并包扎固定。c. 观察：拔管后注意观察患者有无胸闷、呼吸困难、伤口漏气、渗液、出血、皮下气肿等，若有异常及时通知医生处理。

练一练14-2

患者，男，50 岁。因血气胸行胸腔闭式引流时，发现水封瓶内长玻璃管水柱无波动，嘱患者做深呼吸后，水柱仍无波动。提示（　）。

A. 胸膜腔内负压尚未恢复　　B. 胸膜腔内负压部分恢复

C. 胸膜腔内负压过大　　D. 胸膜腔内负压过小

E. 引流管阻塞

答案解析

3. 健康指导

（1）指导患者深呼吸和有效咳嗽、咳痰等有效的呼吸功能锻炼。

（2）尽早开展循序渐进的功能锻炼。气胸痊愈 1 个月内，不宜参加剧烈的体育活动，如跑步、打球、举重等。

（3）定期复查，不适随诊。

（六）护理评价

通过治疗和护理，患者是否：①呼吸功能改善；②疼痛减轻；③未发生并发症，或并发症被及时发现并处理。

三、血胸患者的护理

胸膜腔积血称为血胸。血胸可与气胸同时存在，称为血气胸。胸膜腔积血多来自于肺或肋间血管、胸廓内血管、心脏损伤。

（一）病理生理及分类

胸膜腔内积血的来源有：①肺组织裂伤，出血可自行停止；②肋间血管或胸廓内血管损伤，可为进行性血胸；③心脏和大血管损伤，出血凶猛，可因失血性休克而死亡。

胸膜腔积血可使患侧肺受压萎陷，纵隔向健侧移位，影响呼吸功能；由于血容量丢失及腔静脉血回流受阻，又可影响循环功能。大量持续出血所致的胸膜腔积血，称为进行性血胸。少量胸腔积血时，由于肺、心包、膈肌运动有去纤维蛋白作用，血液不容易凝固；若短期内出血量较多或持续出血，胸腔内积血可发生凝固，称为凝固性血胸。血凝块机化后形成纤维组织，称为机化性血胸，限制肺和胸廓活动，进一步损害呼吸功能。细菌经伤口侵入后，在积血中生长繁殖，引起感染性血胸。

（二）护理评估

1. 健康史 患者多有胸部受伤史，常因锐器伤、火器伤或者肋骨骨折断端刺破胸部血管所致。

2. 身体状况 与出血速度和出血量有关。

（1）小量血胸（成人 0.5L 以下）可无明显症状。

（2）中量血胸（0.5～1.0L）和大量血胸（1.0L 以上）特别是急性失血，可出现面色苍白、脉搏快弱、血压下降等低血容量性休克的表现，同时因胸膜腔积血、肺萎陷而伴有呼吸困难。查体可见肋间隙饱满，气管移向健侧，患侧胸部叩诊呈浊音，听诊呼吸音减弱或消失。

3. 心理－社会状况 了解患者在突然发生胸部外伤后，是否出现焦虑、恐惧及程度；了解患者家庭对医疗费用的承担情况。

4. 辅助检查 胸部 X 线检查，小量血胸可仅有肋膈角消失，大量血胸可见胸膜腔有大片积液阴影，纵隔向健侧移位；血气胸者可见液平面。

5. 治疗要点 非进行性小量血胸无需特殊处理，可自行吸收；中、大量血胸，尽早行胸腔穿刺抽出积血，必要时行胸腔闭式引流。进行性血胸，应尽早输液、输血，防治休克，及时剖胸止血。凝固性血胸及早剖胸清除血块。机化性血胸进行纤维组织剥除术。

（三）常见护理诊断/合作性问题

1. 气体交换障碍 与胸部损伤、胸廓运动受限、疼痛、肺萎陷有关。

2. 体液不足 与失血引起的血容量不足有关。

3. 疼痛 与组织损伤有关。

4. 潜在并发症 胸腔感染、呼吸功能衰竭、休克。

（四）护理目标

（1）患者呼吸功能改善。

（2）患者血压、脉搏及尿量均接近正常。

（3）患者疼痛减轻。

（4）患者未发生并发症，或并发症被及时发现并处理。

（五）护理措施

1. 非手术治疗及术前患者的护理

（1）现场急救　包括心肺复苏、保持呼吸道通畅、止血、包扎、固定等。

（2）病情观察　严密观察生命体征，注意神志、呼吸、瞳孔、面色变化情况，了解患者有无发绀、气促、呼吸困难等症状，有无气管移位、皮下气肿和休克征象。如有异常应立即报告医生并协助处理；患者若出现下列征象则提示存在活动性出血：①脉搏持续加快，血压下降，或经补充血容量血压仍不稳定；②血红蛋白量、红细胞计数、血细胞比容进行性下降；③胸腔闭式引流引出的血量每小时超过200ml，并持续3小时以上；④胸膜腔穿刺抽出的血液很快凝固，或血液凝固抽不出、但胸部X线检查显示胸部阴影逐渐扩大。

（3）维持循环功能稳定　迅速建立静脉通路，补充血容量，防治休克；根据患者血压和心肺功能状态调整输液速度。

想一想14-1

在护理工作中，如何及早发现患者胸膜腔内继续出血？

答案解析

2. 术后护理

（1）病情观察　观察生命体征、引流液变化、有无活动性出血等。

（2）维持呼吸功能　①密切观察呼吸型态、频率、呼吸音变化。②根据病情给予吸氧、观察血氧饱和度变化。③定时协助患者翻身、坐起、叩背、咳嗽。

（3）用药护理　遵医嘱应用抗生素，以防治感染；维持水、电解质的平衡。

（4）胸腔闭式引流的护理　参见本章第二节相关内容。

3. 健康指导

（1）营养与休息　合理休息，加强营养，提高机体免疫力。

（2）呼吸功能锻炼　指导患者深呼吸和有效咳嗽、咳痰的方法。

（3）定期复查　出现呼吸困难、高热等不适时及时就诊。

（六）护理评价

通过治疗和护理，患者是否：①呼吸功能得到改善；②体液维持稳定，生命体征平稳、尿量正常；③疼痛得到缓解；④未发生并发症，或并发症被及时发现并处理。

四、脓胸患者的护理

脓胸是指胸膜腔内的化脓性感染。

（一）病理生理及分类

按致病菌分为化脓性、结核性、特异病原性脓胸；按波及范围分为局限性脓胸和全脓胸；按病理发展过程分为急性脓胸和慢性脓胸（图14-8）。

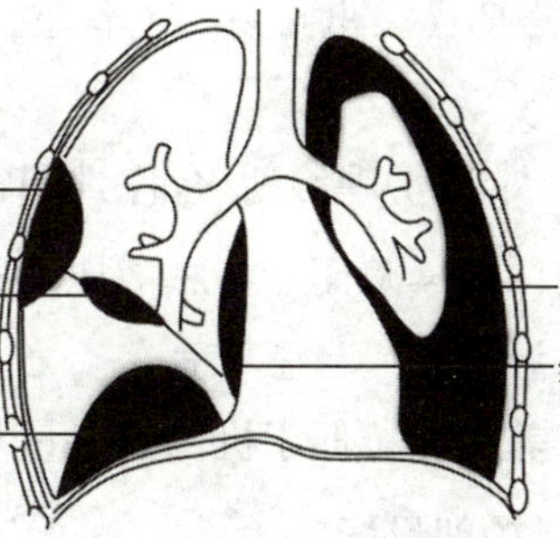

图14-8　脓胸分类示意图

1. 急性脓胸　常见的致病菌为金黄色葡萄球菌、肺炎双球菌等。致病菌侵入胸膜腔的途径有：①肺或邻近组织的化脓病灶侵入或破入胸膜腔；②胸部外伤、手术污染、食管或支气管胸膜瘘引起继发感；③血源性播散，如脓毒血症；④经淋巴途径，如其他部位的化脓病灶通过淋巴管侵犯胸膜腔。感染侵犯胸膜后，胸膜充血、水肿、渗出。早期渗出液稀薄，为浆液性，病情加重后，变为脓性，随后纤维蛋白沉积于胸膜表面，形成纤维素膜，向后发展纤维素层厚度增加，韧性增强且易于粘连，使脓液局限于不同部位，最后机化形成致密的纤维板，限制肺膨胀及胸廓活动，从而影响呼吸功能。

2. 慢性脓胸 急性脓胸的病程超过3个月，即进入慢性脓胸期。

（二）护理评估

1. 健康史 了解患者有无胸部手术史、创伤史、感染史等。

2. 身体状况

（1）急性脓胸 患者常有高热、脉快、呼吸急促、食欲减退、胸痛、全身乏力等，胸膜腔积液较多时可有胸闷、咳嗽、咳痰症状，严重者可出现发绀和休克；查体见患侧呼吸运动减弱，肋间隙饱满，语颤减弱，气管向健侧移位，叩诊呈浊音，听诊呼吸音减弱或消失。

（2）慢性脓胸 患者常有长期低热、食欲减退、消瘦、贫血、低蛋白血症等慢性全身中毒症状，可伴有气促、咳嗽、咳脓痰等症状；查体可见患侧胸廓内陷，肋间隙变窄，呼吸运动减弱，气管偏向患侧，叩诊呈浊音，呼吸音减弱或消失，可有杵状指（趾），严重者形成脊柱侧凸。

3. 心理－社会状况 了解患者有无焦虑及程度；评估患者及家属对本病的心理承受能力等。

4. 辅助检查 血常规检查可见白细胞计数及中性粒细胞比例升高；胸部X线检查显示胸腔积液征象；胸膜腔穿刺抽出脓液即可确诊；脓液细菌培养和药敏试验可为选用有效抗生素提供依据。

5. 治疗要点 急性脓胸应去除病因、控制感染，行胸膜腔穿刺或胸腔闭式引流排净脓液，加强全身支持疗法。慢性脓胸应重点改善全身情况，消除中毒症状和纠正营养不良；积极治疗病因，必要时手术治疗消除脓腔；尽可能促进肺复张，恢复肺功能。

看一看14-2

改良引流术：针对引流不畅的原因如引流管过细、引流位置不在脓腔最低位等予以改良。

胸膜纤维板剥离术：剥除脓腔之壁层胸膜和脏层胸膜上的纤维板，使肺得以复张，消灭脓腔，改善肺功能和胸廓呼吸运动，是较为理想的手术，仅适用于病期不长、纤维板粘连不甚紧密的患者。

胸廓成形术：去除胸廓局部的坚硬组织，使胸壁内陷，以消灭脏层胸膜与壁层胸膜间的死腔。这种手术不仅要切除覆盖在脓腔上的肋骨，而且也要切除增厚的壁层胸膜纤维板，但需保留肋间神经与血管、肋间肌和肋骨骨膜。此手术适用病程长，肺组织有纤维化，肺内有活动性结核病灶或存在支气管－胸膜瘘者。

胸膜肺切除术：慢性脓胸合并肺内严重病变，如支气管扩张或结核性空洞或纤维化实变毁损或伴有不易修补成功的支气管－胸膜瘘，可将胸膜纤维板剥离术加病肺切除术一次性完成。但这一手术技术要求高、难度大、出血多、创伤重，必须严格掌握适应证，否则手术死亡率高，并发症多。

（三）常见护理诊断/合作性问题

1. 气体交换障碍 与脓液压迫肺组织，胸廓运动受限有关。

2. 体温过高 与感染有关。

3. 营养失调 低于机体需要量与营养摄入不足、消耗增加有关。

（四）护理目标

（1）患者呼吸功能改善。

（2）患者体温接近正常。

（3）患者营养状况得到改善。

（五）护理措施

1. 非手术治疗及术前患者的护理

（1）体位　患者一般取半卧位，以利于呼吸和引流，鼓励并协助患者有效咳嗽、排痰。支气管胸膜瘘患者应取患侧卧位，以免脓液流向健侧或发生窒息。

（2）饮食　鼓励患者进食高蛋白、高热量、富含维生素的食物，保证营养供给。必要时可给予肠内、肠外营养支持或少量多次输全血、血浆。

（3）控制感染　急性脓胸患者，为控制感染、改善呼吸，可每日或隔日1次行胸膜腔穿刺抽脓。抽脓后，胸膜腔内注入抗生素，穿刺过程中及穿刺后应注意观察患者有无不良反应。

（4）对症治疗　高热者给予冰敷、擦浴等物理降温，鼓励患者多饮水，必要时遵医嘱应用药物降温。

2. 术后护理　慢性脓胸患者，做好手术后护理，胸廓成形术后，取术侧下卧位，用厚棉垫、胸带加压包扎以控制反常呼吸，包扎要松紧适宜，经常检查，随时调整。胸膜纤维板剥脱术后，易发生大量渗血，应严密观察生命体征及引流液的性质和量，若有出血，应遵医嘱快速输血、给予止血药，必要时做好再次开胸止血的准备。

3. 健康指导

（1）指导患者注意保暖，防止肺部感染。合理安排休息、活动、饮食等。

（2）指导患者早日康复训练，胸廓成形术后患者坚持功能锻炼，取躯干正直姿势，练习头部前后左右回转运动，上半身的前屈运动及左右弯曲运动。

（3）遵医嘱按时服药，定期复查。

（六）护理评价

通过治疗和护理，患者是否：①呼吸功能得到改善；②体温正常；③营养状况得到改善。

护爱生命14-1

胸部损伤影响呼吸和循环，甚至危及生命。早期正确、及时的护理，可以及时纠正呼吸和循环的紊乱、抢救生命、预防并发症、减少后遗症。

怎样正确、及时地实施护理措施呢？首先应大体评价呼吸和循环。检查者如将耳朵靠近伤员的口腔和鼻腔，眼睛观察胸壁变化。可根据病员呼出的气体冲击耳朵的力量、时间长短和呼吸频率，判断病员的通气功能是否足够。一般呼出强大的气流时，则可排除呼吸损伤的可能，如患者处于休克状态，应先考虑心包填塞或大量血胸。其次，应常规检查病员的颈部、检查气管的位置、有否皮下气肿等情况。张力气胸和大量血胸可使一侧呼吸运动减弱，呼吸音减弱或消失，气管向对侧移位。张力气胸多伴有皮下气肿，叩击时过度鼓音。

胸部损伤病情瞬息万变，胸外科护理人员不仅要认真观察、还要有扎实的业务素质、过硬的专科技能，才能守护患者的生命和健康。

答案解析

目标检测14-1

1. 胸腔闭式引流管的安装，错误的是（　）。

A. 长玻璃管下段进入液面下3~4cm

B. 短玻璃管和大气相通

C. 短玻璃上端与胸腔引流管相连

D. 无菌水封瓶塞密闭

E. 短玻璃管下端远高于引流瓶水面

2. 单纯性肋骨骨折的主要表现是（　）。

A. 呼吸急促　B. 疼痛　C. 咳嗽　D. 发绀　E. 皮下气肿

3. 患者，男，37岁。右胸外伤4天，胸痛，深呼吸时疼痛加重；无发绀；胸部X线示右侧第3、4肋骨骨折，肺压缩20%，治疗方案是（　）。

A. 胸腔穿刺抽气

B. 镇静止痛，保守治疗

C. 胸腔闭式引流

D. 吸氧，输液

E. 患侧加压包扎固定

4. 患者，男，38岁，右胸外伤，极度呼吸困难，发绀、烦躁不安。查体：脉搏细速，血压80/60mmHg，皮肤湿冷，气管左移，颈静脉充盈，头颈部和右胸皮下气肿，右侧胸廓饱满、肋间隙增宽，叩诊呈鼓音，右肺呼吸音消失。该患者的主要护理诊断/问题是（　）。

A. 气体交换受损

B. 知识缺乏

C. 恐惧

D. 营养失调：低于机体需要量

E. 清理呼吸道无效

5. 可发生反常呼吸运动的胸部疾病是（　）。

A. 多根多处肋骨骨折

B. 闭合性气胸

C. 张力性气胸

D. 急性脓胸

E. 慢性脓胸

6. 血胸抽出不凝固血液，其原因是（　）。

A. 胸腔内有抗凝物质

B. 凝血因子减少

C. 胸腔内渗出液体的稀释作用

D. 有效循环血量减少

E. 肺、膈肌运动的去纤维化作用

7. 患者，男，18岁，左胸刺伤2小时，听到吸吮样声音，患者极度呼吸困难，急救措施是（　）。

A. 迅速封闭胸壁伤口

B. 立即手术

C. 输血、输液

D. 胸腔闭式引流

E. 吸氧

8. 最易发生肋骨骨折的部位是（　）。

A. 第2~3肋　B. 第4~7肋　C. 第8~10肋　D. 第11~12肋　E. 以上都不是

9. 闭式胸膜腔引流的引流管，错误的护理是（　）。

A. 妥善固定

B. 引流不畅用无菌等渗盐水冲洗

C. 水封瓶不可高于患者胸腔出口平面

D. 更换水封瓶时，引流管近端不可钳夹

E. 引流管应防止曲折和受压

10. 患者行胸腔闭式引流，在引流过程中，水封瓶不慎被打破，护士应（ ）。

A. 立即用手捏住胸腔引流管
B. 立即通知医生
C. 立即用床旁止血钳双重夹住
D. 重新更换引流瓶
E. 给患者吸氧

（郁传民）

书网融合……

重点回顾 微课

第二节 肺癌患者的护理

微课

PPT

学习目标

知识目标：

1. **掌握** 肺癌患者的健康史、身体状况、护理措施。
2. **熟悉** 肺癌患者的常见护理诊断/合作性问题、治疗要点。
3. **了解** 肺癌病理生理及分类、辅助检查。

技能目标：

学会运用护理程序，对患者实施整体护理。

素质目标：

具有敏锐的观察能力及解决问题的能力。

导学情景

情景描述： 患者，男，71岁，石棉瓦厂退休工人，既往体健。近几个月出现刺激性干咳，伴咳痰、痰中带血丝入院。查体：T 36℃，P 78次/分，R 18次/分，BP 110/89mmHg；右肺呼吸音减弱。CT检查示右肺下叶团块状影，右肺门及纵隔内淋巴结增大，右侧胸腔积液。淋巴结穿刺活检见异型细胞。诊断为右下肺癌，全麻下行右全肺叶切除术。术后患者诉切口疼痛、胸闷，查体见呼吸急促、双肺听诊闻及痰鸣音。

情景分析： 患者术前生命体征正常，现右侧全肺叶切除术后。术后患者的主要问题是切口疼痛、胸闷，听诊呼吸无异常。护士应及时评估患者的病情变化，为患者提供优质护理，防治并发症，促进患者早日康复。

讨论： 请问患者目前主要的护理诊断/问题是什么？你如果是患者的责任护士，应该怎样采取哪些护理措施？

学前导语： 在我国大城市中，肺癌的发病率已居男性恶性肿瘤的首位。早期肺癌的症状，如刺激性干咳、发热、气促等表现不明显，很容易被忽视；一旦发展到晚期，会危及患者的生命。早发现、早诊断、早治疗等预防措施尤为重要，手术前、后的呼吸道护理，直接关系到手术成败，需要护理人员有扎实的护理基本功。

一、病理生理及分类

肺癌又称为原发性支气管肺癌，多数起源于支气管黏膜上皮。肺癌的病因尚不完全明确，但与吸烟、大气污染、职业接触（包括砷、镉、铬、石棉等）、遗传等因素有关。发病年龄多在40岁以上，男性多见。肺癌的分布右肺多于左肺、上叶多于下叶。起源于主支气管、肺叶支气管的肺癌，位置靠近肺门，称中心型肺癌；起源于肺段支气管以下的肺癌，位置靠近肺的周围部分，称周围型肺癌。临床上按细胞类型将肺癌分为鳞状细胞癌、小细胞癌、腺癌、大细胞癌4种，其中，吸烟与鳞状细胞癌有密切相关性。肺癌转移途径主要有直接扩散、淋巴转移、血行转移3条，其中以淋巴转移途径最常见。

二、护理评估

（一）健康史

肺癌的病因尚不完全明确，但认为与下列因素有关。

1. 吸烟 研究证明有吸烟习惯者肺癌发病率比不吸烟者高10倍，吸烟量大者发病率更高，比不吸烟者高20倍。

2. 接触化学和放射性物质 目前已公认长期接触铀、镭等放射性物质及衍化物、致癌性碳氢化合物、砷、铬、镍、铜、锡、铁、煤焦油、沥青、石油、石棉、芥子气等物质，均可诱发肺癌。

3. 肺部慢性疾病 如肺结核、矽肺、尘肺等可与肺癌并存。这些病例癌的发病率高于正常人。

4. 人体内在因素 如家族遗传，以及免疫机能降低，代谢活动、内分泌功能失调等也可能对肺癌的发病起一定的促进作用。

想一想14-2

怎样减少肺癌的发生？

答案解析

（二）身体状况

早期肺癌，特别是周围型肺癌多无症状，癌肿增大后可出现咳嗽、血痰、胸痛、发热、气促等。咳嗽最为常见，多表现为刺激性干咳，无痰或少量黏液痰；当继发肺部感染时，可有脓痰；血痰通常出现于中心型肺癌，表现为痰中带血或断续地少量咯血，大量咯血少见；癌肿造成大支气管阻塞时，可出现胸闷、气促等症状。

晚期肺癌患者除食欲下降、体重减轻、倦怠、乏力外，可出现癌肿压迫、侵犯邻近组织、器官或发生远处转移的症状，如声音嘶哑、吞咽困难、胸腔积液、胸痛、上肢静脉怒张、颈交感神经综合征等，以及肝大、黄疸、头痛、抽搐、眩晕、昏迷等。

看一看14-3

肺癌除了有呼吸系统的表现外，还有不少特殊的异位激素分泌综合征。

（1）异位促肾上腺皮质激素分泌综合征 临床症状与库欣综合征大致相似，可有进行性肌无力、周围性水肿、高血压、糖尿病、低钾性碱中毒等，可出现严重的精神障碍，伴有皮肤色素沉着。

（2）异位促性腺激素分泌综合征 男性双侧或单侧乳腺发育，偶可见阴茎异常勃起。

（3）异位甲状旁腺激素分泌综合征 以高钙血症、低磷血症为特点，症状有食欲减退、恶心、呕吐、腹痛、烦渴、体重下降、心动过速、心律不齐、烦躁不安和精神错乱等。

（4）异位胰岛素分泌综合征　表现为亚急性低血糖综合征，如精神错乱、幻觉、头痛等。
（5）类癌综合征　表现为支气管痉挛性哮喘、皮肤潮红、阵发性心动过速和水样腹泻等。
（6）神经－肌肉综合征　可出现肢端疼痛无力、眩晕、眼球震颤、共济失调、步履困难及痴呆。
（7）异位生长激素综合征　表现为肥大性骨关节病。
（8）抗利尿激素分泌异常综合征　主要临床特点为低钠血症和水中毒。

（三）心理－社会状况

了解患者有无焦虑、恐惧、绝望等；评估患者及家属对疾病诱因、症状、治疗、预防的认知程度，经济状况和心理承受能力。

（四）辅助检查

1. 影像学检查　胸部X线和CT检查肺部可见块状阴影，边缘不清或呈分叶状，周围有毛刺；若有支气管梗阻，可见肺不张；若肿瘤坏死液化，可见偏心厚壁空洞。

2. 痰细胞学检查　是肺癌普查和诊断的简便有效方法。80%以上的患者在反复痰液检查时可检出癌细胞。

3. 支气管镜检查　诊断中心型肺癌阳性率较高，可直视肿瘤的部位、大小，并可取小块组织做病理学检查，也可取支气管分泌物进行细胞学检查。

（五）治疗要点

肺癌以手术治疗为主，辅以放疗、化疗、中医中药以及免疫治疗等。

1. 手术治疗　是肺癌最重要和最有效的治疗手段。周围型肺癌多采用肺叶切除术，中心型肺癌采用肺叶或一侧全肺切除术。

2. 放射治疗　小细胞癌对放射治疗最敏感，鳞癌次之，腺癌最低。多用于术后清除残留病灶和配合化学治疗。晚期患者可行姑息性放射治疗，以缓解症状。

3. 化学治疗　对小细胞癌疗效较好。用于手术前、后辅助治疗，提高治愈率；也可单独用于晚期患者以缓解症状。

三、常见护理诊断/合作性问题

1. 气体交换障碍　与肺组织病变、肺不张、手术切除肺组织等有关。

2. 焦虑与恐惧　与担心手术、疾病预后等因素有关。

3. 潜在并发症　胸腔内出血、肺炎、肺不张、支气管胸膜瘘等。

四、护理目标

（1）患者呼吸功能改善。
（2）患者焦虑减轻。
（3）患者未发生并发症，或并发症被及时发现并处理。

五、护理措施

（一）术前护理

呼吸道护理是术前护理的重点。

1. 防治呼吸道感染　①患者术前戒烟2周以上。②注意口腔卫生，若有龋齿、口腔慢性感染者应及时报告医生，积极治疗。③对有上呼吸道感染、慢性支气管炎、肺内感染、肺气肿的患者，遵医嘱应用抗生素。

2. 保持呼吸道通畅 指导及协助患者进行腹式呼吸并有效咳嗽、咳痰；支气管分泌物较多者，行体位引流；痰液黏稠不易咳出者，行超声雾化，遵医嘱应用支气管扩张剂、祛痰剂等药物；对呼吸功能失常的患者，根据需要应用机械通气治疗。

（二）术后护理

1. 卧位与休息 麻醉未清醒取平卧位、头偏向一侧；麻醉清醒、血压平稳后改为半卧位；一侧肺叶切除术后一般取健侧完全侧卧位，有利于患侧肺的膨胀，但呼吸功能较差的患者，可取平卧位或患侧卧位，以免健侧肺受压而限制通气；一侧全肺切除患者，采取患侧1/4侧卧位。

练一练14-3

患者，男，52岁，肺癌。行右侧全肺切除术后，生命体征平稳，其体位为（ ）。

A. 仰卧位　B. 左侧1/4卧位　C. 右侧1/4卧位

D. 俯卧位　E. 头高脚低位

答案解析

2. 病情观察 术后严密监测生命体征，每15分钟测量1次，麻醉清醒且血压、脉搏平稳后改为0.5～1小时测量1次。注意有无呼吸窘迫，同时观察患者神志、面色、末梢循环情况、切口敷料有无血性液渗出，若有异常，及时通知医生。

3. 营养与输液 术后患者应遵医嘱静脉输液，以维持体液平衡。严格掌握输液量和速度，全肺切除者，24小时补液量控制在2000ml以内，速度以20～30滴/分为宜。当肠蠕动恢复、肛门排气后，即可开始进食流质饮食并逐渐过渡为普食；伴营养不良者，可行肠内或肠外营养。

4. 活动与锻炼 鼓励指导患者早期下床活动，改善呼吸、循环功能，预防肺不张；加强手臂和肩关节的功能锻炼，预防术侧胸壁肌肉粘连、肩关节强直及失用性萎缩。

5. 呼吸道护理 是术后护理的重点。

（1）常规给予患者鼻导管吸氧2～4L/min。

（2）观察患者呼吸频率、幅度、节律，双肺呼吸音，有无发绀、气促等缺氧征象，若有异常，及时通知医生。

（3）麻醉清醒后，立即鼓励并协助患者每1～2小时做深呼吸、有效咳嗽排痰。①翻身、拍背，可使存在于肺叶、肺段处的分泌物松动，流至支气管中咳出。②指压胸骨切迹上方的气管，刺激患者咳痰。③患者咳痰时可指导或协助其固定胸壁伤口，减轻震动引起的疼痛。

（4）痰液黏稠不易咳出时，可采用雾化吸入；对于咳痰无力的患者，可行鼻导管深部吸痰，必要时协助医生行支气管镜下吸痰或气管切开术。

6. 手术后并发症的护理

（1）肺炎、肺不张　术后患者呼吸运动减弱，不能有效咳嗽排痰，分泌物滞留堵塞支气管，易引起肺炎、肺不张。患者表现为烦躁不安、脉快、发热、哮鸣、呼吸困难等症状，其护理重在预防。若发现以上情况，应立即给氧，遵医嘱合理应用抗生素，鼓励患者自行咳嗽、排痰，必要时吸痰。

（2）支气管胸膜瘘　是肺切除术后严重的并发症之一，多发生于术后一周。患者可出现发热、呼吸急促、刺激性咳嗽伴血痰等，患侧出现液气胸体征。将亚甲蓝溶液注入胸膜腔，若患者咳出带有蓝色痰液即可确诊。主要护理措施是行胸腔闭式引流，遵医嘱应用抗生素，必要时做好手术修补瘘口的准备。

（三）健康指导

（1）让患者了解吸烟的危害，尽可能戒烟。

（2）保持良好的营养状况，注意休息与活动　说明手术后活动与锻炼的重要意义，出院后应继续坚持。

（3）保持良好的口腔卫生　术后一段时间内避免出入公共场所或与上呼吸道感染者接触，避免与烟雾、化学刺激物接触。

（4）定期复查　如有进行性疲倦、伤口疼痛、剧烈咳嗽、咯血等症状，应考虑复发的可能，及时返院复诊。

六、护理评价

通过治疗和护理，患者是否：①呼吸功能得到改善；②情绪稳定，焦虑减轻；③未发生并发症，或并发症被及时发现并处理。

护爱生命14-2

目前公认下列因素与原发性肺癌的发生有密切关系。

1. 吸烟　目前认为吸烟是肺癌的最重要的高危因素，烟草中多链芳香烃类化合物和亚硝胺均有很强的致癌活性。

2. 职业　以下职业环境增加肺癌的发生率：砷、石棉、铬化合物、焦炭炉、芥子气、含镍的杂质、氯乙烯。长期接触铍、镉、硅、福尔马林等物质。

3. 大气污染　苯并芘致癌烃等有害物质污染大气。

国家采取了各种措施，致力于提高人民居住环境、减少肺癌呼吸系统疾病的发病率。

2017年10月18日，习近平总书记在十九大报告中指出，必须树立和践行绿水青山就是金山银山的理念，坚持节约资源和保护环境的基本国策。

2019年9月5日，健康中国行动慢性呼吸系统疾病防治行动主题推进活动在湖北武汉举行。

2020年3月30日，习近平前往浙江余村考察；4月1日指出，要践行“绿水青山就是金山银山”发展理念，推进浙江生态文明建设迈上新台阶，把绿水青山建得更美，把金山银山做得更大，让绿色成为浙江发展最动人的色彩。

目标检测14-2

答案解析

1. 全肺切除术后患者，正确的护理措施是（　）。
   A. 24小时补液量3000ml
   B. 输液速度为50滴/分
   C. 取全患侧卧位
   D. 取患侧1/4侧卧位
   E. 胸腔引流管一般呈开放状态

2. 以下对周围型肺癌描述错误的是（　）。
   A. 支气管镜检查阳性率高
   B. 多为腺癌
   C. 早期多无症状
   D. 一般施行肺叶切除术
   E. 起源于肺段支气管以下，在肺的周围

3. 下列因素与肺癌的病因无关的是（　）。
   A. 长期大量吸烟
   B. 遗传因素
   C. 城市环境污染
   D. 人体营养状态
   E. 长期接触石棉、铬、镍、砷及放射性物质

4. 与吸烟关系最密切的支气管肺癌是（　）。
   A. 未分化大细胞癌
   B. 未分化小细胞肺癌
   C. 鳞癌
   D. 腺癌
   E. 绒毛膜癌

5. 患者，男，65 岁。因“支气管肺癌”入院行肺段切除术，以下关于该患者的护理措施错误的是（　）。

A. 最好选择健侧卧位

B. 促进手臂和肩膀的运动

C. 术后第 2 日起，可扶持患者围绕病床在室内行走 3 ~5 分钟

D. 术后第 1 日，生命体征平稳，应鼓励及协助患者下床或在床旁站立移步

E. 饮食宜为高蛋白、高脂肪、丰富维生素

6. 患者，男，52 岁。行肺癌根治术后，生命体征平稳，其饮食应为（　）。

A. 普通饮食　　B. 软质饮食

C. 半流质饮食　　D. 流质饮食

E. 忌碘饮食

7. 患者，女，65 岁。咳嗽、痰中带血，胸痛 2 个月，无明显发热。胸部 X 线发现，右下肺周边有一直径 6cm 的结节状影，首先应考虑为（　）。

A. 肺脓肿　　B. 结核瘤

C. 周围型肺癌　　D. 团块状矽结节

E. 转移性肺癌

8. 患者，男，62 岁。支气管肺癌手术切除病灶后准备出院。在进行出院健康指导时，应该告诉患者出现（　）时必须尽快返院就诊。

A. 鼻塞、流涕　　B. 夜间咳嗽

C. 伤口瘙痒　　D. 痰中带血

E. 食欲下降

9. 表示肺癌已是晚期的表现是（　）。

A. 痰中带血　　B. 持续性胸痛

C. 股骨局部破坏　　D. 间歇性高热

E. 持续性胸腔积液

10. 患者，男，48 岁，支气管肺癌。病理组织报告为“鳞状细胞癌”。肺癌的主要转移途径是（　）。

A. 淋巴转移　　B. 血行转移

C. 直接扩散　　D. 种植转移

E. 远处转移

（郁传民）

书网融合……

重点回顾　　微课

第三节 食管癌患者的护理

微课

PPT

学习目标

知识目标：

1. **掌握** 食管癌患者的身体状况、常见护理诊断/合作性问题、护理措施。
2. **熟悉** 食管癌患者的治疗要点。
3. **了解** 食管癌的健康史、发病机制、辅助检查。

技能目标：

学会运用护理程序，对患者实施整体护理。

素质目标：

培养敏锐的临床观察能力、灵活解决问题的能力。

导学情景

情景描述：患者，女，65岁。因进行性吞咽困难2个月入院。患者既往体健，否认发热、高血压、糖尿病、风湿性心脏病等疾病病史。查体：T 36.2℃，P 72次/分，R 15次/分，BP 120/70mmHg；营养不良，消瘦，神志清楚，精神稍差，双侧瞳孔等大等圆，直径约2.5mm，光反应灵敏，气管居中，双侧锁骨上淋巴结未触及，无声嘶，双肺呼吸音正常。肢体肌力、肌张力未见明显异常，生理反射存在，病理反射未引出。食管镜检查示：食管中段有一长6cm的狭窄，黏膜中断，近端食管扩张，病检报告为高分化鳞癌。拟全麻下行食管癌根治术。患者术前紧张、焦虑，担心疾病预后。

情景分析：结合该患者的症状、体征以及食管镜检查结果，医生的初步诊断为食管癌。护士应及时评估患者的病情变化，可能存在的病情变化及风险，为医生的诊断提供有效的依据。同时掌握食管癌患者的围手术期护理措施，为患者提供优质护理，防治并发症，促进患者早日康复。

讨论：请问该患者存在的主要护理诊断、关注的护理风险有哪些？医生准备为患者进一步手术治疗，如何做好护理计划？如何对患者施行心理护理？

学前导语：食管癌是胸外科常见疾病，若能正确诊断和治疗，大多数患者预后较好，但是食管癌患者术后可能出现的并发症，会严重影响患者生活质量，若延误诊断和治疗，则引起严重后果，甚至导致死亡，所以作为临床护士需要有敏锐的观察力及解决问题的能力。

食管癌（esophagus cancer）是常见的消化道恶性肿瘤。其发病率有明显的地域差异，高发地区的发病率可达150/10万以上，低发地区则只在3/10万。国外以中亚、非洲、法国北部和中南美洲为高发区。我国以太行山地区、秦岭东部地区、大别山区、四川北部地区、闽南和广东潮汕地区、苏北地区为高发区。食管癌发病年龄多在40岁以上，男性多于女性。

一、病理与分型

临床上采用国际抗癌联盟食管分段标准将食管分为颈、胸、腹三段。①颈段：自食管入口（环状软骨水平）至胸廓入口处（胸骨上切迹下缘）。②胸段：又分上、中、下三段。胸上段自胸廓入口至气管分叉平面；胸中段自气管分叉平面至胃食管交界处全长的上1/2；胸下段自气管分叉平面至胃食管交界处全长的下1/2；胸中段与胸下段食管的交界处接近肺下静脉平面处。③腹段：自食管裂孔至贲门。

食管癌95%以上为鳞状上皮癌，腺癌甚为少见，偶见未分化小细胞癌。中胸段食管癌最多，其次为下胸段及上胸段。

1. 分型 早期食管癌按其形态可分为隐伏型、糜烂型、斑块型和乳头型或隆起型，其病变均局限于黏膜表面、黏膜肌层及黏膜下层。中晚期食管癌可分为5种类型。

（1）髓质型 占60%。呈坡状隆起，肿瘤侵及食管壁各层及周围组织，呈中重度梗阻，切面灰白色，为均匀致密的实体肿块，恶性程度最高。

（2）蕈伞型 占15%。瘤体多呈圆形或卵圆形，向食管腔内突起，边缘外翻与周围的黏膜界线清楚如蕈伞状，表面常有溃疡，底部凹凸不平，属高分化癌，预后较好。

（3）溃疡型 占10%。表面常有深陷而边缘清楚的溃疡，溃疡的大小和外形不一，深入肌层，出血和转移较早，而发生梗阻较晚。

（4）缩窄型（硬化型） 占10%。呈环形生长，质硬，累及食管全部周径，食管黏膜呈向心性收缩，较早出现梗阻，而出血和转移发生较晚。

（5）腔内型 较少见，占2%～5%。癌肿呈息肉样向食管腔内突出。

2. 转移途径 主要经淋巴途径转移，血行转移较晚。

（1）直接扩散 最先向黏膜下层扩散，继而向上、下及全层浸润，容易穿过疏松的外膜侵入邻近器官。

（2）淋巴转移 首先进入黏膜下淋巴管，通过肌层到达与肿瘤部位相应的区域淋巴管。上段食管癌常转移至锁骨上淋巴结及颈淋巴结，中下段则多转移至气管旁淋巴结、贲门淋巴结及胃左动脉旁淋巴结。但各段均可向上端或下端转移。

（3）血行转移 较少见，晚期主要向肝、肺、肾、肋骨、脊柱等转移。

二、护理评估

（一）健康史

食管癌的发病原因至今尚无明确定论，但可能与下列因素有关。

1. 亚硝胺及真菌亚硝胺类化合物 是公认的化学致癌物，可使食管上皮发生增生性改变，并逐渐加重，最后发展为癌。在高发区的粮食和饮水中，其含量显著增高，且与当地食管癌和食管上皮重度增生的患病率呈正相关。各种霉变食物能产生致癌物质，一些真菌不但能还原硝酸盐为亚硝酸盐，并能促进二级胺的形成，少数真菌还能合成亚硝胺。

2. 遗传因素和基因 食管癌的发病具有较显著的家族性聚集现象。食管癌高发家族中染色体数目及结构异常者显著增多。食管癌的发生可能与多个癌基因的激活和抑癌基因的失活有关。

3. 营养不良及微量元素缺乏 饮食缺乏动物蛋白、新鲜蔬菜和水果，缺乏维生素A、维生素C、维生素E、维生素B_1、维生素B_2及叶酸是食管癌的危险因素。食物、饮水和土壤内的微量元素钼、铜、锰、锌、镁和铁含量较低，可能与食管癌的发生间接相关。

4. 饮食习惯 食管癌的发生与进食粗、硬、烫的食物及进食过快等因素反复刺激食管，引起慢性炎症，最终引发癌变有关。长期饮酒及吸烟者食管癌的发生率明显升高。

5. 感染因素 人乳头瘤病毒（human papillomavirus，HPV）感染是一些食管癌高发区的重要致病因素，尤其是HPV－16与食管鳞癌发生呈正相关，HPV感染者罹患食管鳞癌的风险比常人高近3倍。

6. 肿瘤相关疾病 某些疾病可能增加食管癌的发病风险，如食管腐蚀伤、食管慢性炎症、贲门失弛缓症及胃食管长期反流引起的Barrett食管（食管末端黏膜上皮柱状细胞化）等均有癌变的危险。

（二）身体状况

1. 早期 早期食管癌症状多不典型，易被忽略。主要症状为胸骨后不适、烧灼感、针刺样或牵拉摩擦样疼痛，进食通过缓慢并有滞留的感觉或轻度哽噎感。早期症状时轻时重，持续时间长短不一，甚至可无症状。

2. 中晚期　食管癌中晚期典型的症状为进行性吞咽困难，开始时难咽干的食物，继而只能进半流质食物，发展到最后水和唾液也不能咽下。常吐黏液样痰，为下咽的唾液和食管的分泌物。患者逐渐营养不良、消瘦、脱水，最后呈恶病质，全身衰竭。中晚期可触及锁骨上淋巴结肿大。若癌肿侵犯食管外组织时可有持续胸痛或背痛；若癌肿侵犯喉返神经，可出现声音嘶哑；若压迫颈交感神经节，可产生Horner综合征；若侵入气管、支气管，可形成食管、气管或支气管瘘，出现吞咽水或食物时剧烈呛咳，并发生呼吸系统感染；若穿透大血管可出现致死性大呕血；若有肝、脑、骨等脏器转移，可出现黄疸、腹水、昏迷、病理性骨折等。

想一想14-3

食管癌的病理分型有哪些？与身体状况有什么联系？

答案解析

看一看14-4

食管癌的临床分期相关知识

现在的食管癌分期被广泛采用的是用美国癌症联合委员会的TNM系统来描述的。Pubmed中可以检索到的食管癌TNM分期是在第4版UICC/AJCC分期中，随后出现UICC/AJCC第5版、第6版、第7版、第8版分期系统。食管癌第6版和第7版分期系统都是基于手术后的病理分期，不能准确地评估非手术食管癌的分期及预后。相比于第6版分期，第7版分期能更好地预测食管癌患者的预后，分期更加简便，也更加精准。世界食管癌合作组织（WECC）评估了一个包含43727名患者的数据库，提出了UICC/AJCC第8版分期。第8版分期包括了临床分期、病理分期和新辅助病理分期三个部分。第8版病理分期和新辅助病理分期能更准确地预测食管癌患者的预后，更好地指导食管癌的治疗方案。

（三）心理-社会状况

了解患者对疾病的认知程度及主要存在的心理问题。了解患者家属对患者的关心程度、支持程度，家庭经济承受能力等。

（四）辅助检查

1. 血液生化检查　食管癌目前无特异性血液生化检查。食管癌患者血液碱性磷酸酶或血钙升高考虑骨转移的可能；血液碱性磷酸酶、谷草转氨酶、乳酸脱氢酶或胆红素升高考虑肝转移的可能。

2. 影像学检查

（1）食管钡剂造影　是可疑食管癌患者影像学诊断的首选。早期可见食管皱襞紊乱、粗糙或有中断现象，存在小的充盈缺损，局限性管壁僵硬，蠕动中断，有浅表性小龛影。中晚期有明显的不规则充盈缺损或龛影，病变段管壁僵硬。严重狭窄者可见近端食管扩张征象。

（2）CT检查　能够观察肿瘤外侵范围及淋巴结转移情况，可以帮助判断食管癌临床分期，确定治疗方案。增强扫描有利于提高诊断准确率。

（3）超声内镜检查　可用于判断肿瘤侵犯深度、食管周围组织及结构有无受累，以及局部淋巴结转移情况。

（4）MRI和PET-CT　均不作为常规检查。MRI和PET-CT有助于鉴别放化疗后肿瘤未控、复发和瘢痕组织；PET－CT 检查能发现胸部以外更多的远处转移。

3. 其他检查

（1）食管拉网细胞学检查　主要用于食管癌高发区无症状人群普查。

（2）食管纤维镜检查　可直视肿块的部位、形态，并可钳取组织做病理检查。

（3）支气管镜检查　隆突部位以上的食管癌应行支气管镜检查，同时注意腹腔脏器及淋巴结有无转移。

（五）治疗要点

食管癌的主要治疗方法为手术治疗、放疗、化疗及内镜治疗等。临床上采取综合治疗的原则，即根据患者的机体状况，肿瘤的病理类型、侵犯范围（分期）和发展趋向，有计划地、合理地应用现有的治疗手段，以期最大幅度地根治、控制肿瘤和提高治愈率，改善患者的生活质量。

1. 内镜治疗　早期食管癌及癌前病变可行内镜下切除，具有创伤小、并发症少、恢复快、费用低等优点。对中晚期食管癌不宜手术切除及放化疗者，或手术、放疗、化疗后复发者，内镜治疗可解除或缓解梗阻、减轻患者痛苦，提高其生存质量。原则上无淋巴结转移或淋巴结转移风险极低、残留和复发风险低的病变均适合进行内镜下切除。

2. 手术治疗　是食管癌首选的治疗方法。在非急诊手术治疗前，应完成必要的影像学等辅助检查，并对食管癌进行 TNM 分期，以便于制订全面、合理和个体化的治疗方案。根据患者的病情、并发症、肿瘤的部位决定手术方式。经胸食管癌切除是目前常规的手术方法，有非开胸和开胸食管癌切除术两类。食管癌切除后，胃是最常替代食管的器官，其他可以选择的器官有结肠和空肠。食管癌完全性切除手术应常规行区域淋巴结切除。

3. 放疗　食管癌放疗包括根治性放疗、同步放化疗、姑息性放疗、术前和术后放疗等。术前放疗后，间隔 2～3 周再做手术较为合适。术中切除不完全的残留癌组织，一般术后 3～6 周开始放疗。单纯放疗多用于颈段、胸上段食管癌，也可用于有手术禁忌证而病变不长、可耐受放疗的患者。

4. 化疗　食管癌对化疗药物敏感性差，与其他方法联用可能提高疗效，化疗分为姑息性化疗、新辅助化疗（术前）、辅助化疗（术后）。食管癌常用的化疗药物有顺铂、紫杉醇、博来霉素、氟尿嘧啶等。化疗后应定期检查血常规，并注意药物不良反应。

5. 其他　免疫治疗、激光治疗、电化学疗法及中医中药治疗等亦有一定疗效。

三、常见护理诊断/合作性问题

1. 营养失调：低于机体需要量　与进食量减少或不能进食及消耗增加等有关。

2. 体液不足　与吞咽困难致水分摄入不足有关。

3. 焦虑　与对癌症的恐惧、担心手术及预后、疼痛等因素有关。

4. 潜在并发症　肺不张、肺炎、出血、吻合口瘘、乳糜胸等。

四、护理目标

（1）患者营养状况改善，体重增加。

（2）患者水、电解质维持平衡，尿量正常，无脱水或电解质紊乱的表现。

（3）患者焦虑减轻或消失，患者情绪稳定，能配合治疗和护理。

（4）患者未发生并发症，或并发症被及时发现并处理。

五、护理措施

（一）术前护理

1. 心理护理　食管癌患者常因进行性加重的吞咽困难和体重减轻而焦虑不安。患者及家属都迫切希望早日手术，但又害怕手术风险及术后产生并发症等。同时，较高的手术治疗费用使经济困难者产生了较大的心理压力。因此，应加强与患者及家属沟通，了解患者的心理状况，耐心细致地给予心理疏导，增强患者战胜疾病的信心，争取家属在心理上、经济上的支持与配合。

2. 营养支持和维持水、电解质平衡　大多数食管癌患者因不同程度的吞咽困难导致摄入不足，出现营养不良及水、电解质失衡，使机体对手术的耐受力下降。因此，术前应保证患者营养的摄入。能进食的患者，应指导其合理进食高热量、高蛋白、丰富维生素饮食并观察进食反应；若患者感到食管黏膜有刺痛时，可给予清淡无刺激的食物；告知患者不能进食大块、粗硬的食物，可食半流质或水分多的软食。若患者仅能进食流质而营养状况较差，可遵医嘱补充液体、电解质或进行肠内、肠外营养。

3. 术前准备

（1）呼吸道准备　术前 2 周督促吸烟患者严格戒烟。指导患者进行有效的咳嗽排痰和深呼吸训练，以促进肺膨胀，预防术后发生肺炎和肺不张等并发症。

（2）消化道准备　保持口腔清洁，避免口腔内细菌随食物或唾液进入食管，在梗阻或狭窄部位停留、繁殖，造成局部感染，影响术后吻合口愈合。于术前 3 日改流质饮食，术前 1 日禁食。食管癌伴梗阻和炎症者，术前 1 周遵医嘱分次口服抗生素溶液抗感染。进食后有滞留或反流者，术前 1 日晚遵医嘱予生理盐水 100ml 加抗生素经鼻胃管冲洗食管及胃，可减轻局部充血水肿、减少术中污染、防止吻合口瘘。拟行结肠代食管手术者，术前 3 ~ 5 日口服肠道抗生素；术前 2 日进食无渣流质，术前晚行清洁灌肠或全肠道灌洗后禁食、禁饮。手术日晨常规留置胃管。胃管插入不通畅时应考虑是否遇到梗阻部位，不能强行进入，以免穿破食管，可置于梗阻部位上端，待手术中直视下再置于胃中。

（二）术后护理

1. 观察生命体征　手术后 2 ~ 3 小时，严密监测患者的生命体征变化；待生命体征平稳后改为 30 分钟至 1 小时测量 1 次，维持患者生命体征平稳。

2. 饮食护理

（1）术后 3 ~ 4 日吻合口处于充血水肿期，患者应严格禁食、禁饮并持续胃肠减压，经静脉补充营养。

（2）停止胃肠减压 24 小时后，若无呼吸困难、胸内剧痛、患侧呼吸音减弱及高热等吻合口瘘的症状时，可开始进食。患者可先试饮少量水，一般术后第 5 日开始进食全清流质，每 2 小时进食 100ml，每日 6 次。术后第 10 日左右可进食半流质饮食。术后 3 周患者无特殊不适可进普食，但应注意少食多餐，细嚼慢咽，不宜进食过多、过快，避免进食生、冷、硬食物，以防发生后期吻合口瘘。

（3）食管癌切除术后，可因胃液反流至食管致反酸、呕吐等症状，平卧时加重，嘱患者进食后 2 小时内勿平卧，睡眠时抬高床头。

（4）食管 - 胃吻合术后患者，进食期间应观察患者有无胸闷、胸痛、呛咳、呼吸困难等症状，发现异常及时报告医生。

3. 呼吸道护理　食管癌术后患者易发生呼吸困难、缺氧，并发肺不张、肺炎，甚至呼吸衰竭，护理措施如下。

（1）密切观察呼吸型态、频率、节律，听诊双肺呼吸音是否清晰，观察有无气促、发绀等缺氧征象。

（2）术后带气管插管者，严密观察气管插管的位置和深度，防止滑出或移向一侧支气管，造成通气量不足；及时吸痰，保持气道通畅。

（3）术后第 1 日，鼓励患者每 1～2 小时进行深呼吸、吹气球等训练，促使肺膨胀。

（4）痰多、痰液黏稠不易咳出、咳痰无力的患者，可予雾化吸入。

（5）胸腔闭式引流患者，应注意维持引流通畅，妥善固定引流管，防止滑脱；观察引流液的颜色、性质和量。

4. 胃肠道护理

（1）胃肠减压的护理　术后 3～4 日内持续胃肠减压，妥善固定胃管，防止脱出。观察引流液的量、性质、颜色、气味并准确记录。若引流出大量鲜血或血性液体，患者出现烦躁、血压下降、脉搏增快、尿量减少等症状应考虑吻合口出血。立即通知医生并配合处理。经常挤压胃管，勿使管腔堵塞。不通畅者可用少量生理盐水冲洗并及时回抽，避免胃扩张使吻合口张力增加而发生吻合口瘘。待肛门排气、胃肠减压引流量减少后，拔除胃管。若胃管脱出应密切观察病情，不应盲目再插，以免戳穿吻合口造成吻合口瘘。

（2）结肠代食管（食管重建）术后的护理　保持置于结肠袢内的减压管通畅。于注意观察腹部体征，观察有无发生吻合口瘘、腹腔内出血或感染等，发现异常及时通知医生。若从减压管内吸出大量血性液体或呕出大量咖啡样液体伴全身中毒症状，应考虑代食管的结肠袢坏死，立即通知医生并配合抢救。结肠代食管后，因结肠逆蠕动，患者常嗅到粪臭味，需向患者解释原因，并注意其口腔护理，一般此情况半年后可逐步缓解。

（3）胃造瘘术后的护理　观察造瘘管周围有无渗液或胃液漏出。及时更换浸湿的敷料，并在瘘口周围涂氧化锌软膏或置凡士林纱布保护皮肤，防止发生皮炎。妥善固定暂时性或永久性胃造瘘管，防止脱出或阻塞。

5. 并发症的观察与护理

（1）出血　观察并记录胸腔引流液的颜色、性质和量。若引流量持续 2 小时超过 4ml/（kg·h），伴血压下降、脉搏增快、躁动、出冷汗等低血容量表现，应考虑活动性出血，立即报告医生，并做好再次开胸准备。

（2）吻合口瘘　是食管癌术后最严重的并发症。多发生于术后 5～10 日，死亡率高达 50%。术后应注意观察患者有无发热、心悸、脉搏快而弱、呼吸困难、胸部剧痛；有无患侧呼吸音低，叩诊浊音；有无白细胞计数升高甚至休克发生。术后注意以下几方面的治疗与护理：纠正低蛋白血症；保证胃管通畅，避免胃排空不畅增加吻合口张力；加强患者的饮食护理与监控。

若发生吻合口瘘，立即通知医生并配合处理。采取的护理措施包括：嘱患者禁食、禁饮，协助医生行胸腔闭式引流并常规护理。严密观察生命体征变化，如有高热，应给予降温处理；若出现休克症状，应积极抗休克治疗。遵医嘱给予抗生素和静脉营养支持。需再次手术或支架封堵者，应积极配合医生完善术前准备。

（3）乳糜胸　多发生在术后 2～10 日，少数患者可在 2～3 周后出现，多因伤及胸导管所致。由于乳糜液中 95% 以上是水，并含有大量脂肪、蛋白质、胆固醇、酶、抗体及电解质，若未及时治疗，短时间内可造成全身衰竭而亡，故须积极预防和及时处理。主要护理措施包括：密切观察患者是否有胸闷、气急、心悸，甚至血压下降。一旦确诊立即协助行胸腔闭式引流，及时排出胸腔内乳糜液，使肺膨胀。可利用负压持续吸引，以促进胸膜形成粘连。给予肠外营养支持治疗。

练一练14-4

患者，女，入院诊断为食管癌。入院后完善术前准备，在全麻下行“食管癌切除术”，手术顺利，术后生命体征平稳。今日术后第 1 天，留置胸腔引流管、胃管、十二指肠营养管、尿管，医嘱予以禁食、肠内营养、补液、吸氧、心电监测、止痛等治疗。

答案解析

1. 该患者现阶段存在哪些护理问题？
2. 如何制订现阶段护理措施及实施计划？

（三）健康教育

1. 疾病预防 避免接触引起癌变的因素，如不吃霉变食物，增加新鲜蔬菜和水果的摄入；改良水质，减少饮水中亚硝胺含量；推广微量元素肥料，纠正土壤缺钼等微量元素状况；保持规律健康的生活方式，戒烟忌酒，勿食过烫、过硬食物；积极治疗食管炎、食管白斑、贲门失弛缓症、食管憩室等与食管癌发生相关的疾病；在高发区人群中做普查和筛查。

2. 饮食指导 根据不同的术式，向患者讲解术后进食时间及注意事项，指导患者选择合理的饮食，避免粗、硬、烫、冷及刺激性食物，预防并发症的发生。

3. 休息与活动 劳逸结合，保证充足的睡眠，循序渐进地增加活动量，术后一般不宜做上半身剧烈活动，也不要将头过度后屈及回转。

4. 心理指导 指导患者保持乐观、稳定的情绪，增强战胜疾病的信心。

5. 自我观察 告知患者如出现进食困难、哽噎停滞感、呕吐、黑粪、胸骨后疼痛，应及时就诊。

6. 复诊指导 坚持后续治疗，定期复查。

练一练14-5

（接 14－4 病例）2 周后，患者手术后恢复良好，顺利出院，但不知出院后如何恢复正常饮食，尤其担心日后复发及吻合口狭窄。

答案解析

1. 该患者现阶段存在哪些护理问题？
2. 怎样针对该患者现阶段存在的护理问题进行出院指导？

六、护理评价

通过治疗和护理，患者是否：①营养状况改善，体重增加；②水、电解质维持平衡，尿量正常，有无脱水或电解质紊乱的表现；③焦虑减轻或消失，情绪稳定，能配合治疗和护理；④未发生并发症，或并发症被及时发现并处理。

护爱生命14-3

食管癌是全球最常见的肿瘤之一，因其预后不良也成为世界第六大癌症死亡原因。2018 年根据全球癌症统计，食管癌共造成约 50.8 万人死亡，占所有癌症死亡的 5.3%（新确诊约 57.2 万例，约占所有癌症的 3.2%）。中国食管癌新发 477900 例，死亡 375000 例，发病率和死亡率分别位列全部恶性肿瘤的第三和第四位，约占全球的一半。全球食管癌患者的总体 5 年生存率为 15%～20%，晚期患者的 5 年生存率低于 15%，早期诊断和准确的预后预测是提高生存率的关键。肿瘤标志物在食管癌的早期诊断、治疗监测、预后评估等环节中的作用越发重要。大量研究报道已经证实在 mRNA、lncRNA、miRNA 和蛋白质水平表达的差异等方面对食管癌的发生、发展起到至关重要的作用，将可能为食管癌预后提供潜在的生物标志物。

答案解析

目标检测14-3

一、选择题

1. 食管癌的典型症状是（　）。

A. 进食时易哽噎　　B. 胸骨后烧灼感

C. 进行性厌食　　D. 胸痛，声音嘶哑

E. 进行性吞咽困难

2. 我国食管恶性肿瘤多数为（　）。

A. 腺癌　　B. 小细胞癌　　C. 鳞状细胞癌　　D. 腺鳞癌　　E. 未分化癌

3. 食管癌的好发部位是（　）。

A. 胸部上段食管　　B. 胸部食管中段

C. 颈部食管　　D. 胸部食管下段

E. 腹部食管

4. 我国食管癌高发区是（　）。

A. 河南省林州市　　B. 青海省海南州

C. 陕西省西安市　　D. 广东省梅县

E. 新疆乌鲁木齐市

5. 早期食管癌的病变范围是（　）。

A. 侵入或浸透肌层　　B. 远处淋巴结转移

C. 限于黏膜层　　D. 其他器官转移

E. 病变长度超过5cm

6. 患者，女，57岁，咽部异物感2个月，肝炎病史23年，进一步检查，首先应考虑（　）。

A. 胸部CT　　B. 经食管超声检查

C. 食管镜　　D. 食管X线钡餐检查

E. 带网气囊食管脱落细胞检查

7. 食管癌食管明显梗阻的患者术前减轻食管黏膜水肿的措施是（　）。

A. 营养支持　　B. 纠正水、电解质、酸碱失衡

C. 术前禁食　　D. 加强口腔卫生

E. 术前3天温盐水洗胃

8. 食管癌切除术术毕返病室，患者清醒后应采取的体位是（　）。

A. 健侧卧位　　B. 抬高床头30°

C. 平卧位　　D. 坐位或半卧位

E. 舒适体位

9. 食管癌切除术后并发乳糜胸，是因为术中可能损伤（　）。

A. 胸导管　　B. 迷走神经　　C. 奇静脉　　D. 支气管　　E. 心包

10. 食管癌术后并发乳糜胸，引流液的典型颜色为（　）。

A. 淡红色　　B. 乳白色　　C. 红色　　D. 混浊　　E. 清亮

二、名词解释

1. 食管癌

2. 乳糜胸

3. 吻合口瘘

三、问答题

食管癌术后并发症可能有哪些？护理措施有哪些？

（张兵钱）

书网融合……

重点回顾　　微课　　习题

第十五章　腹部外科疾病患者的护理

第一节　腹外疝患者的护理

微课

PPT

学习目标

知识目标：

1. **掌握**　腹外疝患者的临床类型、身体状况、常见护理诊断、护理措施。
2. **熟悉**　腹外疝的健康史、发病机制、治疗要点。
3. **了解**　腹外疝概念、辅助检查。

技能目标：

能够运用护理程序，对患者实施整体护理。

素质目标：

能在护理工作中尊重、关心和理解患者，用爱心、耐心和同情心为患者服务。

导学情景

情景描述：患者，男，65 岁。入院前 1 年无明显诱因下发现左腹股沟区肿块，肿块大小约 4cm × 4cm × 3cm，平躺后肿块可自行回纳，患者主诉无压痛、反跳痛，无腹胀、腹泻，无恶心、呕吐，门诊 B 超提示左腹股沟区有一肿块。

情景分析：结合该患者的症状、体征以及检查结果，医生的初步诊断为腹外疝。护士应及时评估患者的病情，为医生的诊断提供有效的依据。同时掌握腹外疝患者的围手术期护理措施，为患者提供优质护理，促进患者早日康复。

讨论：请问该患者入院后护士应如何对其进行入院评估？护士在术前应如何进行宣教？如何护理及观察？

学前导语：腹外疝是外科较为常见的疾病之一，发病因素相对复杂，如不及时治疗，易出现疝块持续增大，严重时将出现嵌顿，所以作为临床护士需要有敏锐的观察力及解决问题的能力，同时要做到关心、关爱患者。

一、概述

腹外疝是由腹腔内某一器官或组织连同壁腹膜经腹壁薄弱点或孔隙向体表突出所形成的，是常见的外科疾病之一。

（一）病因及发病机制

1. 腹壁强度降低　造成腹壁强度降低的原因有先天性结构缺陷或发育异常及后天性腹壁肌功能丧失或缺损。先天性因素包括精索或子宫圆韧带穿过腹股沟管、股动静脉穿过股管以及腹白线发育不全；后天性因素包括手术切口愈合不良、外伤、感染、腹壁神经损伤、年老、肥胖等。

2. 腹内压增高　既可引起腹壁解剖结构的病理性变化，导致疝的形成，又可直接引起腹腔内器官经腹壁薄弱区或缺损处突出形成疝。引起腹内压增高的常见原因有：慢性咳嗽、便秘、排尿困难（如前列腺增生、膀胱结石）、腹水、妊娠、举重、婴儿经常啼哭等。正常人因腹壁强度正常，虽然偶有腹内压增高的情况，但一般不会发生疝。

（二）病理生理

典型的腹外疝由疝环、疝囊、疝内容物和疝外被盖组成（图 15－1）。①疝环：是疝突向体表的门户，又称疝门，是腹壁薄弱区或缺损所在处。各种疝多以疝环命名，如腹股沟疝、股疝、脐疝、切口疝等。②疝囊：是壁腹膜经疝环向外突出的囊状结构，可分为囊颈、囊体和囊底三部分。疝囊颈是疝囊比较狭窄的部分，囊体是疝囊的膨大部分，形成的囊腔是疝内容物留居之处。囊底是指疝囊的顶端部分。③疝内容物：是进入疝囊的腹内器官或组织，以小肠最为多见，大网膜次之。此外，如盲肠、阑尾、横结肠、乙状结肠、膀胱等也可作为疝内容物进入疝囊。④疝外被盖：是指疝囊以外的各层组织，通常由筋膜、肌层、皮下组织和皮肤组成。

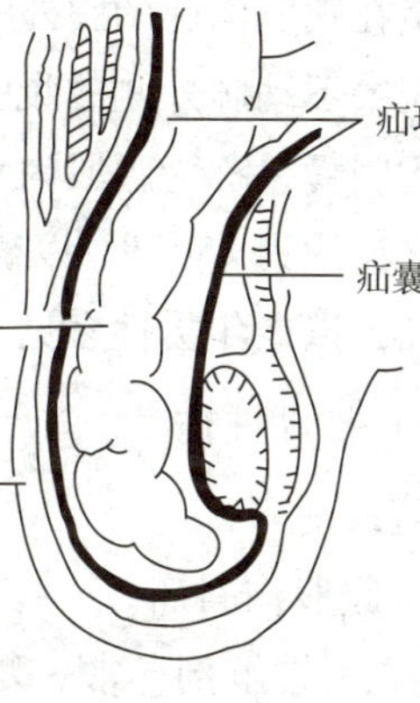

图 15－1　腹外疝

（三）临床类型

腹外疝根据可复程度和血供情况，可分为以下四种类型。

1. 易复性疝　又称单纯性疝，最为常见。腹外疝在患者站立、行走或腹内压增高时突出，疝的内容物与疝囊间无粘连，在平卧、休息或用手将其向腹腔推送时疝内容物很容易回纳入腹腔的，称为易复性疝。

2. 难复性疝　疝内容物不能或不能完全回纳入腹腔内者，称难复性疝。常见原因为疝内容物反复突出，导致疝囊颈受摩擦损伤并与疝囊产生粘连，使疝内容物不能回纳，疝内容物多数为大网膜。此外，腹壁后位的内脏器官，如盲肠、乙状结肠、膀胱，在疝的形成过程中随后腹膜而被下牵，滑经疝门，构成疝囊壁的一部分。此种疝称滑动性疝，也属于难复性疝。

3. 嵌顿性疝　疝环较小而腹内压骤增时，疝内容物可强行扩张疝囊颈而进入疝囊，随后因囊颈的弹性回缩将内容物卡住，使其不能回纳，称为嵌顿性疝。疝发生嵌顿后，如疝内容物为肠管，肠壁及其系膜在疝门处受压，可发生静脉回流受阻，导致肠壁淤血和水肿，肠壁颜色由正常的淡红逐渐转为暗红，囊内可有淡黄色渗出液积聚，肠管受压情况加重，更难回纳。若嵌顿内容物为小肠，可造成急性机械性肠梗阻。肠管嵌顿早期，如果肠系膜内的动脉搏动尚可扪及，此时若能及时解除嵌顿，病变肠管可恢复正常。

4. 绞窄性疝　肠管嵌顿如不及时解除，肠壁及其系膜受压情况不断加重，可使动脉血流减少，最后导致完全阻断，即为绞窄性疝。此时肠系膜动脉搏动消失，肠壁逐渐失去其光泽、弹性和蠕动能力，最终变黑坏死。疝囊内渗液变为暗红色。如继发感染，疝囊内的渗液则为脓性。感染严重时，可引起疝外被盖组织的蜂窝织炎。积脓的疝囊可自行穿破或被误切开引流而发生肠瘘。

嵌顿性疝和绞窄性疝实际上是一个病理过程的两个阶段，临床上很难截然区分。儿童的疝发生嵌顿后，因疝环组织比较柔软，很少发生绞窄。

当肠管嵌顿或绞窄时，常同时伴有急性机械性肠梗阻。但肠管壁疝（Richter 疝）因嵌顿的内容物仅为部分肠壁，系膜侧肠壁及其系膜并未进入疝囊，肠腔并未完全梗阻。有时嵌顿肠管可包括几个肠袢，或呈“W”形，疝囊内各嵌顿肠袢之间的肠管可隐藏在腹腔内，称为逆行性嵌顿疝，一旦发生绞窄，不仅疝囊内的肠管可坏死，腹腔内的中间肠袢也可坏死，所以手术处理嵌顿或绞窄性疝时应特别警惕。

二、腹股沟疝

发生在腹股沟区的腹外疝，统称为腹股沟疝。常见的腹股沟疝包括腹股沟斜疝和腹股沟直疝。疝囊经过腹壁下动脉外侧的腹股沟管深环突出，向内、向下、向前斜行经过腹股沟管再穿出腹股沟浅环，并可进入阴囊，称为腹股沟斜疝，占腹股沟疝的75%～90%，是最常见的腹外疝。男性多见，男、女发病率之比约为15∶1，以婴幼儿及成年人发病率最高。腹股沟直疝指腹腔内器官经直疝三角区突出而形成的疝，以老年男性多见。

（一）护理评估

1. 健康史

（1）腹股沟斜疝

1）先天性解剖异常　婴儿出生后，若鞘突不闭锁或闭锁不完全，与腹腔相通，当小儿啼哭、排便等腹内压力增高时，肠管、大网膜等即可进入鞘突形成疝（图15－2）。胚胎发育中右侧睾丸下降比左侧略晚，鞘突闭锁也较迟。因此，右侧腹股沟斜疝较为多见。

2）后天性腹壁薄弱或缺损　任何腹外疝都存在腹横筋膜不同程度的薄弱或缺损。此外，腹股沟区解剖缺损、腹横肌和腹内斜肌发育不全或萎缩对发病也起着重要的作用。当腹内压增高时，内环处的腹膜自腹壁薄弱点处向外突出形成疝囊，腹腔内组织器官随之进入疝囊（图15－3）。

（2）腹股沟直疝　直疝三角的外侧边是腹壁下动脉，内侧边为腹直肌外侧缘，底边为腹股沟韧带。此处腹壁缺乏完整的腹肌覆盖，且腹筋膜较周围部分薄弱，故此区易发生疝。

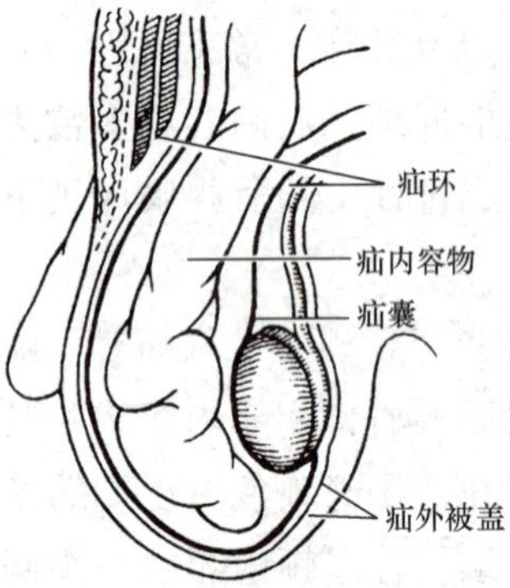

图15－2　先天性腹股沟斜疝

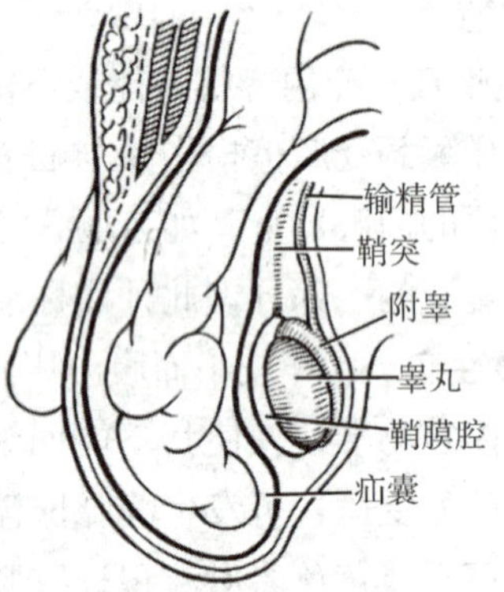

图15－3　后天性腹股沟斜疝

2. 身体状况

（1）腹股沟斜疝　重要的临床表现是在腹股沟区有一个突出的肿块。有的患者开始时肿块较小，仅通过深环刚进入腹股沟管，疝环处仅有轻度坠胀感，对病情判断较为困难。

1）易复性斜疝　除腹股沟区有肿块和偶有胀痛外，并无其他症状。肿块常在站立、行走、咳嗽或用力时出现，多呈带蒂柄的梨形，可降至阴囊或大阴唇。用手按肿块同时嘱患者咳嗽，可有冲击感。平卧休息或用手将肿块向腹腔推送，肿块可向腹腔回纳而消失。回纳后，以手指通过阴囊皮肤伸入浅环，可感到浅环扩大、腹壁软弱；此时嘱患者咳嗽，指尖有冲击感。用手指紧压腹股沟管深环，让患者起立并咳嗽，疝块并不出现；一旦移去手指则可见疝块由外上向内下突出。若疝内容物为肠袢，肿块柔软、光滑、叩之呈鼓音，回纳疝块时有阻力，一旦回纳，疝块即消失，并常在肠袢回纳入腹腔时发出咕噜声；若疝内容物为大网膜，则肿块坚韧，叩诊呈浊音，回纳缓慢。

2）难复性斜疝　主要特点是疝块不能完全回纳，同时伴有胀痛。滑动性斜疝除疝块不能完全回纳外，尚有消化不良和便秘等症状。滑行疝多见于右侧，左、右发病率之比约为1∶6。

3）嵌顿性疝　多发生在强体力劳动或用力排便等腹内压骤增时。临床表现为疝块突然增大，伴有明显疼痛，平卧或用手推送不能使之回纳。肿块紧张发硬，有明显触痛。若嵌顿内容物为大网膜，局部疼痛常较轻微；若嵌顿内容物为肠袢，不但局部疼痛明显，还可伴有腹部绞痛，恶心、呕吐，停止排便、排气，腹胀等机械性肠梗阻的临床表现。

4）绞窄性疝　临床症状多较严重，但在肠袢坏死穿孔时，疼痛可因疝内压力骤降而暂时有所缓解。因此，疼痛减轻而肿块仍存在者，不可轻易认为是病情好转。绞窄时间较长者，可因疝内容物继发感染，侵及周围组织而引起疝外被盖的急性炎症；严重者可发生急性腹膜炎及脓毒症。

（2）腹股沟直疝　常见于年老体弱者，临床特点有别于腹股沟斜疝（表15－1）。主要临床表现为患者站立时，在腹股沟内侧端、耻骨结节外上方出现一半球形肿块，并不伴有疼痛或其他症状。由于疝囊颈宽大，疝内容物又直接由后向前突出，故平卧后肿块多能自行回纳腹腔而消失，极少发生嵌顿。腹股沟直疝不会进入阴囊，疝内容物常为小肠或者大网膜。

表15－1　腹股沟直疝与腹股沟斜疝的区别

鉴别点	斜疝	直疝
发病年龄	多见于儿童、青壮年	多见于老年
突出途径	经腹股沟管突出，可进阴囊	由直疝三角突出，很少进阴囊
疝块外形	椭圆或梨形，上部呈蒂柄状	半球形，基底较宽
回纳疝块后压住深环	疝块不再突出	疝块仍可突出
精索与疝囊的关系	精索在疝囊后方	精索在疝囊前外方
疝囊颈与腹壁下动脉的关系	疝囊颈在腹壁下动脉外侧	疝囊颈在腹壁下动脉内侧
嵌顿机会	较多	极少

练一练15－1

关于腹外疝的叙述，正确的是（　）。

A. 滑疝多见于左侧　　B. 滑疝也属难复性疝

C. 疝内容物以大网膜最多见　　D. 直疝多见于中年肥胖者

E. 儿童的嵌顿疝易发生绞窄

答案解析

3. 心理－社会状况　患者因疝块反复突出影响工作和生活而感到焦虑不安，了解患者及家属对疾病和手术的认知程度及心理承受能力。

4. 辅助检查

（1）透光试验　因疝块不透光，腹股沟斜疝透光试验呈阴性，而鞘膜积液多为透光呈阳性，故此检查方法可以鉴别是否为鞘膜积液。但因幼儿的疝块组织薄，常能透光，注意区分，勿与鞘膜积液混淆。

（2）实验室检查　疝内容物继发感染时，血常规检查显示白细胞计数和中性粒细胞比例升高；粪便常规检查显示隐血试验阳性或可见白细胞。

（3）X线检查　疝嵌顿或绞窄疝时，腹部X线检查可见肠梗阻征象。

5. 治疗要点　腹股沟疝早期手术效果好、复发率低；若不及时处理，疝块逐渐增大，加重腹壁损伤而影响劳动力；斜疝又常可发生嵌顿或绞窄而威胁患者的生命。因此，除特殊情况外，腹股沟疝一般应尽早行手术治疗。

（1）非手术治疗

1）棉线束带法或绷带压深环法　适用于1岁以下婴儿。因为婴幼儿腹肌可随躯体生长逐渐强壮，疝有可能会自行消失。可采用棉线束带或绷带压住腹股沟管深环，防止疝块突出。

2）医用疝带的使用　适用于年老体弱或伴有其他严重疾病而禁忌手术者。白天可在回纳疝内容物后，将医用疝带一端的软压垫顶住疝环，阻止疝块突出，夜间或睡眠时松解。

3）手法复位　嵌顿性疝在下列情况下可先试行手法复位：①嵌顿时间在3～4小时内，局部压痛不明显，也无腹部压痛或腹肌紧张等腹膜刺激征者；②年老体弱或伴有其他较严重疾病并且估计肠袢尚未绞窄坏死者。手法复位后24小时内，必须严密观察腹部体征，一旦出现腹膜炎或肠梗阻的表现，应尽早行手术探查。

（2）手术治疗　是治疗腹股沟疝的最有效方法，基本原则是关闭疝门即内环口，加强或修复腹股沟管管壁。手术方法有以下几种。

1）传统疝修补术　①疝囊高位结扎术：显露疝囊颈，予以高位结扎或贯穿缝合，然后切去疝囊。单纯性疝囊高位结扎仅适用于婴幼儿或小儿，以及绞窄性斜疝因肠坏死而局部有严重感染者。②疝修补术：可加强或修补腹股沟管管壁，是最常用的治疗方法。成年腹股沟疝患者都存在不同程度的腹股沟管前壁或后壁的薄弱或缺损，在疝囊高位结扎后，加强或修补薄弱的腹股沟管前壁或后壁，才能彻底治疗，预防复发。

2）无张力疝修补术　使用修补材料进行无张力疝修补是目前外科治疗的主要方法，常用的修补材料是合成纤维网。与传统的疝修补术相比，无张力疝修补术在无张力的情况下，利用人工高分子材料网片进行修补，具有应用方便、损伤小、术后疼痛轻、康复快、复发率低等优点，在临床中已被广泛应用。但嵌顿性疝行急诊手术者以及腹股沟管未发育完全的儿童不提倡使用人工补片技术。

3）经腹腔镜疝修补术　其基本原理是从腹腔内部用网片加强腹壁缺损或用钉（缝线）使内环缩小。优点是手术创伤小、恢复快，可同时检查双侧腹股沟疝和股疝，有助于发现亚临床的对侧疝并同时予以修补，尤其是多次复发或隐匿性疝，经腹腔镜疝修补更具优势。但因其对技术设备要求高，需全身麻醉，手术费用高，临床应用有一定受限。

（二）常见护理诊断/合作性问题

1. 疼痛　与疝块突出、嵌顿或绞窄及手术有关。

2. 焦虑　与疝块突出影响日常生活有关。

3. 知识缺乏　与缺乏预防腹内压升高、术后康复的知识有关。

4. 有体液不足的危险　与嵌顿疝或绞窄性疝引起的机械性肠梗阻有关。

5. 潜在并发症　肠绞窄、肠缺血坏死、术后阴囊血肿、切口感染。

（三）护理目标

（1）患者疼痛缓解或消失

（2）患者焦虑减轻，能够配合治疗

（3）患者能描述预防腹内压升高、术后康复的有关知识。

（4）患者未发生水、电解质、酸碱代谢紊乱。

（5）患者未发生并发症，或并发症被及时发现并处理。

（四）护理措施

1. 术前护理

（1）卧床休息　疝块较大、年老体弱或伴有其他严重疾病暂不能手术者，减少活动，多卧床休息；

建议患者离床活动时佩戴医用疝带，避免腹腔内容物脱出而造成疝嵌顿。

（2）病情观察　患者出现明显腹痛，伴疝块突然增大、发硬且触痛明显、不能回纳腹腔，应高度警惕嵌顿疝发生的可能，立即报告医师，并配合处理。若发生疝的嵌顿、绞窄，引起肠梗阻等情况，应予禁食、胃肠减压，纠正水、电解质及酸碱平衡失调，抗感染，必要时备血，做好急诊手术准备。行手法复位的患者，若疼痛剧烈，可遵医嘱注射吗啡或哌替啶，以止痛、镇静并松弛腹肌。手法复位后24小时内严密观察患者生命体征，尤其是脉搏、血压的变化，注意观察腹部情况，注意有无腹膜炎或肠梗阻的表现。如有这些表现，配合医师做好紧急手术探查的准备。

（3）消除引起腹内压增高的因素　若患者术前有慢性咳嗽、腹水、便秘、排尿困难、妊娠等可引起腹内压增高的因素，暂不行手术，积极治疗原发病，控制症状后再手术。指导患者注意保暖，预防呼吸道感染；多饮水、多吃蔬菜等粗纤维食物，保持排便通畅；妊娠期间在活动时可使用疝带压住疝环口；吸烟者术前2周戒烟。

（4）术前训练　对年老体弱、腹壁肌肉薄弱或复发疝的患者，术前应加强腹壁肌肉锻炼，并练习卧床排便和使用便器等。

（5）术前准备

1）备皮　备皮范围包括脐部、会阴部及大腿中部，若发现有毛囊炎等炎症表现，必要时应暂停手术。

2）灌肠与排尿　术前晚灌肠，清除肠内积粪，防止术后腹胀及排便困难；患者进手术室前，嘱其排尿，以防术中误伤膀胱。

3）完善各项检查　对老年患者应先评估心、肺、肝、肾功能情况，以及有无慢性疾病，如糖尿病、前列腺炎等。

4）急诊手术准备　嵌顿性疝及绞窄性疝患者多需急诊手术，除上述护理外，应给予禁食、输液、抗感染，纠正水、电解质及酸碱平衡失调，必要时胃肠减压、配血。

（6）心理护理　向患者解释造成腹外疝的原因和诱发因素、手术治疗的必要性。了解患者的顾虑，尽可能地予以解除，使其安心配合治疗。

2. 术后护理

（1）病情观察　注意患者生命体征的变化，观察切口有无出血及红、肿、疼痛情况、阴囊有无血肿，发现异常及时报告医生，配合医生处理。

（2）体位与活动　术后当日取平卧位，膝下垫一软枕，使髋关节微屈，以降低腹股沟区切口张力和减少腹腔内压力，有利于切口愈合和减轻切口疼痛。次日改为半卧位。术后卧床期间鼓励床上翻身及活动肢体，术后3～5日患者可离床活动。采用无张力疝修补术者一般术后当日或次日即可下床活动，年老体弱、复发性疝、绞窄性疝、巨大疝等患者可适当推迟下床活动的时间。

（3）饮食　根据麻醉方式及患者情况给予饮食指导。一般患者术后6～12小时无恶心、呕吐可进流质，次日可进软食或普食。行肠切除吻合术者术后应禁食，待肠道功能恢复后方可进流质饮食，再逐渐过渡为半流质、普食。

（4）伤口护理　术后切口可用沙袋加压。保持切口辅料清洁、干燥，不被大小便污染，预防切口感染感染，防止疝复发。

（5）防止腹内压增高　注意保暖，防止受凉引起咳嗽；指导患者在咳嗽时用手掌按压切口，以保护切口和减轻震动引起的切口疼痛。保持排便通畅，便秘者给予通便药物，避免用力排便。因麻醉或手术刺激引起尿潴留者，可肌内注射氨甲酰胆碱或针灸，促进膀胱平滑肌的收缩，必要时导尿。

（6）并发症的预防和护理

1）预防阴囊血肿　因阴囊比较松弛，位置较低，渗血、渗液易积聚于阴囊。为避免囊内积血、积液和促进淋巴回流，术后可用“丁”字带将阴囊托起，并密切观察阴囊肿胀情况。

2）预防切口感染　切口感染是疝复发的主要原因之一。在护理中应注意以下几点：①手术前应做好阴囊及会阴部的皮肤准备，避免损伤皮肤；②合理应用抗菌药，因绞窄性疝行肠切除、肠吻合术后患者，容易发生切口感染，故术后需应使用抗菌药物；③切口护理，保持切口敷料清洁干燥，避免大小便污染；若发现敷料污染或脱落，应及时更换；④加强观察：观察体温、脉搏的变化及切口有无红、肿、疼痛，一旦发现切口感染，应尽早处理。

看一看15-1

快速康复理念护理是当前临床护理中用于术后康复与预防并发症广泛使用的一个方法，该护理是通过给予患者手术前手术后的心理疏导，及时改善患者心理状态，减轻心理负担，同时给予患者术后康复指导，告知患者术后生活相关注意事项，给予正确饮食指导，合理监测患者术后病情情况，以防止并发症发生，促进患者术后快速恢复。

3. 健康教育

（1）活动指导　患者出院后应逐渐增加活动量，3个月内应避免重体力劳动或提举重物等。

（2）饮食指导　调整饮食习惯，多吃粗纤维食物，如韭菜、芹菜、卷心菜、粗粮、豆类、竹笋、各种水果等，保持大便通畅。

（3）防止复发　减少和消除引起腹外疝复发的因素，并注意避免增加腹内压的动作如剧烈咳嗽、用力排便等。

（4）定期随访　若疝复发，应及早诊治。

想一想15-1

腹外疝患者出院，作为护士如何对其进行出院指导？

答案解析

（五）护理评价

通过治疗和护理，患者是否：①疼痛缓解；②焦虑程度减轻，配合治疗；③正确描述预防腹内压升高和术后康复的有关知识；④水、电解质、酸碱代谢紊乱，或已发生的紊乱是否得到纠正；⑤未发生阴囊水肿、切口感染等并发症；若发生，是否得到及时发现并处理。

三、其他腹外疝

（一）股疝

腹腔内脏器或组织通过股环、经股管向卵圆窝突出形成的疝，称为股疝。股疝的发病率占腹外疝的3%~5%，多见于40岁以上妇女。

1. 病因及发病机制　股管是一狭长的漏斗形间隙，上口称股环，下口为卵圆窝。卵圆窝是股部深筋膜上的一个薄弱部分，而女性骨盆较宽大、联合肌腱和腔隙韧带较薄弱，使股管上口宽大松弛而易发病。妊娠是腹内压增高的主要原因。

2. 病理生理　在腹内压增高的情况下，对着股管上口的腹膜被下坠的腹内脏器推向下方，经股环向股管突出而形成股疝。疝内容物常为大网膜或小肠。由于股管几乎是垂直的，疝块在卵圆窝处向前转折时形成一锐角，且股环本身较小，周围多为坚韧的韧带，因此股疝最容易发生嵌顿。在腹外疝中，股疝嵌顿者最多，高达60%。一旦嵌顿，可迅速发展为绞窄性疝。

3. 临床表现　疝块往往不大，表现为腹股沟韧带下方卵圆窝处有一半球形突起。平卧回纳内容物后，疝块有时不能完全消失。易复性股疝的症状较轻，常不为患者所注意，尤其在肥胖者更易疏忽。一部分患者可在久站或咳嗽时感到患处胀痛，并有可复性肿块。股疝如发生嵌顿，除引起局部明显疼痛外，常伴有较明显的急性机械性肠梗阻，严重者甚至可以掩盖股疝的局部症状。

4. 处理原则　因股疝极易嵌顿、绞窄，确诊后，应尽早手术治疗。对于嵌顿性或绞窄性股疝，更应紧急手术。

5. 护理措施　重点在于消除引起腹内压增高的因素，及时发现和处理嵌顿性或绞窄性股疝。具体护理措施参见本节腹股沟疝患者的护理。

（二）切口疝

腹腔内器官或组织自腹壁手术切口突出形成的疝，称为切口疝。临床上比较常见，其发生率约为腹外疝的第三位。腹部手术后切口一期愈合者，切口疝的发病率通常在1%以下；若切口发生感染，发病率可达10%；若切口裂开再缝合者，发病率可高达30%。

1. 病因及发病机制

（1）解剖因素　腹部切口疝多见于腹部纵行切口。除腹直肌外，腹壁各肌层及筋膜、鞘膜等组织的纤维大都是横向走行，纵行切口必然切断上述纤维；缝合时，缝线容易在纤维间滑脱；已缝合的组织又经常受到肌肉的横向牵引力而易发生切口裂开。此外，纵行切口虽不会导致切断腹直肌，但肋间神经可能被切断，因而导致腹直肌强度降低。

（2）手术因素　手术操作不当是导致切口疝的重要原因。其中最主要的因素是切口感染，切口感染所致腹壁组织破坏引起的腹部切口疝占50%左右；其他如留置引流物过久，切口过长导致切断肋间神经过多，腹壁切口缝合不严密，手术中因麻醉效果不佳、缝合时张力过大而致组织撕裂等情况均可导致切口疝的发生。

（3）切口愈合不良　是引起切口疝的一个重要因素。切口内血肿形成、肥胖、高龄、合并糖尿病、营养不良或使用皮质激素等，均可导致切口愈合不良。

（4）腹内压增高　手术后腹胀明显或肺部并发症导致剧烈咳嗽而致腹内压骤增，也可致切口内层裂开而发生切口疝。

2. 临床表现　腹壁切口处逐渐膨隆，有肿块出现。肿块通常在站立或用力时更为明显，平卧休息则缩小或消失。较大的切口疝有腹部牵拉感，伴食欲减退、恶心、便秘、腹部隐痛等表现。多数切口疝无完整疝囊，疝内容物易与腹膜外腹壁组织粘连而成为难复性疝，有时还伴有不完全性肠梗阻表现。切口疝的疝环一般比较宽大，很少发生嵌顿。

3. 处理原则　腹壁切口疝一经发生，不能自愈，需要手术修补。

（1）较小的切口疝　切除疝表面的原手术切口瘢痕，显露疝环并沿其边缘解剖出腹壁各层组织，回纳疝内容物后在无张力条件下拉拢疝环边缘，逐层缝合健康的腹壁组织，必要时重叠缝合以加固。

（2）较大的切口疝　可用人工高分子修补材料或自体筋膜组织进行修补。

4. 护理措施　不宜手术或暂不宜手术者，推荐采用适当的腹带包扎以限制切口疝的增大和发展；对于巨大切口疝，为防止疝内容物还纳腹腔后发生呼吸窘迫和腹腔间隔室综合征，术前应进行相应腹腔扩容及腹肌顺应性训练；术后适当延迟下床活动时间，加用腹带包扎3个月或更长时间以确保切口的完全愈合。其他护理措施参见本节腹股沟疝患者的护理。

（三）脐疝

腹腔内脏器或组织通过脐环突出形成的疝，称为脐疝。脐疝有小儿脐疝和成人脐疝之分，以前者多见。

1. 病因及发病机制

（1）小儿脐疝　为先天性，因脐环闭锁不全或脐部组织不够坚固，经常啼哭和便秘等致腹内压增高时发生，多属易复性。

（2）成人脐疝　为后天性，比较少见，多见于中年经产妇女，也见于肝硬化腹水、肥胖等患者。脐环处有脐血管穿过，是腹壁的薄弱点；此外，由于妊娠或腹水等原因腹内压长期增高，引起腹壁结构发生病理性结构变化，从而降低了腹壁强度，使腹腔内器官或组织通过脐环形成疝。

2. 临床表现

（1）小儿脐疝　表现为啼哭时出现脐部肿块，安静平卧时肿块消失。疝囊颈一般不大，但极少发生嵌顿和绞窄。有时，小儿脐疝覆盖组织可以穿破，尤其受到外伤后。

（2）成人脐疝　由于疝环狭小，成人脐疝发生嵌顿或绞窄者较多。孕妇或肝硬化腹水者，如伴发脐疝，有时会发生自发性或外伤性穿破。

3. 处理原则

（1）小儿脐疝　未闭锁的脐环至2岁时多能自行闭锁，除了脐疝嵌顿或穿破等紧急情况外，小儿2岁之前可采取非手术治疗。可在回纳疝块后，用一大于脐环、外包纱布的硬片或小木片抵住脐环，然后用胶布或绷带固定勿使之移动。6个月以内的婴儿采用此法治疗，疗效较好。满2岁后，如脐环直径仍大于1.5cm，则可手术治疗。原则上5岁以上儿童的脐疝均应采取手术治疗。

（2）成人脐疝　首选手术治疗，原则是切除疝囊，缝合疝环，必要时可重叠缝合疝环两旁的组织。

4. 护理措施　重点是消除引起腹内压增高的因素，具体护理措施参见本节腹股沟疝患者的护理。

护爱生命15-1

腹股沟疝是最常见的腹外疝。我们身边很多人有这样的情况，当在剧烈运动、腹部用力时发现腹股沟区有个“小鼓包”，而当平躺后，“鼓包”又消失不见，但站立时“鼓包”又重新出现，走路时间长还会有坠胀感。由于发病部位相对隐蔽，很多人不好意思去医院就诊。其实这可能是存在腹股沟疝，也就是平常说的“疝气”“小肠气”。需要及时到医院就诊，以免疝发生嵌顿或绞窄，而危及生命。

目标检测15-1

答案解析

1. 腹外疝最重要的发病原因是（　）。
   A. 慢性咳嗽　　B. 长期便秘
   C. 腹壁有薄弱点或腹壁缺损　　D. 排尿困难
   E. 经常从事导致腹内压增高的工作
2. 疝内容物被嵌顿时间较久，发生血循环障碍而坏死称（　）。
   A. 难复性疝　　B. 嵌顿性疝
   C. 绞窄性疝　　D. 易复性疝
   E. 滑动性疝
3. 最容易发生嵌顿的腹外疝是（　）。
   A. 腹股沟斜疝　　B. 腹股沟直疝
   C. 股疝　　D. 脐疝
   E. 切口疝

4. 最常见的腹外疝是（　）。

A. 腹股沟斜疝　　B. 腹股沟直疝

C. 股疝　　D. 脐疝

E. 切口疝

5. 斜疝修补后，预防阴囊血肿的措施是（　）。

A. 平卧位，膝下垫软枕　　B. 预防便秘，尿潴留

C. 切口处用沙袋压迫并托起阴囊　　D. 咳嗽时用手按压伤口

E. 不宜过早下床活动

6. 腹外疝传统疝修补术后护理中不正确的是（　）。

A. 平卧 3 天，膝下垫以软枕　　B. 术后当日可进流食

C. 预防感染　　D. 预防术后出血

E. 早期下床活动

7. 腹外疝内容物最常见的是（　）。

A. 小肠　　B. 盲肠

C. 大网膜　　D. 阑尾

E. 膀胱

8. 关于直疝三角不正确的是（　）。

A. 腹股沟斜疝由此突出　　B. 外侧边为腹壁下动脉

C. 内边为腹直肌外侧缘　　D. 底边为腹股沟韧带内侧

E. 腹股沟斜疝内环位于其外侧

9. 患者，男，6 个月。哭闹时，右侧腹股沟隆起肿块，平静时肿块可自行消失。最佳处理方法是（　）。

A. 绷带压住腹股沟管深环，观察　　B. 尽早施行疝囊高位结扎术

C. 施行加强前壁的疝修补术　　D. 施行加强后壁的疝修补术

E. 施行无张力疝修补术

10. 患者，男，36 岁，搬运工人，诊断为腹股沟斜疝。行疝修补术后，恢复工作的时间是（　）。

A. 手术后至少 2 周　　B. 拆线后至少 1 周

C. 术后体力恢复后　　D. 术后至少 1 个月

E. 术后至少 3 个月

（张　艳）

书网融合……

重点回顾　　微课

PPT

第二节 急性化脓性腹膜炎患者的护理

微课

学习目标

知识目标：

1. **掌握** 急性化脓性腹膜炎患者护理评估的主要内容、常见护理诊断及护理措施。
2. **熟悉** 急性化脓性腹膜炎的辅助检查、治疗要点。
3. **了解** 急性化脓性腹膜炎的病理生理。

技能目标：

能够运用护理程序，对患者实施整体护理。

素质目标：

具有敏锐的观察能力及解决问题的能力，护理时体现出对患者认真、负责、关爱的态度。

导学情景

情景描述： 患者，男，43岁。胃溃疡病史2年。患者于前一日进食晚餐后突然出现上腹部剧烈疼痛，呈持续性，尚可忍受，疑“胃痛”发作，自服胃药（具体不详），腹痛无缓解并出现全腹疼痛，伴恶心、畏寒。查体：T 38℃，P 106次/分，R 28次/分，BP 80/60mmHg。腹部腹肌紧张，右下腹触及广泛压痛、反跳痛，肠鸣音2次/分；白细胞 15×10^9L，中性粒细胞85.2%。腹部立位X线显示膈下有游离气体。入院诊断：急性化脓性腹膜炎。

情景分析： 结合该患者的症状、体征以及检查结果，医生的初步诊断为胃溃疡穿孔导致的急性化脓性腹膜炎。护士应正确评估患者的病情，作出护理诊断。同时为腹外疝患者制订护理方案，为患者提供优质护理，促进患者早日康复。

讨论： 请问该患者入院后护士应如何对其进行入院评估？医生准备为患者做急症手术，护士如何做好术前准备？术后如何护理？

学前导语： 急性化脓性腹膜炎是外科常见的急腹症之一，如得不到及时的治疗，严重时会导致感染性休克，引起多器官功能衰竭甚至死亡。所以作为临床护士需要有敏锐的观察力及解决问题的能力，同时要做好人文关怀。

急性化脓性腹膜炎（acute pyogenic peritonitis）是指由化脓性细菌包括需氧菌和厌氧菌，或两者混合引起的腹膜急性炎症。按照感染范围分为弥漫性与局限性；按照发病机制可分为原发性和继发性之分，急性化脓性腹膜炎常累及整个腹膜腔，称为急性弥漫性腹膜炎。

一、病理生理

肠道内容物和细菌进入腹腔内，机体立即发生反应，腹膜出现充血、水肿，并失去原有的光泽，继而产生大量的浆液性渗出液以稀释毒素，渗出液中大量吞噬细胞、中性粒细胞，加以坏死组织、细菌与凝固的纤维蛋白，使腹膜腔形成混浊的脓性渗出液。

急性化脓性腹膜炎的转归取决于两方面，一方面是患者机体抵抗力和腹部局部的防御能力，另一方面是细菌的性质、数量和时间。机体抵抗力低下或细菌致病力较强时腹膜严重充血、水肿，腹腔内大量液体潴留可引起水、电解质、酸碱平衡紊乱以及血浆蛋白降低、贫血等全身症状；肠道浸泡在大量脓液中可引起肠管麻痹，形成麻痹性肠梗阻，大量毒素、细菌被吸收入血，可致感染性休克；肠管扩张可使膈肌上移而导致呼吸、循环功能障碍可加重休克、甚至导致死亡。机体抵抗力强者，炎症可与邻近脏器、肠管、大网膜粘连包裹，形成局限性腹膜炎或脓肿，细菌致病力弱、机体抵抗力强者通过抢救及时、方法得当的治疗，腹腔内炎症可消散、吸收、痊愈。

二、护理评估

（一）健康史

1. 原发性腹膜炎　又称自发性腹膜炎，腹腔内无原发性病灶。致病菌多为溶血性链球菌、肺炎双球菌或大肠埃希菌。细菌进入腹腔的途径一般如下。①血行播散：致病菌从呼吸道或泌尿系统的感染灶，通过血行播散至腹膜，婴儿和儿童的原发性腹膜炎大多为此类。②上行性感染：来自女性生殖道的细菌，通过输卵管直接向上扩散至腹腔，如淋病性腹膜炎。③直接扩散：腹腔内或邻近器官的细菌通过腹膜层直接扩散到腹膜腔，如尿路感染时，细菌通过腹膜层引起的腹膜炎。④透壁性感染：正常情况下，肠腔内细菌是不能通过肠壁的，但在某些情况下，如肝硬化腹水、肾病、猩红热或营养不良等机体抵抗力降低时，肠腔内细菌即有可能通过肠壁进入腹膜腔，引起腹膜炎。原发性腹膜炎感染范围很大，与脓液的性质及细菌种类有关。

2. 继发性腹膜炎　急性腹膜炎多为继发性腹膜炎，以继发性化脓性腹膜炎最为常见。主要致病菌是胃肠道内的常驻菌群，其中以大肠埃希菌最多见，其次为厌氧杆菌、链球菌、变形杆菌等，多为混合性感染，故毒性较强。继发性腹膜炎可由以下原因引起。①腹内脏器穿孔或破裂：腹腔内空腔脏器穿孔、损伤引起的腹壁或内脏破裂，是急性继发性化脓性腹膜炎最常见的原因。其中，最常见的是急性阑尾炎坏疽穿孔，胃、十二指肠溃疡急性穿孔次之。胃肠内容物流入腹腔，常先引起化学性腹膜炎，继发细菌感染后形成化脓性腹膜炎；急性胆囊炎，胆囊壁坏死穿孔常造成极为严重的胆汁性腹膜炎。②腹腔内急性炎症与感染：也是引起继发性腹膜炎的常见原因，如急性阑尾炎、胆囊炎、胰腺炎、输卵管炎等，细菌蔓延至腹膜引起急性腹膜炎。③腹内脏器缺血：肠套叠、肠扭转、嵌顿性疝、肠系膜血管栓塞、胆囊扭转等引起器官缺血、缺氧，严重者可引起器官坏死，器官内容物漏入腹腔引起化脓性腹膜炎。④腹部损伤：腹壁穿透性损伤造成的空腔脏器损伤、实质器官破裂出血或外界细菌进入腹腔，腹壁闭合性损伤导致的内脏破裂等可造成急性腹膜炎症。⑤医源性因素：胃肠吻合口瘘、胆瘘胰瘘，术后急性腹腔内出血，异物存留等均可导致急性腹膜炎症。

（二）身体评估

1. 腹痛　是最主要、最常见的症状，疼痛程度与发病原因、炎症轻重、年龄和身体素质等有关。一般呈持续性、剧烈腹痛，常难以忍受。深呼吸、咳嗽、转动身体时疼痛加剧。腹痛范围多自原发病变部位开始，随炎症扩散而延及全腹，但仍以原发性病灶处最显著。

2. 恶心、呕吐　初期，腹膜受到刺激引起反射性恶心、呕吐，呕吐物为胃内容物；发生麻痹性肠梗阻时，呕吐物可含有黄绿色胆汁，甚至呈棕褐色粪样内容物。

3. 体温、脉搏变化　因空腔脏器穿孔、破裂引发的病例，体温开始正常，后逐渐升高、脉搏逐渐加快；如原发病引起的炎症已经造成体温升高，则继发腹膜炎后体温将继续升高。年老体弱者体温升高不明显。脉搏加速多与体温升高成正比，如果脉搏快体温反而下降，是病情恶化的征象之一。

4. 感染中毒症状　出现寒战、高热、脉速、呼吸浅快、大汗及口干等症状，随病情进一步发展，可出现重度缺水、代谢性酸中毒及感染性休克等全身表现。

5. 腹部体征

（1）视诊　腹胀明显，腹式呼吸运动减弱或消失。腹胀加重是病情恶化的重要标志。

（2）触诊　腹部压痛、反跳痛和腹肌紧张是腹膜炎的标志性体征，称为腹膜刺激征，以原发病灶处最为明显。腹肌紧张的程度因患者全身情况和病因不同而有差异。胃肠、胆囊穿孔时，呈“板状腹”，幼儿、老人及极度衰弱者腹肌紧张不明显，易被忽视。

（3）叩诊　胃肠胀气时呈鼓音；消化道溃疡穿孔时，腹腔可有游离气体，肝浊音界缩小或消失；腹腔内积液较多时，可出现移动性浊音阳性。

（4）听诊　肠鸣音减弱，肠麻痹时肠鸣音可完全消失。

6. 直肠指检　直肠前窝饱满及触痛，表明盆腔已有感染或形成盆腔脓肿。

7. 腹腔脓肿　脓液在腹腔内积聚，由肠管、网膜、肠袢或肠系膜等粘连包围，与游离腹腔隔离，形成腹腔脓肿。腹腔脓肿可分为膈下脓肿、盆腔脓肿和肠间脓肿。

（1）膈下脓肿　脓液积聚于膈肌以下、横结肠及其系膜以上的间隙内，称为膈下脓肿。患者平卧时膈下部位最低，约30%的急性腹膜炎患者经手术或药物治疗后腹腔内的脓液易积聚于此。膈下脓肿患者可出现明显的全身及局部症状。全身症状表现为发热，初为弛张热，脓肿形成后出现持续高热，脉率增快，逐渐出现乏力、衰弱、盗汗、厌食、消瘦等全身症状。局部症状有肋缘或剑突下持续性钝痛，深呼吸时可加重。脓肿刺激膈肌可引起呃逆。感染扩散至胸腔可出现胸腔积液、气促、咳嗽、胸痛等表现。由于抗生素的大量应用，局部症状多不典型。

（2）盆腔脓肿　在立位和半卧位时，盆腔处于腹腔最低位置，腹腔内炎性渗出液及脓液可积聚于盆腔直肠子宫陷凹、直肠膀胱陷凹而形成盆腔脓肿。由于盆腔腹膜面积小、吸收能力较低，因此，盆腔脓肿时患者全身中毒症状较轻，常伴有里急后重、便频而量少、黏液便等典型的直肠刺激征，或伴有尿频、排尿困难等膀胱刺激征；直肠指检可触及直肠前壁波动感、触痛感。

（3）肠间脓肿　腹腔内脓液可被肠管、肠系膜与网膜包围而形成单发或多个大小不等的脓肿，称为肠间脓肿。肠间脓肿周围可广泛粘连，可引起不同程度的肠粘连。患者可出现腹痛、腹胀、腹部压痛或扪及包块。

（三）心理－社会状况

急性腹膜炎病情发展快而且重，患者除有疼痛外，还伴有焦虑、烦躁、恐惧等表现；应评估患者对其本病的认知程度和心理承受能力，对医院环境的适应情况，经济承受能力以及家庭支持情况等。

（四）辅助检查

1. 实验室检查　血常规一般表现为白细胞计数及中性粒细胞比例增高，病情危重或机体反应能力低下者，白细胞计数可不增高或低于正常，甚至有核左移及中毒颗粒；血液生化检查可表现为脱水、电解质紊乱、酸中毒等异常；尿常规检查可出现蛋白尿与管型尿，尿酮体呈阳性，尿液因失水而浓缩。

2. 影像学检查　X线检查可见腹部立位平片有小肠胀气或有多个小气－液平面的肠麻痹征象；胃肠穿孔时，立位X线平片显示膈下游离气体；CT检查明确腹腔脓肿的位置及大小，且可在B超引导下行诊断性穿刺。

3. 诊断性腹腔穿刺或腹腔灌洗　根据叩诊或超声检查进行穿刺点定位。依据抽出液的性状、气味、混浊度，做涂片镜检、细菌培养以及淀粉酶测定等判断病因。

4. 腹腔镜检查　可直观地观察腹腔内积液、腹腔炎症状态、准确定位损伤器官和部位，并进行腹腔镜下冲洗引流等治疗。可用于病情相对稳定、临床症状不典型，以上检查均不能确诊者。

（五）治疗要点

1. 非手术治疗　对诊断明确，但病情较轻或病程已超过24小时，且腹部体征已减轻或有减轻趋势者；伴有严重心、肺等脏器疾病不能耐受手术者；原发性腹膜炎者；部分病因不明、病情不重者可行非手术治疗。包括禁食、胃肠减压；静脉输液，纠正水、电解质紊乱；合理应用抗生素；营养支持；镇静、镇痛和吸氧等对症处理。非手术治疗也可作为手术前的准备工作。

2. 手术治疗　绝大多数继发性腹膜炎患者需手术治疗，尽早去除引起腹膜炎的病因，改善全身状况，控制感染性休克，清理及引流腹腔积液，促进腹腔炎症的局限、吸收或消散。

3. 腹腔脓肿的处理

（1）膈下脓肿　感染早期，脓肿尚未形成时，可采用非手术治疗：大量抗生素控制感染，加强支持治疗，必要时输血或血浆。一旦脓肿形成，须定位后引流。近年来多采用经皮穿刺置管引流术，创伤小，引流效果较好，约80%的膈下脓肿患者可以治愈。也可根据脓肿所在位置行手术切开引流，途径有经前腹壁肋缘下切口或经后腰部切口，手术创伤大。术后加强支持治疗，如输血、补液、营养支持以及应用抗生素。

（2）盆腔脓肿　盆腔脓肿较小或未形成时，可采用非手术治疗，如热水坐浴、温盐水保留灌肠、物理透热疗法、应用抗生素等，多数患者脓液可自行吸收。较大脓肿形成时须手术切开引流，可经直肠前壁波动明显处切开排脓。已婚女性可经阴道后穹窿切开引流。

（3）肠间脓肿　肠间脓肿首选非手术治疗，如应用抗生素、物理透热及全身支持疗法，非手术治疗无效或发生肠梗阻时，考虑剖腹探查并行引流术。

练一练15-2

患者，女，52岁，腹痛4小时，伴有压痛及腹肌紧张，神志清楚，诊断为急性腹膜炎，非手术疗法期间护理措施错误的是（　）。

A. 定时测量生命体征、记录液体出入量　　B. 观察病情变化情况

C. 一般取半卧位　　D. 全流质饮食，必要时行胃肠减压

E. 使用抗生素进行抗感染治疗

答案解析

三、常见护理诊断/合作性问题

1. 疼痛　与壁腹膜受炎症刺激、手术创伤有关。

2. 体液不足　与腹腔内炎性渗出、体液丢失过多、禁食等有关。

3. 体温过高　与腹膜炎毒素吸收有关。

4. 焦虑或恐惧　与病情严重、躯体不适、担心预后等有关。

5. 潜在并发症　感染性休克、腹腔脓肿、切口感染。

四、护理目标

（1）患者疼痛程度缓解。

（2）患者体液平衡，未发生酸碱失衡。

（3）患者炎症得以控制，体温降至正常范围。

（4）患者焦虑或恐惧程度减轻，情绪稳定，配合治疗和护理。

（5）患者未发生并发症，或并发症被及时发现并处理。

五、护理措施

（一）非手术治疗的护理及术前护理

1. 体位与活动　休克患者取休克体位。无休克时取半卧位，以利于腹腔内渗液流向盆腔，减少吸

收和减轻中毒症状，同时可使腹腔内脏器下移，利于呼吸与循环，且半卧位时腹肌松弛，有助于减轻腹肌紧张引起的腹痛等不适。尽量减少搬动和按压腹部，以减轻疼痛和避免加重病情。

2. 禁食、胃肠减压 胃肠道穿孔患者须禁食，并留置胃管持续胃肠减压。以减少胃内容物继续流入腹腔，减轻腹胀，降低肠壁张力，改善肠壁血液循环，减少毒素吸收，有利于炎症的局限和吸收，促进胃肠道蠕动的恢复。对长期不能进食者，应尽早实施肠外营养支持，提高机体防御和修复能力，改善患者的营养状况。

3. 病情观察 监测生命体征；必要时监测尿量、中心静脉压、血细胞比容、血清电解质、肾功能、血气分析等，记录24小时出入量；观察腹部症状和体征的动态变化。

4. 维持体液平衡 迅速建立静脉输液通道，遵医嘱补充液体和电解质等，以纠正水、电解质及酸碱失衡，做好输液计划。据患者病情及时调整输液的速度、量和成分。

5. 控制感染 遵医嘱合理应用抗生素，继发性腹膜炎大多为混合感染，根据细菌培养及药物敏感试验结果选用抗生素，注意配伍禁忌。感染中毒症状明显并有休克时，给予抗休克治疗。

6. 对症处理 高热患者给予物理或药物降温；疼痛严重患者可给予镇静、吸氧，病情未明确时，暂不用止痛剂，以免掩盖病情。若已确诊、可遵医嘱使用哌替啶等阿片类止痛剂。

7. 心理护理 做好患者及其家属的沟通和解释，稳定患者情绪，减轻焦虑；向患者及其家属介绍疾病相关知识，提高其认识并配合治疗和护理；帮助其面对和接受疾病带来的变化，尽快适应患者角色，增加战胜疾病的信心和勇气。

护爱生命15-2

急腹症是临床外科常见的症状之一，引起急腹症的原因很多，未明确诊断前，一定要禁用各种镇痛药物，以免掩盖病情。临床上常有患者出现腹痛，没有正确应用止痛剂，导致胃肠穿孔，引发急性腹膜炎，严重时导致休克，生命垂危。所以，关爱生命，科学用药！

（二）术后护理

1. 体位与活动 术后返回病房后，护士应详细了解手术中情况。全麻清醒前，采取去枕平卧位，头偏向一侧，注意呕吐情况，保持呼吸道通畅。全麻清醒或硬膜外麻醉患者平卧6小时后，待血压、脉搏平稳后改为半卧位，鼓励患者早期活动。

2. 禁食、胃肠减压 术后早期继续禁食并持续胃肠减压。当肠蠕动恢复、肛门排气后，拔除胃管，逐步恢复经口进食。对行胃肠切除吻合术者，进食时间应根据病情酌情推迟。禁食期间应加强口腔护理，每日2次，预防并发症。

3. 病情观察 术后密切监测生命体征变化，动态观察腹部症状和体征的变化，了解肠蠕动恢复情况及有无腹腔脓肿的表现。若发现异常，及时通知医师，配合治疗和处理。对于危重患者，要着重注意其循环、呼吸、肾功能的检测和维护。

4. 维持体液平衡 遵医嘱合理补液，必要时输注新鲜血或血浆，维持水、电解质和酸碱平衡，维持有效循环血量。观察患者意识状态、末梢循环、尿量等脱水征有无改善，准确记录24小时出入量，为补液提供依据。

5. 营养支持 根据患者的营养状况，及时给予肠内、肠外营养支持，以防体内蛋白质被大量消耗而降低机体抵抗力和愈合能力。空肠造口者如空肠蠕动恢复，可给予肠内营养。

6. 并发症的预防与护理 重点预防腹腔脓肿和切口感染的发生。

（1）合理使用抗生素　根据细菌培养和药物敏感试验结果，遵医嘱使用有效抗生素预防和控制感染。

（2）腹腔引流管的护理 ①正确连接引流装置，妥善固定引流管和引流袋，防止引流管脱出、受压或扭曲。②有多根腹腔引流管时，贴上标签注明各引流管的名称和放置的位置，以免混淆。定时挤捏引流管以防血凝块和脓痂堵塞，维持有效引流。如发现引流量突然减少，患者感腹胀伴发热，要及时检查引流管有无阻塞或脱落，并协助医生处理。③准确记录24小时引流量及引流液的性状、颜色、量、气味等，还应观察引流管周围皮肤有无红肿、破溃，引流液是否外漏或渗出。④保持无菌：更换引流袋及敷料时，应严格无菌操作，先消毒引流管口再接引流袋。普通引流袋每日更换1次，防回流引流袋每周更换2～3次。保持引流管、引流袋始终低于置管处，防止逆行性感染。⑤拔管：当引流液量<10ml/d、颜色澄清、患者体温及白细胞计数恢复正常，且无腹部症状和体征后，可通知医生考虑拔管。拔管后还需观察局部有无渗液、渗血情况。

（3）切口护理 观察切口敷料是否干燥，有渗血或渗液时及时更换敷料，观察切口愈合情况，及早发现切口感染征象。

想一想15-2

急性化脓性腹膜炎患者术后血压平稳后，患者不愿意采取半卧位，作为护士如何向患者解释？

答案解析

（三）健康教育

1. 疾病知识指导 加强疾病的预防宣教，有消化系统疾病者应及时治疗。向患者及家属详细说明非手术期间禁食、胃肠减压、半卧位等的意义和重要性，取得患者及其家属的配合。

2. 饮食指导 解释腹部手术后肠功能恢复的规律，指导患者术后饮食要循序渐进、少量多餐，进食富含蛋白质、热量和维生素的食物，促进机体恢复和切口愈合。避免过冷、过硬、辛辣的食物，忌烟、酒。

3. 康复指导 解释术后早期活动的重要性，鼓励患者卧床期间进行床上活动，体力恢复后尽早下床走动，促进肠功能恢复，防止术后肠粘连，促进术后康复。

4. 出院指导 术后定期门诊复诊。若出现腹胀、腹痛、恶心、呕吐或原有消化系统症状加重时，应立即就诊。

六、护理评价

通过治疗和护理，患者是否：①疼痛减轻或缓解；②体液平衡，未发生酸碱失衡；③炎症得以控制，体温降至正常范围；④焦虑或恐惧程度减轻，情绪稳定，配合治疗和护理；⑤未发生并发症，或并发症被及时发现并处理。

目标检测15-2

答案解析

1. 急性腹膜炎的主要特征是（ ）。

   A. 腹部压痛　　B. 肠鸣音亢进

   C. 腹膜刺激征　　D. 移动性浊音

   E. 腹肌紧张

2. 原发性腹膜炎的主要致病菌为（ ）。

A. 大肠埃希菌　　B. 厌氧类杆菌
C. 溶血性链球菌　　D. 变形杆菌
E. 粪链球菌

3. 引起继发性腹膜炎的最常见的致病菌是（　）。
A. 肺炎球菌　B. 变形杆菌　C. 大肠埃希菌　D. 厌氧类杆菌　E. 链球菌

4. 原发性腹膜炎的病因是（　）。
A. 手术时腹腔被污染　　B. 病原菌经血液侵入腹腔
C. 腹腔炎症扩散　　D. 胃肠道穿孔
E. 脾破裂

5. 急性化脓性腹膜炎的最主要症状为（　）。
A. 腹痛　B. 发热　C. 恶心、呕吐　D. 心慌　E. 疲乏无力

6. 腹膜炎的标志性体征是（　）。
A. 腹式呼吸渐弱或消失　　B. 压痛、反跳痛，肌紧张
C. 肠鸣音消失　　D. 移动性浊音阳性
E. 明显腹胀

7. 原发性腹膜炎与继发性腹膜炎的主要区别是（　）。
A. 腹痛性质　　B. 有无腹膜刺激征
C. 腹腔内有无原发病灶　　D. 腹腔是否与外界相通
E. 病原菌种类

8. 患者，男，50 岁，急性腹膜炎行腹腔引流术后 5 天，患者出现下腹部坠胀感、大便次数增多、黏液便、尿急、排尿困难等炎症，考虑并发了（　）。
A. 急性肠炎　B. 膀胱炎　C. 膈下脓肿　D. 盆腔脓肿　E. 肠袢间脓肿

9. 患者，女，50 岁，急性胃穿孔腹膜炎手术修补术后 7 天，患者突然出现寒颤、发热、出汗等全身中毒症状，伴有上腹痛，季肋部压痛、扣击痛，在观察期间应考虑（　）。
A. 肠袢间脓肿　B. 盆腔脓肿　C. 膈下脓肿　D. 脓血症　E. 败血症

10. 患者，男，25 岁。反复发作性上腹痛 5 年。午饭后突然剧烈腹痛，迅速遍及全腹。查体：腹肌紧张，压痛、反跳痛，肝浊音界缩小。下列对其护理措施错误的是（　）。
A. 禁食　　B. 禁止使用麻醉止痛剂
C. 禁止灌肠　　D. 禁止导尿
E. 禁止口服导泻药物

（张　艳）

书网融合……

重点回顾　　微课

第三节　腹部损伤患者的护理 微课

PPT

学习目标

知识目标：

1. **掌握**　腹部损伤患者的身体评估、常见护理诊断、护理措施。
2. **熟悉**　腹部损伤的治疗要点、辅助检查。
3. **了解**　腹部损伤的健康史、分类。

技能目标：

能够运用护理程序，对患者实施整体护理。

素质目标：

具有观察病情、掌握动态、综合分析的能力，认真按照操作规范执行各项治疗和护理措施。

导学情景

情景描述：患者，男，45岁。入院前4小时中上腹部被钝性物击伤后出现持续性腹痛，初为中上腹痛，逐渐波及全腹，程度加重。呕吐1次，为胃内容物，无咖啡色样液或鲜血，无昏迷、咯血。未经治疗送来医院。查体：T 38.8℃，P 110次/分，BP 105/75mmHg。呻吟，痛苦面容，躯干呈屈曲被动位。腹部微凹，腹式呼吸受限，全腹有明显的压痛、反跳痛。入院诊断为腹部损伤。

情景分析：结合该患者的症状、体征以及检查结果，医生的初步诊断为腹部损伤。护士应正确评估患者的病情，作出护理诊断，为患者制订护理计划并实施护理措施，促进患者早日康复。

讨论：请问该患者入院后护士应如何对其进行入院评估？该患者的主要护理问题是什么？

学前导语：腹部损伤是常见的外科急腹症，如果不能正确评估患者并给予积极的治疗，会导致患者出现低血容量性休克或者感染性休克，严重时导致患者死亡。所以作为临床护士需要有敏锐的观察力及解决问题的能力，护理时体现出对患者认真、负责、关爱的态度。

腹部损伤（abdominal injury）是指由各种原因所致的腹壁和（或）腹腔内器官损伤。在平时和战时均常见，其发生率在平时占人体各种损伤的0.4%～1.8%；战争场合可高达50%左右。由于腹部脏器较多，解剖及生理功能异常，受到损伤后的病情复杂多样。腹腔内的大量出血和严重感染是致死的主要原因。

一、分类

根据腹壁有无伤口和损伤的脏器不同，腹部损伤可有不同的分类。

1. 根据腹部损伤是否穿透腹壁，腹腔是否与外界相通

（1）开放性腹部损伤　伤后腹壁完整性遭到破坏，腹腔内脏器、组织与外界相通。根据腹膜是否破损又可分为穿透伤和非穿透伤，有腹膜破损者为穿透伤，无腹膜破损者为非穿透伤；根据伤口的特点，穿透伤又可以分为贯通伤和非贯通伤，有入口、有出口者为贯通伤，有入口、无出口者为非贯通伤（盲管伤）。

（2）闭合性腹部损伤　伤后腹壁保持完整，损伤仅局限于腹壁，同时可伴有内脏损伤，及时正确地判断有无内脏损伤是处理方式选择的关键。

2. 根据损伤的腹腔内器官性质分类

（1）实质性脏器损伤　脾、肾、肝和胰等位置比较固定，组织结构脆弱，血供丰富，受到暴力打击后，比其他内脏器官更容易破裂，尤其是原来已有病理情况的脏器。腹内实质性器官损伤的排序依次为脾、肾、肝和胰腺。

（2）空腔脏器损伤　小肠、胃、结肠、膀胱等内脏器官，当上腹受到碰撞、挤压时，胃窦、十二指肠水平部等可被压在脊柱上而发生断裂；上段空肠、末段回肠、粘连的肠管等因比较固定而易受伤；充盈的空腔脏器容易发生破裂，如饱餐后的胃、未排空的膀胱。空腔脏器损伤的排序依次是小肠、胃、结肠、膀胱，直肠因位置较深，其损伤的发生率较低。

二、护理评估

（一）健康史

1. 闭合性损伤　常因高处坠落、冲撞、挤压、拳打脚踢等钝性暴力所致，常见受累脏器依次为脾、肾、小肠、肝、肠系膜等。

2. 开放性损伤　开放性损伤多由刀枪、弹片等各种锐器、火器所引起，最常受累的脏器依次为肝、小肠、胃、结肠、大血管等。胰腺、十二指肠、膈、直肠等位置较深，损伤发生率较低。

（二）身体评估

1. 单纯腹壁损伤　其症状和体征较轻，表现为受伤部位疼痛，局限性腹壁肿胀、压痛，有时可见皮下瘀斑。

2. 合并腹部内脏损伤　如为内脏挫伤，可有腹痛或无明显症状。严重者可出现腹腔内出血和急性腹膜炎。

（1）实质性器官损伤　①症状：以腹痛和（或）失血性休克表现为主，患者腹痛可不严重，多呈持续性，可有轻微腹膜刺激征。肝、脾、胰、肾等实质性脏器受损时，主要有面色苍白、脉搏加快、血压下降、尿少等失血性休克的表现。②体征：若患者出现移动性浊音阳性，多提示失血量超过1000ml。若实质性脏器损伤出现明显的腹膜刺激征，常提示肝、胰腺、肾等破裂引起胆汁、胰液、尿液等进入腹腔。

（2）空腔脏器破裂　①症状：以弥漫性腹膜炎表现为主，患者出现持续性剧烈腹痛和胃肠道症状，伴随体温升高、脉率增快、呼吸急促等全身感染表现。②体征：出现典型的腹膜刺激征表现（腹肌紧张、压痛、反跳痛），其程度因进入腹腔的内容物不同而异。通常是胃液、胆汁、胰液刺激性最强，肠液次之，血液最轻。空腔脏器破裂可出现气腹征，当肠麻痹发生时，可出现腹胀、肠鸣音减弱或消失。

3. 常见内脏损伤

（1）脾破裂　脾是腹腔脏器最易受损的器官之一。脾损伤占各种腹部损伤的40%～50%，在腹部闭合性损伤中占20%～40%，在腹部开放性损伤中占10%左右。合并有血吸虫、疟疾、淋巴瘤等慢性病理改变的脾更容易发生破裂。脾破裂可分为3种类型：真性脾破裂（破损累及被膜）、中央型脾破裂（破损累及脾实质深部）、被膜下破裂（被膜保持完整，累及部分脾实质周边），临床表现以腹腔内出血为主。

（2）肝破裂　在各种腹部损伤中占20%～30%，居腹部器官损伤的第二位。右肝损伤多于左肝损伤。肝破裂的主要表现为腹腔内出血，若伤后有胆汁漏入腹腔，腹痛程度及腹膜刺激征均较脾破裂更明显。若肝破裂后血液通过胆管进入十二指肠，则可有呕血、黑便的表现。

（3）胰腺损伤　占腹部损伤的1%～2%，常系上腹部强力挤压暴力直接作用于脊柱所致。由于胰腺位置深而隐蔽，早期不易发现。胰腺损伤后常并发胰液漏或胰瘘。因胰液腐蚀性很强，又影响消化功能，故胰腺损伤总死亡率高达20%。

（4）胃、十二指肠、小肠破裂　在腹部损伤中，胃损伤较少发生，常发生在胃膨胀时，仅占腹部损伤的3%左右。胃损伤以开放性损伤为主，占胸腹部开放性损伤的7%～20%，胃闭合性损伤仅占腹部闭合性损伤的0.9%～1.7%。十二指肠位置较深，损伤的发生率较胃损伤低，十二指肠损伤约占腹部损伤的1.5%，但一旦损伤，病情进展快，诊断和处理相当困难，死亡率可高达25%。小肠占据中、下腹的大部分空间，受外伤的机会比较多，小肠破裂约占腹部损伤的1/3。

（5）结肠破裂　结肠损伤的发生率低于小肠损伤，因结肠肠腔内液体成分少而细菌含量大，伤后往往造成严重的全身感染中毒症状而威胁生命。

护爱生命15-3

腹部损伤是急诊外科经常遇到的诊治难题，其死亡率高达10%～20%。腹部损伤最常见的原因之一为交通事故，据公安部公布，交通事故引起的腹部损伤死亡率超过50%。所以，关爱生命，遵守交通法规！

（三）心理-社会状况

损伤常在意外情况下发生，患者常伴有紧张、焦虑和恐惧等问题，要正确评估患者的心理变化，以及患者和家属对损伤治疗和预后的认知程度、家庭经济承受能力、家庭和亲友支持情况等。

（四）辅助检查

1. 实验室检查　实质性脏器破裂时，血常规检查红细胞计数、血红蛋白含量、血细胞比容明显下降；腹腔内空腔脏器破裂时，血中白细胞计数、中性粒细胞比例明显增高；胰腺损伤、十二指肠损伤时，常伴有血、尿淀粉酶值升高；泌尿系统损伤可出现血尿。

2. 影像学检查

（1）B超检查　主要用于实质脏器损伤的诊断，可提示有无损伤、损伤部位、程度以及周围积血、积液情况。

（2）X线检查　腹部立位X线检查发现胸腔内、膈下游离气体，是胃肠道破裂的主要依据。

（3）CT检查和MRI检查　可清晰显示肝、脾、胰腺、肾等实质性脏器的大小、形态、结构、包膜完整性、出血量多少，比B超更准确。

3. 诊断性腹腔穿刺术和腹腔灌洗术　诊断性腹腔穿刺诊断阳性率可达90%以上，对判断腹腔内脏有无损伤及损伤的性质有很大帮助。是腹部外伤时最常用、最简单的辅助检查方法。

（1）诊断性腹腔穿刺术　嘱患者向穿刺侧侧卧5分钟，然后在局麻下进行穿刺。穿刺点多选在脐和髂前上棘连线的中、外1/3交界处或经脐水平线与腋前线相交处（图15-4）。将有多个侧孔的细塑料导管经针管送入腹腔深处，进行抽吸。抽得液体后，应观察其性状，借以推断哪类脏器受损。必要时做液体的涂片检查。①若抽出的血液迅速凝固，多为误穿血管或血肿所致。②若为不凝血，提示为实质性脏器或大血管损伤所致的内出血，因腹膜的去纤维作用使血液不凝固。③若抽出液含胃肠内容物、胆汁、尿液时，提示空腔脏器破裂。

（2）诊断性腹腔灌洗术　对疑有内脏损伤而腹腔穿刺阴性者，必要时可重复穿刺或改行腹腔灌洗术（图15-5）。经腹腔穿刺置入的细塑料导管，向腹腔内缓慢灌入500～1000ml无菌生理盐水，然后利用虹吸原理使腹腔内灌洗液流回输液瓶，取瓶中液体肉眼或在显微镜下检查，必要时涂片、培养或检测淀粉酶含量。此法对腹腔内少量出血的诊断比诊断性腹腔穿刺更为可靠，有利于早期诊断并提高准确率。

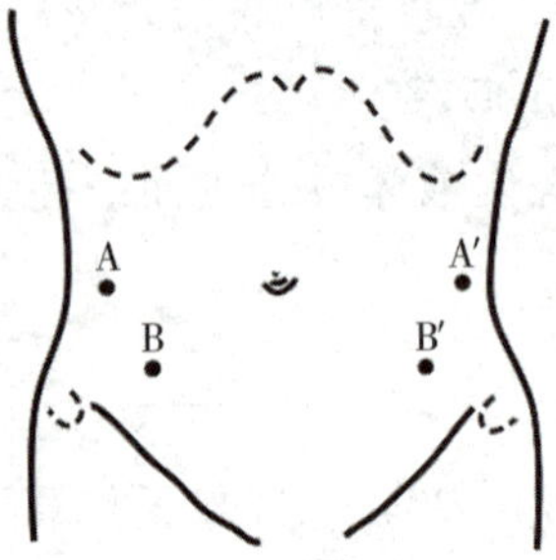

图 15－4　腹腔穿刺术进针点

AA′. 经脐水平线与腋前线交点；

BB′. 脐与髂前上棘连线中、外 1/3 交点

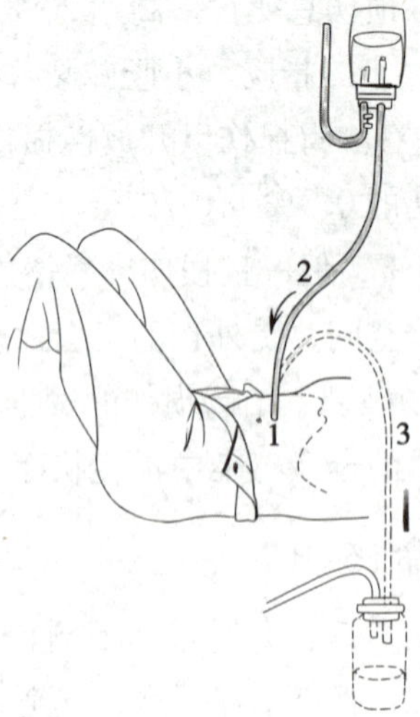

图 15－5　腹腔灌洗术

4. 腹腔镜检查　上述检查无法确诊时，可考虑腹腔镜检查，避免损伤较大的剖腹探查。主要用于腹部损伤的早期诊断，可提高诊断准确率，但要求患者能耐受全身麻醉、腹腔内无广泛粘连。

（五）治疗要点

1. 现场急救　首先处理对生命威胁最大的损伤，如窒息、心搏骤停、大出血、开放性或张力性气胸等。对已发生休克的迅速建立静脉通道，及时补液、输血。有开放性损伤的，及时妥善处理伤口后迅速转送医院进行抢救。有肠管脱出的，用消毒或清洁器皿或用生理盐水浸湿的干净纱布覆盖保护，适当包扎后送医院抢救。切忌将脱出的内脏器官强行回纳腹腔，以免加重腹腔污染。

2. 非手术治疗　适用于暂时无法确定是否有内脏损伤者或诊断明确的轻度单纯性实质性脏器损伤者，患者生命体征平稳。具体措施包括：观察病情变化，输血，输液维持水、电解质、酸碱平衡，防治休克；应用抗生素，防治腹腔内感染；常规禁饮、禁食，必要时进行胃肠减压；做好术前准备。

3. 手术治疗　适用于已经确诊为腹腔内空腔脏器破裂者；腹痛或腹膜刺激征有进行性加重者；肠鸣音逐渐减弱、消失或有明显腹胀者；胃肠道出血不易控制者；膈下有游离气体或腹腔穿刺抽出不凝固血液、胆汁或胃肠内容物；红细胞计数进行性下降；血压由稳定转为不稳定甚至下降；非手术治疗期间病情加重，出现口渴、烦躁、脉快或体温上升等。

手术方法主要为剖腹探查术，待明确损伤部位及器官后再做针对性的手术处理。剖腹探查手术包括探查、止血、修补、切除、清除腹腔内残留液和引流。

三、常见护理诊断/合作性问题

1. 体液不足　与损伤致腹腔内出血、严重腹膜炎症、呕吐及禁食有关。

2. 疼痛　与腹腔内器官损伤及消化液刺激腹膜有关。

3. 恐惧　与意外损伤的打击和担心手术、疼痛、疾病预后等有关。

4. 潜在并发症　腹腔感染、腹腔脓肿、失血性休克、MODS。

四、护理目标

（1）患者体液平衡能得到维持，生命体征平稳。

（2）患者自诉腹痛缓解或得到控制，舒适感增加。

（3）患者恐惧程度缓解或减轻，情绪稳定。

（4）患者未发生并发症，或并发症被及时发现并处理。

五、护理措施

腹部损伤往往病情复杂且多为紧急情况，应根据具体情况做好急救护理与术前、术后的护理配合。

（一）急救护理

腹部损伤可合并多发性损伤，首先处理心搏与呼吸骤停、窒息、大出血、张力性气胸等危及生命的损伤。根据患者的具体情况，可行以下措施。①心肺复苏：持续的胸外心脏按压和保持呼吸道通畅是抢救的关键。②处理张力性气胸：配合医师行胸腔穿刺排气。③止血：迅速采取止血措施。④补液：迅速建立 2 条以上静脉输液通路，遵医嘱及时输液，必要时输血。⑤腹部伤口处理：有开放性腹部损伤者，妥善处理伤口，若腹腔内脏器或组织自腹壁伤口突出，可用消毒碗覆盖保护，切勿强行回纳。在整个急救过程中应密切观察病情变化。

（二）非手术治疗患者及术前护理

1. 一般护理　①绝对卧床休息，病情稳定者可取半卧位，不可随意搬动患者，以免加重病情。②禁食、禁灌肠、胃肠减压，腹部损伤诊断未明确之前应绝对禁饮、禁食和禁灌肠，以防止肠内容物进一步漏出，加重病情；对怀疑有空腔脏器损伤者，应尽早行胃肠减压，以减少胃肠内容物漏出，减轻腹痛。③禁食期间静脉补液，维持体液平衡。

2. 病情观察　①每 15～30 分钟监测呼吸、脉搏、血压 1 次；每 30 分钟检查腹部体征 1 次，注意腹膜刺激征的强度和范围、肝浊音界的范围以及移动性浊音的变化。②监测白细胞计数、中性粒细胞比例、红细胞计数、血红蛋白含量、血细胞比容的变化，以判断腹腔感染的情况及是否存在活动性出血。③准确记录 24 小时液体的出入量，观察尿量的变化。

3. 维持体液平衡和抗感染　遵医嘱合理应用广谱抗生素，防止腹腔感染。常规补液，维持水、电解质、酸碱平衡和有效循环血容量。

4. 镇静镇痛　诊断未明确之前，禁用镇痛药，可通过分散患者注意力、改变体位、控制环境因素等来缓解疼痛；诊断明确者，可根据病情遵医嘱给予镇静解痉药或镇痛药。

5. 术前准备　若出现下列情况之一者，应高度警惕有腹内脏器损伤，要立即报告医生，并做好手术术前准备：①受伤早期就出现失血性休克表现者；②持续性腹痛，进行性加重，并伴恶心、呕吐者；③腹部出现移动性浊音者；④有明显的腹膜刺激征者；⑤肝浊音界缩小或消失，有气腹表现者；⑥便血、呕血或尿血者；⑦直肠指检触痛明显、有波动感或指套染血者。

6. 心理护理　关心患者，加强交流，根据患者具体情况加以疏导。向患者讲解疾病的相关知识，告知可能出现的症状、体征及预后，使患者能正确认识疾病的发展过程。告知相关的各项检查、治疗和护理的目的、注意事项及手术治疗的必要性，使患者能积极配合。

练一练15-3

患者，女，20 岁，被汽车撞伤上腹部 20 分钟后来医院急诊。患者面色苍白，精神紧张，腹痛难忍，伴恶心、呕吐。查体：腹部有轻度压痛，但无明显反跳痛和腹肌紧张，血压、脉搏正常。疑有腹内脏器损伤，留急诊室观察。关于该患者的护理，不正确的是（　）。

答案解析

A. 禁饮、禁食　　B. 取半卧位

C. 卧床休息，不随意搬动　　D. 每 15～30 分钟测生命体征 1 次

E. 给予哌替啶止痛

（三）术后护理

1. 病情观察 ①严密监测生命体征以及血流动力学变化。②观察腹部伤口和手术切口情况，注意腹部症状与体征的变化，及早发现腹腔脓肿等并发症。③危重患者加强呼吸、循环和肾功能的监测。

2. 体位与活动 全麻未清醒取平卧位，头偏向一侧，保持呼吸道通畅。待全麻清醒或硬膜外麻醉平卧6小时后，血压平稳者改为半卧位，以利于腹腔引流、减轻腹痛、改善呼吸循环功能。术后多翻身，鼓励患者早期下床活动，以促进肠蠕动，减轻腹胀，预防术后肠粘连。

？想一想15-3

腹部损伤患者手术后，因腹部疼痛不愿意下床活动，作为护士如何说服患者下床活动？

答案解析

3. 禁食、胃肠减压 待肠蠕动恢复、肛门排气后停止胃肠减压，若无腹胀不适可拔除胃管，根据病情从流质饮食开始，逐渐过渡到普食。必要时给予完全胃肠外营养，以满足机体高代修复的需要，并提高机体抵抗力。

4. 维持体液平衡 术后禁食期间仍需静脉补充足量的液体，纠正和预防水、电解质及酸碱失衡，准确记录24小时出入液量。

5. 营养支持与抗感染 术后给予营养支持，继续应用抗生素，控制腹腔内感染。同时，注意保持切口敷料清洁干燥，有渗血、渗液及时更换，若发现感染征象，及时处理。

6. 引流管护理

（1）胃肠减压的护理 ①妥善固定胃肠减压装置，保持通畅。观察引流液的颜色、性质和量，并记录24小时引流液总量。②观察胃肠减压后肠功能恢复情况，一般术后48～72小时，肠蠕动逐渐恢复后可拔除胃管。③每日口腔护理2次，定时清洁鼻腔。④长期使用胃管的患者，应每周更换胃管1次。⑤保持病室适宜的温湿度。

（2）腹腔引流的护理 ①妥善固定引流管和引流袋，防止脱出、受压或扭曲。引流管不能高于腹腔出口，以免引起逆行性感染。定时挤捏引流管保持引流通畅。观察引流液的颜色、性质和量，准确记录24小时引流量。若发现引突然减少，患者伴有腹胀、发热，应及时检查管腔有无堵塞或引流管是否滑脱。②引流袋保持无菌，普通引流袋每日更换1次，抗反流型引流袋2～3日更换1次，严格无菌操作，防止感染。③注意观察引流管周围皮肤有无红肿、破损，引流液是否外漏或渗出。当引流液的量<10ml/d且非脓性、无发热、腹胀、白细胞计数恢复正常时，可考虑拔除腹腔引流管。

7. 并发症的护理

（1）受损器官再出血

1）表现 ①患者腹痛缓解后又突然加剧，同时出现烦躁、面色苍白、肢端温度下降、脉搏增快、血压不稳或下降等表现。②腹腔引流管间断或持续引流出鲜红血液。③血红蛋白和血细胞比容进行性降低。

2）护理 一旦出现以上情况，立即通知医师，并协助处理。①取平卧位，禁止随意搬动患者。②建立静脉通路，迅速扩充血容量及抗休克。③密切观察病情变化，包括生命体征、神志、末梢循环、腹痛情况和辅助检查结果的变化。④做好腹部急诊手术准备。

（2）腹腔脓肿

1）表现 ①术后数日，患者体温持续不退或下降后又升高，伴有腹胀、腹痛、呃逆、直肠或膀胱刺激征。②辅助检查显示血白细胞计数和中性粒细胞比值明显升高。③腹腔引流管引流出较多混浊或有异味液体，常提示腹腔内已发生感染。

2）护理　①遵医嘱使用抗生素。②脓肿切开引流或物理疗法，较大脓肿时多采用经皮穿刺置管引流或手术切开引流，盆腔脓肿较小或未形成脓肿时可采用物理透热或用40～43℃温水保留灌肠等疗法。③给予患者高蛋白、高热量、高维生素饮食或肠内外营养支持。

（四）健康教育

（1）宣教本病相关的知识，使患者及其家属认识本病性质，积极配合治疗。

（2）普及各种急救知识，在发生意外事故时，能进行简单的急救或自救。

（3）加强安全教育，宣传安全生产、户外活动安全、安全行车的知识，避免意外损伤的发生。

（4）出院后要适当休息，加强锻炼，增加营养，促进康复。

（5）指导患者遵医嘱定期复查，若出现腹痛，腹胀，肛门停止排气、排便等不适，应及时到医院就医。

六、护理评价

通过治疗和护理，患者是否：①体液平衡能得到维持，生命体征平稳；②自诉腹痛缓解或得到控制，舒适感增加；③恐惧程度缓解或减轻，情绪稳定；④未发生并发症，或并发症被及时发现并处理。

目标检测15-3

答案解析

1. 腹部闭合性损伤时，最常见的实质性脏器损伤为（　）。

A. 肝　B. 脾　C. 肾　D. 胰　E. 膈

2. 护理疑有腹腔内脏器损伤的患者，错误的是（　）。

A. 尽量少搬动患者　B. 注射镇痛剂

C. 安置半卧位　D. 禁食、输液

E. 注射广谱抗生素

3. 开放性腹部损伤，小肠脱出腹腔外在现场急救处理应（　）。

A. 不做任何局部处理　B. 用无菌干敷料覆盖

C. 立即将脱出肠管送入腹腔　D. 用生理盐水冲洗后腹部损伤

E. 用无菌等渗盐水敷料，外加无菌干敷料覆盖

4. 实质性脏器破裂所致急腹症的表现不包括（　）。

A. 腹痛多呈持续性　B. 肠鸣音亢进

C. 休克表现较突出　D. 腹胀、移动性浊音

E. 腹腔穿刺出不凝固血液

5. 腹部损伤有合并（　）时应优先处理。

A. 窒息　B. 气胸　C. 昏迷　D. 出血　E. 休克

6. 有关脾破裂腹腔出血，紧急处理合适的是（　）。

A. 建立两条以上静脉通路，快速补液，抗休克

B. 备血，快速输血

C. 紧急行术前准备，做急诊脾切除术

D. 急诊术前准备，同时抗休克后行急诊手术

E. 观察生命体征变化

7. 患者，女，32 岁，车祸创伤左上腹，腹痛，面色苍白，出冷汗，脉细速，血压下降，首先考虑受伤的脏器为（　）。

A. 胃　B. 脾　C. 肝　D. 大肠　E. 小肠

8. 患者，男，20 岁，因车祸撞伤右上腹部，其表现有腹腔内出血症状，同时，伴有明显的腹膜刺激征，应首先考虑是（　）。

A. 脾破裂　B. 肝破裂　C. 肾破裂　D. 胃破裂　E. 胆囊破裂

9. 患者，男，42 岁，左季肋部摔伤 8 小时，血压 68/45mmHg，脉搏 120 次/分，左侧腹部压痛明显，腹肌紧张不明显，疑为外伤性脾破裂。对该患者的护理措施不妥的是（　）。

A. 继续观察血压脉搏　B. 给予吗啡止痛

C. 开放静脉　D. 稳定患者情绪

E. 禁食

10. 患者，男，41 岁，腹部创伤后 1 小时，烦躁不安，面色苍白，血压 80/60mmHg，脉搏 120 次/分，腹部叩诊有移动性浊音，为明确诊断，简单可靠的方法是（　）。

A. 血常规　B. 腹部 B 超　C. 腹腔穿刺　D. 血尿淀粉酶　E. X 线透视

（张　艳）

书网融合……

重点回顾　微课

第四节　胃、十二指肠疾病患者的护理

PPT

学习目标

知识目标：

1. **掌握**　胃、十二指肠疾病患者身体状况、常见护理诊断、护理措施。
2. **熟悉**　胃、十二指肠疾病患者治疗要点。
3. **了解**　胃、十二指肠疾病的病理生理、健康史、辅助检查。

技能目标：

学会运用护理程序，对患者实施整体护理。

素质目标：

培养临床观察能力及解决问题的能力。

导学情景

情景描述：患者，男，32 岁，因突发上腹部疼痛 1 小时夜间急诊入院，收住胃肠外科病房。患者自述饮酒后突然出现上腹部刀割样疼痛，伴恶心、呕吐。既往有明确胃溃疡病史。查体：T 36.8℃，P 98 次/分，R 23 次/分，BP 103/62mmHg，急性病容，神志清楚，精神紧张，双侧瞳孔等大、等圆，直径约2.5mm，光反应灵敏，气管居中，双侧锁骨上淋巴结未触及，无声嘶，双肺呼吸音正常，板状腹，全腹压痛、反跳痛、尤其以中上腹明显，移动性浊音阴性。肢体肌力、肌张力未见明显异常，生理反射存在，病理反射未引出。腹部立卧位X线检查腹部发现膈下游离气体。诊断性腹腔穿刺抽出液含胆汁和食物。

情景分析：结合该患者的身体状况以及腹部X线及腹腔穿刺检查结果，医生的初步诊断为急性胃、十二指肠穿孔。护士应及时评估患者的病情变化，为医生的诊断提供有效的依据。同时掌握急性胃、十二指肠穿孔患者的围手术期护理措施，为患者提供优质护理，防治并发症，促进患者早日康复。

讨论：请问该患者存在的主要护理诊断、关注的护理风险有哪些？医生准备为患者进一步手术治疗，如何做好护理计划？如何对患者施行心理护理？

学前导语：急性胃、十二指肠穿孔是胃肠外科常见急诊疾病，若能正确诊断和治疗，大多数患者预后较好，但是急性胃、十二指肠穿孔患者病情进展迅速，需要及时明确诊断及治疗，若延误诊断和治疗，则引起严重后果，甚至导致死亡，所以作为临床护士需要有临床观察能力及解决问题的能力。

一、胃、十二指肠溃疡及并发症患者的护理

胃、十二指肠溃疡是指发生于胃、十二指肠的局限性圆形或椭圆形的全层黏膜缺损。因溃疡的形成与胃酸-蛋白酶的消化作用有关，故又称为消化性溃疡。多见于男性青壮年。大部分患者经内科治疗可以痊愈，仅少部分患者需要外科治疗。

（一）病理生理

本病属慢性溃疡，多为单发。胃溃疡多发生于胃小弯，以胃角多见，胃窦部与胃体也可见，胃大弯、胃底少见。十二指肠溃疡主要发生在壶腹部，球部以下的溃疡称为球后溃疡。典型的胃、十二指肠溃疡可深达黏膜肌层。若溃疡向深层侵蚀，可引起出血或穿孔。幽门处较大溃疡愈合后形成瘢痕可导致胃出口狭窄。

根据胃溃疡发生的部位和胃酸的分泌量，可分为四型。

Ⅰ型：最为常见，占50%~60%，低胃酸，溃疡位于胃小弯角切迹附近。

Ⅱ型：约占20%，高胃酸，胃溃疡合并十二指肠溃疡。

Ⅲ型：约占20%，高胃酸，溃疡位于幽门管或幽门前。

Ⅳ型：约占5%，低胃酸，溃疡位于胃上部1/3、胃小弯高位接近贲门处，常为穿透性溃疡，易发生出血或穿孔。

（二）护理评估

1. 健康史　胃、十二指肠溃疡是多因素综合作用的结果。其中最为重要的是胃酸分泌异常、幽门螺杆菌（Hp）感染和黏膜防御机制的破坏。

（1）幽门螺杆菌感染与消化性溃疡的发病密切相关　95%以上的十二指肠溃疡与近80%的胃溃疡患者中检出Hp感染，有1/6左右的Hp感染者发展为消化性溃疡。Hp感染破坏了胃黏膜上皮细胞，影响碳酸盐分泌、胃血流、分泌胃泌素和生长抑素的细胞的功能，损害胃酸分泌调节机制，从而降低胃、十二指肠黏膜屏障的完整性，最终导致胃、十二指肠溃疡。

（2）胃酸分泌过多　溃疡只发生在经常与胃酸接触的黏膜处。胃酸过多的情况下，激活胃蛋白酶，可使胃十二指肠黏膜发生自身消化。十二指肠溃疡可能与迷走神经张力及兴奋性过度增高有关，亦可能与壁细胞数增多以及壁细胞对胃泌素、组胺、迷走神经刺激的敏感性增高有关。

（3）非甾体类抗炎药与胃黏膜屏障损害　非甾体类抗炎药（NSAID）、肾上腺皮质激素、胆汁酸

盐、乙醇等均可破坏胃黏膜屏障，引起胃黏膜水肿、出血、糜烂，甚至溃疡。长期使用 NSAID 者胃溃疡的发生率显著增高。

（4）其他因素　包括遗传、吸烟、心理压力和咖啡因等。O 型血者患十二指肠溃疡比其他血型者显著为高。

2. 身体状况

（1）胃、十二指肠溃疡　主要为慢性病程和周期性发作的节律性腹痛。具体临床表现见内科护理。

（2）胃、十二指肠溃疡急性穿孔　多数患者既往有长期的胃、十二指肠溃疡病史，穿孔前数日症状加重。情绪波动、过度劳累、饮食不当或服用皮质类固醇激素类药物等常为诱发因素。

1）症状　穿孔多突然发生于夜间空腹或饱食后。主要表现为突发性上腹部刀割样剧痛，并迅速波及全腹，但以上腹为重。患者疼痛难忍，并有面色苍白、出冷汗、脉搏细速、血压下降、四肢厥冷等表现。常伴恶心、呕吐。当腹腔内大量渗出液稀释漏出的消化液时，腹痛略有减轻。继发细菌感染后腹痛可再次加重。

2）体征　患者呈急性面容，表情痛苦，倦屈位、不愿移动；腹部呈舟状；腹式呼吸减弱或消失；全腹有明显的压痛和反跳痛，以上腹部为明显，腹肌紧张呈“木板样”强直；肝浊音界缩小或消失，可有移动性浊音；肠鸣音减弱或消失。

（3）胃、十二指肠溃疡大出血　大出血是胃、十二指肠溃疡最常见的并发症，多由于胃小弯或十二指肠后壁的溃疡侵蚀基底血管使其破裂所致。十二指肠溃疡比胃溃疡更容易发生出血。

1）呕血和黑便　呕血和排柏油样黑便是主要症状。多数患者只有黑便而无呕血，迅猛的出血则表现为大量呕血与排紫黑血便。呕血前患者常有恶心，便血前多突然有便意。呕血或便血前后常有心悸、目眩、无力，甚至昏厥。

2）休克　短期内失血量超过 400ml 时，患者可出现面色苍白、口渴、脉搏快速有力、血压正常或略偏高的代偿征象；当失血量超过 800ml 时，可出现休克症状，患者烦躁不安、出冷汗、脉搏细速、呼吸急促、血压下降、四肢湿冷等。

3）腹部体征　腹部稍胀，上腹部可有轻度压痛，肠鸣音亢进。

（4）胃、十二指溃疡瘢痕性幽门梗阻　瘢痕性幽门梗阻由十二指肠溃疡或幽门部溃疡瘢痕挛缩引起，以十二指肠溃疡多见。

1）上腹不适　表现为进食后上腹饱胀不适并出现阵发性胃痉挛性疼痛，伴恶心、嗳气，嗳气带有酸臭味。

2）呕吐　是最为突出的症状，特点是呕吐量大，一次达 1000～2000ml，呕吐物含大量宿食带腐败酸臭味，不含胆汁；呕吐后患者自觉胃部舒适，故患者常自行诱发呕吐以缓解症状。

3）营养不良　患者可有脸色苍白、消瘦、皮肤干燥、弹性消失等表现。

4）腹部体征　上腹部可见胃型和胃蠕动波，用手轻拍上腹部可闻及振水声。

3. 心理－社会状况　由于病程时间较长，慢性疼痛对患者的生活、工作都有较严重的影响，所以患者往往出现焦虑、紧张。

4. 辅助检查

（1）实验室检查　胃、十二指肠溃疡急性穿孔时血白细胞计数及中性粒细胞比例增高。胃、十二指肠溃疡大量出血早期，由于血液浓缩，血常规变化不大，以后红细胞计数、血红蛋白值、血细胞比容均呈进行性下降。胃、十二指溃疡瘢痕性幽门梗阻的患者血生化检查氯离子降低、钾离子降低、碳酸氢根离子增加。

（2）内镜检查　胃镜检查是确诊胃、十二指肠溃疡的首选方法，可明确溃疡部位，并可在直视下取活组织做幽门螺杆菌检测及病理学检查；溃疡并发出血可明确出血的原因和部位，出血24小时内胃镜检查的阳性率可达70%～80%，超过48小时则阳性率下降，亦可在胃镜下止血治疗。胃、十二指溃疡瘢痕性幽门梗阻患者，胃镜检查可见胃内大量潴留的胃液和食物残渣。

（3）X线检查　X线钡餐检查可在胃、十二指肠溃疡部位显示一周围光滑、整齐的龛影，或见十二指肠壶腹部变形。溃疡并发急性穿孔患者站立位X线检查时，80%可见膈下新月状游离气体影，是诊断的重要检查手段。溃疡并发大出血时不宜行钡餐检查。瘢痕性幽门梗阻患者X线钡餐检查可见胃高度扩张，24小时后仍有钡剂存留（正常4小时内排空）；已明确为幽门梗阻者避免做此检查。

（4）胃酸测定　溃疡患者行迷走神经切断术前后测定胃酸，对评估迷走神经切断是否完整有帮助，成功的迷走神经切断术后最大胃酸排出量应下降70%。胃酸测定前必须停服抗酸药物。

（5）血管造影　选择性腹腔动脉或肠系膜上动脉造影可明确病因与出血部位，并可采取栓塞治疗或动脉注射生长抑素等介入止血措施。

（6）诊断性腹腔穿刺　溃疡并发急性穿孔患者穿刺抽出液可含胆汁或食物残渣。

5. 治疗要点　消除病因、解除症状、避免复发和并发症。

（1）非手术治疗　①一般治疗：包括生活规律、进餐定时、劳逸结合、避免过劳和精神紧张。②药物治疗：包括根除Hp、应用抑制胃酸分泌和保护胃黏膜的药物。

（2）手术治疗　内科治疗无效的顽固性溃疡；胃、十二指肠溃疡并发急性穿孔，胃、十二指肠溃疡并发大出血，胃、十二指肠溃疡并发瘢痕性幽门梗阻，胃溃疡疑有恶变，均应采取手术治疗。

1）胃大部切除术　是治疗胃、十二指肠溃疡的首选术式。

胃大部切除术治疗溃疡的原理是：①切除胃窦部，减少G细胞分泌的胃泌素所引起的体液性胃酸分泌。②切除大部分胃体，减少了分泌胃酸、胃蛋白酶的壁细胞和主细胞数量。③切除了溃疡本身及溃疡的好发部位，胃大部切除术的范围是胃远侧2/3～3/4，包括部分胃体、胃窦部、幽门和十二指肠球部的近胃部分。胃大部切除术后胃肠道重建的基本方式包括胃－十二指肠吻合或胃－空肠吻合。

胃大部切除术的术式包括2种。①毕（Billroth）Ⅰ式胃大部切除术：即在胃大部切除后将残胃与十二指肠吻合，多适用于胃溃疡。优点是重建后的胃肠道接近正常解剖生理状态，术后因胃肠功能紊乱而引起的并发症亦较少；缺点是有时为避免残胃与十二指肠吻合口的张力过大致使切除胃的范围不够，增加了术后溃疡复发机会。②毕（Billroth）Ⅱ式胃大部切除术：即胃大部切除后残胃与空肠吻合，十二指肠残端缝闭。适用于各种胃、十二指肠溃疡，特别是十二指肠溃疡者。十二指肠溃疡切除困难时可行溃疡旷置。该术式的优点是即使胃切除较多，胃空肠吻合口也不致张力过大，术后溃疡复发率低；缺点是吻合方式改变了正常的解剖生理关系，术后发生胃肠道功能紊乱的可能性较毕Ⅰ式大。

2）胃迷走神经切断术　此手术方法目前临床已较少应用。迷走神经切断术治疗溃疡的原理是：①阻断迷走神经对壁细胞的刺激，消除神经性胃酸分泌；②阻断迷走神经引起的胃泌素分泌，减少体液性胃酸分泌。

胃迷走神经切断术可分为三种类型：①迷走神经干切断术；②选择性迷走神经切断术；③高选择性迷走神经切断术。

（3）并发症治疗

1）急性穿孔　非手术治疗适应证：对于一般情况良好，症状及体征较轻的空腹状态下溃疡穿孔；穿孔超过24小时，腹膜炎已局限；胃、十二指肠造影证实穿孔已封闭；无出血、幽门梗阻及恶变等并发症者。非手术治疗措施包括：①禁食、持续胃肠减压；②输液和营养支持，给予静脉输液以维持水、电解质平衡，同时给予营养支持以保证热量的供给；③控制感染，全身性应用抗菌药，以控制感染；④给予H_2受体阻断剂或质子泵拮抗剂等抑酸药物，严密观察病情变化，若经非手术治疗6～8小时后病情不见好转反而加重者，应立即改为手术治疗。手术治疗包括单纯穿孔缝合术和彻底性溃疡切除手术。①单纯穿孔缝合术，即缝合穿孔处并加大网膜覆盖。适用于穿孔时间超过8小时，腹腔内感染及炎症水肿严重者；以往无溃疡病史或有溃疡病史未经正规内科治疗、无出血、梗阻并发症者；有其他系统器质性疾病不能耐受急诊状态下彻底性溃疡切除手术者。单纯穿孔缝合术后溃疡病仍需内科治疗，部分患者因溃疡不愈仍需施行彻底性溃疡切除手术。②彻底性溃疡切除手术，若患者一般情况较好，有幽门梗阻或出血史，穿孔在8小时以内、腹腔污染不严重和胃十二指肠壁水肿较轻者可行彻底性溃疡切除手术。对十二指肠溃疡穿孔可选用穿孔缝合术加高选择性迷走神经切断术或选择性迷走神经切断术加幽门成形术。

2）大出血　大多数溃疡大出血患者可选择非手术治疗，仅少数情况需进行手术。非手术治疗措施包括：①补充血容量：快速输液、输血。失血量达全身总血量的20%时，应输注右旋糖酐或其他血浆代用品，出血量较大时可输注浓缩红细胞，必要时输全血，应保持血细胞比容不低于30%。②禁食、留置胃管：用生理盐水冲洗胃腔，清除血细胞凝集块，直至胃液变清。可经胃管注入200ml含8mg去甲肾上腺素的生理盐水溶液，每4~6小时1次。③应用止血、抑酸等药物：经静脉或肌内注射止血药物；静脉给予H_2受体结抗剂、质子泵抑制剂（奥美拉挫）或生长抑素（奥曲肽）等。④胃镜下止血：胃镜检查明确出血病灶后同时施行电凝、激光灼凝、注射或喷洒药物、钛夹夹闭血管等局部止血措施。但有下列情况，应考虑手术治疗：①严重大出血，短期内出现休克。②经非手术治疗出血不止或暂时血止后又复发。③60岁以上伴血管硬化症者自行止血机会较小，应及早手术。④近期发生过类似的大出血或合并溃疡穿孔或幽门梗阻。⑤胃镜检查发现动脉搏动性出血或溃疡底部血管显露、再出血危险大者。手术方式包括：①胃大部切除术，适用于大多数溃疡出血的患者；②贯穿缝扎术，在病情危急，不耐受做胃大部切除术时，可采用单纯贯穿缝扎止血法；若切除溃疡有困难而予以旷置时，应贯穿缝扎溃疡底部出血的动脉或结扎其主干；③在贯穿缝扎处理溃疡出血后行迷走神经干切断加胃窦切除或幽门成形术。

3）瘢痕性幽门梗阻　手术治疗为主。最常用的术式是胃大部切除术。但年龄较大、身体情况极差或合并其他严重内科疾病者，可行胃空肠吻合加迷走神经切断术。

（三）常见护理诊断/合作性问题

1. 疼痛　与胃、十二指肠黏膜受侵蚀及酸性胃液的刺激有关；胃、十二指肠溃疡穿孔后消化液对腹膜的强烈刺激有关。

2. 体液不足　与溃疡急性穿孔后消化液的大量丢失，胃、十二指肠溃疡大出血致血容量降低，瘢痕性幽门梗阻大量呕吐、胃肠减压引起水、电解质的丢失有关。

3. 潜在并发症　出血、感染、十二指肠残端破裂、吻合口瘘、消化道梗阻、倾倒综合征、胃小弯坏死和穿孔、腹泻、吞咽困难、吻合口溃疡和残胃癌等。腹腔内残余脓肿与胃十二指肠溃疡穿孔后并发腹膜炎有关。

4. 焦虑、恐惧　与突发胃、十二指肠溃疡并发症有关。

（四）护理目标

（1）患者疼痛缓解或减轻。

（2）患者体液量恢复平衡，缺水的症状和体征得到改善。

（3）患者未发生并发症，或并发症被及时发现并处理。

（4）患者焦虑、恐惧情绪改善。

（五）护理措施

1. 非手术治疗患者及术前护理

（1）病情观察　严密观察患者的血压、脉搏、尿量、中心静脉压、周围循环情况及腹部情况如腹膜刺激征、肠鸣音等的变化；溃疡大出血患者应重点观察有无鲜红色血液持续从胃管引出，若短时间内（6～8 小时内）需大量输血（ >800ml）方能维持血压和血细胞比容，或停止输液、输血后，病情又迅速恶化者，说明出血仍在继续，应及时报告医生，并配合做好急诊手术的术前准备。

（2）体位　取平卧位或半卧位。有呕血者，头偏向一侧。伴有休克者取休克体位，生命体征平稳后改为半卧位，以利于漏出的消化液积聚于盆腔最低位，减少毒素的吸收；同时也可减轻腹壁张力和疼痛。

（3）饮食　出现并发症者应暂禁食，出血停止或非完全性幽门梗阻者，可进流质或无渣半流质饮食。术前 1 日进流质饮食，术前 12 小时禁食、禁饮。

（4）胃肠减压　保持引流通畅和有效负压，减少胃内容物继续外漏、清除血凝块或减轻胃组织水肿，注意观察和记录引流液的颜色、性状和量。

（5）静脉补液　建立多条静脉通路，必要时行深静脉血管穿刺输液。根据医嘱和血清电解质检测结果，合理安排输液种类和速度，维持水、电解质和酸碱平衡。

（6）术前准备　遵医嘱静脉补充肠外营养液、输血或其他血制品，以纠正营养不良、贫血和低蛋白血症。遵医嘱合理使用抗生素以预防和控制感染；大出血者遵医嘱应用止血药物或给予冰生理盐水洗胃；完全梗阻者持续胃肠减压排空胃内潴留物，并于术前 3 日，每晚用 300～500ml 温生理盐水洗胃，以减轻胃壁水肿和炎症、利于术后吻合口愈合。术日晨留置胃管，以防止麻醉及手术过程中呕吐、误吸，便于术中操作，减少手术时腹腔污染。

（7）心理护理　安慰患者，耐心地解答患者及家属提出的问题，介绍该病的有关知识及术前、术后需要患者及家属配合的问题，减轻患者的焦虑，使其增强对治疗的信心。

2. 术后护理

（1）病情观察　定时测量生命体征，观察神志、面色、切口敷料以及胃肠引流液情况，并记录 24 小时液体出入量。

（2）体位与活动　术后取平卧位，麻醉作用消失且血压平稳后可取半卧位，可使腹肌松弛，减轻腹壁切口张力和疼痛，也有利于呼吸和循环。卧床期间应勤翻身，指导进行深呼吸、肢体的伸屈活动。术后 1 日可坐起并做轻微活动，停胃肠减压后可下床活动，以促进肠蠕动、改善呼吸和循环功能，减少术后并发症。

（3）禁食、胃肠减压　禁食、胃肠减压是术后重要护理措施。一般持续胃肠减压 2～3 日，应保持通畅，观察记录引流液的量和性质，待肠蠕动恢复和肛门排气后，停止胃肠减压，拔除胃管。

（4）输液、抗感染　禁食期间静脉补充液体，必要时输注血浆和全血，改善患者的营养状况，以利于吻合口的愈合。遵医嘱应用抗生素，以预防感染。

（5）饮食　一般术后第 3 日拔除胃管，拔管后可少量饮水或米汤，每 2 小时一次，每次 60ml；若无呕吐、腹胀等不适，第 4 日可进半量流食，每 2 小时一次，每次 100ml；第 5 日可进全量流食，每日 4～5 次，每次 200ml；第 6 日可进半流质饮食，以稀饭、米糊为宜；第 9～10 日可进软食，并逐渐过渡到普食。注意少量多餐，循序渐进，避免生、冷、硬、辣、浓茶、酒类等食品，少食牛奶、豆类等产气食物。

（6）胃大部切除术后并发症及护理

1）术后出血　胃大部分切除术后，可有少许暗红色或咖啡色胃液自胃管抽出，一般 24 小时内不超过300ml，且颜色逐渐变浅、变清。若术后短期内从胃管不断引流出新鲜血液，24小时后仍未停止，甚至出现呕血和黑便，则系术后出血。发生在术后24小时以内的出血，多属术中止血不确切；术后4～6日发生的出血，常为吻合口黏膜坏死脱落所致；术后10～20日发生的出血，与吻合口缝线处感染、腐蚀血管有关。

2）十二指肠残端破裂　是毕Ⅱ式手术后最严重的并发症，多发生在术后3～6日。表现为右上腹突发剧烈疼痛，局部明显压痛、反跳痛、腹肌紧张等急性腹膜炎体征。患者需立即手术治疗，术中行十二指肠残端置管引流，残端周围置烟卷引流。术后应做好引流管护理；遵医嘱补液纠正水、电解质紊乱，给予肠外或肠内（空肠造瘘）营养支持，应用抗生素控制感染；引流管口周围皮肤涂氧化锌软膏，以防消化液浸渍引起皮炎。

3）胃肠吻合口破裂或瘘　是胃癌根治术后的严重并发症之一，与缝合不当、吻合口张力过大、组织血供不足有关，以贫血、低蛋白血症和伴组织水肿者易发生。多发生术后3～7日。表现为体温升高、上腹部疼痛和腹膜刺激征，胃管引流量突然减少而腹腔引流管的引流量突然增加，引流管周围敷料可被胆汁浸湿。早期破裂，胃内容物溢入腹腔引起严重腹膜炎，需立即手术修补。晚期破裂，因腹腔内局部形成粘连，可产生局限性脓肿或向外穿破而形成腹外瘘，可行局部引流、胃肠减压和营养支持疗法，一般数周后吻合口瘘自愈，若经久不愈，则应再次手术。

4）术后梗阻　可分为吻合口梗阻、输入段梗阻和输出段梗阻。共同症状是大量呕吐，不能进食，腹胀、腹痛。处理原则多采用禁食、胃肠减压、输液、输血等非手术治疗措施。

①吻合口梗阻：表现为进食后上腹饱胀和呕吐，呕吐物多为食物，不含胆汁。一般采用保守治疗，多可缓解。

②输入段梗阻：慢性不完全性梗阻，表现为进食后数分钟至30分钟发生呕吐，呕吐物主要为胆汁几乎不含食物，多数采取保守治疗缓解，保守治疗无效者应做好再次手术准备。急性完全性梗阻，表现为突发剧烈腹痛，呕吐次数多但量少，不含胆汁，呕吐后症状不缓解；上腹偏右有压痛及包块，可出现休克症状，应做好紧急手术准备。

③输出段梗阻：表现为上腹饱胀，呕吐食物和胆汁。可采用保守治疗，若梗阻不能缓解，应做好手术准备。

5）倾倒综合征

①早期倾倒综合征：多见于毕Ⅱ式手术后及迷走神经切断加胃窦切除术后。其原因是胃大部切除术后幽门括约肌功能丧失，食物排空过快，特别是高渗食物突然进入空肠，将大量细胞外液吸入到肠腔，使得循环血量骤然减少，同时使肠腔突然膨胀，肠蠕动亢进。此外，肠道受刺激后释放5-羟色胺、缓激肽样多肽、血管活性肠肽等，引起一系列血管舒缩功能的紊乱。表现为进食后，尤其是进甜流食后10～20分钟后出现腹部不适、心悸、出汗、头晕、乏力、面色苍白，甚至虚脱等，同时伴有恶心、呕吐、肠鸣及腹泻等症状，持续15～60分钟，平卧数分钟后可缓解。告诫患者应少量多餐，避免进甜食或过热流食，进餐后平卧20～30分钟。患者经调理饮食1年后大多数可自愈，极少数长期不缓解者，可行手术治疗，将毕Ⅱ式改为毕Ⅰ式吻合。

②晚期倾倒综合征：又称低血糖综合征，较少见。是因高渗食物迅速进入小肠后，葡萄糖很快被吸收，导致血糖一过性升高，刺激胰岛素大量释放，而产生反应性低血糖所致。表现为进食后2～3小时出现乏力、头晕、心慌、出汗、手颤、嗜睡等，甚至发生虚脱。告知患者当出现上述情况时，稍进饮食，特别是糖类饮食，症状可很快缓解。

（7）迷走神经切断术后并发症及护理

1）吞咽困难　多见于迷走神经干切断术后，有些患者在术后早期下咽固体食物时有胸骨后疼痛。

X 线吞钡示食管下段狭窄、贲门痉挛。往往与手术所致食管下段局部水肿或神经损伤所致食管弛缓障碍有关。护士应告知患者该症状一般于术后 1 ~2 个月能自行缓解，不必过度焦虑和恐惧；对少数确实无法缓解者可考虑行食管扩张治疗，以缓解症状。

2）胃潴留　常见于迷走神经干切断术和选择性迷走神经切断术后，表现为患者在拔除胃管后出现上腹不适、饱胀、呕吐含胆汁的胃内容物。X 线钡餐检查见胃扩张、大量胃内容物潴留、无排空。此与迷走神经切断术后胃失去神经支配，胃张力减退、蠕动消失有关。症状一般于术后 10 ~11 日逐渐缓解，处理包括禁食、持续胃肠减压、用温高渗盐水洗胃和静脉输液，也可遵医嘱给予新斯的明肌内注射。

3）胃小弯坏死穿孔　系高选择性迷走神经切断术后的严重并发症，主要表现为上腹部突发剧烈疼痛和急性弥漫性腹膜炎症状，多与手术因素或胃小弯因无黏膜下血管丛而成为潜在易缺血区所致的局部缺血坏死和溃疡形成有关。一旦发现上述症状，护士须即刻完善各项术前准备，并做好患者的解释和安慰工作，使其能配合急诊修补手术。

4）腹泻　是迷走神经切断术后的常见并发症，发生率为 5% ~40%。与迷走神经切断术后肠道功能紊乱、肠吸收减少、胆汁酸分泌增加以及刺激肠蠕动的体液因子释放等有关。①指导患者遵医嘱口服抑制肠蠕动的药物洛哌丁胺往往能有效抑制腹泻。②对频繁腹泻者应做好饮食指导和肛门周围皮肤护理。

3. 健康教育

（1）告知患者及家属有关胃、十二指肠溃疡的知识，使之能更好地配合术后长期治疗和自我护理。

（2）指导患者自我调节情绪，强调保持乐观的重要性和方法。

（3）劝导患者避免工作过于劳累，不熬夜，注意劳逸结合。

（4）吸烟、喝酒有损胃黏膜和健康，劝告患者戒烟、戒酒。

（5）与患者讨论并计划安排治疗性饮食。胃大部切除术后 1 年内胃容量受限，饮食宜少量多餐、营养丰富、定时定量，少食盐腌和烟熏食品，避免过冷、过硬、过辣及油炸食物。

（6）指导药物的服用时间、方式、剂量，说明药物不良反应。避免服用对胃黏膜有损害性的药物，如阿司匹林、吲哚美辛、皮质类固醇激素等。

（7）定期门诊随访，若有不适及时就诊。

（六）护理评价

通过治疗和护理，患者是否：①疼痛缓解或减轻；②体液量恢复平衡，缺水的症状和体征得到改善；③未发生并发症，或并发症被及时发现并处理；④焦虑、恐惧情绪改善。

练一练15–4

患者，男，经积极完善术前准备，在持续硬膜外麻醉下急诊行“剖腹探查胃穿孔修补术”，手术顺利，安返病房，生命体征平稳。留置胃肠减压引出褐色液，腹腔引流管 1 根，引流出淡红色液。医嘱予以禁食、补液、抗炎等治疗。

答案解析

根据以上资料，分析回答以下问题。

1. 患者目前存在哪些主要护理问题？
2. 如何制订护理计划及实施措施？

二、胃癌患者的护理 微课

胃癌系位于上皮的恶性肿瘤，发病率在男性恶性肿瘤中仅次于肺癌，占第二位，在女性恶性肿瘤中居第四位。胃癌在我国年死亡率为25.23/10万，好发年龄在50岁以上，男性发病率明显高于女性，男女比例约为2∶1。

想一想15-4

胃癌的病理分型有哪些？转移途径有哪些？

答案解析

（一）病理生理与分型

1. 病理生理 约50%以上的胃癌好发于胃窦部，其次为贲门部，发生在胃体者较少。

（1）分期和分型　根据胃癌发展所处的阶段可分为早期和进展期胃癌。

（2）病理学分型　世界卫生组织于1979年提出的国际分类法将胃癌根据病理学分为：①乳头状腺癌；②管状腺癌；③低分化腺癌；④黏液腺癌；⑤印戒细胞癌。特殊类型胃癌主要有腺鳞癌、鳞状细胞癌、类癌、未分化癌等。

（3）临床病理分期　国际抗癌联盟（UICC）于1997年修订的胃癌TNM分期法对治疗方法的选择有重要意义。根据TNM的不同组合可将胃癌划分为Ⅰ～Ⅳ临床病理分期。

2. 转移途径

（1）直接浸润　胃癌可由原发部位向纵深浸润发展，穿破浆膜后，易扩散至大网膜、结肠、肝、脾、胰腺等邻近器官。贲门胃底癌易侵及食管下端，胃窦癌可向十二指肠浸润。

（2）淋巴转移　是胃癌的主要转移途径，早期胃癌可有淋巴转移，进展期胃癌的淋巴转移率高达70%左右。胃癌的淋巴结转移率与肿瘤浸润深度呈正相关。引流胃的区域淋巴结有16组，依据其距胃的距离，分为三站；淋巴结转移通常循第1站→第2站→第3站的顺序，但也可发生跳跃式淋巴转移，即第1站无转移而第2站有转移。终末期胃癌可经胸导管向左锁骨上淋巴结转移，或经肝圆韧带转移到脐周。

（3）血行转移　最常见转移至肝，其他为肺、胰、肾、骨骼等处。

（4）腹腔种植　当胃癌组织浸润穿透浆膜后，癌细胞可脱落种植于腹膜和脏器表面形成转移结节。在女性患者可发生卵巢转移性肿瘤，称Krukenberg瘤。癌细胞广泛播散时，可形成大量癌性腹水。

（二）护理评估

1. 健康史 胃癌的病因尚未完全清楚，目前认为与下列因素有关。

（1）地域环境及饮食生活因素　胃癌的发病有明显的地域差别，中国、日本、俄罗斯、南非、智利和北欧等国家和地区的发病率较高，而北美、西欧、印度的发病率则较低。我国西北与东部沿海地区胃癌的发病率比南方地区明显为高。长期食腌制、熏、烤食品者胃癌的发病率高，与上述食品中亚硝酸盐、真菌毒素、多环芳烃化合物等致癌物或前致癌物的含量高有关。吸烟者的胃癌发病危险较不吸烟者高50%。

（2）幽门螺杆菌（helicobacter pylori，Hp）感染　是引发胃癌的主要因素之一。胃癌高发区人群Hp感染率高。Hp能促使硝酸盐转化成亚硝酸盐及亚硝胺而致癌；Hp感染引起胃黏膜慢性炎症并通过加速黏膜上皮细胞的过度增殖导致畸变致癌；Hp的毒性产物可能具有促癌作用。

（3）癌前病变　胃癌的癌前病变有慢性萎缩性胃炎、胃息肉、胃溃疡及残胃炎，这些病变常伴有不同程度的长期慢性炎症过程、胃黏膜肠上皮化生或非典型增生。胃黏膜上皮细胞的异型增生属于癌前病变，根据异型程度可分为轻、中、重三度，重度异型增生中有75%～80%的患者有可能发展成胃癌。

（4）遗传因素　胃癌有明显的家族聚集倾向，有胃癌家族史者的发病率高于普通人群2～3倍。目前一些研究资料表明胃癌是一个多因素、多步骤、多阶段的发生发展过程，涉及癌基因、抑癌基因、凋亡相关基因与转移相关基因等的改变。遗传素质使易感者对致癌物质更敏感。

2. 身体状况

（1）症状　早期胃癌多无明显症状，部分患者可有上腹隐痛、嗳气、反酸、食欲减退等消化道症状，无特异性。随病情进展，症状日益加重，常有上腹疼痛、食欲不振、呕吐、乏力、消瘦等症状。不同部位的胃癌有其特殊表现：贲门胃底癌可有胸骨后疼痛和进行性哽噎感；幽门附近的胃癌可有呕吐宿食的表现；肿瘤突破血管后可有呕血和黑便。

（2）体征　约10%的患者有胃癌扩散的表现，左锁骨上淋巴结肿大、黄疸、腹水、腹部包块、直肠前凹扪及肿块等；晚期胃癌患者可出现消瘦、贫血、营养不良甚至恶病质等表现。

3. 心理－社会状况　患者对诊断的心理反应，焦虑、恐惧程度和心理承受能力；家属对患者的关心和支持程度以及家庭经济承受能力；患者和家属对病情及其治疗、疾病发展和预后的了解和期望程度。

4. 辅助检查

（1）内镜检查　胃镜检查是诊断早期胃癌的有效方法。可直接观察病变的部位和范围，并可直接取病变组织做病理学检查。采用带超声探头的电子胃镜，有助于了解肿瘤浸润深度以及周围脏器和淋巴结有无转移，使术前临床分期的准确率达70%～90%。

（2）影像学检查

1）X线钡餐检查　X线气钡双重造影可发现较小而表浅的病变。结节型胃癌表现为突向腔内的充盈缺损；溃疡型胃癌主要显示胃壁内龛影，黏膜集中、中断、紊乱和局部蠕动波不能通过；浸润型胃癌可见胃壁僵硬、蠕动波消失，呈狭窄的革袋状胃。

2）腹部超声　腹部超声主要用于观察胃的邻近脏器受浸润及淋巴结转移的情况。

3）CT　有助于胃癌的诊断和术前临床分期。

（3）实验室检查　大便隐血试验常呈持续阳性。胃液游离酸测定多显示酸缺乏或减少。

看一看15-2

腹腔镜下胃癌手术治疗相关知识

1993年Ohgami报道了腹腔镜胃楔形切除术，1994年Ohashi报道了腹腔镜胃黏膜切除术，均应用于早期胃癌患者，取得了满意的疗效。1994年Kitano等首次报道了腹腔镜辅助下远端胃癌根治术，认为腹腔镜下胃癌根治技术在早期胃癌治疗上相对于传统的开腹胃癌手术，不仅有与之相当的短期疗效，且在某些方面具有明显优势，如创伤小、疼痛轻、术后恢复快等。之后越来越多的研究也证实，腹腔镜胃癌根治术在早期胃癌中的治疗上与传统开腹手术相比除了并不逊色的短期疗效，在肿瘤的根治性上也是安全可靠的。1997年Goh报道了首例进展期胃癌的腹腔镜下D2根治术，但至今对于腹腔镜胃癌根治术应用于进展期胃癌一直存在很多争议。胃癌根治性切除的概念至少包括以下3个方面：①切除原发灶及受累及的周围组织器官，保证足够的切缘；②彻底清扫胃周淋巴结；③完全消灭腹腔内的脱落癌细胞。在目前，腹腔镜下的进展期胃癌手术仍是研究的热点及重点。

5. 治疗要点 早期发现、早期诊断和早期治疗是提高胃癌疗效的关键。手术治疗仍是首选方法。对中晚期胃癌，积极辅以化疗、放疗及免疫治疗等综合治疗以提高疗效。

（1）手术治疗

1）根治性手术 按癌肿部位整块切除胃的全部或大部，以及大、小网膜和局域淋巴结，并重建消化道。切除端应距癌肿边缘5cm以上。若癌肿范围较大或已穿透浆膜并侵及周围脏器时，可采用胃癌扩大根治术或联合脏器（包括胰体、尾及脾在内）切除。

2）微创手术 近年来胃癌的微创手术已日趋成熟，包括胃镜下胃黏膜癌灶切除和腹腔镜下胃部分切除甚至是全胃切除。

3）姑息性切除术 用于癌肿广泛浸润并转移、不能完全切除者，通过手术可以解除症状，延长生存期。可分为姑息性胃切除术、胃肠吻合术、空肠造口术等。

4）短路手术 晚期胃癌合并幽门梗阻或贲门梗阻已不能手术切除者，为解决其消化道梗阻，可行改道手术。手术方法有胃空肠吻合术、食道空肠吻合术等。

（2）化疗 是最主要的辅助治疗方法，目的在于杀灭残留的微小癌灶或术中脱落的癌细胞，提高综合治疗效果。常用的胃癌化疗给药途径有口服、静脉、腹膜腔、动脉插管区域灌注给药等。为提高化疗效果、减轻化疗的不良反应，常选用多种化疗药联合应用。临床上常用的化疗方案有：FAM方案（氟脲嘧啶、多柔比星、丝裂霉素）、MF方案（丝裂霉素、氟脲嘧啶）、ELP方案（叶酸氟脲嘧啶、依托泊苷）。

（3）其他治疗 包括放疗、热疗、免疫治疗、中医中药治疗等。胃癌的免疫治疗包括非特异生物反应调节剂如卡介苗、短小棒状杆菌等；细胞因子如白介素、干扰素、肿瘤坏死因子等；以及免疫治疗如淋巴细胞激活后杀伤细胞（LAK）、肿瘤浸润淋巴细胞（TIL）等临床应用。基因治疗主要有自杀基因疗法和抗血管形成基因疗法，目前尚在探索阶段。

（三）常见护理诊断/合作性问题

1. 焦虑和恐惧 与患者对癌症的恐惧、担心治疗效果和预后有关。

2. 营养失调 与长期食欲减退、消化吸收不良及癌肿导致的消耗增加有关。

3. 舒适的改变 与顽固性呃逆、切口疼痛有关。

4. 潜在并发症 出血、感染、吻合口瘘、消化道梗阻、倾倒综合征等。

（四）护理目标

（1）患者焦虑、恐惧情绪改善。

（2）患者营养状况得到改善。

（3）患者舒适度得到提高。

（4）患者未发生并发症，或并发症被及时发现并处理。

（五）护理措施

胃癌患者手术前后护理与胃、十二指肠溃疡胃大部切除术护理基本相同。但应重点注意以下问题。

1. 心理护理 胃癌患者有恐惧心理和悲观消极情绪。护士要主动与患者交谈，向患者解释胃癌手术治疗的必要性，鼓励患者表达自身感受和学会自我放松的方法；并根据患者的个体情况进行针对性的心理护理，以增强患者对手术治疗的信心。此外，护士还应鼓励家属和朋友给予患者关心和支持，使其能积极配合治疗和护理。

2. 营养支持

（1）术前营养支持　胃癌患者，尤其伴有梗阻和出血者，术前常由于食欲减退、摄入不足、消耗增加和恶心、呕吐而导致营养状况欠佳。护士应根据患者的饮食和生活习惯，合理制订食谱。给予高蛋白、高热量、高维生素、低脂肪、易消化和少渣的食物；对不能进食者，应遵医嘱予以静脉输液，补充足够的热氮量，必要时输血浆或全血，以改善患者的营养状况，提高手术耐受性。

（2）术后营养支持的护理

1）肠外营养支持　因胃肠减压期间引流出大量含有各种电解质，如钾、钠、氯、碳酸盐等的胃肠液，加之患者禁食，易造成水、电解质、酸碱失衡和营养缺乏。因此，术后需及时输液补充患者所需的水、电解质和营养素，必要时输血，以改善患者的营养状况，促进切口的愈合。同时应详细记录24小时出入液量，为合理输液提供依据。

2）早期肠内营养支持　对术中放置空肠喂养管的胃癌根治术患者，术后早期经喂养管输注实施肠内营养支持，对改善患者的全身营养状况、维护肠道屏障结构和功能、促进肠功能早期恢复、增加机体的免疫功能、促进伤口和肠吻合口的愈合等都有益处。应根据患者的个体状况，合理制订营养支持方案。护理应注意以下事项。①喂养管的护理：妥善固定喂养管，防止滑脱、移动、扭曲和受压；保持喂养管的通畅，防止营养液沉积堵塞导管，每次输注营养液前后用生理盐水或温开水20～30ml冲管，输液过程中每4小时冲管1次。②控制输入营养液的温度、浓度和速度：营养液温度以接近体温为宜，温度偏低会刺激肠道引起肠痉挛，导致腹痛、腹泻；温度过高则可灼伤肠道黏膜，甚至可引起溃疡或出血；营养液浓度过高易诱发倾倒综合征。③观察有无恶心、呕吐、腹痛、腹胀、腹泻和水、电解质紊乱等并发症的发生。

3）饮食护理　肠蠕动恢复后可拔除胃管，拔胃管后当日可少量饮水或米汤；第2日进半量流质饮食，每次50～80ml；第3日进全量流质饮食，每次100～150ml，以蛋汤、菜汤、藕粉为宜；若进食后无腹痛、腹胀等不适，第4日可进半流质饮食，如稀饭；第10～14日可进软食。少食产气食物，忌生、冷、硬和刺激性食物。注意少量多餐，开始时每日5～6餐，以后逐渐减少进餐次数并增加每次进餐量，逐步恢复正常饮食。全胃切除术后，肠管代胃容量较小，开始全流质饮食时宜少量、清淡；每次饮食后需观察患者有无腹部不适。

3. 健康教育

（1）饮食调节　饮食应少量多餐、富含营养素、易消化，忌食生、冷、硬、油煎、酸、辣、浓茶等刺激性及易胀气食物，戒烟、酒。

（2）定期复查　术后化疗、放疗期间定期门诊随访，检查肝功能、血常规等，注意预防感染。术后初期每3个月复查一次，以后每半年复查一次，至少复查5年。若有腹部不适、胀满、肝区肿胀、锁骨上淋巴结肿大等表现时，应随时复查。

（3）保持良好的心理状态，适当活动。

（六）护理评价

通过治疗和护理，患者是否：①焦虑、恐惧情绪改善；②营养状况得到改善；③舒适度得到提高；④未发生并发症，或并发症被及时发现并处理。

护爱生命15-4

胃癌是目前最常见的胃肠道恶性肿瘤，2018年胃癌为世界死亡率第三、发病率第五的疾病。由于内镜筛查的有创性及缺乏理想的生物标志物，我国胃癌早期诊断率不足10%，就诊患者中晚期比例较高，整体治疗效果并不理想。晚期胃癌常伴淋巴结转移，早期胃癌预后明显优于晚期胃癌，开发理想的胃癌标志物是提高胃癌筛查准确率、早期胃癌诊断率、实现胃癌早期治疗的重要措施之一，CEA、CA72-4等已经应用于临床，近年来胃癌miRNA、LncRNA、circRNA、DNA甲基化、MSI、CIN、外泌体、蛋白质组学也取得明显的成就，有望开发出特异度及敏感度较高、价格低廉、使用方法简便、结果可靠的新型生物标志物，提高胃癌诊断及预后监测的准确性。

目标检测15-4

答案解析

1. 胃溃疡最常发生的部位是（　）。
   A. 贲门旁　B. 胃后壁　C. 胃小弯　D. 胃大弯　E. 幽门前壁
2. 上消化道大出血最常见的原因是（　）。
   A. 胃、十二指肠溃疡　B. 门静脉高压症
   C. 肝内局限性感染，肝脓肿及外伤　D. 出血性胃炎
   E. 胃癌
3. 胃癌好发于（　）。
   A. 胃小弯　B. 胃大弯　C. 胃窦部　D. 胃底　E. 胃体
4. 胃癌最常发生的转移途径是（　）。
   A. 直接蔓延　B. 血行转移　C. 种植转移　D. 淋巴转移　E. 沿肠管转移
5. 胃溃疡癌变的特点不包括（　）。
   A. 上腹痛的规律性消失　B. 食欲减退
   C. 进行性贫血，消瘦　D. 粪便隐血试验持续阳性
   E. 反酸、“烧心”加重
6. 因溃疡行胃大部切除术，通常认为适当的胃切除容积是（　）。
   A. 30%~40%　B. 40%~50%　C. 50%~60%　D. 60%~70%　E. 70%~80%
7. 溃疡病外科治疗的理论基础最终在于（　）。
   A. 消除分泌胃蛋白酶原——主细胞　B. 消除分泌胃酸——壁细胞
   C. 消除分泌胃泌素——G细胞　D. 切除溃疡病灶
   E. 阻断神经和体液对胃酸的调节
8. 提高胃癌治愈率的关键是（　）。
   A. 早期诊断　B. 根治性手术
   C. 早期应用抗癌药物　D. 术后放疗
   E. 综合治疗
9. 胃癌的治疗方法正确的是（　）。
   A. 早期化疗　B. 扪到肿块者做全胃切除
   C. 化疗+放疗　D. 早期胃癌行胃癌根治术
   E. 早期胃癌行胃大部切除术
10. 提高早期胃癌诊断率的三项关键性手段是（　）。
    A. 纤维胃镜检查，胃液细胞学检查，X线钡餐检查
    B. 纤维胃镜检查，胃液酸碱度检查，X线钡餐检查
    C. 胃液细胞学检查，粪便隐血试验，X线钡餐检查

D. 胃液细胞学检查，粪便隐血试验，纤维胃镜检查

E. 纤维胃镜检查，粪便隐血试验，X 线钡餐检查

（张兵钱）

书网融合……

重点回顾　　微课

PPT

第五节　肠梗阻患者的护理

微课

学习目标

知识目标：

1. **掌握**　肠梗阻患者的分类、身体状况、护理措施。
2. **熟悉**　肠梗阻患者的治疗要点。
3. **了解**　肠梗阻的健康史、病理生理、辅助检查。

技能目标：

学会对肠梗阻患者进行护理评估并实施整体护理。

素质目标：

关爱患者，理解患者的痛苦，具有与患者换位思考的能力。

导学情景

情景描述：患者，男，48 岁。2 天前晚上参加婚宴进食过多，昨天早上突然出现腹部阵发性剧烈疼痛，伴呕吐、腹胀。发病以来排尿正常，未排便。查体：全腹膨隆，有压痛，无反跳痛及腹肌紧张，听诊肠鸣音亢进。腹部 X 线平片检查示：部分肠管扩张，可见数个气－液平面。初步诊断为肠梗阻。

情景分析：结合患者的症状、体征以及实验室检查结果，初步诊断为肠梗阻。护士应及时评估患者的病情变化，为医生的诊断提供有效的依据。同时掌握肠梗阻患者的围手术期护理措施，为患者提供优质护理，防治并发症，促进患者早日康复。

讨论：该患者最主要的症状和体征是什么？首先应采取的护理措施是什么？

学前导语：肠梗阻是外科常见急腹症之一，若能正确诊断和治疗，大多数患者能治愈且预后良好。但肠梗阻的病情变化多端，若延误诊断和治疗，则引起严重并发症。所以作为临床护士需要关爱患者，理解患者的痛苦，具有与患者换位思考的能力。

肠梗阻（intestinal obstruction）是指肠内容物由于各种原因不能正常运行和顺利通过肠道，是常见的外科急腹症之一。

一、分类

（一）按病因分类

1. 机械性肠梗阻　是由于各种原因引起的肠腔变窄而致肠内容物通过障碍，临床上最常见。①肠

腔内堵塞：如寄生虫、结石、粪块、异物等。②肠管外受压：如腹外疝嵌顿、肠扭转、手术后肠粘连、腹腔肿瘤压迫等。③肠壁病变：如肠套叠、肠壁炎性水肿、肿瘤、先天性肠道闭锁等（图 15－6）。

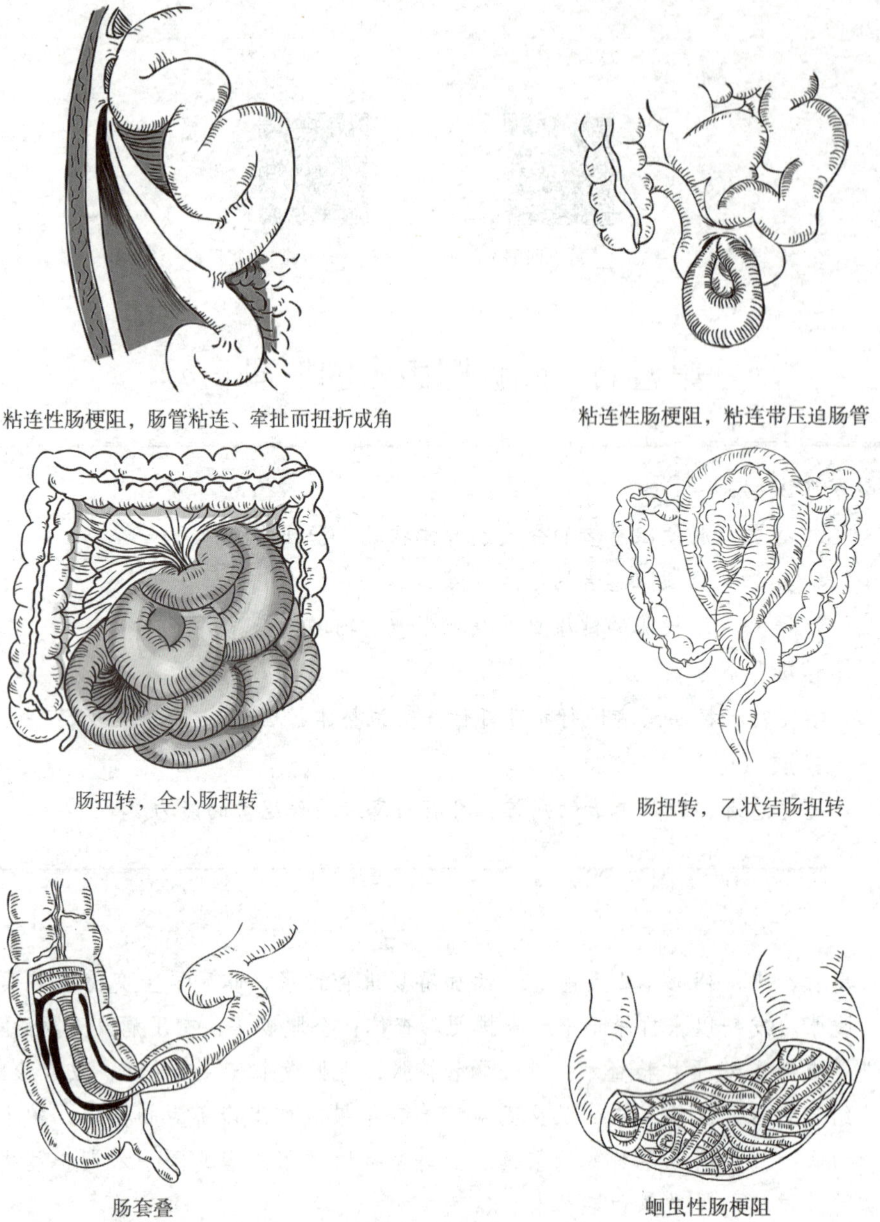

粘连性肠梗阻，肠管粘连、牵扯而扭折成角　粘连性肠梗阻，粘连带压迫肠管

肠扭转，全小肠扭转　肠扭转，乙状结肠扭转

肠套叠　蛔虫性肠梗阻

图 15－6　常见的机械性肠梗阻

2. 动力性肠梗阻　是神经反射或毒素刺激引起的肠壁肌肉运动紊乱，但是无器质性肠腔狭窄。①肠麻痹：较常见，肠蠕动消失所致，多见于腹腔手术后、急性弥漫性腹膜炎、低钾血症等。②肠痉挛：肠壁肌肉过度收缩所致，见于慢性铅中毒、肠道功能紊乱等。

3. 血运性肠梗阻　是由于肠管血运障碍，导致肠道平滑肌失去蠕动能力，肠内容物停止向前运行，如肠系膜血栓形成、栓塞或血管受压等。

（二）按肠壁血运有无障碍分类

1. 单纯性肠梗阻　无肠管血运障碍，只有肠内容物通过受阻。

2. 绞窄性肠梗阻　有肠管血运障碍，如绞窄性疝、肠扭转等。

（三）其他分类

肠梗阻还可按梗阻部位分为高位（如空肠上段）肠梗阻和低位（如回肠末段和结肠）肠梗阻；根据梗阻的程度分为完全性肠梗阻和不完全性肠梗阻；按病程发展快慢分为急性肠梗阻和慢性肠梗阻。

想一想15-5

肠梗阻可以分为哪几类？

答案解析

二、病理生理

1. 局部变化 单纯性机械性肠梗阻发生时，梗阻以上肠蠕动增强，以克服肠内容物通过障碍，肠腔内因气体和液体的积聚而扩张、膨胀；梗阻部位越低，时间越长，症状就越明显。若发生急性完全性梗阻，肠腔内压力迅速增加，肠管膨胀，肠壁变薄，血管受压，肠腔内压力升高到一定程度时，出现肠壁血运障碍，肠管变成紫黑色，最后，肠管可因缺血坏死而破溃穿孔。

2. 全身变化

（1）水、电解质和酸碱失衡 高位肠梗阻由于频繁呕吐，更容易出现脱水，且大量酸性胃液以及氯离子的丢失会导致代谢性碱中毒；低位肠梗阻肠腔膨胀扩张更明显，无法正常吸收胃肠道分泌的大量液体，丢失的体液多为碱性或中性，同时组织灌注不良导致酸性代谢产物增加引起代谢性酸中毒。

（2）感染和中毒 由于梗阻以上的肠腔内细菌数量增加，生长繁殖产生大量毒素，加上肠壁血液循环障碍导致通透性增加，细菌和毒素可以透过肠壁引起腹腔内感染，经腹膜吸收引起全身性感染和中毒。

（3）休克和呼吸、循环功能障碍 体液大量丢失、电解质和酸碱平衡紊乱以及大量细菌释放的毒素均可导致严重休克。肠腔严重膨胀时，腹内压增高，膈肌上移，影响肺内气体交换；腹内压增高还可阻碍下腔静脉的回流，引发循环、呼吸功能障碍。

三、护理评估

（一）健康史

评估患者有无引起肠梗阻的危险因素，如询问患者有无腹部手术或外伤史，有无腹外疝、腹腔感染、肿瘤病史或有无习惯性便秘等。

（二）身体状况

1. 症状

（1）腹痛 单纯性机械性肠梗阻由于梗阻以上部位肠管剧烈蠕动，表现为阵发性腹部绞痛；病情进一步发展演变为绞窄性肠梗阻时，表现为持续剧烈腹痛伴阵发性加重；麻痹性肠梗阻由于肠蠕动消失，因此无阵发性腹痛，表现为全腹持续性胀痛。

（2）呕吐 与梗阻发生的部位、类型有关。高位肠梗阻呕吐出现早且频繁，呕吐物主要为胃及十二指肠内容物；低位肠梗阻呕吐出现晚，呕吐物为粪样肠内容物。麻痹性肠梗阻呕吐物多呈溢出性；绞窄性肠梗阻呕吐物为血性或棕褐色液体。

（3）腹胀 与梗阻发生的部位有关。因肠腔内积气、积液达到一定程度才会出现腹胀，因此症状发生较腹痛、呕吐晚。高位肠梗阻因频繁呕吐，腹胀不明显；低位肠梗阻腹胀明显。麻痹性肠梗阻表现为均匀性全腹胀；绞窄性肠梗阻则呈现不对称腹胀。

（4）肛门停止排气、排便　与梗阻发生的程度有关。完全性肠梗阻发生后可出现排气、排便停止，但在梗阻初期，梗阻部位以下肠腔内残存的粪便和气体仍可自行或灌肠后排出，不能因此而排除肠梗阻；不完全性肠梗阻可有少量多次排气、排便；绞窄性肠梗阻可排出血性黏液样粪便。

练一练15-5

患者，女，40岁。因急性肠梗阻频繁呕吐，出现口渴、尿少、脱水征、血压偏低。实施液体疗法，应首先静脉滴注（　）。

A. 5%葡萄糖　B. 葡聚糖　C. 5%葡萄糖氯化钠注射液

D. 复方氯化钠　E. 0.3%氯化钾溶液

答案解析

2. 体征

（1）腹部体征　①视诊：机械性肠梗阻可见肠型和蠕动波，腹痛发作时更明显；高位肠梗阻有时可见胃型；麻痹性肠梗阻可见全腹膨隆。②触诊：单纯性肠梗阻时可有轻度压痛但无腹膜刺激征；绞窄性肠梗阻腹部有固定压痛和腹膜刺激征；肠套叠时可扪及腊肠样肿块；蛔虫性肠梗阻可触及条索状团块。③叩诊：绞窄性肠梗阻发生时，若腹腔有渗液，移动性浊音可呈阳性。④听诊：机械性肠梗阻肠鸣音亢进，有气过水声或金属音；麻痹性肠梗阻肠鸣音减弱或消失。

（2）全身体征　肠梗阻早期患者可无全身表现；晚期或绞窄性肠梗阻患者可因严重缺水，出现口唇干燥、眼窝内陷、皮肤弹性差，尿少或无尿等明显缺水征，以及脉搏细速、血压下降、面色苍白、四肢发冷等中毒和休克征象。

3. 几种常见机械性肠梗阻的特点

（1）粘连性肠梗阻　是肠粘连或肠管被粘连带压迫所致的肠梗阻，为肠梗阻中最常见的类型，发生率占肠梗阻的40%～60%。主要在腹腔内手术、炎症、创伤、出血、异物等引起肠粘连的基础上，由于肠功能紊乱、饮食不当、剧烈活动、体位突然改变等因素而诱发，一般发生在小肠，临床上有典型的机械性肠梗阻表现。

（2）肠扭转　是一段肠管甚至全部小肠及其系膜沿系膜轴扭转360°～720°所致，既有肠管的梗阻，又有肠系膜血液循环受阻，病情凶险。常发生于小肠，其次是乙状结肠。①小肠扭转：多见于青壮年，常在饱食后剧烈活动时发病。表现为突发的脐周剧烈绞痛，可放射至腰背部，频繁呕吐，某一部位腹胀明显，腹部有时可扪及有压痛的肠袢，患者早期即可发生休克。腹部X线检查符合绞窄性肠梗阻的表现。②乙状结肠扭转：多见于有习惯性便秘史的老年男性，发病时有腹部持续胀痛，呕吐一般不明显，左下腹明显膨胀且能触及包块。腹部X线片显示马蹄状的双腔充气肠袢，B剂灌肠X线检查可见扭转部位钡剂受阻，尖端呈“鸟嘴”状。本病属于绞窄性肠梗阻，应及时手术治疗。

（3）肠套叠　一段肠管套入其相邻的肠管腔内称为肠套叠。好发于2岁以下的儿童，以4～10个月的婴儿发病率最高，其中回结肠套叠最多见。肠套叠的三大典型症状是腹痛、血便和腹部肿块。表现为突然发作剧烈的阵发性腹痛（阵发性哭闹），伴有呕吐和果酱样血便，腹部触诊可扪及腊肠形、表面光滑、可活动、有压痛的肿块。X线空气或B剂灌肠检查，显示空气或钡剂在结肠内受阻呈“杯口状”阴影。急性肠套叠是危及生命的急症，紧急治疗的措施是复位，首选空气灌肠法。对灌肠不能复位、肠套叠超过48～72小时或怀疑有肠坏死穿孔者，需手术治疗。

（三）心理－社会状况

评估患者是否了解肠梗阻围术期的相关知识以及有无接受手术治疗的心理准备；了解支持情况等，患者的家庭、社会支持情况，包括家属对肠梗阻相关知识的认知程度，对患者治疗和心理的支持情况等。

（四）辅助检查

1. 实验室检查　患者出现脱水、血液浓缩时，血红蛋白、血细胞比容、尿比重均升高。绞窄性肠梗阻血白细胞计数和中性粒细胞比例显著升高。若有电解质紊乱、酸碱平衡失调可出现血气分析、血生化检查异常。呕吐物和粪便检查有大量红细胞或隐血试验阳性提示有肠管血运障碍。

2. X线检查　对诊断肠梗阻有很大价值。一般在梗阻发生4～6小时后，腹部立位或侧卧位X线平片可见多个气－液平面及胀气肠袢。空肠梗阻时可见“鱼肋骨刺”状改变，回肠梗阻时可见阶梯状液平面，结肠胀气于腹部周边显示结肠袋形，蛔虫堵塞者可见成团的蛔虫状阴影，肠扭转时可见孤立、突出的胀大肠袢。

（五）治疗要点

肠梗阻的处理原则是解除梗阻，纠正全身性生理紊乱。具体方法要根据肠梗阻的类型、部位、程度、有无并发症及患者的全身情况而定。①非手术治疗：包括禁饮、禁食、胃肠减压、解痉止痛、纠正水和电解质及酸碱失衡、防治感染和中毒。②手术治疗：包括粘连松解术、肠套叠或肠扭转复位术、肠切除吻合术、肠切开取出异物、肠造口或肠外置术等。

四、常见护理诊断/合作性问题

1. 急性疼痛　与肠蠕动增强或肠壁缺血等有关。

2. 体液不足　与呕吐、禁食、肠腔及腹腔积液、胃肠减压等有关。

3. 潜在并发症　术后肠粘连、腹腔感染、肠瘘等。

五、护理目标

（1）患者腹痛减轻或缓解。

（2）患者体液能维持平衡，保证重要组织、器官的有效灌注量。

（3）患者未发生并发症，或并发症被及时发现并处理。

六、护理措施

（一）非手术治疗护理/手术前护理

1. 一般护理

（1）体位　取低半坐卧位，减轻腹肌紧张，有利于患者呼吸和循环。

（2）饮食　梗阻时常规禁食、禁水。梗阻解除后12小时可进少量流质饮食；如无不适，24小时后试进半流质饮食；3日后进软食。

2. 病情观察　密切观察患者的生命体征、腹部症状和体征、辅助检查的变化，若出现下列情况者应高度怀疑发生绞窄性肠梗阻的可能：①起病急，腹痛剧烈且持续，或持续性疼痛伴阵发性加重；②呕吐早、剧烈而频繁；③腹胀不对称，腹部触及压痛包块；④腹膜刺激征明显，移动性浊音或气腹征（＋）；⑤体温升高、脉搏增快、血白细胞计数升高；⑥呕吐物、胃肠减压物、肛门排泄物或腹腔穿刺物为血性；⑦X线显示孤立、胀大肠袢，不因时间推移而发生位置的改变；⑧病情发展快，感染中毒症状重，早期出现休克且难以纠正，经积极的非手术治疗症状和体征没有明显改善。

3. 对症护理

（1）胃肠减压　是治疗肠梗阻的重要措施之一，可减少胃肠道内的积气、积液，减轻腹胀，降低肠腔压力，改善肠壁血液循环，应及早使用。现多采用鼻胃管减压，先将胃内容物抽空，再行持续负压吸引。在胃肠减压期间应观察和记录引流液的量、颜色和性状，如发现血性液体应考虑有绞窄性肠梗阻的可能。

（2）解痉止痛　诊断明确后可遵医嘱给予阿托品、山莨菪碱等抗胆碱类药物，缓解胃肠道平滑肌的痉挛，但禁用吗啡类镇痛剂，以免掩盖病情。

（3）补充液体　应结合患者缺水程度、血清电解质和血气分析结果合理补液，以维持水、电解质及酸碱平衡，改善患者全身营养状况。密切观察并记录呕吐量、胃肠减压量、尿量及输入液体量等。

（4）防治感染　遵医嘱正确使用有效抗生素，同时注意观察用药效果及药物的副作用。

4. 心理护理　向患者解释肠梗阻治疗的方法及意义；详细介绍手术前后相关知识；鼓励患者及家属配合治疗。

5. 其他　做好手术前常规准备。

（二）手术后护理

1. 一般护理　麻醉清醒后血压平稳给予半卧位；术后暂禁食，通过静脉输液补充营养。当肠蠕动恢复，肛门排气后，可拔除胃管，开始进少量流质饮食，若无不适，逐步过渡至软食。原则是少量多餐，忌食油腻、易产气的甜食和牛奶等。

2. 术后并发症观察和护理　①肠粘连：常因广泛性肠粘连未能分离完全、手术后胃肠道处于暂时麻痹状态、腹腔炎症重新引起粘连而导致。鼓励患者术后早期活动，病情平稳者术后24小时即可开始在床上活动，3日后可下床活动，促进胃肠道功能的恢复。若出现腹痛、腹胀、呕吐等症状，应积极给予禁食、胃肠减压等非手术治疗措施，一般多可缓解。②腹腔内感染和肠瘘：常因手术中误伤肠壁、肠吻合口愈合不良等引起。若患者术后放有腹腔引流管，应妥善固定并保持通畅，注意观察记录引流液的量、颜色及性状，更换引流管时注意无菌操作。若出现局部或弥漫性腹膜炎的表现、腹腔引流管周围或引流管流出带粪臭味的液体时，应警惕腹腔内感染及肠瘘的可能，遵医嘱进行积极的抗感染及全身营养支持治疗，局部行双套管负压引流，引流不畅或感染不能局限者需再次手术。

（三）健康指导

1. 饮食指导　少食刺激性的辛辣、生冷食物，宜进食高蛋白、高维生素、易消化食物；注意饮食卫生，预防肠道感染；避免暴饮暴食及餐后剧烈运动。

2. 保持排便通畅　老年便秘者应注意调整饮食、适当运动，保持大便通畅，无效者可适当给予轻泻药。

3. 自我检测　出院后若出现腹痛、腹胀、呕吐、停止排便等不适，应及时就诊。

七、护理评价

通过治疗和护理，患者是否：①腹痛减轻或缓解；②脱水状况纠正，电解质维持在正常范围；③未发生并发症，或并发症被及时发现并处理。

护爱生命15-5

如何有效预防肠梗阻？首先要调整饮食习惯，不能暴饮暴食，不能饮酒或剧烈运动，尽量不要吃油腻、辛辣、刺激性食物，平时可以适当吃些粗纤维食物，多吃瓜果蔬菜，促进肠蠕动，保持大便通畅。其次要注意运动方式，避免剧烈的运动和劳累，注意腹部保暖，尽量不要出现腹部着凉等情况。最后，平时定期体检，监测胃肠道健康状况预防病情发生。

目标检测15-5

答案解析

1. 腹膜炎引起的肠梗阻属于（ ）。
A. 机械性绞窄性肠梗阻
B. 麻痹性肠梗阻
C. 痉挛性肠梗阻
D. 机械性单纯性肠梗阻
E. 血运性肠梗阻
2. 由粘连带引起的肠梗阻是（ ）。
A. 机械性肠梗阻
B. 动力性肠梗阻
C. 麻痹性肠梗阻
D. 痉挛性肠梗阻
E. 绞窄性肠梗阻
3. 高位小肠梗阻除腹痛外最主要的症状是（ ）。
A. 腹胀明显
B. 呕吐频繁
C. 停止排便、排气
D. 叩诊呈鼓音
E. 腹部包块
4. 保守治疗肠梗阻最重要的方法是（ ）。
A. 禁食、胃肠减压
B. 补液
C. 抗感染
D. 对症处理
E. 纠正酸碱失衡
5. 患者，男，21岁，饱餐后打球，突然全腹持续性疼痛，阵发性加剧，向腰背部放射，呕吐，应考虑为（ ）。
A. 肠扭转 B. 肠套叠 C. 肠肿瘤 D. 肠粘连 E. 肠系膜动脉栓塞
6. 需紧急手术的肠梗阻是（ ）。
A. 粘连性肠梗阻
B. 蛔虫性肠梗阻
C. 麻痹性肠梗阻
D. 急性肠扭转
E. 早期肠套叠
7. 患者，男，45岁。昨晚暴饮暴食后，出现脐周阵发性腹痛，并有腹胀、呕吐、肛门停止排便、排气，诊断为单纯性粘连性肠梗阻。经治疗后，肠梗阻解除的主要标志为（ ）。
A. 腹痛减轻
B. 呕吐减少
C. 腹胀减轻
D. 肛门排便、排气
E. 肠鸣音减弱
8. 肠梗阻的四大症状是（ ）。
A. 恶心、腹痛、腹胀、肠鸣音亢进
B. 腹痛，肠型，呕吐，排气、排便停止
C. 腹痛，腹胀，呕吐，排气、排便停止
D. 腹痛、腹胀、呕吐、发热
E. 腹痛、肠鸣音亢进、呕吐、发热
9. 绞窄性肠梗阻的表现不包括（ ）。
A. 持续性剧烈腹痛
B. 早期出现休克
C. 腹膜刺激征
D. 肠鸣音活跃
E. 腹腔穿刺抽出血性液

10. 预防肠扭转最重要的措施是避免（　）。

A. 腹部受凉　　B. 进食高脂饮食

C. 进食辛辣饮食　　D. 进食高蛋白饮食

E. 饱餐后剧烈运动

（张　甜）

书网融合……

重点回顾　　微课

第六节　急性阑尾炎患者的护理

PPT

学习目标

知识目标：

1. **掌握**　急性阑尾炎患者的身体状况、常见护理诊断/合作性问题、护理措施。
2. **熟悉**　急性阑尾炎患者的治疗要点。
3. **了解**　急性阑尾炎的健康史、临床常见病理类型、辅助检查。

技能目标：

学会运用护理程序，对患者实施整体护理。

素质目标：

具有敏锐的观察能力及解决问题的能力。

导学情景

情景描述：患者，男，26 岁。因转移性右下腹痛 6 小时伴恶心、呕吐 2 次入院。患者既往体健，本次腹痛无明显诱因。查体：T 38.6℃，P 86 次/分，R 20 次/分，BP 110/70mmHg；患者一般情况较好，腹平软，麦氏点压痛明显，无反跳痛。血常规检查：白细胞 10×10^9/L，中性粒细胞 0.86。医生初步诊断为急性阑尾炎。

情景分析：结合患者的症状、体征以及实验室检查结果，医生的初步诊断为急性阑尾炎。护士应及时评估患者的病情变化，为医生的诊断提供有效的依据。同时掌握急性阑尾炎患者的围手术期护理措施，为患者提供优质护理，防治并发症，促进患者早日康复。

讨论：请问患者存在的主要护理诊断/合作性问题有哪些？医生准备为患者做急症手术，如何做好术前准备？术后如何护理？

学前导语：急性阑尾炎是外科常见的急腹症之一，若能正确诊断和治疗，大多数患者很快治愈，但是急性阑尾炎的病情变化多端，若延误诊断和治疗，则引起严重并发症，导致死亡，所以作为临床护士需要有敏锐的观察力及解决问题的能力。

急性阑尾炎（acute appendicitis）是阑尾的急性化脓性感染，是外科最常见的急腹症之一，可发生于任何年龄，但以青壮年多见，男性发病率高于女性。

一、常见临床病理类型

一般根据急性阑尾炎的临床过程及病理改变将其分为以下 4 种病理类型。

1. 急性单纯性阑尾炎　属轻型阑尾炎，为病变早期。炎症多局限于黏膜和黏膜下层，外观呈轻度肿胀充血，浆膜失去光泽，表面有少量纤维蛋白性渗出物。镜下可见阑尾壁各层水肿及中性粒细胞浸润，黏膜表面有小溃疡和出血点。

2. 急性化脓性阑尾炎　又称急性蜂窝织炎性阑尾炎。常由急性单纯性阑尾炎发展而来。阑尾肿胀明显，浆膜高度充血，表面有脓性渗出物；黏膜面溃疡可深达肌层和浆膜层，腔内有积脓。镜下可见阑尾壁各层有大量中性粒细胞聚集。阑尾周围的腹腔内有脓液渗出，可形成局限性腹膜炎。

3. 坏疽性及穿孔性阑尾炎　阑尾动脉为一终末动脉，无侧支循环，当阑尾炎进一步加剧，管腔严重阻塞或积脓，压力升高，管壁血运障碍，易导致阑尾缺血坏死，呈暗紫色或黑色。严重者可发生穿孔，穿孔多发生在阑尾根部或近端的系膜缘对侧。

4. 阑尾周围脓肿　急性阑尾炎化脓、坏疽或穿孔时，大网膜可移至右下腹，包裹阑尾形成炎性肿块或阑尾周围脓肿。

? 想一想15-6

阑尾炎的临床病理分型及其转归如何？

答案解析

二、护理评估

（一）健康史

急性阑尾炎的发病主要与阑尾管腔梗阻（或痉挛）及细菌入侵等因素有关。

1. 阑尾管腔梗阻　是急性阑尾炎最常见的病因。阑尾起自于盲肠根部，长 5～10cm，是一条细长的盲管状器官。造成阑尾管腔梗阻的常见原因有：①淋巴组织明显增生，最常见，约占 60%，多见于青年人；②粪石，约占 35%；③异物、炎性狭窄、食物残渣、蛔虫、肿瘤等，较少见；④阑尾的解剖结构异常，如管腔细长，开口狭小，系膜短致阑尾卷曲。

当各种原因造成阑尾管腔阻塞后，内容物排出受阻，阑尾黏膜继续分泌黏液，导致腔内压力进一步上升，血运发生障碍，可使阑尾炎症加剧。

2. 细菌入侵　阑尾管腔阻塞后，内容物排出受阻，腔内致病菌生长繁殖并分泌内毒素或外毒素，损伤黏膜上皮，易形成溃疡。细菌入侵黏膜下层、肌层，引起感染加重。

3. 其他　①胃肠道疾病，如急性肠炎可直接蔓延至阑尾引起炎症反应。②饮食因素，如经常进食高脂肪、高糖和缺乏纤维食物的患者可因肠蠕动减弱、菌群改变、粪便黏稠而易形成粪石。

（二）身体状况

1. 症状

（1）转移性右下腹疼痛　是急性阑尾炎的典型表现，疼痛多开始于上腹部或脐周，位置不固定，数小时（6～8 小时）后转移并固定至右下腹。阑尾的神经有交感神经纤维经腹腔丛和内脏小神经传入，由于其传入的脊髓节段在第10、11胸节，所以当急性阑尾炎发病初期，常表现为脐周的牵涉痛。少部分病例发病初时即表现为右下腹痛。腹痛特点可因阑尾位置及不同病理类型而有差异：单纯性阑尾炎仅表现为轻度隐痛；化脓性阑尾炎表现为阵发性胀痛和剧痛；坏疽性阑尾炎则表现为持续性剧烈腹痛；穿孔性阑尾炎因阑尾腔内压力骤降，腹痛可有暂时缓解的现象，但并发腹膜炎后，腹痛又呈持续加剧；盲肠后位阑尾炎腹痛在右侧腰部；盆位阑尾炎腹痛位于耻骨上区；肝下区阑尾炎表现为右上腹痛；极少数内脏反位者呈左下腹痛。

（2）胃肠道症状　早期患者可出现厌食、恶心和呕吐。部分患者还可发生腹泻或便秘，如盆位阑尾炎时，炎症刺激直肠和膀胱，引起排便次数增多、里急后重和尿痛等症状。弥漫性腹膜炎时可引起麻痹性肠梗阻，表现为腹胀及排便、排气减少等症状。

（3）全身症状　多数患者早期仅有乏力。炎症加重时可出现全身中毒症状，如体温高达38℃左右，心率增快、烦躁不安或反应迟钝等。阑尾穿孔引起腹膜炎时，体温明显升高（39℃或40℃）。若发生化脓性门静脉炎则可出现寒战、高热及轻度黄疸。

2. 体征

（1）右下腹固定压痛　是急性阑尾炎最常见和最重要的体征。当感染还局限于阑尾腔以内，患者尚觉上腹部或脐周疼痛时，右下腹就有压痛存在。阑尾穿孔合并弥漫性腹膜炎时，虽然全腹都有压痛，但仍以右下腹最为明显。常见的压痛点为麦氏（McBurney）点，即脐与右髂前上棘连线的中外1/3交界处（图15－7）。随阑尾的解剖位置变异而有所改变，但压痛点始终固定在一个位置。

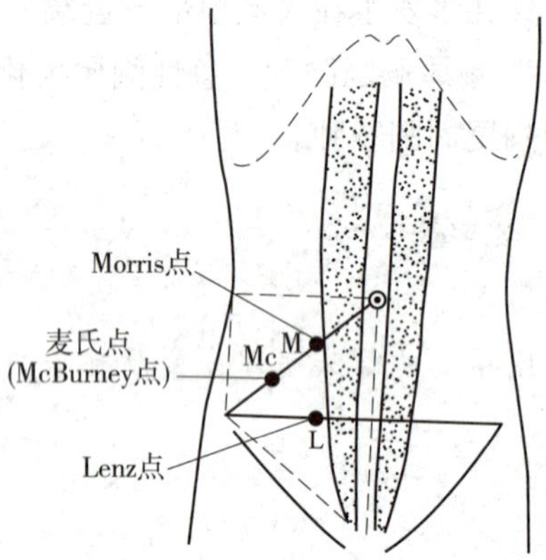

图15－7　麦氏（McBurney）点

M. Morris点；Mc. McBurney点；L. Lenz点

（2）腹膜刺激征　即腹肌紧张、压痛、反跳痛，肠鸣音减弱或消失等。是因壁腹膜受炎症刺激而出现的一种防御性反应，常提示阑尾炎症加重，有炎性渗出、化脓、坏疽或穿孔等。但小儿、老人、孕妇、肥胖、虚弱者或盲肠后位阑尾炎等患者，腹膜刺激征可不明显。

（3）右下腹包块　当阑尾炎形成阑尾包块和（或）脓肿时，其右下腹可扪及位置固定、边界不清的压痛性包块。

（4）其他体征　①结肠充气试验（Rovsing征）：患者仰卧位，检查者一手压迫左下腹降结肠部，另一手按压近端结肠，并逐渐向近侧结肠移动，结肠内气体可传至盲肠和阑尾，引起右下腹疼痛者为阳性。②腰大肌试验：患者左侧卧位，右大腿后伸，引起右下腹疼痛者为阳性，提示阑尾位于腰大肌前方，为盲肠后位或腹膜后位。③闭孔内肌试验：患者仰卧位，将右髋和右膝均屈曲90°，然后将右股向内旋转，引起右下腹疼痛者为阳性，提示阑尾位置靠近闭孔内肌。

（5）直肠指检　盆位阑尾炎或阑尾炎症波及盆腔时可有直肠右前方触痛；若形成盆腔脓肿则可触及痛性肿块。

（三）心理－社会状况

急性阑尾炎发病突然，疼痛逐渐加剧，患者及家属常可产生紧张与焦虑情绪。因此，应了解患者及家属对疾病和手术的认知程度及心理承受能力。

（四）辅助检查

1. 实验室检查　多数患者的血常规检查可见白细胞计数和中性粒细胞比例升高。但新生儿、老年人的白细胞计数可不升高或升高不明显。

2. 影像学检查　①腹部X线检查：钡剂灌肠X线检查可见阑尾不充盈或充盈不全，阑尾腔不规则，72小时后复查仍有钡剂残留，即可诊断慢性阑尾炎。②B超检查：可显示阑尾肿大或脓肿。

（五）治疗要点

绝大多数急性阑尾炎一经确诊，应尽早手术治疗，以降低阑尾穿孔的风险；部分成人急性单纯性阑尾炎可经非手术治疗而痊愈。

1. 非手术治疗　适用于诊断不甚明确或症状比较轻、不愿意手术的单纯性阑尾炎以及病程已经超过72小时、已形成阑尾周围脓肿或有其他手术禁忌证者。主要治疗措施包括应用抗菌药控制感染、禁食、补液或中药治疗等。在非手术治疗期间，密切观察病情，若病情有发展趋势，应及时行手术治疗。

2. 手术治疗　阑尾切除术可采用传统的开腹阑尾切除术，亦可采用腹腔镜下阑尾切除术。根据阑尾炎不同病理类型选择不同手术方式。

看一看15-3

内镜逆行性阑尾炎治疗（endoscopic retrograde appendicitis therapy，ERAT）不开腹，不切阑尾，通过解决急性阑尾炎的病因，来达到治疗阑尾炎的目的，并完整保留了阑尾及其功能。ERAT可判断阑尾腔有无狭窄、梗阻：如阑尾腔无明显狭窄及梗阻，则只需行阑尾腔冲洗即可，冲洗液选用无菌生理盐水及抗生素；若发现阑尾腔狭窄甚或梗阻，则需放置支架，并充分冲洗阑尾腔。ERAT若发现粪石，则行阑尾球囊或网篮粪石取出术，原理同内镜逆行性胰胆管造影术（ERCP）。

（六）几种特殊类型的阑尾炎

1. 小儿急性阑尾炎　小儿阑尾壁薄，管腔小，一旦梗阻而发生血运障碍，容易引起坏疽和穿孔；小儿大网膜较短，不能起到保护作用，穿孔后炎症不容易局限，容易形成弥漫性腹膜炎。病情较成年人严重，高热、呕吐及腹泻明显；可有右下腹固定压痛、肌紧张，但不典型。

2. 老年人急性阑尾炎　老年人痛觉迟钝，大网膜萎缩，又由于老年人阑尾动脉硬化，易导致阑尾缺血坏死。老年人腹痛不强烈，体征不典型，自觉临床表现轻而病理改变重，容易延误诊断和治疗。

3. 妊娠期急性阑尾炎　在妊娠过程中，子宫逐渐增大，盲肠和阑尾的位置也随之向上、向外、向后移位，阑尾炎的压痛部位也随着上移。妊娠后期子宫增大，阻碍大网膜趋近发炎的阑尾，所以阑尾穿孔后感染不易局限，常引起弥漫性腹膜炎。炎症发展易致流产或早产，威胁胎儿和孕妇的安全。

三、常见护理诊断/合作性问题

1. 疼痛　与阑尾炎症刺激腹膜及手术创伤有关。

2. 体温过高　与阑尾炎症有关。

3. 潜在并发症　切口感染、腹腔脓肿、门静脉炎、出血、阑尾残株炎及粘连性肠梗阻等。

四、护理目标

（1）患者腹痛缓解或减轻。

（2）患者体温恢复正常。

（3）患者未发生并发症，或并发症被及时发现并处理。

五、护理措施

（一）非手术治疗/术前护理

1. 体位　卧床休息，宜取半卧位，可放松腹肌，减轻腹部张力，缓解疼痛。

2. 饮食护理 急性单纯性阑尾炎病情较轻者可进流质饮食，病情重者应禁食。禁食期间可静脉补液，以维持水、电解质平衡。

3. 严密观察病情变化 注意观察患者的生命体征、神志、腹部症状和体征，以及实验室检查结果的变化。若病情恶化，应做好手术前准备。如血、尿、便常规，凝血功能及肝、肾、心、肺功能等检查，遵医嘱备皮、皮试、禁食、禁水等。

4. 控制感染 遵医嘱使用有效抗生素，亦可应用中药治疗。

5. 对症护理 高热者物理降温；疼痛明显者给予针刺或遵医嘱应用解痉剂缓解症状，但禁用吗啡或哌替啶，以免掩盖病情；便秘者可用开塞露，禁忌灌肠和使用泻剂，以免阑尾穿孔或炎症扩散。

6. 心理护理 向患者及家属讲解疾病相关知识，减轻或消除其焦虑、恐惧心理，使患者积极配合治疗和护理。

（二）术后护理

1. 体位与活动 根据麻醉方式安置适当体位。生命体征平稳后，采用半卧位，以降低腹壁张力，减轻切口疼痛，有利于呼吸和引流，预防膈下脓肿的形成。术后鼓励患者早期床上活动，如翻身、活动肢体等，待麻醉作用消失后早期下床活动，以促进肠蠕动，防止发生肠粘连。

2. 饮食护理 手术后暂禁食、胃肠减压者，静脉补液，待胃肠蠕动恢复、肛门排气后可逐渐恢复经口饮食，从流质、半流质饮食逐渐过渡到软质普食。一般情况下，术后 3 ~ 4 日可进易消化的普食。勿进食过多甜食、豆制品和牛奶，以免引起腹胀。

3. 严密观察病情变化 定时监测患者的生命体征及腹部症状和体征，加强巡视，倾听主诉，注意有无并发症的相关征象，如有异常，及时通知医生并积极配合处理。

4. 抗生素的应用 术后遵医嘱应用有效抗生素，控制感染。

5. 切口及引流管的护理 保持敷料的清洁、干燥，若被渗血、渗液浸湿或被大小便污染，要及时更换敷料，以免切口感染。若留置腹腔引流，做好引流管的护理，妥善固定，保持通畅，严格无菌，观察引流液的颜色、量、性状等，引流量较少，患者体温及血常规恢复正常，考虑拔管，一般 1 周左右拔管。

6. 并发症的防治及护理

（1）切口感染　是阑尾炎术后最常见的并发症。表现：术后 2 ~ 3 日体温升高，切口疼痛或跳痛，局部红肿、压痛等。处理：先试穿抽出脓液或于波动处拆除缝线，排出积脓，放置引流，定期换药，应用抗生素、理疗等。

（2）粘连性肠梗阻　较常见。表现：慢性不完全性肠梗阻。一般可非手术治疗，病情严重者应手术治疗。其预防措施：术后早期离床活动。

练一练15-6

患者，男，50 岁。急性化脓性阑尾炎行阑尾切除术后 1 日。护士要求患者早日下床活动，其最主要目的是（　）。

A. 有利于伤口愈合　　B. 预防血栓性静脉炎　　C. 预防肺不张

D. 防止肠粘连　　E. 预防压疮

答案解析

（3）出血　常发生在术后 24 小时内。多因阑尾系膜结扎线脱落引起系膜血管出血。表现为腹痛、腹胀和失血性休克等。一旦发生出血，立即吸氧并通知医生，输血、补液，并做好急诊手术止血的术前准备。

（4）阑尾残株炎　阑尾切除时若残端保留过长超过1cm，术后复发炎症，表现为阑尾炎的症状，X线钡剂检查可明确诊断。症状较重者行手术治疗。

（5）粪瘘　较少见。发生的原因较多，如结扎线脱落，术中误伤盲肠等。表现为术后数日内切口处排出粪臭分泌物，持续低热、腹痛。一般采用保守治疗和常规护理，经换药等非手术治疗后瘘多可自行愈合。如病程超过3个月，经久不愈合时，可手术治疗。

（6）腹腔脓肿　多发生于化脓性或坏疽性阑尾炎术后，由腹腔残余感染或阑尾残端处理不当所致。常发生于术后5～7日，表现为体温持续升高或下降后又上升，有腹痛、腹胀、腹部肿块，腹肌紧张及腹部压痛；部分患者表现为直肠、膀胱刺激征及全身中毒症状。B超、CT检查可协助定位。处理：①可采取半坐卧位，以利于腹腔内渗液积聚于盆腔或引流，减少中毒反应。②一经确诊，应配合医师做好超声引导下穿刺抽脓、冲洗或置管引流，必要时遵医嘱做好手术切开引流的准备。③引流者保持引流管通畅。④遵医嘱应用足量、有效的抗生素，以控制感染、促进脓肿局限和吸收。⑤密切观察病情变化。

（三）健康指导

（1）保持良好的饮食、卫生及生活习惯，餐后避免剧烈运动，尤其跳跃、奔跑等活动。

（2）告知患者及时治疗胃肠道炎症或其他疾病。

（3）术后早期下床活动，防止发生粘连性肠梗阻。

（4）注意自我监测，发生急性腹痛、腹胀、恶心、呕吐等不适时及时就诊。

（5）阑尾周围脓肿患者3个月后再行阑尾切除术。

六、护理评价

通过治疗和护理，患者是否：①腹痛得到缓解或控制；②体温恢复正常；③未发生并发症，或并发症被及时发现并处理。

护爱生命15-6

阑尾炎，是外科中比较常见的急症，一旦发生，往往都需要外科手术治疗，您或许不知道，我国传统中医中药其实对该病也有较好的疗效，让阑尾免去刀割之苦！

急性阑尾炎属于中医学所称的“肠痈”范围。本病往往由于脾胃功能失于调节，再加上其他诱因，如饮食不节、突然奔跑等而发病。初期邪正相争于肠内，加上郁热，使气血蕴积不得通畅，结聚而成痈；如果积热不能散泄，血肉腐败，便化而成脓，本病为实证、热证。要治愈阑尾炎，可采用针刺、服药、外敷等综合治疗。国医大师邓铁涛先生在治疗急性阑尾炎、慢性阑尾炎、妊娠期阑尾炎上有其独特的见解。

目标检测15-6

答案解析

1. 急性阑尾炎最重要的体征是（　）。

A. 右下腹有固定压痛点

B. 结肠充气试验（+）

C. 腰大肌试验（+）

D. 闭孔内肌试验（+）

E. 直肠右前方触痛

2. 关于阑尾炎，宜采取非手术治疗的是（　）。

A. 小儿阑尾炎
B. 急性化脓性阑尾炎
C. 老年人阑尾炎
D. 妊娠期阑尾炎
E. 局限性阑尾周围脓肿

3. 关于特殊类型阑尾炎，不正确的叙述是（ ）。
A. 小儿急性阑尾炎易发生坏死穿孔
B. 小儿急性阑尾炎应及早手术治疗
C. 老年人急性阑尾炎宜保守治疗
D. 妊娠期急性阑尾炎压痛点可上移
E. 妊娠期阑尾穿孔后易引起弥漫性腹膜炎

4. 麦氏点的位置在（ ）。
A. 脐与右髂前上棘连线的中点
B. 脐与右髂前上棘连线中内1/3 交界处
C. 脐与右髂前上棘连线中外1/3 交界处
D. 脐与左髂前上棘连线中内1/3 交界处
E. 脐与左髂前上棘连线中外1/3 交界处

5. 患者，女，28 岁，诊断为阑尾周围脓肿，患者行阑尾切除的时间应在体温正常后（ ）。
A. 1 个月 B. 2 个月 C. 3 个月 D. 4 个月 E. 6 个月

6. 患者，男，56 岁，1 天前出现转移性右下腹痛，麦氏点有固定的压痛，现腹痛突然加剧，范围扩大，腹部有肌紧张。应考虑是（ ）。
A. 单纯性阑尾炎
B. 化脓性阑尾炎
C. 坏疽性阑尾炎
D. 阑尾周围脓肿
E. 阑尾穿孔腹膜炎

7. 患者，男，25 岁，诊断为化脓性阑尾炎。患者出现腹肌紧张，说明炎症已累及（ ）。
A. 阑尾肌层 B. 阑尾腔黏膜 C. 脏层腹膜 D. 壁层腹膜 E. 盲肠

8. 患者，女，18 岁。因急性阑尾炎需急诊手术。患者表现十分害怕，焦虑不安，食欲差，失眠。急诊护士应首先考虑给予（ ）。
A. 饮食指导
B. 心理护理
C. 观察病情表现
D. 术前常规护理
E. 镇静药物

9. 患者，男，18 岁。因恶心、呕吐、脐周疼痛 5 小时后开始右下腹疼痛，急诊收入院。诊断为急性化脓性阑尾炎。首选的治疗方法是（ ）。
A. 禁食 B. 胃肠减压 C. 应用抗生素 D. 手术 E. 补液

10. 患者，男，30 岁，7 小时前行阑尾切除术。现患者主诉下腹胀痛，护士观察其下腹膀胱区隆起。该患者目前最主要的护理问题是（ ）。
A. 便秘 B. 体液过多 C. 疼痛 D. 尿潴留 E. 有感染的危险

（高 薇）

书网融合……

重点回顾 微课

PPT

第七节　大肠癌患者的护理

学习目标

知识目标：

1. **掌握**　大肠癌患者的主要身体状况、护理措施。
2. **熟悉**　大肠癌患者的治疗要点。
3. **了解**　大肠癌的健康史、辅助检查。

技能目标：

学会结肠造口护理技术并能指导患者使用。

素质目标：

护理患者时表现出对患者的同情、尊重与关爱。

导学情景

情景描述：患者，男，54岁。近2个月无明显诱因出现粪便表面带血及黏液的现象，伴大便次数增多、大便形状变细，常有排便不尽感。入院检查，经内镜确诊为直肠癌。拟行Miles手术。

情景分析：结合患者的症状、体征以及实验室检查结果，初步诊断为直肠癌。护士应及时评估患者的病情变化，为医生的诊断提供有效的依据。同时掌握大肠癌患者的围手术期护理措施，为患者提供优质护理，防治并发症，促进患者早日康复。

讨论：直肠癌早期主要有什么表现？手术前肠道应做哪些准备？

学前导语：大肠癌是北美、欧洲及澳洲等发达国家发病率较高的癌肿之一。但近年来，随着生活方式以及饮食结构的西方化，我国大肠癌的发病率及死亡率亦逐年增长，且30%以上的患者就诊时已属晚期。所以作为临床护士需要熟悉基本护理措施和正确对患者进行健康宣教。

大肠癌是结肠癌（carcinoma of colon）和直肠癌（carcinoma of rectum）的总称，发生在结肠和直肠黏膜上皮细胞，为常见的消化道恶性肿瘤之一。发病年龄多为40～60岁。在我国以直肠癌最为多见，乙状结肠癌次之。

一、病理

1. 大体分型　①溃疡型：是大肠癌最常见的类型。肿瘤向肠壁深层生长并向周围浸润，表面有溃疡，转移出现早，恶性程度高。②肿块型（隆起型）：肿瘤向肠腔生长，好发于右侧结肠，特别是盲肠，生长缓慢，转移较晚，恶性程度低。③浸润型：肿瘤沿肠壁浸润生长，易引起肠腔狭窄和梗阻，多发生于左侧结肠，转移早，恶性程度高，预后差。

2. 组织学分类　①腺癌：是大肠癌最常见的类型。②黏液癌：预后较腺癌差。③未分化癌：预后最差。

3. 转移途径　①直接浸润：如乙状结肠癌常侵犯膀胱、子宫、输尿管。②淋巴转移：是大肠癌主要的转移途径。③血行转移：多见于肝，其次为肺、骨等。④种植转移：脱落的癌细胞也可在腹腔种植转移。

看一看15-4

大肠癌临床病理分期，普遍采用 Dukes 分期法。

A 期：癌肿浸润深度限于肠壁内，未穿出深肌层，无淋巴结转移。

B 期：癌肿超出浆肌层，亦可侵入浆膜外或肠外周围组织，但尚能整块切除，无淋巴结转移。

C 期：癌肿侵犯肠壁全层，伴有淋巴结转移。

D 期：癌肿已侵犯邻近脏器且有远处转移。

二、护理评估

（一）健康史

大肠癌的确切发病原因目前尚不清楚，据流行病学调查结果和临床观察分析，可能与以下因素有关。

1. 饮食习惯 长期摄入高脂、高蛋白、低纤维素食物以及过多摄入腌制食品；缺乏适度的体力活动，导致肠蠕动功能下降，使粪便通过肠道速度减慢，使致癌物质与肠黏膜接触时间延长，增加致癌作用。

2. 遗传因素 如家族性肠息肉病、遗传性非息肉病性结直肠癌的突变基因携带者以及散发性大肠癌患者家族成员的大肠癌发病率高于正常人。

3. 癌前病变 如家族性肠息肉病、大肠腺瘤；大肠慢性炎症性疾病史（如溃疡性结肠炎、克罗恩病、血吸虫性肉芽肿），使肠黏膜处于反复破坏和修复状态而易发生癌变。

（二）身体状况

大肠癌患者早期多无症状或症状不明显，易被忽视。随着病程的发展与病灶的增大，症状逐渐出现。大肠癌因其发病部位不同而表现出不同的临床症状及体征。

1. 结肠癌

（1）排便习惯和粪便性状改变 最早出现的症状，多表现为排便次数增多、腹泻与便秘交替出现、粪便带脓血或黏液等。

（2）腹痛 也是早期症状之一，常为定位不确切的持续性隐痛，或仅为腹部不适或腹胀感，晚期合并肠梗阻时则表现为腹痛加重或出现阵发性绞痛。

（3）腹部肿块 晚期癌肿较大时，可在腹部扪及肿块，质地坚硬，呈结节状。如癌肿穿透并发感染，肿块固定，且有明显的压痛。应注意，有时触及的肿块是梗阻近侧肠腔内的积粪。

（4）肠梗阻 晚期可发生慢性不完全性结肠梗阻。

（5）全身症状 由于癌肿溃烂、慢性失血、感染、毒素吸收等原因，患者可出现贫血、消瘦、乏力、低热等，晚期可出现肝大、黄疸、腹水、锁骨上淋巴结肿大及恶病质等。

由于癌肿病理类型和部位的不同，临床表现也有区别，一般右侧结肠癌以全身症状、贫血、腹部肿块、腹泻与便秘常交替出现为主，左侧结肠癌则以慢性肠梗阻、血便等症状为主。

2. 直肠癌

（1）直肠刺激征 便意频繁及排便习惯改变，肛门坠胀、里急后重、排便不尽感，晚期有下腹痛。

（2）黏液血便 为癌肿破溃感染症状。多为鲜红或暗红色黏液血便，或脓血便。

（3）肠腔狭窄症状 癌肿侵犯肠管致狭窄时，可出现粪便变形、变细。若造成肠腔部分梗阻，有腹痛、腹胀、肠鸣音亢进等肠梗阻的表现。

（4）晚期症状　癌肿侵犯前列腺、膀胱，可出现尿频、尿痛、血尿等；侵犯骶前神经可出现骶尾部剧烈持续性疼痛；晚期患者出现肝转移时，可有腹水、肝大、黄疸、贫血、消瘦、水肿、恶病质等表现。

想一想15-7

大肠癌患者的症状和体征有哪些？

答案解析

（三）心理-社会状况

大肠癌患者具有恶性肿瘤患者的心理反应，因此，应了解患者和家属能否接受制订的手术方案，尤其是需做人工肛门的患者，有无因自我形象受到损害而失去对生活、工作的信心；了解患者家属对患者手术和后续治疗的支持程度和经济承受能力。

（四）辅助检查

1. 直肠指检　是直肠癌的首选检查方法。在我国70%以上的直肠癌患者经直肠指检可触及，直肠指检可了解癌肿的部位、大小、范围、距肛缘的距离、活动程度以及与周围组织的关系等。

2. 实验室检查

（1）粪便隐血试验　可作为大规模普查时或对高危人群进行大肠癌初筛的手段，阳性者再做进一步检查。

（2）血液检查　血清癌胚抗原（CEA）测定对大肠癌的诊断有一定价值，主要用于预测大肠癌的预后和监测复发。

3. 影像学检查

（1）钡剂灌肠X线检查　是结肠癌的重要检查方法，能判断结肠癌的位置，并能了解有无多发性癌及结直肠息肉病等。

（2）B超检查　能显示腹部肿块、淋巴结或肝转移等情况，大肠癌患者应常规进行B超检查以早期发现肝转移。

（3）CT检查　可了解结肠癌的腹部肿块或肿大淋巴结情况；直肠癌盆腔内扩散情况，有无侵犯膀胱、子宫及盆壁。可帮助判断有无肝转移等。

4. 内镜检查　可通过肛门镜、乙状结肠镜或纤维结肠镜检查，可在直视下观察病灶的部位、大小、形态、肠腔狭窄的程度等，并可取活组织做病理检查，是确诊大肠癌最有效、可靠的方法。

练一练15-7

具有预测直肠癌预后及监测复发作用的指标是（　）。

A. 神经元特异性烯醇化酶（NSE）测定
B. 癌胚抗原（CEA）测定
C. T谷氨酸转肽酶（GGT）测定
D. 鳞状细胞癌抗原（SCC）测定
E. 癌抗原-50（CA-50）测定

答案解析

（五）治疗要点

大肠癌的治疗是以手术切除为主的综合治疗。

1. 手术治疗

（1）结肠癌根治性手术　切除范围包括癌肿所在的肠袢及其系膜和区域淋巴结。根据癌肿部位，可选择右半结肠切除术、横结肠切除术、左半结肠切除术、乙状结肠癌的根治切除术。

(2) 直肠癌根治术　切除的范围应包括癌肿、足够的两端肠段、已侵犯的邻近器官的部分或全部、四周可能被浸润的组织及全直肠系膜和淋巴结清扫。

1) 局部切除　适用于早期瘤体小、局限于黏膜或黏膜下层、分化程度高的直肠癌。

2) 经腹直肠癌切除术（直肠低位前切除术、Dixon 手术）　是目前应用最多的直肠癌根治性手术，适用于距齿状线 5cm 以上的直肠癌。保留正常肛门（图 15-8）。

3) 腹会阴联合直肠癌根治术（Miles 手术）　主要适用于腹膜返折以下的直肠癌。不保留肛门，于左下腹行永久性乙状结肠造口（图 15-9）。

4) 经腹直肠癌切除、近端造口、远端封闭手术（Hartmann 手术）　适用于全身一般情况很差，不能耐受 Miles 手术，或急性梗阻不宜行 Dixon 手术的直肠癌患者。

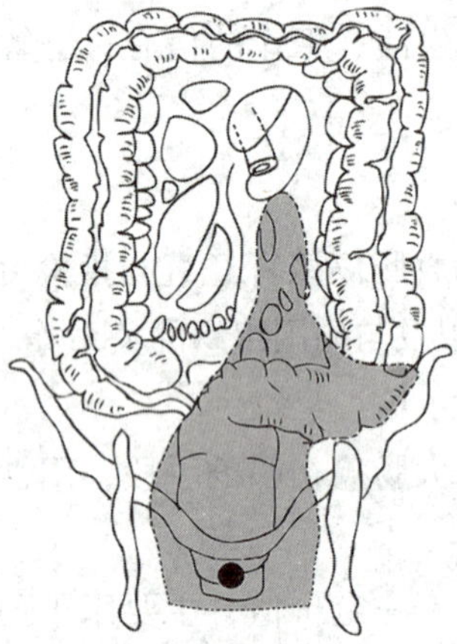

图 15-8　Dixon 手术

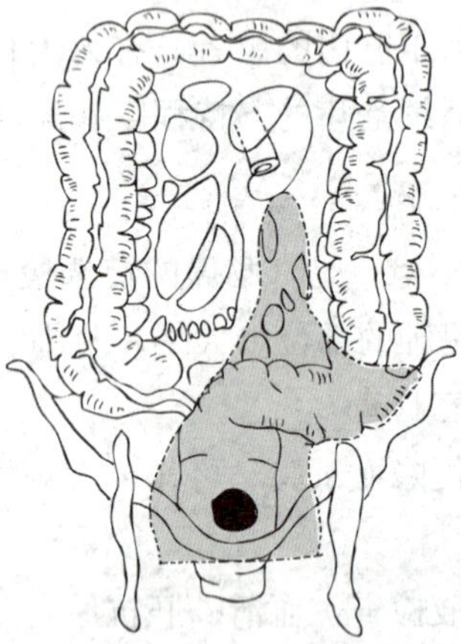

图 15-9　Miles 手术

2. 化学治疗　可作为大肠癌根治性手术的辅助治疗，能提高生存率。

3. 放射治疗　可作为直肠癌手术切除的辅助疗法，有提高疗效的作用，手术前放疗可以提高手术切除率、降低患者的手术后复发率；手术后放疗仅适用于直肠癌晚期患者、手术未达到根治或手术后局部复发的患者。

4. 其他治疗　中医药治疗可配合化疗、放疗或手术后治疗，以减轻不良反应；基因治疗、靶向治疗、免疫治疗等，目前尚处于开发、研究阶段。

三、常见护理诊断/合作性问题

1. 焦虑或恐惧　与对恶性肿瘤治疗缺乏信心及担心结肠造口影响生活和工作等有关。

2. 营养失调：低于机体需要量　与癌肿慢性消耗、手术创伤、放化疗反应等有关。

3. 自我形象紊乱　与结肠造口后排便方式改变有关。

4. 知识缺乏　缺乏有关术前准备知识及结肠造口术后的护理知识。

5. 潜在并发症　切口感染、吻合口瘘、造口并发症等。

四、护理目标

(1) 患者焦虑、恐惧减轻。

(2) 患者的营养得到及时补充，营养状况好转。

(3) 患者能适应新的排便方式，并自我认可。

(4) 患者能掌握疾病相关知识，学会自我护理人工肛门。

（5）患者未发生并发症，或并发症被及时发现并处理。

五、护理措施

（一）非手术治疗患者及术前护理

1. 一般护理 鼓励患者进食高热量、富含维生素、易消化的少渣饮食；必要时可少量多次输血，以纠正贫血和低蛋白血症。出现肠梗阻的患者有明显脱水时，应及时纠正水、电解质及酸碱平衡紊乱，提高机体对手术的耐受力。

2. 病情观察 观察患者生命体征，注意有无脱水、出血等征象；观察腹痛、腹胀及排便情况；了解有无肠梗阻征象。

3. 对症护理

（1）肠道准备 是大肠癌手术前护理的重点，目的是为了减少手术中污染，防止手术后腹胀和切口感染，有利于吻合口愈合。

1）控制饮食 术前3日进少渣半流质饮食，术前1～2日改流质饮食，以减少粪便。新兴饮食准备为术前3日起口服全营养制剂，每日4～6次，至术前12小时，能减少粪渣形成，同时有利于肠黏膜的增生和修复。肠梗阻的患者应禁食、补液。

2）清洁肠道 一般于术前1日进行，不建议传统的三日法肠道准备。①导泻法：高渗性导泻常用制剂为甘露醇、硫酸镁等，其在肠道中几乎不吸收，口服后使肠腔内渗透压升高，吸收肠壁水分，使肠道内容物剧增，刺激肠蠕动，导致腹泻。但甘露醇在肠道内可被细菌酵解，产生易爆气体，因此，手术中使用电刀时应注意。等渗性导泻目前临床上应用较广，常用制剂为复方聚乙二醇电解质散溶液，其通过分子中的氢键与肠腔内水分子结合，增加粪便含水量及灌洗液的渗透浓度，刺激小肠蠕动增加，以达到清洁肠道的作用；于术前12～24小时口服2000～3000ml，开始口服速度宜快，鼓励患者多饮水，直至排出的粪便无渣、呈清水样为止，全程需3～4小时；年老体弱、心肾等脏器功能不全及肠梗阻者不宜选用。中药导泻常用番泻叶泡茶饮用及口服蓖麻油等。②灌肠法：目前临床多主张采用全肠道灌洗法，对年老体弱者无法耐受、心肾等重要器官功能障碍者或灌洗不充分时，可考虑配合灌肠法，洗至粪便清水样为止；可用甘油灌肠剂、磷酸钠灌肠剂等。直肠癌肠腔狭窄者，灌肠时应在直肠指检引导下或直肠镜直视下，选用细肛管，轻柔插入，切忌动作粗暴，禁用高压灌肠，以避免癌细胞扩散。目前临床上较少采用反复清洁灌肠的肠道清洁方法。

3）抑制肠道细菌 手术前2～3日口服肠道不吸收的抗生素，如庆大霉素、甲硝唑等，以抑制肠道细菌；由于控制饮食及服用肠道抑菌药物，使维生素K的合成、吸收减少，故应于术前3日开始补充维生素K。

（2）其他准备 直肠癌患者手术前2日每晚用1∶5000高锰酸钾溶液坐浴；女性患者若肿瘤已侵犯阴道后壁，遵医嘱予手术前3日每晚冲洗阴道，以备手术中切除子宫及阴道。手术日晨放置胃管和留置导尿管。

4. 心理护理 尊重和主动关心患者，加强沟通，根据病情做好安慰、解释工作。帮助患者认识到结肠造口是延续生命的必需措施，它虽然改变了正常的排便模式，但是通过术后正确的自我护理，可以跟正常人一样工作和生活。应保持良好的心态迎接手术及术后的新生活。

（二）手术后护理

1. 一般护理

（1）体位 病情平稳后，宜改为半卧位，以利呼吸和引流。

（2）饮食与营养 禁饮、禁食，持续胃肠减压，通过静脉补充水、电解质及营养。准确记录24小时出入量，防止体液失衡。手术后2～3日肠蠕动恢复、肛门排气或结肠造口开放后可停止胃肠减压，进流质饮食。如无不良反应，可逐步改为半流质饮食，手术后2周左右可进普食。食物应以高蛋白、高热量、富含维生素及易消化的少渣食物为主。

2. 病情观察 每半小时观察患者的意识并测量血压、脉搏、呼吸1次，做好记录。病情稳定后，酌情延长间隔时间。

3. 对症护理

（1）引流管护理 要保持腹腔引流管通畅，避免受压、扭曲、堵塞；密切观察并记录引流液的颜色、性状、量等，一般引流管放置5～7日，当引流管引流量少、性状无异常时，可拔除。

（2）并发症护理

1）切口感染 监测患者的生命体征，密切观察伤口情况，注意有无红肿、压痛等感染现象，保持敷料干燥、清洁，如敷料渗湿，应及时更换。有会阴部切口者，术后4～7日用1∶5000高锰酸钾温水坐浴，每日2次。

2）吻合口瘘 可因肠道准备不充分、患者营养状况差、术中误伤、吻合口缝合过紧等所致。表现为突发腹痛或腹痛加重，部分患者有明显腹膜刺激征等。护理过程中注意为避免术后刺激吻合口影响愈合，术后7～10日内切忌灌肠；应严密观察有无吻合口瘘的表现，一旦发现应禁饮食、胃肠减压，行盆腔持续灌洗、负压吸引，给予营养支持，必要时手术处理。

（3）留置导尿管护理 直肠癌根治性手术后，导尿管一般放置1～2周。做好导尿管护理，如冲洗膀胱、尿道口护理等，防止尿路感染；拔管前先试行夹管，每4～6小时或患者有尿意时开放，以训练膀胱舒缩功能。

（4）排便护理 大肠癌术后，尤其是Dixon手术后患者，可出现排便次数增多或排便失禁。应指导患者调整饮食；进行肛门括约肌舒缩练习；便后清洁肛门，并在肛周皮肤涂抹氧化锌软膏以保护皮肤。

（5）结肠造口的护理 是手术后护理的重点。结肠造口又称人工肛门，是近端结肠固定于腹壁外面形成的粪便排出通道。

1）造口开放前的护理 造口外敷凡士林或生理盐水纱布保护，及时更换外层渗湿敷料，防止感染。注意观察有无肠管回缩、出血、坏死等现象。

2）造口开放后的护理 ①一般术后2～3日，肠蠕动恢复后造口开放。观察造口肠管血液循环情况，有无肠黏膜颜色变暗、发紫、发黑等异常，防止造口肠管坏死、感染。②患者术后2～3日内应取造口侧卧位，防止造口流出物污染腹部切口。用塑料薄膜隔开造口与腹壁切口，起到保护腹壁切口、防止感染的作用。③造口开放初期，保持造口周围皮肤清洁、干燥，及时用中性皂液或0.5%氯己定溶液清洁造口周围皮肤，再涂上氧化锌软膏，起到保护皮肤的作用；观察造口周围皮肤有无红、肿、破溃等现象。每次造口排便，以凡士林纱布覆盖外翻的肠黏膜，外盖厚敷料，起到保护作用。

3）正确使用造口袋（人工肛门袋） 造口与皮肤愈合后改用造口袋，造口袋有一件式和二件式两种。①选择造口合适的造口袋。袋口对准造口贴紧，袋囊朝下，用有弹性的腹带固定。②及时更换造口袋：造口袋内充满1/3排泄物，应更换造口袋；同时，清洁造口周围皮肤，观察皮肤变化。③除使用一次性造口袋外，患者可备3～4个非一次性造口袋用于更换。用过的造口袋可用中性洗涤剂和清水洗净，或用1∶1000氯己定溶液浸泡30分钟，擦干、晾干备用。

4）饮食指导 ①恢复饮食后，应注意摄入蔬菜、水果，适当增加活动量，保持排便通畅。②避免进食胀气性（如豆类、山芋等）或有刺激性气味（洋葱、大蒜等）的食物。③注意饮食卫生，避免食物中毒等原因引起的腹泻。④避免进食易引起便秘的食物。

5）并发症的观察与预防　①造口狭窄：造口处拆线愈合后，每日扩张造口 1 次，防止造口狭窄；每次操作前，指套涂液状石蜡，沿肠腔方向逐渐深入，动作轻柔，避免暴力，以免损伤造口或肠管。同时观察患者有无恶心、呕吐，腹痛、腹胀，停止排气、排便等肠梗阻症状。②便秘：患者术后 1 周，应下床活动，锻炼定时排便习惯，防止便秘。③其他并发症：造口出血、造口缺血坏死、造口回缩、造口脱垂、造口瘘管形成、粪水性皮炎等，注意观察，发现后给予相应处理。

4. 心理护理　术后患者的心理问题主要源自结肠造口。应帮助患者正视并参与造口的护理，了解结肠造口治疗的必要性，避免不良情绪。鼓励患者进行结肠造口的自我护理，适应新的生活方式，重塑自我形象，增强生活的信心与勇气，积极配合治疗，促进患者身心康复。

（三）健康指导

1. 防癌教育　告知患者合理搭配膳食营养，避免高脂肪、高动物蛋白饮食，多食新鲜蔬菜与水果；积极预防和治疗血吸虫病及大肠癌的癌前期疾病，如大肠息肉、腺瘤、溃疡性结肠炎、结肠克罗恩病等；积极参与防癌普查工作。

2. 教会患者结肠造口的护理　①介绍结肠造口的护理方法和护理用品。②指导患者出院后扩张造口，每 1 ~ 2 周扩张造口 1 次，持续 2 ~ 3 个月。③指导患者用适量温水（500 ~ 1000ml）经导管灌入造口内，定时进行结肠造口灌洗以训练有规律的肠道蠕动，从而养成类似于正常人的排便习惯。④若发现造口狭窄或排便困难，及时就诊。

3. 饮食指导　合理安排饮食，应摄入产气少、易消化的少渣食物，忌生冷、辛辣等刺激性食物，避免饮用碳酸饮料；饮食必须清洁卫生，积极预防腹泻或便秘。

4. 出院随访　定期随访，一般在手术后每 3 ~ 6 个月复查 1 次。继续化疗的患者要定期检查血常规，尤其是白细胞和血小板计数。

六、护理评价

通过治疗和护理，患者是否：①情绪稳定；②营养状况改善；③正视造口，与他人正常交往，能够进行有效的自我调解；④未发生并发症，或并发症被及时发现并处理。

护爱生命15-7

“造口人”的身体外形发生了变化，排泄物不能随意控制，在社交、饮食、异味处理、造口袋的使用以及其他问题上给患者带来的困扰，有的人甚至对生活感到悲观失望，对前途失去信心。因此，造口人士作为社会上特殊群体，需要家人的关爱，需要社会帮助，需要康复指导，更需要人们的理解和社会的认可与支持。为了引起全世界对肠造口患者的关注和了解，国际造口协会（IOA）建议，把 1993 年 10 月的第 1 个星期六（10 月 2 日）定为世界造口日，通过“世界造口日”活动，来为造口人士献爱心，并使世界各地的造口人士认识到相互帮助的重要性，并自觉组织起来，通过不同的训练方法进行自我锻炼，促使身体康复，以提高生活质量。世界造口日每 3 年组织一次活动，均在 10 月的第 1 个星期六。

目标检测15-7

答案解析

1. 结肠癌发生血行转移，多转移至（　）。
   A. 肺　　B. 脑　　C. 肝　　D. 肾　　E. 脊椎

2. 患者，男，56 岁，近 3 个月来排便次数增多，每日 3～4 次，黏液脓血便，有里急后重感，首选的检查方法是（　）。

A. B 超　　B. X 线钡剂灌肠　　C. 直肠指检　　D. 结肠镜　　E. 血清癌胚抗原

3. 直肠癌早期诊断最简便易行的方法是（　）。

A. 钡灌肠 X 线检查　　B. B 超
C. 直肠检查　　D. 观察大便形状的改变
E. 直肠镜及乙状结肠镜检查

4. 患者，女，36 岁，因降结肠癌行左半结肠切除术，术后严禁进行的护理操作是（　）。

A. 留置导尿管患者每日 2 次进行尿道口护理　　B. 定期挤压引流管，保持引流管通畅
C. 麻醉恢复后改为半卧位　　D. 保持切口周围清洁、干燥
E. 术后 1 周内出现肠梗阻症状及时进行灌肠

5. 直肠癌根治术前的特殊护理是（　）。

A. 心理护理　　B. 肠道准备　　C. 清洁皮肤　　D. 补充营养　　E. 留置尿管

6. 患者，男，57 岁，直肠癌行 Miles 手术。术后 10 日，患者出现腹部胀痛、恶心。腹壁造口检查：肠壁浅红色，弹性差，可伸入一小指。该患者可能出现的术后并发症是（　）。

A. 造口肠段血运障碍　　B. 吻合口瘘
C. 肠粘连　　D. 造口狭窄
E. 便秘

7. 给直肠癌患者行手术前肠道准备时，需要给患者补充维生素 K 是因为（　）。

A. 血小板减少　　B. 凝血酶原减少
C. 体内维生素总量减少　　D. 血红蛋白量减少
E. 肠道菌群被抑制而影响维生素 K 的吸收

8. 结肠癌最早出现的临床表现多为（　）。

A. 排便习惯及粪便性状改变　　B. 腹痛
C. 肠梗阻症状　　D. 腹部肿块
E. 贫血

9. 对于直肠癌患者，当癌肿距齿状线 5cm 以上时，宜采用的手术方式为（　）。

A. 经腹会阴联合直肠癌根治术　　B. 短路手术
C. 结肠造瘘术　　D. 经腹直肠癌切除术
E. 肿瘤切除、乙状结肠造瘘、不保留肛门

10. 直肠癌最主要的病理类型为（　）。

A. 鳞状细胞癌　　B. 棘细胞癌　　C. 基底细胞癌　　D. 腺癌　　E. 类癌

（张　甜）

书网融合……

重点回顾　　微课

PPT

第八节　直肠肛管良性疾病患者的护理

学习目标

知识目标：

1. 掌握　直肠肛管良性疾病患者的身体状况、常见护理诊断/合作性问题、护理措施。

2. 熟悉　直肠肛管良性疾病患者的治疗要点、痔的分类。

3. 了解　直肠肛管良性疾病的常见临床病理类型、健康史、发病机制、辅助检查。

技能目标：

学会运用护理程序，对患者实施整体护理。

素质目标：

具有同理心，懂得关心爱护患者。

导学情景

情景描述：患者，男，46岁，3年前出现排便时滴血，有鲜血覆盖于大便表面，并有肿块脱出肛门，便后可自行回纳。数月前患者发现排便时肿块脱出肛门后不能自行回纳，需用手将其推回。一日前，患者排便后肿块脱出肛门，无法用手回纳并伴有剧烈疼痛。查体：肛门可见一红色肿块，有触痛，无法回纳。

情景分析：结合患者的症状及体征，医生的初步诊断为内痔并嵌顿。护士应及时评估患者的病情变化，为医生的诊断提供有效的依据。同时掌握内痔患者的围手术期护理措施，为患者提供优质护理，防治并发症，促进患者早日康复。

讨论：请问患者存在哪些主要护理诊断/合作性问题？若进行手术治疗，应实施哪些护理？

学前导语：痔是临床常见的直肠肛管良性疾病之一，若能及时就诊，大多数患者会治愈或得到缓解，反之则会加重病情，所以作为临床护士需要有同理心，懂得关心爱护患者。

一、常见临床病理类型

（一）痔 微课

痔（hemorrhoid）是直肠末端黏膜下或肛管皮肤下静脉丛发生淤血扩张和迂曲而形成的静脉团，是一种常见的直肠肛管良性疾病。任何年龄均可发病，但随着年龄的增长，发病率会增高。

按痔所在部位不同可分为内痔、外痔和混合痔（图15-10）。

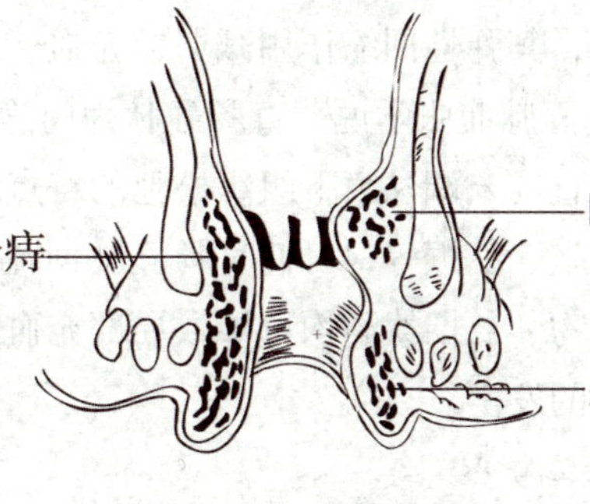

图15-10　痔的分类

1. 内痔　位于齿状线以上，肛垫内纤维弹力结构破坏，静脉丛发生病理改变，肛垫发生病理性肥大及移位而形成痔。表面由直肠黏膜覆盖。内痔好发于截石位3、7、11点。

2. 外痔　位于齿状线以下，由直肠下静脉丛的病理性扩张或血栓形成。表面由肛管皮肤覆盖。外痔可分为血栓性外痔、结缔组织外痔、静脉曲张性外痔及炎性外痔，其中血栓性外痔最为常见。

3. 混合痔 位于齿状线上、下，由内痔与外痔静脉丛相互吻合扩张形成。表面由直肠黏膜和肛管皮肤覆盖。

（二）肛裂

肛裂（anal fissure）是齿状线以下的肛管皮肤层裂伤后形成的缺血性小溃疡，溃疡经久不愈，常引起肛周疼痛。好发于肛管后正中线，以青、中年人多见。

1. 急性肛裂 病程短，裂口边缘整齐，基底浅、色红、有弹性、没有瘢痕形成。

2. 慢性肛裂 因反复受损伤、感染，裂口边缘纤维化增厚、不整齐，其基底深、肉芽组织呈灰白色、质硬。

（三）直肠肛管周围脓肿

直肠肛管周围脓肿（perianorectal abscess）是指直肠肛管周围软组织或其周围间隙发生的急性化脓性感染，并形成脓肿。多数脓肿破溃或切开后常形成肛瘘。直肠肛管周围炎症急性期表现为直肠肛管周围脓肿，慢性期则表现为肛瘘。

根据其发生部位不同，可分为肛门周围脓肿、坐骨肛管间隙脓肿、骨盆直肠间隙脓肿、高位肌间脓肿、直肠后间隙脓肿、黏膜下脓肿等。

（四）肛瘘

肛瘘（anal fistula）是指肛门周围的肉芽肿性通道，由内口、瘘管及外口三部分组成。瘘管内口多位于肛窦内，外口位于肛门周围皮肤。肛瘘多见于青壮年男性。

1. 根据瘘管位置分类 ①低位瘘：瘘管位于外括约肌深部以下。②高位瘘：瘘管位于外括约肌深部以上。

2. 根据瘘口和瘘管的数量分类 ①单纯性肛瘘：只有一个瘘管。②复杂性肛瘘：有多个瘘口和瘘管。

3. 根据瘘管与括约肌的关系分类 可分为肛管括约肌间型、经肛管括约肌型、肛管括约肌上型和肛管括约肌外型。

二、护理评估

（一）痔

1. 健康史 痔的形成与多种因素有关，主要为肛垫下移学说和静脉曲张学说。

（1）肛垫下移学说 肛垫为在肛管和直肠末端黏膜下的一种特殊组织结构，由静脉丛、平滑肌、结缔组织及弹性组织构成，其功能为协助肛门的正常闭合，起到节制排便的作用。正常情况下，排便时受压使肛垫被推向下移，排便后肛垫可自行缩回到肛管内。反复便秘、腹内压增高时，肛垫发生松弛、断裂，其弹性回缩作用减弱，充血、下移形成痔。

（2）静脉曲张学说 直肠静脉为门静脉系统的属支，其具有无静脉瓣，直肠上、下静脉丛管壁薄，位置浅，直肠末端黏膜下组织松弛的特点，故易发生血液淤积和静脉曲张。当腹内压增高时，如便秘、久站、久坐、妊娠等，可使直肠静脉回流受阻，血液淤积，静脉扩张而形成痔。除此之外，进食大量刺激性食物、长期饮酒均可导致局部充血；肛周感染可导致静脉周围炎，使静脉壁纤维化，失去弹性，可引起痔的发生。

2. 身体状况

（1）内痔 主要表现为无痛性间歇性便血及痔块脱出。合并血栓形成、嵌顿及感染时，可伴有肛门剧烈疼痛。临床上将内痔分为四期。

Ⅰ期：排便时带血、滴血或喷射状出血，便后自行停止，无痔块脱出肛门。

Ⅱ期：排便时出血，量大甚至喷射而出；排便时痔块脱出肛门，便后自行回纳。

Ⅲ期：偶有便血，腹内压增加或排便时痔块脱出肛门，不能自行回纳，需用手将其回纳。

Ⅳ期：偶有便血，痔块长期脱出肛门，不能回纳或回纳后又立即脱出。

（2）外痔　主要表现为肛门不适，潮湿感，有黏性分泌物溢出，伴有局部肛门皮肤瘙痒。血栓性外痔时，伴有剧烈疼痛，排便、咳嗽等会使疼痛加剧。检查可见肛门表面红色或暗紫色椭圆形肿物，表面皮肤水肿，质硬，有明显的压痛。

（3）混合痔　内痔与外痔的临床表现同时存在。痔块在肛周呈梅花状脱出时称环状痔。

3. 心理－社会状况　痔为常见直肠肛管良性疾病，发病率高，反复发作，患者长期便血和痔块脱出，给生活及工作带来痛苦及不适而引起焦虑和恐惧心理。

4. 辅助检查

（1）直肠指检　检查肛管直肠壁有无肿块、触痛，指套有无黏液，是否有血迹。

（2）肛门镜检查　可见到痔块情况，以及直肠黏膜有无充血、水肿、溃疡及肿块等。

5. 治疗要点　无症状的痔无需治疗；有症状的痔主要以减轻及消除症状为主要治疗原则，而非根治；首选非手术治疗，无效或不宜保守治疗者考虑手术治疗。

（1）非手术治疗

1）一般治疗　适用于痔的早期及无症状的痔。①保持大便通畅，增加膳食纤维摄入。②便后温水坐浴。③肛管内注入抗生素油膏或栓剂。④血栓性外痔局部热敷、外敷消炎镇痛药物。⑤手法回纳痔块。

2）注射疗法　适用于Ⅰ期、Ⅱ期出血性内痔。在黏膜下痔血管周围注射硬化剂（5%苯酚植物油、5%鱼肝油酸钠、5%盐酸奎宁尿素水溶液、4%明矾水溶液），使其产生无菌性炎症反应，黏膜下组织纤维化，痔块硬化、萎缩。

3）胶圈套扎疗法　适用于Ⅰ期、Ⅱ期、Ⅲ期内痔。通过器械将特制的胶圈套在内痔根部，利用胶圈的弹性回缩作用阻断痔的血液供应，使其缺血、坏死、脱落而治愈。

4）多普勒超声引导下痔动脉结扎术　适用于Ⅱ期、Ⅲ期、Ⅳ期内痔。通过带有多普勒超声探头的直肠镜，在齿状线上方探测痔上方的动脉后结扎，阻断痔的血供从而缓解症状。

5）红外线凝固疗法　使用于Ⅰ期、Ⅱ期内痔。红外线直接照射痔块基底部，使痔块蛋白凝固，纤维增生，硬化萎缩而脱落。术后常有少量出血，复发率高，现临床少用。

（2）手术治疗　适用于非手术治疗无效，痔块严重脱出肛门的患者。手术方法包括痔单纯切除术、吻合器痔上黏膜环切术、激光切除痔核及血栓性外痔剥离术。

看一看15-5

吻合器痔上黏膜环切术（procedure for prolapse and hemorrhoids，PPH）是1998年由意大利学者Longo在肛垫下移学说的基础上首先提出的。采用吻合器经肛门环形切除直肠下端黏膜及黏膜下组织，再将其对端吻合，缩短松弛的直肠黏膜，使脱垂的肛垫上移，重新恢复到原来的解剖位置，从而消除痔核脱垂的症状。此方法能避免术后肛门狭窄、失禁及精细控便障碍等发生。吻合器痔上黏膜环切术适用于非手术疗法治疗失败的Ⅱ期内痔；Ⅲ期、Ⅳ期内痔；环状痔以及直肠黏膜脱垂。与传统手术相比，具有出血少、术后疼痛轻微、住院时间短、并发症少、治疗总费用低等优点，受到广大患者欢迎。

（二）肛裂

1. 健康史 肛裂的发生与多种因素有关，长期便秘、粪便干结，排便时导致肛管及其皮肤层机械性损伤是引起肛裂的直接原因。

2. 身体状况

（1）症状 肛裂的典型表现有疼痛、便秘、出血。

1）疼痛 为主要症状，表现为排便时和排便后肛门剧烈疼痛，有典型周期性。排便时由于干硬粪便刺激裂口内神经末梢，肛门感到烧灼样或刀割样疼痛；排便后数分钟可缓解；之后肛门括约肌反射性痉挛、收缩，再次产生剧痛，可持续30分钟至数小时，直至括约肌疲劳、松弛后疼痛可缓解。以上称为肛裂疼痛周期。

2）便秘 肛裂患者往往因为排便时惧怕疼痛而不愿排便，导致或加重便秘，粪便更加干结，进而加重肛裂，形成恶性循环。

3）出血 排便时可在粪便表面或便纸上看到少量出血，或排便过程中滴鲜血。

（2）体征 肛裂“三联征”。肛裂常为单发的纵行、梭形溃疡或感染伤口；慢性肛裂裂口上端的肛门瓣和肛乳头因水肿而肥大，称肛乳头肥大；裂口下端皮肤因炎症、水肿、静脉及淋巴回流受阻，形成一袋状皮赘向下且突出于肛门外，称为“前哨痔”（图15－11）。肛裂、“前哨痔”、肛乳头肥大常同时存在，称为肛裂“三联征”。

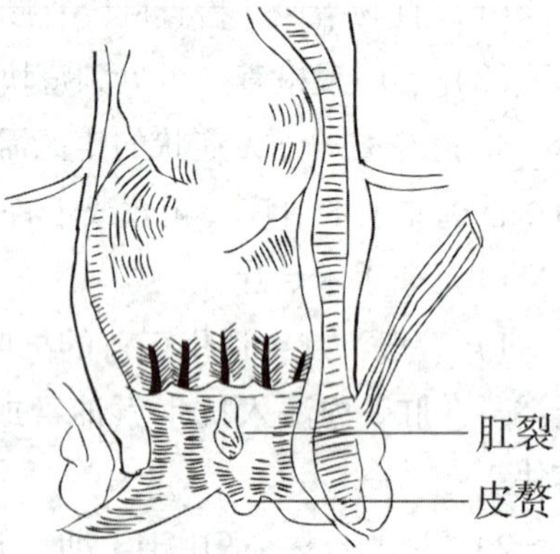

图15－11 肛裂

3. 心理－社会状况 患者可因排便时剧烈疼痛及长期便秘带来巨大心理负担。

4. 辅助检查 肛门视诊可看到“前哨痔”及后正中线梭形裂口。可取活组织做病理检查，来明确诊断。已确诊的患者，应避免直肠指检或肛门镜检查，以免增加患者痛苦。

5. 治疗要点

（1）非手术治疗

1）口服轻泻药，保持大便通畅。

2）1∶5000高锰酸钾溶液局部坐浴。

3）扩肛疗法，患者侧卧位，局麻后，先用示指扩肛后，再用示指及中指，维持肛管扩张5分钟。扩肛可解除肛门括约肌痉挛，扩大创面，促进裂口愈合。

（2）手术治疗 适用于非手术治疗无效，经久不愈的陈旧性肛裂。手术方法有肛管内括约肌切断术及肛裂切除术。

（三）直肠肛管周围脓肿

1. 健康史 直肠肛管周围脓肿的发生主要源于肛腺感染，也可继发于肛门周围的软组织间隙感染、损伤、肛裂、痔及药物注射治疗等。肛腺开口于肛窦，位于内外括约肌之间，肛窦开口向上，粪便易存留于此引起肛窦炎，感染蔓延至肛腺，导致括约肌间感染。炎症可扩散至直肠肛管周围间隙，向上波及直肠周围形成骨盆直肠间隙脓肿或高位肌间脓肿；向下至肛门周围皮下组织，形成肛门周围脓肿；向后则形成直肠后间隙脓肿；向外穿过外括约肌，形成坐骨肛管间隙脓肿。

2. 身体状况

（1）肛门周围脓肿 是最常见的直肠肛管周围脓肿，位置多表浅。局部症状突出，全身症状不明显。主要表现为肛周持续性跳痛，局部受压、摩擦、排便或咳嗽时疼痛加重。早期病变处局部红肿、有硬结、有压痛，脓肿形成后有波动感，穿刺可抽出脓液。

（2）坐骨肛管间隙脓肿　较常见，大多由肛腺感染经外括约肌向外扩散至坐骨直肠间隙而产生，此间隙较大，易形成大而深的脓肿，故全身症状明显。发病初期表现为寒战、高热、头疼、乏力、恶心、食欲不振等全身症状。局部持续性胀痛，病情加重后发展为持续性跳痛，排便或行走时疼痛加剧，炎症波及膀胱和直肠时患者可出现排尿困难和里急后重。早期无明显局部体征，随着病情发展，患处红肿，双臀不对称。局部触诊或直肠指检患侧深压痛，脓肿形成后有波动感，如不及时切开，脓肿向下蔓延到肛管周围间隙，穿出皮肤，形成肛瘘。

（3）骨盆直肠间隙脓肿　较少见，脓肿位于肛提肌以上的坐骨、直肠间隙内，由于位置深、空间大，故患者全身感染症状较重而局部症状不明显。早期可出现持续性高热、恶心、头痛、乏力等全身中毒症状。局部表现为排便不适，会阴部和直肠坠胀感，排便不尽，甚至排尿困难。

（4）其他　包括高位肌间脓肿、直肠后间隙脓肿、黏膜下脓肿等。由于解剖位置较深，大多局部症状不明显。主要表现为会阴部、直肠部坠胀感，排便时疼痛加剧，伴有全身感染症状。

3. 心理－社会状况　患者可因严重感染或疼痛产生焦虑情绪，部分患者知识缺乏，易延误病情。

4. 辅助检查

（1）直肠指检　对诊断直肠肛管周围脓肿有重要意义。病变位置表浅的可触及压痛性肿块，甚至有波动感；深部脓肿有患侧深压痛，有时可扪及局部隆起。

（2）实验室检查　有全身感染症状的患者血常规检查可见白细胞计数和中性粒细胞比例增高，严重患者出现核左移及中毒颗粒。

（3）直肠超声　协助诊断深部脓肿。

（4）诊断性穿刺　局部穿刺可抽出脓液，具有诊断价值，还可进行细菌检查。

5. 治疗要点

（1）非手术治疗　应用抗生素抗感染治疗；温水坐浴；局部理疗；口服轻泻药或液体石蜡促进排便，减轻疼痛。

（2）手术治疗　脓肿形成后，手术切开引流。现有许多学者采用脓肿切开并挂线术，可避免形成肛瘘后进行二次手术治疗。

（四）肛瘘

1. 健康史　大部分肛瘘由直肠肛管周围脓肿发展而来，是引起肛瘘最常见的原因。多为化脓性感染，少数为结核、溃疡性结肠炎、克罗恩病等特异性感染，如直肠肛管外伤继发感染、直肠肛管恶性肿瘤等很少见。

练一练15-8

引起肛瘘最常见的原发病是（　）。

A. 痔疮　　B. 直肠息肉　　C. 肛裂

D. 直肠肛管周围脓肿　　E. 直肠癌

答案解析

2. 身体状况

（1）症状　患者大多有肛门周围脓肿病史，主要表现为瘘外口反复溢出少量脓性、血性、黏液性分泌物，分泌物刺激肛周皮肤引起肛门部潮湿、瘙痒、有时可形成湿疹。较大的高位肛瘘可有粪便或气体从外口溢出，当外口阻塞或假性愈合暂时封闭时，瘘管中脓液积存，可再次形成脓肿，并伴有明显疼痛，切开引流或自行破溃脓液排出后症状可缓解。上述症状反复发作是肛瘘的特点。

（2）体征　肛门周围可见一个或多个外口，呈红色乳头状突起，挤压有少量脓液或脓血性分泌物排出。

3. 心理-社会状况　肛瘘反复发作，经久不愈，瘘口排出脓性分泌物和粪便，肛周皮肤潮湿、瘙痒，使患者困扰，产生焦虑情绪。

4. 辅助检查

（1）直肠指检　内口有轻压痛，若瘘管位置表浅，可触及硬结样内口及条索状瘘管。

（2）肛门镜检查　有时可发现内口。

（3）特殊检查　将白色纱布条填入肛管及直肠下端，由外口注入亚甲蓝溶液，抽出纱布条，根据纱布条染色部位确定内口位置。

（4）影像学检查　碘油瘘管造影检查可明确瘘管走向；MRI 检查能清晰地显示瘘管位置及与括约肌之间的关系。

（5）实验室检查　形成直肠肛管周围脓肿时，血常规检查可见白细胞计数和中性粒细胞比例增高。

5. 治疗要点　肛瘘不能自愈，应尽早治疗避免反复发作。非手术治疗无效且症状较重、经久不愈者采取手术治疗。原则为将瘘管切开，敞开创面，促进愈合。

（1）非手术治疗　堵塞法，适用于单纯性肛瘘。方法为：0.5%甲硝唑、生理盐水冲洗瘘管，再用生物蛋白胶自外口注入。此种方法无创伤无痛苦，但治愈率较低。

（2）手术治疗

1）瘘管切开术　适用于低位肛瘘。方法为将瘘管全部切开暴露，靠肉芽组织生长使伤口愈合。

2）肛瘘切除术　适用于低位性单纯性肛瘘。切开瘘管并将瘘管壁全部切除至健康组织，敞开创面，不予缝合，使其逐渐愈合。

3）挂线疗法　适用于距肛门3～5cm以内的肛瘘，有内、外口的低位或高位单纯性肛瘘，也可作为复杂性肛瘘切开、切除的辅助治疗。方法为利用橡皮筋或有腐蚀作用的药线的机械性压迫作用，引起结扎部位血液循环障碍，逐渐切开肛瘘的方法。其优点为可以避免直肠肛管括约肌环损伤，防止肛门失禁。

三、常见护理诊断/合作性问题

1. 疼痛　与痔块嵌顿、血栓性外痔、术后创伤，排便时粪便刺激、肛管括约肌痉挛，感染等有关。

2. 便秘　与不良饮食或排便习惯不良、惧怕疼痛不愿排便有关。

3. 潜在并发症　创口出血、术后尿潴留、切口感染、肛门失禁、肛门狭窄等。

4. 体温过高　与脓肿引起全身感染症状有关。

四、护理目标

（1）患者疼痛缓解或消失。

（2）患者排便通畅。

（3）患者未发生并发症，或并发症被及时发现并处理。

（4）体温正常。

五、护理措施

（一）非手术治疗患者及术前护理

1. 饮食护理　鼓励患者多吃新鲜蔬菜、水果，多饮水，少吃辛辣刺激性食物，限酒。

2. 保持大便通畅　养成良好排便习惯，避免排便用力过猛或时间过长；适当运动，促进肠蠕动；避免久站、久坐、久蹲；严重便秘者可用轻泻药。

3. 温水坐浴　排便后及时清洗肛门，改善局部血液循环，可用 1∶5000 高锰酸钾溶液 3000ml 温水坐浴，水温 43～46℃，每日 2～3 次，每次 20～30 分钟。

4. 用药护理　血栓性外痔者清洁局部皮肤后应用抗菌软膏。疼痛患者遵医嘱予以镇痛药。直肠肛管周围脓肿患者控制感染遵医嘱予以抗生素。

5. 体位　直肠肛管周围脓肿患者采取舒适体位，避免局部受压。

6. 高热护理　给予物理降温。

7. 痔块回纳　痔块脱出时应及时用手将其推回肛门内，嵌顿性痔应尽早手法回纳，动作应轻柔，避免损伤。

8. 常用检查体位

（1）膝胸卧位　患者屈膝俯卧跪于检查床上，臀部抬高，双膝贴近胸前，两肘屈曲着床，头伏于枕头，适用于较短时间的检查。

（2）左侧卧位　向左侧卧，左下肢髋、膝微屈，右下肢髋、膝屈曲各约 90°，此体位适用于年老体弱的患者。

（3）截石位　直肠肛门手术的常用体位，患者仰卧在检查床或手术台上，两腿分开，屈膝抬高，双膝放于支腿架上。

（4）蹲位　患者下蹲做排便姿势，用力增强腹压，适用于检查内痔脱出或直肠脱垂。

（5）弯腰前俯位　双下肢稍分开站立，身体前倾，双手扶于支撑物上，为肛门视诊的最常用体位。

9. 心理护理　内镜检查前向患者及家属说明目的及方法，减轻或消除其焦虑、恐惧心理，使患者积极配合治疗和护理。

想一想15-8

直肠肛管检查的常用体位有哪些？

答案解析

（二）术后护理

1. 病情观察　观察患者生命体征、术后切口情况及疼痛程度。

2. 饮食护理　术后 1～2 日进无渣或少渣流质、半流质饮食。

3. 控制排便　术后 2 日内可服用阿片酊减少肠蠕动，控制排便。尽量避免术后 3 日内排便，以利于切口愈合。之后排便时避免过度用力，防止伤口裂开。便秘者可口服液体石蜡或轻泻药，术后 7～10 日禁灌肠。每次排便后先清洗局部，后坐浴，再换药。

4. 切口护理　肛门部手术术后切口不缝合，每日换药，注意引流通畅，促进伤口愈合。术后取仰卧位，在臀部垫气圈，防止伤口受压。

5. 疼痛护理　肛周末梢神经丰富，术后括约肌痉挛、排便时刺激伤口、敷料填塞过多均可引起伤口剧烈疼痛，应对因处理，如应用镇痛药、松动敷料等。

6. 脓肿切开引流的护理　观察并记录引流液的量、性质、颜色；甲硝唑或中成药定时冲洗脓腔，当脓液变稀，引流液的量少于 50ml/d 时，考虑拔管。

7. 挂线后护理　嘱患者每 5～7 日来院收紧药线，直至药线脱落。药线脱落后局部皮肤涂抗生素软膏，以促进伤口愈合。

8. 并发症的防治及护理

（1）创面出血　直肠肛管静脉丛丰富，术后易因止血不彻底或用力排便等原因导致创面出血。术后应观察患者生命体征及伤口渗血情况，当出血量大并聚集在直肠内时，患者可出现恶心、呕吐、面色苍白、心慌、出冷汗、脉快等，并伴肛门直肠坠胀感和急迫排便感进行性加重的表现，应立即报告医生，同时迅速建立静脉通路。

（2）尿潴留　术后切口疼痛、麻醉、排尿体位不适易引起尿潴留。术后 24 小时内，嘱患者每 4 ~ 6 小时排尿 1 次。术后 8 小时仍未排尿且下腹部胀痛、隆起者，可采用热敷、按摩、诱导排尿等，必要时可导尿。

（3）切口感染　直肠肛管部位易受粪便、尿液等污染，故切口感染易在术后发生。术前应注意改善全身营养状况，提高机体免疫力。术后 3 日控制排便。保持肛门周围皮肤清洁，便后可用 1：5000 高锰酸钾温水坐浴。切口定时换药，保证充分引流。

（4）肛门狭窄　术后瘢痕挛缩可导致肛门狭窄。术后观察患者有无排便困难及大便变细，以排除肛门狭窄。如发生狭窄，及早扩肛治疗。

（5）肛门失禁　大多因术中不慎损伤肛管直肠环所致。术后观察并记录患者每日排便次数、量及性状。单纯肛门括约肌松弛者，术后 3 日开始指导患者肛门括约肌收缩和舒张运动。大便完全失禁者，做好会阴部及臀部皮肤护理，保持局部皮肤清洁干燥。

（三）健康指导

（1）保持大便通畅，养成良好排便习惯。

（2）多吃新鲜蔬菜、水果，多喝水，少吃辛辣刺激性食物，不饮酒。

（3）保持肛门局部清洁。

（4）坚持保健活动，避免久站、久坐，鼓励患者进行肛门括约肌收缩和舒张运动。

（5）出院后发现异常应及时回院就诊。

六、护理评价

通过治疗和护理，患者是否：①疼痛得到缓解或消失；②排便通畅；③未发生并发症，或并发症被及时发现并处理；④体温恢复正常。

护爱生命15-8

直肠肛管良性疾病是临床上的常见疾病，人们常说“十人九痔”，也证明了此类疾病的发病率之高。

由于直肠肛管良性疾病患病部位特殊，因此许多患者常因有心理负担而不及时进行治疗，或在治疗过程中扭捏不配合，延误病情而增加痛苦，此时，护士实施有效的人文关怀就显得更为重要。尊重患者，与患者建立良好的护患关系，满足患者的合理需求，积极沟通，能够减轻患者心理负担，消除疑虑，从而积极配合治疗。同时护理人员积极宣传相关疾病知识，在护士站设置书报栏、健康教育宣传栏等，便于患者及家属观看和学习，了解更多疾病知识。护士们将人文关怀融入语言、行为、护理礼仪及护理操作中，同时发扬不怕脏、不怕累的精神，充分地体现了作为一名白衣天使高尚的职业道德。

答案解析

目标检测15-8

1. 排便时肛门滴血，有痔核脱出，无法自行回纳，需用手辅助回纳，此情况属于（　）。
A. 血栓性外痔　B. Ⅰ度内痔　C. Ⅱ度内痔　D. Ⅲ度内痔　E. Ⅳ度内痔
2. 关于肛门坐浴的作用，下列说法中错误的是（　）。
A. 促进局部血液循环　B. 止血
C. 清洁　D. 促进炎症吸收
E. 缓解肛门括约肌痉挛
3. 与肛裂的发生有关的直接原因是（　）。
A. 进食辛辣刺激性食物　B. 长期便秘
C. 痔　D. 长期饮酒
E. 肛门周围脓肿
4. 内痔的好发部位为（　）。
A. 截石位1、5、8点　B. 截石位3、8、11点
C. 截石位5、8、12点　D. 截石位3、7、11点
E. 截石位2、7、12点
5. 直肠肛管疾病患者肛门坐浴的水温为（　）。
A. 13～16℃　B. 23～26℃　C. 33～36℃　D. 43～46℃　E. 53～56℃
6. 肛裂的好发部位为（　）。
A. 前正中线　B. 后正中线　C. 截石位3点　D. 截石位8点　E. 截石位9点
7. 混合痔是指（　）。
A. 2个及以上外痔
B. 2个及以上内痔
C. 痔与肛瘘同时存在
D. 齿状线上、下静脉丛互相吻合而成
E. 痔与肛裂同时存在
8. 下列疾病不能进行直肠指检的是（　）。
A. 肛瘘　B. 内痔　C. 外痔
D. 直肠肛管周围脓肿　E. 肛裂
9. 患者，男，27岁。肛瘘切除术后。以下健康指导错误的是（　）。
A. 保持大便通畅
B. 注意个人卫生，保持肛门局部清洁
C. 多喝水
D. 多吃新鲜蔬菜、水果
E. 多吃辛辣刺激性食物
10. 患者，男，41岁。肛周肿痛4天，肛门右侧皮肤发红，排便及坐下时疼痛明显。2天前疼痛加剧并出现局部肿胀，发热。查体：肛门周围局部肿胀，范围约2cm×1.5cm，有脓头，周围皮肤发红，有波动感。诊断为肛门周围脓肿。该病发生最常见的原因是（　）。
A. 肛裂　B. 肛周皮肤感染

C. 肛腺感染　　D. 损伤

E. 血栓性外痔剥离术

（刘晓舒）

书网融合……

重点回顾　　微课

第九节　原发性肝癌患者的护理

微课

PPT

学习目标

知识目标：

1. **掌握**　原发性肝癌患者的身体状况、常见护理诊断/合作性问题、护理措施。
2. **熟悉**　原发性肝癌患者的治疗要点。
3. **了解**　原发性肝癌的健康史、病理类型和转移途径、辅助检查。

技能目标：

学会运用护理程序，对患者实施整体护理。

素质目标：

具有良好的沟通能力，人文关怀能力，敏锐的观察力及解决问题的能力。

导学情景

情景描述：患者，男，50岁，患乙型肝炎8年，肝硬化4年，近1个月感右上腹肝区疼痛，食欲减退、消瘦、乏力来院就诊。查体：右肋缘下可扪及肝脏约一横指，质地坚硬，表面结节感，有轻压痛。B超检查显示肝右叶内有3cm×3cm×2cm的占位性病变。

情景分析：结合患者的症状及体征，医生的初步诊断为原发性肝癌，为明确诊断还需进行进一步检查。护士应及时评估患者的病情变化，为医生的诊断提供有效的依据。同时掌握原发性肝癌患者的围手术期护理措施，为患者提供优质护理，防治并发症，减轻患者痛苦。

讨论：请问为明确诊断患者还应做哪些辅助检查？患者存在哪些主要护理诊断/合作性问题？若进行手术治疗，应实施哪些护理？

学前导语：原发性肝癌是我国常见的恶性肿瘤之一，需早发现、早诊断、早治疗，若延误诊断和治疗，则会加重病情，所以作为临床护士需要有良好的沟通能力，人文关怀能力，敏锐的观察力并做好相应的护理措施。

原发性肝癌（primary liver cancer）是指发生在肝细胞和肝内胆管上皮细胞的恶性肿瘤，发病率较高，是我国常见恶性肿瘤之一。原发性肝癌在东南沿海地区高发，好发于40～50岁的中年人，男性多于女性。

一、常见临床病理类型及转移途径

1. 按大体病理形态　可分3型：结节型、巨块型和弥漫型。

2. 按组织学分型　可分3型：肝细胞型、肝内胆管细胞型和混合型。其中，我国最常见的为肝细胞型。

3. 按肿瘤大小　可分4型：微小肝癌（直径≤2cm）、小肝癌（2cm＜直径≤5cm）、大肝癌（5cm＜直径≤10cm）、巨大肝癌（直径＞10cm）。

原发性肝癌常见的转移途径有肝内转移、肝外转移（血行转移、淋巴转移）、直接蔓延和种植转移。常易侵犯门静脉分支并形成门静脉癌栓，在肝内转移，门静脉系统肝内转移为最常见的转移途径。也可通过血液或淋巴转移到肝外，如肺、骨、肾、脑等，其中血行转移为主要转移途径。还可直接侵犯膈肌、胃、结肠等邻近组织脏器。癌细胞脱落可发生腹腔、盆腔种植转移。

二、护理评估

（一）健康史

原发性肝癌的病因及发病机制尚未明确，目前认为可能与以下因素有关。

1. 肝硬化　肝癌合并肝硬化的发生率较高，以肝细胞癌合并肝硬化的发生率最高。肝硬化发展为肝癌的过程大致为：肝组织破坏、增生、间变，最后导致癌变。

2. 病毒性肝炎　流行病学调查发现乙型病毒性肝炎流行的地区也是肝癌的高发地区。肝癌患者常有病毒性肝炎→肝硬化→肝癌的演变过程。研究发现，乙型病毒性肝炎、丙型病毒性肝炎和丁型病毒性肝炎与肝癌的发生有关。

3. 黄曲霉毒素　被黄曲霉毒素 B_1 污染的谷物的所在地区肝癌的发病率较高。

4. 其他　饮水污染、亚硝胺、饮酒、寄生虫、遗传等与肝癌的发生有一定的相关性。

（二）身体状况

原发性肝癌早期缺乏特异性症状，出现症状和体征时已到达中晚期。

1. 症状

（1）肝区疼痛　是肝癌最常见也是最主要的症状，大多患者以肝区疼痛为首发症状。多为持续性钝痛、胀痛或刺痛，夜间或劳累后加重。疼痛是因为癌肿迅速生长使肝包膜紧张引起的。疼痛部位与癌肿位置有密切关系，癌肿位于肝右叶顶部，累及膈肌时，可出现右肩背部牵涉痛；癌肿位于左半肝时表现为剑突下疼痛；当癌肿发生坏死、破裂时，引起腹腔内出血，表现为突发性右上腹剧烈疼痛和腹膜刺激征等。

（2）全身及消化道症状　早期表现为消瘦、乏力、食欲减退等，部分患者伴有恶心、呕吐、腹胀、腹泻等消化道症状，无特异性，常易被忽略。随着病情发展，患者体重进行性下降，出现不明原因的持续性低热或不规则热，晚期可出现贫血、黄疸、腹水、下肢水肿等恶病质表现。

2. 体征

（1）肝肿大　为中晚期患者最常见的主要体征。肝肿大呈进行性，质硬，表面高低不平，有结节或肿块。右肋缘或剑突下可触及肿大的肝脏，伴有压痛。

（2）黄疸　中晚期可出现黄疸，因胆管受压或癌肿侵入胆管引起胆管阻塞所致。

（3）腹水　中晚期可出现腹水，呈草黄色或血性，因慢性肝功能损害使白蛋白合成减少或门静脉高压所致。

（4）癌旁综合征　常见的有低血糖、红细胞增多症、高胆固醇血症、高钙血症。

（三）心理－社会状况

评估患者对疾病、手术术式、术前及术后康复知识的认知程度；了解患者对疾病预后的心理承受能力，给生活及工作带来痛苦及不适而引起焦虑和恐惧心理；了解家属对患者的关心程度、心理支持程度及对疾病治疗的经济承受能力。

（四）辅助检查

1. 实验室检查

（1）血清甲胎蛋白（AFP）的测定　对诊断肝癌具有相对专一性，是诊断原发性肝癌最常用的重要方法。AFP 的正常值为 $<20\mu g/L$，当 AFP $\geq 400\mu g/L$，排除妊娠、活动性肝炎、肝硬化、生殖腺胚胎源性肿瘤等，应考虑为肝癌。临床上约 30% 肝癌患者 AFP 在正常范围，同时检测 AFP 异质体，如为阳性有助于诊断。

（2）血清酶学检查　血清碱性磷酸酶、γ－谷氨酰转移酶等可能升高，但缺少特异性，只能作为辅助指标。

2. 影像学检查

（1）超声检查　肝癌诊断的首选辅助检查方法，可显示肿瘤的大小、形态、部位及有无肝静脉或门静脉内栓塞，其诊断符合率高达 90%，在肝癌的普查中广泛应用。

（2）CT 和 MRI 检查　CT 分辨率较高，可检出直径在 1.0cm 左右的微小肝癌。MRI 的诊断价值与 CT 相似，对良、恶性肝内占位性病变及血管瘤的鉴别优于 CT，可进行肝静脉、门静脉、下腔静脉及胆道重建成像，显示有无癌栓存在于管腔内。

（3）选择性肝动脉造影　此方法诊断肝癌准确率可达 95% 左右，可发现直径 0.5cm 的肿瘤及其血供情况。

3. 肝穿刺活组织检查　在 B 超的引导下进行细针肝穿刺活体组织检查，可获病理诊断依据，具有诊断意义。但存在出血、肿瘤破裂和沿针道转移的危险。对不适合手术或诊断困难的患者，可做此项检查。

4. 腹腔镜探查　对于应用各种检查未能确诊而又高度怀疑肝癌的患者，可做腹腔镜探查。

练一练15-9

患者，男，48 岁，有乙型肝炎病史 10 余年，近 1 个月自觉右上腹胀痛不适，来院就诊，首选的辅助检查是（　）。

A. CT　　B. MRI　　C. 超声检查

D. 肝动脉造影　　E. 血清碱性磷酸酶

答案解析

（五）治疗要点

原发性肝癌以早期进行手术治疗为主，结合放疗、化疗、免疫治疗、中医中药治疗等综合治疗。

1. 手术治疗　为目前治疗肝癌的首选方法。适用于心、肺、肾等重要脏器无明显器质性病变者；肝功能正常或仅有轻度损害者；凝血酶原时间基本正常者；癌肿局限于肝的一叶或半肝以内且无严重肝硬化者；无广泛肝外转移者。根据患者病情、癌肿大小及位置等采取根治性肝切除及姑息性肝切除。符合下列情况可考虑肝移植手术，手术指征为：肝功能属 C 级或长期 B 级，护肝治疗后无法改善；肿瘤直径≤5cm，数量少于 3 个；无远处转移，无血管侵犯。目前肝移植手术价格昂贵，肝源缺乏，尚不能推广。

2. 介入治疗　非手术治疗中的首选方法。肝动脉化疗栓塞术适用于不能手术切除的中晚期肝癌患者，或作为肝癌切除术后的辅助治疗。一些不适合一期手术切除的巨大肝癌，可通过此方法缩小癌肿，为部分患者创造手术治疗的条件。对于癌肿较小不宜进行手术的患者，可在超声引导下经皮穿刺进行局部治疗，如射频、微波、冷冻或无水乙醇注入。

3. 放疗　常用于癌肿较局限，无黄疸、腹水、严重肝硬化，无远处广泛转移而又不适宜手术切除，或术后复发者，可采用放疗为主的综合性治疗。

4. 免疫治疗　可与化疗等联合应用。常应用干扰素、胸腺肽、免疫核糖核酸及白细胞介素 -2 等。

5. 中医中药治疗　常与其他治疗联合应用，提高患者机体免疫力，改善全身情况。

6. 全身药物治疗　包括生物及分子靶向药物治疗。

看一看15-6

肝动脉化疗栓塞术（transcatheter arterial chemoembolization，TACE），是肝癌非手术治疗的首选方法，是肝癌介入治疗最常用的方法。TACE 是经股动脉插管，选择性插入肝癌供血动脉，注入化疗药物和栓塞剂，化疗药物一部分会沉积在肿瘤内，可以缓慢持续释放杀死肿瘤细胞；栓塞剂栓塞主要的肿瘤血管，以阻断肿瘤血供，引起肿瘤组织缩小、缺血坏死。此方法创伤小、副作用轻、可以反复多次治疗、提高生存质量，延长生命。

三、常见护理诊断/合作性问题

1. 疼痛　与癌肿生长导致肝包膜压力增大、手术治疗、介入治疗、放化疗后的不适有关。

2. 恐惧、焦虑　与担心手术及疾病预后，惧怕死亡有关。

3. 营养失调：低于机体需要量　与食欲减退、癌肿消耗、化疗引起的不良反应有关。

4. 潜在并发症　出血、肝性脑病、膈下积液或积脓等。

四、护理目标

（1）患者疼痛减轻。

（2）患者恐惧、焦虑心理减轻，正视疾病，积极配合治疗。

（3）患者营养状况得到改善。

（4）患者未发生并发症，或并发症被及时发现并处理。

五、护理措施

（一）非手术治疗患者及术前护理

1. 心理护理　原发性肝癌的诊断对患者及家属打击巨大，护士应了解患者及家属心理状况，安慰、疏导患者的恐惧、焦虑情绪，向患者及家属解释治疗及护理措施，尊重、理解、同情患者的悲伤心情，鼓励家属安慰患者，帮助其树立战胜疾病的信心，使患者积极配合治疗和护理。

2. 营养支持　术前给予患者高蛋白质、高热量、高维生素、易消化饮食；合并肝硬化有肝功能损害的患者应减少蛋白摄入；必要时遵医嘱给予患者营养支持，改善营养失调、贫血、低蛋白血症、凝血功能障碍，提高患者手术耐受力。

3. 疼痛护理　评估患者疼痛程度，转移患者注意力，协助患者取舒适体位，遵医嘱给予镇痛药物。

4. 护肝治疗的护理　嘱患者保证充分睡眠和休息，禁酒。遵医嘱给予支链氨基酸治疗，避免使用有肝毒性的药物，监测肝功能。

5. 维持体液平衡　对肝功能不良伴腹水的患者，严格控制其水和钠盐的摄入量；遵医嘱合理补液、利尿，纠正低钾血症等水、电解质失调；记录 24 小时出入量；每日观察、记录体重及腹围变化。

6. 肠道准备 术前3日口服肠道不吸收的抗生素，抑制肠道内细菌生长。术前1日清洁灌肠，以减少血氨的来源，预防术后血氨增高。

7. 预防出血 术前3日给予维生素 K_1，适当补充血浆和凝血因子，改善凝血功能。避免腹内压骤然升高、外伤及进食干硬食物而引起癌肿破裂出血或食管胃底静脉曲张破裂出血。观察患者腹部症状和体征，如突然出现腹痛且伴有腹膜刺激征，应高度怀疑肝癌破裂出血，应通知医生，及时处理。

想一想15-9

肝癌患者术前为何要做肠道准备？

答案解析

（二）术后护理

1. 病情观察 术后严密观察生命体征，意识状态，尿量，有无出血，有无黄疸，观察患者腹部症状及体征，切口有无渗血、渗液情况。

2. 体位 患者血压平稳后，取半卧位，避免剧烈咳嗽及早期下床活动，防止肝断面出血。

3. 饮食护理 术后禁食、胃肠减压，待胃肠蠕动恢复后逐渐给予流质、半流质、普食。术后2周需加强营养，适当补充白蛋白及血浆，提高患者机体抵抗力。

4. 引流管的护理 引流管妥善固定，保持引流通畅，严格按照无菌操作，及时更换引流袋，观察并记录引流液的量、性质、颜色。

5. 并发症的防治及护理

（1）出血 原发性肝癌术后常见并发症之一。大多由凝血机制障碍、手术缝合不牢、腹内压增高及术后早期下床活动所致。术后48小时内严密监测患者生命体征，注意有无失血性休克征象。术后1～2日应绝对卧床休息，避免早期下床活动，避免剧烈咳嗽、打喷嚏等，防止术后肝断面出血。观察引流液的量、性质、颜色。术后24小时内可引流出100～300ml鲜红色血性液体，若大于300ml应怀疑肝断面出血。

（2）肝性脑病 肝解毒功能下降及手术创伤引起。密切观察患者有无性格行为变化、表清淡漠、欣快感和扑翼样震颤；避免肝性脑病的诱因，如上消化道出血、感染、蛋白质摄入过多、便秘、应用麻醉剂、镇静催眠药等；禁用肥皂水灌肠，可用弱酸性溶液灌肠；可口服新霉素或卡那霉素，以抑制肠道细菌繁殖，减少氨的产生；应用谷氨酸钾等降血氨药物；便秘患者口服乳果糖，使肠道内氨排出体外；给予支链氨基酸注射液，以纠正支链/芳香族氨基酸比例失调。

（3）膈下积液或积脓 肝切除术后的严重并发症，常发生在术后1周左右。多因术后引流不畅或引流管拔除过早所致。患者表现为术后发热，或体温正常后再升高，伴有上腹部或右季肋部胀痛、呃逆、脉快，血常规显示白细胞及中性粒细胞比例增高。术后应保持引流管通畅，一般术后3～5日拔除引流管，不可过早拔管。密切观察患者体温，发热患者给予物理降温，必要时给予药物降温。膈下脓肿已形成者，协助医生在B超引导下穿刺抽脓或置管引流。应用抗生素抗感染。

（4）胆汁瘘 大多因肝断面小胆管渗漏、结扎胆管的缝线脱落、胆管损伤所引起。患者表现为腹痛、发热、腹膜刺激征。观察切口有无胆汁渗出，腹腔引流管是否引流出胆汁。如发生胆汁瘘，应保持引流通畅，及时通知医生。如发生局部积液，尽早在B超引导下穿刺置管引流；如引起胆汁性腹膜炎，应及时手术处理。

（三）介入治疗的护理

1. 治疗前准备 向患者解释说明肝动脉插管化疗的方法、目的和注意事项，消除患者恐惧、焦虑情绪，术前4小时禁食，完善介入治疗前准备。

2. 治疗后护理　观察患者生命体征，取平卧位，绝对卧床24小时，并保持穿刺侧肢体制动6小时，穿刺处常规沙袋加压止血，观察穿刺侧患肢足背动脉搏动情况、皮肤颜色及温度，穿刺点有无出血征象。

3. 导管护理　妥善固定导管，严格遵守无菌操作原则，防止逆行感染，每次注药前消毒导管，注药后无菌纱布包扎。保持导管通畅，每次注药后用肝素稀释液冲洗导管防止堵塞。观察治疗期间患者不良反应，若出现发热、肝区疼痛、恶心、呕吐以及白细胞计数下降等表现则为栓塞后综合征，应及时对症处理。

4. 拔管护理　拔管后局部压迫穿刺点15分钟，并加压包扎，防止局部出血。

（四）健康指导

1. 预防疾病　积极宣传肝癌预防知识，禁食霉变食物，接种乙肝疫苗，防治病毒性肝炎。有肝炎、肝硬化病史者以及肝癌高发地区居住者定期进行AFP检测及B超检查，做到早发现、早诊断、早治疗。

2. 饮食指导　多吃高热量、优质蛋白质、富含维生素和纤维素、清淡、易消化的食物。有腹水及水肿者，应控制水和食盐的摄入量。

3. 心理护理　给予患者及家属心理支持，树立战胜疾病的信心，保持愉悦的心情，遵医嘱积极配合治疗，尽可能让患者平静舒适地度过生命的最后历程。

4. 定期复查　定期复查AFP及B超，注意复发和转移迹象，如出现水肿、体重减轻、出血倾向、黄疸和乏力等症状及时回院就诊。

六、护理评价

通过治疗和护理，患者是否：①疼痛得到缓解；②正视疾病，恐惧、焦虑情绪消除；③营养状况得到改善；④未发生并发症，或并发症被及时发现并处理。

护爱生命15-9

原发性肝癌现已成为威胁现代人生命的重要疾病之一，其发病隐匿、病情变化迅速、预后不佳，多数就诊患者处于中晚期。故肝癌患者容易因疾病治疗难度大而心态消极，极易引起恐惧、焦虑等不良情绪，患者长时间存在不良情绪会对疾病的治疗产生严重影响，降低患者的治疗依从性，阻碍术后恢复，需要及时进行心理疏导。心理护理对肝癌患者有良好的疏导作用，可以消除不良情绪，提高生活质量，改善心理状况，提高免疫力，延长生存时间。患者家属也应积极做好对于心理护理工作的合理参与，给予患者情感支持，帮助患者实现不良心理状态的及时疏导与合理缓解，引导其实现康复信心的有效建立，为患者护理依从性的提升奠定基础。

目标检测15-9

答案解析

1. 中、晚期肝癌最常见的主要体征为（　）。

A. 肝区疼痛　B. 黄疸　C. 肝肿大　D. 腹水　E. 发热

2. 原发性肝癌患者最常见的首发症状是（　）。

A. 肝区疼痛　B. 恶心、呕吐　C. 发热　D. 消瘦、乏力　E. 腹水

3. 关于下列说法错误的是（　）。

A. 肝癌术后患者禁用肥皂水灌肠

B. 血清甲胎蛋白的测定是诊断原发性肝癌最常用的方法

C. 肝切除术后鼓励患者早期下床活动

D. 出血是肝切除术后常见并发症

E. 肝癌介入治疗后穿刺侧患肢应制动6小时

4. 我国原发性肝癌最常见的病理类型为（　）。

A. 透明细胞癌　B. 鳞状细胞癌　C. 混合型肝癌　D. 胆管细胞癌　E. 肝细胞癌

5. 患者，男，44岁，近2个月肝区不适，乏力，体重下降来院就诊，查体：肝右季肋可扪及一肿块，质硬，表面凹凸不平，AFP测定为600μg/L，应考虑该患者为（　）。

A. 细菌性肝脓肿　B. 阿米巴性肝脓肿

C. 原发性肝癌　D. 甲肝

E. 肝囊肿

6. 原发性肝癌的发生与（　）无关。

A. 肝硬化　B. 黄曲霉毒素　C. 肝脓肿　D. 乙型肝炎　E. 遗传

7. 患者，女，52岁，肝癌肝叶切除术后第1天，患者出现腹痛、心悸、出冷汗，BP 80/60mmHg，应考虑该患者为（　）。

A. 肝脓肿　B. 肝断面出血　C. 阑尾炎　D. 肝性脑病　E. 膈下脓肿

（8～10题共用题干）

患者，男，68岁，近3周右上腹持续钝痛，食欲下降，乏力，该患者主诉有乙肝病史5年，B超检查有占位性病变。

8. 为进一步诊断，首选的辅助检查方法为（　）。

A. CT检查　B. 腹腔镜探查

C. MRI检查　D. AFP测定

E. 血清碱性磷酸酶测定

9. 该患者诊断为原发性肝癌早期，则首选的治疗方法为（　）。

A. 手术治疗　B. 介入治疗　C. 放疗　D. 免疫治疗　E. 中医中药治疗

10. 为防止肝性脑病发生，以下术后说法错误的是（　）。

A. 禁用肥皂水灌肠

B. 避免使用镇静催眠药

C. 便秘患者口服乳果糖，使肠道内氨排出体外

D. 应用谷氨降血氨药物

E. 给予高蛋白质、高热量、高维生素饮食

（刘晓舒）

书网融合……

重点回顾　微课

PPT

第十节　门静脉高压症患者的护理

学习目标

知识目标：

1. **掌握**　门静脉高压症患者的身体状况、常见护理诊断/合作性问题、护理措施。
2. **熟悉**　门静脉高压症患者的治疗要点。
3. **了解**　门静脉高压症的健康史、病理生理、辅助检查。

技能目标：

学会运用护理程序，对患者实施整体护理。

素质目标：

富有真挚的同情心，尽量满足患者的需求，视患者生命和减轻痛苦高于一切。

导学情景

情景描述： 患者，男，46 岁。肝硬化病史 5 年。今日饮酒后突然大量呕血，伴神志恍惚，四肢湿冷。查体：T 36.5℃，P 102 次/分，BP 84/55mmHg，贫血貌，定向力障碍；心肺无特殊，腹软，脾脏肋缘下 3cm，腹部叩诊移动性浊音阳性。腹部超声提示肝硬化，脾大，腹水。医生初步诊断为门静脉高压症。

情景分析： 结合患者的症状、体征以及化验室检查结果，医生的初步诊断为门静脉高压症。护士应及时评估患者的病情变化，为医生的诊断提供有效的依据。同时掌握门静脉高压症患者的围手术期护理措施，为患者提供优质护理，防治并发症，促进患者早日康复。

讨论： 请问患者存在的主要护理诊断/合作性问题有哪些？护士接诊后，针对患者的护理诊断/合作性问题，应采取哪些护理措施？

学前导语： 门静脉正常压力为 13～24cmH_2O，平均值为 18cmH_2O。门静脉高压症时，压力大多增至 30～50cmH_2O。肝静脉压力梯度不超过 16cmH_2O 时，食管胃底曲张静脉很少破裂出血。因此，门静脉高压症患者围术期护理是本章学习的重点。

门静脉高压症（portal hypertension）指当门静脉系统血流受阻、血液淤滞，引起门静脉及其分支压力增高，持续超过 24cmH_2O 时，将导致脾肿大伴脾功能亢进、食管胃底静脉曲张破裂大出血、腹水等症状的疾病。

一、病理生理

门静脉高压形成后，主要有以下病理变化。

1. 脾肿大（splenomegaly）、脾功能亢进（hypersplenism）　门静脉血流受阻后，首先出现充血性脾肿大。长期充血引起脾窦扩张，脾内纤维组织增生，单核巨噬细胞增生和吞噬红细胞现象，临床上除有脾肿大外，还有外周血细胞减少，最常见的是白细胞和血小板减少，称为脾功能亢进。

2. 交通支扩张　由于正常的肝内门静脉通路受阻，门静脉无静脉瓣，其所属的四个交通支（胃底、食管下段交通支、直肠下段、肛管交通支、前腹壁和腹膜后交通支）（图 15－12）大量开放，并逐渐扩张、扭曲形成静脉曲张。在扩张的交通支中最有临床意义的是在食管下段、胃底形成的曲张静脉。其离门静脉主干和腔静脉最近，压力差最大，因而发生静脉曲张也最早且最显著。肝硬化患者常有胃酸反流，腐蚀食管下段黏膜引起反流性食管炎，或因坚硬粗糙食物的机械性损伤，各种原因（剧烈咳嗽、用力排便、搬重物等）导致腹腔内压突然升高时，均可导致曲张静脉的破裂，出现致命性的大出血。其他交通支曲张：如直肠上、下静脉丛扩张可引起继发性痔；脐旁静脉与腹上、下深静脉交通支扩张，引起前腹壁静脉曲张，如曲张静脉以脐为中心呈放射状分布，则称为海蛇头征（caput medusae）。

3. 腹水 门静脉压力升高，使门静脉系统毛细血管床的滤过压增加，同时肝硬化引起低蛋白血症，血浆胶体渗透压下降和淋巴液生成增多，促使液体从肝表面、肠浆膜面漏入腹腔而形成腹水。门静脉高压时虽然静脉内血流量增加，但中心血流量是降低的，继发醛固酮分泌过多，导致水钠潴留而加剧腹水形成。

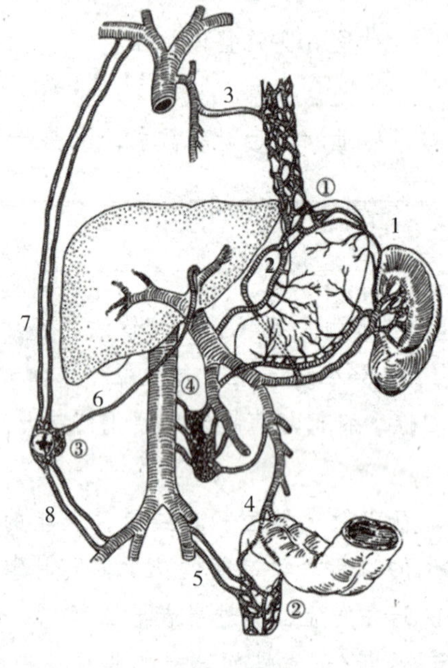

①胃底、食管下段交通支；②直肠下端、肛管交通支；③前腹壁交通支；④腹膜后交通支。
1. 胃短静脉；2. 胃冠状静脉；3. 奇静脉；4. 直肠上静脉；5. 直肠下静脉、肛管静脉；
6. 脐旁静脉；7. 腹上深静脉；8. 腹下深静脉。

图 15－12 门静脉与腔静脉之间的交通支

想一想15-10

门静脉高压症主要引起哪些病理改变？

答案解析

二、护理评估

（一）健康史

按门静脉血流阻力增加的部位，可将门静脉高压症分为肝前、肝内和肝后三型。

1. 肝前型 门静脉分叉之前血流受阻，常见病因为肝外门静脉血栓形成（急性阑尾炎和胰腺炎所致的感染、创伤等）、先天性畸形（闭锁、狭窄或海绵样变等）和外在压迫（上腹部肿瘤、转移癌等）。此型门静脉高压症患者，肝功能多正常或轻度损害，预后较肝内型好。

2. 肝内型 我国最多见，占95%以上。根据血流受阻部位又分为窦前、窦后和窦型。窦后型和窦型最常见，以肝炎后肝硬化和酒精性肝硬化为主要病因；窦前型多由血吸虫病引起，某些非硬化性肝病如先天性肝纤维化、脂肪肝、肝炎也可引起窦型门静脉高压症。

3. 肝后型　常见病因包括布－加（Budd－Chiari）综合征、缩窄性心包炎、严重右心衰竭等，使肝静脉流出道（包括肝静脉、下腔静脉甚至右心）被阻塞导致。

（二）身体状况

1. 症状　主要是脾大、脾功能亢进、呕血或黑便、腹水和非特异性全身症状（如乏力、嗜睡、食欲不振等）。曲张的食管－胃底静脉一旦破裂，即刻发生急性大出血，呕吐鲜红色血液；由于肝功能损害致凝血功能障碍，脾功能亢进使血小板减少，加之静脉曲张压力增高，故出血不易自止。大出血可引起肝组织严重缺氧，容易导致肝性脑病。

2. 体征　门静脉高压症的早期即可有脾充血、肿大，程度不一，在左肋缘下可扪及；巨脾下缘可达脐下，内侧可超过腹中线。如有黄疸、腹水和腹壁静脉曲张等体征，提示门静脉高压严重。如能触到质地较硬、边缘钝而不规则的肝，肝硬化的诊断即能成立，但有时肝硬化所致肝缩小而难以触到。其他可有慢性肝病的其他征象如蜘蛛痣、肝掌、男性乳腺增生、睾丸萎缩等。

练一练15-10

肝硬化伴门静脉高压症的特征性临床表现是（　）。

A. 腹水、脾大、颈静脉怒张　　B. 腹水、脾大、门静脉癌栓形成

C. 腹水、脾大、肝静脉阻塞　　D. 腹水、脾大、下肢静脉血栓形成

E. 腹水、脾大、食管－胃底静脉曲张

答案解析

（三）心理－社会状况

评估患者是否感到紧张、恐惧；是否因长期、反复发病，工作和生活受到影响而感到焦虑、悲观、失望；家人能否提供心理和经济支持；患者及家属对门静脉高压症相关诊疗知识的了解程度。

（四）辅助检查

1. 实验室检查　①血常规检查：脾功能亢进时，全血细胞计数减少，白细胞计数降至 3×10^9/L 以下，血小板计数降至（70～80）$\times10^9$/L 以下。②肝功能检查：白/球蛋白比例倒置，凝血酶原时间延长，血清胆红素增高。③肝炎后肝硬化患者的乙型或丙型肝炎病原免疫学检测常为阳性，肝癌患者甲胎蛋白检查可见水平升高。

2. 影像学检查

（1）腹部超声　可显示腹水、肝回声及质地异常、门静脉扩张；彩色多普勒超声可以显示交通支血管开放情况并测定血流量，但对于肠系膜上静脉和脾静脉诊断精确性稍差。门静脉高压症时门静脉内径≥1.3cm。

（2）食管吞钡X线检查　食管充盈时，曲张静脉使食管的轮廓呈虫蚀状改变；排空时，曲张的静脉呈蚯蚓状或串珠状充盈缺损征象。

（3）腹腔动脉造影或直接肝静脉造影　可以使门静脉系统和肝静脉显影，确定静脉受阻部位及交通支回流情况，还可为手术方式提供参考依据。

（4）胃镜检查　能确定静脉曲张程度，是否有胃黏膜病变或溃疡等。还可以用于急诊止血治疗。

（5）CT、MRI　CT可测定肝体积，肝硬化时肝体积显著缩小，如肝体积小于 $750cm^3$，分流术后肝性脑病发生率明显升高；MRI不仅可以准确测定门静脉血流方向及血流量，还可将门静脉高压患者的脑生化成分绘制成曲线进行分析，为制订手术方案提供依据。

（五）治疗要点

外科治疗门静脉高压症主要是预防和控制食管胃底曲张静脉破裂出血；解除或改善脾大伴脾功能亢进和治疗顽固性腹水。根据患者具体情况，采用非手术治疗、手术治疗。

1. 食管胃底曲张静脉破裂出血的治疗

（1）非手术治疗　对于有黄疸、大量腹水、肝功能严重受损的患者发生大出血，如果进行外科手术，死亡率可高达60%～70%。对此类患者应尽量采取非手术疗法，重点是输血、注射垂体加压素以及应用三腔管压迫止血。①常规处理：绝对卧床休息；立即建立有效静脉通路，输液、输血补充血容量；保持呼吸道通畅，防止呕吐物引起窒息或吸入性肺炎；严密监测患者生命体征变化。②药物止血：主要应用内脏血管收缩剂，常用药物有垂体后叶素、三甘氨酰赖氨酸加压素和生长抑素类药物。急性出血控制率可达80%，若与三腔管压迫合用可达95%。③内镜治疗：采用双极电凝、激光、微波、经内镜注射硬化剂和套扎等方法止血。硬化剂注射疗法是经内镜将硬化剂直接注射到曲张静脉腔内，使其闭塞，黏膜下组织硬化，以治疗食管静脉曲张出血和预防再出血。对于急性出血的长期疗效优于药物治疗，主要并发症是食管溃疡、狭窄或穿孔等。④三腔管压迫止血：利用充气的气囊分别压迫胃底和食管下段的曲张静脉以起到止血作用，是早期控制出血的有效方法（图15－13）。⑤经颈静脉肝内门体静脉分流术（transjugular intrahepatic portosystemic shunt，TIPS）：经颈静脉途径在肝内肝静脉与门静脉主要分支间建立通道，置入支架，实现门体分流。适用于药物和内镜治疗无效、肝功能差的曲张静脉破裂出血和用于等待肝移植的患者。

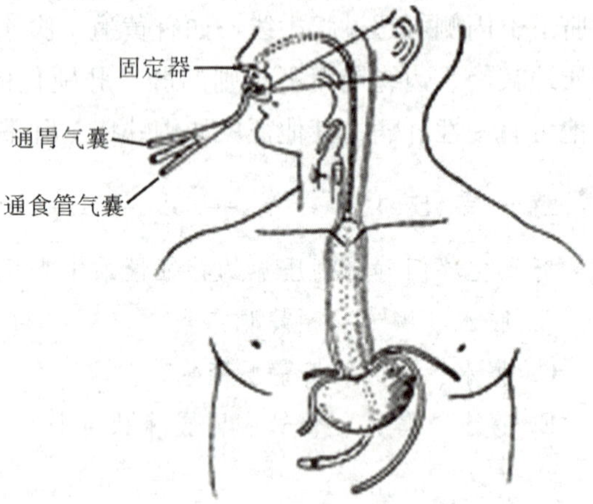

图15－13　三腔管压迫止血

（2）手术治疗　对没有黄疸、明显腹水的患者发生大出血，或经非手术治疗24～48小时无效者，应争取即时或经短时间准备后即行手术治疗。手术方式有分流术和断流术两类。手术不但可以防止再出血，而且是预防肝性脑病的有效措施。

看一看

门体分流术：主要有非选择性分流和选择性分流（包括限制性分流）两类。①非选择性门体分流术：是将入肝的门静脉血完全转流入体循环，常用方式有门腔静脉端侧分流术、门腔静脉侧侧分流术、肠系膜上－下腔静脉间桥式“H”分流术和中心性脾－肾静脉分流术等。非选择性分流术治疗食管胃底曲张静脉破裂出血效果好，但肝性脑病发生率高，易引起肝衰竭。②选择性门体分流术：旨在保存门静脉的入肝血流，同时降低食管胃底曲张静脉的压力。代表术式有远端脾－肾静脉分流术和冠腔静脉分流术，前者不切除脾脏，将脾静脉远端与左肾静脉端侧相吻合，同时离断门－奇静脉侧支。该术式的优点是肝性脑病发生率低。后者是将冠状静脉的食管支主干（胃左静脉）直接或中联一段自体静脉吻合到下腔静脉，直接引流食管胃底曲张静脉。

断流手术：即脾切除，同时手术阻断门奇静脉间的反常血流，以达到止血目的。手术方式很多，应用较多的有食管下段横断术、胃底横断术、食管下端胃底切除术以及贲门周围血管离断术等。最有效的是脾切除加贲门周围血管离断术。该手术不仅离断了食管胃底的静脉侧支，还保存了门静脉入肝血流，适合于门静脉循环中没有可供与体静脉吻合的通畅静脉，肝功能较差，既往分流术和其他非手术疗法失败的患者。

2. 严重脾大，合并明显的脾功能亢进的治疗 最多见于晚期血吸虫病，也见于脾静脉栓塞引起的门静脉高压症。对于此类患者单纯行脾切除术效果良好。

3. 肝硬化引起顽固性腹水的治疗 最有效的方法是肝移植。其他疗法包括经颈静脉肝内门体分流术和腹腔-上腔静脉转流术。

三、常见护理诊断/合作性问题

1. 恐惧 与上消化道大出血、肝性脑病、病情危重有关。

2. 体液不足 与曲张静脉破裂大量出血及手术创伤有关。

3. 体液过多（腹水） 与肝功能损害致低蛋白血症、血浆胶体渗透压降低及醛固酮分泌增加等有关。

4. 营养失调：低于机体需要量 与肝功能损害、营养摄入不足和消化吸收障碍有关。

5. 潜在并发症 上消化道大出血、肝性脑病、门静脉血栓形成、感染、肝肾综合征。

四、护理目标

（1）患者恐惧减轻或缓解，情绪稳定。

（2）患者体液不足得到改善。

（3）患者腹水减少，尿量增加，体液平衡得到维持。

（4）患者食欲增加，获得足够营养。

（5）患者未发生并发症，或并发症被及时发现并处理。

五、护理措施

（一）非手术治疗的护理及术前护理

1. 心理护理 患者并发上消化道出血时，出血量大、来势凶猛，常恐惧、悲观失望。护理人员应迅速将患者安置在外科抢救室或ICU，沉着冷静地配合抢救，避免床边讨论，稳定患者情绪，帮助患者树立战胜疾病的信心。

2. 病情观察 严密监测生命体征、中心静脉压和尿量。观察记录呕血和黑便的颜色、性状、量。注意观察出血的特点，如呕血前有无上腹部不适及恶心等症状。

3. 维持体液平衡 迅速建立静脉通路，输血、输液，恢复血容量。注意补钾、控制钠的摄入，纠正水、电解质紊乱。

4. 三腔二囊管压迫止血的护理 参见内科护理学相关章节。

5. 预防和处理食管胃底曲张静脉出血

（1）预防措施 ①择期手术前可输全血，补充凝血因子及维生素B、维生素C、维生素K，以防术中和术后出血。②术前常规不放置胃管，必须放置时，应选择细、软胃管，涂大量润滑油，动作轻柔。③避免腹内压增高因素。

（2）处理措施 ①局部灌洗：用冰盐水或冰盐水加血管收缩剂行胃内灌洗至回抽液清澈；低温灌洗液可使胃黏膜血管收缩，减少血流，降低胃分泌及运动起到止血作用。②遵医嘱应用止血药，注意观察药物不良反应。③及时清理呕吐物、排泄物，头偏向一侧以防止误吸。

6. 控制或减少腹水 ①注意休息，术前尽量平卧，以增加肝、肾血流；如有下肢水肿，可适当抬高下肢。②补充营养，纠正低蛋白血症。③限制水、钠的摄入，钠摄入限制在500～800mg/d（氯化钠1.2～2.0g），少食酱油、酱菜、虾皮等含钠高的食物，④遵医嘱应用利尿药，记录24小时出入量，观察是否存在低钾、低钠血症。⑤监测腹围和体重：每日同一时间、体位、部位测腹围1次，每周测体重1次。

7. 预防肝性脑病 ①休息与活动：肝功能较差者以卧床休息为主，安排少量活动。②营养支持：给予高热量、适量蛋白、富含维生素饮食；可以输全血及白蛋白纠正贫血和低蛋白血症。③常规吸氧，保护肝功能。④遵医嘱应用药物：给予多烯磷脂酰胆碱、谷胱甘肽等保肝药物，避免使用伤肝药物。⑤维持水、电解质和酸碱平衡：预防和控制食管胃底曲张静脉出血；及时处理严重的呕吐、腹泻；避免快速利尿和大量放腹水。⑥预防和控制感染。⑦保持肠道通畅：及时清除肠道内积血；有便秘者，口服硫酸镁导泻或酸性液体（禁忌肥皂水等碱性液）灌肠。

8. 术前准备 积极做好急症手术的各项常规准备。

（二）术后护理

1. 体位与活动 ①断流术和脾切除术后，麻醉清醒，生命体征平稳后取半卧位。②分流术后48小时内，为防止血管吻合口破裂出血，取平卧位或15°低半卧位。2～3日后改为半卧位，翻身动作宜轻柔；保持大小便通畅，1周后可逐步下床活动。

2. 观察病情 观察并记录患者的生命体征、意识状态、尿量、引流液的量、颜色和性状等；分流术取自体静脉者，观察局部有无静脉回流障碍；取颈内静脉者观察有无头痛、呕吐等颅内压增高表现。

3. 营养支持 术后早期禁食期间给予肠外营养支持。术后24～48小时肠蠕动恢复后可进食流质，并逐步过渡到半流质、软食或普食。

4. 并发症的观察及护理

（1）出血　动态观察血压、脉搏、呼吸及有无伤口或消化道出血情况。有引流管者应观察、记录引流液的颜色、性状和量，如在短时间内引流出超过200ml血性液体应告知医师处理。

（2）肝性脑病　定时测定分流术后患者的肝功能、血氨浓度，观察患者有无性格异常、定向力障碍、嗜睡与躁动交替，黄疸有无加深，有无发热、厌食、肝臭等肝衰竭表现。肝性脑病的护理参见内科护理学相关章节。

（3）感染　腹腔、呼吸系统和尿路感染多见，术后应加强观察。①遵医嘱合理使用抗生素。②引流管的护理：置膈下引流管者应保持引流通畅，妥善固定，严格无菌操作，观察和记录引流液的颜色、性状及量；待引流液色清淡、每日引流低于10ml时可拔管。③做好基础护理：卧床期间防止压疮发生，有黄疸者加强皮肤护理；做好会阴护理；禁食期间做好口腔护理；鼓励患者深呼吸、有效咳嗽、咳痰，必要时予以超声雾化吸入，预防肺部并发症。

（4）静脉血栓　断流手术或分流手术后均可导致门静脉系统血栓形成，尤其是脾切除术后发生率更高。术后应动态监测血常规和凝血功能，观察有无血栓形成的迹象，定时行超声检查以明确有无血栓形成。必要时遵医嘱给予双嘧达莫等抗凝治疗。

（三）健康指导

1. 饮食指导 宜进食高热量、富含维生素饮食；避免进食粗糙、干硬及油炸食物，以免诱发大出血。少量多餐，戒烟、戒酒；肝功能损害较轻者，可酌情优质高蛋白饮食（50～70g/d）；肝功能严重受损及分流术后患者应限制蛋白质摄入；有腹水者限制水、钠摄入。

2. 生活指导 ①保证充分休息和适当活动，避免劳累，一旦出现头晕、心慌、出汗等症状，应立即卧床休息。②防止腹内压增高：避免剧烈咳嗽、打喷嚏、用力排便等因素，以免诱发上消化道出血。③保持情绪稳定，避免不良情绪。④刷牙用软毛牙刷，避免牙龈出血，防止外伤。

3. 复诊指导 指导患者及家属掌握出血的观察和急救方法，熟悉紧急就诊的途径和方法。

六、护理评价

通过治疗和护理，患者是否：①情绪稳定，配合治疗和护理；②生命体征平稳，体液平衡，尿量正常；③营养状况得到改善，腹水减少，腹胀减轻；④术后未发生并发症，或并发症被及时发现并处理。

护爱生命15-10

在我国，约90%以上的门静脉高压症由肝炎后肝硬化引起。其临床表现多为脾肿大、脾功能亢进，呕血和黑便，腹水等。一般以非手术治疗为主。外科治疗主要是制止食管胃底静脉曲张破裂引起的上消化道出血，解除或改善脾肿大、脾功能亢进和顽固性腹水。患者须注意合理休息与适当活动，避免过于劳累，一但出现头晕、心慌、大汗淋漓等不适，立即卧床休息，通知医护人员。肝功能良好者，宜进食高蛋白、高热量、高维生素、低脂饮食；肝功能异常者，给予低蛋白饮食。禁烟、酒，少喝咖啡和浓茶；避免进食粗糙、干硬、带骨、渣或鱼刺、油炸及辛辣刺激食物，饮食不宜过热，以免损伤食管黏膜而诱发大出血。避免剧烈咳嗽、打喷嚏、便秘、用力排便等，以免引起腹内压升高诱发出血。下肢水肿者，可抬高患肢。每日烹调盐摄入量不超过2g，进水量不超过1000ml。少食含钠盐高的食物，如咸肉、酱菜、酱油、罐头和含钠的味精等。

目标检测15-10

答案解析

1. 门静脉高压症患者的出血特点是（ ）。
   A. 以呕血为主，可自行停止
   B. 以便血为主，可自行停止
   C. 有呕血、便血，可自行停止
   D. 出血量少，可自行停止
   E. 有呕血、便血，出血不易自行停止
2. 患者，男，50岁，因严重肝硬化伴门静脉高压症行脾肾分流术。出院时进行预防上消化道出血的健康指导，最重要的是（ ）。
   A. 继续卧床休息
   B. 低蛋白低脂饮食
   C. 选择细软不烫食物
   D. 服用护肝药物
   E. 应用维生素K
3. 门静脉高压症患者手术前，最需要补充的维生素是（ ）。
   A. 维生素A　B. 维生素B　C. 维生素C　D. 维生素E　E. 维生素K
4. 患者，男，47岁，肝硬化伴门静脉高压症病史5年。查体：腹部膨隆，腹壁皮肤紧张发亮，脐周可见静脉迂曲。患者腹壁膨隆的最可能原因是（ ）。
   A. 肝大　B. 脾大　C. 大量腹水　D. 腹腔积气　E. 腹腔肿瘤
5. 门静脉高压症患者行分流术后24小时内，应指导患者采取的卧位是（ ）。
   A. 半坐卧位　B. 平卧位　C. 俯卧位　D. 中凹位　E. 头低足高位
6. 肝硬化门静脉高压症患者出现性欲减退、睾丸萎缩、男性乳房发育及蜘蛛痣是由于（ ）。
   A. 雄激素过多
   B. 垂体功能减退
   C. 雌激素过多
   D. 肾上腺皮质激素过多
   E. 继发性醛固酮增多

7. 患者，男，55岁，肝硬化病史5年。今日酒后突然大量呕血，伴神志恍惚、四肢湿冷，血压下降。该患者发生呕血的最可能原因是（　）。

A. 胃溃疡累及血管　　B. 肝淤血所致

C. 门静脉高压症致胃淤血　　D. 食管胃底静脉曲张破裂

E. 胃穿孔

8. 评估肝硬化伴门静脉高压症患者有无腹水的最佳方法是（　）。

A. 问诊　　B. 叩诊　　C. 听诊　　D. 触诊　　E. 视诊

9. 患者，男，66岁，肝硬化伴门静脉高压症病史多年。行脾切除术后10日，目前，血氨增高，处于亚临床肝性脑病阶段。饮食原则重点是（　）。

A. 提供优质蛋白　　B. 避免动物性食物

C. 无渣饮食　　D. 胃肠外营养

E. 流质饮食

10. 门静脉的正常压力为（　）。

A. 0.2～0.5kPa（2～5cmH_2O）　　B. 0.6～1.2kPa（6～12cmH_2O）

C. 1.3～2.4kPa（13～24cmH_2O）　　D. 4～5kPa（41～60cmH_2O）

E. 2.5～3.9kPa（25～40cmH_2O）

（于丽丽）

书网融合……

重点回顾　　微课

第十一节　胆道系统疾病患者的护理

PPT

学习目标

知识目标：

1. **掌握**　胆石症、胆道感染及胆道蛔虫病患者的身体状况、常见护理诊断/合作性问题、护理措施。

2. **熟悉**　胆石症、胆道感染患者的治疗要点。

3. **了解**　胆石症、胆道感染及胆道蛔虫病的病理分类、健康史、辅助检查。

技能目标：

学会运用护理程序，对患者实施整体护理。

素质目标：

富有真挚的同情心，尽量满足患者的需求，视患者生命高于一切。

导学情景

情景描述：患者，女，42岁，因急性腹痛就诊。自述昨晚餐后突然出现右上腹阵发性剧烈疼痛，向右肩和背部放射，并伴有腹胀、恶心、呕吐。查体：T 39.1℃，P 110次/分，BP 123/85mmHg；右上腹压痛、肌紧张、反跳痛，墨菲征阳性。医生初步诊断为急性胆囊炎。

情景分析：结合患者的症状、体征以及辅助检查结果，医生的初步诊断为急性胆囊炎。护士应及时评估患者的病情变化，为医生的诊断提供有效的依据。同时掌握急性胆囊炎患者的病情观察和围手术期护理措施，为患者提供优质护理，防治并发症，促进患者早日康复。

讨论：请问患者存在的主要护理诊断/合作性问题有哪些？医生准备为患者做急症手术，如何做好术前准备？术后如何护理？

学前导语：胆道系统具有分泌、贮存、浓缩与输送胆汁的功能。胆道某一部位一旦发生疾病，即可导致胆汁引流不畅，对人体产生较大危害。胆道系统疾病种类很多，其中以胆石病最为常见。对有严重症状和（或）并发症的胆道疾病，多以手术治疗为主。术前预防并控制感染，术中预防胆道损伤，术后保持引流管通畅、积极预防并有效处理胆道出血及胆瘘等并发症是促进患者快速康复的关键。常见胆道疾病（胆石病、胆道感染）患者的病情观察和围手术期护理是本章学习的重点。

一、胆道疾病常用的特殊检查和护理

（一）超声检查

1. 腹部超声检查　是诊断胆道疾病的首选方法，该方法无创、简便、可重复、经济且准确率高，对诊断胆道结石、胆囊炎、胆囊及胆管肿瘤、胆道蛔虫病、先天性胆道畸形等疾病准确率高。超声检查也可用到开腹手术和腹腔镜手术的术中。

（1）目的　①了解肝内、外胆管及胆囊病变部位和大小。②判断胆道梗阻部位及原因；引导肝胆管穿刺、引流、取石。

（2）适应证　胆囊炎、胆道结石、胆道肿瘤、胆道蛔虫病、先天性胆道畸形等胆道疾病的诊断。

（3）护理

1）检查前准备　①检查前3日禁食牛奶、豆制品、糖类等易发酵产气的食物。②检查前1日晚餐进清淡饮食，以保证胆囊内胆汁充盈。③检查当日空腹，禁食、禁饮，以减少胃肠道气体干扰，肠道气体过多或便秘者可事先口服轻泻药或灌肠。

2）检查中护理　①患者多取仰卧位，以减少腹腔脏器重叠效应。②左侧卧位有利于显示胆囊颈及肝外胆管病变。③坐位或站位可用于胆囊位置较高者。

2. 内镜超声检查（endoscopic ultrasonography，EUS）　是一种直视性的腔内超声技术，可同时进行电子内镜和超声检查，提供肝外胆道和周围结构的高分辨率图像。

（1）目的　①了解胆总管病变部位和大小；②判断胆道梗阻部位及原因。

（2）适应证　胆道结石、胆道肿瘤及胆泥淤积等胆道疾病的诊断。

（3）护理

1）检查前准备　检查前4~6小时禁食，检查开始前松开衣领和裤带，如有活动性义齿应先取下。

2）检查中护理　取左侧屈膝卧位，嘱患者咬紧牙垫，保持头部放低稍向后仰，以增大咽喉部的间隙，利于插镜和分泌物流出。出现恶心、呕吐或呛咳时，保持呼吸道通畅，防止误吸或窒息。观察患者的呼吸和面色情况，必要时监测血氧饱和度；观察心率及节律是否整齐。

3）检查后护理　检查后禁食2小时，待咽部局麻药作用消失后方可进食；行细针穿刺活检者需禁食4~6小时。密切观察生命体征、腹部体征和有无出血等情况。

（二）放射学检查

用于诊断胆道疾病的放射学检查方法很多，随着检查技术的发展，腹部平片、口服法胆道造影及静脉法胆道造影等检查方法因对胆道疾病的诊断价值有限，已不作为临床的常规检查方法。CT及MRI具有成像无重叠、分辨率高等特点，能清楚显示肝内外胆管扩张的范围和程度、结石的分布、肿瘤的部位和大小、胆管梗阻的水平以及胆囊病变等。CT及MRI检查无损伤、安全、准确，但费用较高。PET-CT可用于诊断胆道系统肿瘤，但由于价格昂贵，多用于肿瘤患者的全身检查或术后复查。诊断胆道疾病常用的放射学检查还有内镜逆行胰胆管造影（endoscopic retrograde cholangiopancreatography，ERCP）、经皮穿刺肝胆管成像（percutaneous transhepatic cholangiography，PTC）、磁共振胰胆管成像（magnetic resonance cholangiopancreatography，MRCP）等。

1. ERCP　是在纤维十二指肠镜直视下，通过十二指肠乳头将导管插入胆管和（或）胰管内进行造影，适用于低位胆管梗阻的诊断。ERCP可诱发急性胰腺炎和胆管炎，诊断性ERCP现已部分被MRCP替代。

（1）目的　①直接观察十二指肠及乳头的情况和病变，并可行活检。②收集十二指肠液、胆汁及胰液进行理化及细胞学检查。③通过造影显示胆道系统和胰腺导管的解剖和病变。④可行鼻胆管引流、内镜括约肌切开术（endoscopic sphinterotomy，EST）、胆总管下端取石等。

（2）适应证　胆道疾病伴黄疸、胆源性急性胰腺炎、胆胰或壶腹周围肿瘤、先天性胆胰管异常。

（3）禁忌证　不可逆性休克、心律失常、重度中性粒细胞减少症、严重的凝血功能障碍及碘过敏者。

（4）护理

1）检查前准备　评估心肺功能、凝血功能和肝功能；检查前6~8小时禁食；检查开始前口服咽部局麻药，通过肌内注射或静脉滴注镇静药保持患者的耐受性，并联合使用镇痛药。

2）检查中护理　监测心电图、血压、血氧饱和度和全身情况；持续吸氧，以避免检查时发生低氧血症；插入内镜时指导患者深呼吸并放松，若造影过程中出现呼吸抑制、血压下降、呛咳、呕吐、躁动等情况，及时终止操作并做相应处理。

3）检查后护理　观察生命体征、腹部体征及有无呕血、黑便等消化道出血症状；检查当日禁食、静脉补液，根据病情逐步恢复饮食；术后3小时及次日晨检查血常规、血淀粉酶/脂肪酶；根据病情应用抗生素；鼻胆管引流者，观察引流液的颜色、性状和量。

看一看15-7

内镜括约肌切开术：20世纪70年代，自从内镜括约肌切开术（EST）首次应用于人体之后，对胆道疾病，尤其是对胆总管结石的治疗，产生了巨大影响。在开展EST的早期，常受到外科专家的批评，该技术被认为仅适用于胆囊切除术后胆管结石复发或残留的老年患者。但随着内镜技术和附属设备日趋完善，手术的成功率和安全性逐渐增加。目前，在大多数医疗机构，EST已是治疗高龄、高风险的胆总管结石和所有胆道术后胆总管结石患者的标准治疗方法。此外，各种年龄的急性胆管炎患者非手术治疗无效时，只要可行就应该在急诊手术前采用内镜治疗。作为内镜医师必须明确界定EST治疗的适应证，与外科医师密切合作、互为补充，严格评估和认真选择适合EST治疗的患者，共同促进胆道疾病微创化治疗的进一步发展。

2. PTC　是在X线电视或超声监视下，用细针经皮肤穿刺将导管送入肝内胆管，注入造影剂使肝内外胆管迅速显影的检查方法，也可通过导管行经皮穿刺肝胆管引流（PTCD）或放置胆管内支架用作治疗。

PTC 为有创操作，可发生胆汁渗漏、出血、脓毒血症等并发症。在评估肝内外胆管时，PTC 已经完全被非侵入性的影像学技术所取代。

（1）目的　了解肝内外胆管病变的部位、范围、程度和性质，必要时置管引流胆汁。

（2）适应证　原因不明的梗阻性黄疸行 ERCP 失败者、术后疑有残余结石或胆管狭窄者、腹部超声检查提示肝内胆管扩张者。

（3）禁忌证　心肺功能不全、凝血功能障碍、急性胆道感染及碘过敏者。

（4）护理

1）检查前准备　评估凝血酶原时间及血小板计数，有出血倾向者给予维生素 K 注射，待出血倾向纠正后再行检查。检查前 1 日晚口服轻泻药或灌肠，检查前 4 ~6 小时禁食。检查开始前做碘过敏试验并排空膀胱。根据病情应用抗生素。

2）检查中护理　根据穿刺部位采取相应的体位，指导患者保持平稳呼吸，避免屏气或深呼吸。严密观察患者神志、面色、心率、血压及血氧饱和度的变化，观察腹部体征，出现异常应立即停止操作并做相应处理。

3）检查后护理　平卧 4 ~6 小时，卧床休息 24 小时，避免增加腹内压。严密观察生命体征和腹部体征，及早发现和处理出血、胆汁性腹膜炎等并发症。指导患者进食低脂饮食，食物应富含维生素及优质蛋白，避免高脂饮食，以免引起消化不良。PTCD 引流管管道较细，置管早期因胆汁黏稠、出血或血块形成等极易造成管道堵塞，仔细观察并维持管道通畅。根据病情应用抗生素及止血药。

3. 胆管造影　胆道手术中可经胆囊管插管、胆总管穿刺或置管行胆道造影。行胆总管 T 型管引流或其他胆管置管引流者，拔管前常规经 T 型管或经置管行胆道造影。

（1）目的　评估胆道有无残余结石、异物及通畅情况，了解胆总管与肠吻合口是否通畅。

（2）适应证　术中疑有胆道残余结石、狭窄或异物，胆总管切开留置 T 型管引流者。

（3）护理

1）检查前准备　T 型管造影检查一般于术后 2 周进行，检查前嘱患者排便，必要时给予灌肠。

2）检查中护理　协助患者取仰卧位，左侧抬高约 15°。消毒 T 型管的体外部分，将装有造影剂的注射器连接 T 型管，使造影剂借助注射器自身重力的作用流入胆道，注入后立即摄片。

3）检查后护理　造影完毕后将 T 型管连接引流袋，开放 T 型管引流 24 小时以上，排出造影剂。根据病情应用抗生素。

4. MRCP　是用于评价胆道系统的影像学技术，可显示整个胆道系统的影像。对胆道阻塞、狭窄等胆道内异常具有极高的特异性和敏感性。MRCP 为非侵入性检查，与 ERCP 联合在诊断良、恶性胆胰疾病中发挥重要作用。

（1）目的　了解肝、胆、胰的形态结构及其内部的结石、肿瘤、梗阻、扩张等情况。

（2）适应证　主要用于腹部超声检查诊断不清、疑有胆道肿瘤者及指导术中定位。

（3）禁忌证　绝对禁忌证包括：置有心脏起搏器、植入神经刺激器、不明成分的颅内动脉夹以及眼球内装有金属部件的患者等。相对禁忌证包括：近期植入血管内支架或过滤器的患者以及孕妇等。

（4）护理

1）检查前准备　嘱患者取下义齿、发夹、戒指、耳环、钥匙、手表、硬币等一切金属物品，以免造成金属伪影而影响成像质量；手机、磁卡亦不能带入检查室。指导患者完成吸气—呼气—闭气的呼吸方法，减少扫描中因腹部呼吸运动造成伪影。告知患者检查中梯度场启动可有噪声，以取得配合。

对儿童及不能配合检查者，检查前适当应用镇静药。

2）检查中护理　指导患者取平卧位，保持身体制动状态，采用正确的呼吸方法配合检查者完成扫描。

（三）胆道镜检查

胆道镜检查已成为一种常规诊疗方法，可协助诊断和治疗胆道疾病，了解胆道有无狭窄、畸形、肿瘤和蛔虫等，亦可经胆道镜直视取活体组织行病理检查。目前，高分辨率的胆道镜在腹腔镜手术中已得到广泛应用，避免了开腹胆道探查和括约肌切开术的手术风险；其次，通过胆囊的胆道镜取石术避免了行胆道外引流术。

1. 术中胆道镜　采用纤维胆道镜或硬质胆道镜经胆囊管或胆总管切开处进行检查。

（1）目的　处理胆道结石，评估胆管内肿瘤范围。

（2）适应证　疑有胆管内结石残留、胆管内肿瘤、胆总管下段及肝内胆管主要分支开口狭窄者。

（3）护理　操作过程中随时协助医师吸尽溢出的胆汁和腹腔内渗出物，防止发生胆道出血、胆道感染、胆瘘和腹膜炎等并发症。

2. 术后胆道镜　经T型管窦道或皮下空肠盲袢插入纤维胆道镜进行检查和治疗，还可经胆道镜采用特制器械行EST。

（1）目的　判断胆道内有无残余结石或胆管狭窄，进行取石、取虫、冲洗、止血、灌注抗生素等治疗。

（2）适应证　胆道术后残余结石、狭窄、出血，胆道蛔虫病，胆道冲洗或灌注药物。

（3）禁忌证　严重心功能不全、胆道感染或有出血倾向者。

（4）护理　注意穿刺点止痛、伤口换药和引流管的护理；检查后观察患者有无发热、恶心、呕吐、腹泻等；观察有无胆道出血、胆道感染、胆瘘和腹膜炎等并发症发生，一旦发生及时处理。

二、胆石症患者的护理

胆石症是指发生在胆囊和胆管内的结石，是胆道系统的常见病和多发病。在我国，胆石症的发病率已达到10%，女性与男性的发病比例为2.57∶1。随着生活水平的提高和饮食习惯的改变，我国胆石症的特点发生了明显变化：胆囊结石发生率已高于胆管结石，胆固醇结石已多于胆色素结石。

根据结石所在部位分为胆囊结石、肝内胆管结石和肝外胆管结石三类。胆结石按其化学组成成分不同分为三类（图15－14）。

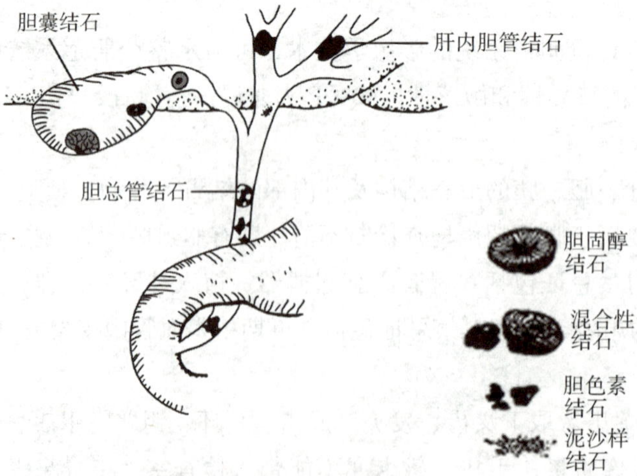

图15－14　胆结石分类

1. 胆固醇结石 成分以胆固醇为主，含量占80%以上。呈白黄色、灰黄色或黄色，形状和大小不一，呈多面体、圆形或椭圆形，质硬，表面光滑，剖面呈放射状条纹。X线检查多不显影。80%的胆固醇结石位于胆囊内。

2. 胆色素结石 成分以胆色素为主，呈棕黑色或棕褐色，形状和大小不一，可呈粒状、长条状，质地松软，易碎，一般为多发，剖面呈层状，可有或无核心。松软不成形的胆色素结石，形似泥沙，又称泥沙样结石，主要发生于胆管内，常与胆道感染有关。

3. 混合性结石 由胆红素、胆固醇、钙盐等多种成分混合组成。根据其所含成分的比例不同而呈现不同的形状和颜色。剖面呈层状，有的为中心呈放射状而外周呈层状。因含钙盐较多，X线检查常可显影。混合性结石约60%发生在胆囊内，40%在胆管内。

胆石的成因十分复杂，是多因素综合作用的结果。主要与胆道梗阻、胆道感染、胆道异物、胆囊功能异常等因素有关。胆道梗阻引起胆汁滞留，滞留胆汁中的胆色素在细菌作用下分解为非结合胆红素，形成胆色素结石。胆道感染时，细菌产生的β-葡萄糖醛酸酶和磷脂酶能水解胆汁中的脂质，使可溶性的结合胆红素水解为非结合胆红素，后者与钙盐结合，成为胆色素结石的起源。胆道异物如蛔虫或华支睾吸虫的虫卵、虫体成为结石核心，促发结石形成。胆囊收缩-排空功能减退，囊内胆汁淤积利于结石形成。若胆汁中胆固醇浓度过高，胆汁酸盐和卵磷脂含量减少，不足以转运胆汁中的胆固醇，使胆汁中的胆固醇呈过饱和状态并析出、沉淀，从而形成结石。另外，雌激素可促进胆汁中的胆固醇过饱和，与胆固醇结石的形成有关。

想一想15-11

胆石的分类及成因有哪些？

答案解析

（一）胆囊结石

胆囊结石指发生在胆囊内的结石，主要为胆固醇结石、混合性结石或黑色素结石。常与胆囊炎并存，为常见病和多发病。多见于成年人，40岁以后发病率随年龄增长而增加。女性多于男性。

1. 病理 饱餐、进食油腻食物后胆囊收缩，或睡眠时体位改变致结石移位并嵌顿于胆囊颈部，导致胆汁排出受阻，胆囊强烈收缩而发生胆绞痛。结石长时间持续嵌顿和压迫胆囊颈部，或排入并嵌顿于胆总管，临床可出现胆囊炎、胆管炎或梗阻性黄疸。小结石可经过胆囊管排入胆总管，通过胆总管下端时可损伤Oddi括约肌或嵌顿于壶腹部引起胆源性胰腺炎。结石长期压迫引起胆囊慢性炎症，可导致穿孔，引发胆囊十二指肠瘘或胆囊结肠瘘；大的结石通过瘘管进入肠道，偶尔可引起肠梗阻，称为胆石性肠梗阻。此外，结石及炎症反复刺激胆囊黏膜可诱发胆囊癌。

2. 护理评估

（1）健康史 胆囊结石的形成是多种因素共同作用的结果。主要是胆汁中胆固醇与胆汁酸和磷脂浓度比例失调及胆囊收缩-排空功能障碍致胆汁淤积，使胆汁中胆固醇过饱和并析出、沉淀，结晶而形成结石。

（2）身体状况 20%~40%的胆囊结石患者可无症状，常在其他检查、手术或尸体解剖时被偶然发现，称为静止性胆囊结石。典型症状为胆绞痛，只有少数患者出现。

1）症状

①胆绞痛：表现为右上腹或上腹部阵发性绞痛，或持续性疼痛阵发性加剧，并向右肩胛部或背部

放射，常伴有恶心、呕吐。多发生在饱餐、进食油腻食物后或睡眠中突然改变体位时。

②上腹隐痛：部分患者仅在进食油腻食物后、劳累时出现上腹部或右上腹部隐痛不适、饱胀、伴嗳气、呃逆等，常被误诊为“胃病”。

③Mirizzi 综合征：是一种特殊类型的胆囊结石，由于胆囊管与肝总管伴行过长或胆囊管与肝总管汇合位置过低，较大的胆囊管结石长时间持续嵌顿压迫胆囊颈部及肝总管，引起肝总管狭窄；炎症反复发作导致胆囊肝总管瘘管，胆囊管消失、结石部分或全部堵塞肝总管（图 15－15）。患者表现为胆囊炎及胆管炎反复发作，并伴有明显的梗阻性黄疸。

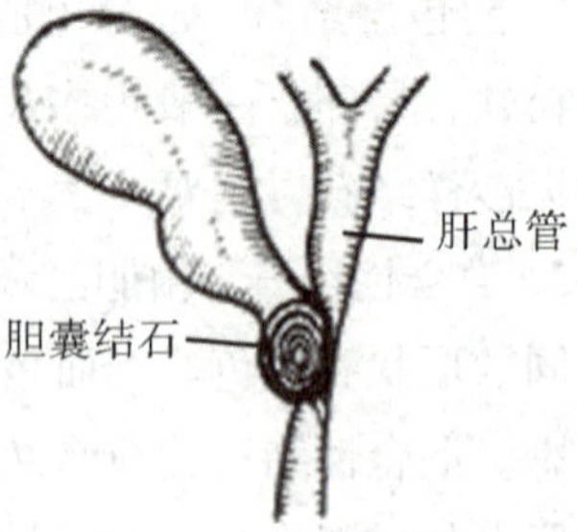

图 15－15　Mirizzi 综合征

④胆囊积液：胆囊结石长期嵌顿或阻塞胆囊管但未合并感染时，胆囊黏膜吸收胆汁中的胆色素，并分泌黏液性物质而致胆囊积液。积液呈无色透明，称为“白胆汁”。

2）体征　右上腹有时可触及肿大的胆囊。若合并感染，右上腹可有明显压痛、反跳痛或肌紧张。

练一练15-11

胆囊结石的腹痛特点是（　）。

A. 上腹部刀割样剧痛　　B. 剑突下阵发性钻顶样绞痛

C. 右下腹持续胀痛　　D. 右上腹持续疼痛

E. 右上腹阵发性绞痛

答案解析

（3）心理－社会状况　评估患者对疾病的认知程度，对手术有何顾虑和思想负担；了解朋友及家属对患者的关心、支持程度，家庭对手术的经济承受能力。

（4）辅助检查

1）影像学检查　首选腹部超声，诊断胆囊结石的准确率接近 100%。CT、MRI 也可显示胆囊结石，但不作为常规检查。

2）实验室检查　合并胆囊炎时可有血白细胞计数及中性粒细胞比例增高。

（5）治疗要点

1）非手术治疗　适用于合并严重心血管疾病不能耐受手术的老年患者，主要措施包括口服药物溶石治疗、体外冲击波碎石治疗、经皮胆囊碎石溶石等，但这些方法易复发、效果不肯定。

2）手术治疗　胆囊切除术是治疗胆囊结石的最有效方法。无症状的胆囊结石无需积极行胆囊切除，可观察和随访。

①适应证：结石反复发作引起临床症状；结石嵌顿于胆囊颈部或胆囊管；慢性胆囊炎；无症状，但结石已充满整个胆囊。

②手术方式：包括腹腔镜胆囊切除术（LC）和开腹胆囊切除术（OC），首选 LC 治疗。LC 具有伤口小、恢复快、瘢痕小等特点，已得到迅速普及。

看一看15-8

腹腔镜胆囊切除术：1985 年，德国医师 Muhe 实施了首例腹腔镜胆囊切除术，虽然初期曾遭到来自学院派外科学术界的质疑，但很快腹腔镜胆囊切除术就在全世界范围内得到迅速采用，并随之被公认为是胆囊结石治疗新的“金标准”。腹腔镜胆囊切除术是指在电视腹腔镜窥视下，通过腹壁的 3～4 个小戳孔，将腹腔镜手术器械插入腹腔行胆囊切除。相对于开腹胆囊切除术，腹腔镜胆囊切除术的优点十分令人满意，也符合现代外科“微创化”的治疗理念。现在，腹腔镜手术作为一种成熟的治疗方法，已使整个外科界跨入一个革命性的发展阶段，展示出微创外科非同寻常的优势和令人关注的应用前景。但个别情况下基于解剖或生理考虑，无法行微创手术，这时选择中转开腹是明智的决断。

3. 常见护理诊断/合作性问题

（1）疼痛　与结石突然嵌顿、胆汁排空受阻至胆囊强烈收缩有关

（2）潜在并发症　出血、胆瘘、高碳酸血症。

（3）知识缺乏　缺乏胆结石及腹腔镜手术相关知识。

4. 护理目标

（1）患者疼痛缓解或消失。

（2）患者未发生并发症，或并发症被及时发现和处理。

（3）患者知晓胆囊结石、腹腔镜手术及术后康复的相关知识。

5. 护理措施

（1）非手术治疗患者及术前护理

1）控制疼痛　评估疼痛的程度，观察疼痛的部位、性质、程度、发作时间、诱因及缓解的相关因素；评估疼痛与饮食、体位、睡眠的关系，为进一步治疗和护理提供依据。对诊断明确且剧烈疼痛者，遵医嘱予消炎利胆、解痉镇痛药物，以缓解疼痛。

2）合理饮食　进食低脂饮食，以防诱发急性胆囊炎影响手术治疗。

3）皮肤准备　腹腔镜手术入路多在脐周，指导患者用肥皂水清洗脐部，脐部污垢可用松节油或石蜡油清洁。

4）呼吸道准备　LC 术中需将 CO_2 注入腹腔形成气腹，达到术野清晰并保证腹腔镜手术操作所需空间的目的。CO_2 弥散入血可致高碳酸血症及呼吸抑制，故患者术前应进行呼吸功能锻炼；避免感冒，戒烟，以减少呼吸道分泌物，利于术后早日康复。

（2）术后护理

1）病情观察　观察并记录生命体征；观察腹部体征，了解有无腹痛、腹胀及腹膜刺激征等；有引流管者，观察并记录引流液的颜色、性状和量。

2）体位　清醒且血压稳定者，改为半卧位，指导患者有节律地深呼吸，达到放松和减轻疼痛的效果。

3）饮食护理　腹腔镜术后禁食 6 小时，术后 24 小时内饮食以无脂流质、半流质为主，逐渐过渡至低脂饮食。

4）并发症的护理

①出血：观察生命体征、腹部体征和伤口渗血情况；有腹腔引流管者，观察引流液的颜色、性状及量。如出现面色苍白、冷汗、脉搏细弱、血压下降，腹腔引流管引流出大量血性液体等情况，及时报告医师并做好抢救准备。

②胆瘘：a. 原因：术中胆道损伤、胆囊管残端破漏是胆囊切除术后发生胆瘘的主要原因。b. 表现：患者出现发热、腹胀、腹痛、腹膜刺激征等表现，或腹腔引流液呈黄绿色胆汁样，常提示发生胆汁渗漏。

③护理：观察腹部体征及引流液情况，一旦发现异常，及时报告医师并协助处理。a. 充分引流胆汁：取半卧位，安置腹腔引流管，保持引流通畅，将漏出的胆汁充分引流至体外是治疗胆瘘最重要的措施。b. 维持水、电解质平衡：长期大量胆瘘者应补液并维持水、电解质平衡。c. 防止胆汁刺激和损

伤皮肤：及时更换引流管周围被胆汁浸湿的敷料，予氧化锌软膏或皮肤保护膜涂敷局部皮肤。

（3）健康指导

1）合理饮食　少量多餐，进食低脂、高维生素、富含膳食纤维的饮食，忌辛辣刺激性食物，多食新鲜蔬菜和水果。

2）疾病指导　告知患者胆囊切除后出现消化不良、脂肪性腹泻等情况的原因；出院后如出现腹痛、黄疸、陶土样大便等情况应及时就诊。

3）复查指导　中年以上未行手术治疗的胆囊结石患者应定期复查或尽早手术治疗，以防结石及炎症的长期刺激诱发胆囊癌。

6. 护理评价　通过治疗与护理，患者是否：①疼痛缓解或消失；②知晓胆囊结石、腹腔镜手术及术后康复的相关知识；③发生并发症，或并发症被及时发现和处理。

（二）胆管结石

胆管结石为发生在肝内、外胆管的结石。左右肝管汇合部以下的肝总管和胆总管为肝外胆管结石，汇合部以上的结石为肝内胆管结石。

1. 病理　病理生理改变与结石的部位、大小及病史长短有关。

（1）肝胆管梗阻　结石可引起胆道不同程度的梗阻，阻塞近侧胆管扩张、胆汁淤滞、结石积聚。长时间的梗阻导致梗阻以上的肝段或肝叶纤维化和萎缩，最终引起胆汁性肝硬化及门静脉高压症。

（2）胆管炎　结石导致胆汁引流不畅，容易引起胆管内感染，反复感染加重胆管的炎性狭窄；急性感染可引起化脓性胆管炎、肝脓肿、胆道出血及全身脓毒症。

（3）胆源性胰腺炎　结石通过胆总管下端时可损伤 Oddi 括约肌或嵌顿于壶腹部，可引起胰腺的急性和（或）慢性炎症。

（4）肝胆管癌　肝胆管长期受结石、炎症及胆汁中致癌物质的刺激，可发生癌变。

? 想一想15-12

胆管结石的主要病理变化是什么？

答案解析

2. 护理评估

（1）健康史

1）肝外胆管结石　多为胆固醇类结石，按照病因分为原发性和继发性胆管结石。原发性胆管结石的形成与胆汁淤滞、胆道感染、胆道异物、胆管解剖变异等因素有关。继发性结石主要是胆囊结石排至胆总管内引起，也可因肝内胆管结石排入胆总管引起。

2）肝内胆管结石　绝大多数是胆色素钙结石，病因复杂，主要与胆道感染、胆道寄生虫、胆汁淤滞、胆道解剖变异、营养不良等有关。肝内胆管结石常呈肝段、肝叶分布，由于胆管解剖位置的原因，左侧结石比右侧多见，左侧最常见的部位为左外叶，右侧为右后叶。肝内胆管结石可双侧同时存在，也可多肝段、肝叶分布。

（2）身体状况

1）肝外胆管结石　平时无症状或仅有上腹不适，当结石造成胆道梗阻时可出现腹痛或黄疸，若继发感染，可表现为典型的 Charcot 三联征，即腹痛，寒战、高热和黄疸。

①腹痛：发生在剑突下或右上腹部，呈阵发性绞痛或持续性疼痛伴阵发性加剧，疼痛可向右肩背部放射，常伴恶心、呕吐。系结石嵌顿于胆总管下端或壶腹部刺激胆管平滑肌或 Oddi 括约肌痉挛所致。

②寒战、高热：多发生于剧烈腹痛后，体温可高达39~41℃，呈弛张热。系梗阻胆管继发感染后，脓性胆汁和细菌毒素可逆行扩散经门静脉入体循环所致。

③黄疸：胆管梗阻后胆红素逆流入血所致。黄疸程度取决于梗阻的程度、部位和是否继发感染。部分梗阻时黄疸较轻，完全性梗阻时黄疸较重；合并胆管炎时胆管黏膜与结石的间隙随炎症的发作及控制而变化，因而黄疸呈现间歇性和波动性。出现黄疸时，患者可有尿色变黄、大便颜色变浅和皮肤瘙痒等症状，胆管完全梗阻时大便呈陶土样。

2）肝内胆管结石　可多年无症状或仅有上腹部和腰背部胀痛不适。多数患者因体检或其他疾病做影像学检查而偶然发现。常见的临床表现为伴发急性胆管炎时引起的寒战、高热和腹痛。梗阻和感染仅发生在某肝叶、肝段胆管时患者可无黄疸；结石位于肝管汇合处时可出现黄疸。查体可有肝大、肝区压痛和叩击痛等体征。并发肝脓肿、肝硬化、肝胆管癌时则出现相应的症状和体征。

练一练15-12

肝外胆管结石的典型临床表现是（　）。

A. 腹痛，寒战、高热，黄疸　　B. 腹痛、恶心、呕吐

C. 腹水、消瘦、乏力　　D. 腹痛、高热、恶心

E. 腹痛，寒战、高热，腹胀

答案解析

（3）心理-社会状况　了解患者及家属对疾病的认知程度，对手术有何顾虑。了解患者的社会关心程度、支持程度及家庭对手术的经济承受能力等。

（4）辅助检查

1）影像学检查　首选腹部超声，可发现结石并明确大小和部位。CT、MRI也可显示梗阻部位、程度及结石大小、数量等，并能发现胆管癌。ERCP、PTC为有创性检查，能清楚地显示结石及部位，但可诱发胆管炎及急性胰腺炎，并导致出血、胆汁渗漏等并发症。

2）实验室检查　合并胆管炎时可有血白细胞计数及中性粒细胞比例增高。血清总胆红素及结合胆红素升高；血清转氨酶、碱性磷酸酶升高；尿胆红素升高，尿胆原降低或消失。糖链抗原（CA19-9）明显升高时需进一步检查排除胆管癌的可能。

（5）治疗要点　手术是治疗胆管结石的最有效方法。原则是尽量取尽结石，解除胆道梗阻，去除感染病灶，引流胆汁，预防结石复发。

1）肝外胆管结石的治疗　目前以手术治疗为主。合并胆道感染者可应用抗生素，解痉，利胆，纠正水、电解质紊乱，营养支持，保肝及纠正凝血功能障碍等，争取在胆道感染控制后再行择期手术治疗。常用手术方法如下。

①胆总管切开取石、T型管引流术：可保留正常Oddi括约肌功能，为首选方法。适用于单纯胆总管结石，胆管上下通畅者。安置T型管（图15-16）的目的为：a. 引流胆汁和减压，防止因胆汁排出受阻导致的胆总管内压力增高、胆汁外漏引起腹膜炎；b. 引流残余结石，使胆道内残余结石，尤其是泥沙样结石通过T型管排出；也可经此管进行造影或胆道镜检查、取石；c. 支撑胆道，防止胆总管切开处粘连、瘢痕狭窄等导致管腔变小。

②胆肠吻合术：放弃了Oddi括约肌功能，使用逐渐减少。常用吻合方式为胆管空肠Roux-en-Y型吻合（图15-17）。胆肠吻合术后，胆囊的功能已消失，故应同时切除胆囊。对于嵌顿在胆总管开口的结石不能取出时可在内镜下或手术行Oddi括约肌切开，这是一种低位的胆总管十二指肠吻合术，须严格掌握手术适应证。

2）肝内胆管结石的治疗　无症状的胆管结石可不治疗，定期观察、随访即可。临床症状反复发作

者主要采用手术治疗。常用的手术方法有胆管切开取石术、肝切除术、胆肠吻合术。胆管切开取石术是最基本的方法，争取切开狭窄部位，直视下或通过术中胆道镜取出结石，直至取尽。肝切除术是治疗肝内胆管结石的积极方法，切除病变部分的肝，不仅去除了结石的再发源地，且可防止病变肝段、肝叶的癌变。肝内胆管结石手术后结石残留较常见，后续治疗包括经引流管窦道通过胆道镜取石，激光、超声、体外震波碎石以及中西医结合治疗等。

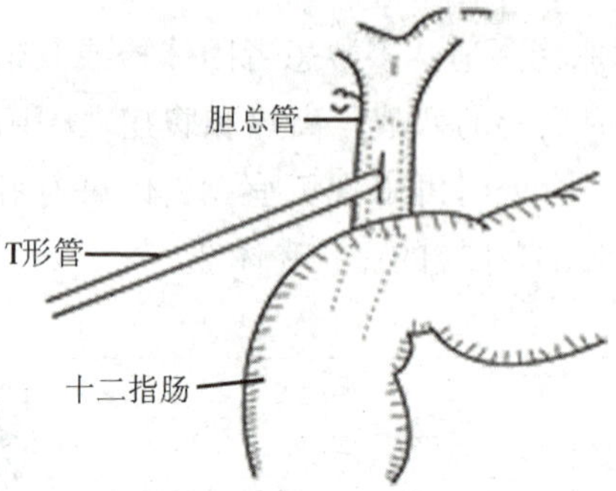

图 15－16　T 型管

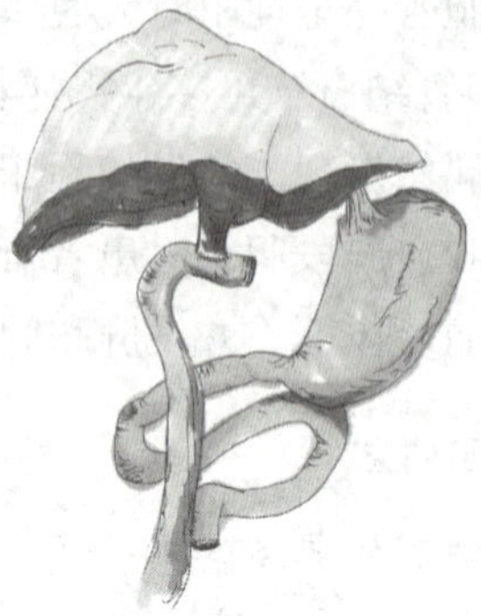
图 15－17　胆管空肠 Roux－en－Y 型吻合

3. 常见护理诊断/合作性问题

（1）疼痛　与结石嵌顿致胆道梗阻、感染有关。

（2）体温过高　与胆管感染、炎症反应有关。

（3）有皮肤完整性受损的危险　与胆汁酸盐淤积于皮下引起皮肤瘙痒及引流液刺激皮肤有关。

（4）潜在并发症　胆瘘、出血。

4. 护理目标

（1）患者疼痛缓解或消失。

（2）患者体温恢复正常。

（3）患者皮肤完整无破损。

（4）患者未发生并发症，或并发症被及时发现和处理。

5. 护理措施

（1）非手术治疗患者及术前护理

1）控制疼痛　评估疼痛的部位、程度、性质、发作时间、伴随症状、诱因及缓解的相关因素。对诊断明确且疼痛剧烈者，遵医嘱给予消炎利胆、解痉镇痛药物。忌用吗啡，以免引起 Oddi 括约肌痉挛，加重胆道梗阻。

2）病情观察　患者出现寒战、高热、腹痛、黄疸等情况，应考虑发生急性胆管炎，及时报告医师，积极处理。有黄疸者，观察和记录大便颜色并监测血清胆红素变化。

3）降低体温　根据患者的体温情况，采取物理降温和（或）药物降温；遵医嘱给予抗生素以控制感染。

4）营养支持　给予低脂、高碳水化合物、富含维生素的普通饮食或半流质饮食，如肝功能良好可给予富含蛋白质饮食。禁食，不能经口进食或进食不足者，给予肠外营养支持。

5）纠正凝血功能障碍　肝功能受损者肌内注射维生素 K_1，纠正凝血功能，预防术后出血。

6）保护皮肤完整性　指导患者修剪指甲，勿搔抓皮肤，防止破损。保持皮肤清洁，用温水擦浴，穿宽松棉质衣裤。瘙痒剧烈者，遵医嘱使用炉甘石洗剂、抗组胺药或镇静药。

（2）术后护理

1）病情观察　观察并记录生命体征、腹部体征、切口敷料及引流情况，评估有无出血及胆汁渗漏等并发症。对术前有黄疸的，应观察和记录大便颜色并监测血清胆红素变化。

2）营养支持　禁食期间通过肠外营养途径补充足够的热量、氨基酸、维生素、水、电解质等，维持患者良好的营养状态。胃管拔除后根据患者胃肠功能恢复情况，由无脂流质逐渐过渡至低脂饮食。

3）T型管引流的护理

①妥善固定：将T型管妥善固定于腹壁，防止翻身、活动时牵拉造成管道脱出。

②加强观察：观察并记录T型管引流出胆汁的量、颜色和性状。正常成人每日分泌胆汁800～1200ml，呈黄绿色、清亮、无沉渣，且有一定黏性。术后24小时内引流量300～500ml，恢复饮食后可增至每日600～700ml，以后逐渐减少至每日200ml左右。若引流量过多，提示胆道下端有梗阻的可能；若胆汁突然减少甚至无胆汁流出，则有可能有受压、扭曲、折叠、阻塞或脱出。若胆汁混浊，应考虑结石残留或胆管炎症未被控制。

③保持有效引流：引流管不可扭曲、折叠、受压。引流液中有血凝块、絮状物、泥沙样结石时要经常挤捏，防止管道阻塞。必要时用生理盐水低压冲洗或用50ml注射器负压抽吸，用力要适宜，以防诱发胆管出血。

④预防感染：长期带管者，定期更换引流袋，更换时严格无菌操作。平卧时引流管的远端不可高于腋中线，坐位、站立或行走时不可高于腹部手术切口，以防胆汁逆流引起感染。引流管周围皮肤覆盖无菌纱布，保持局部干燥，防止胆汁浸润皮肤引起炎症反应。

⑤拔管护理：若T型管引流出的胆汁色泽正常，引流量逐渐减少，可在术后10～14日试行夹管1～2日；夹管期间注意观察病情，若无发热、腹痛、黄疸等症状，可经T型管做胆道造影，造影后持续引流24小时以上，若胆道通畅，无结石或其他病变，再次夹闭T型管24～48小时，患者无不适可以拔管。拔管后，残留窦道用凡士林纱布堵塞，1～2日内可自行闭合。若胆道造影发现有结石残留，则需保留T型管6周以上，再做取石或其他处理。

练一练15-13

胆道手术后，T型管一般留置的时间是（　）。

A. 3日　　B. 7日　　C. 14日

D. 20日　　E. 30日

答案解析

4）并发症的护理

①出血：可能发生在腹腔、胆管内或胆肠吻合口。a. 原因：腹腔内出血，多发生在术后24～48小时内，可能与术中血管结扎线脱落、肝断面渗血及凝血功能障碍有关。胆管内出血，多因结石、炎症引起血管糜烂、溃疡或术中操作不慎引起。b. 表现：腹腔引流管引流出的血性液体超过100ml/h、持续3小时以上并伴有心率增快、血压波动时，提示腹腔内出血；胆管内出血表现为T型管引流出血性胆汁或鲜血，粪便呈柏油样，可伴有心率增快、血压下降等休克表现。c. 护理措施：严密观察生命体征及腹部体征；一旦发现出血征兆，及时报告医师并采取相应措施，防止发生低血容量性休克。

②胆瘘：a. 原因：术中胆管损伤、胆总管下端梗阻、T型管脱出所致。b. 表现：表现为发热、腹胀和腹痛、腹膜刺激征等表现，或腹腔引流液呈黄绿色胆汁样，常提示发生胆瘘。c. 护理：充分引流胆汁：取半卧位，安置腹腔引流管，将漏出的胆汁充分引流至体外是治疗胆瘘最重要的措施；维持水、电解质平衡：长期大量胆瘘者应补液并维持水、电解质平衡；防止胆汁刺激和损伤皮肤：及时更换引流管周围被胆汁浸湿的敷料，给予氧化锌软膏或皮肤保护膜涂敷局部皮肤。

（3）健康指导

1）饮食指导　少量多餐，进食低脂、高营养、易消化饮食，忌油腻及暴饮暴食。

2）复诊指导　指导自我监测，定期复查，如出现腹痛、黄疸、发热等症状及时就诊。

3）带T型管出院患者的指导　穿宽松柔软的衣服，以防管道受压；保持伤口敷料清洁干燥；淋浴时，可用塑料薄膜覆盖引流管口周围皮肤，以防感染；避免提举重物或过度活动，以免牵拉T型管导致管道脱出；指导患者自行观察并记录引流液的颜色、量及性状；若出现引流异常或管道脱出，及时就诊。

三、胆道感染患者的护理

胆道感染包括胆囊炎和不同部位的胆管炎，分为急性、亚急性和慢性炎症。胆道感染主要因胆道梗阻、胆汁淤滞造成，胆道结石是导致胆道梗阻最主要的原因，胆道反复感染又可促进胆石形成并进一步加重胆道梗阻。

（一）急性胆囊炎

急性胆囊炎（acute cholecystitis）是胆囊管梗阻和细菌感染引起的急性炎症。女性多见，根据胆囊内有无结石，将胆囊炎分为结石性胆囊炎和非结石性胆囊炎。其中结石性胆囊炎占95%以上。

1. 病理

（1）急性结石性胆囊炎　结石导致胆囊管梗阻，胆囊内压升高，黏膜充血水肿、渗出增多，此时为急性单纯性胆囊炎。如病因未解除，炎症发展，病变可累及胆囊壁全层，白细胞弥漫浸润，浆膜层有纤维性和脓性渗出物覆盖，成为急性化脓性胆囊炎。如胆囊内压持续增高，导致胆囊壁血液循环障碍，引起胆囊壁组织坏疽，则为急性坏疽性胆囊炎。坏疽性胆囊炎常并发胆囊穿孔，多发生于底部和颈部。急性胆囊炎因周围炎症浸润至邻近器官，也可穿破至十二指肠、结肠等形成胆囊胃肠道内瘘。

（2）急性非结石性胆囊炎　病理过程与急性结石性胆囊炎基本相同，致病因素主要是胆汁淤滞和缺血，导致细菌繁殖且供血减少，更易出现胆囊坏疽、穿孔。

? 想一想15-13

急性结石性胆囊炎主要引起哪些病理改变？

答案解析

2. 护理评估

（1）健康史

1）急性结石性胆囊炎

①胆囊管梗阻：结石移动至胆囊管附近，可堵塞胆囊管或嵌顿于胆囊颈，直接损伤黏膜，导致胆汁排出受阻，胆汁淤滞、浓缩；高浓度胆汁酸盐具有细胞毒性，引起细胞损害，加重黏膜炎症、水肿甚至坏死。

②细菌感染：细菌通过胆道逆行进入胆囊，或经血液循环或淋巴途径进入，在胆汁流出不畅时造成感染。主要致病菌为革兰阴性杆菌，常合并厌氧菌感染。

2）急性非结石性胆囊炎　约占5%，病因不清楚，多见于严重创伤、烧伤、长期肠外营养、腹部非胆道大手术后、脓毒血症等危重患者。

（2）身体状况

1）症状

①腹痛：表现为右上腹疼痛，开始时仅有胀痛不适，逐渐发展为阵发性绞痛，并向右肩胛部或背部放射，常伴有恶心、呕吐、厌食等消化道症状。多发生在饱餐、进油腻食物后或夜间睡眠时。

②消化道症状：腹痛发作时常伴有恶心、呕吐、腹胀、厌食、便秘等消化道症状。

③发热：急性胆囊炎常为轻度至中度发热。如出现寒战、高热，提示病变严重，可能出现胆囊化脓、坏疽、穿孔或合并急性胆管炎。

2）体征　右上腹可有不同程度的压痛或叩痛，炎症侵犯浆膜时出现反跳痛和肌紧张。部分患者可触及肿大的胆囊并有触痛，将左手压于右上肋缘下，嘱患者腹式呼吸，如出现突然屏气称为墨菲征阳性，是急性胆囊炎的典型体征。若发生坏疽、穿孔时则会有弥漫性腹膜炎的体征。

练一练15-14

急性胆囊炎的典型体征是（　）。

A. 反跳痛　　B. 肌紧张　　C. 墨菲征阳性

D. 压痛　　E. 移动性浊音阳性

答案解析

（3）心理-社会状况　了解患者及家属对疾病的认知程度，对手术有何顾虑。了解患者的社会关心程度、支持程度及家庭对手术的经济承受能力等。

（4）辅助检查

1）影像学检查　首选腹部超声，可显示胆囊增大，囊壁增厚，并可发现胆囊内结石影。CT、MRI可协助诊断。

2）实验室检查　血常规提示有血白细胞计数及中性粒细胞比例增高，部分患者有血清胆红素、转氨酶升高。

（5）治疗要点　原则上争取择期手术治疗，手术时机和方式取决于患者病情。急性非结石性胆囊炎易发生坏疽、穿孔，一经诊断，应及早手术治疗。

1）非手术治疗　可作为手术前准备，主要措施包括禁食，抗感染，解痉、补液，营养支持，纠正水、电解质及酸碱平衡失调等。多数患者经非手术治疗后病情缓解，再行择期手术；若病情无缓解或恶化出现穿孔、弥漫性腹膜炎、并发急性化脓性胆管炎等，应行急诊手术。

2）手术治疗　急性期手术应力求安全、简单、有效，对年老体弱、合并多个脏器功能障碍者，选择手术方式更应慎重。手术方式包括3种。①胆囊切除术：首选腹腔镜胆囊切除，也可采用开腹胆囊切除。②胆囊造口术：对高危患者或局部粘连解剖不清者，可先行胆囊造口术减压引流，3个月后再行胆囊切除。③超声引导下经皮经肝胆囊穿刺引流术（percutaneous tanshepatic gallbladder puncture drainage，PTGD）：可降低胆囊内压，待急性期后再行择期手术，适用于病情危重且不宜手术的化脓性胆囊炎患者。

3. 常见护理诊断/合作性问题

（1）疼痛　与结石突然嵌顿、胆汁排空受阻至胆囊强烈收缩有关。

（2）体温过高　与化脓性感染有关。

（3）潜在并发症　胆囊穿孔、胆瘘、出血。

4. 护理目标

（1）患者疼痛缓解或消失。

（2）患者体温恢复正常。

（3）患者未发生并发症，或并发症被及时发现和处理。

5. 护理措施

（1）术前护理/术后护理　参见本章第十一节“胆石症患者的护理”部分。

（2）健康教育

1）合理作息　合理安排作息时间，劳逸结合，避免过度劳累及精神高度紧张。

2）饮食指导　宜进食低脂食物，忌油腻；少量多餐，避免暴饮暴食。

3）复查指导　非手术治疗、行胆囊造口术或 PTGD 者，遵医嘱服用消炎利胆药物，按时复查，以确定是否行胆囊切除术。若出现腹痛、发热和黄疸等情况，及时就诊。

6. 护理评价　通过治疗和护理，患者是否：①疼痛缓解或消失；②体温恢复正常；③未发生并发症，或并发症被及时发现并处理。

（二）慢性胆囊炎

慢性胆囊炎（chronic cholecystitis）是胆囊持续、反复发作的炎症过程，大多数继发于急性胆囊炎，超过 90% 的患者有胆囊结石。

1. 病理　由于胆囊受炎症和结石的反复刺激，胆囊壁炎性细胞浸润和纤维组织增生，胆囊壁增厚并与周围组织粘连，最终出现胆囊萎缩，胆囊完全失去功能。

2. 护理评估

（1）健康史　了解患者的年龄、性别、职业、饮食习惯及居住地等。既往史有无类似疾病发作史，有无上腹部饱胀不适、嗳气和厌油腻饮食等消化道症状；有无过敏史及其他腹部手术史。

（2）身体状况　慢性胆囊炎患者的症状常不典型，多数患者有胆绞痛病史，并有上腹部饱胀不适、嗳气和厌油腻饮食等消化不良的症状，也可有右上腹和肩背部的隐痛。查体可发现右上腹胆囊区有轻度压痛或不适。

（3）辅助检查　腹部超声检查显示胆囊壁增厚，胆囊排空障碍或胆囊内结石。

（4）治疗要点　对伴有胆囊结石或确诊为本病的无结石者应行胆囊切除，首选腹腔镜胆囊切除。对年老体弱或伴有重要器官严重器质性病变者，可选择非手术治疗，方法包括限制脂肪饮食、口服胆盐和消炎利胆药物、中药治疗等。

3. 护理措施

（1）术前/术后护理　慢性胆囊炎手术治疗的护理措施参见本章第十一节“胆石症患者的护理”部分。

（2）健康教育　遵医嘱服药，定期复查，以确定是否需要手术治疗和手术时机；严格限制油腻饮食；若出现腹痛、发热和黄疸等情况，及时就诊。

（三）急性梗阻性化脓性胆管炎

急性梗阻性化脓性胆管炎（acute obstructive suppurative cholangitis，AOSC）又称急性重症胆管炎，是急性胆管炎的严重阶段，其发病基础是胆道梗阻及细菌感染。男女发病率接近，青壮年多见。

1. 病理　基本病理变化为胆管梗阻和胆管内化脓性感染。梗阻部位可在肝外或肝内胆管。胆管梗阻后，胆管内压升高，梗阻以上胆管扩张、管壁肿胀，胆管黏膜充血水肿、炎症细胞浸润及溃疡形成，管腔内逐渐充满脓性胆汁或脓液，使胆管内压力继续升高。当胆管内压力升高至一定程度（超过 $30cmH_2O$）时，肝细胞停止分泌胆汁，胆管内细菌和毒素逆行进入肝窦经肝静脉进入体循环引起全身化脓性感染和多器官功能障碍综合征（MODS）。

2. 护理评估

（1）健康史　在我国，引起胆道梗阻最常见的原因为肝内外胆管结石，其次为胆道蛔虫病和胆管狭窄。在国外，胆道良性病变引起狭窄、恶性肿瘤、先天性胆道解剖异常等较常见。近年来，因手术及介入治疗后胆肠吻合口狭窄、PTC、ERCP、安置胆道内支架等引起者逐渐增多。主要致病菌是革兰阴性杆菌，以大肠埃希菌最常见，常合并厌氧菌感染。

（2）身体状况 本病发病急骤，病情进展快。除具有一般胆道感染的 Charcot 三联征外，还可出现休克及中枢神经系统受抑制的表现，即 Reynolds 五联征。

1）症状

①腹痛：表现为突发剑突下或右上腹持续性疼痛，阵发性加重，并向右肩胛部及腰背部放射。肝内梗阻者腹痛较轻，肝外梗阻者则腹痛较重。

②寒战、高热：体温持续升高，达 39 ~ 40℃或更高，呈弛张热。

③黄疸：多数患者可出现不同程度的黄疸，肝外梗阻者黄疸较肝内梗阻者明显。

④休克：口唇发绀，呼吸浅快，脉搏细速达 120 ~ 140 次/分，血压在短时间内迅速下降，可出现全身出血点或皮下瘀斑。

⑤神经系统症状：神情淡漠、嗜睡、神志不清甚至昏迷；合并休克者可表现为烦躁不安、谵妄等。

⑥胃肠道症状：多数患者伴恶心、呕吐等。

2）体征 剑突下或右上腹部不同程度压痛或腹膜刺激征；可出现肝肿大及肝区叩痛；肝外梗阻者可触及肿大的胆囊。

练一练15-15

急性重症胆管炎的典型临床表现是（ ）。

A. Charcot 三联征　　B. 寒战、高热　　C. 神志不清甚至昏迷

D. 腹痛、腹胀　　E. Reynolds 五联征

答案解析

（3）心理-社会状况 了解患者及家属对疾病的认知程度，对手术有何顾虑。了解患者的社会关心程度、支持程度及家庭对手术的经济承受能力等。

（4）辅助检查

1）影像学检查 首选腹部超声，可显示胆道梗阻部位、肝内外胆管扩张情况及病变性质，可在床旁进行。CT、MRCP 均可协助诊断。

2）实验室检查 白细胞计数升高，可超过 $20 \times 10^9/L$；中性粒细胞比例升高。肝功能出现不同程度损害，凝血酶原时间延长。动脉血气分析示 PaO_2 下降、血氧饱和度降低。常伴代谢性酸中毒、低钠血症等。

（5）治疗要点 原则是立即手术解除胆道梗阻并引流，及早有效地降低胆管内压力。

1）非手术治疗 既是治疗手段，又可作为术前准备。

①抗休克治疗：补液扩容，恢复有效循环血量；改善通气功能，必要时使用血管活性药物。

②抗感染治疗：选用针对革兰阴性杆菌及厌氧菌的敏感抗生素，联合使用足量有效的抗生素。

③纠正水、电解质及酸碱平衡失调：多为等渗性或低渗性脱水、代谢性酸中毒，应及时纠正。

④其他处理：包括禁食、胃肠减压、降温、解痉、镇痛、营养支持等。短时间治疗后病情无好转者，应考虑使用肾上腺皮质激素保护细胞膜和对抗细菌毒素。经以上治疗病情仍未改善，应在抗休克同时紧急行胆道减压引流。

2）手术治疗 主要目的是挽救患者生命，手术力求简单、有效。通常采用胆总管切开减压、T 型管引流术。在病情允许的情况下，也可采用经内镜鼻胆管引流术（endoscopic naso - biliary drainage，ENBD）或 PTCD 治疗。急诊手术常不能完全去除病因，待患者一般情况恢复，1 ~ 3 个月后根据病因选择彻底的手术治疗。

3. 常见护理诊断/合作性问题

（1）疼痛 与结石嵌顿、胆汁排空受阻致胆管强烈收缩有关

（2）体液不足　与呕吐、禁食、感染及胃肠减压有关。

（3）体温过高　与胆道梗阻继发化脓性感染有关。

（4）低效性呼吸型态　与感染中毒有关。

（5）潜在并发症　胆道出血、胆瘘、感染性休克、多器官功能衰竭综合征等。

4. 护理目标

（1）患者疼痛缓解或消失。

（2）患者体液维持平衡。

（3）患者体温恢复正常。

（4）患者呼吸功能改善，血氧饱和度维持在正常范围。

（5）患者未发生并发症，或并发症被及时发现和处理。

5. 护理措施

（1）术前护理

1）病情观察　观察生命体征、神志、腹部体征及皮肤黏膜情况，监测血常规、电解质、血气分析等检验结果的变化。若患者出现神志淡漠、黄疸加重、少尿或无尿、肝功能异常、PaO_2降低、凝血酶原时间延长等，则提示发生 MODS，及时报告医师并协助处理。

2）维持体液平衡

①观察指标：监测生命体征，特别是体温、血压；准确记录 24 小时出入量，必要时监测中心静脉压及尿量，为补液提供可靠依据。

②补充血容量：纠正水、电解质及酸碱失衡　迅速建立静脉通路，尽快恢复有效循环血量，并纠正电解质、酸碱失衡；必要时使用肾上腺皮质激素和血管活性药物，改善组织器官的血流灌注及氧供。

3）维持正常体温　①降温：发热患者采用温水擦浴、冰敷等物理降温方法，必要时遵医嘱使用药物降温；②控制感染：遵医嘱联合使用足量有效的抗生素，及时有效控制感染。

4）维持有效气体交换

①呼吸功能监测：观察呼吸的频率、节律和幅度；动态监测 PaO_2和血氧饱和度等，若患者出现呼吸急促、PaO_2下降、血氧饱和度降低，提示呼吸功能受损。

②改善缺氧状况：一般取半卧位，使腹肌放松，膈肌下移，利于改善呼吸状况；休克者取仰卧中凹位。根据患者呼吸型态及血气分析结果选择给氧方式和确定氧气流量或浓度，改善缺氧症状。

5）营养支持　禁食期间，通过肠外营养补充能量、氨基酸、维生素、电解质，维持和改善营养状况。

6）完善术前准备　积极完善术前相关检查，如心电图、腹部超声、血常规、凝血功能、肝肾功能等。凝血功能障碍者，补充维生素 K_1。准备术中用药，更换清洁衣服，按上腹部手术要求进行皮肤准备。

（2）术后护理和健康指导　参见本章第十一节“胆石症患者的术后护理和健康指导”部分。

四、胆道蛔虫病患者的护理

胆道蛔虫病（biliary ascariasis）是指由于饥饿、胃酸降低或驱虫不当等因素，肠道蛔虫上行钻入胆道引起的一系列临床症状。随着生活环境、卫生条件和饮食习惯的改善，本病发生率已明显下降。

（一）病因与病理

蛔虫寄生于中下段小肠内，有钻孔习性，喜碱厌酸。当胃肠道功能紊乱、饥饿、发热、驱虫不当等导致肠道内环境发生改变时，蛔虫可上窜至十二指肠。如遇 Oddi 括约肌功能失调，蛔虫可钻入胆道，机械性刺激引起 Oddi 括约肌痉挛，导致胆绞痛和诱发急性胰腺炎。虫体带入的肠道细菌可导致胆道感染，严重者可引起急性化脓性胆管炎、肝脓肿；如经胆囊管钻至胆囊，可引起胆囊穿孔。括约肌长时间痉挛致蛔虫死亡，其残骸和虫卵日后可成为结石的核心。

（二）护理评估

1. 健康史　评估患者年龄、性别、出生地、居住地、饮食习惯。既往有无呕吐蛔虫或粪便排出蛔虫史；有无驱蛔不当、发热、胃肠道功能紊乱等；有无其他部位的手术治疗史、传染病、药物过敏史；有无其他伴随疾病，如糖尿病、冠状动脉粥样硬化性心脏病（冠心病）、高血压等。

2. 身体状况　“症征不符”是本病的特点，即剧烈的腹痛与较轻的腹部体征不相称。表现为突发性剑突下钻顶样绞痛，伴右肩或左肩部放射痛，发作时患者辗转不安，呻吟不止、大汗淋漓，可伴有恶心、呕吐甚至呕吐出蛔虫。疼痛可突然平息，又可突然再发，无一定规律。合并胆道感染时，可出现寒战、高热，也可合并急性胰腺炎的临床表现。体征少或轻微，当患者胆绞痛发作时，除剑突下有深压痛外，无其他阳性体征。体温多不增高，少数可有轻微黄疸，严重者表现同急性梗阻性化脓性胆管炎。

3. 心理－社会状况　了解患者及家属对疾病的认知程度及心理反应。

4. 辅助检查

（1）影像学检查　首选腹部超声，可显示蛔虫体影。

（2）实验室检查　血常规示白细胞计数升高和嗜酸性粒细胞比例升高。

5. 治疗要点

（1）非手术治疗　①解痉镇痛：发作时可注射阿托品、山莨菪碱等，必要时使用哌替啶。②利胆驱虫：发作时口服食醋、乌梅汤、驱虫药或经胃管注入氧气可有驱虫作用。③控制胆道感染：多为大肠埃希菌感染，选择合适的抗生素预防和控制感染。④纤维十二指肠镜驱虫：ERCP 检查发现虫体，可用取石钳取出虫体。

（2）手术治疗　大多数患者经积极的非手术治疗可治愈或缓解。若未缓解，或合并胆道结石、急性梗阻性化脓性胆管炎等可行胆总管探查、T 型管引流术，术中使用胆道镜去除虫体。术后驱虫治疗，防止复发。

（三）常见护理诊断/合作性问题

1. 疼痛　与蛔虫刺激导致 Oddi 括约肌痉挛有关。

2. 知识缺乏　缺乏饮食卫生保健知识。

（四）护理措施

1. 术前护理/术后护理　参见本章第十一节“胆石症患者的护理”部分。

2. 健康教育

（1）养成良好的饮食及卫生习惯，不喝生水，蔬菜要洗净煮熟，水果应洗净或削皮后吃，饭前便后要洗手。

（2）正确服用驱虫药，驱虫药一般于清晨空腹或晚上临睡前服用，根据药物类型观察疗效。

护爱生命15-11

近年来，随着我国居民饮食结构、生活习惯的改变，胆石症的发病率有上升的趋势。1987～2014 年国内外公开发表的 30 篇关于中国胆石症常见危险因素的独立病例对照研究，对其结果进行 Meta 分析评价。研究发现，胆石症家族史、饮酒、蛔虫病史、既往胆道炎症史、BMI≥25kg/m^2、油腻饮食与荤食习惯、高脂血症、女性绝经为我国胆石症发生的危险因素。饮牛奶和规律早餐是我国胆石症发生的保护因素。因此，调整饮食结构、规律早餐、多饮牛奶、合理减重、少饮酒和避免蛔虫感染有助于预防胆石症的发生。

目标检测15-11

答案解析

1. 患者，女，35 岁，1 天前进食油腻的食物后出现上腹部剧烈疼痛，查体：墨菲征阳性。其压痛点位于（　）。

A. 膈下　B. 右肋下　C. 右下腹　D. 左肋下　E. 脐周

2. 患者，女，37 岁，行胆总管切开取石，T 型管引流术，术后 15 天，T 型管引流液清亮，约 200ml 每天，无腹痛、腹胀，试夹管 24～36 小时无出现不适，皮肤及巩膜黄疸消退，T 型管造影显示胆道通畅，针对患者目前状况可考虑的是（　）。

A. 带 T 型管出院　B. 拔除 T 型管
C. 继续更换　D. 继续保留 T 型管 2 周
E. 继续保留 T 型管 1 周

3. 患者，女，48 岁。因胆石症出现右上腹阵发性绞痛、寒战、高热，医嘱：哌替啶 50mg，肌内注射；阿托品 0.5mg，肌内注射。该患者使用阿托品的主要作用是（　）。

A. 扩大瞳孔　B. 兴奋呼吸中枢
C. 解除迷走神经的抑制　D. 解除平滑肌痉挛
E. 抑制腺体分泌

4. Charcot 三联征是指（　）。

A. 腹痛、恶心、高热　B. 恶心、腹胀、寒战
C. 腹痛，腹胀，寒战、高热　D. 腹痛，寒战、高热，黄疸
E. 腹痛、黄疸、恶心

5. 患者，男，40 岁。因胆总管结石合并胆管炎收住入院，行胆总管切开取石术，术后需放置（　）。

A. 胆囊造瘘管　B. T 型管　C. 胸腔引流管　D. 空肠造瘘管　E. 腹腔双套管

6. 患者，男，47 岁。因胆石症入院行胆囊切除术、胆总管切开术，术中放置 T 型管，护士向患者家属解释时，应说明使用 T 型管的首要目的是（　）。

A. 将胆汁进入十二指肠的量减至最少　B. 促进伤口引流
C. 提供冲洗胆道的途径　D. 阻止胆汁进入腹膜腔
E. 引流胆汁和减压

7. 患者，女，48 岁。因胆总管结石合并胆管炎入院，在非手术治疗期间提示需立即做好急诊手术前准备的指征是（　）。

A. 黄疸进行性加重　B. 低血压、意识不清
C. 胆囊肿大、有压痛　D. 体温升高、脉速
E. 白细胞计数增高

8. 胆道蛔虫病的临床特点是（　）。

A. 畏寒、高热　B. 剑突下左侧深压痛
C. 剧烈呕吐蛔虫　D. 阵发性钻顶样剧烈绞痛
E. 肝大并具有压痛

9. 对于胆道蛔虫病患者要指导其正确服用驱虫药，驱虫药一般于（　）服用。
   A. 饭后服用　　B. 饭前 1 小时服用
   C. 清晨空腹或晚上临睡前服用　　D. 两餐之间服用
   E. 饭后 1 小时服用

10. 墨菲征阳性多见于（　）。
   A. 急性胆囊炎　　B. 急性胰腺炎
   C. 胃十二指肠溃疡穿孔　　D. 胆道蛔虫病
   E. 胆总管结石

（于丽丽）

书网融合……

重点回顾　　微课

第十二节　胰腺疾病患者的护理

PPT

学习目标

知识目标：

1. 掌握　胰腺炎、胰腺肿瘤患者的身心状况、常见护理诊断/合作性问题、护理措施。

2. 熟悉　胰腺炎、胰腺肿瘤患者的治疗要点。

3. 了解　胰腺炎、胰腺肿瘤的健康史、发病机制、辅助检查。

技能目标：

学会运用护理程序，对患者实施整体护理。

素质目标：

富有真挚的同情心，尽量满足患者的需求，视患者生命和减轻痛苦高于一切。

导学情景

情景描述：患者，男，41 岁，因上腹痛 12 小时，伴恶心、呕吐急诊入院。患者昨日饮酒后突发上腹部疼痛并逐渐加重，疼痛位于左上腹，呈持续性，并放射至腰背部，伴恶心、呕吐，呕吐物为胃内容物。既往无药物过敏史、肝炎病史等。查体：T 37.1℃，P 90 次/分，R 22 次/分，BP 145/80mmHg，急性痛苦面容，皮肤巩膜无黄染，腹部膨隆，全腹肌紧张，压痛、无反跳痛，以中上腹为最明显。血常规示 WBC 18.9×10^9/L，血清淀粉酶 963U/dl，尿淀粉酶 285U/dl。腹部 CT 示胰腺肿胀。医生初步诊断为急性胰腺炎。

情景分析：结合患者的症状、体征以及实验室检查结果，医生的初步诊断为急性胰腺炎。护士应及时评估患者的病情变化，为医生的诊断提供有效的依据。同时掌握急性胰腺炎患者的围手术期护理措施，为患者提供优质护理，防治并发症，促进患者早日康复。

讨论： 请问患者存在的主要护理诊断/合作性问题有哪些？护士接诊后，针对患者的护理诊断/合作性问题，应采取哪些护理措施？

学前导语： 胰腺疾病包括胰腺的炎症性疾病和肿瘤。胰腺疾病病情复杂，手术后并发症较多，术前加强营养支持、控制疼痛，术后预防并有效处理出血、胰瘘等并发症是促进患者快速康复的关键。常见胰腺疾病（急性胰腺炎、胰腺癌）患者的处理原则以及围手术期护理是本章学习的重点。

一、胰腺炎患者的护理

（一）急性胰腺炎

急性胰腺炎（acute pancreatitis）是由胰腺分泌的胰酶在胰腺内被异常激活，对胰腺组织及周围脏器产生“消化”而引起的炎症性疾病，是一种常见的急腹症。急性胰腺炎严重程度不一，轻型易于治疗，预后好；重型病情险恶，死亡率高。

1. 病理 当胆汁、胰液排出受阻、反流，胰管内压力增高引起胰腺导管破裂、上皮受损，胰液中的大量胰酶被激活诱导胰腺组织自身消化，引起胰腺充血、水肿及急性炎症反应。胰腺细胞释放炎性细胞因子，可引起炎症的级联反应。炎症的级联反应在大多数患者呈自限性，过度炎症反应可导致胰腺局部出血和坏死，甚至出现全身炎症反应综合征导致多器官功能障碍综合征。

急性胰腺炎的基本病理改变为胰腺呈不同程度的水肿、充血、出血和坏死。按病理变化分为2类。

（1）急性水肿性胰腺炎 胰腺肿胀、充血、被膜紧张，胰周可有积液。腹腔内可见散在粟粒状或斑块状的皂化斑，腹水为淡黄色。镜下可见腺泡及间质水肿，炎性细胞浸润，偶有轻度出血或局灶性坏死。

（2）急性出血坏死性胰腺炎 胰腺肿胀，呈暗紫色；坏死灶大小不等，呈灰黑色，严重者整个胰腺变黑。腹腔内可见皂化斑和脂肪坏死灶，腹膜后可出现广泛组织坏死伴有血性渗液，内含大量淀粉酶。镜下可见脂肪坏死和腺泡破坏，腺泡小叶结构模糊不清，炎性细胞浸润，间质小血管壁坏死，呈片状出血。

想一想15-14

急性胰腺炎的基本病理改变与分类是什么？

答案解析

2. 护理评估

（1）健康史 急性胰腺炎的病因比较复杂，胆道疾病和过量饮酒是最常见的2个病因，国内以胆道疾病为主，占50%以上。

1）胆道疾病 胆总管与主胰管有着共同的通路，这种共同通路是胰腺疾病与胆道疾病相互关联的解剖学基础（图15-18）。当胆总管下段发生结石嵌顿、胆道蛔虫病、Oddi括约肌水肿和痉挛、壶腹部狭窄时，胆汁经“共同通道”逆流入胰管，胆汁中的磷脂酰胆碱和胆盐可损害胰管的黏膜屏障，诱发急性胰腺炎。由胆道疾病所引起的急性胰腺炎称为胆源性胰腺炎。

2）过量饮酒 乙醇能直接损害胰腺组织，还可刺激胰腺分泌，引起十二指肠乳头水肿和Oddi括约肌痉挛，导致胰管内压增高，甚至细小胰管破裂，胰液进入腺泡周围组织而引起一系列的酶性损害及胰腺自身消化。

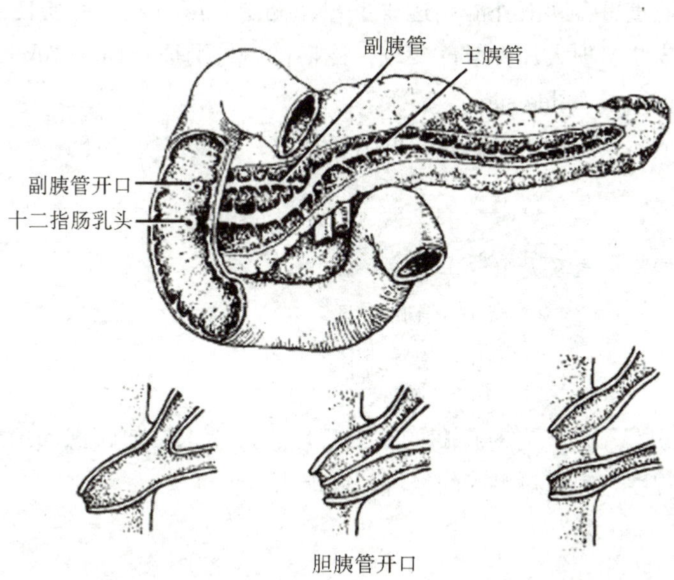

图 15－18　胰管的解剖关系

3）十二指肠液反流　十二指肠内压力增高时，十二指肠液可反流入胰管激活胰蛋白酶原，导致胰腺组织自身消化。

4）高脂血症　机制尚未完全明确，可能因甘油三酯在胰脂肪酶作用下生成游离脂肪酸对胰腺腺泡的直接损伤所致；高脂血症所致血液黏稠也可能加重胰腺病变。

5）创伤　上腹部钝器伤、贯通伤、手术操作如内镜逆行胰胆管造影和内镜胆管取石术等都可能直接或间接损伤胰腺组织。

6）其他　饮食因素，如暴饮暴食；感染因素，如腮腺炎病毒、败血症等；药物因素，如利尿药、雌激素、对乙酰氨基酚等；内分泌和代谢因素，如妊娠、高钙血症等；遗传和自身免疫性疾病。

（2）身体状况

1）症状

①腹痛：是主要症状，常于饱餐和饮酒后突然发作，呈持续性、刀割样剧痛。位于上腹正中偏左，放射至两侧腰背部，以左侧为主。胆源性胰腺炎腹痛始于右上腹，逐渐向左侧转移，并向左肩、左腰背部放射。

②腹胀：与腹痛同时存在，是腹腔神经丛受刺激产生肠麻痹的结果。早期为反射性，继发感染后则由腹膜后的炎症刺激所致。腹膜后炎症越严重，腹胀越明显。

③恶心、呕吐：呕吐剧烈而频繁，呕吐物为胃、十二指肠内容物，呕吐后腹痛不缓解。发生麻痹性肠梗阻时，可出现持续性呕吐。

④发热：早期可有中度发热，38℃左右；胰腺坏死伴感染时，持续高热为主要症状之一。合并胆道感染时常伴寒战、高热。

⑤休克和脏器功能障碍：早期以低血容量性休克为主，后期合并感染性休克。伴急性肺功能衰竭时可出现呼吸困难和发绀；有胰性脑病者可引起中枢神经系统症状，如感觉迟钝、意识模糊甚至昏迷；病情严重者甚至有 DIC 表现。

2）体征

①腹膜炎体征：轻型急性胰腺炎压痛多局限于中上腹，常无明显肌紧张；病情严重者压痛明显，并有肌紧张和反跳痛。移动性浊音多为阳性；肠鸣音减弱或消失。

②皮下出血：少数严重患者胰液外溢到达皮下组织间隙，溶解皮下脂肪使毛细血管破裂出血。在腰部、季肋部和下腹部皮肤出现大片青紫色瘀斑，称格雷·特纳征（Grey Turner sign）；脐周围皮肤出现的青紫色改变，称卡伦征（Cullen sign）。

③黄疸：胆道结石或胰头肿大压迫胆总管可引起黄疸，程度一般较轻。

练一练15-16

急性胰腺炎最典型的临床表现是（　）。

A. 上腹部疼痛　　B. 消化不良　　C. 恶心、呕吐

D. 肠鸣音减弱　　E. 腹膜炎体征

答案解析

（3）心理-社会状况　了解患者对疾病的认知程度，对手术有何顾虑和思想负担；了解朋友及家属对患者的关心、支持程度，家庭对手术的经济承受能力。

（4）辅助检查

1）实验室检查

①血、尿淀粉酶测定：最为常用。血清淀粉酶在发病数小时后升高，24小时达高峰，持续4～5日后逐渐降至正常；尿淀粉酶在发病24小时后开始上升，48小时达高峰，1～2周后恢复正常。血清淀粉酶超过500U/dl，尿淀粉酶也明显升高，具有诊断意义。但淀粉酶升高的幅度和病变严重程度不成正比。严重的出血坏死性胰腺炎，胰腺腺泡广泛破坏，胰酶生成减少，血淀粉酶测定值反而不高。

②血生化检查：血钙下降，主要与脂肪坏死后释放的脂肪酸与钙离子结合形成皂化斑有关；血糖升高，与胰高血糖素代偿性分泌增多或胰岛细胞破坏、胰岛素分泌不足有关等。

③其他：白细胞计数升高、肝功能异常、血气分析指标异常等。诊断性腹腔穿刺若抽出血性渗出液，其淀粉酶值升高对诊断很有帮助。C反应蛋白（CRP）增高提示病情较重。

2）影像学检查

①腹部B超：简单易行，但易受胃肠道气体干扰，影响诊断准确性。可发现胰腺肿大；还可显示是否合并胆道结石、胆道扩张。

②腹部CT：最具诊断价值，特别是CT增强扫描能诊断急性胰腺炎并能鉴别是否合并胰腺组织坏死。若在胰腺弥漫性肿大的背景上出现质地不均、液化和蜂窝状低密度区，则提示胰腺坏死。

③MRI及MRCP：可提供与CT类似的诊断信息，在评估胰腺坏死、炎症范围及有无游离气体等方面具有诊断价值。磁共振胰胆管成像（MRCP）有助于判断胆管及胰管的情况。

看一看15-9

急性胰腺炎的临床分期。①急性反应期：发病至2周左右，可有休克、呼吸衰竭、肾衰竭、中枢神经系统功能障碍。②全身感染期：发病2周至2个月，以全身细菌感染和深部真菌感染及双重感染为主要并发症。③残余感染期：发病2～3个月以后，属于手术后期特殊表现。如全身营养不良，存在腹腔及后腹膜腔残余脓肿，常引流不畅，窦道经久不愈，或伴有消化道瘘口。

（5）治疗要点　根据急性胰腺炎的分型、分期和病因选择恰当的治疗方法。

1）非手术治疗　目的是减少胰腺分泌，防止感染及MODS的发生。包括：禁食、胃肠减压；补液、防治休克；解痉、镇痛；抑制胰腺分泌；营养支持；抗生素治疗；中药治疗。

2）手术治疗

①适应证：不能排除其他急腹症；胰腺和胰周坏死组织继发感染；伴胆总管下段梗阻或胆道感染者；合并肠穿孔、大出血或胰腺假性囊肿。

②手术方法：胰腺和胰周坏死组织清除加引流术。若为胆源性胰腺炎，则应同时解除胆道梗阻，畅通引流。

3. 常见护理诊断/合作性问题

（1）疼痛　与胰腺及其周围组织炎症、胆道梗阻有关。

（2）有体液不足的危险　与炎性渗出、出血、呕吐、禁食等有关。

（3）营养失调：低于机体需要量　与呕吐、禁食和大量消耗有关。

（4）体温过高　与胰腺坏死、继发感染或并发胰腺脓肿有关。

（5）潜在并发症　休克、感染、MODS、出血、胰瘘、胃肠道瘘。

4. 护理目标

（1）患者疼痛缓解或消失。

（2）患者体液维持平衡，无水、电解质紊乱及酸碱平衡失调。

（3）患者营养状况改善。

（4）患者感染有效控制，体温恢复正常。

（5）患者未发生并发症，或并发症被及时发现和处理。

5. 护理措施

（1）非手术治疗的护理及术前护理

1）缓解疼痛　协助患者膝盖弯曲，靠近胸部以缓解疼痛；按摩背部，增加舒适感。禁食、持续胃肠减压、应用抑制胰腺分泌药物可减少胰液分泌及其对周围组织的刺激。疼痛剧烈时，诊断明确后给予解痉（阿托品、山莨菪碱等）、镇痛药物，吗啡可引起 Oddi 括约肌痉挛，需谨慎使用。

2）静脉补液　严密监测生命体征，观察神志、皮肤黏膜温度和色泽，监测电解质、酸碱平衡情况；准确记录 24 小时出入量，必要时监测中心静脉压及每小时尿量。发生休克时迅速建立静脉输液通路，尽快恢复有效循环血量。急性重症胰腺炎患者易发生低钾、低钙血症，根据病情及时补充，维持水、电解质及酸碱平衡。

3）营养支持　禁食期间给予肠外营养支持。轻型急性胰腺炎一般 1 周后可开始进食无脂低蛋白流质，并逐渐过渡至低脂饮食。重症急性胰腺炎待病情稳定、淀粉酶恢复正常、肠麻痹消失后，可通过空肠造瘘管行肠内营养支持，并逐步过渡至全肠内营养及经口进食。在患者行肠内、肠外营养支持治疗期间，需注意有无导管性、代谢性或胃肠道并发症的发生。

4）降低体温　发热患者给予物理降温，如冷敷、温水或酒精擦浴，必要时应用药物降温；遵医嘱使用敏感、能通过血胰屏障的抗生素（如喹诺酮类、头孢他啶或亚胺培南等）控制感染。

5）用药护理　遵医嘱使用质子泵抑制剂、H_2受体阻滞剂、生长抑素或胰蛋白酶抑制剂，抑制胰腺分泌；呕吐控制后，可经胃管注入复方清胰汤等中药。

6）心理护理　由于急性胰腺炎发病急骤、进展快、病情凶险，患者常会产生恐惧心理。病程长，病情反复及费用等问题还可使患者产生悲观情绪。应为患者提供安全舒适的环境，了解其感受，安慰鼓励并讲解治疗、康复知识，使患者以积极心态接受治疗。

（2）术后护理　主要介绍行胰腺及胰周坏死组织清除加引流术后患者的护理。

1）体位　患者麻醉未清醒前取平卧位，头偏向一侧，以免呕吐物、分泌物吸入导致窒息或坠积性肺炎。清醒且病情稳定者，取半卧位，以利于呼吸和引流。

2）病情观察　观察并记录生命体征，监护24～48小时，病情需要时延长监护时间。维持水、电解质及酸碱平衡，准确记录24小时出入量。观察腹部体征，了解有无腹痛、腹胀及腹膜刺激征等。

3）引流管护理　术后引流管包括胃管、腹腔双套管、胰周引流管、空肠造瘘管、胃造瘘管及尿管等。引流管上需标注管道名称及安置时间，明确引流管安置部位及作用，将引流管远端与相应的引流装置紧密连接并妥善固定，定期更换引流装置。观察并记录引流液的颜色、性状和量，定期挤压、防止堵塞，保持引流通畅。

①腹腔双套管灌洗引流的护理：目的是冲洗脱落坏死组织、黏稠的脓液或血块，护理措施如下。a. 持续腹腔灌洗：常用生理盐水加抗生素，现配现用，冲洗速度为20～30滴/分钟。b. 保持引流通畅：持续低负压吸引，负压不宜过大，以免损伤内脏组织和血管。c. 观察引流液的颜色、量和性状：引流液开始为含坏死组织、脓液及血块的暗红色混浊液体；2～3日后颜色逐渐变淡、清亮。若引流液呈血性，伴脉速和血压下降，应考虑大血管受腐蚀破裂引起继发出血，需及时通知医师并做急诊手术准备。d. 维持出入量平衡：准确记录冲洗液量及引流量，保持平衡；发现引流管道堵塞应及时通知医师处理。e. 拔管护理：患者体温维持正常10日左右，白细胞计数正常，腹腔引流液少于5ml/d，引流液的淀粉酶测定值正常，可考虑拔管。拔管后局部的敷料保持清洁、干燥。

②空肠造瘘管护理：术后可通过空肠造瘘管行肠内营养支持治疗，护理措施如下。a. 妥善固定：将造瘘管固定于腹壁，嘱患者翻身、活动、更换衣物时避免牵拉管道，以防脱出。b. 保持通畅：营养液滴注前后使用生理盐水或温开水冲洗管道，持续输注时每4小时冲洗1次管道；若出现滴注不畅或管道堵塞，可用生理盐水或温水行“压力冲洗”或负压抽吸。c. 注意事项：营养液宜现配现用，使用时间不超过24小时；注意输注的速度、浓度和温度；观察有无腹胀、腹泻等不良反应。

4）伤口护理　观察伤口敷料是否干燥，有无渗血、渗液，如有渗液及时更换敷料，有渗血时根据出血量做相应处理。

5）并发症的护理

①出血：a. 原因：包括应激性溃疡出血、手术创面的活动性渗血、感染坏死组织侵犯引起的消化道大出血、消化液腐蚀引起的腹腔大血管出血等。b. 表现：胃管、腹腔引流管或手术切口流出血性液体，患者出现呕血、黑便或血便。c. 护理：密切观察生命体征，特别是血压和脉搏的变化；保持引流通畅，准确记录引流液的量、颜色和性状变化；监测凝血功能，及时纠正凝血功能紊乱；遵医嘱使用止血和抑酸药物；应激性溃疡出血可采用冰盐水加去甲肾上腺素胃内灌洗；胰腺及周围坏死腔大出血时急诊行介入或手术治疗。

②胰瘘：a. 原因：由胰管损伤或破裂所致。b. 表现：患者出现腹痛、持续腹胀、发热、腹腔引流管或伤口流出无色清亮液体。c. 护理：取半卧位，保持引流通畅；根据胰瘘程度，采取禁食、胃肠减压、静脉泵入生长抑素等措施；严密观察并准确记录引流液的色、量和性状；必要时行腹腔灌洗引流，防止胰液积聚侵蚀内脏、继发感染或腐蚀大血管；保护腹壁瘘口周围皮肤，可用凡士林纱布覆盖、皮肤保护膜或氧化锌软膏涂抹。

③胃肠道瘘：a. 原因：胰液的消化和感染坏死病灶的腐蚀均可使胃肠道壁坏死、穿孔发生瘘。b. 表现：引流管或创口有消化液、食糜或食物残渣引出；口服或经造瘘管注入亚甲蓝从创口或窦道引出；胃肠道造影显示瘘口部位及瘘口远端肠道情况；窦道加压造影显示窦道与消化道相通。出现任一条即可诊断。c. 护理：持续腹腔灌洗，低负压吸引，保持引流通畅，防止消化液积聚引起感染和腹膜炎；纠正水、电解质紊乱，加强营养支持，合理使用生长抑素；指导患者正确使用造口袋，保护瘘口周围皮肤；对不易愈合的瘘，应当采用手术治疗。

（3）健康指导

1）减少诱因　积极治疗胆道疾病、戒酒、预防感染、正确服药等，预防复发。

2）休息与活动　劳逸结合，保持良好心情，避免疲劳及情绪激动。

3）合理饮食　养成良好的饮食习惯，规律饮食，少量多餐，进食低脂饮食，忌食辛辣、刺激及油腻食物。

4）控制血糖及血脂　监测血糖及血脂，必要时使用药物控制。

5）复诊指导　定期复查，出现胰腺假性囊肿、胰腺脓肿、胃肠道瘘等并发症时，及时就诊。

6. 护理评价　通过治疗与护理，患者是否：①疼痛缓解或消失；②水、电解质及酸碱代谢维持平衡；③营养状况得到改善，体重得以维持或增加；④感染得到有效控制，体温恢复正常；⑤未发生并发症，或并发症被及时发现和处理。

（二）慢性胰腺炎

慢性胰腺炎（chronic pancreatitis）是多种原因引起的胰腺实质节段性或弥漫性、渐进性炎症与纤维化病变，常伴有胰管狭窄或扩张，以及胰管结石或胰腺钙化，表现为反复发作的上腹部疼痛伴不同程度的胰腺内、外分泌功能减退或丧失。

1. 病理　慢性胰腺炎的主要病理改变是胰腺萎缩，呈不规则结节样变硬。胰管狭窄伴节段性扩张，可有胰管结石或囊肿形成。显微镜下可见小叶结构破坏，腺泡细胞缺失或胞体皱缩、钙化和导管狭窄，大量纤维组织增生。

2. 护理评估

（1）健康史　胆道疾病和慢性酒精中毒是导致慢性胰腺炎的主要病因。其他病因还有吸烟、甲状旁腺功能亢进症、高脂血症、营养不良、急性胰腺炎造成的胰管狭窄、先天性胰腺分离畸形及遗传因素等。

（2）身体状况　通常将腹痛、体重下降、脂肪泻和糖尿病称为慢性胰腺炎四联征。

1）腹痛　为最常见的症状。平时为隐痛，发作时疼痛剧烈，呈持续性。腹痛位于上腹部剑突下或偏左，可向腰背部放射，呈束腰带状。

2）体重下降　早期患者因害怕进食伴随的疼痛而减少进食，造成体重减轻；后期因胰腺功能不足导致吸收不良引起消瘦。

3）消化不良　可有食欲不振、饱胀感、不耐油腻饮食等。脂肪泻是后期出现的症状，特征是粪便不成形、恶臭且上层可见发光的油滴。

4）糖尿病　后期因胰岛细胞大量被破坏，胰岛素分泌减少，可出现明显的糖尿病症状。

5）黄疸　仅少数患者出现，多为胰头纤维增生压迫胆总管下端所致。

（3）心理－社会状况　了解患者对疾病的认知程度，对手术有何顾虑和思想负担；了解社会及家属对患者的关心、支持程度，家庭对手术的经济承受能力。

（4）辅助检查

1）实验室检查　慢性胰腺炎急性发作时，早期患者血、尿淀粉酶可增高，后期可不增高或增高不明显；粪便在显微镜下可见到脂肪球；部分患者尿糖和糖耐量试验阳性。

2）影像学检查　①腹部超声：可显示胰腺体积缩小以及胰管结石、胰腺囊肿等。②腹部X线：可显示胰腺钙化点或胰石影。③CT：更清晰地显示胰腺形态，有无钙化点、胰管扩张或囊肿形成等。④MRCP：能清晰地显示梗阻近、远端的胆、胰管形态等。⑤ERCP：可清楚见到胰管有无阻塞、狭窄或囊状扩张，最典型的表现是胰管呈不规则的串珠状扩张。

（5）治疗要点　目的是减轻疼痛，改善消化功能，促进胰液引流，防止胰腺内、外分泌功能进一步减退。

1）非手术治疗　①病因治疗；②镇痛；③控制饮食；④补充胰酶；⑤治疗糖尿病；⑥营养支持。

2）手术治疗　目的在于减轻疼痛，延缓疾病进展，但不能逆转病理过程。①胆道手术：适用于有胆管结石或 Oddi 括约肌狭窄者。②胰管空肠吻合术：适用于胰管有多处狭窄者。③胰腺切除术：适用于胰腺纤维化严重但胰管未扩张者。④内脏神经切断术：仅用于其他方法不能缓解的顽固性疼痛，或作为其他手术方法的辅助手术。

3. 护理措施

（1）饮食指导　少食多餐，规律饮食，进食高蛋白、高维生素、低脂饮食，限制辛辣、刺激性食物，限制糖的摄入。严格戒酒、戒酒。

（2）疼痛护理　为防止腹痛发作，应避免过度劳累和精神紧张，遵医嘱合理使用解痉、镇静或镇痛药物。

（3）药物指导　口服胰酶制剂可减少胰腺分泌刺激，降低胰管压力，缓解腹痛；胰酶制剂应与“食”同进，保证脂肪酶与食物充分混合后一起进入十二指肠。糖尿病患者遵医嘱采用胰岛素替代疗法。

（4）营养支持　禁食期间可短期间歇、有计划地采用肠外营养和（或）肠内营养支持。

（5）心理护理　关心理解患者，建立规律的生活方式及良好的行为习惯，对延缓疾病进展、提高生活质量有重要意义。

二、胰腺肿瘤患者的护理

（一）胰腺癌

胰腺癌（pancreatic carcinoma）是一种发病隐匿、进展迅速、治疗效果及预后较差的消化道恶性肿瘤，其发病率逐年上升。好发年龄为 40 岁以上，男性多于女性。多发生于胰头部，约占胰腺癌的 70%～80%，其次为胰腺体尾部癌。

1. 病理　组织类型以导管细胞腺癌最多见，少见类型有黏液性囊腺癌和腺泡细胞癌等。组织学特点为致密的纤维性硬癌或硬纤维癌，肿瘤质硬，浸润性强与周围组织无明确界限。胰腺癌的转移和扩散途径主要为局部浸润和淋巴转移，晚期可转移至左锁骨上淋巴结。也可经血行转移至肝、肺、骨等处。

2. 护理评估

（1）健康史　导致胰腺癌的直接病因尚不清楚。在胰腺癌的致病因素中，吸烟被认为是主要的危险因素。高蛋白和高胆固醇饮食摄入可促进胰腺癌的发生。糖尿病、遗传因素、长期的职业和环境暴露等可使本病发病率增高。

（2）身体状况

1）症状

①上腹痛：是最常见的首发症状。早期因肿块压迫导致胰管不同程度梗阻，造成胰管压力增高而扩张、扭曲，出现上腹部持续性钝痛、胀痛，并向腰背部放射；晚期因癌肿侵犯十二指肠及腹腔神经丛，出现持续性剧烈疼痛，日夜不止，一般止痛剂不能缓解。胰体尾部癌的疼痛部位在左上腹或脐周，现疼痛时已多属晚期。

②黄疸：是胰头癌的最主要症状，多由癌肿侵及或压迫胆总管所致，呈进行性加重，可伴皮肤瘙

痒、茶色尿和陶土色大便。

③消化道症状：因胰液和胆汁排出受阻，患者常有食欲减退、腹胀、消化不良、腹泻等症状；部分患者可出现恶心、呕吐。晚期癌肿侵及胃十二指肠可出现上消化道梗阻或出血。

④消瘦和乏力：由于饮食减少、消化不良、疼痛导致睡眠不足及癌肿消耗，患者短期内可出现明显的消瘦和乏力，伴有贫血、低蛋白血症等，晚期可出现恶病质。

⑤其他：可出现发热、急性胰腺炎发作、糖尿病、脾亢及血栓性静脉炎等。

2）体征　可触及肿大的肝脏及胆囊，晚期可触及上腹部肿块、左锁骨上淋巴结肿大，可出现腹水。

练一练15-17

胰腺癌的好发部位是（　）。

A. 胰体　　B. 胰尾　　C. 胰头

D. 全胰腺　　E. 胰体尾部

答案解析

（3）心理－社会状况　评估患者有无焦虑、恐惧、悲观等心理反应；患者家庭经济状况，家属对患者的关心和支持程度。

（4）辅助检查

1）实验室检查

①血清生化检查：胆道梗阻时血清总胆红素和直接胆红素升高，碱性磷酸酶和转氨酶多有升高。少数患者空腹或餐后血糖升高及糖耐量异常。血、尿淀粉酶可有一过性升高。

②免疫学检查：血清癌胚抗原（CEA）、胰癌抗原（POA）、糖类抗原（CA19－9）等肿瘤标志物水平可升高，其中CA19－9对胰腺癌敏感性和特异性较好，常用于胰腺癌的辅助诊断和随访项目。

2）影像学检查

①B超：可显示胰腺及壶腹部肿块、胆囊增大、胆管扩张，同时可观察有无肝脏、腹腔淋巴结转移。

②CT：是诊断胰腺癌的重要手段，能清楚显示肿瘤部位、形态、与邻近血管的关系及后腹膜淋巴结转情况。

③MRI和磁共振胰胆管成像（MRCP）：MRI显示胰腺肿块的效果较CT更好，诊断胰腺癌敏感性和特异性较高；MRCP可显示胰胆管扩张、梗阻情况，具有重要诊断意义。

④内镜逆行胰胆管造影（ERCP）：可显示胆管或胰管的狭窄或扩张，并能进行活检。还可经内镜在胆管内植入内支撑管，达到术前减轻黄疸的目的。

⑤经皮穿刺肝胆管造影（PTC）：可显示胆道的变化，了解胆总管下段的狭窄程度。造影后置管引流胆汁可减轻黄疸。其缺点是可能并发胆瘘、出血等。

3）细胞学检查　行ERCP检查时收集胰液查找癌细胞，在B超或CT指引下，经皮细针穿刺胰腺病变组织行细胞学检查，都是有价值的诊断方法。

（5）治疗要点　手术切除是治疗胰腺癌最有效的方法。不能切除者行姑息性手术，辅以放疗或化疗。

1）非手术治疗　吉西他滨是晚期胰腺癌治疗的一线化疗药物，也可使用氟尿嘧啶和丝裂霉素。其他治疗方法有介入治疗、放射治疗、基因治疗及免疫治疗等。

2）手术治疗

①胰头十二指肠切除术（Whipple术）：适用于无远处转移的壶腹周围癌。手术切除范围：胰头、

胆囊和胆总管、远端胃、十二指肠及空肠上段（图15－19），同时清除周围淋巴结，再将胰、胆总管、胃和空肠吻合，重建消化道。

②保留幽门的胰头十二指肠切除术（PPPD）：保留全胃、幽门和十二指肠球部，其他切除范围和经典胰十二指肠切除术相同。适用于幽门上下淋巴结无转移，十二指肠切缘无癌细胞残留者。其优点在于缩短了手术时间，减少了术中出血，使患者术后能够更快康复，但同时也使患者术后胃溃疡和胃排空障碍的发生有所增加。

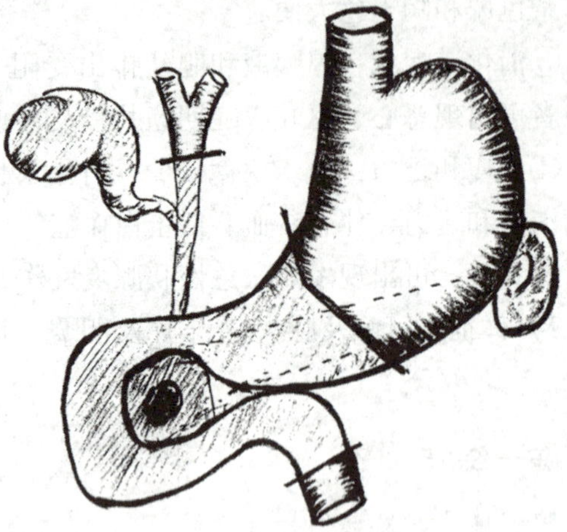

图15－19　胰十二指肠切除术范围

③胰体尾切除术：适应于胰体尾部癌，因确诊时多属晚期，故切除率很低。

④姑息性手术：对不能手术切除或不能耐受手术的患者，可行胆囊空肠吻合术，以解除胆道梗阻；胃空肠吻合解除或预防十二指肠梗阻；腹腔神经结节封闭或切除有助于减轻疼痛。

看一看15–10

胰腺癌的免疫治疗：胰腺癌早期诊断困难，多数患者确诊时已失去手术机会，且对放化疗治疗不敏感，造成临床治疗上面临很多困难。近年来，肿瘤免疫治疗已成为肿瘤学领域的热点，在胰腺癌的治疗方面也取得了较大的进展。目前已出现多种免疫治疗策略，包括主动免疫、被动免疫、免疫检查点抑制剂、嵌合抗原受体T细胞和其他免疫调节策略等。胰腺癌细胞的一大特点是其表面表达大量肿瘤相关抗原，适宜于疫苗的靶向作用。

3. 常见护理诊断/合作性问题

（1）焦虑、恐惧　与诊断为癌症、对治疗过程不了解、担心预后等有关。

（2）疼痛　与癌肿侵犯腹膜后神经丛、胰胆管梗阻及手术创伤有关。

（3）营养失调：低于机体需要量　与进食减少、消化不良、呕吐及癌肿消耗有关。

（4）潜在并发症　出血、感染、胰瘘、胆瘘、血糖异常等。

4. 护理目标

（1）患者恐惧减轻或消除。

（2）患者疼痛缓解或消失。

（3）患者营养状况改善。

（4）患者未发生并发症，或并发症被及时发现和处理。

5. 护理措施

（1）术前护理

1）心理护理　多数患者就诊时已处于中晚期，手术机会小，预后差，家庭负担较重，得知诊断后会出现否认、悲哀、畏惧和愤怒等不良情绪。护理人员应理解、多与患者沟通，了解其真实感受。根据患者对疾病知识掌握程度，有针对性地进行指导，使患者能配合治疗与护理。

2）营养支持　监测营养相关指标，如血清蛋白水平、皮肤弹性、体重等。指导患者进高蛋白、高维生素、低脂饮食。营养不良者，通过肠内、外营养或输注血清白蛋白等改善营养状况。

缓解疼痛　评估患者疼痛的部位、范围、规律及持续时间，教会患者应用各种非药物止痛的方法，必要时遵医嘱使用镇痛药物，保证患者睡眠及休息。

4）改善肝功能　静脉输注高渗葡萄糖加胰岛素和钾盐，增加肝糖原储备；使用保肝药、复合维生素 B 等；有黄疸者，静脉补充维生素 K_1，改善凝血功能。

5）皮肤护理　黄疸伴皮肤瘙痒者，指导患者修剪指甲，勿搔抓皮肤；穿宽松棉质衣服；保持皮肤清洁，勿用碱性清洁剂。瘙痒严重者可给予炉甘石洗剂外用。

6）血糖异常的护理　动态监测血糖，合并高血糖者，调节饮食，并遵医嘱应用胰岛素；若出现低血糖，应适当补充葡萄糖。

7）肠道准备　术前 3 日开始口服抗生素抑制肠道细菌，预防术后感染；术前 2 日进流质食物；术前晚行全肠道灌洗或清洁灌肠，减少术后腹胀及并发症。

（2）术后护理

1）病情观察　密切观察生命体征、伤口及引流情况、腹部体征，准确记录 24 小时出入量。必要时监测中心静脉压及每小时尿量。

2）营养支持　术后禁食、胃肠减压期间给予肠外营养支持，必要时输入血浆、白蛋白等。肠蠕动恢复拔除胃管后给予少量流质、半流质饮食，逐渐过渡至正常饮食。术后因胰腺外分泌功能减退，易发生消化不良、腹泻等，可口服胰酶制剂。

3）并发症的护理

①出血：术后出血可发生在术后 24 小时内，也可发生在术后 1 周左右。根据出血部位分为腹腔内出血和消化道出血，两者也可同时发生。a. 原因：早期出血多见于凝血功能障碍导致的创面广泛渗血、术中止血不确切或吻合口出血引起；晚期出血多因腹腔严重感染、胆瘘、胰瘘使邻近血管受到腐蚀导致破裂出血，应激性溃疡或吻合口溃疡引起。b. 表现：患者有呕血、黑便等消化道出血表现，腹腔引流管及胃肠减压管可引流出大量鲜红色血性液体，全身有低血容量表现如面色苍白、心慌、脉速、血压下降等。c. 护理：密切监测生命体征；观察引流液的颜色、量及性状；出血量少者，可使用止血药、输血等；出血量大者，做好紧急手术准备。

②胰瘘：是术后最常见的并发症，也是导致死亡的主要原因。术前黄疸持续时间长、营养状况差、术中出血量大是术后胰瘘发生的危险因素。胰瘘一经证实，应积极处理，多数胰瘘可在 2 ~4 周得到控制并自愈。具体措施参见急性胰腺炎患者的术后护理。

③胆瘘：多发生于术后的 5 ~7 日，表现出腹膜炎症状、体征；T 型管引流量突然减少，但腹腔引流管引流出大量胆汁。护理参见本章第十一节“胆石症患者的护理”部分。

④感染：以腹腔内局部感染多见，还可合并全身感染。术后监测患者体温、血常规结果、腹部体征等。术后加强支持治疗，遵医嘱合理使用抗生素。形成腹腔脓肿者，可在 B 超引导下穿刺引流。

⑤胃排空延迟：多见于保留幽门的胰十二指肠切除术后，表现为患者术后 10 日内仍不能规律进食或需胃肠减压。护理措施包括：持续禁食、胃肠减压；合理补液，维持水、电解质平衡；使用肠外营养支持；遵医嘱使用胃动力药物，合理使用抗生素去除腹腔内感染。多数经保守治疗 3 ~6 周可恢复。

（3）健康指导

1）自我监测　40 岁以上者，短期内出现持续性上腹部疼痛、腹胀、食欲减退、消瘦等症状时，应筛查胰腺疾病。

2）饮食指导　养成规律饮食习惯，腹痛缓解后，宜从少量低脂、低糖饮食开始，逐渐恢复正常饮食，避免刺激性强、产气多、高脂肪、高蛋白质食物。

3）出院指导　术后每 3 ~6 个月复查一次，若出现贫血、黄疸、发热等症状，及时复诊。

6. 护理评价　通过治疗与护理，患者是否：①疼痛缓解或消失；②营养状况得到改善，体重得以维持或增加；③恐惧减轻或消除；④未发生并发症，或并发症被及时发现和处理。

（二）壶腹周围癌

壶腹周围癌（periampullary adenocarcinoma）是指发生于距十二指肠乳头2cm以内的肿瘤，主要包括壶腹癌、胆总管下端癌和十二指肠腺癌。壶腹周围癌因其起源组织器官的不同而具有不同的临床表现，其恶性程度明显低于胰头癌，手术切除率和5年生存率均明显高于胰头癌。

1. 病理 以腺癌最多见，其次为乳头状癌、黏液癌等。壶腹周围癌发生淋巴转移较胰头癌晚，远处转移多至肝。

2. 护理评估

（1）健康史 吸烟是已被证实的致病因素。壶腹周围癌可能的致病因素包括脂肪和蛋白质摄入过多、大量饮用浓咖啡、饮酒、糖尿病、慢性胰腺炎、恶性贫血、胆石病及腹部手术史等。

（2）身体状况 常见症状为黄疸、腹痛和消瘦，黄疸可呈波动性。腹痛的原因可为胆总管下端开口阻塞导致的胆绞痛，也可为胰管阻塞引起的慢性胰腺炎所致疼痛。还可出现体重下降、食欲减退、乏力等非特异性症状。

（3）心理－社会状况 评估患者有无焦虑、恐惧、悲观等心理反应；患者家庭经济状况，家属对患者的关心和支持程度。

（4）辅助检查 实验室和影像学检查同胰腺癌，CT和MRI是壶腹周围癌的首选检查方法，MRCP具有重要诊断价值。

（5）治疗要点 手术切除是壶腹周围癌的首选治疗方法，可行胰十二指肠切除术或保留幽门的胰十二指肠切除术，5年生存率可达40%～60%。对于高龄、已有肝转移、肿瘤不能切除或合并明显心肺功能障碍不能耐受大手术者，可行姑息性手术，如胆肠吻合术、胃空肠吻合术。

3. 护理措施

（1）术前/术后护理 参见“胰腺癌患者的护理”部分。

（2）健康教育 戒烟酒；均衡饮食，少量多餐；限制咖啡饮用量。术后每3～6个月复查1次，若出现贫血、发热、黄疸等情况，及时就诊。

护爱生命15-12

急性胰腺炎是胰腺及其周围组织被胰腺分泌的消化酶自身消化引起的急性化学炎症，主要症状为持续性和突发性的上腹部疼痛，并伴随恶心感和呕吐。由于发病急促且病情较重，使患者常伴随严重的焦虑和抑郁等负面情绪，同时也对疾病的治疗依从性产生不良影响，所以如何采取有效的护理措施来缓解其负面情绪也是临床护理工作中的重点和难点。

心理护理是临床护理工作中的重要环节，高质量的心理护理在改善患者负面情绪及维护和谐护患关系方面均发挥着重要作用。良好的心理状态不仅有助于各项治疗及药物效果的发挥，也有助于提升患者的治疗依从性，主动参与到自我护理中来，加快疾病的康复。随着临床心理护理学的不断发展，临床工作中对心理护理的重视程度也明显提升，在护理过程中实施心理护理，通过观察患者的细微心理变化，并进行及时的评估和干预，可有效消除不良情绪对病情的影响，提升患者对医护人员的信任感，提高患者的治疗依从性，促进病情早期缓解。

答案解析

目标检测15–12

1. 患者，女，41 岁。因急性胰腺炎收治入院。患者主诉剧烈腹痛，宜选用的止痛药为（　）。
A. 哌替啶　B. 阿司匹林　C. 苯巴比妥　D. 吗啡　E. 地西泮
2. 胰腺癌最常见的首发症状是（　）。
A. 黄疸　B. 上腹疼痛
C. 寒战、发热　D. 消化道症状
E. 贫血、消瘦
3. 胰头癌最常见的临床表现是（　）。
A. 腹痛、黄疸、呕吐　B. 黄疸、消瘦、腹胀
C. 腹痛、黄疸、消瘦　D. 腹痛、黄疸、上腹部包块
E. 消瘦、黄疸、上腹部包块
4. 患者，男，55 岁。以胰腺癌收入院。查体：皮肤巩膜黄染。患者自感全身瘙痒，给予的护理措施不包括（　）。
A. 注意观察患者皮肤情况　B. 涂抹止痒药物
C. 用温水毛巾擦拭　D. 剪除患者指甲
E. 协助患者抓挠减轻瘙痒
5. 患者，男，58 岁。行胰头十二指肠切除术（Whipple 术）后 5 小时，患者变换卧位后 30 分钟内，腹腔引流管突然引流出 100ml 鲜红色血性液体。正确的护理措施是（　）。
A. 严密观察生命体征，报告医生　B. 加大吸引负压，促进引流
C. 恢复原卧位　D. 加快输液输血速度
E. 夹闭引流管，暂停引流
6. 在我国引起急性胰腺炎最常见的病因是（　）。
A. 大量饮酒和暴饮暴食　B. 胆道疾病
C. 手术创伤　D. 继发于流行性腮腺炎
E. 高钙血症
7. 急性胰腺炎患者的非手术治疗中，下列错误的是（　）。
A. 禁食、胃肠减压
B. 应用抗胆碱药物抑制胃酸分泌，减少胰腺外分泌
C. 应用抗生素
D. 给予吗啡止痛
E. 抗休克治疗
8. 急性胰腺炎患者的实验室检查结果常出现（　）。
A. 血钙升高　B. 白细胞计数正常
C. 血糖降低　D. 血小板计数升高
E. 血清淀粉酶升高
9. 治疗胰头癌的有效方法是（　）。
A. 化学治疗　B. 放射治疗　C. 手术治疗　D. 免疫治疗　E. 中药治疗
10. 胰头癌所导致的黄疸特点是（　）。

A. 波动性较大

B. 开始可有波动，后逐渐加深

C. 进行性加重

D. 发生快而后逐渐消退

E. 持续不退

（于丽丽）

书网融合……

重点回顾

微课

习题

第十六章　周围血管疾病患者的护理

学习目标

知识目标：

1. **掌握**　原发性下肢静脉曲张、血栓闭塞性脉管炎、深静脉血栓形成患者的身体状况、常见护理诊断/合作性问题、护理措施。

2. **熟悉**　原发性下肢静脉曲张、血栓闭塞性脉管炎、深静脉血栓形成患者的治疗要点。

3. **了解**　原发性下肢静脉曲张、血栓闭塞性脉管炎、深静脉血栓形成的健康史、发病机制、辅助检查。

技能目标：

学会运用护理程序，对患者实施整体护理。

素质目标：

具有敏锐的观察能力及解决问题的能力；遵守职业道德规范，具有良好的沟通能力，能及时与患者及家属有效沟通。

导学情景

情景描述：患者，女，45岁，导购员。4年前开始自觉右下肢酸胀伴下肢沉重感，踝关节及足背肿胀，久站加重，休息或活动后可缓解，未进行治疗。3个月前右小腿内侧出现一溃疡，在当地医院予以换药治疗，溃疡一直未愈合，为求进一步诊治收入院。起病来精神睡眠尚可，食欲佳，大小便正常，体重无明显变化。查体：右小腿浅静脉见迂曲成团、扩张，呈蚯蚓状，站立时更明显，抬高下肢，扩张的浅静脉症状稍减轻。右侧内踝处色素沉着，内踝上方可见一2.5cm×2.5cm的溃疡，有少量黄色渗液，踝关节周围肿胀。佩尔特斯试验（Perthes test）显示深静脉通畅。入院诊断：右下肢大隐静脉曲张。

情景分析：结合患者的病史、症状、体征以及检查结果，医生的初步诊断为右下肢大隐静脉曲张。护士应及时评估患者的病情变化，为医生的诊断提供有效的依据。同时掌握下肢静脉曲张患者的围手术期护理措施，为患者提供优质护理，防治并发症，促进患者早日康复。

讨论：请问患者存在的主要护理诊断/合作性问题有哪些？医生准备为患者做手术，如何做好术前准备？术后如何护理？

学前导语：下肢静脉曲张常见于一些重体力劳动者以及长期站立工作者。下肢静脉曲张病情持续发展时可能会出现溃疡，静脉炎等并发症。病情较轻、妊娠期静脉曲张或不能耐受手术的患者可行非手术治疗；对于症状较重，无手术禁忌证，而且深静脉通畅的患者，手术治疗是最根本有效的方法。

第一节　原发性下肢静脉曲张患者的护理

微课

PPT

下肢静脉曲张（lower extremity varicose vein）是指下肢表浅静脉因瓣膜功能不全导致静脉血流回流

障碍而引起的一种外科常见疾病，发病率占周围血管疾病的 90% 以上，大隐静脉发病多于小隐静脉。以静脉伸长、扩张和迂曲为主要表现，晚期常并发小腿慢性溃疡。按发病原因，下肢静脉曲张可分为原发性（单纯性）和继发性（代偿性）两种，原发性较继发性多见。本节仅介绍“原发性下肢静脉曲张患者的护理”。

一、病理生理

下肢静脉血液能对抗重力向心回流的常见原因有：①下肢肌肉收缩功能，促使下肢静脉血向心回流；②心脏的搏动以及吸气时胸腔内负压对周围静脉血的向心吸引作用；③静脉瓣膜的单向阀门功能。下肢静脉及其交通支的管腔中有许多静脉瓣膜，具有向心单向开放功能，可防止静脉血液逆流。长期从事重体力劳动、习惯性便秘、慢性咳嗽、妊娠以及长期站立等因素可引起腹内压增高，使瓣膜承受过度压力，导致静脉瓣膜关闭不全，血流由向上向下、由深向浅倒流，形成下肢浅静脉曲张。由于离心越远的静脉承受的压力越高，曲张的静脉在小腿部往往比大腿部明显。

由于浅静脉扩张、血液淤滞、毛细血管通透性增加，血液中的一些大分子物质渗入组织间隙，血管内微血栓形成。渗出的纤维蛋白沉积在毛细血管周围，形成屏障阻碍皮肤和皮下组织细胞摄取营养物质，致使皮肤和皮下组织水肿、纤维化、皮下脂肪坏死和皮肤色素沉着、萎缩坏死，最终形成溃疡。

二、护理评估

（一）健康史

1. 先天发育异常 静脉壁薄弱和瓣膜功能不良是引起原发性下肢静脉曲张的主要病因，与遗传因素有关。

2. 后天因素 长期从事重体力劳动、习惯性便秘、慢性咳嗽、妊娠等。

（二）身体状况

1. 症状 患者久站或长时间行走后，常感下肢沉重、发胀、酸痛、乏力、疲劳、足部水肿等。

2. 体征 患者出现进行性加重的下肢浅静脉曲张，主要表现为小腿内侧浅静脉隆起、迂曲，重者呈团块状，直立时更明显，平卧明显减轻。久病者，小腿皮肤出现营养障碍，如干燥、毛发脱落、色素沉着、足靴区出现淤滞性皮炎等。

3. 主要并发症

（1）慢性溃疡 由于皮肤营养障碍引起，部分经久不愈的溃疡可发生癌变。

（2）血栓性静脉炎 因静脉扩张迂曲、血流迟缓或伴有隐匿性感染及静脉周围炎引起，炎症消退后可遗留局部硬结与皮肤粘连。

（3）曲张静脉破裂出血 曲张静脉破裂可引起较大量出血，常因外伤所致，不易自行停止；皮肤溃疡也可引起出血。

（三）心理－社会状况

患者常因静脉曲张及慢性溃疡经久不愈而影响正常的生活和工作，可产生紧张焦虑情绪。应了解患者及家属对疾病和手术的认知程度及心理承受能力。

（四）辅助检查

为确定深静脉是否通畅和了解浅静脉及交通支瓣膜功能状态，通常进行以下检查。

佩尔特斯试验（Perthes test） 又称深静脉通畅试验，检查时嘱患者站立，在患侧腹股沟下方扎断大隐静脉，待曲张静脉充盈后，嘱患者用力踢腿或做下蹲动作 10 余次，促使血液回流到深静脉，随着小腿肌肉的收缩，迫使浅静脉血向深静脉回流而排空（图 16－1A）。如活动后充盈的曲张静脉程度减轻或消失，表示深静脉通畅而且交通静脉完好（图 16－1B）；反之，若静脉充盈不消失或更明显，张力增高，甚至出现胀痛不适，表明深静脉有阻塞，此浅静脉曲张为继发性，应禁忌手术（图 16－1C）。

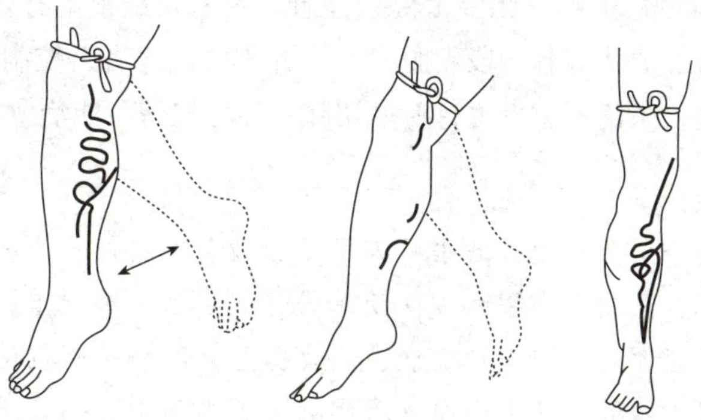

图 16－1　深静脉通畅试验

2. 大隐静脉瓣膜功能试验（Trendelenburg test）　患者平卧，抬高患肢，使浅静脉排空，在患侧大腿根部扎止血带阻断大隐静脉，然后嘱患者站立，观察大隐静脉充盈程度（图 16－2A）。如果迅速放松止血带后，浅静脉在 10 秒内出现自上而下的逆向充盈，提示大隐静脉瓣膜功能不全（图 16－2B）；如在未放开止血带前，止血带下方的静脉在 30 秒内已充盈，则表明有交通静脉瓣膜关闭不全（图 16－2C）。在腘窝部扎止血带，用类似方法可检测小隐静脉瓣膜功能。

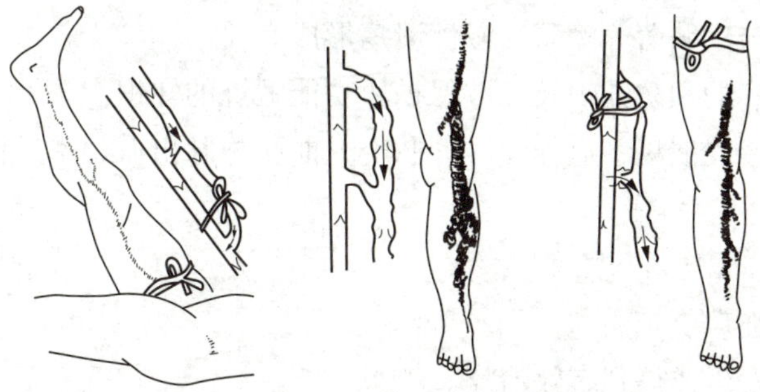

图 16－2　大隐静脉瓣膜功能试验

3. 影像学检查　可以判断病变性质、部位、范围和程度，常用检查方法有下肢静脉造影、彩色多普勒超声检查等。其中下肢静脉造影是检查下肢深静脉通畅情况和瓣膜功能最可靠、最有效的方法。

（五）治疗要点

1. 非手术治疗

（1）用弹力绷带包扎或穿弹力袜　通过在患肢外部加压，促使血液回流而减轻症状。穿前应抬高患肢，排空曲张静脉血液。平时注意休息，间歇抬高患肢，避免久坐久站。适用于病变局限、静脉曲张较轻者，妊娠期静脉曲张，年老体弱或重要脏器功能不全而不能耐受手术者。

（2）注射硬化剂　将硬化剂注入曲张静脉内，引起化学性炎症反应，使其发生纤维化粘连而闭塞。适用于病变局限、术后复发或有残留病变的患者。常用的硬化剂有 5% 鱼肝油酸钠等。

（3）药物治疗　黄酮类、七叶皂苷类和类香豆素类药物可缓解下肢沉重、酸胀不适、疼痛和水肿等症状。

（4）处理并发症　血栓性静脉炎者给予抗生素及局部热敷治疗。湿疹和溃疡者，抬高患肢并给予创面湿敷。曲张静脉破裂出血者，抬高患肢并局部加压包扎止血，必要时予以缝扎止血。待并发症改善后择期手术治疗。

2. 手术治疗　适用于深静脉通畅、无手术禁忌证者。手术是最根本有效的治疗方法，传统手术常用的方法为浅静脉高位结扎加曲张静脉分段剥脱术。合并小腿溃疡者，控制局部急性感染后尽早手术，术后溃疡常可通过换药治愈，久治不愈者可行溃疡切除，经植皮后多能治愈。

看一看

随着医学的发展，治疗下肢静脉曲张的手术方式不断改良、更新。传统大隐静脉高位结扎术结合点式抽剥术使用金属剥脱器，虽然具有手术方法简单易行、费用低等优点，但该术式剥除静脉后的隧道大，静脉周围损伤较重，出血多，切口及瘢痕多。改良型大隐静脉高位结扎剥脱术在高位结扎大隐静脉后，从内踝上切口处沿大隐静脉的主干向近心端插入新型微创抽剥器进行剥脱。由于新型剥脱器由高分子材料制成，通过曲张静脉性能好，常可以一次性剥脱大隐静脉主干全程，还能避免造成隐神经的损伤。此外，常见的治疗方法还有曲张静脉 TriVex 透光旋切术、激光闭合术、射频消融闭合术、腔内微波治疗等。应选择完善的治疗方案，手术彻底治疗反流以及完全处理交通静脉，预防并减少术后的复发率。

三、常见护理诊断/合作性问题

1. 活动无耐力　与下肢静脉曲张引起血液回流障碍有关。

2. 皮肤完整性受损　与皮肤营养障碍、慢性溃疡形成有关。

3. 知识缺乏　缺乏本病的预防知识及患肢保护、功能锻炼的知识。

4. 潜在并发症　小腿慢性溃疡、血栓性浅静脉炎、曲张静脉出血、术后深静脉血栓形成等。

四、护理目标

（1）患者活动耐力增强。

（2）患肢无慢性溃疡发生或得到有效治疗。

（3）患者了解预防疾病的有关知识。

（4）患者未发生并发症，或并发症被及时发现并处理。

五、护理措施

（一）非手术治疗及术前护理

1. 一般护理　加强营养，注意休息，抬高患肢。避免久坐、久站，坐位时双膝不要交叉以免压迫腘窝而影响血液回流，站立时应注意活动下肢，避免长时间固定在一个体位。多吃高纤维、低脂肪的食物，保持大便通畅，消除引起腹内压增高的因素，避免腹内压增高。保护下肢皮肤，告知患者勤剪指甲，勿搔抓皮肤，避免肢体外伤，以免造成曲张静脉出血。患肢水肿者，术前数日抬高患肢，减轻……、有利于术后切口愈合。

……正确使用弹力绷带或穿弹力袜　指导患者在站立或行走前先卧床并抬高患肢，然后从足背至大……性绷带或穿弹力袜。注意事项：弹力袜的选择，必须合乎患者的腿部周径；宽度和松紧度要……前应使静脉排空，故在清晨起床前进行为宜；包扎时应从肢体远端开始，逐渐向近心端缠绕；使用过程中注意询问患者使用后的感受，如是否存在麻木、刺痛或疼痛加重等，注意观察患肢的皮肤色泽，肢体肿胀情况，并判断效果。

3. 并发症的护理

（1）小腿慢性溃疡　抬高患肢，加强换药，保持创面清洁，可用等渗盐水或者1∶5000呋喃西林溶液湿敷，促进创面愈合，分泌物做细菌培养和药物敏感，全身应用抗生素；手术日晨再换一次药，换药后用无菌巾包裹，避免污染手术野。

（2）血栓性静脉炎　患者应卧床休息，抬高患肢，进行抗凝治疗并使用抗生素，禁止局部按摩，待静脉炎得到控制后，再进行手术治疗。

（3）静脉曲张破裂出血　患者应抬高患肢，并用弹力绷带压迫止血，必要时手术止血。

4. 术前准备　严格备皮，做好足部皮肤清洁和手术野皮肤准备工作，注意清洗肛门和会阴部，备皮范围包括下肢、腹股沟部和会阴部。若手术中需要植皮时，还应该做好供皮区的皮肤准备。

5. 心理护理　向患者及家属讲解疾病相关知识，减轻或消除其焦虑、恐惧心理，使患者积极配合治疗和护理。

（二）术后护理

1. 体位与活动　患者卧床期间抬高患肢20°~30°，指导并协助患者进行下肢肌肉收缩舒张及足背伸屈运动，促进静脉血回流，减轻肢体肿胀。如无异常情况，术后24小时可鼓励患者开始下床活动，防止深静脉血栓形成。应用弹力绷带加压包扎患肢，防止静脉剥脱部位出血，注意松紧度适宜，若患肢疼痛应及时松解检查。

2. 严密观察病情变化　观察有无切口及皮下渗血，患肢远端皮温，色泽、感觉、运动以及足背和胫后动脉搏动等情况，发现异常应及时报告医生。

3. 小腿溃疡的护理　继续加强换药，下床活动或外出时使用弹力绷带保护小腿，注意指导患者修剪指（趾）甲，避免抓挠皮肤。

（三）健康教育

（1）避免引起下肢静脉回流受阻的因素，指导患者适量运动，避免久坐久站，坐位时避免双膝交叉过久或盘腿。避免肥胖、负重劳动、使用过紧的腰带和穿紧身衣物。保持大便通畅。

（2）指导患者正确使用弹力绷带或弹力袜，指导患者规范穿着可以促进下肢静脉回流，缓解肢体淤血及肿胀。非手术治疗的患者应坚持长期使用，手术后患者宜继续使用弹力绷带1~3个月。

（3）休息和活动，休息时宜抬高患肢。加强体育锻炼，增强血管弹性，活动时保护好患肢，避免外伤。

六、护理评价

通过治疗和护理，患者是否：①活动耐力增加；②皮肤完整无受损或慢性溃疡创面得到有效处理；③掌握该病的预防知识；④未发生并发症，或并发症被及时发现并处理。

PPT

第二节　血栓闭塞性脉管炎患者的护理

血栓闭塞性脉管炎（thromboangitis obliterans，TAO），又称Buerger病。是一种累及周围血管的慢性、进行性、非化脓性、周期性发作的闭塞性炎症病变。主要侵及四肢中、小动静脉，以下肢血管多见。我国北方较多见，好发于青壮年男性。近年来发病率明显减少。

一、病理生理

本病通常起始于四肢远端的中、小动脉，伴行的静脉可受累。病变分布呈节段性，两段之间的血管比较正常，一般由远端向近端进展。在发病早期，血管壁发生全层非化脓性炎症改变，血管内膜逐渐增厚，管腔内形成血栓而变窄，最终闭塞。后期血管壁炎症消退，血栓机化，动脉周围广泛纤维组织增生、硬化，常包埋静脉和神经。血栓闭塞形成的同时，侧支循环逐渐建立，以代偿血液供应，症状可暂时缓解。当动脉血管完全闭塞，侧支循环失代偿时，神经、肌肉及骨骼缺血。静脉受累时的病理改变与动脉的病变相似，临床上表现为复发性游走性静脉炎。

二、护理评估

（一）健康史

病因至今不清，一般认为与以下因素有关。①长期吸烟：主动或被动吸烟是本病最重要的发病因素，烟碱可刺激血管收缩。②寒冷与潮湿的环境：可使血管收缩。③慢性损伤和感染：造成机体抵抗力下降及血管炎症和内膜损伤。④其他因素：神经及内分泌功能紊乱、免疫功能紊乱、性激素和前列腺素失调等。

（二）身体状况

起病隐匿，进展缓慢，呈周期性发作。临床根据病变发展程度、肢体缺血程度和表现分为 3 期。

1. 局部缺血期　此期由于血管痉挛导致供血不足，出现肢端怕冷、足趾有麻木和针刺等异常感觉。常发生间歇性跛行，表现为患者行走一段距离后患肢疼痛，被迫停下来休息，几分钟后疼痛可缓解，但再行走后又可疼痛，是此期的典型表现。检查发现患肢皮肤温度降低，皮肤苍白，足背和（或）胫后动脉搏动减弱，部分患者可伴有游走性浅静脉炎。

2. 营养障碍期　此期血管痉挛较之前继续加重，血管壁明显增厚，血栓形成，仅靠侧支循环维持肢体的血供。症状较前加重，患肢出现持续性静息痛，夜间更明显。检查发现患肢皮肤温度明显降低，皮肤明显苍白或出现瘀斑、皮肤干燥，肌肉萎缩、汗毛脱落、趾（指）甲生长缓慢或增厚变形、发脆，足背和（或）胫后动脉搏动消失。

3. 坏疽期　此期动脉完全闭塞，侧支循环不能代偿肢体血供，以致发生干性坏疽。患肢持续性剧烈疼痛，检查发现患肢趾（指）端发黑、干瘪，坏疽脱落后形成经久不愈的溃疡。如继发感染则转变为湿性坏疽，常伴高热、脉快等全身感染中毒症状。

? 想一想

血栓闭塞性脉管炎的临床分期可以分为哪几期？临床表现如何？

答案解析

（三）心理－社会状况

疼痛是血栓闭塞性脉管炎患者最突出的症状，后期剧烈的疼痛和漫长的病程使得患者容易丧失治[illegible]，生活质量明显下降。病程晚期的患者，因截肢造成终生残疾，使患者产生痛苦和抑郁。因此，[illegible]患者及家属对疾病和手术的认知程度及心理承受能力。

[illegible]辅助检查

[illegible]查　①肢体抬高试验（Buerger 试验）：患者平卧，患肢抬高 45°，3 分钟后如出现肢体麻

木、疼痛、皮肤呈苍白或蜡黄为阳性表现，然后让患者坐起，下肢自然下垂于床缘以下，正常人皮肤色泽可在10秒内恢复正常，如果超过45秒仍不能恢复，足部皮肤出现潮红或发绀，提示患肢严重供血不足。②双侧肢体皮肤温度测定：双侧肢体对应部位皮肤温度相差2℃以上，提示皮温降低侧肢体存在动脉血流减少。③跛行距离和时间试验。

2. 特殊检查 ①超声多普勒检查：可显示动脉的形态、直径和流速等，是否狭窄或闭塞，评估缺血程度。②肢体血流图检查：有助于了解肢体血流通畅情况。③数字减影血管造影（DSA）：可以动态观察患肢动脉阻塞的部位、程度和范围等，还可以显示闭塞血管周围侧支循环建立情况。④CT血管成像（CTA）或磁共振血管成像（MRA）：可观察动脉三维立体图像，显示患肢动脉病变部位及狭窄程度。⑤动脉造影：是一种有创检查，能显示动脉狭窄或闭塞的部位、范围、侧支及阻塞远侧动脉主干情况。

（五）治疗要点

血栓闭塞性脉管炎的主要治疗原则包括解除血管痉挛，改善和增进下肢血液循环，促进侧支循环的建立，防止病变进展，尽可能保全肢体。

1. 非手术治疗

（1）一般治疗　绝对戒烟，避免受凉、受潮及外伤，控制体重，适量锻炼，促进侧支循环的建立。

（2）药物治疗　应用抗血小板聚集药物、扩张血管药物、抗生素以及中医中药治疗。

（3）高压氧治疗　能增加肢体供氧量，改善组织缺氧状况。

2. 手术治疗　主要目的是增加肢体血供和重建动脉血流通道，改善缺血引起的不良后果。临床常见的手术包括旁路转流术、血管重建术、腰交感神经切除术、大网膜移植术、动静脉转流术、截肢术等。

三、常见护理诊断/合作性问题

1. 疼痛　与患肢缺血、组织坏死有关。

2. 组织完整性受损　与肢端坏疽、脱落有关。

3. 活动无耐力　与患肢远端供血不足有关。

4. 潜在并发症　出血、远端血管栓塞、移植血管闭塞、感染、吻合口假性动脉瘤等。

5. 知识缺乏　缺乏本病的预防知识及患肢锻炼方法的知识。

四、护理目标

（1）患者疼痛得到有效控制或缓解。

（2）患肢皮肤完整，没有破损。

（3）患者活动耐力逐渐增强。

（4）患者未发生并发症，或并发症被及时发现并处理。

（5）患者了解预防疾病的有关知识。

五、护理措施

（一）非手术治疗及术前护理

1. 体位与活动　患者休息时取头高脚低位，避免双膝交叉，避免长时间久站久坐，发生坏疽溃疡时卧床休息。指导患者进行Buerger运动，促进侧支循环建立。患肢发生溃疡及坏死，有动脉及静脉血栓形成时，不宜做此运动。基本方法：患者平卧并抬高患肢45°，坚持2～3分钟，然后坐起来双足自然下垂 2～5 分钟，并进行足背屈与跖屈，左右旋转摆动，将足趾往上翘并尽量伸开，再往下收拢。恢复平卧姿势，将患肢放平，卧床休息 5 分钟，以上动作每日可进行 3～4 次，每 5 次为一组。

2. 饮食护理 以低热量、低糖及低脂食物为主，多进食新鲜蔬菜、水果等富含纤维素的食物，维持血管平滑肌弹性，预防动脉病变，保持大便通畅。

3. 患肢护理 绝对戒烟，消除烟碱对血管的收缩作用。防止外伤，保持足部清洁、干燥，剪短指甲，避免搔抓，有足癣者及时治疗。注意保暖，避免局部热疗，每日温水洗脚，勿用足趾试水温，以免烫伤。发生皮肤溃疡或坏疽应加强换药，遵医嘱应用抗生素控制感染。

4. 疼痛护理 病程早期可遵医嘱运用血管扩张剂及抑制血小板聚集的药物，配合中医药治疗，应用低分子右旋糖酐等治疗；病程发展到中晚期，患者疼痛剧烈，遵医嘱应用镇痛药，必要时可采用连续性硬膜外阻滞止痛。

5. 术前准备 做好手术前的皮肤准备，如需植皮，做好供皮区的皮肤准备。

6. 心理护理 患者常有焦虑、悲观的心理，对治疗和生活丧失信心。医护人员要同情、体贴、关心患者，给患者以心理支持，帮助其树立战胜疾病的信心，积极配合治疗及护理。

（二）术后护理

1. 体位与活动 静脉血管重建术后，患肢抬高 30°，并卧床制动 1 周。动脉血管重建术后，平放患肢，并卧床制动 2 周。对卧床制动者，应鼓励患者坚持做踝部伸屈运动，以利静脉血回流，减轻患肢肿胀，避免下肢深静脉血栓形成。

2. 严密观察病情变化 观察生命体征、患肢远端的皮肤颜色、温度、血管搏动情况、切口渗血以及术后肢体肿胀情况。实施抗凝治疗的患者，注意切口有无出血倾向。定期测量肢体皮肤温度并进行两侧对照，记录观察疗效。

3. 切口与引流管护理 传统手术需要放置引流管，引流管通常放置在血管鞘膜外，观察及记录引流液的量、颜色及性状，保持引流管通畅，维持有效引流。介入手术者，术后无需放置引流管。

4. 并发症的护理

（1）出血 严密观察切口敷料有无渗血、渗液以及引流液的颜色、量、性状。若术后患者短期内出现胸闷、脉速、烦躁、面色苍白、皮肤湿冷、呼吸急促、血压急剧下降等表现，敷料大量渗血，应警惕吻合口大出血，立即报告医生并做好急症手术准备。实施抗凝治疗的患者，注意有无切口渗血以及全身出血倾向。

（2）远端血管栓塞、移植血管闭塞 观察肢体远端血供情况，若出现肢体剧烈疼痛、肿胀麻木，皮肤发绀、皮温降低等情况，立即通知医生给予相应处理。

（3）感染 观察患者切口局部有无渗液，切口疼痛或跳痛，局部红肿、压痛等感染征象，有无畏寒、发热等全身感染征象。发现异常应及时报告医生，遵医嘱合理使用抗生素。

练一练

患者，男，46 岁，诊断为血栓闭塞性脉管炎，下列护理措施不正确的是（ ）。

A. 防止患肢外伤　　B. 适当保暖，避免受寒

C. 绝对戒烟　　D. 每晚用热水袋热敷患肢，促进血液循环

E. 局部保持清洁、干燥，及时治疗足癣

答案解析

健康指导

教育患者绝对戒烟，以消除烟碱对血管的毒性作用，能坚持戒烟直接关系到本病的预后。

2. 保护肢体　切勿赤足行走，避免发生外伤；注意患肢保暖，避免受冷受潮，不可用热水袋及热水泡脚；保持足部清洁，穿合脚的棉质鞋袜并勤更换，以防真菌感染；皮肤瘙痒时避免用手搔抓以免造成伤口和继发感染。

3. 功能锻炼　指导患者进行 Buerger 运动，鼓励患者适度的步行锻炼，促进侧支循环建立。旁路术后 6 个月内，避免吻合口附近关节进行过屈过伸的动作，防止发生吻合口撕裂或移植血管再闭塞。截肢术后指导患者加强残肢的功能锻炼，避免发生肌肉萎缩或关节僵硬。

4. 出院指导　遵医嘱服药，定期门诊复查。旁路手术后应遵医嘱服用抗血小板聚集、抗凝、抗血脂和降压药并定期复查凝血功能。合理使用止痛药，注意观察药物的副作用。

六、护理评价

通过治疗和护理，患者是否：①疼痛得到缓解或控制；②皮肤完整或没有破损；③活动耐力逐渐增强；④自理能力逐步提高或恢复；⑤未发生并发症，或并发症被及时发现并处理。

第三节　深静脉血栓患者的护理

PPT

深静脉血栓（deep venous thrombosis，DVT）是指血液在深静脉内不正常地凝固而导致血管管腔阻塞，引起静脉血液回流障碍的一种常见的血栓性疾病。

一、病理生理

全身主干静脉均可发病，尤其是下肢静脉。血栓形成后，可向主干静脉近端和远端滋长蔓延，阻塞静脉管腔，导致静脉回流障碍，引起远端静脉压力增高，肢体疼痛、肿胀及浅静脉扩张。初期，血栓容易脱落，随血流进入肺部血管可引起肺栓塞。血栓形成后常激发静脉壁和静脉周围组织发生炎症反应，使血栓和静脉壁粘连逐渐纤维机化，最终形成边缘毛糙、管径粗细不一的再通静脉。因静脉管腔受纤维组织收缩作用影响以及瓣膜本身的破坏，可引起继发性深静脉瓣膜功能不全。

二、护理评估

（一）健康史

导致深静脉血栓的 3 个主要因素是静脉壁损伤、血流缓慢和血液高凝状态。

1. 静脉壁损伤　因损伤、创伤、静脉注射或静脉感染等造成，损伤可引起血管内皮脱落及内膜下层胶原暴露，启动内源性凝血系统，导致血栓形成。

2. 血液缓慢　多见于长期卧床、久坐不动、骨折、手术以及治疗需要肢体制动的患者，是诱发血栓最常见的原因。

3. 血液高凝状态　是最重要的因素，多见于妊娠、产后或术后、创伤、肿瘤、长期服用避孕药的患者。

（二）身体状况

下肢深静脉血栓可发生在下肢深静脉的任何部位，左下肢发病者较多见。临床常见的有两类：小腿肌肉静脉丛血栓形成和髂－股静脉血栓形成。前者位于末稍，称为周围型；后者位于中心，称为中央型。周围型和中央型均可通过顺行或逆行扩展，累及到整个下肢深静脉系统，称为混合型，此型是临床最常见的类型。下肢深静脉血栓的主要表现因血栓形成的部位不同而各异。

1. 肿胀和发热　患肢肿胀是最常见的症状。急性期患肢皮肤发红，组织张力高，呈非凹陷性水肿。

肿胀严重时，皮肤可出现水疱。肿胀的程度与静脉闭塞的程度及范围有关，随血栓部位的不同，肿胀部位和程度也有差异。除少数患者因下腔静脉血栓形成而表现为双下肢肿胀之外，绝大多数表现为单侧下肢肿胀，其中髂－股静脉血栓形成的患者表现为整个患侧肢体肿胀，而小腿静脉丛血栓形成的患者，患肢肿胀局限在小腿。血栓位于深部小静脉者，肿胀往往不易发现，如果位于下肢静脉主干可迅速引起静脉血液回流障碍。肿胀大多在起病后第 2～3 日最重，之后逐渐消退。在本病的急性期，由于局部炎症反应和血栓吸收，可导致患者出现低热。

2. 疼痛　疼痛主要与血栓在静脉内引起炎症反应以及血栓堵塞静脉有关。疼痛多发生在小腿腓肠肌、大腿或腹部沟等处，直立或行走时疼痛加重，卧床或抬高患肢时可减轻。检查时嘱患者下肢伸直，将踝关节向背侧急剧弯曲，可引起小腿肌肉深部疼痛，为 Homans 征阳性。小腿深静脉血栓时，Homans 征常为阳性，这是由于腓肠肌及比目鱼肌被动伸长，刺激小腿内发生血栓的静脉而引起的，注意检查时用力不宜过大以免有血栓脱落的危险。

3. 浅静脉曲张　当主干静脉堵塞后，下肢静脉血液通过浅静脉回流引起浅静脉代偿性扩张。

4. 股青肿　如病程继续进展，血流严重受阻，肢体极度肿胀，对下肢动脉造成压迫及动脉痉挛，导致下肢动脉血供障碍。临床表现为剧烈疼痛，患肢皮肤发亮、伴有水疱或血疱，皮色呈青紫、皮温低，足背动脉及胫后动脉搏动不能扪及。伴有高热、神志淡漠，有时有休克表现。股青肿是下肢静脉血栓中最严重的一种情况。

（三）心理－社会状况

下肢深静脉血栓急性期发病突然，出现疼痛、肿胀、静脉曲张等症状，有发生肺栓塞等并发症的危险，影响正常的生活和工作，患者及家属常产生紧张与焦虑情绪。因此，应了解患者及家属对疾病和手术的认知程度及心理承受能力。

（四）辅助检查

1. 实验室检查　除常规检查外，还可检测血液中的 D－二聚体的浓度。静脉血栓形成使继发性纤溶系统被激活，其血液中 D－二聚体浓度可升高，D－二聚体阳性者需要进一步做影像学检查确诊，D－二聚体阴性者一般可以排除深静脉血栓形成。

2. 放射性同位素检查　用放射性元素标记纤维蛋白原，血管内有血栓形成时，其放射性会增强，能判断深静脉血栓的位置和形态。

3. 多普勒超声检查　可显示下肢深静脉是否有血栓和血栓部位，了解管腔再通及侧支循环状况，目前在临床上应用最广。

4. 下肢静脉顺行造影　可显示下肢静脉有无血栓以及血栓的形态、位置、范围及侧支循环情况，是最可靠的检查方法，但属于有创检查，可出现造影剂过敏反应等并发症。

此外，还有电阻抗体积描记检查、静脉测压、磁共振静脉成像等检查方法。

（五）治疗要点

1. 非手术治疗

（1）一般治疗　急性期绝对卧床休息，抬高患肢。病情许可时应使用弹力绷带或穿医用弹力袜，可进行轻便活动。使用时间因栓塞部位而异。小腿肌肉静脉血栓形成使用 1～2 周；腘静脉血栓形成，不超过 6 周；髂股静脉血栓形成，可使用 3～6 个月。

抗凝治疗　抗凝药物能够降低机体的凝血功能，预防血栓形成，防止已形成的血栓进一步

祛聚治疗　祛聚药物包括阿司匹林、双嘧达莫、右旋糖酐 40、丹参等，能扩充血容量，降低

血液黏滞度，防治血小板聚集，改善微循环，常用作辅助疗法。

2. 手术治疗　手术取栓是清除血栓的有效治疗方法，最常用于下肢深静脉血栓形成，尤其是髂－股静脉血栓形成，最佳时机是在发病后 3～5 日内，可迅速解除静脉梗阻，常用 Fogarty 导管经股静脉取出髂静脉血栓。对于病情继续加重或已出现股青肿者，即使病程较长，也应进行手术取栓，术后辅以抗凝血剂治疗。近年来开展的经导管直接溶栓术较静脉系统溶栓效果好，更安全，并发症少。

三、常见护理诊断/合作性问题

1. 疼痛　与深静脉回流障碍、静脉血栓发生炎症反应或手术创伤有关。

2. 组织灌流量改变　与下肢静脉淤血有关。

3. 自理缺陷　与急性期需绝对卧床休息有关。

4. 潜在并发症　出血、肺动脉栓塞、血栓再形成等。

四、护理目标

（1）患者疼痛缓解或减轻。

（2）患者组织灌注情况良好。

（3）绝对卧床期间，患者能适应自理能力降低的状态，基本生活需求能得到满足。

（4）患者未发生并发症，或并发症被及时发现并处理。

五、护理措施

（一）非手术治疗及术前护理

1. 休息与活动　急性期绝对卧床休息 1～2 周，患肢抬高，宜高于心脏水平 20～30cm，可促进静脉回流并降低静脉压，减轻疼痛与水肿，床上活动时避免动作幅度过大，禁止按摩患肢，避免用力排便。下床活动时穿医用弹力袜或用弹力绷带。

2. 饮食护理　宜进食低脂、高纤维素的食物，保持大便通畅，避免腹内压增高而影响下肢静脉回流的各种因素。多饮水，补充充足的液体，可降低血液黏滞度，防止血液浓缩。嘱患者戒烟，避免烟碱刺激引起静脉收缩，影响血液循环。

3. 严密观察　病情变化观察患肢疼痛的发生时间、部位、程度、皮温、色泽和感觉、动脉搏动，并且每日测量记录患肢不同平面的周径，注意固定测量部位并和健肢比较。

4. 疼痛的护理　遵医嘱给予镇痛药物，禁止热敷、按摩患肢，以防发生肺动脉栓塞。

5. 心理护理　患者常有焦虑、悲观的心理，对治疗和生活丧失信心。医护人员要同情、体贴、关心患者，给患者以心理支持，帮助其树立战胜疾病的信心，积极配合治疗及护理。

（二）术后护理

1. 体位与活动　患肢宜高于心脏平面 20～30cm，膝关节微屈，可行足背伸屈运动，恢复期患者逐渐增加活动量，促进下肢深静脉再通和侧支循环的建立。

2. 严密观察　病情变化观察伤口敷料有无出血、血肿，观察患肢远端皮肤的温度、色泽、感觉以及脉搏强度，评估血管是否通畅以及肿胀是否消退等。

3. 并发症的观察与护理

（1）出血　是抗凝、溶栓治疗最严重的并发症。用药前要了解患者有无出血性疾病，用药期间注意观察药物的不良反应，加强巡视，记录用药的时间、剂量、给药途径以及凝血时间、凝血酶原时间等相应的检查结果。密切观察患者的穿刺点、鼻腔、牙龈、皮肤有无出血，有无创口渗血或血肿，有无黑便，咖啡样或血性呕吐物，有无意识模糊、偏瘫、失语等，若发现异常立即通知医生，并遵医嘱予以鱼精蛋白或维生素 K 静脉注射，必要时输注新鲜血液。嘱患者用软毛刷刷牙，注射部位不能热敷，勿抠鼻。注意安全，避免发生碰撞或跌倒。每周定时监测凝血功能。

（2）肺动脉栓塞　若患者出现胸痛、呼吸困难、烦躁不安、大汗淋漓、血压下降、神志不清等情况，提示可能发生肺动脉栓塞。立即嘱患者平卧，绝对卧床，避免深呼吸、咳嗽、剧烈翻动，同时给予高浓度氧气吸入，迅速报告医生，配合抢救。

（三）健康教育

（1）告知患者引起深静脉血栓形成的相关危险因素，如吸烟、长期的久坐或久站、用过紧的腰带和穿紧身衣物、长期的便秘等都会引发疾病，向患者讲解疾病发生的过程，进行健康宣教。

（2）指导患者正确使用弹力袜，弹力绷带。保护患肢，避免久坐及长距离的行走，当患肢肿胀不适时及时卧床休息，并抬高患肢高于心脏水平 20～30cm。

（3）适当运动，鼓励患者加强锻炼，促进静脉回流，预防静脉血栓形成。避免膝下垫硬枕、过度屈髋。

（4）定期复诊，出院 3～6 个月后到门诊复查，告知患者若出现下肢肿胀疼痛，平卧或抬高患肢仍不缓解时，及时就诊。

六、护理评价

通过治疗和护理，患者是否：①疼痛得到缓解或控制；②组织灌注情况良好；③自理能力逐步提高或恢复；④未发生并发症，或并发症被及时发现并处理。

护爱生命

患者罹患周围血管疾病时，若发生组织缺血、缺氧可导致疼痛，使患者活动能力下降并影响睡眠，若出现淋巴水肿可引起畸形，可并发长期不愈的溃疡、组织坏疽甚至需要行截肢手术，导致患者出现不同程度的心理冲击，情绪易激动或抑郁、沮丧。如今发展迅速的微创技术逐渐代替传统手术，可减少患者的痛苦。在术前要充分了解患者对手术的认知程度，给予患者支持及鼓励，使患者了解手术过程。在术中做好医护密切配合，观察患者的情绪变化并做出相应的处理，辅助患者取合适的体位以减轻患者痛苦。术后制订合理饮食计划，指导患者卧床期间不能挤压按摩，加强并发症的观察和预防。要在治疗和护理的整个过程中融入人文关怀，始终树立全心全意为人民服务的宗旨，视患者如亲人，减轻患者痛苦，减少患者不必要费用支出。自始至终在医学活动的过程中保持与患者之间形成的和睦、融洽、相互理解信任的人际关系。使患者对战胜疾病充满信心，积极配合治疗，提高治疗效果。

目标检测

答案解析

性下肢静脉曲张的病因是（　）。

脉阻塞　　　　B. 下肢深静脉瓣膜功能不全

C. 先天性动静脉瘘
D. 先天性深静脉瓣缺如综合征
E. 下肢浅静脉瓣膜发育不良

2. 治疗下肢大隐静脉曲张的根本办法是（　）。
A. 穿弹力袜或用弹力绷带
B. 注射硬化剂和压迫疗法
C. 仅行静脉瓣膜修复术
D. 内科药物治疗
E. 高位结扎和抽剥大隐静脉并结扎功能不全的交通静脉

3. 血栓闭塞性脉管炎发病最重要的因素是（　）。
A. 吸烟
B. 寒冷的工作环境
C. 前列腺素失调
D. 遗传基因异常
E. 自身免疫功能紊乱

4. 单纯性下肢静脉曲张非手术治疗的主要方法是（　）。
A. 使用弹力绷带或穿弹力袜
B. 抬高患肢
C. 注意休息
D. 避免久站
E. 增加心功能

5. 血栓闭塞性脉管炎常见的病变部位是（　）。
A. 上肢的动脉
B. 上肢的静脉
C. 下肢的大动脉
D. 下肢的中小动静脉，以动脉为主
E. 下肢的中小动静脉，以静脉为主

6. 患者，男，35 岁，稍长距离步行后感左小腿疼痛，跛行，稍休息后症状消失，平时感左足发凉，有麻木感。检查发现左足背动脉搏动减弱。应考虑（　）。
A. 血栓性静脉炎
B. 深静脉血栓形成
C. 血栓闭塞性脉管炎（营养障碍期）
D. 血栓闭塞性脉管炎（局部缺血期）
E. 动脉粥样硬化症

7. 深静脉血栓形成的患者，急性期应绝对卧床休息 10～14 日，床上活动时避免动作幅度过大，禁止按摩患肢，目的是（　）。
A. 防止血栓脱落
B. 预防出血
C. 促进静脉回流
D. 缓解疼痛
E. 防止再次血栓形成

8. 患者，女，40 岁。下肢静脉曲张已 10 年，劳累后肢体水肿、皮炎及溃疡经久不愈，应行（　）。
A. 物理治疗
B. 抗感染治疗
C. 手术治疗
D. 局部药物治疗
E. 弹力绷带包扎治疗

9. 患者，男，40 岁，因“双下肢静脉曲张”收入院，行手术治疗，出院对该患者进行健康教育的内容不正确的是（　）。
A. 避免久站
B. 休息时放低患肢
C. 适当体育锻炼
D. 避免长距离行走
E. 避免跷二郎腿

10. 患者，女，50 岁，久站后左下肢酸胀，小腿内侧可见静脉隆起、迂曲，诊断为“下肢静脉曲张”，医生告知患者术后早期下地行走，其目的是（　）。

A. 避免深静脉血栓形成

B. 避免出血

C. 避免肠粘连

D. 增强肢体功能

E. 增强血管壁弹性

（杨　丽）

书网融合……

重点回顾　　微课　　习题

第十七章　泌尿外科疾病患者的护理

第一节　泌尿系统疾病概述

PPT

学习目标

知识目标：

1. **掌握**　泌尿系统外科疾病的常见症状及常见引流导管的护理。
2. **熟悉**　泌尿外科疾病常见的检查的护理。
3. **了解**　泌尿外科疾病常见的检查及泌尿外科常见治疗。

技能目标：

学会膀胱冲洗技术，学会运用护理程序正确评估泌尿外科疾病患者。

素质目标：

具有敏锐的观察能力及解决问题的能力；遵守职业道德规范，具有良好的沟通能力，能及时与患者及家属有效沟通。

导学情景

情景描述：患者，男，60 岁，进行性排尿困难 3 年。夜尿 4～5 次，每次排尿量 70～80ml。1 周来常不能控制排尿而尿湿衣裤。直肠指检见前列腺明显肿大，中央沟消失，无压痛。B 超示前列腺增生，残余尿量 100ml，医生初步诊断为前列腺增生。

情景分析：结合患者的病史、症状、体征以及检查结果，医生的初步诊断为前列腺增生。护士应及时评估患者的病情变化，为医生的诊断提供有效的依据。同时掌握前列腺增生症患者的围手术期护理措施，为患者提供优质护理，防治并发症，促进患者早日康复。

讨论：请问患者发生的尿失禁属于哪种类型？发生排尿困难、排尿次数增加以及尿失禁的原因是什么？

学前导语：泌尿系统外科疾病的常见症状和体征有排尿异常、尿液异常、尿道分泌物，疼痛及肿块等。常用检查项目包括实验室检查、器械检查和影像学检查。护士应熟悉相应检查的配合要点。常见的引流管包括留置导尿管、膀胱造瘘管、肾盂造瘘管、肾周引流管、输尿管及尿道支架管、腹膜后引流管、耻骨引流管、盆腔引流管等，作为临床护士需要熟悉相关检查及引流导管的护理要点，在检查和护理中体现人文关怀。

一、泌尿系统外科疾病的常见症状和体征　微课

（一）疼痛

疼痛为常见的重要症状。

1. 肾和输尿管痛　肾病变所致疼痛常位于肋脊角、腰部和上腹部，一般为持续性钝痛，亦可为锐

痛。肾盂与输尿管连接处或输尿管急性梗阻时刺激平滑肌痉挛，可引起肾绞痛，主要表现为突发阵发性绞痛、剧烈难忍、辗转不安、大汗，伴恶心、呕吐，疼痛可向下腹、膀胱区、外阴及大腿内侧部放射，发病间歇期可无任何症状。

2. 膀胱痛 急性尿潴留膀胱扩张时常引起耻骨上区域疼痛，而慢性尿潴留可无疼痛或仅有不适感。膀胱炎症常引起锐痛或烧灼痛，可有放射痛。

3. 前列腺痛 急、慢性前列腺炎可引起会阴、直肠、腰骶部疼痛，可伴有耻骨上区、腹股沟区、睾丸牵涉痛。

4. 阴囊痛 睾丸扭转和急性睾丸、附睾炎时，可引起阴囊水肿和剧烈疼痛；鞘膜积液、精索静脉曲张或睾丸肿瘤引起的疼痛多不严重，可伴有阴囊不适、坠胀感等；肾绞痛或前列腺炎亦可放射引起睾丸痛。

（二）排尿异常

1. 膀胱刺激征

（1）尿频（frequent micturition） 指有尿意的排尿次数明显增加。正常人膀胱容量，男性约400ml，女性约500ml。一般白天排尿4～6次，夜间0～1次，每次约300ml。尿频者24小时排尿大于8次，夜尿大于2次，每次尿量小于200ml。引起尿频的常见原因有泌尿或生殖道炎症、膀胱结石、肿瘤、前列腺增生等，精神因素亦可引起尿频。生理性尿频常因饮水过多、食用利尿食物等引起，常表现为排尿次数增加时每次尿量并不减少，甚至增多。病理性尿频可因糖尿病、尿崩症或肾浓缩功能障碍等引起。

（2）尿急（urgent micturition） 有尿意就迫不及待地要排尿，但尿量很少，常伴尿频。多见于膀胱炎症或膀胱容量显著缩小，也可见于焦虑或情绪紧张的患者。

（3）尿痛（dysuria） 排尿时尿道疼痛，可发生在排尿初、排尿中、排尿末或排尿后。尿频、尿急、尿痛常同时存在，合称为膀胱刺激征。

2. 梗阻症状

（1）排尿困难（dysuresia） 尿液不能通畅地排出，表现为排尿踌躇及费力、尿线无力、分叉变细、不尽感、滴沥等。多见于膀胱以下尿路梗阻。

（2）尿流中断（interruption of urinary stream） 排尿突然中断伴疼痛，疼痛可放射至尿道远端，变动体位后又可以排尿，多由膀胱结石引起。

（3）尿潴留（urinary retention） 尿液滞留在膀胱内而不能排出，分为急性与慢性两类。急性尿潴留见于膀胱出口以下尿路严重梗阻；慢性尿潴留表现为排尿困难、膀胱充盈，严重时出现充盈性尿失禁，见于膀胱颈部以下尿路不完全性梗阻或神经源性膀胱。

3. 尿失禁（urinary incontinence） 指尿液不能控制而自行流出，可分为以下4种类型。

（1）真性尿失禁 又称完全性尿失禁，常见于膀胱颈和尿道括约肌受损时，尿液连续流出，膀胱处于空虚状态，无残余尿。

（2）充盈性尿失禁 又称假性尿失禁，常见于前列腺增生等所致的慢性尿潴留。膀胱过度充盈，压力增高，当膀胱内压超过尿道阻力时，尿液不断溢出。

（3）急迫性尿失禁 常见于膀胱严重感染时，膀胱不能控制而发生尿失禁。

4）压力性尿失禁 主要见于女性，特别是经产妇，当腹内压突然增高，如咳嗽、喷嚏、大笑、

…，尿液不随意地流出。

…（leakage of urine）** 指尿液不经尿道口而由泌尿道瘘口流出，如输尿管阴道瘘、膀胱或

…脐尿管瘘、先天性输尿管异位开口等。

…uresis）** 指除正常自主排尿外，睡眠中无意识地排尿。

练一练17-1

关于尿失禁类型的叙述，下列错误的是（ ）。

A. 压力性尿失禁 B. 急迫性尿失禁 C. 真性尿失禁

D. 膀胱性尿失禁 E. 充盈性尿失禁

答案解析

（三）尿液异常

1. 尿量异常 正常人成人 24 小时尿量为 1000～2000ml，24 小时尿量少于 400ml 为少尿，少于 100ml 为无尿，大于 2500ml 为多尿。少尿或无尿是由于肾排出量减少引起的，提示肾功能障碍，应排除输尿管、尿道梗阻及尿潴留。

2. 血尿（hematuria） 指尿液中含有超过正常量红细胞的现象。血尿是泌尿系统疾病的重要症状之一，常由泌尿系统肿瘤、急性膀胱炎、急性前列腺炎、膀胱结石或创伤等引起。有些药物如环磷酰胺、别嘌醇、肝素、双香豆素等也能引起血尿。根据血液含量不同分为镜下血尿和肉眼血尿。

（1）镜下血尿 指在显微镜下可见尿中含有红细胞，新鲜尿离心后，尿沉渣每高倍镜视野红细胞超过 3 个即有病理意义。

（2）肉眼血尿 指肉眼能见到尿中有血色或血块。1000ml 尿中含 1ml 血液即为肉眼血尿。肉眼血尿可分为初始血尿，终末血尿和全程血尿。初始血尿提示尿道出血；终末血尿提示后尿道、膀胱颈部或膀胱三角区出血；全程血尿提示出血部位在膀胱及以上部位。

3. 脓尿（pyuria） 是指离心尿沉渣每高倍镜视野白细胞超过 5 个，见于尿路感染。

4. 乳糜尿（chyluria） 是指尿液中混有乳糜或淋巴液，其内含有脂肪、蛋白质及纤维蛋白原，外观呈乳白色，常见于丝虫病。若同时含有血液，尿呈红褐色，为乳糜血尿。

5. 结晶尿（crystalluria） 尿中有机或无机物质沉淀、结晶，多见于尿液中盐类呈过饱和状态时。

（四）尿道分泌物

尿道分泌物（urethral discharge）是在没有排尿动作时经尿道口流出的黏液性、脓性或血性分泌物。慢性前列腺炎患者在晨起排尿前或大便后尿道口常出现少量白色黏稠分泌物。大量黄色、黏稠的脓性分泌物是淋菌性尿道炎的典型症状。少量无色或白色稀薄分泌物多为支原体、衣原体所致非淋菌性尿道炎。血性分泌物提示可能为尿道肿瘤。

（五）肿块

肿块（lump）是指体内较大或体表显而易见的肿物。腹部肿块可见于肾肿瘤、肾结核、肾积水、肾周脓肿、肾囊肿等。正常情况下只有当膀胱充盈时才可在下腹部膀胱区触及膀胱，如出现尿潴留、膀胱肿瘤，可在耻骨上触及肿块。阴囊肿块多见于斜疝、鞘膜积水、精索静脉曲张、睾丸肿瘤等。

二、泌尿外科常见的检查和护理

（一）实验室检查

1. 尿液检查

（1）尿常规 是诊断泌尿系统疾病最基本的项目。应收集新鲜晨尿进行检查。正常新鲜尿液呈淡黄色、透明，pH 值平均为 6（4.5～7.5），比重 1.015～1.025，尿糖阴性，含极微量蛋白。

（2）尿三杯试验 在不中断排尿的情况下，以排尿最初的 5～10ml 为第一杯，排尿最后的 5～10ml 为第三杯，中间部分为第二杯。若第一杯尿液异常，提示病变在尿道；第三杯尿液异常，提示病变在后尿道、膀胱颈部或膀胱三角区；三杯尿液均异常，提示病变在膀胱或其以上部位。

想一想17-1

尿三杯试验的方法及临床意义是什么？

答案解析

(3) 尿脱落细胞学检查　检查阳性提示可能为尿路上皮移行细胞肿瘤，用于初步筛选肿瘤或术后随访。取新鲜尿沉渣涂片检查，膀胱冲洗后收集，可提高阳性率。

(4) 尿细菌学检查　进行尿细菌培养，若菌落数 $>10^5$/ml，提示尿路感染；已有尿路感染症状者，致病菌落数 $>10^2$/ml 就有意义。尿沉渣抗酸染色涂片检查或结核分枝杆菌培养有助于泌尿系统结核的诊断。取尿标本时，男性可取清洁中段尿，女性可经导尿获取尿标本，最准确的是从耻骨上膀胱穿刺取的无污染的尿标本。

(5) 膀胱肿瘤抗原（bladder tumor antigen，BTA）　是膀胱肿瘤在生长过程中释放出来的一种蛋白水解酶，对膀胱肿瘤的检测灵敏度较高，准确性约为70%。随着膀胱肿瘤的分期或分级的升高，BTA的检出水平增高，可用于膀胱肿瘤的辅助诊断和监测随访。

2. 肾功能检查

(1) 尿比重　反映肾浓缩功能和排泄废物的功能。肾功能受损时，肾浓缩功能进行性减弱，尿比重降低。肾浓缩功能严重受损时，尿比重固定或接近1.010。

(2) 血肌酐和尿素氮　二者都是体内蛋白质的代谢产物，主要经肾小球滤过排出，可用于判断肾功能。当肾实质损害时，体内蛋白质产物潴留，血肌酐和尿素氮增高，其增高的程度与肾损害程度成正比，故可用于判断病情和预后。与血肌酐相比，尿素氮易受分解代谢、饮食和消化道出血等肾外因素影响，因此血肌酐测定较血尿素氮精确，

(3) 内生肌酐清除率　指在单位时间内，肾将若干毫升血浆中的内生肌酐全部清除出体外的比率，是判断肾小球损害的敏感指标，可评估肾功能损害程度。测定公式：内生肌酐清除率 = 尿肌酐浓度/血肌酐浓度 × 每分钟尿量，成年人正常值为 90～120ml/min。

3. 前列腺特异性抗原（prostate specific antigen，PSA）　由前列腺腺泡和导管上皮细胞分泌，具有前列腺组织特异性。血清PSA是前列腺癌的生物学标记，可用于前列腺癌的筛查、诊断、分期治疗、评价及随访。健康男性为0～4ng/ml，如 >10ng/ml 应怀疑前列腺癌的可能。

4. 前列腺液检查　正常前列腺液呈淡乳白色，较稀薄。涂片镜检可见多量卵磷脂小体，每高倍镜视野白细胞≤10个。怀疑细菌性前列腺炎时应同时进行细菌培养和药敏试验。

（二）器械检查

1. 常见检查方法

(1) 尿道探查　通常由金属材料制成，适用于探查尿道狭窄程度和部位，以及尿道有无结石和异物，扩张尿道，治疗和预防尿道狭窄。禁忌证为急性尿道炎。一般选用18～20F尿道探条，可在这个范围内依次从细到粗选择相应型号，注意过细的尿道探条可损伤或穿破尿道。

(2) 膀胱尿道镜（cystourethroscope）　在表面麻醉或骶管阻滞下经尿道将硬性或软性膀胱镜插入膀胱内，可对尿道、膀胱进行全面检查。适应证：①观察尿道及膀胱是否有结石、异物、肿瘤、畸形、尿道狭窄及膀胱瘘等病变；②判断血尿原因及确定出血部位；③放置输尿管支架管做内引流或进行输尿管套石术；④通过输尿管插管留取肾盂尿标本或做逆行肾盂造影检查以了解上尿路是否有病变；⑤观察膀胱尿道肿瘤的部位、数量、大小并取活体组织进行组织病理学检查；⑥对早期肿瘤进行电灼、电切等治疗，进行碎石、取石、钳取异物等治疗。禁忌证为全身出血性疾病、严重全身感染、急性膀

胱炎、尿道狭窄、膀胱容量小于50ml等。

（3）输尿管镜（ureteroscope）和肾镜（nephroscope） 在椎管内麻醉下，将输尿管镜经尿道、膀胱置入输尿管和肾盂，或将肾镜通过经皮肾造瘘进入肾盂、肾盏，检查输尿管和肾盂内有无病变。可取活体组织做组织病理学检查，亦可在直视下取石、碎石，切除或电灼肿瘤。适用于诊断上尿路梗阻、查找细胞学检查阳性原因、上尿路造影显示充盈缺损以及不明血尿的原因等。全身出血性疾病、前列腺增生、病变以下输尿管梗阻等禁忌做该检查。

（4）尿流动力学检查（urodynamics study，UDS） 利用流体动力学和电生理学方法检查储尿和排尿的功能，并分析功能障碍的原因，为选择合适的治疗方式及评定疗效提供依据。UDS主要包括尿流率的测定、各种压力测定、肌电图测定、动态放射学观察等。

（5）前列腺穿刺活检术（prostate biopsy） 在B超引导下，经直肠或会阴部途径进行穿刺检查，判断前列腺结节或其他部位异常的病变性质。

2. 护理措施

（1）检查前准备 核对患者，做好心理护理，向患者解释操作的目的、方法及注意事项等。器械检查属于有创操作，术中及术后会有不适和疼痛，检查前应解释和说明检查的必要性和安全性，消除顾虑，取得患者的配合。备好检查器械、用物，检查前清洗患者的会阴部，嘱患者排空膀胱。

（2）检查时的护理 协助安置体位、消毒、铺巾等工作，操作仔细、轻柔，忌用暴力，操作过程中严格遵守无菌操作原则，并密切观察患者有无不良反应。

（3）检查后的护理 严密观察生命体征，观察排尿情况，有无发热、尿道出血等。尿道探查及内镜检查术后，患者常有不同程度的尿道疼痛和肉眼血尿，嘱注意休息，适当多饮水，增加尿量，2～3日后血尿可自行消失。若患者出现严重的损伤、出血、尿道热等并发症，应留院观察，遵医嘱进行止血、补液、抗感染等治疗，必要时留置导尿或膀胱造瘘。

（三）影像学检查

1. X线检查

（1）肾、输尿管及膀胱平片（kidney ureter bladder position，KUB position） 是泌尿系统X线检查的基本方法，能显示肾轮廓、位置、大小、腰大肌阴影及骨骼系统改变等。

护理措施：除急诊手术外，一般摄片前1日予少渣饮食，前1日晚服轻泻药，摄片当日晨禁食、排便或行清洁灌肠，以排空肠道内的气体或粪便，避免与结石或钙化灶等混淆。摄片前2～3日禁用不透光X线的食物及药物如铁剂、钡剂、铋剂等。

（2）静脉尿路造影（intrave nous urography，IVU） 又称排泄性尿路造影（excretory urography），静脉注射有机碘造影剂（成人常用60%泛影葡胺）后，肾功能良好者5分钟即显影，10分钟后显示造影剂经过双侧肾脏、输尿管和部分充盈的膀胱。IVU能显示肾的轮廓，肾盂、膀胱、输尿管的内壁和内腔形态，观察有无扩张、推移、受压和充盈缺损等，同时可了解双侧肾功能。妊娠患者，严重肝、肾、心血管疾病者，甲状腺功能亢进及造影剂过敏者等禁忌做该检查。

护理措施：①按尿路平片常规做好肠道准备；②做碘过敏试验；③禁食、禁水6～12小时，造影前排空膀胱，否则造影剂被尿液稀释会影响显影效果；④注射造影剂后，密切观察患者，如有异常反应，及时协助医生处理；⑤摄片后鼓励患者适当多饮水，促使造影剂尽快排出。

（3）逆行肾盂造影（retrograde pyelography，RP） 通过膀胱尿道镜进行输尿管插管，注入有机碘造影剂，亦可注入空气作为阴性比对，能清晰显示肾盂和输尿管形态，有助于判断透光结石。适用于IVU显影不清晰或禁忌者。禁忌证为急性尿路感染及尿道狭窄等。护理措施：造影前行肠道准备，无需严格禁饮食，操作中动作要轻柔，严格无菌操作，避免损伤及感染。

(4) 顺行肾盂造影 (antegrade pyelography) 可观察尿路梗阻的原因与部位，适用于诊断IVU显影不良、逆行肾盂造影失败或有禁忌而疑为上尿路梗阻性病变等。方法是经透视或B超定位下从肋脊角处局麻穿刺，先抽取积蓄的尿液进行化验检查，再经穿刺针注入造影剂使上尿路显影。

(5) 膀胱造影 (cystography) 及尿道造影 (urethrography) 排泄性膀胱造影与IVU相同，待造影剂排入膀胱后观察摄片，也可经导尿管或耻骨上膀胱穿刺将有机碘造影剂150～200ml注入膀胱内后摄片。能显示膀胱形态及其病变如损伤、畸形、瘘管、神经源性膀胱，较大的膀胱肿瘤还可显示充盈缺损。检查前患者需排空尿液。尿道造影是将导尿管插入前尿道或将注射器直接抵住尿道口后注入造影剂并同时摄片，也可在做完膀胱造影后拔出导尿管，嘱患者排尿，同时摄片，此时患者全尿道处于松弛状态，更容易观察有无尿道狭窄、瘘管等。

(6) 血管造影 (angiography) 主要有经皮动脉穿刺插管、选择性肾动脉造影、静脉造影以及数字减影血管造影 (DSA) 等方法。适用于肾血管疾病、肾损伤、肾实质肿瘤等，并可对肿瘤进行栓塞治疗。DSA能清晰地显示血管包括1mm直径的血管，可以发现肾实质内小动脉瘤、动静脉畸形等血管异常。严重凝血障碍者、碘过敏、妊娠、肝肾功能严重受损、全身急性感染、有风湿性心脏病者等禁忌做该项检查。

护理措施：①造影前做肠道准备和碘过敏试验；②造影后动脉穿刺局部加压包扎，平卧24小时；③造影后密切观察生命体征，严密观察穿刺部位肢体远端足背动脉搏动、皮肤温度、皮肤颜色、感觉和运动情况及排尿情况；④造影后鼓励患者多饮水，必要时静脉输液以促进造影剂排泄。

2. B超 广泛应用于泌尿外科疾病的筛选、诊断、治疗及随访。B超检查方便、无创伤，不需要用造影剂，不影响肾功能，可用于肾衰竭患者，亦可用于禁忌做IVU或不宜接受X线检查的患者。

3. CT 有平扫、增强扫描和造影扫描三种方法。适用于确定肾损伤范围和程度，鉴别实质性或囊性疾病，进行肾上腺、肾、膀胱、前列腺等部位肿瘤的诊断与分期，也可显示腹部和盆腔转移的淋巴结等。

4. 磁共振成像 (MRI) 能多方面、多层面成像，组织分辨率高。MRI能显示被检查器官的功能和结构，可判断泌尿、男性生殖系肿瘤的诊断和分期，分辨肾肿瘤的良、恶性，判定膀胱肿瘤浸润膀胱壁的深度，进行肾上腺疾病的诊断，肾囊性疾病的鉴别等，能提供较CT更为可靠的依据。

5. 放射性核素显像 (radioisotopic imaging) 主要包括肾图、肾显像、肾上腺皮质 (髓质) 显像、骨显像及阴囊显像等。通过体内器官对放射性示踪剂的吸收、分泌和排泄过程而显示其形态和功能。有助于疾病的诊断、治疗、评价和随访。

三、泌尿外科常见治疗和各种引流导管的护理

(一) 泌尿外科常见治疗

1. 肾、膀胱及尿道损伤

(1) 紧急处理 大出血、休克的患者需迅速抢救，密切观察生命体征。尽快完成必要的检查，注意有无合并其他脏器的损伤，做好急诊手术探查的准备。

(2) 非手术治疗 肾挫伤、轻度肾裂伤及无其他脏器合并损伤的患者，膀胱挫伤或膀胱造影显示仅有少量尿外渗且症状较轻者，尿道挫伤及轻度裂伤者，经非手术治疗，多数病情即可稳定而避免手术。非手术治疗期间，肾损伤患者需绝对卧床休息2～4周，膀胱损伤常需留置导尿管，持续引流7～10日。尿道损伤常需留置导尿管，持续引流1～2周。

（3）手术治疗

1）肾损伤 严重的肾裂伤、肾或肾盂破裂、肾蒂损伤及开放性肾损伤需尽早手术，常见手术有肾修补术、肾部分切除术、根治性肾切除术等。

2）膀胱损伤 膀胱破裂伴出血，尿外渗或合并其他脏器损伤应尽早手术修补膀胱裂口，如为腹膜内型膀胱破裂，应行剖腹探查，也可行腹腔镜膀胱修补术。

3）尿道损伤 尿道重度裂伤，尿道断裂应尽早手术。前尿道损伤导尿失败或尿道断裂，立即行会阴、尿道修补术或断裂吻合术，并留置导尿管2~3周。对于部分病情不严重、骨盆骨折稳定、生命体征平稳的后尿道损伤患者，早期可行尿道会师术，并留置导尿管3~4周，拔除尿管后需定期行尿道扩张术。

2. 肾及输尿管结石 治疗主要包括药物治疗和外科治疗。常见外科治疗方法有体外冲击波碎石术（extracorporeal shock wave lithotripsy，ESWL）、经皮肾镜取石术（percutaneous nephrolithotomy，PCNL）、输尿管肾镜取石及碎石（ureteropyeloscopic lithotomy or lithotripsy，URL）、腹腔镜取石术及开放手术等。

（1）体外冲击波碎石术 通过X线定位、B超定位或X线/B超双定位下，利用体外产生的聚焦冲击波冲击体内的结石，使之粉碎，随尿流排出，大多数的上尿路结石可采用此方法治疗。必要时可重复治疗，但再次治疗间隔时间不少于7日。

1）适应证 主要适用于直径≤2cm的肾结石及输尿管上段结石。

2）禁忌证 妊娠、结石远端尿路梗阻、少尿期慢性非梗阻性肾功能不全、泌尿系统结核、出凝血功能障碍、严重心律失常、安置心脏起搏器、严重心脑血管病或肾动脉瘤、尿路感染、育龄妇女输尿管下段结石等。过于肥胖不能聚焦，或因严重骨、关节畸形影响体位，亦不适宜。

（2）经皮肾镜取石术 在B超或X线定位下，经腰背部细针穿刺直达肾盏或肾盂，扩张并建立皮肤至肾内的通道，经通道置入内镜和碎石、取石器械。此法适用于大于2.5cm的肾盂结石、部分肾盏结石及鹿角形结石等。此法可与ESWL联合应用治疗复杂性肾结石。

（3）输尿管肾镜取石及碎石 输尿管镜经尿道插入膀胱，沿输尿管直视下套石或取石，或在输尿管镜引导窥视下用气压弹道碎石机、激光碎石机等碎石设备进行碎石。此法适用于因肥胖、结石梗阻、停留时间长而用ESWL困难的中、下段输尿管结石。

（4）腹腔镜输尿管取石 适用于直径大于2cm的输尿管结石，或经ESWL、输尿管镜手术失败者。

（5）开放手术 大多数上尿路结石已不再用开放手术。开放手术适用于结石远端存在梗阻、部分泌尿系统畸形、结石嵌顿等其他治疗无效、肾积水感染严重或病肾功能丧失的尿石症患者。主要术式有肾盂切开取石术、肾实质切开取石术、肾部分切除术、肾切除术、输尿管切开取石术等。

3. 前列腺增生 常见治疗包括观察随访、药物治疗及手术治疗等。外科手术方法有经尿道前列腺切除术（transurethral resection of prostate，TURP）、经尿道前列腺切开术（transurethral incision of prostate，TUIP）以及开放性前列腺切除术。TURP是目前治疗前列腺增生的首选方法。

4. 泌尿系统常见肿瘤

（1）肾癌 局限性肾癌的首选治疗是根治性肾切除术。孤立肾肾癌或双侧肾癌考虑做保留肾单位的肾部分切除术。目前腹腔镜根治性肾切除术或肾部分切除术也得到了广泛应用。

（2）膀胱癌 以手术为主的综合治疗。经尿道膀胱肿瘤切除术（transurethral resection of bladder tumor，TUR-BT）适用于表浅膀胱癌（Tis、T_a、T_1）的治疗。膀胱部分切除术（partial cystectomy）适用于T_2期分化良好、局限的膀胱癌。根治性膀胱切除术（radical cystectomy）联合盆腔淋巴结清扫是治疗膀胱浸润性癌的基本方法。适用于多发、多次复发以及T_2、T_3、T_{4a}期肿瘤的治疗。膀胱全切后需行尿流改道术和膀胱替代，最常用回肠或结肠代膀胱术，尿流改道包括不可控尿流改道、可控尿流改道、原位新膀胱等。

（3）前列腺癌　常见治疗包括手术治疗、放射治疗、雄激素去势治疗等，其中根治性前列腺切除术是治疗前列腺癌最有效的方法。

看一看17-1

3D 打印技术是一项有前沿性、先导性的新兴技术，随着技术的进步，在医学的各个领域得到了越来越多的应用。近年来，3D 打印在泌尿外科方面的应用也越来越广泛，3D 打印只需计算机软件操作建立模型文件就能打印出具有高保真度的实物模型，可用于泌尿外科手术规划，如肾脏、前列腺癌和肾结石手术。应用 3D 模型可以直观地显示肿瘤的位置、大小和形态、与周围组织的关系和血管的分布，有助于外科医生对手术入路作出最佳决策，精确切除病变范围。此外，3D 打印技术还可以应用于医学生、医生培训和患者宣教等方面。研究表明利用 3D 模型提高了学生对肾肿瘤的理解能力，3D 模型也能让大多数肾肿瘤患者更好地理解自己的病情，让他们更直接地参与医疗决策，提高患者满意度。

（二）泌尿外科常见引流管的护理

1. 常见引流管的种类及护理的共同要点

（1）常见引流管的种类　引流管按照功能可分为留置导尿管（单腔、二腔、三腔导尿管）、膀胱造瘘管、肾盂造瘘管、肾周引流管、输尿管及尿道支架管、腹膜后引流管、耻骨后引流管、盆腔引流管、阴囊引流管等。按照材料可分为乳胶管、橡胶管、聚氯乙烯（PVC）管等。

（2）常见引流管护理的共同要点

1）妥善固定　妥善固定引流管及集尿袋，防止牵拉及引流袋接口滑脱，避免管道受压、扭曲影响引流。有多根引流管时，应分别标记，挂管道标识牌。引流袋固定位置不得高于切口平面，以防引流不畅或倒流。注意检查引流接头处有无松动漏气。

2）保持引流通畅　导管及引流管要保持通畅。定时挤捏管道以防小血块等阻塞，必要时给予冲洗。

3）严格无菌　引流装置保持无菌，定时更换引流胶管及引流瓶，防止逆行感染。保持伤口处敷料清洁干燥，一旦浸湿及时更换。定期消毒引流管周围皮肤，观察患者全身及局部情况。

4）密切观察及记录　护士应定时巡视，了解导管引流状况，并观察和记录引流液的量及性状。观察局部皮肤的变化，有无液体外溢等。在术后早期，可引流出血性尿液，一般 1～2 日后转清，若术后短时间内引流出大量鲜红色血性液体，应警惕大出血，配合医生积极处理。如尿液混浊出现絮状物，且坏死脱落组织较多，提示发生尿路感染。如需进行负压引流者，应调整好所需负压压力，并注意持续负压状态。

5）适时拔管　配合医生进行拔管。

6）做好心理护理　向患者及家属说明留置引流管的目的、过程、注意事项及配合要点，解释积极配合治疗和护理对康复的意义，取得患者及家属的理解与配合。

2. 常见引流管及护理

（1）导尿管　常见导尿管一般可分为单腔导尿管、双腔导尿管和三腔导尿管。单腔导尿管的作用有：留取中段尿、测量膀胱残余尿量，也可用于膀胱尿道造影、膀胱灌注治疗以及暂时解除尿潴留等。双腔导尿管主要用于：解除尿潴留，盆腔内器官手术前排空膀胱，尿失禁或会阴部有伤口时留置导尿保持局部干燥、清洁，正确记录尿量、比重，观察肾功能等。前列腺增生尿道狭窄并发尿潴留者，普通导尿管难以插进，应选用硅胶管带气囊的二腔前列腺导尿管予留置导尿，其末端弯而细尖，且较硬，容易通过狭窄部进入膀胱。三腔气囊导尿管常用于经尿道前列腺电切和经尿道膀胱肿瘤电切术后，也适用于各种膀胱手术后。目前常用带有气囊的 Foley 导尿管，规格以法制（F）为计量单位。

1）留置导尿管的时间 ①一般至手术后 2～3 日；膀胱轻度损伤症状较轻者，导尿管持续引流尿液 7～10 日。②前尿道损伤修补或吻合术后，一般留置导尿管 2～3 周。③后尿道损伤，行尿道会师术后，一般留置导尿管 3～4 周。④经尿道前列腺电切术后 5～7 日尿液颜色清澈者，可拔除导尿管。

2）护理要点 ①操作过程中注意保护患者的隐私，并采取适当的保暖措施，防止患者受凉。②严格执行无菌操作原则，每日 2 次消毒尿道口及外阴，除去分泌物及血痂。定时放出集尿袋中的尿液，每周更换 1 次连接管及集尿袋。每周做尿常规和尿细菌培养 1 次。鼓励患者多饮水，每日 2000～3000ml，以保证足够的尿量冲洗尿路，预防感染。③如合并有肾功能不全或孤立肾，应注意记录尿量。④尿潴留患者一次放尿不超过 1000ml。⑤通过尿管给予膀胱灌注药物时，应指导患者取正确卧位，准确计时，防止药物在膀胱内保留时间过长而损伤膀胱黏膜。⑥拔尿管前定期夹闭，训练膀胱的收缩功能。

（2）膀胱造瘘管 膀胱造瘘管留置位置一般在耻骨上。

1）适应证 包括各种原因引起的急性尿潴留、经尿道导尿困难、严重尿路感染、膀胱手术后需暂时性或永久性留置管道，可行膀胱穿刺造瘘术，使尿液引流到体外。

2）禁忌证 是原因不明的血尿和膀胱肿瘤等。

3）护理要点 ①预防感染：引流管应固定良好，引流管和引流袋的位置应低于造瘘口，每日 2 次用碘伏棉球消毒造瘘口并清除分泌物，消毒范围以造瘘口为中心，自内向外至少 15cm 范围，同时用碘伏棉球消毒引流管，方向自造瘘口向远端消毒 10cm。引流袋达 2/3 时应及时倒尿，防止尿液回流而致逆行感染。每日更换引流袋 1 次，更换过程严格无菌操作。鼓励患者多饮水，每天饮水量 2000～3000ml，保持充足尿量。②保护造瘘口周围皮肤：注意观察造瘘口有无红肿以及分泌物的量、颜色和气味，若发生敷料浸湿或脱落，应及时更换，造瘘口周围皮肤可外涂氧化锌软膏保护。③拔管：造瘘管一般留置 10～14 日，拔前先夹管观察，若出现排尿困难或切口处漏尿，可能需延期拔管。拔管后用纱布堵塞并覆盖造瘘口。长期置管者每间隔 4～6 周更换 1 次造瘘管，观察有无出血及管道扭曲、折叠，防止尿液引流不畅导致尿潴留。

（3）肾造瘘管 肾造瘘引流是通过穿刺或切开肾实质，把导管置入肾盂内，进行引流。

1）适应证 ①肾结石取石术后；②输尿管因某种原因梗阻（如损伤或结核等），全身情况不允许用其他方法解除梗阻者；③严重肾积水或积脓，肾功能严重受损，未能施行根治性手术者；④尿路梗阻性无尿，不能耐受复杂性手术者；⑤输尿管或肾脏手术需要同时引流尿液者。

2）禁忌证 非尿路梗阻引起的肾功能不全等。

3）护理要点 ①保持引流通畅：如造瘘管发生堵塞，挤捏无效时，可协助医师在无菌操作下进行造瘘管冲洗。方法：先将引流管末端 10cm 范围内用碘伏棉球消毒 2 遍，再用生理盐水棉球擦洗 1 遍，无菌操作下注射器吸取 5～10ml 生理盐水，缓慢注入造瘘管内再缓慢吸出，反复冲洗，直至管道通畅。冲洗时压力宜低，避免高压冲洗损伤肾盂，患者感觉腰部胀痛时应立即停止冲洗。如注入阻力大或注入液不能吸出时，说明造瘘管的位置不当或脱出，应及时调整。引流液若混浊应及时送检。嘱患者多饮水，保证每日尿量在 2000ml 以上。②保护造瘘口周围皮肤：保持造瘘口处敷料清洁干燥，观察有无尿液外漏，如有浸湿，应及时更换，以免刺激瘘口周围皮肤。③观察并记录引流情况：注意观察并记录引流液的量、颜色和性状，分别记录肾造瘘和膀胱引流量，以便观察两侧肾脏的功能。经肾实质造瘘者，嘱患者绝对卧床休息，密切观察有无出血。④适时拔管：术后 3～5 日，引流液转清、体温正常后可考虑拔管。拔管前先行肾盂、输尿管造影，以便明确肾盂、输尿管是否通畅，通畅者拔管前先夹闭造瘘管 24～48 小时，注意观察有无发热、排尿困难、腰腹痛等反应。拔管后取健侧卧位，造瘘口加压包扎，瘘口如有漏尿也可俯卧，一般3~4日可痊愈。拔管后3~4日内告知患者每2~4小时排尿一次，以免膀胱过度充盈，引起尿液反流，影响瘘口愈合。

（4）肾周引流管　为肾盂手术时放置在肾周围的引流管，引流术中残留在肾周围的积血、积液，一般在术后3~4日拔除，若发生感染则应延长拔管时间，置管时间最长一般不超过1周。肾周引流管拔管后嘱患者健侧卧位约3小时，保持局部敷料干燥。

（5）输尿管支架管

1）分类　分为内支架管和外支架管。内支架管又称猪尾巴导管，有双J管、单J管两种。输尿管支架管最常应用的是双J管，一端在膀胱内，另外一端在膀胱内安放，植入输尿管引流尿液起支架作用，还可防止吻合口狭窄和粘连堵塞。适用于肾结石经皮肾镜碎石术、输尿管镜下碎石术、体外冲击波碎石术后、输尿管结石开放手术后、输尿管瘘、肾积水、肾移植、肾及输尿管良性肿瘤、输尿管狭窄的扩张治疗等。

2）护理要点　①防止尿液反流：输尿管支架管具有双向引流作用，使用双J管后，膀胱输尿管抗反流机制消失，当膀胱压大于肾盂压即可引起尿液反流。术后应保持导尿管通畅，拔出导尿管后应鼓励患者有尿意时应及时排尿，切忌憋尿，同时避免增加腹压，防止膀胱输尿管反流，导致肾盂压力增加引起肾积水。②体位与活动：置管期间注意休息，患者术后可以下床活动，但尽量少活动，活动时要缓慢，勿做四肢及腰部伸展动作，切勿快速弯腰或蹲起，切勿重击腰部，避免重体力劳动及憋尿，防止双J管滑脱或上下移位后损伤尿路引起出血。③预防感染：因双J管使输尿管内尿液反流率增高，导致增加了逆行感染率，因此在带管期间适当多饮水，能起到内冲洗的作用，遵医嘱适当使用抗生素控制感染。④密切观察引流液的颜色、量和性状：患者术后出现排尿困难、尿频及血尿时，多因双J管膀胱端刺激引起，一般鼓励患者多饮水和对症处理后可缓解，如果症状加重，应及时处理，严重时可提前拔出双J管。⑤拔管：双J管留置时间过长，可造成输尿管壁与双J管之间形成结石，引起阻塞。内镜碎石术后无输尿管损伤者，双J管一般留置1周；输尿管黏膜剥脱、断裂术后一般留置双J管4~8周，经B超或X线平片复查无结石残留后，可通过膀胱镜拔除。

（6）尿道支架管　通常用在尿道断裂或者尿道狭窄手术中，留置在尿道内用于支撑尿道，经膀胱镜放入，可持续放几天甚至几周而极少有感染或移动。一般术后3周拔管。

（7）腹膜后引流管　引流手术区的渗液、渗血及外漏的尿液，肾切除术一般3天拔管，肾盂、输尿管手术后一般5~7日拔管。若有尿漏，可延迟拔管，并注意更换引流管。

（8）耻骨后引流管　术后耻骨后置负压引流管目的是引流出耻骨后间隙的残留渗血、渗液，以减少术后感染，促进伤口愈合。注意引流保持通畅，观察引流物的色和量，引流液多为鲜红色和淡红色，48小时后逐渐减少。引流管连接无菌引流袋，固定于床旁，不能高于腹部。耻骨后引流管可在术后3~4日引流量很少时考虑拔除。

（9）盆腔引流管　主要引流盆腔的积血和积液，注意观察有无活动性出血和尿瘘，一般于术后3~5日拔出。

（10）膀胱冲洗　是指用三通的导尿管将无菌溶液输入膀胱后再经导管排出体外，如此反复多次冲洗的过程。

1）适应证　①留置导尿的患者，保持尿液引流通畅，预防感染。②治疗某些膀胱疾病，如膀胱炎、膀胱肿瘤。③前列腺及膀胱手术后清除膀胱内的血凝块、黏液、细菌等异物。常用的药液有0.02%呋喃西林、0.02%乳酸依沙吖啶、3%硼酸或0.9%氯化钠溶液等。可分为开放式膀胱冲洗法和密闭式膀胱冲洗法。

2）方法　①开放式膀胱冲洗法：将导尿管或耻骨上膀胱造瘘管的连接管分开，远端引流管接头用无菌纱布包好放在一边，在无菌操作下将吸有冲洗液的冲洗器或大注射器连接在已消毒的导尿管或膀胱造瘘管导管末端，缓慢注入冲洗液。注入后使液体自然流出或缓慢吸出。如此反复冲洗至流出液澄清。冲洗结束后，将远端引流管冲洗一次，再接通导尿管或膀胱造瘘管继续引流。②密闭式膀胱冲洗法：倒冲洗液于冲洗瓶内并悬吊于输液架上，瓶内液面距床面距离60cm。连接冲洗装置各部（Y型管的两个分管，一接引流管，另一接导尿管，主管连接冲洗管；应用三腔管导尿时，可免用Y型管），将橡皮管用别针固定于床单上。可采用连续滴入或间断开放冲洗法。冲洗时先引流尿液排空膀胱，滴速一般为60～80滴/分。待患者有尿意时，夹闭冲洗管，打开引流管，将冲洗液全部引流出来，按需要量，低压缓慢冲洗，反复冲洗3～4次。如果滴入药液，需在膀胱内保留15～30分钟后再引流出体外（图17－1）。

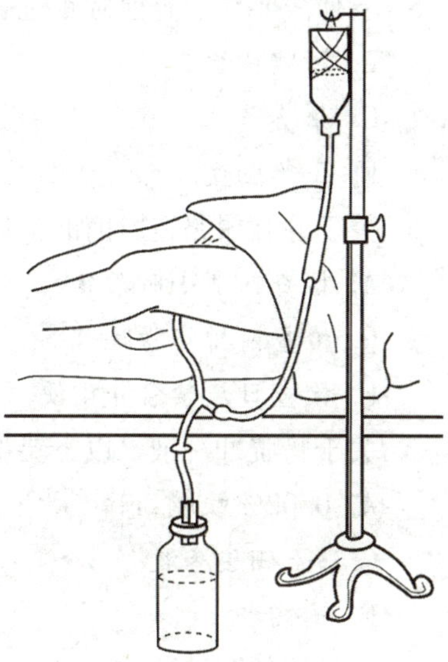

图17－1　密闭式膀胱冲洗法

3）膀胱冲洗的护理要点　①冲洗液温度适宜：冲洗液温度一般以25～30℃为宜，温度过低可导致患者膀胱痉挛加重疼痛和出血。②及时调整冲洗速度：根据冲洗出的尿色而定，色深则快、色浅则慢，若患者出现不适或有出血情况，应立即停止冲洗并告知医生。准确记录尿量、冲洗量和排出量，尿量＝排出量－冲洗量。③保持膀胱冲洗及引流通畅：若血凝块堵塞管道导致引流不畅，应及时挤捏尿管、加快冲洗速度、调整导管位置等方法，如无效可用注射器吸取无菌生理盐水进行反复抽吸冲洗，直至引流通畅；以防造成膀胱充盈、膀胱痉挛。

护爱生命17－1

随着我国经济社会的快速发展和综合国力的显著增强，城乡居民生活水平显著提高，人们的保健意识显著增强。泌尿外科在外科临床工作中占据着极为重要的位置。泌尿外科病种多，各年龄均可发病，而且有些疾病发病部位隐私，患者自觉难以启齿。现在很多医院已经将泌尿外科分为男性泌尿外科、女性泌尿外科及小儿泌尿外科等，满足了绝大部分患者的要求，从某方面来说也保护了患者的隐私。患者的情绪能间接影响病情恢复的程度和性质。因此，要求护理人员具有高度的责任心，乐于为患者服务的精神，保护好患者的隐私，做好心理护理。

每位护理人员应认真熟悉泌尿外科疾病的常规护理及特殊护理以及健康指导，只有做到娴熟的护理，才能保障泌尿外科患者的病情恢复，减少并发症的发生，提高生活质量。

目标检测17－1

答案解析

1. 脓尿是指离心尿沉渣每高倍视野的白细胞超过（　）。

A. 1个　B. 5个　C. 10个　D. 15个　E. 20个

2. 少尿是指24小时尿量少于（　）。

A. 1000ml　B. 800ml　C. 600ml　D. 400ml　E. 200ml

3. 当腹压突然增高时，尿液不随意地流出，这类尿失禁属于（　）。

A. 真性尿失禁　B. 假性尿失禁

C. 压力性尿失禁　　D. 充溢性尿失禁
E. 急迫性尿失禁

4. 禁忌做逆行肾盂造影的情况是（　）。
A. 尿道狭窄　B. 血尿　C. 排尿困难　D. 尿潴留　E. 尿失禁

5. 下列需要在检查前做碘过敏试验的检查是（　）。
A. 膀胱镜检查　　B. 静脉尿路造影
C. 尿路平片　　D. 尿三杯试验
E. B 超检查

6. 关于静脉尿路造影前的护理，下列不正确的是（　）。
A. 检查前 2 小时禁食　　B. 检查前 1 日服轻泻药
C. 检查前排空膀胱　　D. 检查前 1 日做碘过敏试验
E. 检查日晨禁食并排便

7. 关于膀胱冲洗液，以下错误的是（　）。
A. 0.02% 呋喃西林　　B. 0.02% 乳酸依沙吖啶
C. 3% 硼酸溶液　　D. 无菌等渗盐水
E. 蒸馏水

8. 最常用的膀胱冲洗液是（　）。
A. 无菌生理盐水　　B. 3% 硼酸溶液
C. 0.02% 乳酸依沙吖啶　　D. 5% 氯化钠溶液
E. 抗生素溶液

9. 终末肉眼血尿提示其病变部位可能在（　）。
A. 肾脏　　B. 输尿管
C. 膀胱前壁　　D. 前尿道
E. 后尿道、膀胱颈或膀胱三角区

10. 禁忌做静脉尿路造影的是（　）。
A. 妊娠及肾功能严重损害　　B. 膀胱损伤
C. 输尿管结石　　D. 肾盂肿瘤
E. 尿道狭窄

（杨　丽）

书网融合……

重点回顾

微课

PPT

第二节　泌尿系统损伤患者的护理

学习目标

知识目标：

1. **掌握**　泌尿系统损伤患者的身体状况、常见护理诊断/合作性问题、护理措施。
2. **熟悉**　泌尿系统损伤患者的治疗要点。
3. **了解**　泌尿系统损伤的健康史、发病机制、辅助检查。

技能目标：

学会运用护理程序，对患者实施整体护理。

素质目标：

具有敏锐的观察能力及解决问题的能力；遵守职业道德规范，具有良好的沟通能力，能及时与患者及家属有效沟通。

导学情景

情景描述：患者，男，30 岁，因“车祸后右腰部疼痛伴肉眼血尿 2 小时”入院，查体：T 37.3℃，P 90 次/分，R 24 次/分，BP 110/70mmHg，痛苦面容，神志清楚，查体合作，颈无抵抗；双肺呼吸音清晰；心界不大，律齐，未闻及血管杂音；右腰部压痛及叩击痛，肠鸣音正常。尿常规检查：红细胞 + + +。双肾 CT 示右肾挫伤出血及包膜下血肿。医生初步诊断为右肾挫伤。

情景分析：结合患者的症状、体征以及检查结果，医生的初步诊断为右肾挫伤。护士应及时评估患者的病情变化，为医生的诊断提供有效的依据。同时掌握肾损伤患者的围手术期护理措施，为患者提供优质护理，防治并发症，促进患者早日康复。

讨论：请问患者存在的主要护理诊断/合作性问题有哪些？医生准备为患者暂采取非手术治疗，如何做好非手术治疗的护理？

学前导语：肾损伤是泌尿外科常见急症，若能正确诊断和治疗，大多数患者很快治愈，但是肾损伤易合并严重的胸、腹腔的损伤，而肾损伤的病情容易被忽略，若延误诊断和治疗，则引起严重并发症，导致死亡，所以作为临床护士需要有敏锐的观察力及解决问题的能力，遵守职业道德规范，具有良好的沟通能力，能及时与患者及家属有效沟通。

泌尿系统损伤中以男性尿道损伤最常见，其次是肾和膀胱损伤，输尿管损伤最少见。肾、输尿管、膀胱及后尿道因受到周围组织和器官的良好保护，通常不易受损。

泌尿系统损伤大多是胸、腹、腰部、脊柱、盆腔或远处组织严重损伤的合并伤。临床表现并不恒定，且常被合并损伤的表现所掩盖，因此上述部位严重损伤时，应注意有无泌尿系统损伤。反之，当发生泌尿系统损伤时也要注意有无其他脏器的损伤。

一、肾损伤患者的护理 微课

（一）常见临床病理类型

肾脏属于腹膜外器官，位于腹膜后间隙，解剖位置较深。周围受到腰部肌肉、脊柱及肋骨等保护，并且包裹在肾脂肪囊内，自身有一定的活动度，故一般不易受损。但是肾实质的质地脆弱，包膜薄，周围有骨质结构，一旦受到暴力打击容易引起肾损伤。

根据损伤程度，将肾损伤分为4种病理类型（图17－2）。

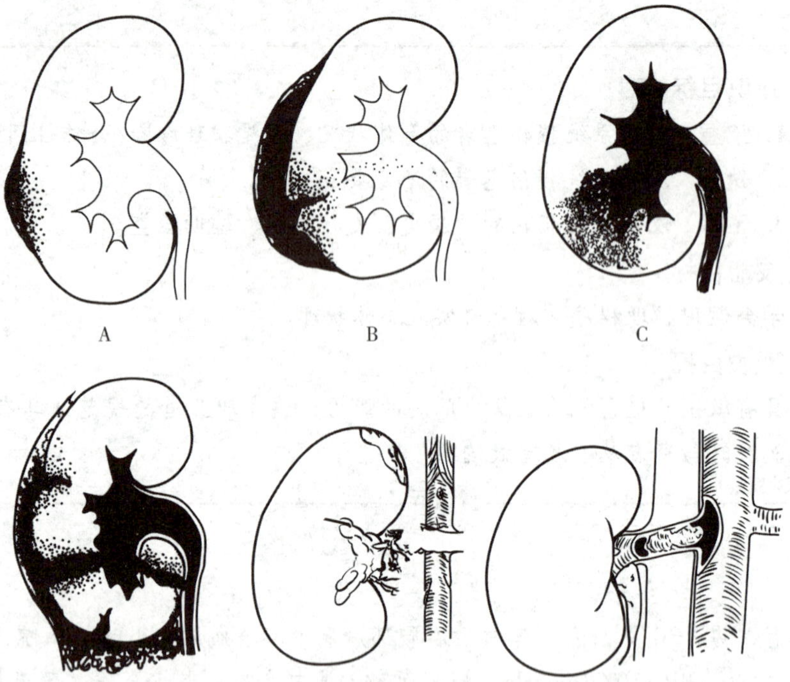

A　　B　　C

D　　E　　F

图17－2　肾损伤的病理类型

A. 肾瘀斑及包膜下血肿；B. 表浅肾皮质裂伤及肾周围血肿；C. 肾盂、肾盏黏膜破裂

D. 肾全层裂伤；E. 肾蒂血管断裂；F. 肾动脉内膜断裂及血栓形成

1. 肾挫伤　最多见。部分肾实质有损伤，但肾包膜和肾盂黏膜均完整，形成肾瘀斑和（或）包膜下血肿，可有少量血尿，症状较轻，常可自愈。大多数患者属此类损伤。

2. 肾部分裂伤　肾实质部分裂伤伴肾包膜破裂或肾盂、肾盏黏膜破裂，可形成肾周围血肿和尿外渗或明显的血尿，亦可自愈。

3. 肾全层裂伤　肾包膜、肾实质、肾盂及肾盏黏膜均破裂，有大量血、尿外渗及明显血尿，引起广泛的肾周血肿。损伤严重如肾横断或碎裂时可引起肾远端组织缺血甚至坏死。此型病情严重，需及时手术治疗。

4. 肾蒂损伤　较少见，病情很严重，需立即手术治疗。肾蒂或肾段血管的部分或完全撕裂可引起大出血或休克而迅速致死。血管内膜损伤形成血栓时可导致肾功能丧失。

（二）护理评估

1. 健康史

（1）开放性损伤　刀刃、弹片等锐器直接引起损伤，常伴胸、腹部等合并伤，伤情复杂且严重，常发生休克，甚至危及生命。

（2）闭合性损伤　最多见，一般没有创口与外界相通。常由直接暴力或间接暴力引起，直接暴力如腰、腹部或背部直接受到外力冲撞、挤压、跌打引起肾损伤，或肋骨、椎骨横突骨折片刺伤肾，是肾损伤最常见的原因。间接暴力引起的肾损伤如从高处跌下，臀部或双足着地时肾脏受到剧烈震动而受伤，或突然暴力扭转等，可引起肾或肾蒂损伤。

此外，肾本身存在病变时，如肾积水、肾肿瘤、肾结核等更易受损伤，在轻微外力下即可导致自发性肾破裂。经皮肾镜碎石术、体外冲击波碎石、经皮肾穿刺活检术、肾造瘘等操作或治疗都有可能造成不同程度的肾损伤。

2. 身体状况

（1）疼痛　可由肾包膜下损伤、出血导致肾包膜张力增加，肾周围组织损伤，血及尿外渗，局部软组织损伤或骨折等引起，常表现为患侧腰、腹部疼痛。有时可因输尿管内有血块通过而出现肾绞痛。尿液、血液渗入腹腔或合并有腹部器官损伤时，可有全腹痛、腹膜刺激征或移动性浊音阳性。

（2）血尿　表现为全程血尿，是最常见、最重要的症状，大多数肾损伤患者都有不同程度的血尿，但与损伤程度不一定成比例。当肾挫伤时血尿轻微，肾部分裂伤或全层裂伤时可有明显肉眼血尿。肾蒂血管破裂、损伤性肾动脉血栓形成、肾盂广泛裂伤、输尿管断裂或者被血块阻塞时，血尿可以不明显，或者全无血尿。注意血尿停止后，可因感染、较早起床活动或不当的活动而引发再次出血。

（3）腰、腹部肿块　血液、尿液外渗入肾周围组织可使局部形成肿块，可有明显触痛和肌强直。

（4）休克　严重肾损伤尤其合并有其他脏器损伤时，可表现为创伤性休克或出血性休克，甚至危及生命。

（5）发热　肾周血肿、尿外渗时继发感染，可形成肾周脓肿，出现发热等全身感染中毒症状。

3. 心理－社会状况　肾损伤发生突然，患者常因创伤出现血尿或排尿障碍，对手术及预后存在顾虑，患者及家属常可产生紧张与焦虑情绪。因此，应了解患者及家属对疾病和手术的认知程度及心理承受能力。

4. 辅助检查

（1）实验室检查　尿常规可见大量红细胞。血常规检查可见血白细胞计数升高，血红蛋白、血细胞比容持续降低，提示活动性出血。

（2）影像学检查

1）B 超检查　提示肾损伤部位、其他器官外伤以及对侧肾情况等，对肾周血肿、尿外渗有诊断意义，也可作为后续随访检查方法。

2）CT 检查　CT 平扫及增强检查可清晰显示肾损伤的程度、尿外渗和血肿范围等，显示无活力的肾组织，还可了解对侧肾功能及其他脏器、大血管损伤的情况。

3）静脉尿路造影　观察肾盂的形态和肾功能，评价其损伤范围程度，可同时了解对侧肾功能。

4）X 线检查　可以发现是否伴有骨盆或其他部位骨折。

5. 治疗要点

（1）急救处理　伴有大出血、休克时需迅速抢救，密切观察生命体征，进行输血、补液、复苏等处理。病情许可时尽快完善相关检查，确定肾损伤的范围程度，以及有无合并其他器官损伤，同时做好急诊手术探查的准备。

（2）非手术治疗　轻微肾挫伤及多数肾裂伤，可采用保守治疗。主要治疗措施包括：绝对卧床休息 2～4 周，补充血容量，遵医嘱使用止痛、止血药及抗生素等。

（3）手术治疗　严重肾部分裂伤、肾全层裂伤、肾盂破裂、肾粉碎伤、肾蒂损伤，合并其他脏器损伤的患者，开放性肾损伤的患者以及非手术治疗无效的患者，宜尽早手术治疗。若肾损伤患者在保守治疗期间发生以下情况，则需施行手术治疗：①经积极抗休克后生命体征仍未见改善，提示有活动性内出血；②血尿逐渐加重，血红蛋白和血细胞比容继续降低；③腰、腹部肿块明显增大；④怀疑有其他脏器外伤。常见手术方法包括肾修补术、肾部分切除术、肾切除术和肾周引流术。

看一看17-2

最早的手术机器人在 1985 年出现并被用于脑外科手术。国内早期开展的机器人手术，主要是根治性前列腺切除术，现在已经能完成泌尿外科所有腹腔镜手术，如根治性前列腺切除术、根治性膀胱切除术、根治性或单纯性肾切除术、肾部分切除术、肾盂成形术等。达芬奇机器人手术系统在肾部分切除术方面有明显优势：能将视野放大10～15倍，在高清的三维立体图像下进行手术，能够清晰地辨别盆腔内的组织结构，以完成精细的分离切割等操作。

机械手的稳定性和精确度高，更易保护神经和控尿结构。该系统可通过仿真手腕，在原来手伸不进的区域进行操作，机械手能在360°的空间下灵活穿行。使用该系统进行重建缝合术非常方便。

（三）常见护理诊断/合作性问题

1. 焦虑/恐惧 与出现血尿及担心手术对自身的影响有关。

2. 急性疼痛 与肾损伤或伴骨折有关。

3. 组织灌注量改变 与肾损伤或合并其他脏器损伤引起出血有关。

4. 知识缺乏 缺乏肾损伤治疗及术后康复知识。

5. 潜在并发症 感染、休克、尿外渗及大失血等。

（四）护理目标

（1）患者情绪稳定。

（2）患者疼痛缓解或减轻。

（3）患者组织灌注量得到有效补给。

（4）患者获得肾损伤相关知识。

（5）患者未发生并发症，或并发症被及时发现并处理。

（五）护理措施

1. 非手术治疗及术前护理

（1）体位与活动 绝对卧床2～4周，待病情稳定、镜下血尿消失1周后方可离床活动。通常肾损伤后4～6周肾挫裂伤才趋于愈合，过早或过多起床活动有可能造成继发出血。

（2）严密观察病情变化 ①定时测量生命体征并观察变化情况，注意有无休克征象。②注意观察面色、尿量并动态观察尿液颜色的变化，每2～4小时留取一份尿液于试管内进行观察。若血尿颜色逐渐加深，说明出血加重。③准确测量腹围，记录腰、腹部肿块的大小。观察腹痛、腹膜刺激征的轻重，以判断渗血、渗尿情况，若肿块逐渐增大，说明有进行性出血或尿外渗。④定时采集血液、尿液标本送实验室检查。定时检测体温和血白细胞计数，以判断有无继发感染，定时检测血红蛋白和血细胞比容，以了解出血情况，必要时做好术前准备。

（3）控制感染 遵医嘱应用抗生素，护理操作中严格遵守无菌原则，开放性肾损伤者注射TAT。

（4）对症护理 在诊断明确的情况下，可遵医嘱给予适当的镇静、镇痛药。迅速建立静脉输液通路，及时补充血容量，保证组织有效灌注量，维持水、电解质及酸碱平衡及血容量的平衡。必要时输血，防治休克，并给予止血药物。

（5）心理护理 向患者及家属讲解疾病相关知识，解释手术治疗的必要性和重要性。减轻或消除其焦虑、恐惧心理，使患者积极配合治疗和护理。

（6）术前准备 有手术指征者，在抗休克治疗的同时紧急做好各项术前准备。危重患者尽量少搬动，以免加重损伤和休克。

2. 术后护理

（1）体位与活动 麻醉作用消失且血压平稳后，取半卧位。肾切除术后需卧床休息2～3日，肾修补术或肾部分切除术后需卧床休息1～2周，防止手术后出血。

（2）饮食护理 肠蠕动未恢复前应禁食，静脉补液。肠蠕动恢复后可进流质饮食，然后逐步过渡到普通膳食。由于肾区手术后易出现腹胀，应少进食易引起腹胀的食物。

（3）严密观察病情变化　特别注意24～48小时内的生命体征变化，警惕术后内出血的发生。注意伤口渗血、渗尿情况。定期做血、尿常规及肾功能检查。肾切除术后的患者输液速度不宜过快，以免加重健侧肾脏负担，并观察有无输液反应。

（4）预防感染　严格执行无菌操作，保持伤口及引流部位敷料的清洁和干燥。观察伤口有无红、肿、热、痛等感染征象，遵医嘱使用抗生素。

（5）切口及引流管的护理　术后常规留置肾周引流管引流渗血、渗液。肾周引流管应妥善固定，观察记录引流液的量和性质，保持引流通畅，及时更换引流管处敷料，一般于术后3～4日，引流量减少、无感染征象时可拔除引流管。

（6）并发症的防治及护理　长期卧床的患者可发生压疮、尿路感染、肺部感染、深静脉血栓形成等并发症，应适时翻身和改变体位，锻炼深呼吸和有效咳嗽，进行关节锻炼和肌肉舒缩运动。

3. 健康指导

（1）休息与活动　告知患者绝对卧床休息的必要性和重要性，出院后3个月不宜从事重体力劳动或剧烈活动。

（2）饮食与营养　加强营养，提高机体抵抗力；多饮水，保持足够尿量。

（3）用药指导　肾切除者注意保护健肾，防止外伤，禁用对肾有毒性的药物。

（4）定期复查　以便及早发现和处理并发症。注意观察尿液颜色、排尿情况等，发现异常及时就诊。

（六）护理评价

通过治疗和护理，患者是否：①情绪稳定；②疼痛缓解或减轻；③组织灌注量得到有效补给；④获得相关知识；⑤未发生并发症，或并发症被及时发现并处理。

二、膀胱损伤患者的护理

膀胱损伤是指膀胱壁在受到外力的作用时发生膀胱浆膜层、肌层、黏膜层的破裂，破坏了膀胱的完整性，伴可有尿外渗。膀胱空虚时位于骨盆深处，受到周围组织及骨盆的保护，除贯通伤或骨盆骨折外，很少受外界暴力损伤。但当膀胱充盈时，膀胱壁变薄，高出耻骨联合，失去骨盆保护，容易损伤。

（一）常见临床病理类型

1. 膀胱挫伤　膀胱壁未穿破，仅有黏膜或浅肌层的损伤。局部有出血或形成血肿。

2. 膀胱破裂　分为腹膜外型和腹膜内型（图17－3）。①腹膜外型：多见于膀胱前壁损伤，常伴骨盆骨折。膀胱壁破裂，但腹膜完整，尿液外渗至盆腔内膀胱周围或耻骨后间隙。②腹膜内型：多见于膀胱后壁和顶部损伤。膀胱壁与覆盖的腹膜一并破裂，尿液流入腹腔引起腹膜炎。

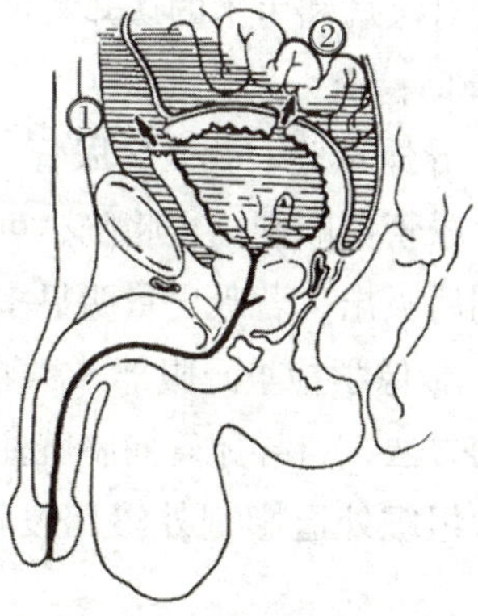

①腹膜外型；②腹膜内型。

图17－3　膀胱损伤

想一想17-2

膀胱破裂的病理类型及其临床表现如何？

答案解析

（二）护理评估

1. 健康史

（1）开放性损伤　膀胱损伤处与体表相通。多由弹片、子弹或锐器贯通引起，常合并阴道、直肠等损伤，可形成腹壁尿瘘、膀胱直肠瘘或膀胱阴道瘘等。

（2）闭合性损伤　膀胱充盈时，下腹部遭撞击、挤压或骨盆骨折片刺破膀胱壁。

（3）医源性损伤　多为闭合性损伤，可见于膀胱、前列腺、盆腔及阴道手术或膀胱镜检查等。

（4）自发性膀胱破裂　有病变的膀胱过度膨胀时可发生自发性破裂，如膀胱结核、长期接受放射治疗的膀胱等。

2. 身体状况

（1）症状

1）休克　多为骨盆骨折等引起疼痛及大出血所致，膀胱破裂引起尿外渗及腹膜炎时也可发生休克。

2）腹痛　腹膜外型膀胱破裂时，血肿形成或尿液外渗到膀胱周围组织及腹膜后间隙，可引起下腹部疼痛，局部有压痛及腹肌紧张。腹膜内型膀胱破裂常表现为急性腹膜炎症状。

3）血尿和排尿困难　膀胱壁轻度挫伤者可有少量血尿。膀胱壁破裂时患者可有尿意，但不能排尿或仅排出少量血尿。

4）尿瘘　开放性损伤时，经体表伤口与膀胱相通而有漏尿，若与直肠、阴道相通，则可形成膀胱直肠瘘或膀胱阴道瘘。闭合性损伤时，尿外渗继发感染后也可破溃而形成尿瘘。

（2）体征　腹膜外型膀胱破裂行直肠指检检查可触及直肠前壁饱满有触痛。腹膜内型膀胱破裂可出现腹膜刺激征，移动性浊音阳性。开放性损伤可见体表有伤口；闭合性损伤可见局部皮肤肿胀、淤血，甚至形成血肿。

3. 心理－社会状况　膀胱损伤发生突然，患者及家属常可产生紧张与焦虑情绪。因此，应了解患者及家属对疾病和手术的认知程度及心理承受能力。

4. 辅助检查

（1）导尿试验　置入导尿管，若能引流出300ml以上的清亮尿液，基本上可排除膀胱破裂。膀胱破裂时导尿管可顺利插入膀胱，可流出少量血尿或无尿液流出。经导尿管注入无菌生理盐水200ml至膀胱片刻后吸出，若吸出量明显多于注入量或明显少于注入量，提示膀胱破裂。

（2）影像学检查　腹部X线检查可发现是否伴有骨盆骨折或其他骨折。膀胱造影是诊断膀胱破裂最可靠的方法，自导尿管向膀胱注入15%泛影葡胺300ml再摄片，腹膜外型膀胱损伤的典型征象是膀胱周围软组织处造影剂外渗，腹膜内型膀胱破裂可观察到渗漏到腹腔内肠袢或腹腔脏器间的游离造影剂。

练一练17-2

为鉴别后尿道损伤与膀胱损伤，首选的检查是（　）。

A. CT　　B. 尿道、膀胱造影　　C. 肾功能检查

D. KUB　　E. 尿道膀胱镜

答案解析

5. 治疗要点

（1）紧急处理　有休克者积极抗休克治疗，遵医嘱止血、镇痛、抗感染治疗。骨盆骨折患者需卧硬板床，勿随意搬动，以免加重损伤。

（2）非手术治疗　膀胱轻度损伤，如挫伤或膀胱造影仅见少量尿液外渗、症状较轻者，可从尿道插入导尿管，持续引流尿液7～10日，合理使用抗生素预防感染。

（3）手术治疗　严重膀胱破裂伴出血、尿外渗或其他脏器损伤者尽早施行手术。

（三）常见护理诊断/合作性问题

1. 焦虑/恐惧　与膀胱损伤引起疼痛和血尿有关。

2. 急性疼痛　与膀胱损伤、尿外渗或伴骨盆骨折有关。

3. 排尿障碍　与膀胱损伤有关。

4. 知识缺乏　缺乏膀胱损伤治疗及术后康复知识。

5. 潜在并发症　感染、休克、尿外渗等。

（四）护理目标

（1）患者情绪稳定。

（2）疼痛缓解或减轻。

（3）患者排尿功能恢复正常。

（4）患者获得膀胱损伤相关知识。

（5）患者未发生并发症，或并发症被及时发现并处理。

（五）护理措施

1. 非手术治疗及术前护理

（1）严密观察病情变化　严密观察生命体征，疼痛的部位、程度及全身症状。

（2）控制感染　做好留置导尿管的护理，保持引流通畅。鼓励患者多饮水，增强尿道内冲洗作用。遵医嘱尽早应用抗生素，防治感染。

（3）对症护理　有休克者首先纠正休克，留置导尿管，引流尿液，减少尿外渗。迅速建立静脉通路，补充血容量，维持水、电解质及酸碱平衡。

（4）术前准备　有手术指征者，在抗休克的同时紧急做好急诊手术前常规准备。

（5）心理护理　向患者及家属讲解疾病相关知识，减轻或消除其焦虑、恐惧心理，使患者积极配合治疗和护理。

2. 术后护理

（1）严密观察病情变化　严密观察生命体征、腹部以及全身症状，及时发现出血、感染等并发症。

（2）控制感染　遵医嘱补液，使用有效抗生素。

（3）膀胱造瘘管的护理　妥善固定导管，保持引流通畅，防止逆行感染；观察记录引流液的量、性状和颜色；保持造瘘口周围皮肤清洁干燥，预防感染，定期换药。膀胱造瘘管一般留置10～14日拔除，拔管之前先夹管，若排尿困难或切口处漏尿，需延期拔管；待患者排尿情况良好后再行拔管，拔管后用纱布堵塞并覆盖造瘘口。长期置管者，在无菌条件下每隔4～6周更换造瘘管一次。

3. 健康指导

（1）自我护理　告知患者膀胱损伤的情况，配合治疗和护理的意义。膀胱造瘘或留置导尿管者，拔管前要进行膀胱功能训练。带管出院的膀胱造瘘者，教会患者在院外自我护理的方法。

（2）定期复查　以便及早发现和处理并发症，发现异常及时就诊。

（六）护理评价

通过治疗和护理，患者是否：①情绪稳定；②疼痛缓解或减轻；③排尿功能恢复正常；④获得相关知识；⑤未发生并发症，或并发症被及时发现并处理。

三、尿道损伤患者的护理

（一）常见临床病理类型

男性尿道以尿生殖膈为界，分为前、后两段。前尿道包括球部和阴茎体部，后尿道包括前列腺部和膜部。男性尿道损伤如处理不当，易发生尿道狭窄、尿瘘等并发症。

1. 根据尿道损伤的程度分型

（1）尿道挫伤　尿道黏膜层损伤，仅有水肿和出血，可以自愈。

（2）尿道裂伤　尿道壁部分断裂，发生尿道周围血肿和尿外渗，愈合后可引起瘢痕性尿道狭窄。

（3）尿道断裂　尿道完全离断，断端退缩、分离，形成较大血肿，易发生尿潴留，用力排尿则引起尿外渗。

2. 根据尿道损伤的部位分型

（1）前尿道损伤　多发生于球部。会阴部骑跨伤时，暴力将尿道挤向耻骨联合下方，易引起尿道球部损伤。尿道球部损伤时，血液及尿液渗入会阴浅筋膜包绕的会阴浅袋，引起会阴、阴囊、阴茎和下腹壁肿胀、淤血，若处理不当或不及时，可发生局部感染和全身脓毒症（图 17－4）。

（2）后尿道损伤　多发生于膜部。膜部尿道穿过尿生殖膈，当骨盆骨折时，尿生殖膈移位，可撕裂薄弱的膜部尿道。骨盆骨折导致尿道膜部撕裂时，尿液可外渗至耻骨后间隙和膀胱周围（图 17－5），骨折及盆腔血管损伤可引起大出血。

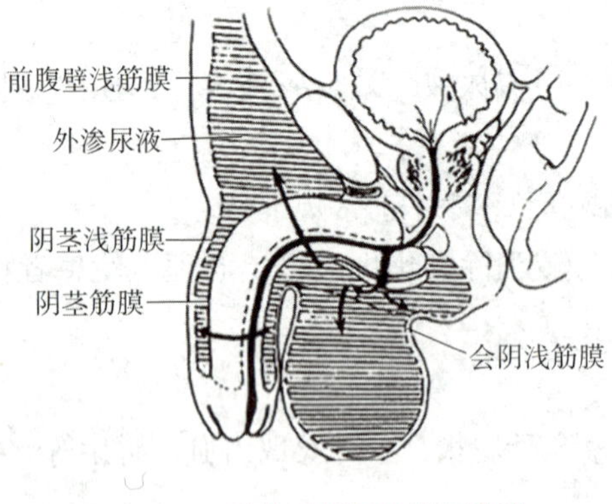

图 17－4　尿道球部损伤的尿外渗

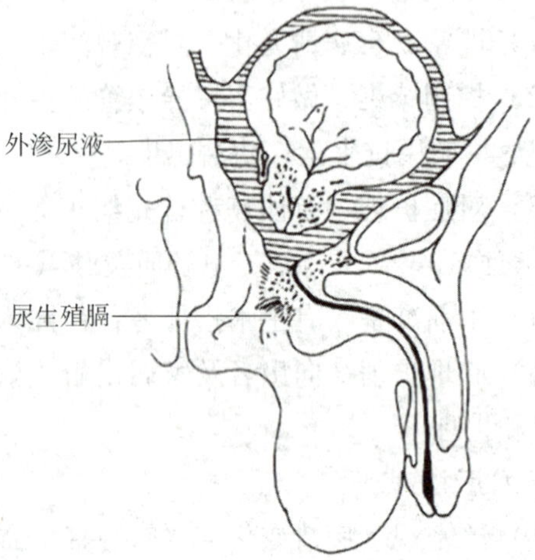

图 17－5　后尿道损伤的尿外渗

（二）护理评估

1. 健康史

（1）开放性损伤　因弹片、锐器伤所致，常伴有阴茎、阴囊、会阴贯通伤。

（2）闭合性损伤　因外来暴力所致，多为挫伤或撕裂伤。

2. 身体状况

（1）症状

1）休克　骨盆骨折引起尿道损伤者，常因大出血及疼痛引起创伤性休克或失血性休克。

2）疼痛　前尿道损伤时出现伤处疼痛，可放射到尿道口，排尿时疼痛加重。后尿道损伤表现为下腹部疼痛，局部肌紧张并有压痛。

3）尿道出血　前尿道损伤时，即使不排尿时也可见尿道外口滴血。后尿道破裂时，可无尿道口流血或仅少量血液流出。

4）排尿困难　尿道挫裂伤后，因局部水肿或疼痛性括约肌痉挛，导致排尿困难。尿道断裂时，可发生尿潴留。

5）尿外渗　尿道断裂后，用力排尿时尿液可从裂口处渗入周围组织，形成尿外渗及血肿，其范围随损伤部位不同而异。并发感染时可出现脓毒血症。

（2）体征　直肠指检可触及直肠前方有柔软、压痛的血肿。若指套有血液，提示合并直肠损伤。

3. 心理－社会状况　尿道损伤发病突然，可伴有休克，患者及家属常可产生紧张与焦虑情绪。因此，应了解患者及家属对疾病和手术的认知程度及心理承受能力。

4. 辅助检查

（1）导尿　导尿可以检查尿道是否连续、完整。导尿管若顺利进入膀胱，说明尿道连续性没有中断，若一次插入困难，不应勉强反复试插，以免加重损伤。一旦插入导尿管，应留置导尿1周，以引流尿液和支撑尿道。

（2）影像学检查　骨盆前后位X线片显示骨盆骨折，尿道造影检查可确定损伤部位及程度。

5. 治疗要点

（1）紧急处理　损伤严重伴有大出血可致休克，须积极抗休克治疗，做好术前准备。尿潴留患者紧急行耻骨上膀胱穿刺或造瘘术，及时引流出膀胱内尿液。骨盆骨折患者需平卧硬板床，勿随意搬动。

（2）非手术治疗　尿道挫伤及轻度裂伤者，症状较轻，尿道连续性存在，无排尿困难者，无需特殊治疗，嘱患者多饮水，保证尿量。排尿困难者，试行导尿管排出尿液，妥善固定保留尿管1～2周。

（3）手术治疗

1）前尿道损伤　导尿失败或尿道断裂应立即行经会阴尿道修补术或断端吻合术，并留置导尿管2～3周。严重者可行膀胱造瘘术。

2）后尿道损伤　经抗休克治疗病情稳定后，可行耻骨上高位膀胱造瘘术并置管，3周后夹管试行排尿，若排尿通畅可拔除，若排尿不能恢复，造瘘3个月再行二期尿道手术。部分病情较轻无严重休克的患者可行尿道会师术，术后留置导尿管3～4周。

3）尿道扩张术　为预防尿道狭窄，待患者拔除导尿管后行尿道扩张术。

4）处理并发症　尿外渗者在尿外渗区做多个皮肤切口，深达浅筋膜下，彻底引流外渗尿液。后尿道合并直肠损伤时应立即修补，并做暂时性结肠造瘘。

（三）常见护理诊断/合作性问题

1. 焦虑/恐惧　与尿道损伤引起疼痛和排尿困难有关。

2. 急性疼痛　与尿道损伤、尿外渗或伴骨盆骨折有关。

3. 排尿障碍　与尿道损伤引起排尿困难有关。

4. 知识缺乏　缺乏尿道损伤治疗及术后康复知识。

5. 潜在并发症　感染、休克、尿外渗等。

（四）护理目标

（1）患者情绪稳定。

（2）疼痛缓解或减轻。

（3）患者排尿功能恢复正常。

（4）患者获得尿道损伤相关知识。

（5）患者未发生并发症，或并发症被及时发现并处理。

（五）护理措施

1. 非手术治疗及术前护理

（1）严密观察病情变化　定时测量生命体征，注意观察局部和全身的表现，并详细记录。

（2）术前护理　有手术指征者，在抗休克的同时，紧急做好各项术前准备。危重患者尽量少搬动并避免不必要的检查。

（3）心理护理　向患者及家属讲解疾病相关知识，减轻或消除其焦虑、恐惧心理，使患者积极配合治疗和护理。

2. 术后护理

（1）体位与活动　麻醉作用消失且血压平稳者，可取半卧位。

（2）饮食护理　前尿道损伤术后6小时，无麻醉反应者即可正常饮食；后尿道损伤术后患者，需禁食2～3日，待肠蠕动恢复后开始进食。

（3）切口及引流管的护理　尿道修补术、尿道吻合术及尿道会师术后均需留置导尿管，应做好导尿管的护理。导尿管固定于大腿内侧，嘱患者减缓翻身动作，防止尿管脱落。尿道会师术后行尿管牵引，牵引角度为导尿管与体轴呈45°，用0.45kg重力牵引导尿管，使前尿道保持伸直状态，避免发生尿道阴茎-阴囊交界处压迫坏死，牵引3天后减重，1周时解除牵引。留置导尿管期间，每天清洁导尿口2次，拔管后应观察排尿情况。若有耻骨上膀胱造瘘管，可于手术后10～14日拔管。

（4）并发症的护理　尿外渗区进行了多处切开，要保持引流通畅，定时更换切口处的敷料，抬高阴囊，注意观察有无感染征象。

3. 健康指导

（1）定期　进行尿道扩张尿道损伤患者行尿道扩张，首先每周进行1次，持续1个月后逐渐延长间隔时间。向患者解释尿道扩张的重要性，使积极配合治疗。

（2）自我护理　告知晚期尿道狭窄、膀胱或尿道直肠瘘的患者，需要等待3～6个月以后，损伤部位瘢痕软化再施行手术。若出现排尿不畅，尿线变细、滴沥，尿液混浊等现象，可能为尿道狭窄，应及时来医院就诊。

（六）护理评价

通过治疗和护理，患者是否：①情绪稳定；②疼痛缓解或减轻；③排尿功能恢复正常；④获得相关知识；⑤未发生并发症，或并发症被及时发现并处理。

护爱生命17-2

泌尿系统损伤是泌尿外科常见的急症之一，如不及时诊治，可导致不良后果，甚至危及生命。创伤是一种躯体应激，可引起机体多个系统的生理功能发生改变如循环系统、免疫系统以及神经内分泌系统等。创伤也是一种心理应激，可造成心理上的创伤。泌尿系统损伤多均伴有不同程度的不良心理反应。

患者住院期间，护理工作非常重要，进行严密、全面、细致的病情观察，能及时发现病情变化，避免延误病情。耐心做好解释工作，做好基础护理并协助做好生活护理。重视心理护理，消除患者紧张恐惧的不良情绪。护士要根据患者不同的心理状态做出相应的心理护理措施，给予适当的语言安抚，消除患者的紧张情绪，保持轻松愉快的心情，使患者产生亲切信赖感，缩短护患之间的距离，使患者树立早日康复的信心，能积极配合治疗，促进早日康复。

目标检测17-2

答案解析

1. 肾损伤时对血尿的观察下列不正确的是（　）。
   A. 血尿与损伤程度成正比　　B. 大多数肾损伤患者均有血尿
   C. 肾挫伤时可出现少量血尿　　D. 肾蒂损伤可无血尿
   E. 因继发感染，血尿可延续很长时间
2. 患者，男，27 岁，肾挫伤进行非手术治疗，下列护理措施中错误的是（　）。
   A. 绝对卧床休息　　B. 输液、使用止血药
   C. 按医嘱应用抗菌药　　D. 血尿消失即可下床活动
   E. 观察疼痛的部位和程度
3. 对患者危害最大的肾损伤是（　）。
   A. 肾挫伤　　B. 肾部分裂伤
   C. 肾全层裂伤　　D. 肾盂、输尿管裂伤
   E. 肾蒂血管裂伤
4. 判断膀胱破裂最简便的检查方法是（　）。
   A. 耻骨上膀胱穿刺　　B. X 线检查
   C. 膀胱造影　　D. 导尿及膀胱注水试验
   E. B 超检查
5. 疑有膀胱破裂者，行导尿试验以明确诊断，主要观察（　）。
   A. 导尿管能否插入膀胱　　B. 有无引流出血尿
   C. 注入大量生理盐水后膀胱能否膨隆　　D. 液体进出量的差异
   E. 注水后行腹部 B 超检查时，腹腔或腹膜后液体量有无增加
6. 以下需定期行尿道扩张的情况是（　）。
   A. 前列腺增生合并尿潴留　　B. 前列腺切除术后尿线分叉
   C. 尿道损伤伴尿道狭窄　　D. 膀胱造瘘术后漏尿
   E. 压力性尿失禁
7. 患者，男，48 岁，尿道损伤伴排尿困难，先后 2 次试插尿管均不成功，此时应（　）。
   A. 用原尿管继续试插　　B. 换另一尿管再试插
   C. 换金属探子试插　　D. 换尖头尿管再试插
   E. 禁忌反复试插，行耻骨上膀胱穿刺造瘘
8. 尿道挫伤后出现排尿困难的主要因素是（　）。
   A. 精神紧张　　B. 尿道断裂
   C. 膀胱逼尿肌无力　　D. 局部血肿压迫尿道
   E. 尿道水肿和尿道括约肌痉挛
9. 后尿道损伤时，尿外渗的范围是（　）。
   A. 下腹壁　　B. 阴茎部
   C. 会阴、阴囊　　D. 腹腔内
   E. 膀胱周围

10. 前尿道吻合术后一般（　）拔除导尿管。

A. 术后2～3周　　B. 手术10日以后

C. 术后8～10日　　D. 手术12日以后

E. 术后3～4周

（杨　丽）

书网融合……

重点回顾　　微课

第三节　尿石症患者的护理

PPT

学习目标

知识目标：

1. 掌握　尿石症患者的身体状况、护理措施。

2. 熟悉　尿石症患者的健康史和治疗要点。

3. 了解　尿石症的病理生理；尿石症的辅助检查；尿石症患者的护理诊断、护理评价。

技能目标：

学会运用护理程序，对患者实施整体护理，为患者实施预防尿石症的健康教育。

素质目标：

关爱生命，具备人道主义精神和全心全意为护理对象的健康服务的专业精神，初步形成以维护和促进人类健康为己任的专业价值观。

导学情景

情景描述：患者，男，56岁，一个半月前无明显诱因自感右腰绞痛，无肉眼血尿，无尿频、尿急、尿痛，无恶心、呕吐。门诊给予抗炎、解痉止痛治疗后症状缓解。后因再次出现右腰部隐痛不适入院治疗，B超检查提示右肾积水。该患者患病以来，精神、饮食、睡眠差，大、小便正常，体重无明显下降。查体：T 36.6℃，P 78次/分，R 22次/分，BP 151/92mmHg，神志清楚，痛苦面容，右肾区叩痛，双下肢无水肿。

情景分析：结合患者的症状、体征，医生的初步诊断为上尿路结石。为求进一步明确诊断，医生需对患者行逆行尿路造影。护士应及时配合医生做好造影的各项准备工作。

讨论：患者的鉴别诊断是什么？该患者存在的护理问题是什么？

学前导语：泌尿系统结石是泌尿系统的常见病。结石可见于肾、膀胱、输尿管和尿道的任何部位，但以肾与输尿管结石为常见。护士应当了解泌尿系统结石发生的原因，对易发人群展开健康教育，尽可能预防尿石症的发生。

尿石症（urolithiasis）是泌尿外科常见疾病之一，包括肾结石（renal calculus）、输尿管结石（ureteral calculus）、膀胱结石（vesical calculus）和尿道结石（urethral calculus），前两者为上尿路结石，后两者为下尿路结石。尿石症好发于青壮年，男性多于女性，约为3∶1。

一、上尿路结石患者的护理

上尿路结石即肾和输尿管结石，主要症状为疼痛和血尿。其程度与结石部位、大小，活动与否及有无并发损伤、感染、梗阻等因素有关。

（一）病理生理

结石的成分以草酸盐结石最常见，磷酸盐、尿酸盐、碳酸盐结石次之，胱胺酸结石少见。草酸钙结石质硬、不易碎，不规则，粗糙，棕褐色，呈桑椹样。磷酸钙、磷酸镁铵结石易碎，不规则，表面粗糙，灰白色、黄色或棕色，呈鹿角形，X线平片可见分层现象。尿酸结石质硬，光滑，黄色或红棕色，多呈颗粒状。胱氨酸结石质坚，光滑，呈蜡样，淡黄至黄棕色。

尿石症的病理生理改变与结石部位、大小、数目、继发感染和梗阻程度等有关，可引起泌尿系黏膜直接损伤、梗阻、感染或恶变。

1. 梗阻　输尿管结石最容易发生梗阻，使梗阻上方输尿管和肾盂积水，损害肾组织，影响肾功能。膀胱结石反复阻塞尿道开口，影响排尿。

2. 黏膜损伤　结石直接损伤尿路黏膜，使黏膜充血、水肿，破溃出血，长时间慢性刺激可引起恶变。

3. 感染　结石多合并感染，特别是尿路梗阻时感染严重，轻者并发肾盂肾炎、膀胱炎，重者导致肾积脓和肾周围炎。

? 想一想17-3

结石与梗阻和感染有何相互促进的关系？

答案解析

（二）护理评估

1. 健康史　影响尿路结石形成的因素很多，其中尿中形成结石晶体的盐类呈过饱和状态、尿中抑制晶体形成的物质减少和核基质的存在，是结石形成的主要因素。

（1）流行病学因素　包括年龄、性别、职业、饮食结构和成分、社会经济地位、气候、水分摄入量、代谢和遗传等因素。饮食中大量摄入动物蛋白、精制糖，易发生上尿路结石，动物蛋白摄入过多时，容易形成肾结石，其主要成分是草酸钙、磷酸钙；动物蛋白摄入过少时容易形成膀胱结石，其主要成分是尿酸；饮水不足会使尿液中钙和盐的过饱度增加，有利于尿结石的形成；有些尿结石的形成与遗传性疾病有关，如胱氨酸尿症者形成胱氨酸结石。

（2）尿液因素　①形成尿结石的物质排出增加：尿液中钙、草酸或尿酸排出量增加。甲状旁腺功能亢进、长期卧床者尿钙增加；痛风患者尿酸排出增多；内源性合成草酸增加或肠道吸收草酸增加可引起高草酸尿症等。②尿液pH值改变：在碱性尿中易形成磷酸镁铵及磷酸盐沉淀；在酸性尿中易形成尿酸和胱氨酸结晶。③尿中抑制晶体形成和聚集的物质减少，如枸橼酸、焦磷酸盐、酸性黏多糖等。④尿量减少，使盐类和有机物质的浓度增高。⑤尿路感染时尿基质增加，使晶体黏附，促进结石形成。

（3）泌尿系统解剖结构异常　尿路的狭窄、梗阻、憩室都可使尿液滞留，导致晶体或基质沉积，而尿液滞留继发尿路感染有利于结石形成。输尿管结石大多继发于肾结石掉入输尿管，因输尿管上粗下细，结石容易停留在输尿管下1/3处。原发性膀胱结石多发于10岁以下男孩，与营养不良和低蛋白饮食有关，现已少见；继发性膀胱结石常见于良性前列腺增生、膀胱憩室、膀胱异物或肾、输尿管结石排入膀胱。尿道结石则由肾或膀胱结石下降而成，有尿道狭窄、尿道憩室及异物存在时更易发生尿道结石，常见于男性，多位于前尿道。

2. 身体状况

（1）疼痛　肾盂内大结石和肾盏结石活动度小时可无明显症状。若结石引起肾盏颈部梗阻或活动不大时，也可出现上腹或腰部隐痛或钝痛。较小的结石引起肾盂输尿管连接部梗阻或输尿管完全梗阻，或在输尿管下降过程中刺激管壁平滑肌，引起平滑肌痉挛出现肾绞痛，其典型的表现为疼痛剧烈难忍，阵发性发作位于腰部或上腹部，并沿输尿管行径，放射至同侧腹股沟，还可累及同侧睾丸或阴唇。若结石在中段输尿管，则疼痛放射至中下腹部。若结石位于输尿管膀胱壁段或输尿管口处，可伴有膀胱刺激征及尿道和阴茎头部放射痛。

（2）血尿　通常上尿路结石患者都有血尿，血尿一般与尿路黏膜损伤程度成正相关。以镜下血尿多见，活动后镜下全程血尿有时是上尿路结石的唯一表现。黏膜损伤较重时出现肉眼血尿。

（3）膀胱刺激征　结石伴感染或发生在输尿管膀胱壁段的结石，可有尿频、尿急、尿痛。

（4）并发症表现　结石合并肾盂肾炎或肾积脓时，还出现寒战、高热等全身症状；结石并发肾积水时，出现腰痛，可触及肾区肿块，肾功能可有不同程度的破坏；双侧上尿路结石引起双侧尿路完全性梗阻或孤立肾上尿路完全性梗阻时，可导致无尿；儿童上尿路结石多以尿路感染为主要表现。

3. 心理－社会状况　无症状的结石患者往往对疾病不重视；有症状的患者，因结石所致的剧痛、排尿困难，患者常感到焦虑不安；反复发作的尿路结石患者，对治疗效果显示悲观情绪。

4. 辅助检查

（1）实验室检查　尿常规可见尿液中有红细胞，伴感染时有脓细胞，有时发现晶体尿。尿液pH值测定，血和尿中钙、磷、尿酸等测定有助于判断结石形成的原因。特别是对排出或取出的结石做成分分析，对结石的预防治疗有重要的指导意义。血液生化检测了解代谢情况，判明有无内分泌紊乱，是否存在高钙血症、高尿酸血症、高钙尿症等。

（2）影像检查　①X线平片：可使95%以上结石显影，应摄正、侧位片以排除胆囊结石、肠系膜淋巴结钙化等腹腔内脏器钙化影。草酸盐、磷酸盐、碳酸盐结石X线显影（不能透过X线），尿酸盐、胱胺酸结石因含钙少，X线不显影（透过X线）。②静脉尿路造影检查：可以明确结石的位置，了解结石所致的肾脏结构与功能变化，帮助判断有无引起结石的局部因素。③B超检查：可见强回声光团及声影，可了解包含平片不显示的小结石及透X线的结石的部位、大小以及显示肾结构和肾积水情况，还可发现膀胱憩室、良性前列腺增生等。④逆行肾盂造影：仅用于上述方法不能确定时。

（3）内镜检查　通常在X线平片未显示结石、静脉尿路造影有充盈缺损而不能确诊时，借助于内镜可以明确诊断和进行治疗。内镜检查能明确诊断并进行治疗，如膀胱镜检查是判断膀胱结石最可靠的方法，在诊断同时可行碎石、取石治疗。

5. 治疗要点　上尿路结石的治疗根据结石大小、数目、位置、肾功能和全身情况，有无代谢异常、有无梗阻、有无感染及其程度以及有无明确病因来决定。

（1）保守治疗　一般如结石<0.6cm，光滑，下方尿路无尿路梗阻、无感染，单纯尿酸结石及胱氨酸结石，可先使用保守疗法。直径<0.4cm，光滑的结石，90%能自行排出。

1）大量饮水　适量运动增加排尿，降低尿液中形成结石物质的浓度，减少晶体聚积，有利于结石排出。同时多做跳跃运动也可促进结石排出。

2）调节饮食　根据结石成分、生活习惯和条件适当调整饮食，减少体内形成结石物质的摄入，以延缓结石增长和减少复发。

3）控制感染　有感染者，根据细菌培养和药敏试验结果选择有效的抗生素治疗。

4）调节尿 pH 值　口服氯化铵酸化尿液，可防治感染性结石；口服碳酸氢钠碱化尿液，对尿酸和胱氨酸结石的防治有利。

5）紧急治疗　肾绞痛患者常肌内注射阿托品 0.5mg 和哌替啶 50～100mg 以缓解疼痛，此外，还可使用吲哚美辛、黄体酮及耳针等止痛。

6）中医中药　治疗针刺肾俞、三阴交、膀胱俞；中药有金钱草、车前子、鸡内金等解痉、止痛、利水，促进结石的排出。

7）调节代谢药物　别嘌醇能降低血和尿中尿酸含量，D－青霉胺、乙酰半胱氨酸有降低尿胱氨酸及溶石作用。

（2）体外冲击波碎石术（ESWL）　体外冲击波碎石术首先由德国（1980）创制并在全球推广使用，在上尿路结石的治疗取得很好的疗效，开创了人类外科史上非手术治疗结石的新纪元。在 X 线、B 超定位下，将冲击波聚焦后作用于结石，使结石裂解，直至粉碎成细砂，随尿液排出体外。适用于大多数上尿路结石，肾、输尿管上段直径 <2.5cm 的结石，碎石成功率可达 90% 左右。过于肥胖、肾脏位置过高、骨关节严重畸形、结石定位不清等，由于技术性原因而不适宜采用此法。

（3）手术治疗

1）非开放手术　①经皮肾镜取石或碎石：经腰背部细针穿刺直达肾盏或肾盂，扩张皮肤至肾内的通道，插放肾镜，在直视下取石或碎石。较小的结石通过肾镜用抓石钳取出；较大的结石无法直接取出者应将结石粉碎。适用于直径 >2.5cm 的肾盂结石、部分肾盏结石及鹿角形结石。②经输尿管镜取石或碎石：经尿道输尿管镜插入膀胱，沿输尿管直视下采用套石或取石。适用于中、下段输尿管结石，尿路平片不显影结石，因肥胖、结石硬、停留时间长而用 ESWL 困难者，亦可用于 ESWL 治疗所致的“石街”。③腹腔镜输尿管切开取石术（laparoscopic ureterolithotomy，LUL）：适用于直径 >2cm 的输尿管结石，手术途径有经腹腔和经后腹腔两种。

2）开放手术　有肾盂切开取石术、肾实质切开取石术、肾部分切除术、肾切除术、输尿管切开取石术等。

（三）常见护理诊断/合作性问题

1. 疼痛　与结石的刺激、尿路梗阻合并感染有关。

2. 排尿异常　与结石、梗阻、感染有关。

3. 有感染的危险　与尿路梗阻、黏膜损伤等有关。

4. 潜在并发症　术后出血等。

（四）护理目标

（1）患者疼痛缓解。

（2）患者排尿恢复正常。

（3）患者未发生感染或感染得到及时控制。

（4）患者未发生并发症，或并发症被及时发现并处理。

（五）护理措施

1. 非手术疗法护理

（1）心理护理　患者常担心术后肾功能难以恢复，尤其是肾切除的患者，还会有缺失感，要做好解释工作，调整好患者的心态，配合手术治疗。

（2）解痉止痛　肾绞痛发作时，遵医嘱使用阿托品、山莨菪碱、哌替啶、吲哚美辛、黄体酮等缓解疼痛。局部热敷、针刺亦可缓解疼痛。膀胱结石患者可选择侧卧位排尿，以减轻疼痛。

（3）促进排石　鼓励患者多饮水、适量活动，口服排石利尿和溶石药物以及通过针灸促进结石排出。指导患者每次排尿时要收集尿液，注意排石情况，并保留结石以便进行成分分析，更有针对性地指导治疗。

（4）调节尿液 pH 值，增加结石的溶解度　口服碳酸氢钠、枸橼酸钾以碱化尿液，有利于尿酸盐、胱氨酸盐结石的溶解和消失；口服氯化铵酸化尿液，有利于防止磷酸盐结石生长。

（5）对感染性结石　控制感染，酸化尿液，应用脲酶抑制剂，可阻止结石长大，同时要限制食物中磷酸的摄入，口服氢氧化铝凝胶抑制肠道对磷酸的吸收，有预防感染性结石的作用。

2. 体外冲击波碎石护理

（1）碎石前护理　①碎石前检查凝血四项，包括凝血酶原时间（PT）、活化部分凝血活酶时间（APTT）、凝血酶时间（TT）和纤维蛋白原，了解凝血功能。②术前 3 日禁忌摄入萝卜、洋葱等易产气的食物，术前晚服轻泻药番泻叶 6～9g 冲服清洁肠道，手术日早晨禁食、禁饮，以减少肠道积气，避免影响碎石定位和碎石效果。③告诉患者在碎石过程中定位的重要性，不可移动体位，配合碎石治疗；治疗中机器发出较大的声响及治疗后出现血尿属于正常现象，以减轻患者紧张心理，取得患者的配合。

（2）碎石中护理　①通常不用麻醉，痛感较少，仅少数患者在震波中需要使用哌替啶或布桂嗪止痛。②根据 B 超或 X 线定位系统定位要求，安置并固定好患者的体位。③每轰击 200 次，通过 B 超或 X 线观察结石是否粉碎，并校正定位，以提高碎石疗效。④小儿肾结石治疗时，用泡沫塑料板置于背部肋缘上方以保护肺。⑤输尿管末端结石治疗时，用泡沫塑料板置于耻骨缘下方以保护外生殖器。

（3）碎石后护理　①要求患者术后卧床休息，定时测定患者血压、脉搏的变化，发现异常及时报告医师。②观察并记录初次排尿的时间、每次间隔时间，了解有无尿路梗阻和急性尿潴留情况。③观察术后有无药物反应，若出头晕、恶心、呕吐等药物反应症状，应嘱患者卧床休息、禁食，遵医嘱补液和静脉补充营养，若无药物反应，则可正常进食。④鼓励患者多饮水，每天饮水 3000ml 以上，指导患者经常更换体位，促进碎石排出。⑤指导患者观察每次排尿情况，每次排尿用纱布过滤尿液，收集结石碎渣做成分分析，并嘱患者定期摄尿路平片，了解排石情况；若需再次碎石，两次 ESWL 间隔时间不少于 1 周。⑥并发症护理：ESWL 治疗后常见的并发症是血尿、肾绞痛。肾绞痛通常是因碎石通过输尿管引起，往往是一过性的，可遵医嘱使用阿托品和哌替啶解痉止痛；血尿一般经 1～2 日自行消失，无需特殊处理；若血尿严重，及时报告医生，协助医生止血治疗。

3. 手术治疗护理

（1）术前护理

1）指导并协助患者正确留取尿液标本。

2）肾脏、肾盂、输尿管切开的手术患者，应了解对侧肾功能，并记录 24 小时出入量。

3）合并肾功能不全、感染等的患者，术前改善肾功能和积极抗感染等治疗合并症。

4）输尿管切开取石者，术前常规 X 线摄片定位，并保持摄片时定位的体位将患者送到手术室。

5）患者对手术不了解，容易产生恐惧、焦虑、紧张心理等，首先要向患者及家属讲解手术的必要性、手术治疗的可行性与效果以消除患者紧张情绪，积极配合手术。

（2）术后护理

1）开放性手术后护理　①监测生命体征。②术后 48 小时取半卧位，观察引流是否通畅以及有无漏尿现象。③肾实质切开手术后，绝对卧床休息 2 周，防止再出血；耻骨上膀胱切开取石后，卧床休息 3 天；输尿管切开术后，观察第一次排尿为血性，则表明输尿管通畅。④遵医嘱给予镇痛和抗感染药物。⑤肠蠕动恢复后，进食，鼓励患者多饮水，每天饮水 2000 ~ 3000ml，达到自然冲洗的作用。⑥做好引流管的护理：遵循引流管共同的护理原则，妥善固定、保持通畅、无菌操作、观察引流物的量和性状、遵医嘱拔管。

2）内镜取石或碎石术后护理　嘱患者卧床休息，至血尿消失；鼓励患者多饮水，增加尿量；遵医嘱使用抗生素预防感染；观察有无腹痛和尿中排石情况，注意有无出血、穿孔、感染、输尿管狭窄等并发症；做好各种引流管护理。

（3）引流管的护理

1）肾造瘘管　经皮肾镜取石术后常留置肾造瘘管，目的是引流尿液及残余碎石渣，护理要点如下。①妥善固定：搬运、翻身时，勿牵拉造瘘管，以防脱出。②防止逆流：引流管应低于肾造瘘口，或使用防反流的引流袋，以防引流液逆流引起感染。③保持引流通畅；妥善固定导管，防止引流管受压、折叠、堵塞和脱出。引流管不做常规冲洗，以免引起逆行感染；若发现引流管堵塞而挤捏无效时，应在医生的指导下，严格无菌操作，低压冲洗，冲洗量不超过 5 ~ 10ml。④观察记录：观察引流液的颜色、性状和量，并做好记录，发现异常应及时报告医生并配合处理。⑤拔管：术后 3 ~ 5 日，引流尿液转清、体温恢复正常，则可考虑拔管。拔管前先试行夹管 24 ~ 48 小时，观察患者有无排尿困难、腰腹痛、发热等症状，如无不适则可拔除。

2）双 J 管　碎石术后于输尿管内放置双 J 管，具有良好的内引流及支架的作用，可扩张输尿管，有助于小结石的排出，防止输尿管内形成“石街”。护理要点如下。①体位与活动：术后指导患者尽早取半卧位，患者术后可以下床活动，但尽量少活动，且不宜做四肢及腰部同时伸展动作，避免突然下蹲动作及重体力劳动，以免致双 J 管移位。②防尿液反流：多饮水、勤排尿，勿使膀胱过度充盈致尿液反流。③拔管：输尿管肾镜碎石术后无输尿管损伤者，一般留置双 J 管 1 周，输尿管黏膜剥脱、断裂时一般术后留置双 J 管 4 ~ 8 周，经 B 超或腹部 X 线平片复查确定无结石残留后，即可通过膀胱镜拔除。

4. 健康指导

（1）多饮水　因为结石的形成最危险的时间是凌晨，睡前及夜间饮水的效果更好。若保证成人 24 小时尿量在 2000ml 以上，对所有结石都是一项行之有效的预防措施。少饮矿泉水、浓咖啡、可可、茶及含酒精饮料。

（2）根据结石成分调节饮食　结石者宜食用含纤维素丰富的食物，限制含钙、草酸成分多的食物，避免大量摄入动物蛋白、精制糖和动物脂肪；草酸盐结石患者不宜食用土豆、菠菜、甜菜、浓茶、芦笋等含草酸高的食物，可口服维生素 B_6 以减少尿中草酸含量，或口服氧化镁增加尿中草酸的溶解度；磷酸盐结石患者宜采用低磷、低钙饮食，少吃牛奶和蛋黄等；尿酸盐结石患者应少吃动物内脏、豆类、啤酒等高嘌呤食物；含钙结石者限制含钙、维生素 D 饮食。

（3）防止骨脱钙　伴甲状旁腺功能亢进者，手术摘除腺体及增生组织；长期卧床者加强功能锻炼，防止脱钙。

（4）定期复诊　定期进行尿常规及泌尿系统 X 线、B 超检查，观察有无复发和残余结石情况。

（5）观察效果　告知 ESWL 患者，几周内结石将陆续排出，注意观察排石情况，并定期复查 B 超，了解有无复发。

（六）护理评价

通过治疗和护理，患者是否：①腹痛得到缓解或控制；②排尿困难解除；③术后生命体征平稳；④未发生并发症，或并发症被及时发现并处理。

练一练17-3

甲状旁腺功能亢进并发双肾结石患者，经手术取尽结石，为预防结石复发，最重要的措施是（　）。

A. 进食低钙食物　　B. 酸化尿液

C. 碱化尿液　　D. 摘除甲状旁腺腺瘤或增生组织

E. 摘除甲状腺组织

答案解析

二、下尿路结石患者的护理

（一）膀胱结石

膀胱结石是指在膀胱内形成的结石，分为原发性膀胱结石和继发性膀胱结石。原发性膀胱结石是指本身在膀胱内形成的结石，多由营养不良引起，多发于儿童；继发性膀胱结石是指来源于上尿路或继发于下尿路梗阻、感染、异物或神经源性膀胱等因素而形成的结石，多见于老年男性。

膀胱结石的主要症状为排尿突然中断并伴有疼痛和血尿。疼痛可放射至远端尿道及阴茎头部，排尿终末时加剧并伴有终末血尿。结石合并感染时伴膀胱刺激征和脓尿。膀胱区 X 线平片能显示大部分结石阴影；B 超检查可探及膀胱内结石身影；膀胱镜检查可直观地看到膀胱结石并发现其他病变，如膀胱炎症及恶变、前列腺增生、膀胱憩室等。膀胱结石的治疗原则是去除结石，纠正结石成因。膀胱感染严重时，应用抗生素治疗。结石小于 2 ~3cm 者，经尿道膀胱镜应用碎石钳机械取石或碎石，较大的结石需采用超声、激光或气压弹道碎石；结石过大、过硬或有膀胱憩室者，宜采用耻骨上膀胱切开取石术。

（二）尿道结石

尿道结石可分为原发性和继发性两类，原发性尿道结石较为少见。临床绝大多数尿道结石来自其上的泌尿系统，特别是膀胱，有尿道狭窄、尿道憩室及异物存在时亦可致尿道结石。

尿道结石多见于男性，多位于前尿道。典型症状为排尿困难、排尿费力、可呈点滴状排尿，排尿时有明显疼痛，且放射至阴茎头部。完全梗阻则发生急性尿潴留。并发感染者尿道有脓性分泌物。前尿道结石可沿尿道扪及，疼痛局限于结石嵌顿处；后尿道结石经直肠指检可触及，疼痛常放射至会阴部，B 超、X 线检查有助于明确诊断。

尿道结石根据结石位置选择不同的治疗方法。①前尿道结石：采用阴茎根部阻滞麻醉下，压迫结石近端尿道以阻止结石后退。向尿道内注入无菌液状石蜡，轻轻向尿道远端推挤，然后将结石钩出或取出。取石困难者可经输尿管镜下取出碎石。②后尿道结石：可用尿道探条将结石推入膀胱，再按膀胱结石处理。

护爱生命17-3

尿路结石与饮用水的水质具有一定的关系，水质中如果钙、镁含量过高，结石的发病概率明显提高。已经有明确的流行病学调查证实，水质较硬的地区，特别是部分农村贫困地区，尿路结石的发病概率要比其他地区高。农村饮水安全事关民生福祉，解决农村饮水安全问题，“让农村人口喝上放心水”是脱贫攻坚工作的一项重要任务。“十三五”期间，农村饮水安全巩固提升工程规划目标任务超额完成，农村供水保障程度得到显著提升。2020 年，国家专门安排中央投资资金解决了 120 万农村人口饮用苦咸水问题。党和国家始终把人民发展事业、民生保障事业置于突出地位，始终体现保民生、为人民的宗旨内涵、时代内涵，始终把人民放到心中的最高位置，以为中国人民谋幸福、为中华民族谋复兴作为自己的初心和使命，不断保障和改善民生、增进人民福祉，加快形成统筹城乡的民生保障制度，满足人民日益增长的美好生活需要。

目标检测17-3

答案解析

1. 体外冲击波碎石术后可能发生的并发症有（ ）。
   A. 血尿　　B. 疼痛
   C. 发热　　D. “石街”形成
   E. 以上都是
2. 上尿路结石的主要症状是（ ）。
   A. 活动后镜下血尿　　B. 排尿困难
   C. 尿频、尿急　　D. 尿失禁
   E. 无痛性血尿
3. 上尿路结石最常见的结石类型是（ ）。
   A. 胱氨酸结石　　B. 草酸钙结石
   C. 磷酸镁铵结石　　D. 尿酸结石
   E. 碳酸钙结石
4. 患者，男，突发左上腹部、腰部剧痛，呈阵发性，向同侧下腹部、外生殖器及股内侧放射，伴有恶心、呕吐、面色苍白及冷汗。2 小时后做尿常规检查，每高倍镜下红细胞 5～8 个。该患者最可能为（ ）。
   A. 肾、输尿管结石　　B. 尿道结石
   C. 膀胱结石　　D. 肾盂癌
   E. 肾癌
5. 患者，男，5 岁，排尿过程中突然尿流中断，疼痛剧烈，改变体位后又可排尿，应考虑（ ）。
   A. 肾结石　　B. 输尿管结石　　C. 膀胱结石　　D. 后尿道结石　　E. 前尿道结石
6. 患者，女，30 岁，有痛风病史和高尿酸血症。肾结石手术后，为预防结石复发，应指导患者口服（ ）。
   A. 维生素 B_6　　B. 维生素 C　　C. 碳酸氢钠　　D. 别嘌呤醇　　E. 氧化镁
7. 患者，男，30 岁，近 2 个月来腰部有隐痛、钝痛。今天上午 7 时突然发作阵发性刀割样绞痛，患者辗转不安，呻吟呼痛，面色苍白，镜下血尿，应考虑为（ ）。
   A. 肾结石致输尿管梗阻　　B. 阑尾炎
   C. 肠扭转　　D. 胆囊炎
   E. 肾肿瘤

（8～10 题共用题干）

患者，男，32 岁，运动后突然出现右上腹部剧痛，疼痛放射至右侧中下腹部，伴恶心、呕吐，尿液呈浓茶色。查体：腹软，右下腹部深压痛，右肾区叩击痛。拟诊断为右侧输尿管结石。

8. 急诊处理应首先（ ）。
   A. 应用抗生素　　B. 立即检查明确诊断
   C. 禁食　　D. 解痉止痛

E. 立即准备手术

9. 此患者的结石类型最可能是（　）。

A. 胱氨酸结石　　B. 草酸钙结石

C. 磷酸镁铵结石　　D. 尿酸结石

E. 黄嘌呤结石

10. 为预防此类疾病发生的最主要的方法是（　）。

A. 多饮水　　B. 多运动

C. 改变饮食结构　　D. 定期检查

E. 药物预防

（肖华鹏）

书网融合……

重点回顾　　微课

第四节　良性前列腺增生患者的护理

PPT

学习目标

知识目标：

1. **掌握**　良性前列腺增生的健康史、身体状况和护理措施。
2. **熟悉**　良性前列腺增生的治疗要点。
3. **了解**　良性前列腺增生的病理生理、辅助检查。

技能目标：

学会运用护理程序，对患者实施整体护理。

素质目标：

关爱生命，具备人道主义精神和全心全意为护理对象的健康服务的专业精神，初步形成以维护和促进人类健康为己任的专业价值观。

导学情景

情景描述：患者，男，66岁，前列腺增生病史8年，近1年排尿困难逐渐加重，排尿踌躇、尿线变细，夜尿次数明显增多，每晚达7~8次。10小时前因饮酒后发生严重排尿困难，不能自行排尿，现下腹部胀痛难忍，有少量尿液从尿道口自行流出，急来就诊。门诊B超提示前列腺Ⅲ度增生。收入泌尿外科。

情景分析：结合患者的症状、体征以及B超检查结果，医生的初步诊断为前列腺增生合并急性尿潴留。护士应及时评估患者的病情变化，为医生的诊断提供有效的依据。

讨论：患者目前存在的主要护理问题是什么？值班护士应采取哪些护理措施？患者同意手术后，护士需做哪些护理工作？与患者沟通时应注意哪些问题？

学前导语： 前列腺增生患者极易并发急性尿潴留，所以作为临床护士需要动态评估患者病情变化，及时发现问题并配合医生治疗，以缓解患者病情。

良性前列腺增生（benign prostatic hyperplasia，BPH）简称前列腺增生，是老年男性常见病，也是引起老年男性排尿障碍最常见的原因。

（一）病理生理

良性前列腺增生开始于围绕尿道精阜的前列腺移行带腺体，增生的腺体可将外周的腺体挤压萎缩形成前列腺外科包膜，与增生腺体有明显的界限，易于分离。尿道梗阻程度与前列腺体积增大不成正比，而与增生位置有关。如增生腺体突向后尿道，使尿道伸长、弯曲、受压变窄，尿道阻力增加，易引起排尿困难。另外，前列腺内尤其是围绕膀胱颈部的平滑肌内含有丰富的 α 肾上腺素能受体，这些受体的激活可使该处平滑肌收缩，可显著增加前列腺尿道的阻力。

前列腺增生及 α 肾上腺素能受体兴奋使后尿道平滑肌收缩，导致膀胱出口梗阻。为了克服排尿阻力，膀胱逼尿肌增强其收缩能力，逐渐代偿性肥大，肌束形成粗糙的网状结构；长期膀胱内高压，膀胱壁出现小梁、小室或假性憩室。若梗阻长期未能解除，逼尿肌萎缩，失去代偿能力，收缩力减弱，结果膀胱不能完全排空而出现残余尿。随着残余尿量逐渐增多，膀胱壁变薄，膀胱无张力扩大，出现充溢性尿失禁。长期排尿困难使膀胱高度扩张或膀胱内高压，使得尿液发生输尿管反流，最终引起肾积水及肾功能损害。由于梗阻后引起膀胱内尿液潴留，还可继发尿路感染和结石形成。

? 想一想17-4

前列腺增生与腹外疝的发生是否有联系？

答案解析

（二）护理评估 微课

1. 健康史　良性前列腺增生的病因至今仍不完全明确，目前公认老龄和有功能的睾丸是前列腺增生发病的两个重要因素，二者缺一不可。随着年龄逐渐增大，前列腺也随之增生，一般男性在 35 岁以后，前列腺可有不同程度的增生，多在 50 岁以后出现临床症状。随着年龄增长，体内性激素平衡失调以及雌、雄激素的协同效应等可能是前列腺增生的重要病因。

2. 身体状况

（1）症状

1）尿频　是前列腺增生患者最常见的早期症状，夜间尤为明显。尿频的原因：早期是因增生的前列腺充血刺激引起；后期随着梗阻加重，残余尿量增多，膀胱有效容量减少，尿频逐渐加重。

2）排尿困难　进行性排尿困难是前列腺增生最主要的症状，但病情发展缓慢。典型表现是排尿迟缓、断续，尿流细而无力，射程短，终末滴沥，排尿时间延长。若梗阻严重、残余尿量较多时，常需要用力并增加腹压以协助排尿，排尿终末常有排尿不尽感。

3）尿潴留、尿失禁　在前列腺增生的任何阶段，可因受凉、劳累、饮酒、便秘、久坐等因素，使前列腺突然充血、水肿导致急性尿潴留。当梗阻严重达到一定程度时也可逐渐发生尿潴留，并可出现充盈性尿失禁。患者膀胱胀满，但不能排尿，下腹部疼痛难忍，常需到医院急诊处理。

4）其他　若前列腺增生合并感染或结石，可出现明显的尿频、尿急、尿痛等膀胱刺激征。增生腺体表面黏膜较大的血管破裂时，亦可发生不同程度的无痛性肉眼血尿，应与泌尿系统肿瘤引起的血尿相鉴别。少数患者在晚期可出现肾积水和肾功能不全。长期排尿困难导致腹压增加，还可并发腹股沟疝、内痔或脱肛等。

（2）体征　直肠指检时，多数患者可触及增大的前列腺，表面光滑、质韧、有弹性，边缘清楚，中间沟变浅、消失或隆起。

3. 心理－社会状况　长期的尿频、排尿困难等常影响患者休息和生活，易产生烦躁、焦虑等情绪。患者因担心手术风险还可产生恐惧情绪。

4. 辅助检查

（1）B超检查　经腹壁超声检查可测量前列腺的体积大小、增生腺体是否突入膀胱，还可以测量膀胱残余尿量。经直肠超声检查对前列腺内部结构分辨度更为精确。B超还可以帮助了解膀胱内有无结石及上尿路有无继发积水等。

（2）尿流动力学检查　尿流率检查可确定前列腺增生患者排尿的梗阻程度。检查时要求排尿量在150～200ml，若最大尿流率＜15ml/s，表明排尿不畅；尿流率＜10ml/s提示梗阻较为严重。应用尿动力仪测定压力－流率等可以鉴别神经源性膀胱功能障碍、逼尿肌和尿道括约肌功能失调以及膀胱逼尿肌不稳定引起的排尿困难。

（3）血清前列腺特异抗原（PSA）测定　前列腺体积较大、有结节或质地较硬时，应测定血清PSA以排除前列腺癌的可能。血清PSA正常值为4ng/ml。PSA敏感性较高，但特异性有限，如前列腺增生患者的血清PSA也可增高。

（4）放射性核素肾图检查　有助于了解上尿路有无梗阻及肾功能有无损害。

（5）静脉尿路造影和膀胱镜检查　有血尿的患者应行此项检查，以排除合并泌尿系统肿瘤的可能性。

5. 治疗要点　前列腺增生若未引起明显梗阻一般无需处理，可观察随访。梗阻较轻或不能耐受手术者可采用药物治疗或非手术微创治疗。对排尿梗阻症状严重、膀胱残余尿量超过50ml或既往出现过急性尿潴留、药物治疗疗效不佳而全身状况能够耐受手术者，应争取早日行手术治疗。前列腺增生的治疗方法如下。

（1）观察随访　若前列腺增生患者长期症状较轻，不影响生活与睡眠，一般无需治疗。但需密切随访，定期复查，每年至少一次。如症状加重，应选择其他方法治疗。

（2）药物治疗　治疗前列腺增生的药物有很多，常用的药物包括α肾上腺素能受体阻滞剂（α受体阻滞剂）、5α－还原酶抑制剂和植物药类等。其中α_1受体阻滞剂能有效地降低膀胱颈部及前列腺的平滑肌张力，减少尿道阻力，改善排尿功能。常用药物有特拉唑嗪、哌唑嗪、阿夫唑嗪、多沙唑嗪及坦索罗辛等，对症状较轻、前列腺增生体积较小的患者有良好的疗效。5α－还原酶抑制剂如非那雄胺在前列腺内阻止睾酮转变为双氢睾酮，使前列腺体积部分缩小，改善排尿症状；对体积较大的前列腺与α受体阻滞剂同时服用疗效更好。

（3）手术治疗　若前列腺增生梗阻严重、残余尿量较多、症状明显而药物治疗效果不佳，且身体状况可耐受手术者，应考虑手术治疗。开放手术多采用耻骨上经膀胱前列腺切除术、耻骨后前列腺切除术。经尿道前列腺切除术（TURP）适用于大多数良性前列腺增生患者，为目前最常用的方法，手术创伤小，效果较好。对发生急性尿潴留者，应导尿并留置导尿管；若导尿管不能插入，则行耻骨上膀胱穿刺或造瘘术以引流尿液。

（4）其他疗法　用于尿道梗阻症状较重而又不能耐受手术者，如激光治疗、经尿道前列腺球囊扩张术、经尿道微波热疗、体外高强度超声聚焦疗法、前列腺尿道网状支架等。

看一看17-3

经尿道前列腺切除术通常在硬膜外阻滞下进行，亦可选用脊椎麻醉或全身麻醉。一般取截石体位，在施行手术前必须先行尿道膀胱镜检查，根据尿道的粗细，选用27号或24号电切镜，总体上分三个区切除：膀胱颈区、前列腺中区、尖区。手术完成以后患者被送回病房，当天给予输液不要进食，术后第2天患者即可吃流质饮食，引流尿液也会转清，一般经24～72小时即可拔除导尿管。以后除了个别人出现不能排尿、排尿无力，并残余尿过多，或者出血等异常情况外，一般均不必再次插入导尿管。若手术经过顺利，患者术后4～5日即可出院。

（三）常见护理诊断/合作性问题

1. 恐惧/焦虑　与自我观念（老年）和角色地位受到威胁、担心手术及预后有关。

2. 疼痛　与手术、导管刺激、血块堵塞冲洗管引起的膀胱痉挛有关。

3. 排尿型态异常　与膀胱出口梗阻、逼尿肌受损、留置导尿和手术刺激有关。

4. 有感染的危险　与尿路梗阻、留置导尿、手术创伤及术后免疫力低下有关。

5. 潜在并发症　出血、经尿道电切综合征、尿频、尿失禁等。

（四）护理目标

（1）患者恐惧/焦虑减轻或缓解。

（2）患者疼痛减轻或缓解。

（3）患者排尿型态恢复正常。

（4）患者发生感染的危险性下降或未发生感染。

（5）患者未发生并发症，或并发症被及时发现并处理。

（五）护理措施

1. 非手术疗法及术前护理

（1）一般护理　为避免急性尿潴留的发生，嘱患者多摄入粗纤维、易消化食物，忌饮酒及辛辣食物，以防便秘；鼓励患者多饮水，勤排尿。对拟行TURP的患者，术前协助医生探扩尿道。

（2）观察排尿情况　注意排尿次数和特点，特别是夜尿次数。为保证患者充足的休息和减轻焦虑心理，可遵医嘱给予镇静安眠药物。

（3）及时引流尿液　残余尿量多或有尿潴留致肾功能不良者，应及时留置导尿管持续引流尿液，改善膀胱逼尿肌和肾功能。做好导尿管或耻骨上膀胱造瘘患者的护理。

（4）心理护理　详细向患者和家属介绍各种手术方法的特点，消除患者的恐惧和焦虑心理，取得患者的主动配合。

2. 术后护理

（1）一般护理　术后6小时如无恶心、呕吐，可进流食，1～2日后如无腹胀即可恢复正常饮食。鼓励术后患者多饮水，进食富含纤维的食物。平卧2日后改半卧位，术后应有效固定或牵拉气囊尿管，防止患者坐起或活动肢体时，气囊移位而失去压迫膀胱颈口的作用，导致出血。

（2）病情观察　严密观察患者意识状态、生命体征情况。

（3）膀胱冲洗的护理　前列腺切除术后需用生理盐水持续冲洗膀胱3～7日（图17－6）。冲洗速度可根据尿色而定，色深则快、色浅则慢。随着冲洗持续时间延长，血尿颜色应逐渐变浅；如尿色深红或逐渐加深，证明有活动性出血，应及时通知医师予以处理。确保冲洗及引流管道通畅，如引流不畅应及时行高压冲洗抽吸血块，避免造成膀胱充盈或痉挛而加重出血。还需准确记录冲洗量、排出量和尿量，尿量 = 排出量 - 冲洗量。

（4）缓解疼痛　前列腺切除术后，患者可因逼尿肌不稳定、导管刺激或血块堵塞冲洗管等原因引起膀胱痉挛，导致阵发性剧痛。术后留置硬膜外阻滞导管者按需定时注射小剂量吗啡，效果良好；也可遵医嘱口服丙胺太林、硝苯地平、地西泮或将维拉帕米加入生理盐水中冲洗膀胱。

（5）感染的预防和护理　手术后患者免疫力下降加之留置导尿管，容易引起尿路感染和精道感染，应注意观察体温和血白细胞的变化，若有畏寒、发热等症状，应注意观察有无附睾肿大和疼痛。早期应用抗生素，每日用消毒棉球擦拭尿道外口 2 次，防止感染。

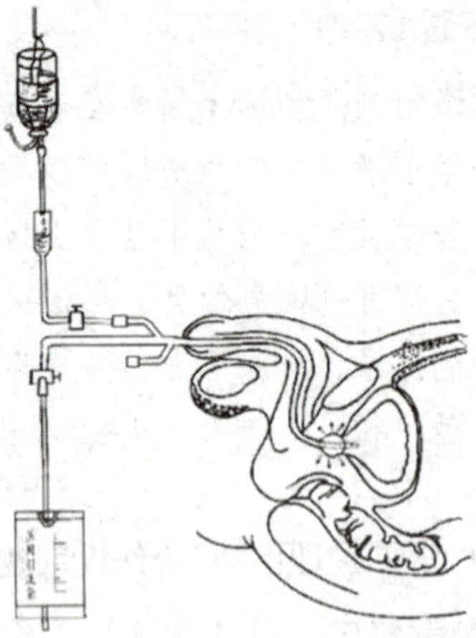

图 17 - 6　膀胱冲洗

（6）并发症的预防与护理

1）经尿道电切（TUR）综合征　行 TURP 的患者因术中大量的冲洗液被吸收可使血容量急剧增加，出现高容量性低钠血症，患者可在几小时内出现烦躁、恶心、呕吐、抽搐、昏迷，严重者出现肺水肿、脑水肿、心力衰竭等，称为 TUR 综合征。应加强观察，一旦发生，应减慢输液速度，给予利尿剂、脱水剂，并做对症处理。

2）尿频、尿失禁　为减轻拔管后出现的尿频或尿失禁现象，一般于术后第 2 ~ 3 天嘱患者练习收缩腹肌、臀肌及肛门括约肌；也可辅助针灸或理疗等。尿频或尿失禁现象一般在术后 1 ~ 2 周内可以缓解。

3）出血　指导患者在手术 1 周后，逐渐离床活动，保持大便通畅，避免腹内压增高及便秘，禁止灌肠或肛管排气，以免造成前列腺窝出血。

4）其他　加强基础护理，预防心肺并发症，定时翻身以防止压疮发生。

（7）导管护理　前列腺切除术的患者，术后多需留置引流管，不同类型引流管留置的时间亦不同。耻骨后引流管术后 3 ~ 4 日，引流量很少时拔除；耻骨上前列腺切除术后 5 ~ 7 日、耻骨后前列腺切除术后 7 ~ 9 日拔除导尿管；TURP 后 3 ~ 5 日尿液颜色清澈即可拔除导尿管；膀胱造瘘管一般于术后 10 ~ 14 日待排尿通畅时拔除，拔管后用凡士林纱布填塞瘘口，排尿时用手指压迫瘘口敷料以防漏尿，一般 2 ~ 3 日可愈合。

练一练17-4

患者，男，78 岁，既往有高血压、冠心病史，因前列腺增生行经尿道前列腺切除术，术后护理中发现患者血钠较低，其主要原因是（　）。

A. 术前患者服用过利尿剂　　B. 患者手术中有失血

C. 术中冲洗液被吸收致血液稀释　　D. 术前禁食

E. 术后伤口出血

答案解析

3. 健康指导

（1）生活指导

1）非手术治疗的患者，应避免因受凉、饮酒、劳累、便秘而引起急性尿潴留。

2）术后应加强营养，多进食含纤维丰富、易消化的食物，保持大便通畅，防止便秘。

3）术后 1 ~ 2 个月内避免剧烈活动，如跑步、骑自行车、性生活等，以防止继发性出血。

（2）康复指导

1）自我观察　TURP 后患者可能出现尿道狭窄。若术后尿线变细，甚至出现排尿困难，应及时到医院检查和处理，有狭窄者，定期行尿道扩张。若出院后出现阴囊肿大、疼痛、发热等症状，有发生附睾炎的可能，应及时到医院就诊。术后前列腺窝的修复需 3 ~ 6 个月的时间，因此，术后可能仍会有排尿异常现象，应多饮水。

2）排尿功能训练　若有溢尿现象，应指导患者有意识地经常锻炼肛提肌，以尽快恢复尿道括约肌功能。具体方法是：吸气时收缩肛门括约肌，呼气时放松肛门括约肌。

3）门诊随访　定期行尿液检查、复查尿流率和残余尿量。

（3）心理和性生活指导

1）经尿道前列腺切除术后 1 个月、经膀胱前列腺切除术 2 个月后，原则上可恢复性生活。

2）前列腺切除术后常会出现逆行射精，但不影响性交。少数患者可出现阳痿，可先采取心理治疗；同时查明原因，再做针对性治疗。

（六）护理评价

通过治疗和护理，患者是否：①恐惧、焦虑疼痛得到缓解或控制；②排尿困难解除；③排尿型态恢复正常，排尿通畅；④感染的危险性下降或未发生感染；⑤未发生并发症，或并发症被及时发现并处理。

护爱生命17-4

良性前列腺增生是常见老年疾病，也是引起老年男性排尿障碍中最常见的原因。老年疾病是指人在老年期所患的与衰老有关的，并且有自身特点的疾病。老年疾病的防治是老年保健的重要措施之一，我国老年人易患的疾病依次为肿瘤、高血压与冠心病，慢性支气管炎与肺炎、胆囊病、前列腺增生、股骨骨折与糖尿病等。国务院印发的《“十三五”国家老龄事业发展和养老体系建设规划》中提出，要积极开展家庭医生签约服务，为老年人提供连续的健康管理和医疗服务。原国家卫生计生委研究制定的《“十三五”健康老龄化规划重点任务分工》中指出，要做好老年疾病预防工作，做好国家基本公共卫生服务项目中的老年人健康管理服务工作，开展老年常见病、慢性病、口腔疾病的筛查干预和健康指导，做到老年疾病早发现、早诊断、早治疗，促进老年人功能健康。“十三五”期间，国家通过普及健康生活方式、完善老年健康服务设施、优化健康服务供给、深化医养结合模式，着力打造更加便捷、更高品质、综合连续的老年健康服务体系，推动老年医疗服务从以疾病为中心的单病种模式向以患者为中心的多病共治模式转变。

目标检测17-4

答案解析

1. 前列腺增生最早出现的症状是（　）。

A. 尿线变细　　B. 尿频及夜尿次数增多　　C. 尿滴沥　　D. 急性尿潴留　　E. 尿失禁

2. 老年男性急性尿潴留最常见的原因是（　）。

A. 尿道狭窄　　B. 膀胱结石　　C. 膀胱肿瘤　　D. 前列腺增生　　E. 膀胱结核

3. 患者，男，62 岁，先是夜间尿频，后逐步排尿时间延长，尿不净，今下午排不出尿，小腹胀痛来院就诊。护士首先应如何处理（　）。

A. 穿刺抽尿
B. 膀胱造瘘
C. 导尿并留置导尿管
D. 压腹部排尿
E. 急诊做前列腺摘除术

4. 前列腺术后1周内护理，不妥的是（　）。
A. 安置两根导尿管
B. 膀胱冲洗液自气囊导尿管注入
C. 冲洗液从耻骨上造口管流出
D. 患者腹胀，应肛管排气
E. 冲洗液中必要时加入止血剂

5. 前列腺增生最主要的症状是（　）。
A. 尿频
B. 尿潴留
C. 血尿
D. 进行性排尿困难
E. 尿急

6. 患者，男，70岁，因前列腺增生造成排尿困难，尿潴留，已15小时未排尿。目前正确的护理措施是（　）。
A. 让患者坐起排尿
B. 让患者听流水声
C. 用温水冲洗会阴部
D. 热敷下腹部
E. 行导尿术

7. 患者，男，62岁，进行性排尿困难，夜尿次数增多，直肠指检发现前列腺明显增大，应首先考虑为（　）。
A. 膀胱癌　B. 膀胱结石　C. 前列腺增生　D. 尿管狭窄　E. 膀胱结核

（8～10题共用题干）

患者，男，68岁，排尿费力多年，昨日饮酒后一夜未排尿，下腹胀痛。查体：膀胱膨胀至脐下1指，触痛。

8. 符合该患者的最可能的诊断是（　）。
A. 膀胱肿瘤　B. 膀胱结石　C. 尿路结石　D. 前列腺增生　E. 前列腺癌

9. 目前宜采取的处理是（　）。
A. 留置导尿
B. 给予止痛药物
C. 尽快检查明确诊断
D. 使用抗生素预防感染
E. 腹部热敷

10. 下列处理措施不正确的是（　）。
A. 立即给予导尿
B. 导尿过程中注意无菌操作
C. 必要时留置尿管
D. 尿管插入后尽快排空膀胱
E. 若尿管插入困难可行耻骨上膀胱穿刺

（肖华鹏）

书网融合……

重点回顾

微课

PPT

第五节　泌尿系统肿瘤患者的护理

学习目标

知识目标：

1. **掌握**　泌尿系统肿瘤患者的身体状况、常见护理诊断/合作性问题、护理措施。
2. **熟悉**　泌尿系统肿瘤患者的健康史、治疗要点。
3. **了解**　泌尿系统肿瘤的常见临床病理类型、辅助检查等。

技能目标：

学会运用护理程序，对患者实施整体护理。

素质目标：

具有高度的责任感及耐心、细致的工作态度，关爱患者。

导学情景

情景描述：患者，男，52岁，因无痛性肉眼血尿3个月入院，血尿为间歇性、全程性。既往无特殊病史。查体：腰部无肿块，双肾未扪及，肾区无血管杂音。B超发现左肾实质占位性病变，42mm×36mm大小。静脉尿路造影除左肾中盏受压变形外，其他形态和功能正常。

情景分析：结合患者的症状以及影像学检查结果，医生的初步诊断为肾癌。护士应及时评估患者的病情变化，为医生的诊断提供有效的依据。同时掌握肾癌患者的围手术期护理措施，为患者提供优质护理，防治并发症，促进患者早日康复。

讨论：请问患者存在的主要护理诊断/合作性问题有哪些？医生准备为患者做手术，如何做好术前准备？术后如何护理？

学前导语：肾癌的发病率在我国泌尿系统肿瘤中排第二位，发病隐匿，早期无明显症状，若能早期诊断和治疗，可提高治疗效果。但癌肿消耗造成患者营养失调，手术创伤可带来出血、感染等风险。术后患者情况多变，为避免并发症发生，作为临床护士需要有敏锐的观察力与善于思考并及时解决问题的能力，同时具有高度的责任感及耐心、细致的工作态度，关爱患者。

泌尿、男性生殖系统各部位都可发生肿瘤，最常见的是膀胱癌，其次是肾肿瘤。在我国最常见的是膀胱癌；欧美国家最常见的是前列腺癌，近年来前列腺癌在我国有明显增长趋势。

一、肾癌患者的护理

肾癌（renal carcinoma）是起源于肾实质泌尿小管上皮系统的恶性肿瘤。又称肾细胞癌、肾腺癌，占肾脏恶性肿瘤的80%～90%。

（一）常见临床病理类型

肾癌常累及一侧肾，多为单发，常位于肾的上、下两极。瘤体多为类圆形的实性肿瘤，外有假包膜，切面呈黄色，肿瘤内可有出血、坏死和钙化，少数为多囊性。肾癌局限在包膜内时恶性度小。肿瘤穿透假包膜后，向外可侵及肾周筋膜和邻近器官组织，向内侵及肾盏、肾盂；也可侵及肾静脉、下腔静脉形成癌栓，经血行、淋巴转移至肺、脑、肝、骨等，淋巴转移最先到肾蒂淋巴结。

（二）护理评估

1. 健康史　肾癌高发年龄为50～70岁，男女发病比例约为2∶1，城市居民发病率高于农村居民。

肾癌的病因至今尚未明确，目前认为与吸烟、肥胖、职业接触、遗传因素（如抑癌基因缺失）、高血压及抗高血压治疗等有关。

2. 身体状况 早期多无明显症状。

（1）血尿、疼痛和肿块 间歇性无痛性肉眼血尿为常见症状，表明肿瘤已侵入肾盏、肾盂。疼痛多为腰部钝痛或隐痛，肿块较大时在腹部或腰部易被触及。

（2）副肿瘤综合征 表现为高血压、贫血、体重减轻及恶病质、发热、红细胞增多症、高钙血症等。

（3）转移症状 病理性骨折、咳嗽、咯血、疼痛等。

? 想一想17-5

肾癌的临床表现有哪些？

答案解析

3. 心理－社会状况 由于早期仅有间歇性无痛性血尿的表现，患者往往不够重视，随着病情逐渐加重，患者开始烦躁不安。一旦确诊，患者往往感到恐惧和绝望。

4. 辅助检查

（1）B超 能鉴别肾实质性肿块与囊性病变，是最简便且无创伤的检查方法，发现肾癌的敏感性高，大部分肾癌患者常在体检时经B超发现无症状的肾癌。

（2）X线检查 KUB平片可见肾外形增大，偶见肿瘤散在钙化；静脉尿路造影可见肾盏、肾盂因肿瘤挤压或侵犯，出现不规则变形、狭窄、拉长、移位或充盈缺损，静脉尿路造影不显影时，可行逆行肾盂造影。

（3）CT、MRI CT对肾癌的确诊率高，能显示肿瘤的大小、部位以及邻近器官有无受累，是目前诊断肾癌最可靠的检查方法。MRI对肾癌诊断的准确性与CT相仿，但在显示下腔静脉内有无瘤栓方面优于CT。

5. 治疗要点

（1）手术治疗 根治性肾切除术是局限性肾癌首选治疗方法。肾部分切除术是肾脏手术中应用较广、技术难度较大的一种手术，既要切除病变部分，又要保留其无病变部分。

（2）免疫治疗 对预防和治疗转移癌有一定疗效。

（三）常见护理诊断/合作性问题

1. 营养失调低于机体需要量 与营养物质摄入不足、长期血尿、癌肿消耗、手术创伤有关。

2. 焦虑/恐惧 与对癌症的恐惧、担心愈后有关。

3. 潜在并发症 出血、感染。

（四）护理目标

（1）患者营养状况改善。

（2）患者焦虑与恐惧减轻或消失。

（3）患者未发生并发症，或并发症被及时发现并处理。

（五）护理措施

1. 术前护理

（1）心理护理 关心体贴患者，告知手术治疗的必要性，稳定患者情绪，树立信心，积极配合治疗。

（2）观察病情　观察体温、尿液颜色、疼痛性质等。

（3）营养支持　纠正贫血，改善患者的营养状况。

2. 术后护理

（1）体位　麻醉清醒，血压平稳，取半卧位，根治性肾切除术后患者应卧床2～3日，肾部分切除术后卧床1～2周。

（2）引流管护理　做好引流管的护理，保持伤口引流管的通畅。

（3）病情观察　根治性肾切除术后由于手术创面大，腹膜后可能有广泛渗血；左侧肾癌切除术时可合并脾损伤，术后可能有腹腔内出血。故术后应密切观察生命体征、出血倾向、引流液量及颜色，保证输血、输液通畅，及时发现腹腔内出血和休克征象，及时治疗；注意观察患者有无憋气、呼吸困难等症状，以及早发现有无胸膜破裂征象，一旦表现异常及时通知医生；术后要监测24小时尿量及肾功能，防止肾衰竭。

（4）饮食护理　术后禁食，肠功能恢复后可进食；需加强营养，增强机体抵抗力。

3. 健康教育

（1）生活指导　注意膳食搭配，加强营养，充分休息，适当运动，保持良好的心态。

（2）用药指导　避免使用对肾有损害的药物，保护肾功能。

（3）复诊指导　肾癌术后定期复查肝、肾、肺等重要脏器功能，及早发现转移癌病灶。第一次随诊可在术后4～6周进行，主要评估肾脏功能、术后恢复状况以及有无手术并发症，保留肾单位的肾部分切除术患者于术后4～6周行肾CT扫描，了解肾脏形态变化。

（六）护理评价

通过治疗和护理，患者是否：①营养状况得到改善；②焦虑与恐惧减轻或消失；③未发生并发症，或并发症被及时发现并处理。

二、膀胱癌患者的护理

膀胱癌（carcinoma of bladder）是泌尿系统最常见的肿瘤，发病率在我国泌尿生殖系统肿瘤中占第一位，45岁以后发病逐渐增加，高发年龄为50～70岁，男女发病比例约为4∶1，城市居民发病率高于农村居民。

（一）常见临床病理类型

膀胱癌的病理与肿瘤的组织类型、细胞分化程度、生长方式和浸润深度有关。按组织类型分以上皮性肿瘤多见。按生长方式可分为原位癌、乳头状癌和浸润性癌。淋巴转移是最主要的转移途径，主要转移至盆腔淋巴结，血行转移多在晚期，主要转移到肝、肺、骨和皮肤等处。

（二）护理评估 e 微课

1. 健康史　膀胱癌病因很多，一般认为与下列危险因素有关。

（1）吸烟　是目前最为肯定的膀胱癌致病危险因素，30%～50%的膀胱癌与吸烟有关。吸烟量越大、吸烟史越长，发生膀胱癌的危险性也越大。

（2）化学致癌剂　职业因素，长期接触β－萘胺、联苯胺、4－氨基双联苯等致癌物质，如染料、纺织、皮革、塑料、橡胶、油漆、印刷等，发生膀胱癌的危险性显著增加。

（3）膀胱慢性感染与异物长期刺激　慢性感染，如细菌、血吸虫及HPV感染等会增加膀胱癌的发生危险，长期膀胱结石刺激容易诱发膀胱癌，以鳞癌多见。

（4）其他　长期应用环磷酰胺、滥用含非那西丁的止痛药、长期食用人造甜味剂等，可能成为膀胱癌的致病因素。

2. 身体状况

（1）血尿　是膀胱癌最常见和最早出现的症状，常表现为间歇性无痛性肉眼血尿，多为全程血尿，终末加重，出血量多少不等，严重时有血凝块，出血可自行停止，容易造成“治愈”或“好转”的错觉，出血量多少与肿瘤大小、数目、恶性程度并不一致。

（2）尿频、尿急、尿痛　多为膀胱癌晚期表现，常因肿瘤坏死、溃疡和合并感染所致。多见于弥漫性原位癌或浸润性膀胱癌患者。

（3）排尿困难和尿潴留　膀胱三角区及颈部肿瘤可造成膀胱出口梗阻，引起排尿困难，甚至尿潴留。

（4）其他　肿瘤浸润膀胱或输尿管口可引起肾积水。晚期有下肢水肿、贫血、体重下降、盆腔肿块等表现。

3. 心理－社会状况　由于早期仅有间歇性无痛性血尿的表现，不易引起重视，随着病情逐渐加重，患者开始烦躁不安，一旦确诊，容易感到恐惧和绝望。

4. 辅助检查　中老年出现无痛性肉眼血尿，应首先考虑泌尿系统肿瘤的可能，其中尤以膀胱肿瘤多见。下列检查方法有助于确诊。

（1）尿脱落细胞学检查　简便易行，可作为血尿的初步筛选。分化良好者不易与正常移行上皮细胞以及炎症、结石引起的变异上皮细胞鉴别。

（2）膀胱镜检查　膀胱镜检查和病理活检是诊断膀胱癌最可靠的方法，能明确肿瘤的数目、大小、形态、部位及膀胱周围黏膜的异常情况。同时可以对肿瘤和可疑病变进行病理活检，有助于确诊和制定治疗方案。

练一练17-5

患者，男，68岁，因尿频、尿急、尿痛并伴有肉眼血尿症状就诊，初步诊断为膀胱癌。诊断该疾病最直接、最重要的方法是（　）。

A. CT检查　　B. B超检查　　C. 尿液检查

D. 尿脱落细胞检查　　E. 膀胱镜检查

答案解析

（3）影像学检查

1）B超　可发现直径>0.5cm的膀胱肿瘤，可作为患者的最初筛选手段，能了解肿瘤的位置、大小、数目、形态、浸润范围等，初步确定临床分期。

2）X线　静脉尿路造影可了解肾、输尿管有无肿瘤以及对上尿路的影响，如患侧肾积水或显影差提示肿瘤浸润输尿管口，膀胱造影可见充盈缺损。

3）CT、MRI　可了解肿瘤浸润深度及局部转移病灶。

5. 治疗要点　以手术治疗为主的综合治疗。

（1）手术治疗　根据肿瘤的病理及全身情况选择手术方法，表浅性肿瘤可采用经尿道膀胱肿瘤切除术；浸润性肿瘤可采用膀胱部分切除或根治性膀胱切除术，如经尿道膀胱肿瘤切除术、膀胱部分切除术、根治性膀胱切除术。

（2）化学治疗　保留膀胱者可行膀胱内灌注化疗。需行根治疗法者选择新辅助化疗联合根治性膀胱切除术，可提高术后生存期，化学治疗可选用顺铂、多柔比星、甲氨蝶呤、长春新碱等。

（3）放射治疗　膀胱癌的放疗可分为根治性放疗、辅助性放疗和姑息性放疗。

（三）常见护理诊断/合作性问题

1. 焦虑/恐惧　与对癌症的恐惧、害怕手术有关。

2. 自我形象紊乱　与术后尿流改道、造瘘口或引流装置的存在、不能主动排尿有关。

3. 潜在并发症　出血、感染等。

（四）护理目标

（1）患者焦虑与恐惧减轻或消失。

（2）患者能接受自我形象的改变。

（3）患者未发生并发症，或并发症被及时发现并处理。

（五）护理措施

1. 术前护理

（1）心理护理　对不能接受尿流改道者进行耐心的心理疏导，以消除其恐惧、焦虑、绝望的心理。根治术后虽然改变了正常的排尿生理，但目的是避免复发。

（2）病情观察　应每日观察并记录排尿情况和血尿程度；病程长、体质差、晚期肿瘤出现明显血尿者应卧床休息，做好记录。如有膀胱刺激征，多为膀胱癌的晚期表观，常因肿瘤坏死、溃疡、合并感染所致。

（3）营养支持　嘱患者食用高蛋白、易消化、营养丰富的食品，以纠正、改善全身营养状况，多饮水可稀释尿液，以免血凝块堵塞尿路。

（4）术前准备　行膀胱全切除、肠道代替膀胱术的患者，按肠切除术准备。

2. 术后护理

（1）病情观察　膀胱全切除术后，由于手术创面大，渗血可能较多，因此应严密观察生命体征，保证输血、输液通畅，早期发现休克的症状和体征，及时进行治疗和护理。

（2）体位　患者术后麻醉清醒，血压平稳，可取半卧位，膀胱全切除术后卧床 8～10 日，避免引流管脱落引起尿液渗漏。

（3）饮食　经尿道膀胱肿瘤切除术后 6 小时，可正常进食，多饮水可起到尿路内冲洗作用，膀胱部分切除术、膀胱全切除术和双侧输尿管皮肤造口术后，待肛门排气，进富含维生素及营养丰富的饮食。回肠代膀胱术后按肠道手术后进行饮食护理。

（4）预防感染　定时测体温及血白细胞变化，观察有无感染，保持造瘘口周围皮肤清洁干燥，定时翻身、叩背、排痰；若痰液黏稠予以雾化吸入，预防感染。

（5）引流管的护理

1）固定妥善　固定引流管，避免过度牵拉导致管道移位或脱出。

2）通畅引流管　防止堵塞、扭曲、打折、受压，保持引流通畅。回肠膀胱黏液分泌多，注意及时挤捏防管道堵塞。

3）观察并记录　引流管贴标识，观察并分别记录引流液的颜色、性状、量。

4）拔管时间　①导尿管：待新膀胱容量达 150m 以上可拔出。②输尿管支架引流管：一般术后 10～14 日拔出。③新膀胱造瘘管：一般术后 2～3 周拔出。④盆腔引流管：一般术后 3～5 日拔出。

（6）造口护理　观察造口颜色、有无回缩及刺激性皮炎等，及时消除造口及周围皮肤黏液，使尿液顺利流出；术后造口周围可见白色粉末状结晶物，系细菌分解尿酸而形成，可先用白醋清洗，后用清水清洗。

3. 健康指导

（1）生活指导　术后增强营养，适当锻炼，增强体质。禁止吸烟。

（2）用药指导　如病情允许，术后尽早行放疗和化疗，膀胱保留术后患者行膀胱化疗药物灌注治疗。

（3）定期复查　保留膀胱的患者，术后应严密随访，每3个月复查膀胱镜1次，1年无复发者酌情延长复查时间。

（4）自我护理　①尿流改道术后腹部配戴接尿器者，应学会自我护理，避免接尿器的边缘压迫造瘘口，保持清洁，定时更换尿袋。②可控性回肠代膀胱术后，开始每2~3小时导尿1次，逐渐延长间隔时间至每3~4小时1次；导尿时要注意保持清洁，定期用生理盐水或碳酸氢钠溶液冲洗，防止逆行感染。③原位新膀胱术后应指导患者进行功能训练。

（六）护理评价

通过治疗和护理，患者是否：①焦虑与恐惧减轻或消失；②能接受自我形象的改变；③未发生并发症，或并发症被及时发现并处理。

三、前列腺癌患者的护理

前列腺癌是老年男性常见病，在欧美国家发病率高，我国近年发病率迅速增加，城市居民发病率高于农村居民。

（一）常见临床病理类型

前列腺癌好发于腺体外周带，易侵犯前列腺尖，大多数呈多病灶、分化良好的腺癌。组织学类型：约98%为腺癌。较常见的转移途径是淋巴转移及血行转移。

（二）护理评估

1. 健康史　病因尚不明确，可能与年龄、种族、遗传、环境、食物、性激素等有关。年龄是前列腺癌的主要危险因素。

2. 身体状况　早期前列腺癌常无症状，肿瘤增大时可压迫膀胱颈部出现梗阻、排尿困难、尿失禁、尿潴留、血尿等表现，晚期转移癌可有腰腿痛、贫血、下肢水肿、骨痛，截瘫、病理性骨折等。

3. 心理-社会状况　由于早期前列腺癌一般无症状，进展期肿瘤症状明显，随着病情加重，患者往往感到恐惧和绝望。

4. 辅助检查

（1）直肠指检　可发现前列腺结节，表面不规则，质地坚硬如石。

（2）实验室检查　前列腺特异性抗原（PSA）可作为前列腺癌的筛查方法，正常男性血清PSA浓度为0~4ng/ml，如血清PSA>10ng/ml应高度怀疑前列腺癌。

（3）影像学检查　B超检查能够对前列腺癌进行较可靠的分期，有重要的诊断意义；另外还可为前列腺穿刺活检进行精确定位，同时也能观察到前列腺周围的肿瘤浸润情况。CT对于早期前列腺癌诊断价值不大。MRI对于前列腺癌的诊断优于其他影像学检查。

（4）前列腺穿刺活检　前列腺系统性穿刺活检是诊断前列腺癌最可靠的检查。

5. 治疗要点　前列腺癌的治疗应根据患者年龄、全身状况、临床分期及病理分级等因素综合考虑。

（1）根治性前列腺切除术　局限在前列腺包膜以内的癌可以行根治性前列腺切除术，也是治疗前列腺癌的最佳方法，但仅适用于年龄较小，能耐受手术的患者。国内推荐开放式耻骨后前列腺癌根治术、腹腔镜前列腺癌根治术。

（2）内分泌治疗　可行睾丸切除术，配合抗雄激素制剂治疗。

（3）放射治疗　放射性核素粒子植入治疗，微创、安全，疗效肯定，并发症少。

（4）化学治疗　对内分泌治疗失败的患者可行化学治疗，总体效果不理想。

（三）常见护理诊断/合作性问题

1. 营养失调：低于机体需要量　与消耗、手术创伤、较早骨转移有关。

2. 焦虑/恐惧　与对癌症的恐惧、害怕手术等有关。

3. 潜在并发症　出血、感染等。

（四）护理目标

（1）患者营养状况改善。

（2）患者焦虑与恐惧减轻或消失。

（3）患者未发生并发症，或并发症被及时发现并处理。

（五）护理措施

1. 术前护理

（1）营养支持　前列腺癌早期无症状，患者有症状就医时多已属中、晚期，且多有不同程度的机体消耗。对这类患者在有效治疗疾病的同时，需给予营养支持，告知患者保持丰富的膳食营养，尤其多食富含多种维生素的食物，多饮绿茶，必要时给予肠内、外营养支持。

（2）心理护理　多与患者沟通并解释病情，前列腺癌恶性程度属中等，经有效治疗后疗效尚可，5年生存率较高。让患者充分了解自己的病情，如手术创伤不大、恢复较快等，从而减轻思想压力，稳定情绪，消除恐惧、焦虑心理。

（3）术前准备　做好术前常规准备。为避免术中损伤直肠，需做肠道准备。

2. 术后护理

（1）休息与饮食　卧床休息3～4日后可下床活动，肛门排气后可进流质饮食，逐渐过渡到普食。

（2）并发症的预防及护理　①出血：根治性手术后有继发出血的可能，若血压下降、脉搏增快，引流管内引出鲜血并立即凝固，每小时量超过100ml以上，提示继发出血，应立即通知医师处理。②感染：加强各项基础护理措施，保持切口清洁，敷料渗湿及时更换，保证引流管通畅且固定牢靠，应用广谱抗菌类药物预防感染，发现感染征象时立即通知医师处理。

3. 健康教育

（1）康复指导　适当锻炼，加强营养，增强体质。动物脂肪、红色肉类是前列腺癌的危险因素，应少吃。豆类、谷物、蔬菜、水果、绿茶对预防本病有一定作用，可以多吃。

（2）用药指导　雌激素、磷酸雌二醇氮芥均能抑制前列腺癌的进展，但容易出现心血管、肝、肾、肺等并发症，故用药期间应严密观察。

（3）复诊指导　定期检测PSA可作为判断预后的重要指标，若有骨痛，应做放射性核素扫描检查，确定有无骨转移。

（六）护理评价

通过治疗和护理，患者是否：①营养状况改善；②焦虑与恐惧减轻或消失；③未发生并发症，或并发症被及时发现并处理。

护爱生命17-5

膀胱癌、前列腺癌是泌尿系统的常见肿瘤，临床上常用手术治疗。泌尿外科医生一直是先进外科技术的领导者，在20世纪90年代初成为腹腔镜的早期应用者和创新者。不到10年，又率先开展了现代机器人手术。随着技术的进步，现代机器人手术的使用变得更高效，成本效益比更加优化，学习曲线逐步缩短，术后临床结局进一步改善。自2000年引入机器人辅助根治性前列腺切除术（RARP）以来，RARP愈发成熟，已成为前列腺癌根治术的金标准术式。2016年，基于SEER数据库的一项研究显示，2003年仅为14%的RP是通过机器人辅助完成的，2016年已超过70%。目前，RARP被普遍认为优于开放手术，可以降低并发症，并在癌症控制、降低尿失禁和勃起功能障碍方面优于开放手术，而且可能会减少后续治疗。这些优点归因于机器人手术系统的放大三维视野以及精细操作，能够多方位的保护神经血管术和盆底结构。积极学习新技术，创新医疗护理方案，为人类生命健康保驾护航。

目标检测17-5

答案解析

1. 患者，男，68岁，因尿频、尿急、尿痛并伴有肉眼血尿症状就诊，初步诊断为膀胱肿瘤。经进一步检查，诊断该患者为表浅性膀胱肿瘤，首选的治疗方法正确的是（　）

A. 经尿道膀胱肿瘤切除术　　B. 膀胱部分切除术

C. 根治性膀胱全切　　D. 放疗

E. 化疗

2. 患者，男，52岁，肾癌行大部分切除术后2天。护士告知患者要绝对卧床休息，其主要目的是（　）。

A. 防止出血　　B. 防止感染

C. 防止肿瘤扩散　　D. 防止静脉血栓形成

E. 有利于肾功能恢复

3. 肾癌患者肾脏部分切除术后应卧床（　）。

A. 1～2天　　B. 2～3天　　C. 3～5天　　D. 5～7天　　E. 7～14天

4. 膀胱癌最常见的症状是（　）。

A. 无痛性肉眼血尿　　B. 尿频、尿急、尿痛

C. 排尿困难　　D. 尿潴留

E. 下腹包块

5. 肾癌出现血尿时表明肿瘤已发展到（　）。

A. 穿破肾包膜　　B. 穿入肾盂、肾盏

C. 血行转移　　D. 淋巴转移

E. 癌细胞种植到膀胱

6. 肾癌血尿的特点是（　）。

A. 无痛持续性全程血尿　　B. 无痛持续性终末血尿

C. 无痛间歇性全程血尿　　D. 无痛间歇性终末血尿

E. 肾绞痛伴血尿

7. 关于肾癌的描述，错误的是（　）。

A. 是最常见的肾脏恶性肿瘤　　B. 50～70岁为高发年龄

C. 多累及双侧肾脏　　D. 亦称肾细胞癌

E. 男女发病比约为2：1

8. 关于肾和膀胱肿瘤的叙述，错误的是（　）。
   A. 疼痛性血尿是常见的首发症状
   B. 男性肾肿瘤可伴发精索静脉曲张
   C. 病程早期常无疼痛
   D. 无痛间歇性血尿为常见的首发症状
   E. 膀胱肿瘤患者可伴发排尿困难、尿潴留
9. 当肾癌直径小于多少时可以采取保留肾组织的局部切除术（　）。
   A. <1cm　　B. <2cm　　C. <3cm　　D. <4cm　　E. <5cm
10. 可用于晚期肾癌患者的免疫治疗的药物是（　）。
   A. 卡铂　　B. 环磷酰胺
   C. 白细胞介素-2　　D. 阿奇霉素
   E. 氟尿嘧啶

（黄小娥）

书网融合……

重点回顾　　微课　　习题

第十八章　骨与关节外科疾病患者的护理

第一节　骨折患者的护理

PPT

学习目标

知识目标：

1. 掌握　骨折的概念、病因、分类、临床表现、并发症和护理措施；常见四肢骨折、脊柱骨折、脊髓损伤的临床表现和护理措施。

2. 熟悉　骨折的愈合过程、影响愈合的因素、治疗原则；四肢骨折、脊柱骨折和脊髓损伤的病因、分类、治疗原则。

3. 了解　骨折的病理生理、辅助检查；四肢骨折、脊柱骨折和脊髓损伤的病理生理、辅助检查。

技能目标：

能为骨折患者制订护理计划并实施整体护理。

素质目标：

具有独立的思维能力及解决问题的能力。

导学情景

情景描述：患者，男，37岁。因右小腿被车轮碾压后疼痛、流血、活动障碍3小时入院。患者既往体健。查体：T 37.0℃，P 95次/分，R 20次/分，BP 140/80mmHg；患者一般情况较好，右小腿中段前内侧可见一1cm×2cm皮肤裂口，内可见骨折端，右小腿活动明显受限。X线检查：右胫骨中段骨折。医生初步诊断为右胫骨中段开放性骨折。

情景分析：结合患者的症状、体征以及X线检查结果，医生的初步诊断为右胫骨中段开放性骨折。护士应及时评估患者的病情变化，为医生的诊断提供有效的依据。同时掌握四肢骨折患者的围手术期护理措施，为患者提供优质护理，防治并发症，促进患者早日康复。

讨论：请问患者存在的主要护理诊断/合作性问题有哪些？医生准备为患者做急症手术，如何做好术前准备？术后如何护理？

学前导语：骨折是外科常见急症之一，若能正确诊断和治疗，大多数患者预后良好，但是骨折的类型较多，并发症也多，若延误诊断和治疗，则会引起严重后果，甚至死亡，所以作为临床护士需要有独立的思维能力及解决问题的能力。

一、概述

骨折（fracture）是指骨或骨小梁的完整性或连续性中断。

（一）分类

1. 根据骨折的程度和形态分为　①不完全骨折：骨的完整性和连续性部分中断，如裂缝骨折、青枝骨折。②完全骨折：骨的完整性和连续性完全中断，如横行骨折、斜行骨折、螺旋形骨折、粉碎性骨折、嵌插骨折、压缩骨折（图 18-1）、凹陷骨折和骨骺分离。

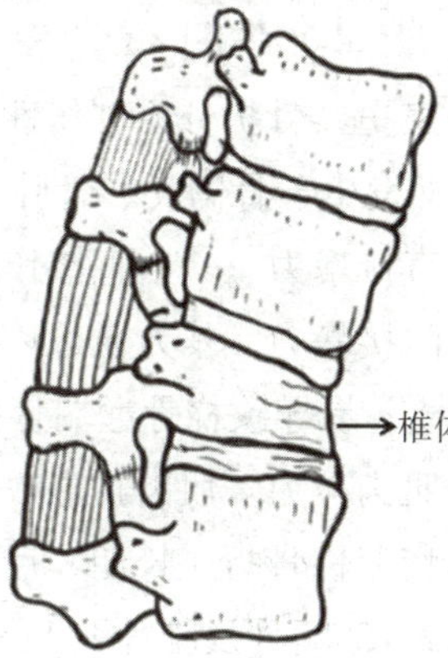

图 18-1　椎体压缩骨折

2. 根据骨折处是否与外界相通分为　①闭合性骨折：骨折处皮肤或黏膜完整，骨折端不与外界相通；②开放性骨折：骨折处皮肤或黏膜破裂，骨折端直接或间接与外界相通。如耻骨骨折伴膀胱或尿道破裂，尾骨骨折导致直肠破裂。

3. 根据骨折端的稳定程度分为　①稳定性骨折：骨折端不易移位或复位后不易再发生移位，如裂缝骨折、青枝骨折、横行骨折、压缩骨折、嵌插骨折等。②不稳定性骨折：骨折端容易移位或复位后易再移位；如斜行骨折、螺旋形骨折、粉碎性骨折等。

4. 骨折的移位情况　分为成角移位、侧方移位、短缩移位、分离移位及旋转移位（图 18-2）。

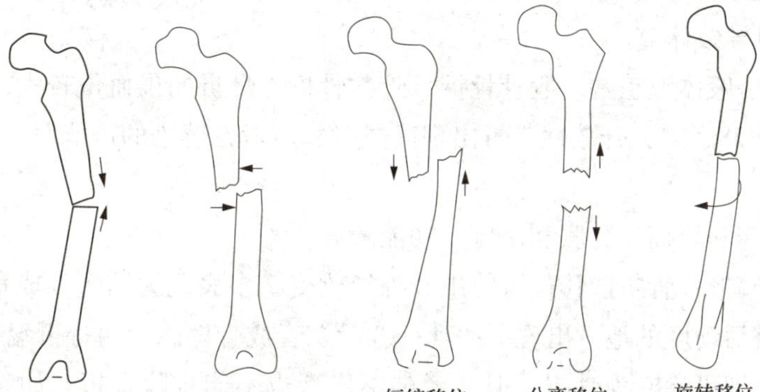

图 18-2　骨折端移位的方式

（二）骨折愈合及影响因素

1. 骨折愈合过程　骨折愈合分 3 个阶段，但三者不可截然分开，是相互交织并逐渐演进的过程。①血肿炎症机化期：骨折后周围形成血肿并逐渐机化，骨内膜和骨外膜处开始形成骨样组织，时间为 2 周。②原始骨痂形成期：膜内化骨及软骨内化骨过程逐渐完成，至骨折达到临床愈合，时间为 4～8 周。③骨痂改造塑型期：外骨痂、内骨痂、环状骨痂及腔内骨痂形成，并改造塑型，时间为 8～12 周。

2. 临床愈合标准　①局部无压痛及纵向叩击痛。②局部无反常活动。③ X 线片显示骨折处有连续性骨痂通过，骨折线已模糊。④拆除外固定后，上肢能向前平举 1kg 重物持续达 1 分钟；下肢不扶拐在平地连续行走 3 分钟，而且不能少于 30 步。⑤连续观察 2 周骨折处不变形。以上 5 条必须都达到。检查第 2 项和第 4 项时应慎重，可先练习数日后再测定，以不发生再次骨折为原则。

3. 影响骨折愈合的因素　骨折愈合过程受多种因素的影响。①全身因素：如年龄、营养和代谢因素、健康状况。②局部因素：如骨折的类型和数量、骨折部位的血液供应、软组织损伤程度、软组织嵌入以及感染等。③治疗方法因素：如反复多次的手法复位、骨折固定不牢靠、过早和不恰当的功能康复训练、治疗操作不当等。

想一想18-1

骨折愈合可分为哪几期？影响愈合的因素有哪些？

答案解析

（三）护理评估 微课

1. 健康史 骨折分为创伤性骨折和病理性骨折。创伤性骨折多见于交通事故、坠落或跌倒等，病理性骨折常发生于骨髓炎、骨肿瘤等疾病。

（1）直接暴力 暴力直接作用于受伤部位发生骨折，常伴有不同程度的软组织损伤。

（2）间接暴力 暴力通过传导、杠杆和旋转等方式使受力点以外的骨骼部位发生骨折。如跌倒时以手掌撑地，易导致桡骨远端骨折或肱骨髁上骨折。

（3）肌肉拉力 肌肉猛烈收缩可致肌肉附着处骨质撕裂。如股四头肌猛烈收缩，可致髌骨骨折。

（4）疲劳性骨折 长期、反复、轻微的直接或间接损伤可致肢体某一特定部位骨折。如远距离行军易致第2、3跖骨及腓骨下1/3骨干骨折。

2. 身体状况

（1）全身表现 见于严重骨折和多发性骨折。

1）休克 多由出血所致，特别是骨盆骨折、股骨骨折和多发性骨折。严重的开放性骨折或并发重要内脏器官损伤时也可导致休克。

2）发热 骨折后一般体温正常。股骨骨折、骨盆骨折等骨折的出血量较大，血肿吸收时可能出现低热，但一般不会超过38.5℃，开放性骨折出现高热时，应考虑感染的可能。

（2）局部表现

1）一般表现 疼痛和压痛、肿胀和瘀斑、功能障碍。

2）特有特征 ①畸形：骨折段移位可使患肢外形改变，多表现为缩短、成角或旋转畸形。②反常活动：在肢体不应该有活动度的地方出现了活动。③骨擦音或骨擦感：两骨折端相互摩擦时产生。

具有以上三者之一即可诊断为骨折，但三者都不出现也不能排除骨折，如裂缝骨折。应在初次检查时注意是否有反常活动、骨擦音或骨擦感，不可故意反复多次检查，以免加重周围组织损伤，特别是重要的血管、神经损伤。

（3）并发症 骨折常由较严重的创伤所致，有时骨折伴有或所致重要组织、器官的损伤比骨折本身更严重，甚至可以危及患者的生命。

1）早期并发症 ①休克：患者发生严重创伤时，骨折引起大出血或重要脏器损伤可致休克。②脂肪栓塞综合征：成人多见，多发生于粗大的骨干骨折，如股骨干骨折。由于骨折部位的骨髓组织被破坏，脂滴经破裂的静脉窦进入血液循环，引起肺、脑、肾等部位的栓塞所致。③重要内脏器官损伤：骨折导致肝、脾、肺、膀胱、尿道和直肠等损伤，如肋骨骨折可致肺损伤而出现气胸、血胸或血气胸，骶尾骨骨折导致直肠破裂等。④重要周围组织损伤：骨折可导致重要血管、周围神经、脊髓等损伤，如脊柱骨折和脱位伴发脊髓损伤。⑤骨筋膜室综合征：多见于前臂掌侧和小腿，常因骨折形成血肿和组织水肿致骨筋膜室内物体容积增加和（或）外包扎过紧致腔室内容积减小导致骨筋膜室内压力增高而发生。患者后期容易发生肌肉软组织坏死，甚至可以影响脏器功能，如肾脏。

2）晚期并发症 ①坠积性肺炎：主要发生于因骨折长期卧床的患者，特别是老年、体弱或伴有慢性疾病的患者。②压疮：骨突起处受压时，局部血液循环障碍易形成压疮，常见于骶尾部、髋部、足跟部等。③下肢深静脉血栓形成：多见于骨盆骨折或下肢骨折患者。下肢长时间制动，静脉血液回流缓慢，且创伤导致血液高凝，易导致下肢深静脉血栓形成。④感染：开放性骨折特别是污染较重伴有严重软组织损伤者，存在感染的危险，严重者可致化脓性骨髓炎。⑤骨化性肌炎：关节扭伤、脱位或关节附近骨折后出血，若处理不当使血肿扩大、机化，可能在关节附近的软组织内形成广泛骨化，严重影响关节活动功能。多见于肘关节周围损伤。⑥创伤性关节炎：多见于膝关节、踝关节等负重关节。⑦关节僵硬：骨折后关节内、外组织发生纤维粘连，关节囊及周围肌挛缩，导致关节活动障碍。⑧急性骨萎缩：是损伤所致关节附近的疼痛性骨质疏松，也称反射性交感神经性骨营养不良。好发于手、足骨折，典型症状是疼痛和血管舒缩紊乱。⑨缺血性骨坏死：常见股骨颈骨折后股骨头缺血坏死，腕舟状骨骨折后近侧骨折端的缺血性坏死。⑩缺血性肌挛缩：是骨折最严重的并发症之一，是骨筋膜室综合征处理不当的严重后果。典型的畸形是爪形手（图 18-3）、爪形足畸形。

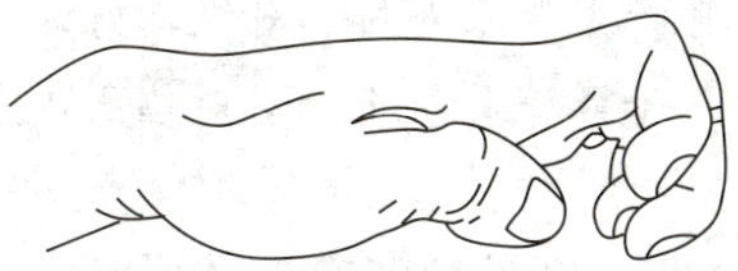

图 18-3　爪形手畸形

3. 心理-社会状况　骨折早期，急性创伤及治疗护理时的痛苦会使患者情绪剧烈变化，出现烦躁、焦虑、易怒的心理。骨折中后期，由于长时间的治疗休养，患者会从盲目乐观转变为疑虑、烦躁、萎靡等心理，部分患者会对治疗失去信心。当肢体发生暂时性或永久性功能丧失时，患者会出现悲观失望、孤独厌世，甚至轻生的心理。

4. 辅助检查

（1）实验室检查

1）血常规检查　骨折大量出血时可见血红蛋白、血细胞比容下降。

2）血钙、血磷检查　骨折愈合阶段，血钙、血磷增高。

3）尿常规检查　脂肪栓塞综合征时尿液中可出现脂肪球。

（2）影像学检查

1）X 线　疑有骨折者均应常规进行 X 线检查，可以帮助显示临床上难以发现的骨折。对临床上可以确诊的骨折，X 线检查有助于了解骨折的部位、类型和移位等，对于骨折的治疗具有重要指导意义。脂肪栓塞综合征时，胸部 X 线片可见多变的、进行性加重的肺部阴影。

2）CT 和 MRI　可发现结构复杂部位的骨折和其他组织的损伤，如椎体骨折、颅骨骨折。

5. 治疗要点

（1）现场急救　在现场急救时既要处理骨折，又要注意全身情况。急救的目的是用最简单有效的方法抢救生命、保护患肢、迅速转运，以便尽快得到妥善处理。

（2）院内处理　骨折的治疗有三大原则：复位、固定和功能锻炼。

1）复位　将移位的骨折端恢复正常或近乎正常的解剖关系，重建骨的支架作用，是治疗骨折的首要步骤，骨折复位方法有手法复位和切开复位两类。

2）固定　将骨折稳定在复位后的对位对线关系，以免畸形愈合或不愈合。固定的方法分为外固定（放置于身体外部的固定）和内固定（放置于身体内部的固定）。

3）功能锻炼　在不影响固定的情况下，尽早开始患肢肌肉、肌腱、韧带、关节囊等软组织的舒缩活动。促进血液循环，消除肿胀；减少肌萎缩、保持肌肉力量；防止骨质疏松、关节僵硬等并发症。

看一看18-1

骨折的复位标准主要有两个。①解剖复位：骨折段通过复位，恢复了正常的解剖关系，对位（两骨折端的接触面）和对线（两骨折段在纵轴上的关系）完全良好时，称解剖复位。②功能复位：经复位后，两骨折段虽未恢复至正常的解剖关系，但在骨折愈合后对肢体功能无明显影响者，称功能复位。

达到功能复位要满足以下标准。①骨折部位的旋转移位、分离移位必须完全矫正。②缩短移位在成人下肢骨折不超过 1cm；儿童若无骨骺损伤，下肢缩短在 2cm 以内，在生长发育过程中可自行矫正。③成角移位：下肢骨折轻微地向前或向后成角，与关节活动方向一致，日后可在骨痂改造塑形期内自行矫正。向侧方成角移位，与关节活动方向垂直，日后不能矫正，必须完全复位。否则关节内、外侧负重不平衡，易引起创伤性关节炎。上肢骨折要求也不一致，肱骨干稍有畸形，对功能影响不大；前臂双骨折则要求对位、对线均好，否则影响前臂旋转功能。④长骨干横行骨折，骨折端对位至少达1/3左右，干骺端骨折至少应对位3/4左右。

（四）常见护理诊断/合作性问题

1. 急性疼痛 与骨折部位神经损伤、软组织损伤、肌肉痉挛和水肿有关。

2. 有外周神经血管功能障碍的危险 与骨和软组织损伤、外固定不当有关。

3. 焦虑 与害怕肢体残疾、丧失劳动能力及生活不能自理等有关。

4. 潜在并发症 脂肪栓塞综合征、休克、骨筋膜室综合征、关节僵硬等。

（五）护理目标

（1）患者主诉骨折部位疼痛减轻或消失，感觉舒适。

（2）患者肢端维持正常的组织灌注，皮肤温度和颜色正常，末梢动脉搏动有力。

（3）患者焦虑程度减轻，能正确面对病情。

（4）患者未发生并发症，或并发症被及时发现并处理。

（六）护理措施

1. 现场急救

（1）判断病情 询问受伤时间、原因、受伤部位、伤后情况。及时评估患者生命体征，注意有无昏迷、呼吸困难、窒息、大出血及休克等。

（2）抢救生命 对于休克患者应注意保温，尽量减少搬动，有条件时立即输液、输血。对合并颅脑损伤处于昏迷者取仰卧位、头偏向一侧，防止呼吸道阻塞。有心跳骤停者立即给予心肺复苏。

（3）包扎伤口 开放性骨折，伤口出血大多数可用加压包扎止血。大血管出血，加压包扎不能止血时，可采用止血带止血，最好使用充气式止血带，并记录所用的压力和时间。

（4）妥善固定 现场固定可以避免继发损伤、止痛、便于搬运，固定的材料可就地取材，如木板、树枝，也可将上肢固定于胸部，下肢与健肢捆绑固定。

（5）迅速转运 患者初步处理妥善固定后，应尽快转运至附近的医院进行治疗。

2. 术前护理

（1）心理护理 加强沟通，了解患者的心理状况，生活上关心患者，给予必要的帮助，减少患者顾虑，有针对性地进行健康教育，尽早恢复功能锻炼及康复治疗，鼓励患者进行力所能及的活动。对骨折可能遗留残疾的患者，注意维护其自尊，使其既要敢于面对现实承认残疾，又要树立战胜伤残的勇气。

（2）减轻疼痛 根据疼痛原因对症处理。创伤、骨折引起的疼痛多在整复固定后逐渐减轻。伤口感染引起的疼痛应及时清创并使用抗生素治疗；患肢肿胀疼痛可抬高患肢及消肿处理来缓解疼痛；肌肉痉挛引起的疼痛可给予热疗和按摩；适当分散或转移患者的注意力；治疗或护理时动作轻柔准确，避免加重患者疼痛；疼痛严重时可遵医嘱给予止痛药。

（3）观察末梢循环 严密观察肢端血液循环状况，如皮色苍白、皮温降低、指（趾）腹瘪陷、毛细血管回流缓慢或消失、动脉搏动消失，提示动脉血供障碍；如皮色青紫、肿胀、毛细血管回流加快、动脉搏动良好，提示静脉回流障碍。一旦发现应及时处理，如适当抬高患肢、调整外固定的松紧度、定时放松止血带等。若出现骨筋膜室综合征应及时切开减压。若组织末梢循环障碍，严禁局部按摩、热敷、理疗，以免加重组织缺血和损伤。

（4）并发症的观察和预防 观察患者意识、生命体征、患肢远端感觉、运动和末梢血液循环等，若发现骨折早期和晚期并发症应及时报告医师，采取相应处理措施。

（5）术前准备　骨折手术前做好皮肤准备。四肢手术患者，要修剪指（趾）甲；清洗备皮范围内的皮肤、甲缝。搬运时注意保护患肢。

3. 术后护理

（1）体位　四肢手术后，抬高患肢，可减轻肿胀或预防水肿，对于石膏外固定者，应用枕头、沙袋垫好。

（2）加强营养　指导患者进食高蛋白、高热量、高维生素、高钙和高铁的食物，多饮水。多晒太阳以增加钙和磷的吸收，不能到户外的患者注意补充鱼肝油和维生素 D，多进食牛奶等含钙高的食物。

（3）注意观察伤口情况　观察伤口有无渗血，患肢血液循环情况，有无疼痛、肿胀、肢端麻木，检查局部皮肤颜色、温度、活动度和感觉。

（4）生活护理　指导患者在患肢固定制动期间进行力所能及的活动，为其提供必要的帮助，如协助进食、进水、排便和翻身等。

（5）功能锻炼　告知患者功能锻炼可改善患肢循环，预防肌肉萎缩、关节僵硬等并发症，使患者主动进行锻炼。制订活动计划，指导患者按计划进行功能锻炼，根据骨折愈合的不同阶段，有针对性的进行功能锻炼。骨折早期（骨折后 1 ~ 2 周内）功能锻炼以患肢肌肉等长舒缩运动为主，主要为被动活动，骨折部上下关节禁止活动；骨折中期（骨折后 3 ~ 8 周）在原有锻炼基础上，逐步恢复骨折上下关节的活动，由被动活动转为主动活动；骨折后期（临床愈合后）加强患肢关节主动锻炼和负重锻炼，使关节恢复正常活动范围和肢体正常力量。

练一练18-1

最早在骨折的哪一期就可以开始活动上下相邻的关节行功能锻炼（　）。

A. 骨折早期　　B. 骨折中期　　C. 骨折后期

D. 骨折中后期　　E. 临床愈合后

答案解析

4. 健康指导

（1）安全指导　指导患者和家属评估家庭环境的安全性，妥善放置可能影响患者活动的障碍物。指导患者安全使用步行辅助器械或轮椅。行走时需有人陪伴，以防摔倒。

（2）功能锻炼　告知患者出院后坚持功能锻炼的意义和方法。指导家属协助患者完成各种活动。

（3）复查　告知患者若骨折远端肢体肿胀或疼痛明显加重，肢体感觉麻木、肢端发凉，夹板、石膏或外固定器松动等，应立即到医院复查并评估功能恢复情况。

（七）护理评价

通过治疗与护理，患者是否：①主诉骨折部位疼痛减轻或消失，感觉舒适；②肢端维持正常的组织灌注，皮肤温度、颜色正常，末梢动脉搏动有力；③患者能保持良好的心态；④未发生并发症，或并发症被及时发现并处理。

二、牵引术和石膏绷带固定患者的护理

（一）常规护理

1. 术前护理

（1）心理护理　向患者及家属解释操作的意义、目的、步骤及注意事项，以得到患者配合。如石膏固定患者应解释操作过程中石膏散热属于正常现象。在操作过程中不可随意更换体位，必须固定在功能位或特定体位。

（2）了解患者病情　详细了解患者年龄、体重、一般健康情况、呼吸、排尿情况；了解辅助检查、既往史、药物过敏史等。骨牵引术前应询问患者药物过敏史，尤其是普鲁卡因过敏史，过敏者可改用1%利多卡因。

（3）患者准备　行牵引术的患者牵引肢体局部皮肤必须用肥皂和清水擦拭干净，去除油污。必要时备皮。行颅骨牵引时，剃除全部头发。行石膏固定患者用肥皂和清水清洁需石膏固定处的皮肤并擦干；有伤口者更换敷料；发现皮肤异常应记录并报告医生。

（4）用物准备　根据情况准备好用物，如皮牵引所需用物、石膏绷带固定所需用物、功能康复训练所需用物。

2. 术后护理

（1）生活护理　持续牵引或石膏绷带固定的患者活动不便，生活不能完全自理。应协助患者满足正常生理需要，如协助洗头、擦浴，教会患者使用创伤拉手、创伤便盆等。

（2）维持有效血液循环　密切观察患肢末梢血液循环情况。检查局部包扎有无过紧、牵引重量是否过大。若局部出现青紫、肿胀、发冷、麻木、疼痛、运动障碍及脉搏细弱时，详细检查、分析原因，及时汇报医师并配合处理。

（3）皮肤护理　长期卧床患者骨突部皮肤可出现水疱、溃疡及压疮。皮牵引患者主要观察胶布边缘有无水疱或皮炎。若有水疱，可用注射器抽吸并予换药；若水疱面积较大，立即去除胶布，暂停牵引或换用其他牵引方法。在可能发生压疮的部位放置棉圈、水垫、减压贴或应用气垫床，保持床单位清洁、干燥和平整，定时翻身，观察受压处皮肤情况。

（4）卧床并发症　由于长期卧床，患者还可能出现坠积性肺炎、便秘、下肢深静脉血栓形成等并发症，应注意预防，加强患者观察并及时处理。

（5）康复训练　根据情况指导患者做功能康复训练。

（二）牵引术

牵引术（traction）是利用适当的作用力和反作用力作用于骨折部，达到复位或维持复位固定的治疗方法。皮牵引又称间接牵引，是用贴敷于患者皮肤上的胶布或牵引带包捆于患者皮肤上，利用其与皮肤的摩擦力，通过滑轮装置，在肢体远端施加持续引力传递到骨骼上，以达到整复和维持复位的治疗方法。骨牵引又称直接牵引，是将不锈钢针穿入骨骼的某些特定部位，使牵引力量直接作用于骨骼，使脱位的关节或错位的骨折复位，并维持复位后的位置；牵拉固定关节，以减轻关节面所承受的压力，缓解疼痛，使局部休息。兜带牵引是利用布带或海绵兜带兜住身体突出部位施加牵引力。

1. 适应证

（1）骨折、关节脱位的复位及维持复位后的稳定。

（2）矫正和预防关节挛缩畸形。

（3）解除肌肉痉挛、消除肢体肿胀。

（4）骨和关节疾病治疗前准备。

（5）防止骨骼病变。

2. 禁忌证

（1）局部皮肤受损及肌肉力量强大或对胶布或泡沫塑料过敏者禁用皮牵引。

（2）牵引处有炎症或开放性创伤污染严重者，局部骨骼有病变或严重骨质疏松者禁牵引。

3. 操作前准备

（1）患者准备　见常规护理。

（2）用物准备　皮牵引所需用物：胶布、纱布绷带、扩张板、安息香酊或海绵牵引带；骨牵引备牵引器械包（内备骨圆针和克氏针、手摇钻、骨锤等）、切开包、牵引弓等手术器械；以及牵引床、牵引架、牵引绳、滑轮、重锤及包扎平整的布朗－毕洛架及托马斯架等。皮牵引的胶布两头分叉劈开，以扩展其宽度。在胶布长度中点粘着面上放置比肢端稍宽的中央有孔的扩张板。

4. 操作方法

（1）皮牵引　无创且简单易行，牵引重量一般为体重的1/10，根据情况酌情增减牵引重量。适用于小儿或老年人，牵引时间不宜过久，一般为2～4周，多用于四肢牵引。①胶布牵引：牵引肢体皮肤要清洁，多毛者应剃毛，皮肤涂复方安息香酊（婴幼儿除外），胶布事先备妥，平整无皱褶，两头分叉劈开。与肢体纵轴一致方向贴好胶布，外缠绷带，加上重量，进行牵引。②海绵带牵引：将海绵带平铺于床上，用大毛巾包裹需牵引的肢体，骨突处垫以棉花或纱布，将肢体包好，扣上搭扣，拴好牵引绳，安装牵引架，挂上重锤，进行牵引。

（2）骨牵引　牵引力量较大，持续时间长，可达到有效调节；因系有创牵引方式，要预防感染发生。常应用于颈椎骨折、脱位，肢体开放性骨折及肌肉丰富处的骨折。

1）进针　①四肢骨牵引：消毒皮肤，0.5%～1%利多卡因局麻，皮肤开小切口，协助医师用手摇钻将牵引针打穿骨质，从对侧皮肤穿出。针孔处皮肤用乙醇纱布覆盖，牵引针两端套上有胶皮盖的小瓶。②颅骨牵引：用安全钻头钻穿头骨外板，将牵引弓两侧的针尖插入此孔，旋紧固定螺丝，扭紧固定，以防滑脱。

2）牵引装置　牵引绳、滑车、重锤进行牵引。牵引重量根据病情、部位和患者体重确定，颅骨牵引一般为3～4kg；尺骨牵引一般为2～4kg；股骨髁上牵引一般是体重的1/8～1/6；胫骨结节牵引一般为7～8kg；跟骨牵引一般为4～6kg。

（3）兜带牵引

1）颌枕带　牵引常用于颈椎骨折、脱位及颈椎病等。卧床持续牵引时，牵引质量一般为2.5～3kg；坐位牵引时，牵引质量自6kg开始，可适当增加；每日1～2次，每次30～60分钟。牵引时，避免枕额带压迫两耳及头部两侧。

2）骨盆水平牵引　将骨盆兜带包托骨盆，在骨盆兜带上加适当重量，可定时间歇牵引。也可将特制胸部兜带拴在床架上或将床尾抬高20～30cm行反牵引，常用于腰椎间盘突出症的治疗。

3）骨盆悬吊牵引　将兜带从后方包托于骨盆，前方两侧系牵引绳，交叉至对侧上方通过滑轮及牵引支架进行牵引。常用于骨盆骨折的复位与固定。牵引重量以将臀部抬离床面2～3cm为准。

5. 常见护理诊断/合作性问题

（1）如厕自理缺陷　与骨牵引后肢体活动受限有关。

（2）有外周神经血管功能障碍的危险　与骨牵引时损伤神经、血管及皮牵引时包扎过紧有关。

（3）潜在并发症　牵引针、弓脱落及牵引针孔感染、关节僵硬等。

6. 护理目标

（1）患者能有效解决如厕自理缺陷。

（2）患者皮牵引包扎松紧适宜。

（3）患者未发生牵引针、弓脱落及牵引针孔感染、关节僵硬等并发症。

7. 护理措施

（1）维持牵引的有效性

1）皮牵引时注意胶布绷带、海绵有无松脱，扩张板位置是否正确，若出现移位，及时调整。

2）颅骨牵引时，每班检查牵引弓，并拧紧螺母，防止牵引弓脱落。

3）牵引重锤保持悬空，不可随意增加或移去牵引重量，不可随意放松牵引绳，以免影响骨折的愈合。

4）保持对抗牵引力，颅骨牵引时，应抬高床头；下肢牵引时，抬高床尾 15～30cm。若身体移位，抵住了床头或床尾，及时调整，以免失去反牵引作用。

5）告知患者和家属牵引期间牵引方向与肢体长轴应成直线，以达到有效牵引。不可随意中断牵引。

（2）做好并发症的观察和护理

1）窒息　由于头部牵引时体位不当、进食太快、食物质地较硬而呛入气管，或因颌枕带松脱压迫气管所致。表现为呼吸困难、发绀等。预防和处理：头部牵引时，绝对卧床休息，避免改变体位加重损伤；翻身时应轴线翻身，避免脱、拉、拽，防止扭曲加重脊髓损伤；进食从流质开始逐步过渡到普通软食，进食宜慢，禁吃硬质食物；兜带固定时定时检查颌枕带避免松脱，头部制动，必要时头部两侧放置沙袋，防止头部摆动，翻身时托住颌枕带。一旦出现窒息，立即通知医师，去除窒息因素，吸出或取出异物，头颈部取治疗体位，必要时气管切开。

2）血管和神经损伤　由于骨牵引穿针时判断不准确或下肢皮肤牵引时膝外侧腓骨小头下方受压所致。表现为出血、足背伸无力或足下垂等。预防与处理：密切观察创口敷料的渗血情况、肢体末梢的血供、患者生命体征及肢体运动情况；牵引时定位要准确，膝外侧垫棉垫防止受压，观察有无足背伸无力，一旦出现，立即调整牵引；颅骨牵引者还可能因为牵引针钻得太深引起颅内出血，术后应关注患者的意识、神经系统检查等。

3）牵引针、弓的脱落　多由牵引针打入太浅，螺母未拧紧或术后未定期拧紧引起。

4）牵引针孔感染　操作时未严格执行无菌技术操作、反复穿刺、未及时清除针孔处积血及分泌物或牵引针滑动导致。骨牵引针两端套上软木塞或胶盖小瓶；针孔处每日滴 75% 乙醇 2 次；及时清除针孔处分泌物或痂皮；牵引针若向一侧偏移，消毒后调整；发生感染者应充分引流，严重时应拔去钢针，更换牵引位置。

5）关节僵硬　最常见的是足下垂，主要与腓总神经受压及患肢缺乏功能锻炼有关。下肢水平牵引时，距小腿关节呈自然足下垂位，加之关节不活动，会发生跟腱挛缩和足下垂。

因此，下肢水平牵引时，在膝外侧垫棉垫，防止压迫腓总神经；可用垂足板将距小腿关节置于功能位。若病情许可，定时做距小腿关节活动，预防足下垂。部分患者还可能出现膝关节屈曲畸形、肩内收畸形等，均与长期固定体位、缺乏功能锻炼有关。

（三）石膏绷带固定

石膏绷带固定（plaster bandage）是将熟石膏粉撒在特制的稀孔纱布绷带上做成石膏绷带，用温水浸泡后包裹在患者肢体上，以固定患肢的方法。塑形能力强，固定效果好，维持时间长。近年来，粘胶型石膏绷带的使用较为广泛，是将胶质黏合剂与石膏粉完全混合后牢固地黏附在支持纱布上制成，使石膏绷带的处理更为清洁、舒适。

1. 适应证

（1）骨折复位后的固定。

（2）关节损伤和关节脱位复位后的固定。

（3）周围神经、血管肌腱断裂或损伤，皮肤缺损，手术修复后的制动。

（4）急（慢）性骨、关节炎症的局部制动。

（5）畸形矫正术后矫形位置的维持和固定。

2. 禁忌证

（1）全身情况差，如心、肺、肾功能不全者。

（2）伤口发生或疑有厌氧菌感染。

（3）孕妇、进行性腹水忌做躯干部大型石膏固定。

（4）年龄过大、新生儿、婴幼儿及身体衰弱者不宜行大型石膏固定。

3. 操作前准备

（1）患者准备　见常规护理。

（2）用物准备　根据情况选择合适型号的石膏绷带、棉垫、油布、35～40℃的温水、石膏刀、卷尺、有色铅笔等。

4. 操作方法

（1）体位　将患者置于关节功能位，特殊情况根据需要摆放。由专人维持或置于石膏牵引架上，中途不可变换体位。

（2）覆盖衬垫　在石膏固定处的皮肤表面覆盖一层衬垫，防止局部受压形成压疮。

（3）浸泡石膏　根据肢体长度选择石膏绷带的型号，平放入温水内浸泡充分后，向中间轻挤压，去除多余水分后，推摸压平，置于患肢背面。

（4）石膏包扎

1）石膏托制作　若制作石膏托，则直接用普通绷带缠绕即可。

2）石膏管型制作　若制作石膏管型，则将石膏卷平放入水桶并完全浸没，至石膏卷停止冒气泡时双手持石膏卷两头取出，挤去多余水分。石膏卷贴着躯体从肢体近侧向远侧推动，使绷带粘贴缠绕，每圈绷带覆盖上一圈绷带的1/3。缠绕过程中用一手掌均匀抚摸绷带，以使各层粘合紧密、平整无褶，不可包得过紧或过松；层次均匀，一般5～7层，绷带边缘、关节部及骨折部多包2～3层；石膏绷带的厚度上下一致，以不断裂为标准，不可任意加厚。

（5）捏塑　石膏未定型前，根据局部解剖特点适当捏塑及整理，使石膏在干固过程中固定牢稳而不移动位置，重点注意几个关节部位。在石膏表面涂上石膏糊，加以抚摸，使表面平滑。四肢石膏绷带应露出指（趾），以便观察肢体末端血供循环、感觉和运动，同时可进行功能锻炼。

（6）包边　将衬垫从内面向外拉出一些，包住石膏边缘，若无衬垫，可用一宽胶布沿石膏边包起。在石膏表面涂上石膏糊，使表面平滑。

（7）标记　用记号笔在石膏外标记固定日期及预定拆石膏的日期。

（8）干燥　一般自然风干，必要时可用烤灯或热风机加快干固。

（9）开窗　石膏未干前，为便于局部检查或伤口引流、更换敷料等，可在相应部位石膏上开窗。方法是划出开窗范围，用石膏刀沿标记线向内侧斜切，边切边将切开的石膏向上拉直至完全切开。已开窗的石膏须用棉花填塞后包好，或将石膏盖复原后，用绷带加压包紧，以防软组织向外突出。

常用的石膏类型可分为石膏托、石膏夹板、石膏管型、躯干石膏及特殊类型石膏等。

想一想18-2

石膏固定操作的注意事项有哪些？

答案解析

5. 常见护理诊断/合作性问题

（1）躯体活动障碍　与石膏固定后肢体活动受限有关。

（2）有失用综合征的危险　与固定肢体长期缺乏功能锻炼有关。

（3）潜在并发症　骨筋膜室综合征、石膏综合征、压疮、出血等。

6. 护理措施

（1）石膏干固前

1）加快干固石膏　一般自然风干，从硬固到完全干固需24～72小时，天气冷时可通过适当提高室温、用烤灯、红外线照射等烘干及热风机吹干等方法，但必须注意石膏传热，温度不宜过高，且应经常移动仪器位置，避免灼伤。

2）搬运　搬运及翻身时，用手掌平托石膏固定的肢体，维持肢体的位置，避免石膏断裂。

3）体位　潮湿的石膏容易折断、变形，故须维持石膏固定的位置直至石膏完全干固，患者需要卧硬板床，用软枕妥善垫好石膏。术后8小时内患者勿翻身，8～10小时后协助翻身。四肢包扎石膏时抬高患肢，适当支托，以防肢体肿胀及出血。石膏背心及髋人字形石膏勿在头及肩下垫枕，避免胸腹部受压。下肢石膏固定应防足下垂及足外旋。

（2）石膏干固后

1）保持石膏的清洁　干燥髋人字形石膏及石膏背心固定者，尤其是婴幼儿患者，大、小便后应及时清洁臀部及会阴，并注意勿污染及弄湿石膏。石膏污染后用纱布蘸少量洗涤剂擦拭，清洁后立即擦干。断裂、变形和严重污染的石膏应及时更换。

2）保持有效固定　行石膏管型固定者，因肢体肿胀消退或肌肉萎缩可导致原石膏失去固定作用，必要时应重新更换。

3）并发症的观察及护理　①骨筋膜室综合征：骨筋膜室是由骨、骨间膜、肌间隔和深筋膜形成的密闭腔隙。四肢骨折时，骨折部位骨筋膜室内的压力增高，导致肌肉和神经因急性缺血而产生的一系列早期综合征，即为骨筋膜室综合征。应密切观察石膏固定肢体的末梢血液循环，注意评估5P征：疼痛（pain）、苍白（pallor）、感觉异常（paresthesia）、麻痹（paralysis）、脉搏消失（pulseless）。若患者出现肢体血液循环受阻或神经受压的征象，应立即放平肢体，并通知医师全层剪开固定的石膏，严重者需拆除，甚至行肢体切开减压术。②压疮：因行石膏固定术患者多需长期卧床，容易发生骨突部位的压疮。应保持床单位的清洁、干燥，定时翻身，避免剪切力、摩擦力等损伤。③化脓性皮炎：多因石膏塑形不好，石膏未干固时搬运或放置不当等导致石膏凹凸不平而引起皮损；部分患者可能将异物伸入石膏内搔抓石膏下皮肤，导致肢体局部皮肤受损。主要表现为局部持续性疼痛、形成溃疡、有恶臭及脓性分泌物流出或渗出石膏，应及时开窗检查及处理。④石膏综合征：部分行躯干石膏固定的患者可能出现反复呕吐、腹痛甚至呼吸窘迫、面色苍白、发绀、血压下降等表现，称为石膏综合征。常见原因为：a. 石膏包裹过紧，影响患者呼吸及进食后胃的扩张；b. 手术刺激神经及后腹膜致神经反射性急性胃扩张；c. 过度寒冷、潮湿等致胃肠功能紊乱。因此缠绕石膏绷带时不可过紧，且上腹部应充分开窗；调整室内温度在25℃左右，湿度为50%～60%；嘱患者少量多餐，避免过快、过饱及进食产气多的食物等。发生轻度石膏综合征可通过调整饮食、充分开窗等处理；严重者应立即拆除石膏，予禁食、胃肠减压、静脉补液等处理。⑤失用综合征：由于肢体长期固定、缺乏功能锻炼，导致肌萎缩；大量钙盐溢出骨骼可致骨质疏松；关节内纤维粘连致关节僵硬。因此石膏固定期间，应加强肢体的功能锻炼。⑥出血：手术切口或创面出血时，血液或渗出液可能渗出石膏，用记号笔标记出范围、日期，并详细记录。如血迹边界不断扩大，须及时报告医师，必要时协助医师开窗以彻底检查。⑦其他：由于行石膏固定术后长期卧床，患者还可能出现坠积性肺炎、便秘、尿路感染等并发症，应加强观察并及时处理。

（3）石膏拆除　拆石膏前需向患者解释，使用石膏锯时可能有振动、压迫及热感，但无痛感，不会切到皮肤。石膏拆除后，患者可能有肢体减负的感觉。石膏下的皮肤一般有一层黄褐色的痂皮或死皮、油脂等；其下的新生皮肤较为敏感，避免搔抓，可用温水清洗后涂润肤霜保护皮肤，每日行局部按摩。由于长时间固定不动，开始活动时肢体可能产生关节僵硬感或肢体肿胀，应指导患者加强患肢功能锻炼，必要时用弹性绷带包扎患肢，并逐步放松，以缓解不适症状。

（四）功能锻炼

功能锻炼是骨科患者治疗的重要组成部分，是促进肢体功能恢复、预防并发症的重要保证。康复训练应遵守循序渐进、动静结合、主动与被动相结合的原则。可应用图、表的方式与患者共同讨论并制订个性化的功能锻炼方案，从而充分调动患者的主观能动性，争取早期、科学、合理地进行康复训练。通常骨科患者的功能康复训练分 3 个阶段。

1. 初期　术后 1 ~ 2 周，此期功能锻炼的主要目的是促进肢体血液循环，消除肿胀，防止失用综合征。此期病变部位可能由于疼痛、肿胀导致肢体活动受限，因此功能锻炼应以肌肉等长舒缩运动为主；而身体其他部位应加强各关节的主动活动。

2. 中期　术后 2 周以后，即手术切口愈合、拆线到解除牵引或外固定支具，此时病变部位肿胀已消退，局部疼痛减轻，应根据病情需要，在医护人员指导和健肢的帮助下，配合简单的器械或支架辅助锻炼，逐渐增加病变肢体的运动范围和运动强度。

3. 后期　此期病变部位已基本愈合，外固定支具已拆除，应加强关节活动范围和肌力的锻炼，并配合理疗、按摩针灸等物理治疗和外用药物熏洗，促进恢复。

此外，还应保持关节功能位置，但由于功能位是相对的，在临床实际应用中应视患者的年龄、性别、职业等综合因素确定。

三、常见四肢骨折

（一）肱骨干骨折

肱骨干骨折（fracture of shaft of humerus）是发生在肱骨外科颈下 1 ~ 2cm 至肱骨髁上 2cm 之间的骨折。多见于青壮年，好发于中部，其次为下部，上部最少。中下 1/3 骨折容易发生桡神经损伤，下 1/3 骨折易发生骨折不愈合。

1. 护理评估

（1）健康史　肱骨干骨折可由直接暴力或间接暴力引起。直接暴力常由外侧打击肱骨干中部，致横行或粉碎性骨折。间接暴力常由于手部或肘部着地，多导致中下 1/3 骨折。也可因投掷运动或“掰腕”引起，多为斜行或螺旋形骨折。骨折端的移位取决于外力作用的大小、方向、骨折的部位和肌肉牵拉方向等。

（2）身体状况　受伤后上臂出现疼痛、肿胀、畸形、皮下瘀斑和上肢活动障碍。检查可发现反常活动、骨摩擦感/骨擦音。若合并桡神经损伤，可出现患侧垂腕畸形。

（3）辅助检查　X 线检查可确定骨折类型、移位方向。

（4）治疗要点

1）手法复位外固定　在止痛、持续牵引和使肌肉放松的情况下复位，复位后可选择石膏或小夹板固定。

2）切开复位内固定　在切开直视下复位后用加压钢板螺钉内固定或带锁髓内针固定。

3）功能锻炼　术后应早期进行功能锻炼。在锻炼过程中，要随时检查骨折对位、对线及愈合情况。期间，可配合理疗、中医、中药治疗等。

2. 常见护理诊断/合作性问题

（1）疼痛　与骨折、软组织损伤、肌痉挛和水肿有关。

（2）潜在并发症　骨筋膜室综合征、骨化性肌炎、骨折畸形愈合。

3. 护理措施

（1）减轻疼痛　及时评估患者疼痛程度。

（2）观察患肢末梢循环　用吊带或三角巾将患肢托起，以促进静脉回流，减轻肢体肿胀疼痛。严密观察患肢末梢颜色、温度、肿胀、感觉运动情况，如患肢末端肿胀、皮温降低、剧痛、感觉麻木应及时报告医生配合做好处理。

（3）并发症的观察和护理　严密观察患者是否有桡神经损伤症状，如发现有垂腕、指掌关节不能伸直、拇指不能外展或手背桡侧皮肤有大小不等感觉麻木区，要及时查找原因，尽快解除压迫或行神经探查术。

（4）指导功能锻炼　复位固定后尽早开始练习指、掌关节活动，并进行上臂肌肉的主动舒缩运动，但禁止做上臂旋转运动。骨折中期开始主动的腕、肘关节屈伸活动和肩关节的外展、内收活动，逐渐增加活动量和活动频率。6~8 周后加大活动量，并做肩关节旋转活动，次数由少到多，进行各方面的综合练习，切不可操之过急。

（二）肱骨髁上骨折

肱骨髁上骨折（supracondylar fracture of humerus）是指肱骨干与肱骨髁交界处发生的骨折。常见于 10 岁以内的儿童，有时可伤及肱动脉、正中神经、桡神经。易并发前臂缺血性肌痉挛，导致“爪形手”畸形。

1. 护理评估

（1）健康史　根据受伤机制不同，可分为屈曲型和伸直型。伸直型较为多见，往往是跌倒时，肘关节呈伸直或半屈状，手掌着地，地面的反作用力经前臂传导至肱骨下端所致；骨折的近侧端向前、下移位，远侧端向后、上移位（图 18－4）。

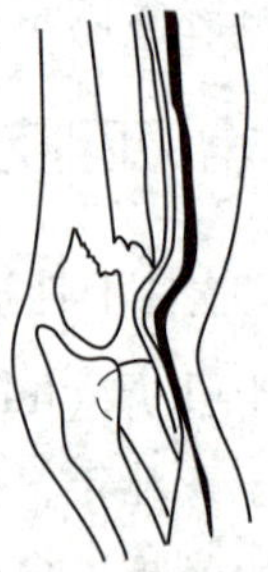

图 18－4　伸直型肱骨髁上骨折的移位情况

（2）身体状况　受伤后肘部出现疼痛、肿胀和功能障碍，肘后凸起，患肢处于半屈曲位，可有皮下瘀斑。检查有骨摩擦音及反常活动，肘部可扪到骨折断端，肘后三角关系正常。若正中神经、尺神经或桡神经受损，可有手臂感觉异常和运动功能障碍。

（3）辅助检查　摄肘部正、侧位 X 线片，明确骨折类型和移位。

（4）治疗要点

1）手法复位外固定　对受伤时间短、局部肿胀轻、没有血液循环障碍者，可进行手法复位外固定。受伤后局部组织损伤严重，出现严重肿胀时，应待 3~5 日肿胀消退后进行手法复位。

2）切开复位内固定　手法复位失败或有神经血管损伤者，在切开直视下复位后用作内固定。

3）功能锻炼　复位固定后应及时进行功能锻炼。伸直型肱骨髁上骨折易压迫或刺破肱动脉，损伤后局部严重肿胀，会影响远端肢体血液循环，导致前臂骨筋膜室综合征。因此在治疗过程中一旦确定骨筋膜室高压存在，应紧急手术，切开前臂掌、背侧深筋膜，充分减压，辅以脱水剂、血管扩张药等治疗，则可能预防前臂缺血性肌挛缩的发生。若儿童骨折的桡侧或尺侧移位未被纠正，或合并了骨骺损伤，则骨折愈合后可出现肘内翻或外翻畸形。

2. 常见护理诊断/合作性问题

（1）不依从行为　与患儿年龄小、缺乏对健康的正确认识有关。

（2）潜在并发症　骨筋膜室综合征、骨化性肌炎、骨折愈合畸形。

3. 护理措施

（1）术前护理

1）心理护理　应关心爱护患儿，同时加强患儿家属的指导，了解患儿的痛苦和需求，合理安抚患儿。

2）病情观察　观察石膏绷带或夹板固定的松紧度，必要时及时调整，以免神经、血管受压，影响有效灌注。观察前臂肿胀程度及手的感觉运动功能，如果出现高张力肿胀、手指发凉、感觉异常、手指活动障碍、被动伸指剧痛、桡动脉搏动减弱或消失，即应确定骨筋膜室高压的存在，须立即通知医师，并做好手术准备。如果已出现 5P 征，则手术也难以避免缺血性肌痉挛，从而导致“爪形手”畸形。

（2）术后护理

1）体位　用吊带或三角巾将患肢托起，以减轻肢体肿胀疼痛。

2）保持有效固定　观察固定位置有无变动，有无局部压迫症状，保持功能位。

3）指导功能锻炼　复位固定后尽早开始手指及腕关节屈伸活动，并进行上臂肌肉的主动舒缩运动，有利于减轻水肿。4 ~6 周后外固定解除，开始肘关节屈伸活动。手术切开复位且内固定稳定的患者，术后 2 周即可开始肘关节活动。若患者为小儿，应耐心向患儿及其家属解释功能锻炼的重要性，指导锻炼的方法，使家属能协助进行功能锻炼。

（3）健康指导

1）注意观察患肢情况　如出现皮肤颜色发绀、肢端发凉、剧痛、感觉异常等，应及时就诊。

2）定期复查　骨折后 2 周、1 个月、3 个月、6 个月复查，了解骨折的愈合情况，以便及时调整固定，防止畸形愈合。

（三）桡骨远端骨折

桡骨远端骨折是指发生在距离桡骨远端关节面 3cm 范围以内的骨折，该部位解剖结构较为薄弱，跌倒或出现撞击时，很容易因间接暴力的影响而发生骨折，以老年人多见。

根据受伤机制和骨折移位特点的不同，可以分为伸直型和屈曲型两种骨折，其中伸直型最常见。本节主要介绍伸直型桡骨远端骨折（又称 Colles 骨折）。

1. 护理评估

（1）健康史　伸直型骨折多由间接暴力所致，受伤时多为腕关节处于背伸位、手掌着地、前臂旋前时跌倒。

（2）身体状况　伤后局部疼痛、肿胀、出现典型畸形姿势，即侧面看呈“银叉”畸形（图 18 -5），正面看呈“枪刺样”畸形（图 18 -6）。局部压痛明显，腕关节活动障碍。

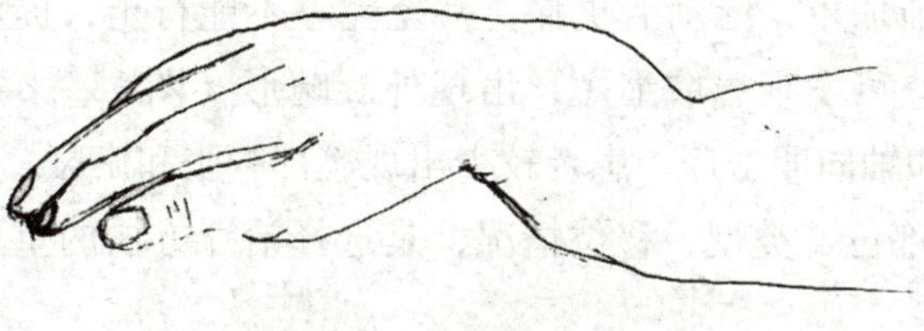

图 18 -5　“银叉”畸形

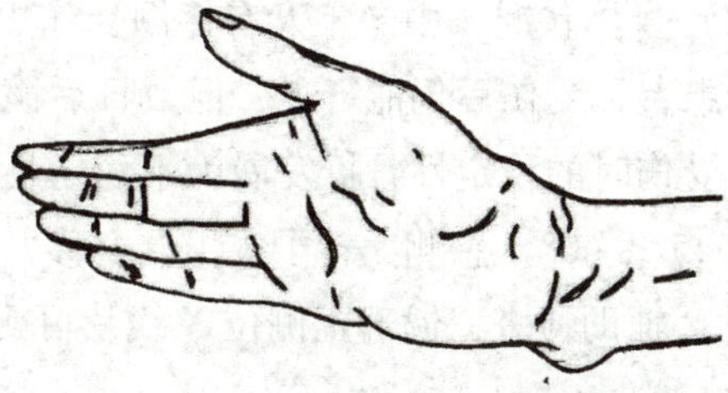

图 18 -6　“枪刺样”畸形

（3）辅助检查　X线可见骨折远端向背、桡侧移位，近端向掌侧移位。可合并下尺桡关节损伤、尺骨茎突骨折等。

（4）治疗要点

1）手法复位外固定　手法复位后在旋前、屈腕、尺偏位用超腕关节石膏绷带固定或小夹板固定2周。水肿消退后，在腕关节中立位继续固定2~4周。

2）切开复位内固定　严重粉碎性骨折移位明显、手法复位失败或复位后外固定不能维持复位者，可行切开复位，用松质骨螺钉、T形钢板或钢针固定。

2. 常见护理诊断/合作性问题　有外周神经血管功能障碍的危险，与骨和软组织损伤、外固定不当有关。

3. 护理措施

（1）术前护理

1）关心体贴患者　帮助患者解决由于手活动受限带来的生活不便。

2）预防急性肌萎缩　典型症状是疼痛和血管舒缩紊乱，治疗困难，以预防为主，早期应抬高患肢，加强功能锻炼。

（2）术后护理

1）体位　固定后抬高患肢，用吊巾或三角巾托于胸前，勿下垂或甩动。

2）病情观察　石膏或夹板固定应松紧度适宜，特别是肿胀高峰期和消退后，应及时根据情况调节松紧度。

3）指导功能锻炼　复位固定后尽早开始手指伸屈和用力握拳活动，并进行前臂肌肉舒缩运动。4~6周后可去除外固定，逐渐开始腕关节活动。

（四）股骨颈骨折

股骨颈骨折（femoral neck fracture）指股骨头下至股骨颈基底部之间的骨折。多发生在中老年人，以女性多见。

1. 护理评估

（1）健康史　常与骨质疏松导致骨质量下降有关，当遭受轻微扭转暴力时即可发生骨折。患者多在走路时滑倒，身体发生扭转倒地，间接暴力传导导致股骨颈发生骨折。青少年股骨颈骨折较少见，常需较大暴力才会引起，且多为不稳定性骨折。

1）按骨折线部位可分为　①头下型骨折；②经颈型骨折；③基底部型骨折。

2）按X线表现可分为　①内收骨折：远端骨折线与两侧髂嵴连线的夹角（Pauwels角）大于50°，由于骨折面接触较少，容易再移位，是不稳定性骨折。②外展骨折：Pauwels角小于30°。由于骨折面接触多，不容易再移位，是稳定性骨折（图18-7）。

（2）身体状况　中老年人有摔倒受伤史，伤后感髋部疼痛，下肢活动受限，不能站立和行走。嵌插骨折患者，受伤后仍能行走，但数日后髋部疼痛逐渐加重，活动后更痛，甚至完全不能行走，提示可能由受伤时的稳定性骨折发展为不稳定性骨折。检查可发现患肢缩短，出现外旋畸形（图18-8），一般在45°~60°。患侧大转子突出、上移，髋部压痛和轴向叩击痛。患者较少出现髋部肿胀和瘀斑。

（3）辅助检查　髋部正侧位X线片可明确骨折的部位、类型、移位情况，是选择治疗方法的重要依据。

（4）治疗原则

1）非手术治疗　无明显移位的骨折、外展型或嵌插型等稳定性骨折者，年龄过大、全身情况差、或合并有严重心、肺、肾、肝等功能障碍者，可选择非手术治疗。患者可穿防旋鞋，或下肢30°外展中立位皮肤牵引，卧床6~8周。

2）手术治疗　对内收型骨折和有移位的骨折，65岁以上老年人的股骨头下型骨折、青少年股骨颈骨折、股骨颈陈旧骨折不愈合以及影响功能的畸形愈合等，应采用手术治疗。手术方法有闭合复位内固定术、切开复位内固定术、人工关节置换术。

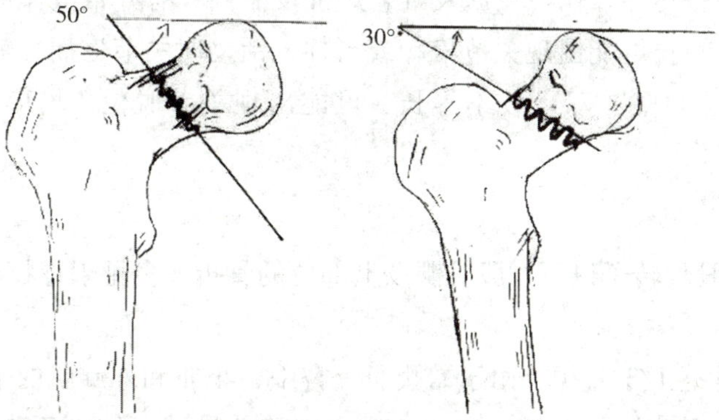

图18-7　内收与外展型骨折

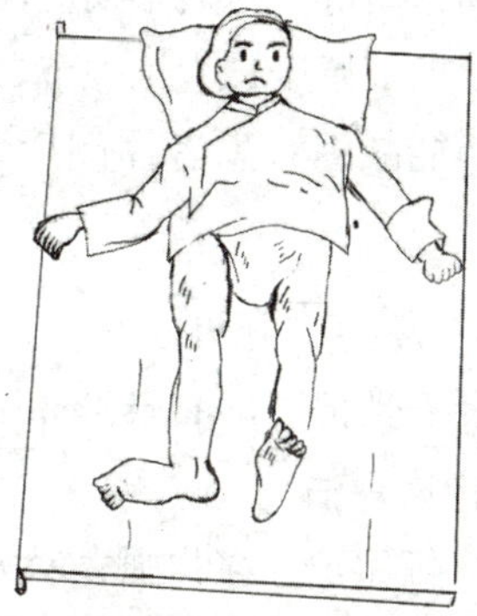

图18-8　股骨颈骨折造成的下肢外旋畸形

2. 常见护理诊断/合作性问题

（1）躯体活动障碍　与骨折、牵引或石膏固定有关。

（2）焦虑　与病程较长，预后难以估计有关。

（3）潜在并发症　下肢深静脉血栓、肺部感染、压疮、股骨头缺血坏死、骨折不愈合、关节脱位、关节感染等。

3. 护理措施

（1）术前护理

1）心理护理　老年患者住院期间护士应多巡视，特别是夜间；加强与家属的沟通，加强看护；能及时发现问题，立即处理和报告医师。评估患者心理状态，了解患者需求，协助患者做好生活护理。

2）保持正确的肢体位置　告知患者及家属，保持正确肢体位置是治疗的重要措施之一，取得配合。在检查和转移过程中，均应牵拉肢体，防止骨折移位加重。

（2）术后护理

1）体位　患肢置于软枕或Braun架上，保持外展中立位，行牵引维持，穿防旋鞋；忌外旋、内收；不侧卧；尽量避免搬运或移动髋部，搬运时将髋关节与患肢整个托起，防止关节脱位或骨折断端移位造成新的损伤。

2）病情观察　由于股骨颈骨折后需长期卧床，容易导致下肢深静脉血栓、肺部感染、压疮等晚期骨折并发症，应指导患者适应患肢较长时间不能负重带来的生活不便，努力提高自护能力，减少长期卧床所致并发症的发生。

（3）健康指导

1）非手术治疗　一般8周后复查X线，若无异常可去除牵引后在床上坐起；3个月后骨折基本愈合，可先扶双拐患肢不负重活动，后逐渐换单拐部分负重活动；6个月后复查X线检查显示骨折愈合牢固后，可完全负重行走。

2）内固定治疗　卧床期间患肢外展中立位。若骨折复位良好，术后早期即可扶双拐下床活动，逐渐增加负重重量，X线检查证实骨折愈合后可弃拐负重行走。

3）人工关节置换术　卧床期间两腿间垫枕，保持患肢外展中立位，生物型假体置换者一般于术后

1 周开始逐步行走练习。根据患者个体情况不同，制定具体康复计划，活动以不感到关节持续疼痛和肿胀等不适为宜。

在手术后 3 个月内，为避免关节脱位，应避免下蹲、坐矮凳、坐沙发、跪姿、盘腿、过度内收或外旋、交叉腿站立、跷二郎腿或过度弯腰拾物等动作，嘱患者尽量不做有损人工关节的活动，如爬山、爬楼梯和跑步等。术后早期应注意关节持续肿胀疼痛，伤口皮肤发红，局部皮温高，有异常液体流出，可能发生关节感染；人工关节置换术后使用时间长可能出现关节松动或磨损，活动时关节疼痛、跛行、髋关节功能减退；患者摔倒后髋部不能活动、疼痛、双下肢不等长，可能出现关节脱位，均应及时就诊。

（五）股骨干骨折

股骨干骨折（femoral shaft fracture）是指股骨转子以下、股骨髁以上部位的骨折，多见于青壮年。

1. 护理评估

（1）健康史　多由强大暴力引起。①股骨上 1/3 骨折：由于髂腰肌，臀中、小肌和外旋肌的牵拉，骨折近端屈曲、外展和外旋；骨折远端则由于内收肌的牵拉而向内、后方向移位导致向外成角和缩短畸形。②股骨中 1/3 骨折：由于内收肌群的牵拉，可使骨折向外成角。③股骨下 1/3 骨折：远折端由于腓肠肌的牵拉以及肢体的重力作用而向后方移位，可损伤腘窝的血管和神经。

（2）身体状况　受伤后患肢疼痛、肿胀，远端肢体异常扭曲，不能站立和行走。查体：患肢明显畸形，出现反常活动、骨擦音。单一股骨干骨折因失血量较多，可能出现休克前期表现；若合并多处骨折，或双侧股骨干骨折，可出现休克表现。若损伤腘窝的血管和神经，可出现远端肢体相应的血液循环、感觉和运动功能障碍。

（3）辅助检查　X 线正、侧位摄片可明确骨折的准确部位、类型和移位情况。

（4）治疗要点

1）非手术治疗　①皮牵引：儿童股骨干骨折多采用垂直悬吊皮牵引（图 18－9）治疗。②骨牵引：成人可采用 Braun 架固定持续牵引或 Thomas 架平衡持续牵引器固定方法治疗。一般需持续 8～10 周。

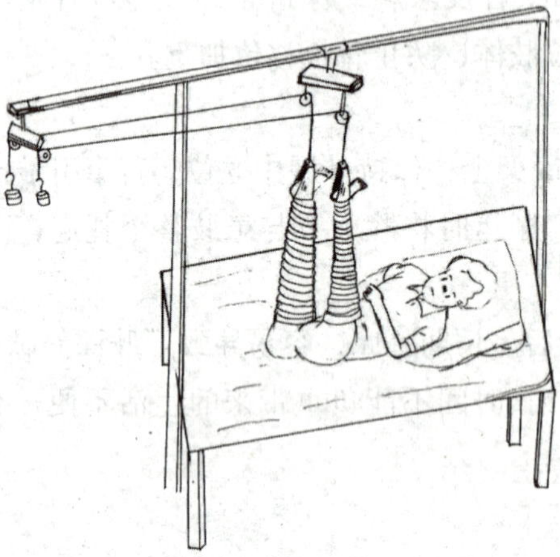

图 18－9　垂直悬吊皮牵引

2）手术治疗　非手术疗法失败、多处骨折、合并神经血管损伤、老年人不宜长期卧床者、陈旧骨折不愈合或有功能障碍的畸形愈合等患者，可行切开复位内固定术。常用加压钢板螺钉内固定，近几年带锁髓内钉固定方法已成为主流。

2. 常见护理诊断/合作性问题

（1）躯体活动障碍　与骨折、牵引、手术有关。

（2）潜在并发症　低血容量性休克、股骨缺血坏死、骨折不愈合等。

3. 护理措施

（1）严密观察病情　由于股骨干骨折失血量较大，应观察患者有无脉搏增快、皮肤湿冷、血压下降等低血容量性休克表现。一旦出现异常，及时报告医师并协助处理。

（2）牵引护理　参见本章“牵引术和石膏绷带固定患者的护理”部分。

（3）伤口护理　术后应注意伤口有无渗血及患肢末梢循环情况。

（4）指导功能锻炼　股骨干骨折患者需要长时间扶拐锻炼，应指导患者正确使用双拐。患肢复位固定后，可在维持牵引条件下做股四头肌等长舒缩运动，并活动足部、踝关节和小腿。在X线摄片证实有牢固的骨折愈合后，才能取消牵引，进行较大范围的运动。牵引8～10周后，改用外固定保护。

（六）胫腓骨干双骨折

胫腓骨干双骨折（tibiofibular shaft fractures）指胫骨平台以下至踝以上部分发生的骨折。是长骨骨折中最常见的一种，以青壮年和儿童居多。

1. 护理评估

（1）健康史

1）病因　①直接暴力：如重物撞击、车轮辗轧等损伤，可引起胫腓骨同一平面的横行、短斜行或粉碎性骨折。②间接暴力：如高处坠落后足着地，身体发生扭转所致。可引起胫骨、腓骨螺旋形或斜行骨折，软组织伤较小。儿童胫腓骨干骨折常为青枝骨折。

2）分类　①胫腓骨干双骨折；②单纯胫骨干骨折；③单纯腓骨骨折。前者最多见，骨和软组织损伤重，并发症多。后两者少见，常因直接暴力引起，移位少，预后较好。

（2）身体状况　受伤后患肢局部疼痛、肿胀，不敢站立和行走或有开放性伤口，严重者可见成角、缩短，足外旋畸形，可触及骨折端。小儿青枝骨折症状轻，易忽略，如伤后拒绝行走、局部压痛或肿胀等，应怀疑有骨折。

（3）辅助检查　X线检查应包括膝关节和踝关节，可确定骨折的部位、类型和移位情况。

（4）治疗要点　目的是矫正畸形，恢复胫骨上、下关节面的平行关系，恢复肢体长度。

1）非手术治疗　①手法复位外固定：稳定的胫腓骨干横行骨折或短斜行骨折可在手法复位后用小夹板或石膏固定，6～8周可扶拐负重行走。为减少下地活动时疼痛，可继续用石膏固定3～4周。②牵引复位：不稳定的胫腓骨干双骨折可采用跟骨结节牵引，纠正缩短畸形后行手法复位。

2）手术治疗　手法复位失败、损伤严重或开放性骨折者应切开复位，选择钢板螺钉或髓内针固定。

2. 常见护理诊断/合作性问题

（1）急性疼痛　与骨和软组织损伤、局部肿胀、开放伤口、骨折移位有关。

（2）焦虑　与出现并发症有关。

（3）潜在并发症　骨筋膜室综合征、腓总神经损伤、骨折不愈合。

3. 护理措施

（1）术前护理

1）心理护理　关心体贴患者，告知伤口和骨折的愈合过程，以及骨折所致的并发症的情况，使其能够及时调整心理状态，正确面对治疗。

2）体位　抬高患肢，保持外固定松紧适宜。

3）病情观察　观察小腿是否肿胀加重、肢端苍白、感觉消失，提示发生小腿骨筋膜室综合征，及时通知医生，做好切开减压的术前准备。若患肢出现足内翻下垂畸形，小腿前外侧、足背前内侧感觉障碍等，提示腓总神经损伤。

（2）术后护理

1）饮食护理　给予高热量、高蛋白、高维生素、高钙、高锌饮食。

2）病情观察　小腿骨筋膜室切开减压后，应密切观察生命体征、出入量，保持内环境稳定；观察有无感染、心律失常、肾功能损伤的发生。

3）伤口护理　伤口未愈合前采用暴露疗法时，可用护罩支撑被褥，避免伤口污染及碰撞，伤口渗液较多时，及时更换敷料；如伤口行负压封闭引流（VSD）时，做好负压吸引的护理。

4）牵引护理　观察牵引肢体长度，避免牵拉过度造成骨折不愈合。

5）指导功能锻炼　复位固定后尽早开始趾间和足部关节的屈伸活动，做股四头肌等长舒缩运动及髌骨的被动运动。去除牵引或外固定后遵医嘱进行踝关节和膝关节的屈伸练习以及髋关节的各种运动，逐渐下地行走。

四、脊柱骨折与脊髓损伤患者的护理

（一）脊柱骨折

脊柱骨折（spinal fractures）又称脊椎骨折，以胸腰段脊柱骨折最多见。可并发脊髓或马尾神经损伤，特别是颈椎骨折－脱位合并有脊髓损伤者，能严重致残甚至致命。

1. 护理评估

（1）健康史　多数脊柱骨折因间接暴力引起，少数为直接暴力所致。间接暴力多见于从高处坠落后头、肩、臀或足部着地，由于地面对身体的阻挡，使暴力传导致使脊柱骨折。直接暴力所致的脊柱骨折多见于战伤、爆炸伤、直接撞伤等。

胸腰段脊柱骨折可分为单纯性楔形压缩性骨折、稳定性爆破型骨折、不稳定性爆破型骨折、Chance 骨折、屈曲－牵拉型损伤、骨折－脱位。

（2）身体状况

1）局部表现　①疼痛：颈椎骨折者可有头颈部疼痛，不能活动。胸腰椎损伤后，因腰背部肌肉痉挛、局部疼痛，患者无法站立，或站立时腰背部无力，疼痛加重。腹膜后血肿刺激了腹腔神经节，使肠蠕动减慢，常出现腹痛、腹胀、肠蠕动减慢等症状。②局部压痛和肿胀：后柱损伤时中线部位有明显压痛，局部肿胀。③活动受限和脊柱畸形：颈、胸、腰段骨折患者常有活动受限，胸腰段脊柱骨折时常可摸到后凸畸形。严重者常合并脊髓损伤，造成截瘫。

2）全身表现　多发伤患者，常伴有颅脑、胸腹腔脏器及四肢损伤，可出现神志及生命体征改变。

（3）辅助检查

1）X 线　是首选的检查方法，有助于明确骨折的部位、类型和移位情况。

2）CT　凡有脊柱损伤或有神经症状者均须做 CT 检查，可以显示出椎体的骨折情况、椎管内有无出血和碎骨片。

3）MRI　可观察和确定脊髓损伤的程度和范围。

（4）治疗要点

1）急救搬运　脊柱损伤患者伴有颅脑、胸、腹腔脏器损伤或并发休克时首先处理紧急问题，抢救生命。

2）卧硬板床　胸腰单纯压缩骨折时，若椎体压缩不到 1/3 或患者年老体弱，可仰卧于硬板床上，骨折部位垫厚枕，使脊柱过伸。

3）复位固定　对颈椎半脱位者可予石膏颈围固定3个月，以防迟发性并发症。稳定性的颈椎骨折，轻者可采用颌枕带卧位牵引复位，牵引重量3kg；明显压缩移位者采用持续颅骨牵引复位，牵引重量3～5kg，必要时可增加至6～10kg。待X线片证实已复位，可采用头颈胸石膏固定约3个月，石膏干硬后即可起床活动。胸椎单纯压缩骨折时，可采用两桌法或双踝悬吊过仰复位，复位后包过伸位石膏背心。石膏干硬后鼓励患者起床活动，固定约3个月。

4）腰背肌锻炼　单纯压缩骨折患者卧床3日后开始腰背部肌肉锻炼，利用背伸肌的肌力和背伸姿势使脊柱过伸，借助椎体前方的前纵韧带和椎间盘纤维环的张力，使压缩的椎体自行复位，恢复原状。严重的胸腰椎骨折和骨折脱位者也应进行腰背肌功能锻炼。

2. 常见护理诊断/合作性问题

（1）躯体活动障碍　与疼痛和神经损伤有关。

（2）有失用综合征的危险　与脊柱骨折长期卧床有关。

（3）潜在并发症　脊髓损伤、压疮、喉头水肿。

3. 护理措施

（1）术前护理

1）急救搬运　脊柱骨折伴休克的患者应就地抢救，休克纠正后再搬动，搬动时用木板或硬担架，搬动过程中保持脊柱伸直，禁止躯干扭曲，以免加重脊柱损伤，疑有颈椎骨折的患者，搬运时一人固定头部，平行搬运。

2）脊髓损伤的观察和预防　观察患者肢体感觉、运动、反射和括约肌功能，是否随着病情发展而变化，及时发现脊髓损伤征象，报告医师并协助处理。尽量减少搬动患者，搬运时保持患者的脊柱中立位，以免造成或加重脊髓损伤。

3）预防压疮　①定时翻身：间歇性解除压迫是有效预防压疮的关键，故在卧床期间应每2～3小时翻身1次。翻身时采用轴线翻身法：胸腰段骨折者双臂交叉放于胸前，两护士分别托扶患者肩背部和腰腿部翻至侧卧位；颈段骨折者还需1人托扶头部，使其与肩部同时翻动。患者自行翻身时应先挺直腰背部再翻身，以利用绷紧的躯干肌肉形成天然内固定夹板。侧卧时，患者背后从肩到臀用枕头抵住以免胸腰部脊柱扭转，上腿屈髋屈膝下腿伸直，两腿间垫枕以防髋内收。颈椎骨折患者不可随意低头、抬头或转动颈部，遵医嘱决定是否垫枕及枕头放置位置。避免在床上拖拽患者，以减少局部皮肤剪切力。②合适的床铺：床单应清洁、平整、干燥和舒适，必要时使用气垫床，保持患者皮肤清洁干燥。③增加营养：保证足够的营养摄入，提高机体抵抗力。

4）心理护理　加强与患者的沟通，取得信任，说明手术治疗的目的和效果，取得患者配合，给予信心，帮助患者解决生活上的需求，打消顾虑，使患者建立积极向上的心态。

5）做好术前准备　备好各种抢救药品和仪器。

（2）术后护理

1）密切观察生命体征　密切观察患者病情，及时记录。

2）体位　颈椎手术后患者搬动时应保护颈部，减少搬动，翻身时轴线翻身。

3）并发症的观察　患者如出现声音嘶哑，呼吸表浅，提示有喉头水肿，易并发窒息，需严密观察妥善处理。

4）指导功能锻炼　正确指导和督促患者早期进行腰背肌功能康复锻炼。仰卧位锻炼法分三种。①五点支撑法：患者用头、双肘及双足作为支撑点，使背部、腰臀部向上抬起，悬空后伸。②三点支撑法：患者双臂放于胸前，用头及双足支撑，使全身呈弓形撑起。③四点支撑法：患者用双手及双足支撑，使全身腾空后呈拱桥形。俯卧位功能锻炼法分三步。①第一步：患者俯卧于床上，两上肢向背后伸，抬头挺胸，使头、胸及两上肢离开床面。②第二步：两腿伸直向上抬起，离开床面，可交替进行抬起，然后同时后伸抬起。③第三步：头、颈、胸及双下肢同时抬起，两上肢后伸，仅使腹部着床，身体呈弓形。

（二）脊髓损伤

脊髓损伤（spinal cord injury，SCI）是脊柱骨折的严重并发症，由于椎体的移位或碎骨片突出于椎管内，使脊髓或马尾神经产生不同程度的损伤，多发生于颈椎下部和胸腰段。

1. 病理 根据脊髓损伤的部位和程度可出现不同病理变化：①脊髓震荡；②脊髓挫伤；③脊髓断裂；④脊髓受压；⑤马尾神经损伤。此外，各种较重的脊髓损伤后均可立即发生损伤平面以下弛缓性瘫痪，称为脊髓休克。

2. 临床表现 脊髓损伤可因损伤部位和程度不同而表现不同。

（1）脊髓损伤 胸腰段脊髓损伤使下肢的感觉与运动功能产生障碍，称为截瘫。表现为受伤平面以下弛缓性瘫痪，运动、反射及括约肌功能丧失，有感觉丧失平面及大小便不能控制。2～4 周后逐渐演变成痉挛性瘫痪，表现为肌张力增高，腱反射亢进，并出现病理性锥体束征。颈段脊髓损伤后，双上肢也有神经功能障碍，为四肢瘫痪，简称“四肢瘫”。上颈椎损伤时四肢均为痉挛性瘫痪，下颈椎损伤时由于脊髓颈膨大部位和神经根的毁损，上肢表现为弛缓性瘫痪，下肢仍为痉挛性瘫痪。

（2）脊髓圆锥损伤 表现为会阴部皮肤鞍状感觉缺失，括约肌功能丧失致大小便不能控制和性功能障碍，双下肢的感觉和运动仍可保留正常。

（3）马尾神经损伤 表现为损伤平面以下弛缓性瘫痪，有感觉及运动功能障碍及括约肌功能丧失，肌张力降低，腱反射消失。

（4）呼吸衰竭 是颈脊髓损伤的严重并发症。颈脊髓损伤后，肋间肌完全麻痹，可出现呼吸衰竭而死亡。

3. 辅助检查 参见“脊柱骨折”部分。

4. 治疗要点

（1）非手术治疗

1）固定和制动 一般先采用颌枕带牵引或持续颅骨牵引，以防因损伤部移位而产生脊髓再损伤。

2）减轻脊髓水肿和继发性损害 ①激素治疗：地塞米松 10～20mg 静脉滴注，连续应用 5～7 日后，改为口服，3 次/日，每次 0.75mg，维持 2 周左右。②脱水：20% 甘露醇 250ml 静脉滴注，2 次/日，连续 5～7 日。③甲泼尼龙冲击疗法：只适用于受伤 8 小时以内者。每千克体重 30mg 剂量 1 次给药，15 分钟静脉注射完毕，休息 45 分钟，在以后 23 小时内以 5.4mg/(kg·h) 剂量持续静脉滴注。④高压氧治疗：一般伤后 4～6 小时内应用。

（2）手术治疗 目的是解除对脊髓的压迫和恢复脊柱的稳定性，目前还无法使损伤的脊髓恢复功能。一般而言，手术后截瘫指数可望至少提高 1 级，这对完全性瘫痪者而言作用有限，但却可能改善不完全性瘫痪者的生活质量。因此，对后者更应持积极态度。

5. 护理评估

（1）术前评估

1）健康史 ①受伤史：患者多有严重外伤史，如高空坠落、重物撞击腰背部、因塌方而被泥土、矿石掩埋等。应详细了解患者受伤的时间、原因和部位，受伤时的体位、症状和体征，搬运方式、现场及急诊室急救情况，有无昏迷史和其他部位复合伤等。②既往史与服药史：评估患者既往健康状况，有无脊柱受伤或手术史，近期是否因其他疾病而服用激素类药物，以及应用的剂量、时间和疗程。

2）身体状况　①全身：a. 生命体征与意识：评估患者的呼吸、血压、脉搏、体温和意识情况；b. 排尿和排便：了解有无尿潴留或充盈性尿失禁，尿液颜色、量和比重变化，有无便秘或大便失禁。②局部：a. 皮肤组织损伤：受伤部位有无皮肤组织破损，肤色和皮温改变，活动性出血及其他复合型损伤的征象；b. 腹部体征：有无腹胀和麻痹性肠梗阻征象；c. 神经系统功能：躯体痛觉、温度觉、触觉及位置觉的丧失平面及程度，肢体运动、反射和括约肌功能损伤情况。

3）脊髓功能丧失程度评估　可以用截瘫指数来表示。“0”代表功能完全正常或接近正常；“1”代表功能部分丧失；“2”代表功能完全丧失或接近完全丧失。一般记录肢体自主运动、感觉及括约肌功能主要是大、小便的功能情况，相加后即为该患者的截瘫指数，范围在“0～6”之间。截瘫指数可以大致反映脊髓损伤的程度、发展情况，便于记录、比较治疗效果。

4）心理－社会状况　评估患者和家属对疾病的心理承受能力，以及对相关康复认知和需求程度。

5）辅助检查　评估影像学检查和实验室检查结果有无异常，以帮助判断病情和预后。

（2）术后评估

1）患者躯体感觉、运动和各项生理功能恢复情况。

2）患者有无呼吸系统或泌尿系统功能障碍、压疮等并发症发生。

3）患者是否按计划进行功能锻炼，有无活动障碍引起的并发症。

6. 常见护理诊断/合作性问题

（1）低效性呼吸型态　与脊髓损伤、呼吸肌无力、呼吸道分泌物存留有关。

（2）躯体活动障碍　与脊髓损伤、肌无力、制动有关。

（3）体温过高或体温过低　与脊髓损伤、自主神经系统功能紊乱有关。

（4）便秘　与脊髓神经损伤、液体摄入不足、饮食和活动受限有关。

（5）焦虑　与对疾病治疗缺乏信心、担心预后有关。

（6）潜在并发症　肺部感染、压疮、尿路感染。

7. 护理目标

（1）患者呼吸道通畅，能够维持正常呼吸功能。

（2）患者感觉、运动能力有所改善，生活处理能力增强。

（3）患者体温保持在正常范围。

（4）患者能有效排便。

（5）患者焦虑程度减轻，能配合治疗护理。

（6）患者未发生肺部感染、压疮、尿路感染等并发症。

8. 护理措施

（1）术前护理

1）心理护理　应加强与患者的沟通，评估患者的心理状态，关心、支持患者，帮助患者提高自我护理能力，让患者和家属参与制订护理计划。帮助患者建立有效的社会支持系统，包括家庭成员、亲属、朋友、医务人员和同事等。

2）病情观察　密切观察生命体征，必要时每小时监测 1 次，及时记录；颈部脊髓损伤时，患者自主神经系统功能紊乱，往往出现高热（40℃以上）或低温（35℃以下）；详细观察肢体感觉、运动及反射等功能的恢复情况，肢体有无抽搐和麻痹平面的变化；留置导尿管，监测尿量，准确记录出入量。

3）维持有效呼吸　观察患者呼吸频率、幅度以评估呼吸型态，听诊呼吸音，判断有无呼吸困难和呼吸道梗阻存在；鼓励患者深呼吸和有效咳嗽训练，对于肋间肌麻痹的患者鼓励腹式呼吸；对于痰液黏稠者，给予雾化吸入，必要时吸痰或纤维支气管镜清理呼吸道，保持呼吸道通畅，防止感染；给予氧气吸入，根据动脉血气分析结果及时调整吸氧浓度；床边备好急救物品和药品。对于高位脊髓损伤的患者，应早期气管切开，减少呼吸道梗阻，防止肺部感染。

4）用药护理　常用甲泼尼龙、地塞米松等药物减轻水肿，使用时应严格遵医嘱按要求输液，同时必须使用心电监护仪和输液泵，密切观察患者的生命体征变化，观察患者有无消化道出血、心律失常等并发症。颈脊髓损伤后，自主神经系统功能紊乱，受伤平面以下毛细血管网舒张而无法收缩，皮肤不能出汗，对气温的变化丧失了调节和适应能力。室温 >32℃ 时，闭汗使患者容易出现高热（>40℃）；若未有效保暖，大量散热也可使患者出现低温（<35℃），这些都是病情危险的征兆。患者体温升高时，应以物理降温为主，如冰敷、酒精或温水擦浴、冰盐水灌肠等，必要时给予输液和冬眠药物降温。对低温患者以物理复温为主，调节室内温度、使用升温仪等，尽量避免热水袋、电热毯等，避免烫伤。

5）排便护理　脊髓损伤后，肠道的神经功能和膀胱一样受到破坏而发生失调，一般结肠蠕动都大为减慢，而活动减少和饮水减少也是便秘的原因。脊髓损伤 72 小时内患者易发生麻痹性肠梗阻或腹胀。

护士应指导患者多食富含膳食纤维的食物、新鲜水果和蔬菜，多饮水。在餐后 30 分钟做腹部按摩，从右到左，沿大肠行走的方向，以刺激肠蠕动。对顽固性便秘者可遵医嘱给予灌肠、中药通便或轻泻药。部分患者通过持续的训练可逐渐建立起反射性排便，方法为用手指按压肛门周围或者扩张肛门，刺激括约肌，反射性地引起肠蠕动。当反射建立后用手指按压肛门时即可有大便排出。

（2）术后护理

1）体位　瘫痪肢体保持关节于功能位，防止关节屈曲、过伸或过展。可用矫正鞋或支足板固定足部，以防足下垂。

2）病情观察　脊髓受手术刺激易出现水肿反应，术后严密观察躯体及肢体感觉、运动情况，当出现瘫痪平面上升、肢体麻木、肌力减弱或不能活动时，应立即通知医师，及时处理。

3）引流管护理　观察引流量与引流液颜色，保持引流通畅，以防积血压迫脊髓。

4）并发症的观察和护理　①压疮：脊髓损伤患者长期卧床，皮肤感觉下降，自主神经功能紊乱，骨隆突部位易发生缺血坏死。最常发生部位为骶尾部、股骨大粗隆、髂嵴和足跟等处。截瘫患者一旦发生压疮很难愈合，压疮每日渗出大量体液，消耗蛋白质，又是感染进入的门户，可因消耗衰竭和脓毒症死亡，因此预防压疮是脊髓损伤患者护理的一项重点。②肺部感染：由于患者脊髓损伤，咳嗽反射减弱或消失，且长期卧床，呼吸道引流不畅，痰液、分泌物沉积在肺部引起坠积性肺炎，如患者有人工气道、吸痰等也容易发生肺部感染。应鼓励患者加强深呼吸和有效咳嗽训练，叩击背部，定时翻身，加强痰液排出。③尿路感染：脊髓损伤患者因膀胱功能障碍、尿潴留、长期留置尿管或体液摄入不足，易发生尿路感染。鼓励患者多饮水，保持会阴部清洁，加强导尿管管理，防止尿液反流，管道密闭无菌。

5）功能锻炼　指导协助患者进行功能锻炼，对于瘫痪肢体应每日做被动的全范围关节活动和肌肉按摩，以防肌萎缩和关节僵硬，减少截瘫后并发症。对于未瘫痪部位，可以通过举哑铃和握力器等方法增强上肢力量，通过挺胸和俯卧撑等增加背部力量，为今后的自理生活做准备，增强患者的信心和对生活的热爱。

6）并发症的预防与护理　参见术前护理。

（3）健康教育

1）指导患者出院后继续康复锻炼，并预防并发症的发生。

2）指导患者练习床上坐起，使用轮椅、拐杖或助行器等移动工具，练习上下床和行走方法。

3）指导患者及家属应用清洁导尿术进行间歇导尿，预防长期留置导尿管而引起尿路感染。

4）告知患者需定期返院检查，进行理疗有助于刺激肌肉收缩和功能恢复。

9. 护理评价　通过治疗与护理，患者是否：①呼吸道通畅，能够维持正常呼吸功能；②感觉运动能力改善，生活处理能力逐渐恢复；③体温保持在正常范围；④能有效排便；⑤能保持良好心态，正确面对治疗和护理；⑥未发生并发症。

护爱生命18-1

骨折，中医称折骨、折伤、伤折、折疡。骨折后，患处可有瘀血、肿痛、畸形、骨声、轴心叩击痛、反常活动及功能障碍等表现。

中医治疗骨折具有独特的优势，讲究“手摸心会”，在没有X线检查的年代里，先摸骨，了解骨折移位情况，再采取“折按端提”的方法将骨折端复位，然后敷上外用药膏，用四块小夹板按照上下左右四个方向捆扎长骨，对其进行固定。对于脊柱、锁骨骨折则采取专门的手法，先复位后卧床休息，并配合中药内服外敷治疗，都取得了较好的疗效。中医治疗方法具有患者痛苦小、费用低的特点，充分体现了“简便廉验”的优势，是中华文明一大瑰宝。

目标检测18-1

答案解析

1. 关于骨折的愈合，下列描述正确的是（　）。
   A. 可以清晰地分为三个阶段　　B. 血肿炎症机化期约需3周
   C. 原始骨痂形成中起主要作用的是骨膜　　D. 原始骨痂形成期需4～8周
   E. 骨痂改造塑形完成即达到临床愈合
2. 患者，男，8岁，玩滑板时不慎跌倒，伤及左小腿，导致左小腿畸形、活动障碍，最有可能出现了下列哪种并发症（　）。
   A. 病理性脱位　B. 脱位　C. 肌腱损伤　D. 病理性骨折　E. 嵌插骨折

（3～6题共用题干）

患者，男，40岁，因在工地摔伤致左胫骨骨折被送进急诊室。

3. 对患者的护理，最重要的是（　）。
   A. 做好心理安慰　　B. 清创、石膏托固定
   C. 给止痛剂　　D. 提供一张床铺
   E. 止血
4. 下列哪项不是导致该患者骨折延迟愈合或不愈合的因素（　）。
   A. 反复多次手法复位　　B. 不恰当的切开复位
   C. 过早功能锻炼　　D. 局部血运不佳
   E. 没有达到解剖复位
5. 该患者骨折拆除外固定后关节活动较差，其主要原因是（　）。
   A. 关节强直　　B. 骨质疏松
   C. 肌肉无力　　D. 骨折尚未完全愈合
   E. 关节僵硬

6. 如果患者出现骨筋膜室综合征，其主要原因是（　）。

A. 感染　B. 筋膜室内高压

C. 肌肉挛缩　D. 主要神经损伤

E. 深静脉血栓形成

（7～10 题共用题干）

患者，女，67 岁，走路时不慎滑倒，摔倒时左手掌撑地，X 线显示 Colles 骨折。

7. 该患者手腕部典型的畸形表现是（　）。

A. 肘后三角关系失常　B. 方肩

C. 银叉样畸形　D. 外展畸形

E. 枪刺畸形

8. 若对该患者进行石膏固定治疗，正确的护理措施应该是（　）。

A. 患肢抬高

B. 掌曲尺偏位固定

C. 2 周后更换石膏

D. 4～6 周后可去除外固定，逐渐开始腕关节活动

E. 以上均是

9. 关于 Colles 骨折，下列错误的是（　）。

A. 治疗以手法复位为主

B. 骨折发生在距桡骨远端关节面 3cm 以内

C. 骨折远端向桡侧和背侧移位

D. 临床表现为枪刺刀和餐叉畸形

E. 大多由直接暴力所致

10. 关于 Colles 骨折的治疗，下列错误的是（　）。

A. 复位重要的是要恢复正常的掌倾角和尺倾角

B. 4～6 周后可去除外固定开始腕关节活动

C. 复位时需要充分的牵引

D. 应早期进行手指的屈伸活动

E. 多数需要手术治疗

（王　亮）

书网融合……

重点回顾　微课

PPT

第二节　关节脱位患者的护理

学习目标

知识目标：

1. **掌握**　关节脱位患者的护理措施。
2. **熟悉**　肩关节脱位、肘关节脱位及髋关节脱位的身体状况；脱位治疗要点。
3. **了解**　关节脱位的发病机制与分类。

技能目标：

学会运用护理程序，对患者实施整体护理。

素质目标：

关心、爱护患者，具有敏锐的观察能力及分析、解决问题的能力。

导学情景

情景描述：患者，男，40岁。因右髋部车祸伤后疼痛、活动受限6小时入院。患者受伤时正坐在副驾驶座上。查体：T 36.9℃，P 96次/分，R 22次/分，BP 150/80mmHg；患者一般情况较好，右髋部屈曲内收畸形，不能活动。医生初步诊断为右髋关节后脱位。

情景分析：结合患者的症状和体征，医生的初步诊断为右髋关节后脱位。护士应及时评估患者的病情变化，为医生的诊断提供有效的依据。同时掌握髋关节后脱位患者的护理措施，为患者提供优质护理，防治并发症，促进患者早日康复。

讨论：请问患者在功能康复过程中应该注意哪些事项？

学前导语：关节脱位是骨科常见急症之一，若能正确诊断和治疗，大多数患者很快治愈，但若延误诊断和治疗，则会引起严重并发症，所以作为临床护士需要有敏锐的观察能力及分析、解决问题的能力。

一、概述

关节脱位（dislocation of joint，luxation）是指关节面失去正常的对合关系，俗称脱臼。部分失去正常对合关系称为半脱位。外伤性脱位多发生于青壮年和儿童。四肢大关节中以肩、肘关节脱位为最常见，髋关节次之，膝、腕关节脱位则少见。

（一）发病机制与分类

全身各关节至少包括两个骨端被包围在关节囊内，囊外还有韧带和肌肉，因此，正常的关节有相当的稳定性。关节运动时，骨端不会超出关节囊的范围。但在跌倒或受外力冲击时，在一定的姿式下，可使关节囊破裂，于是骨端脱出而发生脱位。关节脱位的同时可以伴有关节附近的韧带、肌肉和肌腱的损伤，又可伴有撕脱性骨折及血管、神经等损伤。

1. 按发生的原因分类

（1）创伤　外来暴力作用于正常关节部位引起的脱位，青壮年多见。

（2）先天性关节发育不良　外界因素或内在原因影响胚胎期发育导致关节先天发育不良，或胎位不正、手法不当，出生后即出现脱位，且逐渐加重，如髋关节脱位，是由髋臼或股骨头先天发育不良引起的。

（3）病理改变　关节结构发生病变，头或臼遭受病变破坏，而引起脱位。如关节结核、类风湿关节炎等所引起的脱位。

（4）习惯性脱位　创伤性关节脱位后造成韧带、关节囊松弛或在骨附着处被撕脱，复位后没有按要求时间固定，使关节存在不稳定因素，轻微外力可导致再脱位，反复发生，称为习惯性脱位。多见于肩关节脱位。

想一想18-3

关节脱位按发生的原因可分为几种类型？最常见的是哪一种？

答案解析

2. 按脱位后时间分类

（1）新鲜脱位　脱位时间未超过3周。

（2）陈旧性脱位　脱位时间超过3周，一般闭合复位困难，常需切开复位。

3. 按脱位后皮肤是否破损分类

（1）闭合性脱位　指皮肤完好，关节软骨面未与外界空气相通。

（2）开放性脱位　指关节软骨面与外界空气相通。

（二）护理评估

1. 健康史

（1）外伤史　关节脱位多由间接暴力所致，要询问受伤当时的情况，了解受伤机制。

（2）骨关节病史　关节结核或类风湿关节炎所致的关节结构破坏，易导致关节病理性脱位。

2. 身体状况

（1）症状　关节疼痛、肿胀、功能障碍、局部压痛或有淤血斑。

（2）体征

1）畸形　脱位的关节处有明显的畸形，如关节变粗大、患肢变短或变长等。

2）弹性固定　由于关节囊、韧带的作用和周围肌肉痉挛，将患肢保持在异常位置，被动活动时可感到弹性抗力。

3）关节盂空虚　脱位后可在体表扪及关节所在的部位有空虚感。

（3）并发症　早期全身可合并复合伤、休克等，局部可合并骨折、血管和神经损伤。

3. 心理－社会状况　了解患者及家属对关节脱位的心理反应以及对复位后康复知识的了解程度。

4. 辅助检查　常用X线检查，可确定脱位的方向、程度、有无合并骨折等。

5. 治疗要点

（1）复位　包括手法复位和切开复位。以手法复位为主，应争取在最早时间内复位。时间越早越易复位，效果也越好。肌肉发达者或疼痛剧烈时应在麻醉下，肌肉得到松弛、疼痛缓解后再进行手法复位。手术切开复位指征：①有关节内骨折，经手法复位失败者；②有软组织嵌入，手法难以复位者；③陈旧性脱位手法复位失败者；④伴有神经、血管损伤者。

看一看18-2

先天性脱位及病理性脱位均由关节结构异常引起，若不修复关节结构将造成肢体短缩、关节僵硬或强直等，严重影响功能。创伤性关节脱位不仅造成两骨关节面的对合失去正常关系，同时还有关节软骨、滑膜、关节囊、韧带、肌肉等组织的损伤，还可伴有撕脱性骨折等，若不及时复位将影响这些组织的修复。陈旧性关节脱位关节周围及关节腔内血肿逐渐机化，大量的瘢痕组织充满关节腔内外，并与周围软组织粘连，关节囊、韧带及周围肌肉挛缩，很难复位。脱位状态持续时间过长会影响关节的血运，严重者可发生缺血性骨坏死。

（2）固定 复位后将关节固定于稳定的功能位置 2~3 周，使损伤的关节囊、韧带、肌肉等软组织得以恢复。

（3）功能锻炼 在固定期间经常进行关节周围肌肉的伸缩活动和患肢其他关节的主动活动。固定解除后，逐步进行患肢关节的主动功能锻炼，并辅以理疗、中药熏洗等，促进关节功能恢复。

（三）常见护理诊断/合作性问题

1. 疼痛 与关节脱位引起局部出血水肿压迫有关。

2. 躯体移动障碍 与关节脱位、疼痛、制动有关。

3. 潜在并发症 神经、血管损伤与关节移位压迫神经、血管有关。

4. 有皮肤完整性受损的危险 与外固定有关。

（四）护理目标

（1）患者疼痛减轻或消失。

（2）患肢功能康复，生活能自理。

（3）患者无周围神经、血管功能障碍发生。

（4）患肢功能预期康复，无并发症发生。

（五）护理措施

1. 一般护理 抬高患肢，以利于静脉回流、减轻肿胀。复位后，维持肢体关节于功能位。协助患者脱衣服时先脱健肢，穿衣服时先穿患肢。

2. 局部观察 观察关节周围血肿和软组织肿胀情况。复位后，局部关节脱位的专有体征是否消失，有无发生再脱位的危险。

3. 疼痛护理 脱位 24 小时内局部冷敷，减轻肌肉痉挛引起的疼痛。遵医嘱给予镇痛药。

4. 固定 石膏固定或行牵引固定。

5. 心理护理 给予患者生活上的照顾，及时解决困难，给予其精神安慰，减轻紧张心理。

6. 协助复位 手法复位为主。复位时间越早越容易复位，效果也越好。如果脱位时间较长，关节周围组织挛缩、粘连，空虚的关节腔被瘢痕组织充填，会给手法复位造成一定困难。必要时协助医生切开复位。

7. 功能锻炼

（1）复位期 后将关节固定于稳定位置 2~3 周，使损伤的关节囊、韧带、肌肉等软组织得以修复。

（2）固定期 进行关节周围肌肉的舒缩活动和患肢邻近关节的主动活动。

（3）拆除固定后 逐步进行肢体主动功能锻炼，防止关节粘连和肌肉萎缩。

8. 健康教育 解释可能的并发症，如有石膏固定的患者，应教会患者及家属观察固定肢体的感觉和运动，患肢末梢的血供情况，如有手指或足趾的颜色苍白或发绀、温度下降、感觉麻木等异常情况，及时就诊。

（六）护理评价

通过治疗和护理，患者是否：①疼痛减轻或消失；②患肢功能康复，生活能自理；③周围神经、血管功能正常；④患肢功能预期康复，无并发症发生。

二、肩关节脱位

肩关节活动范围大，关节盂面积小而浅，肱骨头相对大而圆，周围的韧带较薄弱，关节囊松弛，使肩关节的结构不稳定，故易发生肩关节脱位（shoulder dislocation）。

（一）病因与发病机制

肩关节脱位好发于青壮年，男性多于女性，多由间接暴力所致。当身体侧位跌倒时手掌或肘撑地，肩关节呈外展、外旋位，使肱骨头在外力作用下向前方突破关节囊，肱骨头滑出肩胛骨关节盂而脱位；也可由于上臂过度外展外旋后伸时，肱骨颈或肱骨大结节抵触于肩时构成杠杆的支点，使肱骨头向盂下滑出而发生脱位。直接暴力可致肩关节后方直接受到撞伤，使肱骨头向前脱位。肩关节脱位分为前脱位和后脱位。由于肩关节前下方组织薄弱，因此以前脱位多见。前脱位根据肱骨头的位置可分为喙突下脱位、盂下脱位和锁骨下脱位。脱位时可合并肱骨大结节撕脱骨折，严重者可合并肱骨外科颈骨折及臂丛神经损伤。

（二）身体状况

1. 症状 患肩疼痛、周围软组织肿胀、功能障碍。患肢呈轻度外展，以健手托患侧前臂，头和身体向患侧倾斜。

2. 体征 关节盂空虚，肩峰突出，肩部失去正常轮廓，呈方肩畸形，在关节盂外可触及肱骨头。患肢较对侧长。搭肩试验（Dugas 征）阳性，即患侧手掌搭于健侧肩部时，肘部不能紧贴胸壁；如果肘部紧贴胸壁，患侧手掌无法搭于健侧肩部。

（三）辅助检查

X 线检查能明确脱位的类型及有无合并骨折。

（四）治疗要点

1. 复位 一般在局麻下行手法复位。常用的复位方法有手牵足蹬法（Hippocrates 法）、牵引回旋复位法（Kocher 法）和悬垂法（Stimson 法）。当合并大结节骨折、肩胛骨关节盂骨折移位、软组织嵌入时，应积极采取手术治疗。

2. 固定 单纯肩关节脱位复位后腋窝外置棉垫，用三角巾悬吊上肢，将关节固定于内收、内旋位，屈肘 90°，固定 3 周。关节囊破损明显或仍有肩关节半脱位者，应将患侧手置于对侧肩上，上肢贴靠胸壁，腋下垫棉垫，用绷带将患肢固定于胸壁前，以防外旋和外展，一般固定 3 周，避免过早解除外固定造成关节囊修复不良，容易导致习惯性脱位。若合并有肱骨大结节撕脱骨折，应延长固定时间。

3. 功能锻炼 固定期间须活动未被固定的腕部与手指。疼痛肿胀缓解后，可指导患者用健侧手缓慢推动患肢外展与内收活动，活动范围应以不引起患侧肩部疼痛为原则。解除固定后主动锻炼肩关节的活动，应逐渐加大受伤关节的活动范围，如弯腰、垂臂、甩肩等锻炼。具体方法：患者弯腰 90°，患肢自然下垂，以肩为顶点做圆锥形环转，范围由小到大。4 周后，指导患者做手指爬墙外展、爬墙上举、滑车带臂上举、举手摸顶锻炼，使肩关节功能完全恢复。

三、肘关节脱位

肘关节脱位（elbow dislocation）较常见，发生率仅次于肩关节脱位，好发于 10～20 岁青少年。脱位后局部肿胀明显，如不及时复位，易导致前臂缺血性肌挛缩。

（一）病因与发病机制

多由间接暴力引起，其中以后脱位为多见，肱骨下端内外宽厚，前后扁薄；对应的尺骨鹰嘴突大，前方的冠突窝浅，对应的尺骨冠状突小，患者跌倒时，上臂伸直，手掌着地，暴力传递至尺、桡骨上端，尺骨鹰嘴突产生杠杆作用，使其半月切迹移向后上方，肱骨髁则向前脱出，而形成肘关节后脱位。如肘关节从后方受到直接暴力，可产生尺骨鹰嘴骨折和肘关节前脱位，这种脱位较少见。

（二）身体状况

1. 症状　肘关节局部疼痛、肿胀、功能障碍。肘关节呈半伸直位，患者以健手支托患肢前臂。

2. 体征　后脱位时，脱位后肘部变粗，上肢较短，肘后可扪及凹陷，鹰嘴明显向后突出，肘后三角关系失常。可合并正中神经或尺神经损伤，偶尔可损伤肱动脉。

（三）辅助检查

X线检查可明确脱位类型、移位情况及有无合并骨折。对于陈旧性关节脱位，能明确有无骨化性肌炎或缺血性骨坏死。

（四）治疗要点

1. 复位　大多数采用手法复位。复位时可在关节腔内做局部麻醉。置肘关节于半屈曲位，术者一只手握患臂腕部，沿前臂纵轴方向牵引，另一只手拇指压在尺骨鹰嘴突上，沿前臂纵轴方向做持续推挤，即可复位。对于手法复位失败者，可切开复位。

2. 固定　复位后用超关节夹板或长臂石膏托固定肘关节屈曲90°位，再用三角巾悬吊于胸前，一般固定2～3周。

3. 功能锻炼　固定期间行肌肉的舒缩锻炼，并活动各手指与肩关节，如伸掌、握拳、手指屈伸等活动。同时在外固定保护下做肩、腕关节、手指活动。解除固定后练习肘关节屈伸、前臂旋转活动及锻炼肘关节周围肌力。但应注意，强行屈伸关节不仅无法达到预期恢复功能的目的，反而可演变成骨化性肌炎，使关节丧失功能。

四、髋关节脱位 微课

髋关节脱位（hip dislocation）往往由于强大暴力引起，脱位的发生率较低。髋关节由股骨头和髋臼构成，属杵臼关节。髋臼为半球形，深而大，能容纳股骨头的大部分，周围有坚强的韧带及肌群保护，结构稳固，不易导致脱位。

（一）病因与发病机制

当发生交通事故时，患者膝、髋关节处于屈曲位，强大的外力使大腿急剧内收、内旋，暴力从膝部向髋部冲击，使股骨头穿出后关节囊。另外，外力直接作用于屈曲的膝部，沿股骨干纵轴方向向后，或外力由后方作用于骨盆，均可使股骨头向后冲破关节囊造成后脱位。按股骨头脱位后的位置可分为后脱位、前脱位和中心脱位，其中以后脱位最为常见。脱位常造成关节囊撕裂、髋臼后缘或股骨头骨折。有时合并坐骨神经挫伤或牵拉伤。

（二）身体状况

1. 症状　患侧髋部疼痛，肿胀不明显，主动活动功能丧失，被动活动时引起剧痛。可合并坐骨神经损伤。

2. 体征　患侧下肢呈屈曲、内收、内旋和短缩畸形。臀部可触及脱出的股骨头，大转子上移（图18－10）。

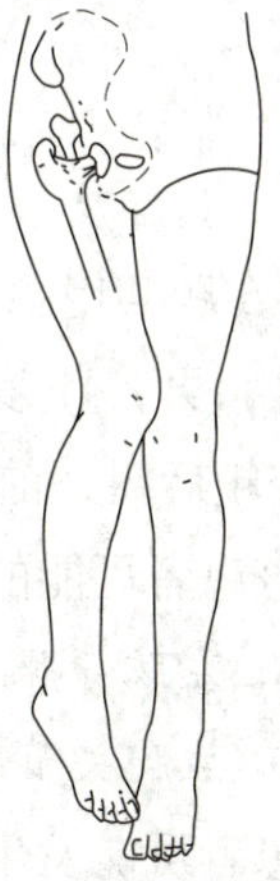

图18－10　髋关节后脱位患者患肢的畸形

（三）辅助检查

X线检查可了解脱位的类型及有无合并髋臼或股骨头骨折。

（四）治疗要点

1. 复位 髋关节脱位后宜尽早复位，力争在24小时内，全麻或脊椎麻醉下进行闭合复位。常用的复位方法有提拉法（Allis法）和旋转法（Bigelow法）。对于闭合复位失败者应采用手术切开复位加内固定。

2. 固定 复位后置下肢于外展中立位，持续皮牵引或穿防旋鞋固定患肢，保持患肢处于伸直、外展位，防止髋关节屈曲、内收、内旋，禁止患者坐起。一般固定2～3周。

3. 功能锻炼 早期，鼓励患者进行股四头肌舒缩练习及其余未固定关节的活动。3周后开始活动关节；4周后去除皮牵引，指导患者扶双拐或使用助行器下床活动；3个月内，患肢不负重，以免发生股骨头缺血性坏死；3个月后，经X线检查证实股骨头血液供应良好者，可尝试弃拐行走。

练一练18-2

关于髋关节脱位，下列描述不正确的是（ ）。

A. 后脱位最常见

B. 后脱位发生后，患侧下肢呈屈曲、内收、内旋畸形

C. 后期可以发生股骨头坏死

D. 常用旋转法复位

E. 复位后，可将下肢置于外展中立位固定

答案解析

护爱生命18-2

关节脱位，是骨科中比较常见的急症，一旦发生，往往手法复位就能奏效，我国传统中医疗法对该病的治疗积累了大量的经验！

本病发生后，患者往往痛苦较重，对关节功能影响也较大，如果不及时处理，往往会造成严重的并发症，致伤、致残率较高。所以，我们一定要学会及时地评估病情，充分发挥爱伤观念，尽量减轻患者痛苦；积极协助医师完成关节的复位及术后处理，尽早解除病痛、恢复关节的功能。

目标检测18-2

答案解析

（1～5题共用题干）

患者，男，41岁，身体向前摔倒时左手掌着地，致肘关节肿痛，不能活动3小时急诊入院。查体：左肘部变粗后突，前臂变短，肘后三角异常，左拇指不能外展，不能对掌及对指。

1. 该患者可能的诊断是（ ）。

A. 左肱骨髁上骨折　　B. 左肘关节脱位　　C. 左肩关节脱位

D. 左腕关节脱位　　E. 左桡骨骨折

2. 患者可能发生的并发症是（ ）。

A. 正中神经损伤　　B. 尺神经损伤　　C. 桡神经损伤

D. 桡骨小头脱位　　E. 尺骨骨折

3. 为确定损伤的类型、移位及有无合并骨折，最简单有效的检查方法是（　）。

A. 手术探查　B. CT　C. MRI　D. X 线检查　E. 体格检查

4. 患者伤后患肢疼痛剧烈难忍，以下操作中不恰当的是（　）。

A. 伤后 24 小时内，局部冷敷

B. 紧急使用吗啡

C. 采用心理暗示方法缓解疼痛

D. 进行护理操作或移动患者时，应托住患肢，动作轻柔

E. 伤后 24 小时后，局部热敷

5. 不符合患者情况的护理诊断问题是（　）。

A. 有皮肤完整性受损的危险　B. 便秘

C. 焦虑　D. 知识缺乏

E. 躯体活动障碍

（6～10 题共用题干）

患者，女，40 岁，乘坐出租车时发生车祸，右膝部受撞击后致右髋关节不能活动，屈曲、内收、内旋，X 线检查显示有髋关节脱位合并髋臼骨折。

6. 该患者髋关节脱位的类型应该是（　）。

A. 中心脱位　B. 前脱位　C. 后脱位　D. 侧脱位　E. 下脱位

7. 该患者最佳的处理措施是（　）。

A. 立刻采取手法复位　B. 立即行骨牵引

C. 对并发骨折采取外固定　D. 早期切开复位

E. 立即行皮牵引

8. 髋关节脱位晚期容易发生的并发症是（　）。

A. 复发性脱位　B. 股骨头坏死　C. 异位骨化　D. 脂肪栓塞　E. 感染

9. 患者在接受复位后应持续皮牵引并穿防旋鞋固定，固定的时间是（　）。

A. 1～2 周　B. 2～3 周　C. 3～4 周　D. 4～5 周　E. 5～6 周

10. 有关复位后下肢功能锻炼的说法，错误的是（　）。

A. 可配合热敷、理疗等方法促使关节功能恢复

B. 受伤早期要进行股四头肌舒缩运动

C. 固定患肢后，其他未固定的关节只能被动活动

D. 不可粗暴移动肢体，以免增加损伤

E. 解除固定后可逐渐增加关节活动幅度

（王　亮）

书网融合……

重点回顾　微课

第三节　骨与关节感染患者的护理

PPT

学习目标

知识目标：

1. **掌握**　急、慢性骨髓炎，关节结核患者的护理措施。
2. **熟悉**　急、慢性骨髓炎，关节结核患者的身体状况和处理原则。
3. **了解**　慢性骨髓炎、关节结核的病因和发病机制。

技能目标：

学会病灶内冲洗引流的方法及注意事项。

素质目标：

具有高尚的人格和道德素养，具有良好的沟通能力，具备扎实的理论和技能素养。

导学情景

情景描述：患儿，男，10岁。因“左膝疼痛3天，加重伴高热6小时”入院。患者1周前患急性扁桃体炎，3天前左膝有外伤史。查体：T 39.6℃，P 110次/分，R 21次/分，BP 120/85mmHg；患者呈急性面容，左膝前下方红肿、压痛，浮髌试验（-）。血常规检查：白细胞 12×10^9/L，中性粒细胞0.89。医生初步诊断为左胫骨上端急性化脓性骨髓炎。

情景分析：结合患儿的症状、体征以及实验室检查结果，医生的初步诊断为左胫骨上端急性化脓性骨髓炎。护士应及时评估患者的病情变化，为医生的诊断提供有效的依据。同时掌握急性化脓性骨髓炎患者的围手术期护理措施，为患者提供优质护理，促进患者早日康复。

讨论：请问该患儿存在的主要护理诊断/合作性问题有哪些？

学前导语：急性化脓性骨髓炎是化脓性细菌引起的比较严重的骨骼疾病，若能正确诊断和早期治疗，大多数患者很快治愈，但是急性化脓性骨髓炎的治疗及护理较复杂，若延误诊断和治疗，则引起病加重，甚至转变成慢性骨髓炎，导致疾病迁延不愈，所以作为临床护士需要具有高尚的人格和道德素养，具有良好的沟通能力，帮助、开导患儿及家属配合治疗；同时具备扎实的理论和技能素养，正确预判病情的转归，及时制定相应的护理方案。

一、化脓性骨髓炎患者的护理

化脓性骨髓炎（suppurative osteomyelitis）是一种常见病，是由化脓性细菌引起的骨组织感染，包括骨、骨膜和骨髓的化脓性炎症，“骨髓炎”只是一个沿用的名称。本病的感染有三种途径。①血源性感染：细菌从体内其他部位感染灶经血液循环到达骨骼。②创伤后感染：细菌经创口侵入骨骼，如开放性骨折感染后所发生的骨髓炎。③邻近感染灶：细菌从邻近软组织感染直接蔓延至骨骼，如脓性指头炎所致指骨骨髓炎。

（一）急性血源性骨髓炎 微课

本病好发于儿童的长管状骨干骺端，最常见于胫骨和股骨，其次为肱骨及髂骨等。

1. 护理评估

（1）健康史　急性血源性骨髓炎最常见的致病菌是金黄色葡萄球菌，其次为乙型链球菌，其余为大肠埃希菌、肺炎球菌等。体内先有原发性感染病灶，如疖、痈、扁桃体炎等，若处理原发病灶不当或机体抵抗力下降，细菌则由病灶进入血液循环，菌栓进入骨营养动脉，沉积于长管状骨干骺端的毛细血管内，导致发病。病理变化是骨质破坏及死骨形成，同时有新骨生成。大量菌栓停滞于长管状骨的干骺端，形成局限性小脓肿，使骨腔内压力骤增。脓肿继续扩大，高压的脓液可沿哈佛管至骨膜下，形成骨膜下脓肿，还可经哈佛管侵入髓腔。失去髓腔血管及骨膜的血供，造成松质骨和皮质骨的大量坏死和死骨形成。脓液可穿破骨膜或皮肤形成软组织脓肿或窦道（图18－11）。

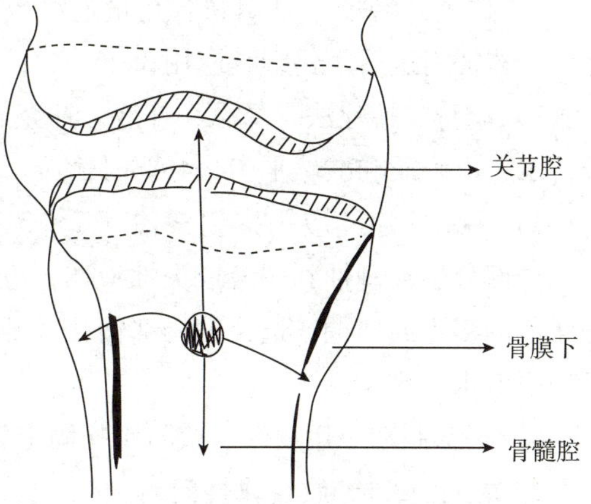

图18－11　急性血源性骨髓炎的蔓延路径

看一看18-3

急性化脓性骨髓炎早期，大量的菌栓停滞于干骺端、阻塞小血管，发生骨坏死，并有充血、渗出与白细胞浸润，加上形成的脓肿使骨髓腔内压力增高，临床上表现为患区疼痛，肢体半屈曲状，肌肉痉挛，拒绝主动与被动活动，红、肿情况不明显。继而小脓肿不断汇集形成大脓肿，骨内压力不断增高，脓液沿哈佛管到骨膜下，将骨膜掀起，形成骨膜下脓肿，临床上表现为局部红、肿、热、痛等感染症状更加明显。当脓液穿破骨膜后，成为软组织深部脓肿，此时由于压力减轻，疼痛可以暂时减轻。但红、肿、热症状并不减轻甚至加重。只有当脓液穿破皮肤后，上述症状才会逐渐减轻，体温也逐渐下降，病情进入慢性阶段。

（2）身体状况

1）症状　发病急骤，寒战、高热（39～40℃），儿童可有烦躁不安、脉速、呕吐及惊厥。重者可昏迷，甚至感染性休克。患肢有持续、进行性加重的疼痛，拒动。

2）体征　患肢主动与被动活动受限。局部皮肤温度增高、发红、肿胀，干骺处有局限性深压痛。数日后该处形成骨膜下脓肿，当脓肿穿破骨膜形成软组织深部脓肿时，疼痛反而减轻，但局部红、肿、热、压痛更为明显。当脓肿穿破皮肤时，体温可逐渐下降，但局部形成窦道。1～2周后，由于骨骼破坏，有发生病理性骨折的可能。

（3）心理－社会状况　评估患者和家属对疾病的发展过程、治疗和护理的了解程度；有无焦虑、恐惧等心理。评估患者的经济状况及家庭的支持情况。

（4）辅助检查

1）白细胞计数　一般在$10 \times 10^9/L$以上，中性粒细胞可占0.90以上。血培养可阳性。

2）局部脓肿分层穿刺　在干骺端压痛最明显处刺入，应边抽吸边深入，抽出混浊或血性液体可做涂片与细菌培养和药敏试验，发现脓细胞或细菌即可明确诊断。

3）X线　早期无骨质改变。发病2周后，出现干骺端骨质模糊或散在虫蛀样骨破坏，并有骨膜反应等。数周后出现骨破坏、死骨和新生骨形成。

4）CT、MRI　CT可较早发现骨膜下脓肿；MRI具有早期诊断价值。

（5）治疗要点　根据患者的临床表现、白细胞计数、局部脓肿分层穿刺、X线和CT检查，早期作出诊断。治疗的目的是防止骨髓炎由急性期向慢性阶段发展及死骨形成。

1）抗生素治疗　早期联合足量连续应用抗生素。待症状、体征消退后，仍继续应用3～6周。

2）全身支持疗法　降温、补液、补充热量和维生素，维持水、电解质和酸碱平衡。必要时输血。

3）手术治疗　应用抗生素治疗2～3日不能控制炎症，局部分层穿刺抽到脓液或炎性液体，应尽早手术。根据脓液的多少或稀稠，选择做局部钻孔或开窗减压及闭式灌洗引流术（图18－12）。

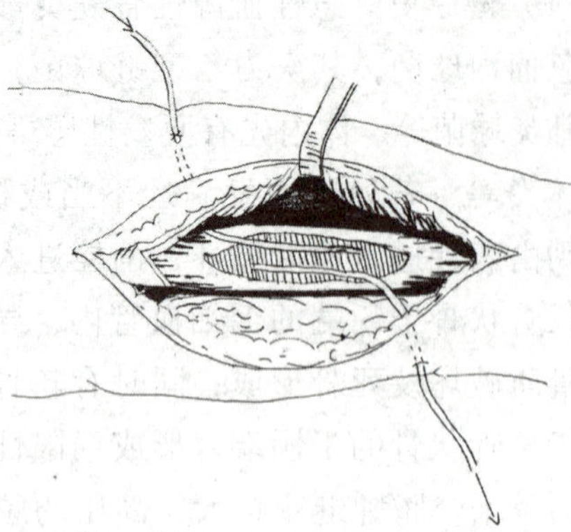

图18－12　闭式灌洗引流示意图

4）局部制动　用皮牵引或石膏托固定患肢于功能位。

2. 常见护理诊断/合作性问题

（1）体温过高　与急性化脓性感染有关。

（2）疼痛　与急性感染有关。

（3）有外伤的危险　与发生病理性骨折有关。

3. 护理措施

（1）病情观察　观察生命体征及神志变化；高热时，给予物理降温；注意邻近关节有无红、肿、热、痛或积液出现；大剂量使用抗生素治疗时，观察药物的不良反应。

（2）患肢制动　抬高患肢，减轻局部肿胀或疼痛；必要时用石膏或皮牵引固定于功能位，以此缓解肌痉挛、防止炎症扩散、避免患肢畸形及预防病理性骨折的发生。

（3）维持营养和体液平衡　指导患者进食高热量、高蛋白、高维生素、易消化的流质或半流质饮食；根据病情并遵医嘱予少量多次输入新鲜血、氨基酸、白蛋白等；指导患者多卧床休息。

（4）术后患者的护理

1）引流管的护理　妥善固定冲洗、引流装置：拧紧各连接接头，翻身时妥善安置管道，以防脱出，躁动患者适当约束四肢，以防自行拔出；保持伤口部位的冲洗管位置在引流管之上，以利引流。冲洗管液瓶高于伤口60～70cm，引流袋低于伤口50cm，保持负压状态；钻孔或开窗引流术后24小时内快速（呈流水样）灌洗，以后每2小时快速冲洗1次，维持冲洗直至引流液清亮；观察和记录引流液的性质、颜色及量，保持出入量的平衡；保证引流通畅，严格无菌操作，防止发生逆行感染。拔管指征：①关节周围无红肿，体征消失；②引流液澄清；③体温正常3天以上；④引流液3次常规检查及细菌培养均为阴性。拔管前停止灌洗，用负压吸引球继续吸引1～2日后，伤口无渗液时拔除引流管。拔管后每日伤口换药。

2）皮肤的护理　①保持石膏、敷料等干燥、整洁，及时更换浸湿的敷料。②小儿用“尿不湿”接大小便，及时擦拭污染的皮肤。③每2～3小时翻身按摩1次，按摩骨隆突处及长期受压部位的皮肤。

3）功能锻炼与康复指导　①练习肌肉的等长收缩，以感到肌肉有轻微酸痛为度。②帮助患者按摩患肢，未被固定关节如无禁忌则应进行主动活动。③鼓励患者经常做深呼吸、有效咳嗽及引体向上运动，改善肺部功能，减少并发症的发生。

想一想18-4

急性化脓性骨髓炎的临床表现有哪些?

答案解析

（二）慢性血源性骨髓炎

1. 护理评估

（1）健康史及病理　慢性骨髓炎大多数是因急性骨髓炎治疗不当或不及时发展而来。少数患者因低毒细菌感染或机体抵抗力较强，起病时即为慢性骨髓炎表现。在急性骨髓炎发展中，若出现有死骨、无效腔和窦道，即已转入慢性骨髓炎。骨内感染造成骨破坏及骨坏死，并形成死骨。死骨周围有新生骨形成，构成包壳包裹死骨。包壳常被脓液浸泡，形成多个瘘孔，常有脓液或死骨碎块自窦道排出体外。骨内无效腔、死骨及附近瘢痕组织内缺乏血液供应，身体的抗菌能力和药力难以到达病灶，常有细菌残留。故当患者抵抗力降低或脓液得不到引流时，即出现急性炎症发作，炎症可反复发作。窦道周围软组织瘢痕增生、皮肤色素沉着。少数因窦道附近皮肤长期受脓液刺激，可形成鳞状上皮癌。

（2）身体状况

1）症状　在静止期可无症状。急性炎症反复发作，发作时，患肢局部红、肿、热、痛，已愈合的窦道口又破溃流脓，可排出小块死骨，此后症状、体征逐渐消失，窦道口又闭合。常有窦道口长期不愈，肉芽组织增生，流出脓液恶臭。窦道口皮肤色素沉着或湿疹样皮炎。伴消瘦贫血等慢性中毒表现。

2）体征　①畸形：患肢局部增粗、变形，邻近关节畸形。幼年期发病者，由于骨骺破坏，生长发育受影响，肢体呈现短缩或内、外翻畸形。②瘢痕和窦道：患肢周围皮肤菲薄，易破溃形成慢性溃疡或窦道。窦道口肉芽组织增生，流出臭味脓液，有时排出小的死骨；死骨排净后，窦道可暂时闭合，炎症逐渐消退。周围皮肤有色素沉着或湿疹样皮炎。

（3）心理－社会状况　该类患者的病程较长，家庭负担重，应注意评估患者及家属是否丧失战胜疾病的信心，有无产生焦虑、恐惧、甚至悲观厌世心理；评估患者的经济状况及家庭的支持情况。

（4）辅助检查　X线可见骨质增生、增厚及硬化，有大小不等的死骨，骨腔不规则。见死骨包壳形成无效腔。

（5）治疗要点　根据临床表现、X线检查及窦道造影可以诊断慢性骨髓炎。确诊后，常需行病灶清除术治疗。治疗目的是摘除死骨、清除瘢痕和肉芽组织，消灭死腔，改善局部血液循环，为愈合创造条件。

2. 常见护理诊断/合作性问题

（1）体温过高　与致病菌入侵及骨髓化脓性感染有关。

（2）疼痛　与局部炎症刺激及骨髓腔内压力增加有关。

（3）有外伤的危险　与发生病理性骨折有关。

（4）皮肤完整性受损　与炎症、溃疡、窦道有关。

（5）焦虑　与病变迁延不愈、担心功能障碍有关。

3. 护理措施

（1）术前护理

1）高热护理　每4小时测体温1次，体温高于39℃时，采取有效的降温措施。病情较重者，特别是儿童，应密切观察神志和生命体征变化，鼓励患者多饮水，做好患者的皮肤护理和口腔护理。

2）局部护理　抬高患肢，局部制动，用皮牵引或石膏托固定；有窦道形成，加强局部皮肤护理。

3）正确使用抗生素　遵医嘱正确使用抗生素，观察有效性和不良作用。

4）心理支持　急性骨髓炎治疗不彻底发展成慢性骨髓炎，因病情反复发作迁延不愈，使大多数患者出现急躁、悲观、自卑、忧郁等消极情绪。应给予心理上的支持和鼓励，增强信心。

（2）术后护理　见本节“急性血源性骨髓炎”部分。

二、骨与关节结核患者的护理

骨与关节结核（tuberculosis of bone and joint）是一种常见病、多发病，常继发于肺结核（约90%），少数继发于消化道或淋巴结结核。好发于儿童及青少年，30岁以下患者占80%以上。好发部位为脊柱（约占50%），其次为膝、髋及肘关节。脊柱结核又以腰椎发病率最高，胸椎、胸腰段其次，颈椎及骶尾椎较少见。脊柱结核中，以椎体结核占绝大多数（约99%），附件结核约占1%。

（一）脊柱结核

椎体结核可分为2类。①中心型：10岁以下儿童常见，病变位于胸椎体松质骨，骨坏死明显，易形成死骨及空洞，少侵犯椎间盘，易造成椎体呈楔形压缩变形。②边缘型：好发于成年人，病变多位于腰椎体上下缘，骨破坏明显，很少形成死骨，易累及椎间盘及相邻椎体。

1. 临床表现

（1）全身症状　起病缓慢，早期多无症状，可有低热、疲倦、盗汗、消瘦、食欲缺乏及贫血等。

（2）局部表现　患处轻微疼痛，劳累后加重，休息后减轻。病变椎体棘突有压痛及叩击痛，可有椎旁肌紧张、姿势异常、棘突后凸或驼背畸形、脊柱活动受限或截瘫表现。

（3）寒性脓肿　因在身体某部位发现寒性脓肿所致的肿块就诊。应详细检查冷脓肿好发部位，必要时可行诊断性穿刺及细菌培养。

2. 辅助检查　X线显示椎体中心型的骨质破坏，可有小死骨，椎体呈楔状改变。边缘型的骨质破坏集中在椎体上或下缘，椎间隙变窄或消失，可见寒性脓肿的阴影。

3. 治疗要点　根据病史、症状、体征、实验室和X线检查，一般可作出比较正确的诊断，治疗要点如下。

（1）全身治疗　包括局部制动、支持疗法、抗结核药物、加强营养和休息。临床上常用的一线抗结核药物有异烟肼、利福平、链霉素、对氨基水杨酸钠（对氨水杨酸钠）、乙胺丁醇等。一般可同时使用2~3种抗结核药物，脊柱结核一般要用药2年左右。有窦道出现混合感染者，应结合药敏试验，应用敏感的抗生素。

（2）手术治疗　可行病灶清除术，包括清除脓腔、干酪样物和坏死的椎间盘，可同时行植骨、内固定术，纠正畸形、稳定脊柱。术后卧床3~6个月，继续抗结核药物治疗及全身支持疗法。

（3）寒性脓肿的处理　常与病灶清除时同时处理。

（二）膝关节结核

膝关节结核位居全身骨关节结核第二位，仅次于脊柱结核。多见于儿童及青少年，常为单侧。膝关节滑膜丰富，单纯滑膜结核要远高于单纯骨结核。滑膜结核和骨结核均可侵犯软骨及软骨下组织，发展为全关节结核。脓液可破溃形成窦道，继发混合感染，窦道可长期不愈。可出现膝关节病理性半脱位或脱位，可有膝关节挛缩畸形。在儿童可造成患肢短缩畸形。

1. 临床表现

（1）全身症状　同脊柱结核，但往往症状较轻。

（2）局部表现　滑膜一般无明显疼痛，关节呈弥漫性肿胀，有跛行和关节功能障碍；骨结核症状较轻，仅有关节肿胀、压痛，关节功能多不受限；全关节结核症状较明显，有关节梭形肿胀、疼痛、跛行、肌肉萎缩和关节功能受限；晚期可有脓肿破溃，形成窦道，继发混合感染，可出现关节脱位和屈曲挛缩畸形及肢体短缩畸形等。

2. 辅助检查

（1）浮髌试验　阳性，穿刺可得黄色混合液体。

（2）影像学检查　X 线片于滑膜结核可见关节周围软组织肿胀，骨质疏松，髌下脂肪垫影模糊，关节间隙变宽或变窄。骨结核可见骨质破坏呈磨砂玻璃样改变，有死骨及空洞形成。全关节结核晚期还可见关节间隙消失，关节面破坏严重，关节畸形、脱位、强直等。CT 和 MRI 可显示早期病变。

3. 治疗要点

（1）单纯滑膜结核　皮牵引制动，关节腔内穿刺抽液和注射抗结核药物，每周 1～2 次，3 个月为 1 个疗程。无效者，可行滑膜切除，术后皮牵引或石膏固定 2～3 周。

（2）单纯骨结核　有死骨或无效腔者，应及早行病灶清除术，用自体或异体骨充填遗留的空腔，术后管型石膏固定 3 个月。

（3）全关节结核　早期应及早行病灶清除术，以保留关节功能。晚期则需行病灶清除术和关节加压融合术（但 15 岁以下者仅行病灶清除术），术后 4 周拔出加压钢针，改用管型石膏固定 2 个月。

（三）髋关节结核

髋关节结核占全身骨关节结核的第三位，多为儿童和青少年，以单侧多见。早期为单纯滑膜结核和单纯骨结核，大多发展成全关节结核。单纯滑膜结核居多，滑膜水肿、充血、肥厚。单纯骨结核好发于髋臼、股骨头和股骨颈，表现为骨质破坏，出现死骨和空洞，大多形成脓肿，造成股骨头部分或全部吸收和病理性脱位，导致肢体短缩和关节功能障碍。寒性脓肿可位于股三角或臀部，也可形成盆腔内脓肿，脓肿可溃破形成窦道，出现混合感染。

1. 临床表现

（1）全身症状　同脊柱结核。

（2）局部表现　早期症状为髋部轻度压痛和跛行，休息后减轻。儿童常诉同侧膝部疼痛。跛行在全关节结核最明显，较滑膜结核者轻。关节活动受限在滑膜结核和骨结核者较轻，在全关节结核者最显著，托马斯征阳性，可出现髋关节屈曲、内收、内旋畸形，患肢短缩，于腹股沟或臀部可出现肿胀或肿块，有压痛。患肢及臀部肌萎缩。

2. 辅助检查　常用 X 线、CT 和 MRI 检查。单纯滑膜结核患侧局限性骨质疏松骨小梁变细、骨皮质变薄，关节囊肿胀、关节间隙增宽及闭孔变小等。单纯骨结核可见骨质破坏、死骨和空洞形成。全关节结核可见关节间隙变宽，股骨头部分或全部吸收，晚期可形成纤维性或骨性强直，可有病理性脱位。

3. 治疗要点

（1）单纯滑膜结核　早期行关节穿刺抽液和注入抗结核药物，患肢皮牵引。无效者行滑膜切除术。

（2）单纯骨结核　若有死骨或无效腔者，应尽早行病灶清除术，清除死骨、清理无效腔，遗留的空腔可用自体或异体骨植骨，术后皮牵引或髋人字石膏固定 4～6 周。

（3）全关节结核　早期行病灶清除术，术后皮牵引 3～4 周。晚期则行病灶清除术及关节融合术，术后髋人字石膏固定 3～6 个月。病情稳定者，也可行全髋关节置换术。

4. 护理诊断/合作性问题

（1）营养失调　与结核病慢性消耗有关。

（2）疼痛　与骨或关节结核病灶和手术有关。

（3）躯体移动障碍　与石膏固定、牵引手术或截瘫有关。

（4）有受伤危险　与结核破坏椎体或骨质引起骨折或脱位有关。

（5）潜在并发症　抗结核药物不良反应。

5. 护理措施

（1）术前护理

1）心理护理　结核病的病程长，因病情所致全身表现及局部肌肉痉挛、萎缩、关节畸形和功能障碍等。患者出现不同程度的悲观、焦虑情绪。应做好心理护理，多与患者沟通，鼓励患者及家属增强疾病治疗的信心。

2）改善营养状况　鼓励患者进食高热量、高蛋白、富含维生素易消化的饮食，遵医嘱静脉输入白蛋白、氨基酸和新鲜血。

3）休息　局部制动以减轻疼痛并预防病理性骨折或截瘫，脊柱结核患者应卧床休息。

4）用药护理　患者术前用抗结核药物 2 ~4 周。注意观察用药效果及药物的不良反应。对有窦道的患者，除用抗结核药物外，应根据细菌培养和药敏试验结果，术前 1 周开始予敏感抗生素。

（2）术后护理

1）生命体征的监测　术后 1 ~3 小时内，每 30 分钟测定一次体温、脉搏、血压、呼吸，病情平稳后 24 小时内，每 1 ~2 小时测量一次；行胸椎结核病灶清除术的患者，注意观察呼吸情况，若患者出现呼吸短促、胸闷、发绀、呼吸音减低，应立即通知医生。

2）体位　卧硬板床，局部制动。行脊柱结核病灶清除、植骨融合术的患者注意翻身时须 3 人合作，其中专人固定头部，保持颈部后伸，使之与躯干一致翻动。

3）并发症的预防　对长期卧床的患者，预防皮肤压疮、肺部感染及尿路感染等。

4）坚持用药　术后继续用抗结核药物 3 ~6 个月，告诉患者药物的不良反应。

5）功能锻炼　术后长期卧床的患者，除截瘫或脊柱不稳定者外，均应主动翻身、坐起或下床活动；合并截瘫或脊柱不稳定者，鼓励患者做抬头、扩胸、深呼吸和上肢运动，同时做关节被动活动。功能锻炼时注意：①患者术后 1 ~2 日内或发热时，不宜活动，以免引起疼痛；②活动量应视病情而定，循序渐进，持之以恒；③锻炼过程中应观察患者有无不良反应，若运动后出现精神不振、疲乏、疼痛加重时，应暂停锻炼。

练一练18-3

下列骨与关节结核，最常见的是（　）。

A. 膝关节结核　　B. 髋关节结核　　C. 踝关节结核

D. 肘关节结核　　E. 脊柱结核

答案解析

护爱生命18-3

急、慢性骨髓炎往往会造成肢体外观的改变及严重的功能障碍，特别是慢性骨髓炎，后期可形成窦道、色素沉着或者广泛骨硬化等，其治疗也是耗时、耗力，部分预后不好，会给患者在生理、心理及经济支持方面造成极大的打击。所以在整个治疗及护理过程中，要充分地判断病情转归，及时和患者及家属做沟通，做好患者的心理疏导，防止患者产生恐惧、悲观厌世等心理，争取患者及家属能够良好地配合医护人员的各项操作，以期获得较满意的预后。

目标检测18-3

答案解析

（1 ~4 题共用题干）

患者，男，13 岁，因“外伤后左小腿肿痛、活动受限 5 天，加重伴寒战、高热 2 天”入院。该患者 5 天前打篮球摔倒后导致左小腿碰伤，当即感局部疼痛，未予治疗。3 天后疼痛加重，影响行走，且出现发热，最高体温达 39.2℃。今日出现寒战、高热，体温 40℃，伴左小腿剧痛。左小腿 X 线检查未见异常。

1. 该患者最有可能是（　）。

A. 骨结核　　B. 化脓性关节炎　C. 急性骨髓炎　　D. 慢性骨髓炎　　E. 骨肿瘤

2. 经确诊后，该患者在使用抗生素治疗时，下列错误的方法是（　）。

A. 尽早用药

B. 联合用药

C. 应该根据药敏试验结果调整用药种类

D. 当大剂量抗生素治疗效果欠佳时，应考虑联合外科手术干预

E. 体温恢复正常3日后，可停止应用抗生素

3. 该患者应用大剂量抗生素治疗3日，效果不佳，此时应考虑（　）。

A. 局部开窗减压引流　　B. 联合应用抗生素

C. 应用皮牵引　　D. 输血

E. 应用石膏托固定

4. 该患儿采用局部持续冲洗与引流时，可以考虑拔管的条件是（　）。

A. 白细胞计数恢复正常　　B. 引流液连续3次细菌培养为阴性

C. 局部疼痛消失3日　　D. 体温恢复正常3日后

E. X线片显示新生骨

（5~7题共用题干）

患者，男，20岁，半年前因左侧股骨骨折行手术治疗，术后伤口愈合后又反复破溃、流脓，局部有瘢痕和窦道，伤口周围皮肤有色素沉着和湿疹样皮炎。患者目前发热，体温39℃，伤口有少量脓液流出。

5. 为进一步明确诊断，首选的检查是（　）。

A. MRI　　B. B超　　C. X线检查　　D. 核素扫描　　E. 血管造影

6. 该患者的诊断首先应考虑为（　）。

A. 急性化脓性骨髓炎　　B. 慢性化脓性关节炎

C. 急性化脓性关节炎　　D. 慢性化脓性骨髓炎

E. 慢性蜂窝织炎

7. 治疗过程中，用石膏托固定左下肢，其最主要的目的是（　）。

A. 缓解肢体疼痛　　B. 减轻局部肿胀

C. 防止炎症扩散　　D. 减少脓液生成

E. 防止病理性骨折

（8~10题共用题干）

患者，女，42岁，因"右膝关节红、肿、热痛2周，伴高热、寒战1天"就诊。查体：右膝关节肿胀、拒按，浮髌试验阳性。辅助检查：白细胞计数20×10^9/L，红细胞沉降率增快，CRP升高，关节液检查可见白细胞。

8. 结合患者临床症状、体征及辅助检查，最可能的诊断是（　）。

A. 右膝关节类风湿关节炎　　B. 右胫骨外上髁炎

C. 右膝关节化脓性关节炎　　D. 右膝关节结核

E. 右膝关节骨性关节炎

9. 在护理过程中，为缓解该患者膝关节疼痛采取的措施中，不恰当的是（　）。

A. 应用非甾体类镇痛药物
B. 抬高患肢并制动
C. 转移患者注意力
D. 患肢定期活动
E. 移动患肢时应注意支撑与支托

10. 若对该患者采用非手术治疗，下列措施中不正确的是（ ）。
A. 增加能量和蛋白质摄入
B. 病情较重时应选用单一抗生素治疗
C. 维持水、电解质、酸碱平衡
D. 必要时少量多次输新鲜血
E. 局部制动

（王 亮）

书网融合……

重点回顾　　微课

PPT

第四节　椎间盘突出症患者的护理

学习目标

知识目标：

1. **掌握**　椎间盘突出症患者的身体状况、常见护理诊断/合作性问题、护理措施。
2. **熟悉**　椎间盘突出症患者的治疗要点。
3. **了解**　椎间盘突出症的健康史、发病机制、辅助检查。

技能目标：

学会运用护理程序，对患者实施整体护理。

素质目标：

以患者为中心，关注腰椎间盘突出症患者的心理，具有良好的护患沟通能力。

导学情景

情景描述：患者，男，42岁，双下肢无力4个月，右侧明显，近2个月行走不稳，右手不能系纽扣。无外伤史，无发热。查体：颈背部无明显压痛，双上肢前臂、手及上臂尺侧皮肤感觉减退，右侧尤其明显，四肢肌张力增高，肱二头肌反射亢进，双侧膝、踝反射亢进，右踝阵挛阳性。

情景分析：结合患者的症状、体征以及影像学检查结果，医生的初步诊断为颈椎病。护士应及时评估患者的病情变化，为医生的诊断提供有效的依据。同时掌握颈椎病患者的围手术期护理措施，为患者提供优质护理，防治并发症，促进患者早日康复。

讨论：请问患者存在的主要护理诊断/合作性问题有哪些？医生准备为患者急症手术，如何做好术前准备？术后如何护理？

学前导语：颈椎病是骨科常见疾病，随着年龄的增长，椎间盘退变、颈部损伤等可发生颈椎病，若注意预防以及合理使用物理疗法，大多数患者疗效很好，但是特殊类型禁忌盲目选用物理治疗，重者可致高位截瘫。因此需在专业指导下选择治疗方法。

一、颈椎病患者的护理

颈椎病（cervical spondylosis）是指因颈椎间盘退变及继发性改变，刺激或压迫相邻脊髓、神经、血管和食管等组织，引起相应的症状和体征。发病年龄多在中年以上，男性较多，好发于 $C_{5\sim6}$、$C_{6\sim7}$ 椎间盘。

（一）常见临床病理分型 微课

颈椎病主要分为神经根型、脊髓型、椎动脉型、交感神经型及复合型颈椎病。其中以神经根型颈椎病最常见。

（二）护理评估

1. 健康史

（1）颈椎间盘退行性变　是颈椎病发生和发展的最基本原因。随着年龄的增长，椎间盘的纤维环和髓核的水分逐渐减少，椎间盘逐渐变薄，使关节囊、韧带松弛，椎体、椎间关节及其周围韧带变性、增生、钙化。形成颈椎不稳定的恶性循环，最后发生脊髓、神经、血管受到刺激或压迫的相应表现。

（2）损伤　可分为急性损伤和慢性损伤，急性损伤即创伤，可诱发或加重颈椎病；慢性损伤如长久伏案工作，可加速颈椎病的发展过程。

（3）先天性颈椎管狭窄　此类患者颈椎退行性变比较轻，但可以出现压迫或刺激脊髓、神经、血管的临床症状和体征。

（4）风湿寒冷　是诱发颈椎病的因素。

2. 身体状况　不同类型的颈椎病有不同的临床表现。

（1）神经根型　最常见，占颈椎病的50%～60%，是由于颈椎间盘向侧后方突出、关节突增生并肥大，刺激或压迫神经根所致。初起多为颈肩痛，短期内加重，并向肩部及上肢放射，皮肤可有麻木、过敏等感觉异常。随后上肢肌力减退、肌萎缩，手指运动不灵活；颈部肌痉挛，颈肩有压痛，颈部和肩关节活动有不同程度受限。

（2）脊髓型　是最严重的一型，占颈椎病的10%～15%。颈椎间盘退行性变造成脊髓受压和缺血，引起脊髓神经传导功能障碍。表现为手部麻木，运动不灵，四肢无力，手握力减退，精细活动失调，步态不稳，有踩棉花样感觉。后期可出现大、小便功能障碍，如尿频或排尿、排便困难等。

（3）椎动脉型　由于颈椎横突孔增生狭窄、颈椎稳定性下降，椎间关节活动移位等直接刺激或压迫椎动脉，造成椎-基底动脉供血不全所致，表现为椎动脉供血不足的症状。①眩晕：最常见，多伴有复视、耳鸣、恶心、呕吐等。②猝倒：表现为四肢麻木、软弱无力而跌倒，多在头部突然活动或改变姿势时发生。③头痛：表现为发作性胀痛，以枕部、顶部为主；发作时可出现恶心、呕吐、出汗、流涎、心慌、憋气及血压改变等自主神经功能紊乱症状；患者颈部疼痛，活动受限。

（4）交感神经型　由于颈椎结构退行性病变刺激或压迫颈部交感神经节后纤维所致。表现为一系列交感神经功能异常症状：①交感神经兴奋症状，如偏头痛、视物模糊、眼球胀痛、耳鸣、听力下降、心律失常、心前区疼痛、血压增高等；②交感神经抑制症状，如畏光、流泪、头晕、眼花、血压下降等。

（5）复合型颈椎病　同时兼有上述两种或多种类型表现的颈椎病。

想一想18-5

颈椎病的临床病理分型及其临床表现如何?

答案解析

3. 心理-社会状况 患者有无焦虑、恐惧，对治疗失去信心等不良情绪。需手术治疗的患者，了解患者及家属对手术与术后康复过程及可能出现的后遗症等心理状态和认知程度、社会及家庭对患者的支持程度。

4. 辅助检查

（1）上肢牵拉试验阳性及压头试验 上肢牵拉试验阳性：检查者一手扶患侧颈部，一手握患腕，双手反向牵拉，即出现患侧上肢的放射痛和麻木感。压头试验阳性：患者端坐，头后仰并偏向患侧，检查者用手掌在其头顶加压，出现颈项痛并向患手放射。见于神经根型颈椎病。

（2）肌力测定 脊髓型颈椎病可出现肌力减退，四肢腱反射活跃或亢进，腹部反射、提睾反射和肛门反射减退或消失。霍夫曼征、髌阵挛及巴宾斯基征等病理反射阳性。

（3）颈部X线 检查拍摄正位、侧位及左、右斜位片，显示颈椎生理前凸减少或消失，椎间隙变窄，椎体的前、后缘增生，钩椎关节、关节突增生等退行性变。

（4）CT或MRI 可提示椎间盘突出，椎管及神经根管狭窄及脊神经受压情况。

5. 治疗要点

（1）非手术治疗 神经根型、椎动脉型、交感神经型颈椎病以非手术治疗为主，主要措施有卧床休息、枕颌带牵引、颈围或颈托固定、推拿按摩、理疗、药物治疗等。

（2）手术治疗 经保守治疗半年无效或影响正常工作和生活，以及脊髓型颈椎病症状逐渐加重者须及时手术治疗。手术方式有椎间盘摘除术、椎间植骨融合术、前路侧方减压术、颈椎半椎管切除减压或全椎板切除术、椎管成形术等。

（三）常见护理诊断/合作性问题

1. 慢性疼痛 与血管、神经受压或刺激等有关。

2. 有受伤的危险 与椎动脉供血不足引起的眩晕等有关。

3. 躯体移动障碍 与神经受压等有关

4. 自理缺陷 与颈肩痛及活动受限、脑供血不足等有关。

5. 知识缺乏 缺乏颈椎病的防治及功能锻炼方法的知识。

（四）护理目标

（1）患者的疼痛得到减轻或缓解。

（2）患者及家属能说出避免受伤的措施，患者没有受伤。

（3）患者能恢复躯体移动。

（4）患者生活得到最大限度的自理。

（5）患者获得有关颈椎病的预防及功能锻炼的知识。

（五）护理措施

1. 非手术治疗及术前护理

（1）生活护理 安置患者去枕平卧于硬板床上，保持颈椎平直，头部加枕垫使颈部后伸，以增加舒适感，协助料理日常生活，防止行走不稳、眩晕、猝倒导致损伤；给予营养丰富、易消化、易吸收、富含纤维素的食物。

（2）病情观察　观察枕颌带牵引效果，头、颈及上肢疼痛、麻木的变化，上肢运动、感觉改变。观察药物的疗效及不良反应。

（3）牵引护理　枕颌带牵引时患者取坐位或卧位，头微屈曲，牵引重量为2～6kg，每日1～2次，每次0.5～1小时，15日为一个疗程。牵引后症状加重或出现不良反应，如出现头晕、恶心等立即停止，可改用其他方法。切记脊髓型颈椎病不适宜牵引。

（4）制动　选择合适的颈托或围领，限制颈椎过度活动，不影响患者日常生活。

（5）理疗　改善颈肩部血液循环，松弛肌肉，促进炎性水肿消退及止痛，如超短波、红外线、热疗、磁疗等。

（6）推拿按摩　对减轻肌肉痉挛、改善局部血液循环有一定效果。由专业人员操作，手法轻柔，一般每日1次，每次20～30分钟。脊髓型颈椎病禁用，否则易导致脊髓受伤。

（7）用药护理　遵医嘱使用非甾体类抗炎药、肌松药及镇静药等药物，长期使用注意不良反应。

（8）手术前准备　遵医嘱完善各项操作，备皮、皮试、禁食、禁水等。做好适应性训练，如训练颈部过伸位，呼吸功能训练，气管、食管推移训练等，以适应手术，预防并发症。另外，术前床旁常规准备气管切开包。气管、食管推移训练适用于前路手术患者，以适应术中牵拉气管、食管的操作。指导患者用自己的2～4指插入切口侧的内脏鞘与血管神经鞘间隙处，持续将气管、食管向非手术侧推移；术前3～5日开始，每次10～20分钟，每日3次；以后逐渐增至每日4次，每次30～60分钟；使气管推移超过前正中线。

（9）心理护理　与患者及家属多沟通，掌握心理动态，消除对手术的恐惧心理，说明手术的必要性和重要性，使患者及家属有充分的心理准备，增强信心、配合治疗。

2. 术后护理

（1）体位与活动　平卧位或半卧位，颈部两侧置沙袋或佩戴颈围，松紧适度。搬动患者或翻身时切勿旋转颈部。行植骨固定、椎体融合术后患者颈部制动，应采用颈领（围）、头－颈－胸石膏、枕颌带或颅骨牵引等进行固定。用颈领（围）、头－颈－胸石膏固定时，松紧度应适宜，保证固定确切；用枕颌带或颅骨牵引时，做好牵引的护理。咳嗽、打喷嚏时用手轻按手术部位以保护和制动。

（2）病情观察　术后观察生命体征，保持呼吸道通畅，低流量吸氧。注意伤口渗血情况，警惕压迫气管而窒息，保持伤口内负压引流装置通畅。观察肢体感觉、运动功能。术后脊髓水肿反应可致肢体感觉、运动功能障碍，术后48小时为水肿高峰期，每小时观察一次，发现肢体麻木、肌力减退时，立即报告医生做相应处理。观察引流液的量、性状、色泽，如有异常及时报告医生处理。

（3）预防感染　预防切口感染、压疮、肺部感染等并发症。术后有感染征象，遵医嘱使用抗生素，及时更换引流袋。协助医生进行局部换药，及时翻身拍背，局部按摩。保持床单位清洁、干燥。

（4）心理护理　与患者进行有效沟通，鼓励患者进行功能锻炼。

（5）并发症的预防和护理

1）呼吸困难　是前路手术最危急的并发症，常见原因有：切口内出血压迫气管；喉头水肿压迫气管；术中损伤脊髓或移植骨块松动、脱落压迫气管等。多发生于术后1～3日，患者表现为呼吸困难、烦躁、发绀等。一旦发现呼吸困难及窒息先兆，立即报告医生，同时敞开敷料，拆除缝线，清除血肿，解除气管压迫，必要时做好气管切开及再次手术的准备。

2）术后出血　多见于术后当日，尤其是12小时内。若术后24小时出血量超过200ml，检查是否有活动性出血；若引流量多且呈淡红色，可能有脑脊液漏发生，及时报告医生处理。常因骨面渗血或术中止血不完善所致。出血量大可导致呼吸困难、窒息而危及患者生命。因此，应密切监测颈部肿胀及出血情况。

3）脊髓神经损伤　因手术牵拉、周围血肿压迫所致。表现为声音嘶哑、四肢感觉和运动障碍及大、小便功能障碍。术后密切观察，及时发现，尽早通知医生进行处理。

4）植骨块脱落、移位　多发生在术后 5～7 日内，由于颈椎固定不牢靠、活动不当引起。因此，颈椎术后要重视体位护理。

练一练18-4

颈椎病术后早期最危急的并发症是（　）。

A. 脊髓损伤　　B. 呼吸困难　　C. 声音嘶哑

D. 出现呛咳　　E. 伤口感染

答案解析

3. 健康指导

（1）疾病指导　介绍颈椎病的发病原因、临床表现及防治常识。指导在日常生活、休息和工作时注意纠正头、颈、肩的不良姿势。睡眠时，保持颈、胸、腰部的自然曲度，以髋、膝部略屈曲为佳。避免头颈部过伸或过屈。枕头以选择中间低、两头高，透气性好，长度超过肩宽 10～16cm，高度以高出头颈部枕后 10cm 为宜。

（2）避免损伤　行走或劳动时注意避免损伤颈肩部。乘车时应抓好扶手，系好安全带，以防急刹车扭伤颈部。

（3）功能锻炼　长期伏案工作者应间歇远视、定时做头颈部仰伸活动，以缓解颈部肌肉慢性劳损。

（六）护理评价

通过治疗和护理，患者是否：①疼痛得到减轻或缓解；②能说出避免受伤的措施，并且没有受伤；③恢复躯体移动；④生活得到最大限度的自理；⑤获得有关颈椎病的预防及功能锻炼的知识。

二、腰椎间盘突出症患者的护理

腰椎间盘突出症（lumbar disc herniation）是指由于椎间盘变性、纤维环部分或全部破裂、髓核组织突出，刺激或压迫马尾神经或脊髓神经根所引起的一种综合征，是腰腿痛最常见的原因之一。多见于 20～50 岁的男性，好发于 $L_{4\sim5}$，其次是 $L_5\sim S_1$。

（一）常见病理分型

根据病理变化和 CT、MRI 所见可划分为以下类型：膨出型、突出型、脱出型、游离型和 Schmorl 结节及经骨突出型。

（二）护理评估

1. 健康史

（1）椎间盘退行性变　是腰椎间盘突出症的基本病因。随着年龄增长，纤维环和髓核水分减少，弹性降低，椎间盘变薄，易于脱出。

（2）急性或慢性损伤　长期坐立，加之震动、颠簸，使腰椎间盘所承受压力过大导致椎间盘退变和突出。腰部过度负荷时，髓核向后移动，引起后方纤维环破裂。外伤是诱发腰椎间盘突出的重要因素。

（3）遗传因素　小于 20 岁的青少年患者中约 32% 有阳性家族史。

（4）妊娠　妊娠期体重突然增长，腹压增加，韧带相对松弛，腰骶部较平时承受更大的重力，增加了腰椎间盘膨出的机会。

（5）发育异常　腰椎骶化或骶椎腰化和关节突不对称等腰骶部先天发育异常，均会增加腰椎间盘的损害。

2. 身体状况

（1）症状

1）腰痛　最常见。是大多数患者最早出现的症状，发生率约 90%，表现为急性剧痛或慢性隐痛，弯腰、咳嗽、打喷嚏、排便时加重，休息后可缓解，腰痛可向下肢放射。

2）坐骨神经痛　腰椎间盘突出多发生于 $L_{4\sim5}$ 和 $L_5 \sim S_1$ 椎间隙，约 97% 的患者出现坐骨神经痛。典型的坐骨神经痛是从腰部向臀部、大腿后方、小腿外侧直到足部的放射痛。约 60% 的患者在打喷嚏或咳嗽时由于腹压增加而使疼痛加剧。下肢感觉障碍早期表现为痛觉敏感，病情较重者出现感觉迟钝或麻木。腿痛重于腰痛是腰椎间盘突出症的临床特点。

3）马尾神经受压症状　中央型或脱出－游离型腰椎间盘突出症常压迫马尾神经，出现大、小便障碍，鞍区感觉异常。

想一想18-6

腰椎间盘突出症的临床表现有哪些？

答案解析

（2）体征

1）腰椎侧凸　是腰椎为了减轻神经根压迫所引起疼痛的姿势性代偿畸形。

2）腰部活动受限　腰部各方向的活动均受到不同程度影响，其中以前屈受限最明显。

3）压痛、叩击痛　在病变棘突旁侧 1cm 处可有深压痛、叩击痛，疼痛向下肢放射。

4）直腿抬高及加强试验阳性　患者取平卧位，膝关节伸直，被动抬高下肢，抬高在 60°以内即出现疼痛，称为直腿抬高试验阳性。缓慢降低患肢高度，待痛觉消失，再被动背曲患肢踝关节，若又出现坐骨神经放射痛，称为直腿抬高加强试验阳性（图 18－13）。

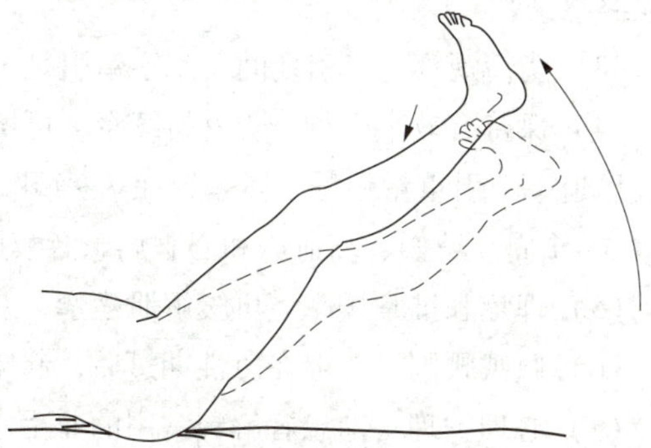

图 18－13　直腿抬高试验和加强试验

5）感觉减退、肌力下降及腱反射改变　L_5 神经根受累时，患侧小腿前外侧和足内侧的痛、触觉减退，足趾背伸肌力下降。S_1 神经根受累时，外踝附近及足外侧的痛、触觉减退，足跖屈肌力减弱，踝反射减弱或消失。马尾神经受压则肛门括约肌张力下降及肛门反射减弱或消失。

3. 心理－社会状况　患者因长时间的急、慢性腰腿痛，给生活和工作带来不便，给身体和心理造成很大的痛苦，生活质量下降。患者有焦虑、恐惧、对治疗失去信心等不良情绪。

4. 辅助检查

（1）X 线检查　X 线平片可直接反映腰椎有无侧凸、椎间隙有无狭窄等。

（2）CT 和 MRI　可显示骨性椎管形态，黄韧带是否增厚及椎间盘突出的大小、方向等，对本病有较大诊断价值。MRI 还可全面观察腰椎间盘有无病变，也可通过不同层面的矢状位了解髓核突出的程度和位置，鉴别是否存在椎管内其他占位性病变。

（3）肌电图检查　对定位诊断和鉴别诊断有一定帮助。

5. 治疗要点 初次发作、病程较短及早期症状较轻者，可采用非手术治疗，约80%的患者可缓解或治愈。治疗措施包括：绝对卧床休息、骨盆牵引、物理治疗、推拿按摩、皮质激素硬膜外注射、髓核化学溶解法、佩戴腰围等。对于急性发作并具有明显马尾神经症状，诊断明确且经系统保守治疗无效，或症状较重而影响工作和生活，或合并腰椎管狭窄症者可采用手术治疗。常用手术方式有：椎板切除术和髓核摘除术、椎间盘切除术、脊柱融合术、经皮穿刺髓核摘除术。

（三）常见护理诊断/合作性问题

1. 慢性疼痛 与髓核压迫引起的刺激和炎症等有关

2. 躯体移动障碍 与神经功能障碍等有关。

3. 知识缺乏 缺乏腰椎间盘突出症的防治及功能锻炼知识。

（四）护理目标

（1）患者疼痛得到减轻或缓解。

（2）患者的生活得到帮助，没有或较少出现因缺少活动而发生的并发症。

（3）患者及其家属获得腰椎间盘突出症的防治及功能锻炼知识。

（五）护理措施

1. 非手术治疗及术前护理

（1）体位与休息 急性期严格卧硬板床休息，3~4周后多数可好转，卧床可减轻负重和体重对椎间盘的压力，有利于突出的椎间盘回缩，缓解肌肉痉挛引起的疼痛。起床活动时，必须戴腰围，以加强腰椎的稳定性。卧床3周后可戴腰围下床活动。卧床期间坚持深呼吸和四肢肌肉、关节的功能锻炼，以促进血液循环，预防肺内感染及肌肉萎缩。3个月内不做弯腰持物动作。

（2）饮食 卧床休息期间，给予易消化、易吸收、高蛋白、高热量、高维生素饮食。多饮水，防止尿路感染。

（3）病情观察 牵引期间，观察牵引是否有效，牵引带有无松动，疼痛是否减轻。

（4）保持有效牵引行 骨盆持续牵引可增宽椎间隙，促进椎间盘突出物回缩，减轻对神经根的刺激或压迫。牵引重量根据个体差异在7~15kg之间，抬高床尾做反牵引。每日2次，每次1~2小时，持续3~4周。孕妇、高血压和心脏病患者禁用。

（5）理疗和推拿按摩 可缓解肌痉挛，对某些早期患者有效。

（6）佩戴腰围 一般在急性期过后，起床活动时佩戴，可对腰椎起到保护和制动作用。

（7）心理护理 向患者解释常用的非手术治疗方法及注意事项，手术的必要性和重要性，病情加重的原因，消除患者焦虑、紧张心理，积极配合治疗和护理。

2. 术后护理

（1）体位与活动 术后平卧，2周后戴腰围起床活动，以防神经根粘连。

（2）饮食 给予高蛋白、高热量、高维生素饮食。

（3）病情观察 术后观察生命体征，下肢的运动、感觉和反射功能，切口有无出血及引流情况。

（4）切口及引流管的护理 保持切口局部清洁，及时进行换药。放置引流管的患者，妥善固定，保持引流通畅，及时更换引流瓶，观察引流液的颜色、量及性状，注意有无脑脊液流出，有无活动性出血等，若有异常及时报告医生。

（5）心理护理 与患者及家属有效沟通，解除对术后并发症的顾虑，鼓励患者克服困难进行主动功能锻炼。

（6）功能锻炼 ①术后1日开始进行股四头肌舒缩和直腿抬高锻炼，每分钟2次，“抬”与“放”

时间相等，每次 15 ~ 30 分钟，每日 2 ~ 3 次，以能耐受为限；逐渐增加抬高幅度，以防神经根粘连。②卧床期间坚持定时进行四肢肌肉、关节的功能锻炼，以防止肌肉萎缩、关节僵硬。③指导腰背肌功能锻炼，以增加腰背肌肌力、预防肌肉萎缩、增强脊柱稳定性。非急性期患者及手术后恢复期均可进行。一般术后第 7 日即可开始，先用飞燕式锻炼法、五点支撑法，1 ~ 2 周后改为三点支撑法（图 18 - 14），每日 3 ~ 4 次，根据患者情况每次锻炼 50 组。锻炼时遵照循序渐进的原则。如腰椎有破坏性改变、内固定物植入、感染性疾病、年老体弱及心、肺功能不佳的患者，不宜进行腰背肌功能锻炼。④行走训练，制订活动计划，帮助患者按时下床活动。一般卧床 2 周后借助腰围或支架下床活动。

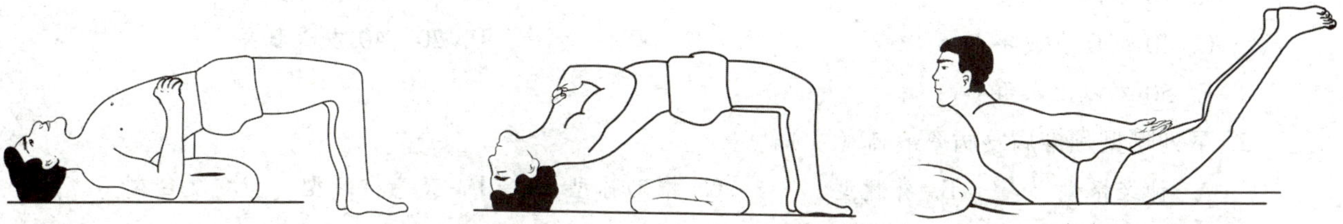

A　　C　　C

图 18 - 14　腰背肌功能锻炼示意图

A. 五点支撑法；B. 三点支撑法；C. 飞燕式锻炼法

（7）并发症的观察与护理　常见并发症为神经根粘连和脑脊液漏。注意观察下肢的感觉、运动及疼痛情况，并与健侧和术前对比。若引流袋内引流出淡黄色液体，同时患者出现头痛、呕吐等症状，应考虑发生了脑脊液漏，须立即报告医生进行处理。同时适当抬高床尾，去枕卧位 7 ~ 10 日。

3. 健康指导

（1）预防指导　指导患者采取正确的坐、卧、立、行和劳动姿势，以减少急、慢性损伤发生的机会。避免长时间用同一姿势站立或坐位。长时间伏案工作者，注意桌、椅高度，积极参加工间操活动，定时改变姿势，避免慢性损伤；勿长时间穿高跟鞋站立或行走。正确应用人体力学原理劳动，避免损伤。弯腰取物时注意姿势，最好采用屈髋、屈膝下蹲方式，减少对椎间盘后方的压力。常弯腰劳动者，定时伸腰、挺胸活动，并使用腰围。

（2）功能锻炼　出院后加强腰背肌锻炼，以增加脊柱的内在稳定性。

（六）护理评价

通过治疗和护理，患者是否：①疼痛得到减轻或缓解；②生活得到帮助，没有或较少出现因缺少活动而发生的并发症；③获得腰椎间盘突出症的防治及功能锻炼知识。

护爱生命18-4

人们经常会受到颈椎病的困扰，颈椎病的护理需要从日常作息做起。①纠正不良坐姿：不良坐姿会导致颈肩部软组织慢性劳损，而颈肩部软组织慢性劳损是颈椎病的重要病理基础，因此我们需要保持端正的坐姿，不要平躺看小说，看电视等。②颈椎疼痛时减少颈部活动：当颈椎疼痛时一定要减少颈部活动，待疼痛减轻后逐渐恢复颈部活动。③避免颈部过度劳累：对于长时间低头工作的人群，每工作 2 个小时后，应当停下来进行适当的颈部活动，放松颈部肌肉，比如头颈部左右转动等，也可以适当按摩颈肩部肌肉。④增加颈部的保护：颈椎病患者颈肩部软组织以及神经磨损、受伤，要做好颈部的保护，减少颈椎神经磨损和椎间关节创伤性反应，这对消除颈部组织水肿，加快康复，减少复发大有好处。⑤增强锻炼：日常生活中可以多做一些颈部运动操，比如颈部前伸、后缩、左右旋转以及回环等，这样能增加颈部肌肉强度，减轻颈部肌肉疲劳感。做好颈椎病的日常护理，有助于缓解症状。

目标检测18-4

答案解析

1. 颈椎病最好发于（　）。
A. 10岁以下儿童
B. 10～20岁青少年
C. 40～50岁成年人
D. 20～40岁青壮年
E. 50岁以上人群

2. 下列哪型颈椎病发病率最高（　）。
A. 神经根型　B. 脊髓型　C. 椎动脉型　D. 交感神经型　E. 复合型

3. 颈椎病前路手术后最危急的并发症是（　）。
A. 伤口出血　B. 颈部肿胀　C. 呼吸困难　D. 尿潴留　E. 便秘

4. 颈椎病前路手术后最容易出现呼吸困难的时间是术后（　）。
A. 1～3天　B. 3～7天　C. 1～2周　D. 2～3周　E. 3周后

5. 颈椎病欲行前路手术，术前应指导患者行（　）。
A. 平卧仰伸位3小时，气管左侧前方牵推训练
B. 俯卧屈曲位3小时，气管左侧前方牵推训练
C. 侧卧位3小时，气管左侧前方牵推训练
D. 坐位3小时，气管左侧前方牵推训练
E. 以上都不是

6. 颈椎病行前路手术后应观察患者有无吞咽困难、饮水呛咳等表现，以判断是否损伤（　）。
A. 喉返神经　B. 喉上神经　C. 气管　D. 食管　E. 喉部

7. 下列哪型颈椎病患者可出现头痛、眩晕、视物障碍等表现（　）。
A. 神经根型、脊髓型
B. 脊髓型，椎动脉型
C. 神经根型、椎动脉型
D. 椎动脉型、交感神经型
E. 脊髓型、混合型

8. 关于颈椎病患者手术后护理不妥的是（　）。
A. 保持有效的气体交换
B. 观察有无喉返、喉上神经损伤的迹象
C. 促进患者感觉和运动功能的恢复
D. 长期留置导尿管，防止泌尿系感染
E. 做好并发症的预防和护理

9. 腰椎间盘突出症最常见的诱发因素是（　）。
A. 腰部外伤
B. 反复弯腰、扭转、搬运重物
C. 腰椎管狭窄
D. 腰椎间盘退行性变
E. 以上都不是

10. 出现上肢放射痛是（　）颈椎病的典型表现。

A. 神经根型 B. 脊髓型 C. 椎动脉型 D. 交感神经型 E. 以上均可

（黄小娥）

书网融合……

重点回顾 微课

第五节 骨肿瘤患者的护理

PPT

学习目标

知识目标：

1. **掌握** 骨肿瘤患者的身体状况、常见护理诊断/合作性问题、护理措施。
2. **熟悉** 骨肿瘤患者的治疗要点。
3. **了解** 骨肿瘤的健康史、发病机制、辅助检查。

技能目标：

学会运用护理程序，对患者实施整体护理。

素质目标：

具有同情心，仁爱之心及责任感。

导学情景

情景描述：患者，男，20岁，2个月前因左膝关节疼痛，以“左膝关节炎”在外院行局部消炎等治疗，未见明显好转。1周前疼痛加重，来院就诊。查体：左膝部肿块，边界不清，压痛明显，局部皮温高、静脉怒张，左膝关节屈曲位，不能伸直。X线检查：左股骨下端骨质呈浸润性破坏，部分骨膜顶起，可见明显的“Codman三角”，形成的反应骨和肿瘤骨呈现“日光射线”现象。肺纹理清晰。

情景分析：结合患者的症状、体征以及影像学检查结果，医生的初步诊断为骨肉瘤。护士应及时评估患者的病情变化，为医生的诊断提供有效的依据。同时掌握骨肉瘤患者的围手术期护理措施，为患者提供优质护理，防治并发症，促进患者早日康复。

讨论：请问患者存在的主要护理诊断/合作性问题有哪些？医生准备为患者做手术，如何做好术前准备？术后如何护理？

学前导语：骨肉瘤是恶性肿瘤，多发于青少年，患者容易因害怕手术、肢体缺如等而出现恐惧、焦虑心理，若能耐心为患者指导，邀请病友现身说法，可提高患者战胜疾病的信心。因此，护士需要更细心、更有耐心地疏导，改善患者心理状况。

一、概述

凡发生在骨内或起源于各种骨组织成分的肿瘤，不论是原发性、继发性还是转移性肿瘤，统称为骨肿瘤。在原发性骨肿瘤中，良性比恶性多见。良性骨肿瘤以骨软骨瘤和软骨瘤多见，恶性骨肿瘤以骨肉瘤和软骨肉瘤多见。骨肿瘤发病与年龄有关，如骨肉瘤多发生于青少年，骨巨细胞瘤主要发生于成人。解剖部位对肿瘤的发生很有意义，骨肿瘤多见于长骨生长活跃的部位即干骺端，如胫骨远端、胫骨近端、肱骨近端，而骨骺则通常很少受影响。

（一）常见病理分型

骨肿瘤分为原发性和继发性两大类，原发性骨肿瘤是由骨及其附属组织本身所发生的肿瘤；继发性骨肿瘤是由其他器官或组织发生的恶性肿瘤通过血液循环、淋巴转移或直接浸润到骨及其附属组织所发生的肿瘤。按骨肿瘤的细胞来源可分为骨性、软骨性、纤维性、骨髓性、脉管性、神经性等。根据肿瘤组织的形态、细胞的分化程度及细胞间质的类型，可分为良性、中间性和恶性三大类。恶性以骨肉瘤占首位。

（二）护理评估

1. 健康史 骨肿瘤的发病因素很复杂，目前还没有确切的病因。内因有素质学说、基因学说、内分泌学说等；外因有化学元素物质和内外照射慢性刺激学说、病毒感染学说等。部分多发性骨软骨瘤和骨纤维异常增殖症与家族遗传有关。

2. 身体状况 微课

（1）疼痛　疼痛是生长迅速的肿瘤最显著的症状。良性肿瘤多无疼痛；恶性肿瘤几乎均有局部疼痛，开始时为间歇性、轻度疼痛，以后发展为持续性剧痛、夜间痛，并可有压痛。良性肿瘤恶变或合并病理性骨折，疼痛可突然加重。疼痛开始较轻，以后显著，最后形成剧烈疼痛。

（2）肿块和肿胀　良性肿瘤表现为质硬而无压痛的肿块，生长缓慢，通常被偶然发现。局部肿胀和肿块发展迅速多见于恶性肿瘤。局部血管怒张反映肿瘤的血运丰富，多属恶性。

（3）功能障碍　邻近关节的肿瘤，由于疼痛和肿胀可使关节活动功能障碍。脊髓肿瘤不论是良性、恶性都可引起压迫症状，甚至出现截瘫。位于骨盆的肿瘤可造成消化道和泌尿道机械性梗阻症状。

（4）病理性骨折　轻微外伤引起病理性骨折是某些骨肿瘤的首发症状，也是恶性骨肿瘤和骨转移癌的常见并发症。创伤常引起肿瘤的早期发现，但不会导致肿瘤。晚期恶性骨肿瘤可出现贫血、消瘦、食欲差、体重下降、低热等全身症状。远处转移多为血行转移，偶见淋巴转移。

想一想18-7

骨肿瘤患者有哪些临床表现?

答案解析

3. 心理－社会状况 患者对于骨肿瘤预后、手术、康复知识了解少，害怕手术、肢体缺如，引起恐惧、焦虑心理；担忧巨额医疗费用、家庭经济承担困难以及无法得到社会的有效支持，表现出焦虑、烦躁、抑郁；担忧残疾、化疗、放疗引起的自我形象改变，对生活丧失信心，产生悲观、绝望心理。

4. 辅助检查

（1）实验室检查　骨肿瘤患者除全面常规检查外，还需注意检查血钙、血磷、酸性磷酸酶和碱性磷酸酶。骨组织迅速破坏时，血钙浓度增高；成骨性肿瘤如骨肉瘤，血清碱性磷酸酶升高；男性酸性磷酸酶增高，提示骨转移癌来自晚期前列腺癌。

（2）影像学检查

1）X线　显示骨内的肿瘤性破坏表现为溶骨型、成骨型、混合型。有些骨肿瘤的反应骨可表现为骨质沉积。临床上将肿瘤细胞产生的类骨组织，称为肿瘤骨。不同肿瘤各有其特征性改变。骨软骨瘤可见病灶处长管骨干骺端有蒂状、鹿角状骨性突起，软骨帽不规则钙化。骨巨细胞瘤可见病灶部位骨前、后端呈偏心性溶骨性破坏，皮质膨胀变薄，呈“肥皂泡样”改变，无骨膜反应。若骨膜被肿瘤掀起，在骨膜下产生新骨，呈现出三角形的骨膜反应阴影，称 Codman 三角，多见于骨肉瘤。若骨肿瘤生长迅速，超出骨皮质范围，同时伴有血管长入，肿瘤骨与反应骨沿放射状血管方向沉积，表现为“日光射线”形态（图 18－15～图 18－17）。

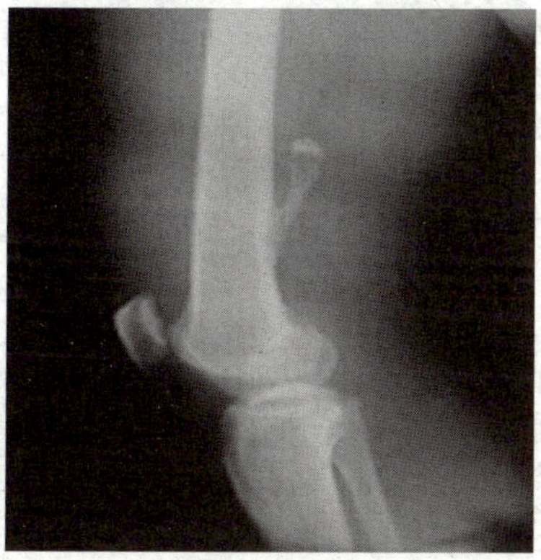

图 18－15　股骨软骨瘤

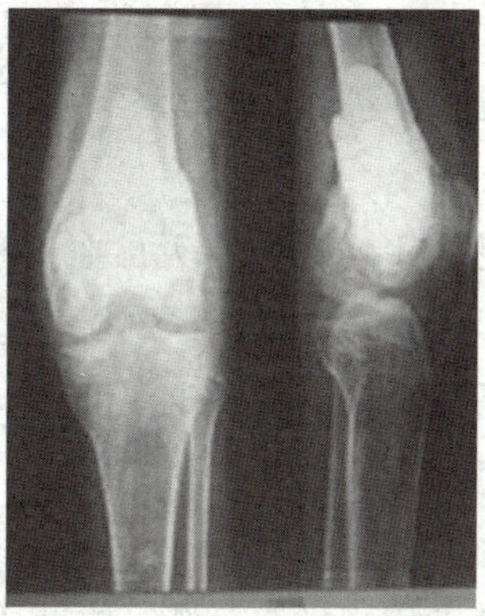

图 18－16　股骨巨细胞瘤

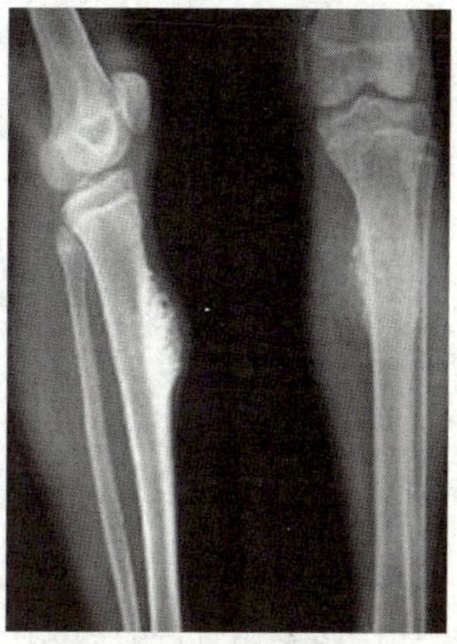

图 18－17　胫骨近端骨肉瘤

2）CT 和 MRI　为骨肿瘤的存在及确定骨肿瘤的性质提供依据，也可清晰显示肿瘤范围、识别肿瘤侵袭的程度及其与邻近组织的关系。

（3）病理检查　病理组织学检查是骨肿瘤最后确诊的唯一可靠检查。按标本采集方法分为穿刺活检和切开活检两种。

5. 治疗要点

（1）良性骨肿瘤　一般手术切除。

（2）恶性骨肿瘤　采取手术为主的综合治疗，包括术前与术后化疗、放疗、免疫及中药治疗，力争既切除肿瘤又保全肢体。

（三）常见护理诊断/合作性问题

1. 焦虑与恐惧　与肢体功能障碍和对预后担忧有关。

2. 疼痛　与肿瘤浸润和压迫神经、病理性骨折、手术创伤等有关。

3. 躯体活动障碍　与肢体疼痛、骨折、制动有关。

4. 潜在的并发症　病理性骨折、关节脱位。

（四）护理目标

（1）患者焦虑与恐惧减轻或消失。

（2）患者疼痛得到减轻或缓解。

（3）患者躯体活动恢复正常。

（4）患者未发生并发症，或并发症被及时发现并处理。

（五）护理措施

1. 非手术治疗的护理/术前护理

（1）心理护理　根据患者的年龄、性别、文化程度、对肿瘤的认识和对治疗的态度，多与患者和家属交谈，要同情、关心、开导患者，理解患者的情绪反应。向其介绍近年来骨肿瘤治疗方法和进展，手术治疗、放疗、化疗的重要性，鼓励患者积极配合治疗。介绍治疗成功患者与其交流，树立战胜疾病的信心。

（2）加强营养　鼓励患者多食用高热量、高维生素和易消化食物，多食水果、蔬菜，多饮水，对进行化疗后食欲极度低下的患者更应注意营养补充，必要时行营养支持疗法。

（3）疼痛护理　指导患者避免诱发或加重疼痛，协助患者采取舒适体位，转移注意力等。疼痛较重者，可按WHO推荐的“三阶梯止痛”方案止痛，参见第十章“肿瘤患者的护理”。

（4）术前准备　根据手术部位进行必要的准备，术前3日开始备皮；骶尾部手术，术前3日开始服肠道抗菌药，术前日晚和术日晨清洁灌肠等。

2. 术后护理

（1）观察病情　观察生命体征变化，手术部位有无出血、水肿、皮肤坏死和感染，石膏固定患者护理。

（2）体位　根据麻醉方式采取合适的卧位，术后24～48小时应抬高患肢，预防肿胀。

（3）功能锻炼　术后早期卧床休息，避免过度活动，以后可根据康复情况开始床上活动和床旁活动。术后48小时开始进行肌肉等长舒缩，促进血液循环，防止关节粘连。行人工关节置换术者，术后2～3周开始关节的功能锻炼。学会正确使用拐杖、轮椅等协助活动。

（4）截肢术后患者护理

1）体位　下肢截肢者，每3～4小时俯卧20～30分钟，并将残肢以枕头支撑，压迫向下；仰卧位时，不可抬高患肢，以免造成膝关节的屈曲挛缩。

2）观察和预防术后出血　注意观察截肢术后肢体残端渗血情况、创口引流液的性质和引流量。对渗血较多和出血量较大者，应立即扎止血带止血，并告知医师，配合处理，故截肢术后患者床旁应常规放置止血带，以备急用。

3）幻肢痛　绝大多数截肢患者在术后相当长的一段时间内感到已切除的肢体仍然有疼痛或其他异常感觉，称为幻肢痛。疼痛多为持续性，尤以夜间为甚，属精神因素性疼痛。引导患者注视残肢，接受截肢的现实。应用放松疗法等心理治疗手段消除幻肢痛。对于持续时间长的患者，可轻叩残端，或用理疗、封闭、神经阻断的方法消除幻肢痛。

4）残肢功能锻炼　一般术后2周，伤口愈合后开始功能锻炼。方法是用弹性绷带每日反复包扎，均匀压迫残端，促进软组织收缩；残端按摩、拍打及蹬踩，增加残端的负重能力。制作临时义肢，鼓励患者拆线后尽早使用，可消除水肿，促进残端成熟，为安装义肢做准备。

3. 健康教育

（1）心理指导　通过讲解骨肿瘤的综合治疗方法及其他患者的经验分享，指导患者保持平稳心态，树立战胜疾病的信心。

（2）康复指导　指导患者进行各种形式的功能锻炼，最大限度地提高生活自理能力。

（3）定期复查　教会患者自我检查和监测，出现异常情况如肢体肿胀、疼痛等及时就诊。

（六）护理评价

通过治疗和护理，患者是否：①焦虑与恐惧减轻或消失；②疼痛得到减轻或缓解；③躯体活动恢复正常；④未发生并发症，或并发症被及时发现并处理。

二、骨肿瘤患者的护理

（一）护理评估

1. 术前评估

（1）健康史

1）一般情况　询问患者的年龄、性别、婚姻和职业，评估患者发育及营养状况；了解其生活与工作环境。

2）家族史　了解家族中有无类似疾病发生，如有目前状况如何。

3）既往史　有无外伤和骨折史；有无手术史；有无其他脏器的肿瘤史。

（2）身体状况

1）症状与体征　评估疼痛的部位、性质、诱发疼痛的因素；评估肢体是否肿胀、畸形，局部有无压痛，关节活动有无受限；评估肿块的部位、大小、质地、边界、表面性质、活动度及其生长速度；皮肤有无皮肤温度升高、表面静脉怒张；有无因肿块压迫和浸润、转移引起的症状和体征；有无发生病理性骨折和肢体功能障碍；患者有无消瘦、体重下降、营养不良、贫血、无力、全身衰竭等癌症晚期恶病质的综合征；心、肺、肝、肾功能是否正常，有无肺及脑转移；能否耐受化疗和手术治疗。

练一练18-5

患者，男，21岁，右大腿下端内侧疼痛，开始呈间歇隐痛，逐渐转为持续性剧痛，夜间疼痛加重而影响睡眠。局部肿胀，迅速发展成肿块，表面皮肤温度高，静脉怒张，可出现震颤和血管杂音。X线检查显示股骨干骺端骨质呈浸润性破坏，边界不清，排列不整齐、结构紊乱。骨膜下的三角状新骨，称Codman三角，沿新血管沉积的反应骨和肿瘤骨，呈“日光放射”现象。周围有软组织肿块阴影。最可能的临床诊断是（　）。

答案解析

A. 骨巨细胞瘤　　B. 骨肉瘤　　C. 骨软骨瘤

D. 尤因肉瘤　　E. 骨母细胞瘤

2）辅助检查　红细胞沉降率、碱性磷酸酶、酸性磷酸酶是否异常升高，血清钙、铜、锌浓度及铜锌比值等生化检查结果是否异常；尿液蛋白检查有无异常；X线检查骨肿瘤的性质、种类、范围、骨膜反应、对骨破坏的程度如何；活检有无异常；心、肺等重要脏器的功能是否正常。

（3）心理-社会状况　恶性骨肿瘤的预后差、病死率高，一旦确诊，患者和家属往往难以接受。由于患者对骨恶性肿瘤的预后、手术方式、治疗、康复知识了解很少，对保肢手术寄予过多的希望，对于截肢后肢体的缺如和功能残疾缺乏承受能力，出现焦虑、恐惧心理，表现为害怕手术、拒绝治疗；担忧巨额医疗费用，家庭经济承担困难，得不到社会的有效支持，表现出淡漠、焦虑；担忧残疾，化疗、放疗引起的自我形象改变，社会的遗弃，对生活丧失信心，产生悲观、绝望心理。

2. 术后评估

（1）手术情况　了解患者手术、麻醉方式与效果、病变组织切除情况、术中出血、补液、输血情况和术后诊断。

（2）康复情况　评估患者体温、脉搏、呼吸、血压是否平稳，观察引流是否通畅、引流液的颜色、性质和量。观察远端肢体有无肿胀、感觉有无障碍及运动反射是否异常。外固定是否位置正确、有无移位，关节功能是否恢复。截肢后注意观察有无髋、膝关节挛缩，有无幻肢痛。全身营养状况有无改善，伤口有无红、肿、热、痛等感染迹象。辅助检查结果是否正常。

（3）心理－社会状况　评估患者对肢体缺如导致的外观改变是否能够正视和承受，对术后康复知识的掌握情况，对术后放、化疗的认识及能否正视放化疗的不良反应，对术后肢体的功能锻炼是否有充分的心理准备；家庭成员是否有能力提供患者手术后的长期照顾护理，经济状况能否满足患者的治疗及康复需要；患者是否积极配合医护治疗，保持乐观的态度。

（二）常见护理诊断/合作性问题

1. 焦虑/恐惧　与担心病情预后有关。

2. 疼痛　与肿瘤的压迫、浸润周围组织、病理性骨折、手术创伤、术后幻肢痛有关。

3. 躯体活动障碍　与疼痛、病理性骨折导致关节活动受限及制动有关。

4. 自我形象紊乱　与手术和放、化疗引起的不良反应有关。

5. 潜在并发症　病理性骨折。

6. 知识缺乏　缺乏对疾病的治疗、康复等应有的了解。

（三）护理目标

（1）患者焦虑/恐惧减轻或消除。

（2）患者疼痛缓解或消失。

（3）患者关节活动得到恢复或重建。

（4）患者能正确面对自我形象改变。

（5）患者无病理性骨折发生或发生后被及时发现并处理。

（6）患者对疾病的治疗、术后康复知识等有所了解，能积极配合治疗及护理。

（四）护理措施

1. 术前护理

（1）心理护理　恶性骨肿瘤患者多有恐惧、悲观等心理反应。护士应主动与患者和家属沟通，了解患者及其家属的心理变化和情绪波动，介绍骨肿瘤治疗成功病例的经历，鼓励患者树立战胜疾病的信心。向患者及家属介绍目前骨肿瘤的治疗方法和进展，解释手术治疗和化疗、有关护理措施和康复训练的目的和意义，鼓励患者积极配合治疗和护理。骨肿瘤患者需要做许多诊断性检查，通过耐心向患者及其家属解释检查的目的、意义、检查过程、注意事项，可减轻患者及家属的焦虑心理，使其主动配合术前准备。对于拟行截肢术的患者，应理解患者的情绪反应，给予精神上的支持，与患者讨论截肢手术的有关问题，使患者对截肢术有一定的心理准备。

（2）缓解疼痛

1）非药物镇痛　了解疼痛的性质、程度、发作持续时间，指导患者避免诱发或加重疼痛的因素。患肢制动，局部垫枕维持肢体功能位，在搬动患者及翻身时，应避免对肿瘤局部的触碰。下肢肿瘤避免下床负重，预防跌倒致病理性骨折而使疼痛加剧。与患者讨论缓解疼痛的有效措施，如缓慢地翻身和改变体位，听音乐、按摩等转移注意力。

2）药物镇痛　WHO推荐癌性疼痛三阶梯的疗法，一般在疼痛发作初期即需应用。①第一阶梯镇痛药：非阿片类制剂，如阿司匹林、双氯芬酸、对乙酰氨基酚等。②第二阶梯镇痛药：弱阿片类制剂，如可待因、布桂嗪等。③第三阶梯镇痛药：强阿片类制剂，如吗啡、哌替啶等。

（3）化疗不良反应的观察与护理　参见第十章“肿瘤患者的护理”。

2. 术后护理

（1）病情观察　严密观察患者生命体征的变化及伤口渗血情况，尤其是截肢患者，观察手术肢体远端血供、温觉以及活动时伤口出血情况，保持引流管通畅，观察记录引流液的量、颜色及性质。床边应备止血带。

（2）促进关节功能 恢复抬高患肢，保持肢体功能位，预防肢体肿胀及关节畸形。人工髋关节置换术后应保持患肢外展中立或内旋，两侧可放置沙袋以保持中立位，防止发生内收、外旋脱位；膝部手术后，膝关节屈曲10°~15°；在石膏未干前，应避免多次移动肢体，勿用手指托起石膏，以免由于石膏凹陷引起局部皮肤压疮或血液循环障碍。于术后早期卧床休息，适当床上进行踝关节的背伸训练及股四头肌的等长收缩锻炼，避免过度活动。以后可根据康复情况开始床上活动和床旁活动。截肢术后，鼓励患者利用辅助设备（如轮椅、拐杖、吊架）进行功能锻炼，早期下床活动，保持平衡，为安装假肢做好准备。

（3）提供疾病康复知识 告知患者长期卧床及制动后可能发生的后遗症，鼓励患者在允许范围内进行功能锻炼，防止肌肉萎缩、关节强直和静脉血栓。于术后48小时，开始锻炼肌肉等长收缩，促进血液循环，关节禁止进行影响骨和肌肉稳定性的活动。于术后3周开始做手术部位远近关节活动，但不负重。术后6周，进行全身及重点关节的活动，逐渐加大力度，并可辅以理疗、按摩、器械进行活动等。人工关节置换术者，术后一般不需要外固定，2~3周后开始关节的功能锻炼。

（4）预防病理性骨折 下肢肿瘤患者容易发生病理性骨折，协助患者翻身，搬运患者时动作轻柔，避免过度用力，注意观察患肢的血供情况，如有异常及时通知医生。对于行人工关节置换或异体骨移植的患者，应注意保持患肢处于功能位。根据患者的情况制订功能锻炼计划，功能锻炼要循序渐进，注意保护患侧肢体，避免过早负重或急于下床行走。患者下床练习站立或行走时应专人协助保护，预防跌倒。若发生骨折，应配合医生行局部石膏外固定或牵引，并按骨折护理常规进行护理。

（5）截肢术后的护理 参见本节“概述”部分。

（6）饮食护理 术后根据患者情况暂禁食或进流食、半流食，之后鼓励患者进食高蛋白、高热量、高维生素和易消化的饮食，多吃水果、蔬菜，多饮水。做好口腔护理，大剂量化疗时，及时处理患者的胃肠道反应。合理调配食物的色、香、味，以增进患者的食欲。

3. 健康教育

（1）心理指导 协助患者重新设计自我形象，积极引导患者进行功能锻炼，最大限度地发挥残肢的功能。介绍类似经历的患者分享经验，帮助设计切实可行的谋生手段和生活方式，对患者积极的处世态度给予肯定、赞扬，促使患者逐渐接受和坦然面对自身形象。

（2）康复锻炼 根据患者的情况制订功能锻炼计划，鼓励患者早日床上坐起或离床进行残肢运动训练，伤口拆线后行残肢肌肉的主动活动、截肢侧关节活动、按摩等。询问患者运动后感觉，如有不适应卧床休息，防止过度运动。指导患者正确使用各种助行器，锻炼协调性、平衡性，最大限度地促进患者的生活自理能力。

（3）出院指导

1）休息与活动 术后3周可做手术部位远近关节活动，但不负重。术后6周进行全身及重点关节的活动并逐渐加大力度，并可辅以理疗、按摩等。每日保持充分休息，避免剧烈运动。

2）饮食 摄入高蛋白、高热量、高维生素、高钙、易消化饮食。

3）自我观察 教会患者自我检查和监测的方法，出院后继续坚持放疗和化疗，如发现肢体肿胀及疼痛，应及时就医。定期门诊检查，防止复发。

（五）护理评价

通过治疗和护理，患者是否：①焦虑、恐惧减轻或消除；②疼痛症状和体征缓解或消失；③关节活动得到恢复或重建，满足日常生活需要；④正确面对自我形象改变；⑤未发生并发症，或并发症被及时发现并处理；⑥对疾病的治疗、术后康复等了解，配合治疗及护理。

护爱生命18-5

一位农村女孩因为身患骨肿瘤导致截肢，她没有被突如其来的打击所击倒，而是勇敢面对生活，身残志坚成为运动员，坚持练习打篮球、射箭，两项运动均获得佳绩，射箭分别荣获全国第一、第三的优异成绩，篮球比赛获得世锦赛第三的优异成绩，同时也收获了幸福的家庭。

有人面临突如其来的打击，会选择自暴自弃，一蹶不振，也有人会重整旗鼓，奋发图强。“一分耕耘，一分收获。”这话读起来简单，对我们来说做到也并不难，不论你以什么样的方式、什么样的姿态，勇敢正视自己，接纳自己，找到自己的优势，只要肯努力，总会有收获的。

目标检测18-5

答案解析

1. 最容易发生骨肉瘤转移的脏器是（　）。

A. 脑　B. 肺　C. 肝　D. 脾　E. 肾

2. 青少年肿块生长迅速，局部疼痛日渐加重，局部皮温增高，X线片示有骨膜反应的骨肿瘤。最可能是（　）。

A. 瘤　B. 骨瘤　C. 软骨瘤　D. 骨肉瘤　E. 霍奇金淋巴瘤

3. 患者，女，14岁。左小腿上段肿胀疼痛4个月，近1个月来肿胀增长较快，夜间痛明显，查体：左胫骨上端肿胀严重，压痛明显，浅静脉怒张，扪及一6cm×8cm硬性肿块，固定，边界不清。X线片示左胫骨上端呈虫蚀状溶骨性破坏，骨膜反应明显，可见Codman三角。最可能的诊断是（　）。

A. 左胫骨慢性骨髓炎　B. 左胫骨干骨结核

C. 左胫骨骨肉瘤　D. 左胫骨骨巨细胞瘤恶变

E. 左腓骨骨软骨瘤恶变

4. 骨肉瘤的X线表现是（　）。

A. 方肩畸形　B. Codman三角

C. 侧面观“餐叉样”畸形　D. “葱皮样”改变

E. 肥皂泡样改变

5. 下列不属于骨肉瘤X线表现的是（　）。

A. 长骨干骺端骨质破坏，边界不清　B. “日光射线”现象

C. 呈肥皂泡样改变，无骨膜反应　D. Codman三角

E. 排列紊乱的肿瘤骨，周围软组织肿胀

6. 骨肉瘤的临床表现为（　）。

A. 生长缓慢　B. 无明显疼痛

C. 表面皮肤温度高　D. X线呈肥皂泡样改变

E. 本身无症状，但可压迫周围组织，影响功能

7. 一般良性骨肿瘤的特点是（　）。

A. 生长慢，有症状　B. 生长快，无症状

C. 生长慢，无症状　D. 生长快，有症状

E. 生长慢，有疼痛

8. 下列哪项不符合单发的骨软骨瘤的临床表现（　）。

A. 年轻人多见　　B. 好发于干骺端

C. 1% 患者可以恶变　　D. 随年龄的增长可不断长大

E. 单发比多发性骨软骨瘤恶变机会少

9. 对骨肿瘤的诊断、鉴别诊断，最有价值的检查是（　）。

A. 体格检查　　B. X 线

C. 病理组织检查　　D. MRI

E. 放射性核素骨扫描

10. 患者，男，15 岁，左膝内下方可扪及一硬性肿块，轻度压痛，X 线片示病损自干骺端突出的骨性突起，较触之略小，其诊断最可能是（　）。

A. 软骨瘤　　B. 骨软骨瘤　　C. 骨巨细胞瘤　　D. 骨囊肿　　E. 骨化性肌炎

（黄小娥）

书网融合……

重点回顾　　微课　　习题

参考文献

［1］郭莉．手术室护理实践指南［M］．北京：人民卫生出版社，2020.

［2］高兴莲，郭莉．手术室专科护理学［M］．北京：科学出版社，2014.

［3］李乐之，路潜．外科护理学［M］.6版．北京：人民卫生出版社，2017.

［4］魏革，刘苏君，王方．手术室护理学［M］.3版．北京：人民军医出版社，2014.

［5］中国建筑科学研究院．医院洁净手术部建筑技术规范：GB50333－2013［S］．北京：中国建筑工业出版社，2014.

［6］郭曲练，姚尚龙．临床麻醉学［M］.4版．北京：人民卫生出版社，2016.